# TRAITÉ

DE

# CHIRURGIE

# TRAITÉ

DE

# CHIRURGIE

Publié sous la direction

DE MM.

**Simon DUPLAY**
Professeur de clinique chirurgicale à la Faculté de médecine de Paris
Membre de l'Académie de médecine
Chirurgien de l'hôpital de la Charité

**Paul RECLUS**
Professeur agrégé à la Faculté de médecine de Paris
Chirurgien des hôpitaux
Membre de la Société de chirurgie

PAR MM.

BERGER. — BROCA. — DELBET. — DELENS. — GÉRARD-MARCHANT
HEYDENREICH. — HARTMANN. — JALAGUIER. — KIRMISSON
LEJARS. — MICHAUX. — NÉLATON. — PEYROT. — PONCET. — QUÉNU
RICARD. — SEGOND. — TUFFIER. — WALTHER

## TOME II

PAR MM.

**LEJARS, MICHAUX, QUÉNU, RICARD, PONCET**

AVEC DEUX CENT SOIXANTE ET ONZE GRAVURES DANS LE TEXTE

PARIS
G. MASSON, ÉDITEUR
LIBRAIRE DE L'ACADÉMIE DE MÉDECINE
120, BOULEVARD SAINT-GERMAIN

M. D. CCCXC
LLV.

# TRAITÉ
# DE CHIRURGIE

## TOME II

## MALADIES DES TISSUS

*(SUITE)*

# NERFS

**Par le Dr LEJARS**

PROSECTEUR A LA FACULTÉ

La chirurgie des nerfs date d'un siècle à peine. Jusqu'en 1795, il était de croyance universelle qu'un nerf coupé, suivant le mot de Galien, « ne peut croître ni se réunir ». On savait rapporter à la lésion des nerfs la paralysie motrice et l'anesthésie; Galien lui-même avait signalé les accidents qui relèvent de la contusion du plexus brachial, et l'on n'ignorait pas les névralgies et les contractures qui succèdent aux piqûres et aux sections incomplètes d'un cordon nerveux (A. Paré, Hévin, Heister); mais toute idée d'intervention opératoire était bannie.

Il était réservé à la physiologie expérimentale de démontrer la cicatrisation nerveuse (Cruikshank; Fontana), les altérations régressives du nerf sectionné (Waller), et le mode précis de la régénération. La pratique de la suture nerveuse, chez l'homme, conseillée seulement par Dupuytren, inaugurée par Baudens (1836), ne fut que la conclusion de ces prémisses expérimentales; mais, à son tour et dès le début, elle fournit des résultats inattendus et donna matière à de nouvelles recherches.

Telle est, en effet, la double voie que suit constamment, dans son évolution, la pathologie nerveuse : les expériences, l'observation clinique.

Aujourd'hui encore, deux séries de faits viennent de découvrir en partie deux faces nouvelles du problème. C'est d'abord l'hystéro-traumatisme, qui, tout en expliquant nombre de phénomènes jusqu'alors étranges, a ramené l'attention à l'étude de l'influx nerveux, de ce mode spécial de vitalité, qu'aucun terme ne saurait définir encore, mais qui laisse entrevoir déjà quelques-uns de ses caractères. Ce sont aussi les névrites périphériques, dont l'histoire progresse si vite : elles montrent que les cordons nerveux ne sont pas à l'abri des invasions microbiennes et que le processus infectieux y présente des localisations et une évolution spéciales.

Ces hautes questions sont à peine ébauchées, mais ce sera encore par l'observation physiologique et clinique, par l'application, en clinique, des procédés précis de l'expérimentation, par l'application, en physiologie expérimentale, des méthodes chirurgicales et de l'antisepsie (Bakowiecki, Ranvier) qu'on avancera l'heure des solutions définitives. On n'a pas plus le droit de récuser un fait clinique bien étudié qu'une expérience bien conduite. C'est à ce prix qu'on pourra poser des conclusions nettes, précises, scientifiques, élargir le domaine de l'intervention réparatrice, et mettre la dernière main à l'un des plus intéressants chapitres de la chirurgie moderne.

# CHAPITRE PREMIER

## LÉSIONS TRAUMATIQUES DES NERFS

Il y a deux grandes variétés de lésions traumatiques des nerfs : 1° les *lésions sous-cutanées*; 2° les *lésions exposées*, et ce terme doit s'entendre non-seulement des plaies proprement dites, mais des piqûres, des corps étrangers, de toute lésion qui peut ouvrir la voie à l'inoculation septique. Un second élément de haute importance, c'est l'étendue de la solution de continuité, c'est le nombre plus ou moins grand de tubes nerveux que le traumatisme a atteints; or, la section totale d'un cordon nerveux peut être aussi bien le fait d'une contusion que d'un instrument tranchant. Aussi trouverons-nous, et dans les symptômes et dans l'évolution des différentes lésions traumatiques des nerfs, de nombreuses analogies.

Nous décrirons successivement la *compression des nerfs*; la *contusion*, à côté de laquelle nous réservons une place à un accident spécial et assez rare aujourd'hui, la *ligature*; la *distension* et l'*arrachement*; enfin les *plaies des nerfs* (*piqûres*, *sections simples*, *plaies contuses*, *plaies par armes à feu*).

## I

## COMPRESSION DES NERFS

Bastien et Philippeaux, Mémoire sur les effets de la compression des nerfs. *Gaz. méd. de Paris*, 1855, p. 794. — Bachon, Paralysie des porteurs d'eau de Rennes. *France médic.*, juin 1861. — L. Tripier, Du cancer de la colonne vertébrale et de ses rapports avec la paralysie douloureuse. Thèse de doct., 1867. — Charcot, Leçons sur les maladies du système nerveux, t. II. — Laféron, Recherches sur les paralysies du plexus brachial, résultant de l'usage des béquilles. Thèse de doct., 1868. — Ferréol Reuillet, Étude sur les paraplégie du membre supérieur, liées aux fractures de l'humérus. Thèse de doct., 1869. — GUÉNOT, Quelques mots sur la paralysie consécutive à la contusion des nerfs. Thèse de doct., 1872. — WEIR MITCHELL, Des lésions des nerfs et de leurs conséquences, 1874, p. 116. — CH. RICHET, Recherches expérimentales sur la sensibilité. Thèse de doct., 1877. — PANAS, De la paralysie réputée rhumatismale du nerf radial. *Mém. lu à l'Acad.*, 21 nov. 1871. — Sur une cause peu connue de paralysie du nerf cubital. *Arch. gén. de méd.*, 1878. — LABLANCHERIE, De l'enclavement du nerf radial dans le cal de l'humérus. Thèse de doct., 1880. — TRÉLAT, *Bull. de la Soc. de chir.*, 1882, t. VIII, p. 834. — TILLAUX, *Idem*, p. 836. — ISRAËL und REMAK, Vorstellung eines Falles von operativ geheilter Radialislähmung. *Berlin. klin. Wochenschrift*, 1884, n° 16, p. 254. — MONDAN, Des paralysies du nerf radial liées aux fractures de l'humérus et des opérations qu'elles comportent. *Revue de chirur.*, 1884, p. 196. — BOULARAN, De la compression des nerfs du membre supérieur à la suite des fractures. Thèse de doct., 1884.

**Étiologie.** — Il faut distinguer deux types de compression des nerfs :

1° La *compression rapide*;

2° La *compression lente*.

La *compression rapide* est le plus souvent traumatique; le mécanisme en est, du reste, fort variable.

Dans ce groupe se rangent d'abord toute une série de paralysies, surtout du membre supérieur, qu'on a longtemps confondues, à tort, sous l'étiquette de paralysies rhumatismales. Elles sont dues à de fausses positions prises pendant le sommeil, que la tête repose sur le bras replié comme sur un coussin, ou que le bras lui-même s'appuie sur le dossier d'un fauteuil, l'angle d'un meuble, etc. Weir Mitchell ne signale-t-il pas une double paralysie radiale chez un ivrogne qu'on trouva endormi sur les marches d'une maison : « La pression avait laissé des traces sur le côté externe et postérieur des deux bras, comme si l'homme s'était endormi les deux mains croisées derrière la tête. »

Signalées par Bégin en 1835, par Althaus, Weir Mitchell, Bachon, Peter (Cliniques de la Pitié, 1869), ces paralysies radiales ont été surtout bien étudiées dans leur pathogénie par le professeur Panas; Guénot en reprend l'histoire à son tour; elles sont devenues classiques. L'anse d'un panier fortement chargé, certaines entraves, dont parle Weir Mitchell et qu'une double poignée serre autour du bras, la bride enroulée sur le troisième doigt, à la suite des longues séances d'équitation, etc., ont été parfois l'agent de pareilles compressions.

Il faut ajouter les *paralysies obstétricales*. Elles doivent s'entendre d'une double variété : les paralysies de la mère, celles du fœtus. La tête fœtale ou le forceps sont susceptibles d'exercer une pression violente, au cours du travail, sur le nerf sciatique, le nerf obturateur quelquefois, et même, beaucoup plus rarement, le crural : il en résulte des douleurs irradiées au long du membre inférieur, des spasmes musculaires, ou des paralysies; Bianchi [1] voudrait, dans tous les cas, incriminer le forceps, et il n'aurait jamais vu de tels accidents succéder à l'accouchement naturel; mais Jaccoud, Burns, Weir Mitchell en ont donné des exemples. Chez le fœtus, c'est la paralysie faciale qu'on observe, que Dubois a expliquée et que Landouzy avait décrite dans sa thèse [1]. Elle est double ordinairement, et reconnaît pour cause la pression

[1] BIANCHI, *Des paralysies traumatiques des membres inférieurs chez les nouvelles accouchées* Th. de doct., 1867.

bilatérale des cuillers du forceps; elle peut ne porter que sur un seul côté, et Depaul l'a constatée trois fois à la suite d'un accouchement naturel; sans doute, la moitié correspondante de la face avait été refoulée et pressée contre l'angle saillant du promontoire. Enfin Danyau a relevé la paralysie du plexus brachial, chez le nouveau-né, après l'accouchement par le forceps. Roulland [2], dans sa thèse, a repris l'étude de ces paralysies des nouveau-nés, et des agents de compression qui interviennent dans les divers modes d'accouchement; en dehors même de l'application du forceps, le promontoire, l'ischion, le pubis, peuvent servir de *points compresseurs*, pour le nerf facial; le forceps, l'application d'un crochet dans l'aisselle, les circulaires du cou, dans la présentation du sommet, les manœuvres d'extraction de la tête dernière, d'abaissement des bras relevés, de traction sur le bras, dans la présentation du siège, peuvent aussi intéresser le plexus brachial, et ce qu'il y a de remarquable, c'est que la paralysie isolée d'une des branches terminales du plexus est exceptionnelle, que la paralysie totale du plexus est peu fréquente, et que la paralysie *radiculaire supérieure* (type Duchenne-Erb), qui porte sur le deltoïde, le biceps, le brachial antérieur, le coraco-brachial, souvent le sous-épineux, et quelquefois le long supinateur, est en réalité la règle. Nous reviendrons plus loin sur les associations des filets radiculaires qui en donnent l'explication.

Enfin les nerfs sont encore comprimés à leur passage dans les foyers inflammatoires, et dès longtemps on a rapporté à la constriction des filets terminaux la douleur du phlegmon ou du panaris, que l'incision libératrice soulage brusquement. Cela est surtout vrai pour les os, et les souffrances extrêmes que provoquent les affections osseuses tiennent sans doute pour une part à une telle origine. N'assigne-t-on pas encore, pour cause principale, à la paralysie faciale dite *à frigore*, la compression du nerf, hypérémié et gonflé, qui s'étrangle dans son canal osseux?

C'est encore à l'inflammation chronique qu'il faut rapporter certaines formes de compression lente. Chez un jeune garçon qui boitait et présentait une atrophie notable des muscles du membre inférieur, on reconnut une typhlite ancienne qui comprimait les nerfs du bassin. Et Bernuilly (cité par Jaccoud) relate un cas de paralysie due à une tumeur inflammatoire rétro-utérine, et qui disparut le jour où la masse suppurée s'évacua par le rectum.

Mais la plupart des faits de *compression lente* se rapportent aux types suivants :

1° Actions mécaniques répétées;
2° Compression cicatricielle;
3° Compression par un cal ou une exostose;
4° Compression par des tumeurs.

1° La paralysie radiale des porteurs d'eau de Rennes est restée presque légendaire depuis le mémoire de Bachon, mais on retrouve un certain nombre de faits analogues. Petit a vu, chez un débardeur, une paralysie par compression des deux plexus brachiaux, due aux bretelles de la hotte; et, chez un porteur de la Halle, la bretelle avait comprimé aussi, à travers le

(1) H. Landouzy, *Essai sur l'hémiplégie faciale*. Th. de doct., 1839.
(2) *A propos de quelques faits de paralysie des nouveau-nés*. Thèse de doct., 1887.

trapèze, les cordons du plexus brachial droit et produit une paralysie douloureuse du bras (1).

Nicaise et Laféron ont signalé les accidents nerveux que provoquent les béquilles mal faites sur les nerfs de l'aisselle. C'est surtout chez les sujets de grande taille et munis de béquilles disproportionnées, que le fait a été observé, et le radial est, de tous les nerfs du plexus, le premier et souvent le seul à souffrir. Laféron a bien montré que la poignée de la béquille refoulait en avant le coraco-brachial et le biceps, en arrière, le triceps, et que le radial s'offrait alors directement, au point où il croise le bord interne de l'humérus; après lui, le cubital est le plus exposé; mais il faudrait une dépressibilité extrême des deux parois musculaires de l'aisselle et un amaigrissement considérable pour que le circonflexe fût lui-même atteint. Du reste, l'embonpoint préserve d'un tel accident.

2° La compression des filets nerveux du réseau terminal (Arloing et Tripier) joue peut-être un rôle dans la pathogénie des cicatrices douloureuses, bien que les examens histologiques n'aient point encore révélé de lésions précises dans ce cas; mais on a observé la compression de certains troncs par de larges et épaisses cicatrices et lors de certains mouvements, à la face postérieure de la cuisse, par exemple: l'affection était toujours curable. Ehrmann (de Mulhouse) a publié un fait très intéressant de compression cicatricielle du nerf radial suturé (voy. *Plaies des nerfs*); les fonctions ne s'étaient pas rétablies : une opération secondaire montra le nerf étranglé dans une gangue cicatricielle, et sa libération fut suivie d'un plein succès. Busch, Pye, Rayner (2) ont été témoins de pareils faits.

Nous arrivons à une autre étiologie, *la compression par le cal.*

3° J.-L. Petit semble la soupçonner : « La paralysie qui vient tout d'abord, écrit-il à propos des fractures en général, est l'effet de la compression violente que les nerfs ont soufferte, dans la chute ou dans le coup, et celle qui n'arrive que dans la suite dépend des dépôts qui se font sur la route des nerfs (3). » Mais il n'en fournit pas d'exemples, et Malgaigne, plus tard, n'en connaît pas non plus. L'opération de désenclavement du nerf radial, publiée par Ollier en 1865, est la première en date; puis viennent deux nouveaux faits de Busch, et ceux d'Ogston, de Tillaux (1877 et 1889), de Delens, de Trélat, d'Israël, d'Ollier, rapportés et commentés dans la thèse de Lablancherie et le mémoire de Mondan.

C'est le nerf radial qui, par sa situation anatomique, se prête le plus à un tel accident, et c'est à lui qu'ont trait la grande majorité des observations; pourtant on a signalé des compressions du médian et du cubital (fractures de l'avant-bras), du cubital dans certaines fractures de l'épitrochlée, du médian au poignet (fractures de l'extrémité inférieure du radius [Bouilly]), du scia-

(1) Guénot, Th. citée.

(2) Hugh Rayner, *Case of injury to the median nerve; operation 4 months afterwards; complete recovery.* — *Lancet*, 15 mars 1884, p. 467. Il s'agit d'un jeune homme de quinze ans, qui avait été blessé, quatre mois auparavant, par un éclat de siphon, au-dessus du poignet gauche. Insensibilité et atrophie dans la sphère du médian. On découvre le nerf : il était étranglé par un tissu cicatriciel dense, qu'on put exciser sans intéresser le cordon nerveux lui-même. Deux jours après, la sensibilité avait reparu dans les doigts; au bout d'un an, la restauration était complète.

(3) *Maladies des os*, t. II, p. 23, 1736.

tique ou de sa branche poplitée externe (fractures de l'extrémité inférieure du fémur [Ollier, Szuman]).

Il est évident que le tissu du cal n'est pas rétractile, comme celui d'une cicatrice, et que le même processus de constriction progressive ne saurait être invoqué. Le mécanisme est en réalité, multiple; il peut se ramener à quatre variétés :

1° Une esquille, une aspérité osseuse, la pointe aiguë d'un fragment obliquement taillé, compriment le tronc nerveux, et la soudure osseuse ne fait que rendre permanente la compression;

2° Le nerf est engagé et fixé dans une fissure de l'un des fragments; Ollier a vérifié le fait dans un cas de fracture de l'humérus, où le radial était solidement engagé dans une fissure longitudinale du fragment supérieur; il fut libéré et la paralysie s'améliora.

3° Le nerf est interposé entre les fragments, qu'on ne saurait rapprocher au contact sans le comprimer; c'est l'éventualité la plus fréquente, il peut en résulter une pseudarthrose par interposition. Dans le cal, le tunnel réservé au nerf enclavé est toujours irrégulier; il était en baïonnette, alternativement convexe et concave, dans une observation de Tillaux; chez le malade de Delens, le nerf était enchâssé par un arc osseux, et des aiguilles osseuses étaient infiltrées dans son épaisseur (1).

4° Enfin la compression peut avoir lieu par refoulement excentrique lors d'un cal exubérant, qui presse le nerf contre la face profonde des téguments distendus ou contre un os voisin. Ainsi en est-il pour le médian, dans certains cals de l'extrémité inférieure du radius; pour le plexus brachial, dans les fractures de la clavicule, etc.

C'est par un mécanisme analogue qu'agissent certaines exostoses (clavicule, fémur, colonne vertébrale). M. le professeur Panas n'a-t-il pas relaté un cas de paralysie du cubital, due à la présence d'un os sésamoïde dans le ligament latéral interne du coude? Mais ce sont déjà des tumeurs.

4° *Compression par des tumeurs.* — Malgaigne, Scarpa, Brodie, etc., ont dès longtemps insisté sur les douleurs pseudo-névralgiques, l'impotence musculaire, les troubles trophiques, que provoquent les anévrysmes, par compression des nerfs voisins. La névralgie obturatrice a été signalée par Romberg, au cours de la hernie crurale.

Les néoplasmes proprement dits exercent une influence très différente, suivant leur siège, leur mobilité, leur volume et leur nature même. Dans les cavités fermées et à parois rigides, telles que le crâne, le bassin, l'orbite surtout, les troncs nerveux n'échappent qu'avec peine et pour un temps relativement court à l'action des néoplasmes. — H. Agnew a observé une tumeur kystique du pli du coude, qui bridée par l'aponévrose, avait paralysé le médian. Sarcomes, fibromes, myxomes, n'ont qu'un rôle de compression mécanique : l'épithélioma s'infiltre dans l'épaisseur même du tronc nerveux (voy. *Néoplasmes des nerfs*). Il faut signaler enfin, comme relevant d'une pathogénie semblable, les lésions des nerfs rachidiens, dans les tumeurs de la colonne vertébrale, le mal de Pott, le mal vertébral cancéreux, si bien étudiées par Charcot et Tripier.

(1) Th. de Lablancherie, citée.

**Anatomie pathologique.** — On ne possède encore que bien peu de notions précises sur les lésions de la compression rapide des nerfs. Il est des cas où il n'existe sans doute que des modifications toutes mécaniques du cordon nerveux, déviations, coudures, etc.; il en est ici comme pour la moelle (1); mais cette intégrité du nerf doit être fort rare.

Weir Mitchell signale assez vaguement, à la suite de compressions nerveuses expérimentales, « des lésions étendues des troncs nerveux, plus étendues que pour des nerfs sectionnés depuis sept à huit jours ». Ce qu'elles sont en réalité, il ne l'indique pas. Arloing et Tripier réservent un rôle important aux troubles circulatoires, à l'anémie et à la congestion du nerf comprimé. L'expérience seule pourrait fournir les données qui manquent. Parrot et Troisier (2), ont étudié l'anatomie pathologique de la paralysie faciale des nouveau-nés, consécutive à l'application du forceps; dans les cas légers, on ne trouve qu'une légère congestion du nerf, et c'est alors que la paralysie est curable; dans les cas graves, le nerf, désorganisé profondément au point de compression, subit la dégénérescence wallérienne dans son bout périphérique, l'atrophie musculaire survient, et le mal est souvent irréparable.

Lors de compression lente, maintes fois, on a constaté, à l'œil nu, dans les opérations de désenclavement ou au cours de l'ablation d'un néoplasme, des lésions apparentes du tronc nerveux : il est aplati, étalé; ou encore cylindrique, mais réduit au tiers de son volume, etc., au niveau du tunnel osseux; il se renfle au-dessus, en une sorte de bulbe arrondi, qui peut mesurer jusqu'à 1 centimètre; parfois il présente encore, au-dessous, une seconde intumescence moins volumineuse et même une série d'étranglements et de bosselures, dues aux irrégularités de son canal engaînant et qui lui donnent un aspect moniliforme. Il est souvent rouge, friable et porte l'empreinte de la névrite : telle est ici encore, la lésion fondamentale et celle qui préside aux désordres persistants.

Au microscope, que trouve-t-on? Le névrilème reste intact, les infiltrations sanguines sont rares, elles existent surtout dans la contusion; les tubes nerveux ont subi des altérations analogues à celles du bout périphérique des nerfs coupés; la myéline se segmente et dégénère, et un nombre variable de gaines de Schwann, vides et rétractées, ne contiennent plus que quelques globes graisseux; le névrilème et les gaines lamelleuses sont épaissis et les vaisseaux dilatés.

Il n'y a pas là seulement des lésions de dégénérescence; il y a, dans la majorité des cas, un processus de névrite chronique, qui reste localisé au segment comprimé, ou s'étend à une distance plus ou moins grande, en faisant naître tous les dangers de la névrite ascendante (voy. *Névrite*).

**Symptômes.** — L'étude expérimentale de la compression nerveuse a été inaugurée par Bastien et Philippeaux en 1855; reprise par Waller (1869), Weir Mitchell, enfin Ch. Richet (1877), elle a donné, entre les mains des différents auteurs, des résultats qui ne diffèrent que par des points de détail. C'est sur l'homme vivant, et, la plupart du temps, sur eux-mêmes, que les observateurs

(1) CHARCOT, *Leçons sur les maladies du système nerveux*, t. II.
(2) *Arch. de tocologie*, 1876, p. 448.

ont expérimenté, et plusieurs troncs nerveux, le sciatique, le sciatique poplité externe, le médian, le radial, le cubital se prêtent bien, de par leur situation anatomique, à de telles recherches.

La compression installée, on constate d'abord des fourmillements, une sensation de brûlure et des crampes, qui durent de deux à dix minutes, puis une rémission momentanée, de quelques secondes à un quart d'heure, suivie d'hyperesthésie, puis d'anesthésie, enfin de parésie musculaire. Les diverses sensibilités disparaissent une à une, isolément, et c'est toujours de l'extrémité du membre vers sa racine et de la périphérie à la profondeur, que progressent l'hyperesthésie et l'anesthésie. Cette première période constitue *le stade d'augment*.

La compression levée, *le retour des fonctions* se fait rapidement et dans un ordre inverse. C'est d'abord la paralysie musculaire qui disparaît, puis l'anesthésie, mais l'hyperesthésie thermique persiste longtemps (Ch. Richet). Des sensations de brûlure, puis de froid, de pesanteur, de fourmillements, enfin un malaise général, parfois une syncope, terminent ordinairement l'expérience.

Mais il ne s'agissait, dans ces faits, que d'une compression relativement faible, ou qui ne durait guère plus d'une demi-heure ou de trois quarts d'heure; du reste, le rétablissement fonctionnel tarde d'autant plus que la compression a été prolongée plus longtemps, et Waller, après s'être comprimé quarante-cinq minutes le nerf radial gauche, dut attendre onze jours la disparition complète des désordres fonctionnels.

Aussi, en clinique, si les résultats expérimentaux se retrouvent dans leur teneur générale, les troubles fonctionnels diffèrent pourtant dans leur durée et leur intensité, grâce à une constriction plus forte et plus longue, grâce aussi à l'élément névritique qui l'accompagne presque constamment.

Une triple série de symptômes relèvent de la compression, et ce sont eux que nous retrouverons avec des variétés et des nuances, dans toutes les lésions traumatiques des nerfs : 1° *les douleurs et les désordres sensitifs;* 2° *la paralysie motrice;* 3° *les troubles trophiques.*

Des fourmillements, de l'engourdissement, une sensation de froid sont très souvent notés au début. Parfois la douleur ne se montre que sous une forme très atténuée, mais il est plus fréquent qu'elle soit très vive, qu'elle s'accuse par des irradiations pseudo-névralgiques et même à longue distance. Telles sont les pseudo-névralgies intercostales du mal de Pott et du cancer des vertèbres. Aux souffrances peut s'allier l'anesthésie : c'est l'*anesthésie douloureuse* des auteurs; mais il est rare que la sensibilité soit totalement compromise. Nous verrons plus loin (voy. *Plaies des nerfs*) de quelle variabilité est susceptible l'anesthésie, dans les solutions de continuité des nerfs; ici, ce n'est le plus souvent qu'une insensibilité en plaques, combinée quelquefois à des zones d'hyperesthésie, la sensibilité thermique est, en général, la première disparue et la dernière à renaître. Il est, du reste, une période où l'hyperesthésie survient constamment et où les crises douloureuses se marquent davantage : c'est celle où la névrite se développe et s'étend; c'est encore de la névrite que relèvent les lésions trophiques.

Elles manquent souvent, ou bien elles sont bornées à la sécheresse de la peau, à une sudation plus abondante, à certaines altérations du système pileux (croissance excessive, chute des poils, etc.). Mais chacune de ces variétés graves de troubles trophiques, que nous aurons à étudier plus loin, peut se voir au cours de la compression nerveuse; il suffit de dire par avance que ce mode de lésion des nerfs semble l'un des plus aptes à provoquer la névrite et ses conséquences.

La paralysie motrice se présente aussi sous des traits et avec des degrés très différents : simple parésie dans les premiers temps, ou lors d'une constriction modérée et progressive; paralysie totale d'emblée, lors de compression brusque, dans certaines observations de fracture, par exemple. On a remarqué (Grasset, Dieulafoy) que les muscles du groupe énervé subissent rarement une atteinte égale et que certains d'entre eux restent presque indemnes ou ne s'altèrent que fort lentement, comme si leur innervation était multiple ou que l'agent de compression n'intéressât qu'une partie des fibres du nerf. Enfin l'atrophie est la destinée inévitable, mais plus ou moins prompte, des muscles paralysés; elle aussi s'observe seule dans quelques cas et amaigrit peu à peu des muscles qui se contractent encore. On conçoit quelle physionomie donnent au membre ces désordres musculaires : la paralysie radiale par enclavement en est le type.

Localement, on provoque de la douleur, une douleur irradiée, vers les extrémités; par la pression, au point comprimé, si le nerf est accessible; dans quelques faits, on a vu le nerf tendu à la surface d'un cal exubérant et marquant son trajet sous la peau, ou bien encore se dessinant sous le doigt comme un cordon induré et grossi. Du reste, cette exploration locale et directe doit toujours être pratiquée avec le plus grand soin. Le nerf ne répond plus à l'électricité au-dessus du point comprimé, mais, au-dessous, son excitabilité est conservée.

Quelle sera l'évolution de ces lésions? Elle est très variable, elle dépend et des accidents locaux et du processus névritique; la névrite ascendante, la myélite transverse et les paralysies symétriques et lointaines sont autant de graves éventualités qu'il faut toujours craindre.

Une fois la compression levée, les fonctions se restaurent peu à peu et avec une rapidité qui varie suivant la durée antérieure et l'intensité des désordres; la douleur disparaît, en général, la première, puis l'anesthésie, et la paralysie motrice est la dernière à céder.

Le pronostic est aisé à déduire de ces données; il se base et sur le mode de compression et sur l'intensité et le caractère des signes révélés par l'exploration.

**Diagnostic.** — Deux problèmes se posent : Y a-t-il compression du nerf? Quelle est la cause de cette compression?

Nous avons déjà vu que les paralysies dites rhumatismales doivent être inscrites au cadre de la compression; ce qu'il faut rechercher, c'est l'influence mécanique qui, dans la grande majorité des observations de ce genre, est intervenue.

Les paralysies qui procèdent d'affections des centres nerveux, encéphaliques et médullaires, se distinguent, en général, et par leurs caractères locaux et surtout par leur évolution. Tout récemment, Déjerine [1] a signalé, chez un ataxique, une paralysie radiale droite, survenue brusquement et qui dura un peu plus de trois semaines; le même malade avait été déjà atteint de paralysie radiale droite par compression, deux fois; mais la paralysie actuelle était de tout autre nature et semblait analogue, dans son évolution, aux paralysies oculaires des tabétiques; la contractilité électrique des muscles était conservée, mais le nerf radial avait perdu son excitabilité dans toute sa longueur. L'étiologie suffit aussi, en général, à caractériser les paralysies toxiques, celles qui succèdent aux névrites périphériques; c'est la paralysie radiale, dans ses deux variétés saturnine et mécanique. qui a surtout servi de thème au diagnostic différentiel; or, les signes qu'on a donnés comme pathognomoniques de la paralysie saturnine, l'intégrité du long supinateur, la conservation de l'excitabilité électrique et l'absence d'atrophie musculaire, se retrouvent dans quelques cas, exceptionnels, il est vrai, de paralysies par compression (Vulpian, Déjerine, Bernhardt); en particulier, la paralysie du long supinateur manque, lorsque le radial est comprimé au-dessous du point où se détache le rameau destiné à ce muscle, par exemple, dans les compressions par fracture mal consolidée du col du radius.

En somme, il est facile, en général, de reconnaître la compression : mais il ne l'est pas toujours d'en déterminer les conditions exactes. La constriction cicatricielle, en particulier, ne se reconnaît pas à des signes bien nets : or, d'après Boularan, il faudrait ranger encore, parmi les causes de compression nerveuse au niveau des fractures, l'enclavement du nerf dans un tissu de cicatrice. Lors de fracture, on pourrait se rendre compte dès le début, de l'interposition du nerf entre les fragments, et Mondan rappelle une observation d'Ollier, où l'interposition fut reconnue grâce à la douleur que provoquait le refoulement des fragments l'un contre l'autre et que des mouvements combinés d'extension et de circumduction firent disparaître. C'est une exploration à faire, lorsque surviennent d'emblée, après une fracture, des désordres musculaires ou sensitifs de nature à faire soupçonner une lésion nerveuse. Plus tard, hormis les cas exceptionnels où le nerf se laisse suivre au palper, sous la peau, on restera souvent hésitant sur le mode réel de la compression, ce qui, du reste importe assez peu, l'intervention opératoire n'en étant pas moins indiquée.

**Traitement.** — Le choix de béquilles proportionnées à la taille du sujet, et dont la branche axillaire soit excavée, et une série d'autres précautions qu'il faut savoir prendre et varier suivant les cas, serviront en quelque sorte de traitement préventif.

Si la paralysie existe, due à une influence mécanique passagère, à une fausse position, par exemple, etc., l'application régulière de l'électricité, le massage, les frictions, la gymnastique locale, doivent être mis en œuvre d'emblée et avec énergie.

Ce sont surtout les accidents déterminés par le cal qui ont donné lieu à des opérations intéressantes, *le désenclavement*. Dès le début, si le choc des fragments permettait de reconnaître l'interposition du nerf, il faudrait, par une série de manœuvres combinées d'extension, de flexion et de circumduc-

[1] Société de biologie, 15 février 1890.

tion, chercher à le dégager, Ollier y a réussi. Échoue-t-on, on procédera d'emblée au dégagement à ciel ouvert (Mondan) : c'est prévenir un enclavement plus serré, des lésions trophiques longues à réparer et une opération ultérieure, qu'il faudrait pratiquer dans des conditions très défavorables. Mais la compression ne devient souvent manifeste qu'au moment de l'ablation de l'appareil. Il ne faut alors prolonger que peu de temps les tentatives de restauration fonctionnelle par les moyens externes et en venir de bonne heure à l'intervention sanglante.

On recherche le nerf, on le suit jusqu'au cal et on le libère, tantôt en ouvrant un tunnel à la gouge et au maillet, dans la masse osseuse exubérante, ou encore en abattant le relief qui refoule et comprime le cordon nerveux. Les observations n'en sont pas rares aujourd'hui : il suffit de rappeler celles de Delens, de Bouilly, de Trélat, de Le Fort, de Polaillon, de Terrier, etc., rapportées dans la thèse de Boularan, ou encore les faits de Szuman (1) (désenclavement du nerf sciatique poplité externe engainé dans un cal de l'extrémité inférieure du fémur), et de Puzey (2) (libération du nerf cubital enclavé, à la suite d'une fracture compliquée de l'avant-bras). Plus récemment, Blum a publié un fait intéressant de ce genre : Le plexus brachial était comprimé par un gros cal de la clavicule, les phénomènes paralytiques n'étaient que fort peu marqués, et la force musculaire seulement diminuée dans les fléchisseurs des doigts, il existait un léger degré d'hyperesthésie, mais les troubles trophiques étaient surtout fort accusés (atrophie générale du membre, déformation des articles phalangiens et métacarpo-phalangiens, glossy-skin, incurvation et sillons des ongles, etc.), la pression exercée sur les nerfs du plexus, dans le creux sus-claviculaire, provoquait une douleur intense, qui s'irradiait du côté opposé, et les cordons nerveux restaient sensibles sur une longue étendue de leur trajet. On réséqua, à la gouge et au maillet, la portion exubérante du cal, et l'on s'aperçut, que les deux fragments étaient encore mobiles ; ils furent liés avec un gros fil d'argent. Au bout d'une vingtaine de jours, les nerfs n'étaient plus douloureux à la pression, les troubles trophiques disparurent, et la guérison se fit peu à peu (3). Ailleurs, c'est une esquille, ou une série d'esquilles (Delens), qu'on retire une à une. Si le nerf était rompu, on ferait la suture des deux bouts, après avivement.

Dans un cas, le professeur Le Fort pratiqua l'élongation, et cette intervention suffit à faire disparaître les douleurs pseudo-névralgiques très intenses.

C'est encore le dégagement du nerf qui doit être l'objectif principal de la thérapeutique opératoire dans les autres faits de compression ; nous avons déjà cité l'observation d'Ehrmann, où la libération du nerf radial enclavé dans un tissu de cicatrice, fut suivie de sa restauration fonctionnelle ; l'ablation des tumeurs, des exostoses, etc., est aussi le meilleur moyen à employer pour faire tomber les désordres nerveux qu'elles provoquent. Mais si une intervention de ce genre est impraticable, dans certains néoplasmes, par exemple, la

(1) Szuman, *Erfolgreiche Dehnung eines durch Knochencallus umschlossenen nervus peroncus. Deutsche medic. Woch.*, 1883, n. 52.

(2) Puzey, *Case of progressive paralysis of the ulnar nerve consequent upon injury ; operation ; successfull result. British med. Journ.*, mai 1885.

(3) *Fracture de la clavicule. Cal vicieux ayant déterminé de la névrite du plexus brachial. Ostéotomie. Guérison. Arch. gén. de méd.*, 1888, t. XX, p. 742.

névrotomie, lors de douleurs extrêmes, reste un dernier recours (voy. *Néoplasmes des nerfs*).

## II

## CONTUSION DES NERFS

C'est par la brusquerie et l'intensité du choc que la contusion se différencie de la compression ; du reste, les deux mécanismes pathogéniques se combinent ou se succèdent souvent.

Causard, Essai sur la paralysie suite de contusion des nerfs. Thèse de doct., 1861. — Beaugrand, Des lésions traumatiques des nerfs. Thèse de Strasbourg, 1864. — Henriet, Des paralysies traumatiques des nerfs à propos d'un cas de paralysie traumatique du nerf médian. *Tribune méd.*, 1874, VIII, 87, III. — Terrillon, Contusion des nerfs radial, médian et cubital au niveau du bras. *Archives de physiol.*, 1877, 2e s., IV, p. 265-275. — Avezou, De quelques phénomènes consécutifs aux contusions des troncs nerveux du bras. Thèse de doct., 1879. — Lauth, Note sur un cas de contusion du plexus cervical superficiel et du plexus brachial. *Revue de chirurgie*, 1884, IV, p. 560-563.

**Étiologie.** — Cliniquement, la contusion nerveuse peut succéder à un choc extérieur, ou se produire à la suite d'une luxation ou d'une fracture, être *extrinsèque* ou *intrinsèque*.

1. Dans la continuité des membres, les troncs nerveux prêtent peu à l'action des traumatismes ; leur situation profonde, en général, et les masses musculaires ambiantes leur permettent de se dérober au-devant du choc. Il est certains nerfs, pour qui une situation plus superficielle et la présence d'un plan osseux sous-jacent créent des conditions particulières et des lieux d'élection : c'est le cubital dans la gouttière sous-épitrochléenne ; c'est le radial, aux points d'entrée et d'émergence de la gouttière de torsion, c'est le médian à la face interne du bras et au pli du coude, ou encore le plexus brachial dans l'aisselle ; au membre inférieur, le sciatique poplité externe, autour du col du péroné, etc.

Il serait trop long d'énumérer le mécanisme et les agents de ces contusions directes : les chutes et les heurts, un coup de bâton, un coup de pointe d'un fleuret moucheté, un éclat d'obus ou une balle à la fin de sa course, telles sont les causes relevées dans les observations. Un jeune soldat, dont parle Beaugrand, tombe du haut d'une voiture ; dans la chute, la partie externe du bras avait porté contre la roue ; il survient des fourmillements à la face postérieure de l'avant-bras et une paralysie des extenseurs qui guérit par le repos au bout d'un mois. Chez un malade de Weir Mitchell, une corde à nœuds, en frappant sur le coude, avait contusionné le nerf cubital ; chez celui de Henriet, une machine avait violemment serré le poignet d'avant en arrière, il en était résulté une *anesthésie typique* (Richelot) de la sphère du médian à la main.

2. On a vu, dans quelques faits rares, des corps étrangers implantés et enkystés dans les tissus, servir en quelque sorte d'intermédiaire au choc extérieur et déterminer une contusion répétée du nerf sous-jacent : ce sont des grains de plomb, des fragments de verre, comme chez ce garçon de seize ans, dont Letulle a rapporté l'histoire : l'avant-bras et la main étaient atrophiés,

depuis l'âge de deux ans, il portait, enkysté sous la peau de l'avant-bras, un éclat de verre, qui comprimait le médian (1).

Mais la contusion nerveuse s'observe surtout dans les *luxations* et les *fractures*.

De tout temps, les chirurgiens se sont préoccupés de ces accidents de paralysie et d'atrophie qui succèdent parfois aux luxations ou à leur réduction. Érasistrate, si l'on en croit Malgaigne, incriminait déjà les lésions nerveuses; J.-L. Petit les signale, puis Desault, Bichat, Boyer, A. Cooper, Flaubert les étudient. Un instant, on cherche à rapporter à la contusion musculaire les phénomènes parétiques (Empis (2), Debout (3)); mais Nélaton démontre que la tête humérale luxée serre le plexus brachial entre la clavicule et la première côte, et des faits analogues sont établis pour les autres jointures. Dans la majorité des cas, c'est au moment où elle se déplace que la tête articulaire heurte et contusionne les nerfs voisins; l'accident est plus rare lors des manœuvres de réduction. Il en est pourtant de célèbres exemples, et l'on cite partout le cas de Flaubert, où la réduction d'une luxation de l'épaule avait été suivie d'une paralysie complète du bras; les quatre branches inférieures du plexus brachial avaient été arrachées. Chez un soldat observé par Weir Mitchell, la réduction immédiate d'une luxation du bras droit donna lieu à « une paralysie instantanée sans production de douleur; il y eut en même temps une anesthésie permanente, avec paralysie du côté droit du cou et perte de la vue dans l'œil droit; l'avant-bras et la main étaient également insensibles ». Ce sont surtout les luxations anciennes qui prédisposent à pareils accidents; mais il ne faudrait pas mettre sur le compte de l'intervention ce qui appartient souvent à la luxation elle-même, et Th. Anger a bien insisté sur la nécessité, dans les luxations de l'épaule, d'explorer, avant toute manœuvre, la sensibilité du moignon : est-elle abolie, on peut pronostiquer d'emblée la paralysie deltoïdienne (4). Les nerfs les plus voisins de l'article sont aussi les plus exposés : circonflexe, puis radial et cubital, à l'épaule; médian et cubital, au coude, mais beaucoup plus rarement et presque exclusivement dans les luxations combinées de fracture de l'épitrochlée, ou de l'extrémité inférieure de l'humérus. Au membre inférieur, le sciatique a été quelquefois lésé dans les luxations de la cuisse en arrière.

Les fractures produisent des désordres du même genre, nous en avons déjà parlé au chapitre précédent. C'est le choc d'un fragment anguleux, à l'extrémité supérieure de l'humérus, par exemple, qui meurtrit ou déchire le nerf, c'est une esquille qui le pénètre. Ces lésions ont été bien étudiées par Chalot (5), Couette (6), Sturel (7); elles se voient dans les fractures de jambe, celles du tiers supérieur du péroné (sciatique poplité externe), du bassin, de la clavicule.

**Anatomie pathologique.** — Ici encore, les notions précises sont presque toutes expérimentales. Les premières sont dues à Tillaux, dont les résultats

(1) Th. d'Avezou, obs. XVIII.
(2) Thèse de doct., 1850.
(3) Soc. de chir., 1851.
(4) Soc. de chir., 1875.
(5) Chalot, *Des lésions des nerfs produites par les fragments osseux dans les fractures*. Soc. de chir., 1879.
(6) Couette, Thèse de doct., 1882.
(7) Sturel, Thèse de doct. de Nancy, 1888.

ont été confirmés par Weir Mitchell ; la contusion était produite chez les animaux, par le choc d'un marteau sur le nerf dénudé. Arloing et Tripier se sont servis d'une pince à mors plats, qui serre brusquement à travers les parties molles, le tronc nerveux en expérience ; ils ont expérimenté sur le facial, le cubital, le saphène péronier. Enfin Marchand et Terrillon, à propos de l'élongation des nerfs, ont étudié les lésions dues à la sonde cannelée, sur laquelle on écrase le nerf élongé (neurotripsie). A part quelques différences de détail, tous ces faits expérimentaux concordent sur les points principaux ; il y a lieu de distinguer *trois degrés* de la contusion nerveuse.

Avant tout, il est une première particularité que M. Tillaux a bien mise en relief : c'est l'intégrité du névrilème, quel que soit l'état de désorganisation du parenchyme nerveux. Les *vasa nervorum*, les tubes nerveux se rompent ; la gaine névrilématique reste intacte : sa texture, plus encore que son épaisseur, rend bien compte de cette résistance.

*Premier degré.* — Il existe une légère suffusion sanguine entre les tubes ; quelques-uns sont déchirés ; d'autres ne présentent que des irrégularités de forme et de contours, un aspect tigré et moniliforme, que Weir Mitchell attribue au déplacement de leur contenu semi-fluide. Les lésions se réparent vite alors, et la paralysie est toute passagère ; au onzième jour, sur le cubital, il n'y avait plus de lésions apparentes ni du côté du nerf, ni du côté des régions voisines. Remarquons pourtant qu'il s'agit là de résultats expérimentaux, et que la névrite, chez les animaux, est très difficile à provoquer.

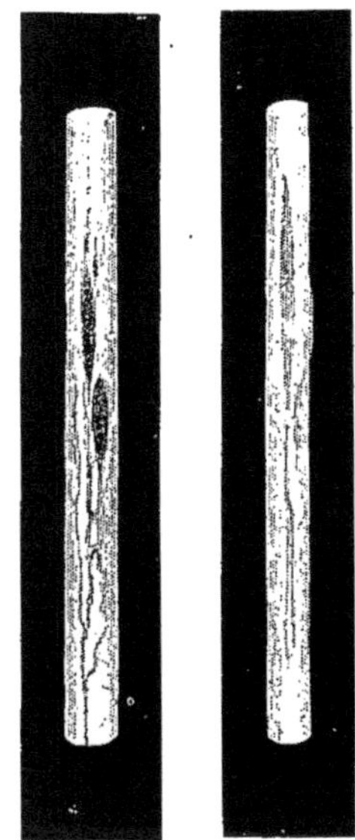

Fig. 1. Fig. 2.

Fig. 1. — Contusion du médian dans un foyer de fracture compliquée. Petits hématomes sous-névrilématiques.

Fig. 2. — Id. Suffusions sanguines sous-névrilématiques.

*Deuxième degré.* — L'infiltration sanguine intertubulaire est plus abondante : elle s'étend parfois jusqu'à une longue distance du point contus, elle épaissit et renfle le cordon nerveux. Un nombre notable de tubes sont rompus ; au-dessous, on retrouve tous les caractères de la dégénérescence wallérienne (voy. *Plaies des nerfs*).

*Troisième degré.* — A un degré plus avancé, c'est un véritable écrasement du nerf qu'on observe, et le terme doit s'entendre, au sens exact que lui donnent Arloing et Tripier, des cas où la rupture sous-névrilématique intéresse tous les tubes du cordon nerveux ; la gaine intacte ne renferme plus qu'une bouillie rougeâtre faite de sang et de myéline ; les tubes, brisés, se rétractent, s'épaississent irrégulièrement, et ne reprennent leur calibre que plus haut ou plus bas ; la dégénération secondaire porte sur toute l'épaisseur du bout périphérique, à part quelques fibres récurrentes.

Ces faits ont pu être, dans quelques cas exceptionnels, vérifiés sur l'homme. M. Berger (1), dans une fracture du col de l'humérus, où le fragment inférieur

(1) *Bull. de la Soc. anat.*, t. XLVI, p. 157.

avait contus le nerf radial, put étudier (sur le malade mort de scarlatine) l'état anatomique du cordon nerveux : au niveau du point lésé, il présentait un étranglement long de 4 à 5 centimètres qui le réduisait des deux tiers; il était rougeâtre, et il avait toute la physionomie d'un simple cordon fibreux. Au-dessous, son volume était encore moindre, et les faisceaux nerveux comme aplatis, grisâtres et dégénérés.

Telles sont les lésions primitives de la contusion des nerfs : elles sont susceptibles de se réparer, le sang épanché se résorbe peu à peu, et les éléments propres du nerf se reconstituent (voy. *Plaies des nerfs*, *Régénération nerveuse*); mais, de toutes les lésions nerveuses, c'est la contusion, semble-t-il, qui se complique le plus souvent de névrite traumatique secondaire, et cette inflammation, d'allure insidieuse et d'évolution lente, n'éclate souvent qu'à une échéance lointaine. Maintes fois, nous verrons dans les observations que le nerf était gros et bosselé, qu'il était rouge, ramolli, qu'il avait un aspect gangliforme, et présentait, en un mot, tous les caractères anatomiques de la névrite chronique scléreuse et de la névrite aiguë. Ce qui manque le plus, malheureusement, dans les faits aujourd'hui fort nombreux, c'est l'examen histologique.

**Symptômes.** — La contusion est *légère* ou *grave*.

*Légère*, elle s'accuse par une douleur souvent très aiguë, qui siège au point contus, mais surtout qui s'irradie aux extrémités terminales du tronc nerveux, des fourmillements, quelquefois une sensation de brûlure, un engourdissement, et une paralysie toute passagère de la sensibilité et du mouvement. Quelques heures suffisent à en effacer les traces; il reste pourtant une douleur fixe au point blessé, et qui persiste longtemps, et même cette forme atténuée, et d'apparence si bénigne, de la contusion, ne met pas à l'abri des accidents consécutifs que nous aurons à exposer.

La *contusion grave* se manifeste par la douleur, l'anesthésie, la paralysie; les modifications thermiques. Ce sont les signes primitifs, souvent dissociés,

La douleur est assez intense, dans quelques cas, pour provoquer la syncope; ailleurs, c'est une sorte de stupeur du membre qu'on observe : il retombe inerte, insensible, froid, et, dans les cas de ce genre, la contusion d'un seul de ses nerfs semble l'avoir paralysé tout entier.

L'anesthésie et la paralysie motrice peuvent survenir d'emblée et simultanément; on a même vu les muscles énervés perdre, dès le début, leur excitabilité électrique, signe de haute gravité pour l'avenir; mais les désordres sensitifs et moteurs sont loin de marcher toujours de pair. Henriet rapporte une observation où, à la suite d'une contusion du médian au poignet, il constata une anesthésie complète du pouce, de l'index, du médius, de la face externe de l'annulaire, mais nettement limitée, quant à la distribution, au territoire indiqué par Richelot. D'après lui, l'anesthésie serait plus fréquente lors de contusion ou d'arrachement d'un tronc nerveux que lors de section simple; peut-être l'irritation locale se ferait-elle sentir jusqu'aux organes terminaux, en neutralisant l'action des fibres récurrentes. Plus souvent, l'insensibilité n'est que temporaire et incomplète (voy. *Plaies des nerfs*), et c'est, en somme, la paralysie musculaire qui constitue le symptôme prédominant : paralysie des extenseurs et chute du poignet, à la suite de la contusion du radial, paralysie totale des muscles antérieurs de l'avant-bras et de la main, après un traumatisme simultané du médian et du cubital, tous les types, toutes les combinaisons, qui naissent des contusions multiples, ont été observés. Localisés d'abord au territoire anatomique du nerf contus, les phénomènes paralytiques sont susceptibles de s'étendre plus tard et de se diffuser sur un rayon plus ou moins large, mais alors sous l'influence d'un autre mécanisme.

Une place doit être faite à la *contusion radiculaire*; c'est une variété rare de ces paralysies radiculaires, si intéressantes, récemment étudiées. Erb, Hœdemaker en ont publié des observations; Lauth en a récemment fourni un très bel exemple; une contusion de la région sus-claviculaire gauche avait été suivie de paralysie du deltoïde, du sus-épineux (probablement aussi du sous-épineux et du petit rond), du coraco-brachial, du biceps, du brachial antérieur, du long supinateur, en somme, de tout ce groupe de muscles éloignés par leur situation anatomique, mais reliés, d'après Erb, par la communauté radiculaire de leurs fibres motrices qui passeraient toutes par les cinquième et sixième nerfs cervicaux : sur ces nerfs avait porté le traumatisme sus-claviculaire. Et l'on retrouve, dans les observations anciennes, maint exemple de ces associations paralytiques inexpliquées jusqu'ici, où il semble que le mal ait frappé au hasard les muscles d'un membre, sans respect pour les zones d'innervation motrice. Ici encore, une anatomie plus précise a fait disparaître l'apparente anomalie et détruit les hypothèses qu'on avait fondées sur elle.

L'exploration électrique doit être pratiquée avec le plus grand soin, car elle fournit au pronostic ses plus précieux éléments. Le nerf électrisé au-dessus du point contus provoque-t-il encore des contractions, les lésions ne sont que partielles; mais, si le nerf ne réagit plus au courant électrique, si les muscles eux-mêmes restent inertes, une paralysie définitive est à redouter.

Enfin la contusion nerveuse influe aussi sur l'état thermique du membre, mais ici les observations ne concordent pas. Henriet, dans le fait de contusion du médian dont nous parlions plus haut, relève une augmentation de température de 1 degré 1/2 du côté blessé, et une transpiration cutanée plus abondante. Pourtant c'est l'hypothermie locale qu'on retrouve le plus souvent; Causard indiquait déjà une différence thermique qui pouvait aller jusqu'à 5 degrés, en même temps le pouls bat plus faiblement du côté paralysé (Gorée). Chez un malade d'Eulenburg (¹), il y avait une diminution de température de 7 degrés 1/2, la peau, violacée, ressemblait à du papier mince et glacé, et cela, six jours après l'accident. Enfin, après une contusion des nerfs radial, médian et cubital au bras, M. Terrillon a constaté, dès le début, le refroidissement de l'avant-bras et de la main, qui s'accusait surtout après l'exposition à l'air : la température de la main droite était de 30°,5, celle de la main gauche de 23°,9. L'irritation traumatique et la vaso-constriction consécutive suffisent, selon toute apparence, à rendre compte de ces phénomènes. A un stade ultérieur, ici comme à la suite des plaies des nerfs, l'abaissement thermique est constant.

Mais que donne l'exploration directe? Le doigt retrouve et localise, sur le

(¹) EULENBURG, *Berliner klin. Woch.*, 1873, n° 3, p. 26.

tronc nerveux, un foyer de douleur, au point contus ; à ce niveau, le cordon est épaissi, dur, moniliforme parfois, et le segment renflé témoigne de l'extension des lésions tubulaires et surtout de l'infiltration sanguine.

Plus tard, les désordres fonctionnels subissent une régression progressive, l'anesthésie, quand elle existe, est toujours la première à disparaître ; mais il faut souvent plusieurs mois pour que la contractilité musculaire ait repris son intégrité, et longtemps le nerf demeure volumineux et sensible à la pression.

Mais la guérison est parfois retardée par des accidents plus graves. Ils relèvent tous de la *névrite*, aussi n'en ferons-nous qu'un exposé rapide. Ce qu'il importe de faire ressortir ici, c'est leur apparition fréquemment tardive ; plusieurs mois après une contusion nerveuse, dont tout vestige semblait effacé, ou qui n'avait laissé derrière elle qu'une anesthésie limitée et un certain degré de parésie musculaire, des fourmillements, de l'hyperesthésie, des douleurs se réveillent dans la zone du nerf blessé ; ailleurs, ce sont des contractures, par crises intermittentes, comme chez un malade d'Avezou, qui portait depuis quinze mois une luxation de l'épaule non réduite. « Pendant un séjour de six semaines qu'il fit à l'Hôtel-Dieu, il eut à deux reprises de véritables crises dans le biceps, dans le coraco-brachial, le brachial antérieur, et dans les muscles de la région antérieure de l'avant-bras. ». On voit survenir en même temps et les paralysies musculaires tardives, et les troubles trophiques, ou encore, les douleurs se propagent aux nerfs voisins : du cubital au radial et au médian, du radial au circonflexe, et avec elles la paralysie, d'abord localisée, envahit aussi de nouveaux groupes musculaires. On a signalé des arthropathies, surtout celles des petites jointures ; nous y reviendrons.

Dans quelques cas, la névrite a été très précoce, et, dès la troisième semaine qui suivit le traumatisme, Weir Mitchell a vu, dans un cas, une éruption de phlyctènes sur le trajet du nerf cubital, accompagnée d'une douleur extrêmement vive et intermittente ; le malade finit par guérir. Chez un enfant de onze ans, observé par Callender, ce fut au troisième jour que des phlyctènes apparurent sur le côté interne du bras, à la suite d'une luxation du coude, compliquée de rupture de l'artère humérale et de contusion du nerf médian.

Qu'elle soit précoce ou tardive, la complication névritique est soumise aux mêmes alternatives d'évolution, et fait naître les mêmes dangers. Nous rappellerons ce malade de M. Pozzi qui, à la suite d'une chute sur le coude droit, s'était fait en même temps une contusion du nerf cubital et une luxation de l'épaule. Le plexus brachial avait été lui-même atteint : la paralysie était complète dans tout son territoire, et l'atrophie plus ou moins marquée suivant les muscles ; il en était de même de l'excitabilité électrique, qui avait subi des modifications très irrégulières : abolie en certains points, très atténuée en d'autres, normale encore sur quelques corps charnus. Une éruption vésiculeuse s'était développée sur la main, et la même éruption se retrouvait sur celle du côté opposé ; plus tard, la paralysie et l'atrophie commencèrent à frapper certains mucles de l'autre membre, témoignant ainsi des poussées de névrite ascendante et de myélite transverse, qui présidaient à ces lésions trophiques. Les exemples de ce genre sont loin d'être rares, et nous aurons plus loin à en citer d'autres (voy. *Névrite*).

**Pronostic.** — L'éventualité, quelquefois lointaine, de ces accidents secondaires, introduit toujours une inconnue dans le pronostic; il variera, du reste, beaucoup suivant l'intensité de la contusion et les désordres primitivement constatés; la perte totale de l'excitabilité électrique du nerf et des muscles est un élément de haute gravité. Enfin on ne saurait conclure à une guérison définitive, même après la disparition des troubles moteurs et sensitifs, tant que le cordon nerveux reste gros, induré et douloureux au palper.

**Diagnostic.** — On ne confondra pas les désordres sennsitifs et moteurs qui succèdent à la contusion d'un nerf périphérique avec les paralysies dues aux traumatismes cérébraux : l'extension en est tout autre, la motilité réflexe est ordinairement conservée, les signes de la commotion cérébrale achèvent de les caractériser. Il en est de même des traumatismes médullaires.

Nous avons vu quel rôle on a voulu attribuer à la contusion musculaire dans les accidents des luxations; mais il est bien évident que la contusion d'un muscle ne saurait avoir qu'une action toute locale sur le muscle lui-même, et que les phénomènes paralytiques à distance, pas plus que les troubles sensitifs, ne sauraient rentrer dans ce cadre.

Peut-on faire avec quelque précision le diagnostic des différentes lésions nerveuses sous-cutanées, et distinguer la contusion de la compression, de la rupture totale du nerf, de la commotion?— Sous ce nom de commotion nerveuse, on a désigné, par analogie avec la commotion cérébrale, un état assez vague d'ébranlement nerveux, des modifications intimes de texture, trop délicates pour se prêter à l'examen microscopique, mais suffisantes à provoquer la paralysie motrice ou sensitive. Il est inutile d'insister sur les différences de constitution anatomique et de résistance des centres nerveux et des nerfs eux-mêmes; du reste, il n'existe aucun examen anatomique complet qui permette de conclure à l'intégrité des troncs nerveux, lors d'une paralysie traumatique confirmée : la plupart des observations qui ont donné lieu à une telle interprétation doivent, sans doute, se rapporter à l'*hystéro-traumatisme*.

C'est là une classe de faits d'étude toute récente, mais d'un haut intérêt, et qui, n'était la netteté de leurs caractères cliniques, seraient souvent confondus, de par leur étiologie seule, avec la contusion nerveuse. En effet, les accidents succèdent fréquemment à une chute, un coup violent, une luxation de l'épaule, la pose d'un appareil de fracture (Berbez) : toutes causes qui se retrouvent dans l'histoire des lésions des nerfs. Mais qu'il s'agisse de paralysies flasques ou de paralysies avec contractures, elles ont une physionomie à part et des caractères bien tranchés : la paralysie affecte très ordinairement la forme monoplégique, et tous les muscles du membre sont également flasques et inertes; l'anesthésie est absolue, elle porte et sur la peau, et sur les tissus profonds, mais elle marque ses confins par une ligne souvent aussi régulière qu'un tracé d'amputation, et nulle part elle ne s'astreint à la distribution anatomique des nerfs. Ajoutons encore, avec Berbez, que les muscles ont conservé leur excitabilité électrique, qu'ils répondent même d'une façon exagérée aux excitations mécaniques (percussion tendineuse, massage, etc.); quant à l'atrophie, elle se produit, et elle est rapide (Babinski). Mais la brusquerie d'évolution des paralysies et des contractures, qui passent d'un segment des membres à un autre, ou cèdent tout d'un coup, la constatation d'autres stigmates de l'hystérie, l'anesthésie pharyngée, le rétrécissement du champ visuel, etc., permettent de reconnaître la nature vraie de ces phénomènes parfois étranges.

Enfin il est d'un grand intérêt, pour le pronostic, et peut-être même pour l'intervention immédiate, de pouvoir s'assurer que le cordon nerveux est totalement rompu. Les signes cliniques immédiats sont de médiocre valeur, sous ce rapport; l'électrisation du nerf, au-dessus du point blessé, sert mieux; existe-t-il une solution de continuité totale, les muscles ne réagissent pas, le courant ne passe plus; il faut avouer qu'il en est de même quand la contusion a été très intense et que le nerf est profondément désorganisé; mais ce sont là des lésions équivalentes, en réalité, quant à leurs résultats locaux.

**Traitement.** — Prévenir la névrite secondaire, enrayer l'atrophie des muscles : telles sont les deux indications fondamentales. Le repos du membre, les révulsifs sur la région blessé, le sulfate de quinine à l'intérieur, etc., rempliront, au moins en partie, la première; pour la seconde, il faut installer d'emblée et suivre avec persévérance, le traitement électrique (voy. *Plaies des nerfs, traitement*). Plus tard, les complications névritiques peuvent exiger d'autres interventions.

## III

## LIGATURE. — PINCEMENT DES NERFS

Ce sont là des accidents opératoires qui semblent avoir été fréquents à une certaine période de la chirurgie; on en était venu à proclamer l'innocuité des ligatures nerveuses, Molinelli avait publié des observations à l'appui de cette théorie étrange, et Thierry (de Toul) avait cherché à la démontrer expérimentalement. Mais les faits de Larrey, de Schwann, de Portal, de Roux ne tardèrent pas à mettre en relief les dangers de ce mode spécial de lésion des nerfs.

C'est avec l'artère voisine que le nerf se trouve le plus souvent pincé ou lié; ainsi en est-il du nerf saphène interne dans les ligatures de la fémorale; on a vu encore, après les amputations de cuisse, une branche du sciatique enserrée par le fil; le médian malgré son volume, a été lié avec l'humérale, et Larrey en rapporte une observation; il en est de même du cubital, à l'avant-bras; enfin le pneumogastrique lui-même n'a pas toujours échappé au fil, dans les ligatures de la carotide, et le récurrent gauche, lors d'œsophagotomie externe, peut être non seulement coupé, mais saisi dans les mors d'une pince, et plus tard dans l'anse d'un catgut, quand une artère saigne près de lui. Enfin il est tels procédés de ligature en masse, celle du cordon spermatique, par exemple, qui de toute nécessité, intéressent les nerfs; mais nous allons voir bientôt que les lésions du cordon nerveux cessent d'être les mêmes, dès que la striction est médiate. Le pincement en masse produit les mêmes résultats, et, dans les régions riches en nerfs, le creux de l'aisselle, par exemple, il n'est pas rare qu'une pince à forcipressure soit jetée sur l'un des cordons nerveux ou plutôt de leurs branches; il est vrai qu'une brusque contraction spasmodique des muscles correspondants avertit l'opérateur, mais les lésions, pour n'être pas aussi étendues, n'en existent pas moins déjà.

En effet, la striction du fil autour d'un nerf peut déterminer toute une série de ruptures partielles, jusqu'à la section totale, qui ne laisse plus subsister entre les deux bouts qu'une étroite bandelette névrilématique plissée et recroquevillée sous la ligature : l'intensité des lésions varie avec le volume du fil, avec la force de striction, avec le nerf. Arloing et Tripier ont institué une série d'expériences pour vérifier ces conditions de la ligature nerveuse ; s'agit-il d'un nerf fin, on arrive aisément à en faire la section totale sous-névrilématique, et, dans le bout inférieur, tous les tubes dégénèrent ; sur un nerf de moyen volume, la constriction, si énergique soit-elle, ne parvient pas à en interrompre la continuité anatomique, mais la transmission n'en est pas moins totalement abolie, et au niveau de la ligature, tous les tubes sont en voie de dégénérescence. Mais la ligature médiate se rapproche plus des faits d'observation ordinaire ; interpose-t-on une languette de peau entre le nerf et le fil, la transmission cesse de se faire, au moins momentanément, mais on trouve encore, et cela au bout de dix-neuf jours, un grand nombre de fibres intactes. Ainsi doit-il en être dans les cas où une ligature d'artère porte aussi sur le nerf voisin, et l'on comprend que, dans certaines observations, l'ablation du fil ait suffi à faire tomber les accidents. Ceci dépend, du reste, pour une grande part, du degré de constriction : Galien avait déjà remarqué que, lors de ligature fortement serrée, la paralysie persiste malgré l'enlèvement du fil; et Vésale, Columbus, Casserius, Riolan ont vu la voix revenir immédiatement, en desserrant une ligature appliquée au nerf récurrent.

La rupture des tubes nerveux est donc la lésion essentielle : aussi a-t-on constaté et la dégénérescence du bout périphérique, dont nous avons déjà parlé, et le gonflement en névrome terminal du bout central du nerf au-dessus de la ligature. Les plus anciennes observations en font foi, et Arloing et Tripier ont retrouvé, dans leurs expériences, ce renflement du nerf au-dessus du point de striction. Plus tard, sous le fil, le nerf lié se coupe, comme une artère, et c'est alors par un travail de régénération analogue à celui que nous étudierons plus loin (voy. *Plaies des nerfs*) que sa continuité peut être rétablie.

On conçoit que les désordres fonctionnels seront en rapport avec le degré des lésions elles-mêmes. Le premier symptôme et le plus constant, c'est la douleur : elle s'irradie vers les terminaisons du nerf blessé, et souvent elle en dessine le trajet avec une netteté extrême ; sur un malade de Richerand, où le nerf cubital avait été serré dans la même ligature que l'artère, « une vive douleur dans les doigts annulaire et auriculaire se fit sentir au moment où l'on serrait le nœud ; la face palmaire du petit doigt et le côté cubital de l'annulaire perdirent leur sensibilité ; elle se rétablit graduellement, et, au bout de quinze jours, ils l'avaient recouvrée dans toute sa plénitude. » La ligature joue le même rôle qu'un corps étranger : elle entretient longtemps l'irritation du nerf et les souffrances, et il y a là sans doute un nouvel élément pathogénique de ces douleurs longtemps persistantes qui suivent parfois les amputations ou les plaies opératoires, alors même que la cicatrisation se fait d'une façon toute normale, et que nulle complication n'intervient. Ici encore, la névrite secondaire doit être souvent incriminée. Portal rapporte un cas où l'une des branches du nerf sciatique avait été comprise dans une ligature, lors d'une amputation de cuisse : pendant plus de deux ans le malade souffrit « d'horribles douleurs qu'il rapportait toujours au bout du pied qu'il n'avait plus » et, à l'autopsie, on trouva un gonflement considérable du nerf au-dessus de la portion liée. Plusieurs fois, le tétanos a été signalé à la suite de ces ligatures nerveuses, et chez un blessé de Larrey, la relation étroite des deux accidents parut absolument manifeste : dès qu'on eut sectionné le fil qui enserrait l'une des branches du nerf crural, on constata une rémission considérable dans les symptômes tétaniques. Un blessé de Roux mourut en trois jours du tétanos : à la suite d'une plaie de l'artère crurale, on avait lié le nerf avec l'artère.

Ces exemples suffisent à montrer la gravité de la ligature des nerfs, et il est inutile d'insister longuement sur la nécessité d'un isolement soigné et d'une dénudation complète des artères ; est-on contraint de faire la ligature en masse, une striction énergique, qui coupe le nerf dans toute son épaisseur, offrira moins de dangers, semble-t-il : le nœud d'une ligature, appliqué à un tronc nerveux en partie rompu, constitue une sorte d'épine inflammatoire toujours prête à réveiller les accidents. Mais ce qui a été dit plus haut de la section incomplète, produite par une ligature médiate, commande le parti à prendre, en présence d'un accident de ce genre ; il faut, sur-le-champ ou le plus tôt possible, desserrer le fil et libérer le nerf : l'intégrité d'un nombre plus ou moins considérable de tubes permet d'espérer que la transmission nerveuse reprendra sa voie et que la restauration fonctionnelle pourra s'accomplir, au moins en partie et progressivement.

## IV

## DISTENSION. — DÉCHIRURE ET ARRACHEMENT DES NERFS

Sous ce titre, il faut comprendre l'ensemble des lésions que détermine *la traction excessive des cordons nerveux*, depuis *la distension simple* jusqu'à *la déchirure partielle ou totale, l'arrachement.*

**Étiologie.** — La distension peut être lente et progressive, ou se faire brusquement. Sous la pression d'une tumeur, lors de certaines déformations, etc., les nerfs s'étirent et restent en état d'élongation permanente. Mais il est plus fréquent que l'accident soit rapide ou brusque.

A eux seuls, quelques *mouvements forcés* sont susceptibles de tendre fortement les nerfs, et, s'ils se prolongent, de provoquer de véritables lésions. Qu'on fléchisse la cuisse, en tenant la jambe étendue, et le sciatique s'enroule autour de l'article coxo-fémoral, et s'allonge jusqu'à la limite de son extensibilité ; qu'on exagère la flexion, le nerf se distend : Vogt, Trombetta, Nicaise ont constaté le fait et chacun peut répéter l'expérience ; Trombetta a basé sur elle un procédé d'élongation ; et Campenon a vu une paralysie passagère de la jambe, chez un homme qui trop longtemps était resté assis sur son talon, et la cuisse demi-fléchie. N'est-ce pas encore à cette distension du sciatique qu'il faut attribuer la douleur et l'engourdissement du membre inférieur, chez le soldat qui a gardé longtemps la position du tireur à genoux?

Mais les déchirures des nerfs succèdent plus souvent à des traumatismes, aux *luxations*, aux *fractures*, aux *arrachements*.

Avec la compression et la contusion, c'est là, en effet, un troisième mode de lésion des nerfs au cours des déplacements articulaires ou du chevauchement des fractures, et qui souvent se combine avec les deux autres. L'accident se voit surtout à l'épaule, puis au coude, puis à la hanche; nous y avons insisté déjà au chapitre précédent, et nous avons vu qu'il résulte, soit de la luxation elle-même, soit de la réduction. Faut-il, avec Debout (¹), attribuer la fréquence plus grande des complications nerveuses au niveau des articulations voisines du tronc à la texture des nerfs, qui contiennent plus de substance nerveuse et moins de névrilème près de leur origine (Reil); ou bien plutôt les rapports étroits de certains nerfs avec les articulations, le plexus brachial, le cubital, le sciatique, ne suffisent-ils pas à expliquer la fréquence de leurs lésions?

L'arrachement est plus rare dans les fractures. Enfin il coexiste naturellement avec celui des tendons, des vaisseaux, etc., lors d'arrachements d'un segment du membre (voy. fig. 165, tome I); ou encore il se voit dans certaines plaies, dues à des machines, des crochets; John Daniel Hill a rapporté un cas d'arrachement du cubital par un crochet de boucher: à travers la peau sortaient deux pouces du nerf rompu, ses deux extrémités étaient déchiquetées; le névrilème était lui-même déchiré et les fibres nerveuses découvertes sur une longueur d'un pouce; et Marchant (²) a publié une observation de plaie par arrachement de la face interne du bras gauche où l'artère humérale et le nerf médian avaient été simultanément déchirés, nous y reviendrons à l'occasion des sutures nerveuses.

Il faut signaler, enfin, *la distension chirurgicale des nerfs*, *l'élongation* déjà pratiquée expérimentalement par Harless et Haber (1858), Valentin (1864), Weir Mitchell (1872); elle a été faite chez l'homme, d'une façon toute fortuite, dans une première observation de Nüssbaum (1860), puis par Billroth (1869), enfin, et cette fois à titre de méthode thérapeutique, par Nüssbaum, dans un second cas; nous n'avons à exposer ici ni les indications ni les résultats de l'élongation, mais c'est à elle et aux expériences qu'elle a suscitées, que nous devons une grande part de nos connaissances actuelles sur l'anatomie pathologique de la distension nerveuse.

**Anatomie pathologique.** — Le nerf s'allonge-t-il sous la traction, et jusqu'à quelle limite? Quel poids faut-il pour le rompre? Existe-t-il des lieux d'élection pour la solution de continuité, des *points de rupture*? Autant de problèmes en partie élucidés.

Assaky a bien montré, par une série de 28 expériences cadavériques, que l'extensibilité des cordons nerveux est beaucoup plus développée qu'on ne l'avait cru jusqu'alors; sur le bout périphérique, l'allongement élastique est toujours

(¹) *Quelques considérations sur la paralysie traumatique localisée. Bull. de la Société de chir.*, t. III.

(²) *Plaie par arrachement de la face interne du bras gauche, déchirure de l'artère humérale et du nerf médian. Gaz. hebd.*, 1876, p. 405.

moins marqué que sur le bout central, « cette différence est sans doute en rapport avec le mode de ramescence des cordons nerveux périphériques, les branches collatérales représentant autant de points d'arrêt. » Mais la limite d'extensibilité est rapidement atteinte, et, au delà, le nerf allongé ne reprend plus ses dimensions premières, ce qui indique, selon toute apparence, des lésions structurales. L'allongement est, en général, très considérable, avant que la rupture ne s'ensuive : Tillaux a vu le médian et le cubital s'étirer et s'allonger de 15 à 20 centimètres avant de céder, et ce sont là des faits qu'il est aisé de vérifier sur le cadavre.

Un autre point étonne toujours, dans ces expériences cadavériques. C'est la résistance énorme des nerfs, c'est le chiffre de kilogrammes qui mesure la traction nécessaire. Des évaluations très précises ont été fournies, pour ce poids de rupture. M. Tillaux avait montré déjà qu'il fallait 54 à 58 kilogrammes pour rompre le sciatique, 20 à 25 kilogrammes pour le cubital et le médian. Trombetta (1) a étendu ses recherches à la plupart des nerfs qu'on élonge sur le vivant, et en se mettant dans les conditions ordinaires de l'élongation chirurgicale; il a dressé une liste des poids de rupture que nous transcrivons :

| | Kilogrammes. |
|---|---|
| Nerf sciatique | 84 |
| Nerf crural | 38 |
| Nerf médian | 38,187 |
| Nerf radial | 27,750 |
| Nerf cubital | 26,5 |
| Plexus brachial dans l'aisselle | 17 à 37 |
| Nerf poplité | 52 |
| Branche sus-orbitaire | 2,720 |
| Branche sous-orbitaire | 5,477 |
| Branche mentonnière | 2,492 |
| 5e branche cervicale | 22,820 |
| 6e — | 24,154 |
| 7e — | 23,416 |
| 8e — et 1re dorsale | 29,460 |

Sur le sciatique, Gillette (2) a pratiqué 45 élongations cadavériques : 12 fois, il y eu arrachement du nerf, sous une force qui oscilla de 200 à 75 kilogrammes; 29 fois, il y eut rupture, et la force variait de 165 à 42 kilogrammes; trois fois, on ne constata ni arrachement ni rupture, et pourtant les poids étaient de 45, de 90, de 200 kilogrammes. Il y a donc des différences individuelles très accusées, et le fait trouve son application dans les lésions traumatiques aussi bien que dans la distension chirurgicale.

Il y a aussi, sur le trajet d'un nerf, des lieux de moindre résistance, des *points de rupture*. En effet, si la solution de continuité peut se faire au point qui reçoit l'atteinte directe de la force traumatique, plus souvent elle a lieu à distance, et avec une irrégularité de siège qui n'est peut-être qu'apparente. N'est-ce pas en un point fixe, à sa sortie du bassin, que le nerf sciatique se rompait presque constamment, dans les expériences de Tillaux, et deux fois, sur l'homme, on a relevé une localisation identique; pour le médian, c'était au-dessus du pli du coude que, quatre fois, il avait cédé à la traction, et le cubital

(1) TROMBETTA, *Sullo stiramento dei nervi, studi pathologici è clinici*. Messina, 1880.
(2) DEBOVE et GILLETTE, Soc. de chir., 1880.

s'était déchiré deux fois au-dessous de la gouttière rétro-épitrochléenne. L'attitude même du membre et de ses divers segments, et l'inflexion qu'elle imprime aux cordons nerveux servent, à n'en pas douter, de causes localisatrices à la rupture.

Quelles sont les lésions? Il faut distinguer plusieurs types : *la distension simple, la rupture partielle, la rupture totale ou l'arrachement.* Si la distension ne dépasse pas les limites d'une élongation modérée, le nerf paraît intact, à l'œil nu ; on ne trouve que des déchirures partielles de la gaine et des ruptures vasculaires, disséminées et plus ou moins nombreuses; elles existent surtout en certains points, s'il faut en croire Tutschek, aux points où le nerf traverse un orifice osseux ou aponévrotique, une cloison fibreuse. Marchand et Terrillon [1] ont cherché à faire l'anatomie pathologique expérimentale de l'élongation : ils ont montré, que, simplement faite avec le doigt, elle lèse si peu le cordon nerveux, qu'on ne trouve pas de tubes dégénérés dans le bout sous-jacent, et que sensibilité et mouvement, engourdis au début, ne tardent pas à revenir; après l'élongation à la sonde, un nombre variable de tubes dégénérés se constatent dans le segment périphérique : ils témoignent de ruptures partielles; enfin, si l'on broie le nerf sur la cannelure de la sonde, en l'élongeant, la paralysie est persistante, la dégénération s'étend à presque toute l'épaisseur du cordon : c'est une rupture totale, ou à peu près, *une névrotomie sous-névrilématique.* Le traumatisme produit des lésions toutes semblables, et l'on conçoit que les auteurs aient signalé des altérations assez différentes, suivant l'époque de leur examen et le degré de distension du nerf qu'ils examinaient.

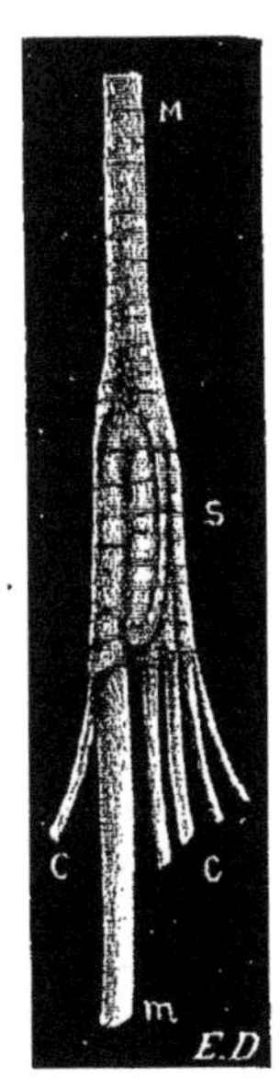


Fig. 3. — Invagination à trois cylindres du nerf médian dans sa gaine, à la suite d'un arrachement (Farabeuf).

M, médian brachial. — m, médian antibrachial. — S, invagination. — c,c, collatérales.

Quant à l'arrachement, il peut avoir pour siège soit la continuité du tronc nerveux, et cela aux points où il se réfléchit, où il traverse un anneau fibreux, soit les racines elles-mêmes. Les tubes nerveux se rompent les premiers, et généralement au même niveau ; le névrilème s'effile, comme une artère, et cède le dernier. M. le professeur Farabeuf a publié un cas extrêmement curieux, et qui semble unique jusqu'ici, d'*invagination à trois cylindres du nerf médian* dans sa gaine, à la suite d'un arrachement : c'était chez un malade du service de Laugier, qui avait eu l'avant-bras droit pris dans un engrenage; on trouva le bout inférieur du médian rompu au niveau du poignet, à 2 centimètres au-dessus de l'article et dans sa situation normale; le bout supérieur était à 10 centimètres plus haut, et présentait l'aspect figuré ci-contre. Il semble que « cette portion du nerf tirée par l'engrenage, fortement tendue d'abord, puis brusquement rompue un peu au-dessus du poignet, ait pu, cédant à son élasticité, remonter dans sa gaine et s'y invaginer à trois cylindres, et cela juste au

[1] Duvault, *De la distension des nerfs comme moyen thérapeutique.* Thèse, 1876.

niveau du point fixe du nerf médian, à la naissance de ses collatérales musculaires. »

**Symptômes.** — Les symptômes varient suivant le degré de la distension subie par le tronc nerveux.

Une élongation légère supprime, au moins pour un temps, la conductibilité des tubes nerveux, et ce sont les fibres sensitives qui sont atteintes les premières, d'où l'apparition d'une anesthésie immédiate plus ou moins accusée, mais qui se répare ultérieurement. On a cherché à déterminer le degré de distension nécessaire pour abolir l'excitabilité directe et réflexe des nerfs, et, d'après les expériences de Weir Mitchell, les irritations traumatiques légères cessent de provoquer une réaction, quand le nerf a été allongé d'un sixième de sa longueur; mais l'électricité fait encore naître des contractions musculaires, et cela, même quand l'allongement a atteint le quart des dimensions primitives du cordon nerveux. Des tractions beaucoup moindres suffiraient sans doute à empêcher l'action volontaire ou la transmission des impressions sensorielles légères. Ce qu'il faut remarquer, c'est que, sous l'effort d'une distension lente et progressive, il se fait une sorte d'accoutumance du nerf, et que son excitabilité peut être longtemps conservée, alors que le même degré de traction, brusque et immédiate, abolit d'emblée toutes ses fonctions.

Lors de distension forte, et surtout lors d'arrachement, en effet, c'est la paralysie immédiate, la perte absolue de la sensibilité et du mouvement, avec disparition de la contractibilité électrique, que l'on observe (Duchenne [de Boulogne]).

Ce sont, du reste, ces sortes de lésions, contusions graves et arrachements, qui s'accompagnent le plus volontiers des accidents de stupeur locale et de shock et il n'est pas rare que la paralysie immédiate déborde de beaucoup le territoire qu'elle gardera plus tard définitivement. De plus, les suppléances sensitives semblent aussi d'un jeu moins facile, l'attrition des deux bouts du nerf et les déchirures partielles à distance de ses deux segments entravent les récurrences. Enfin, elles créent à la névrite un terrain tout préparé (voy. *Névrite*).

Certains arrachements sont suivis de lésions des racines médullaires, de la moelle elle-même, et déterminent de véritables myélites traumatiques, avec tous leurs dangers; on a même signalé la mort subite. Dans l'observation de Flaubert, on constata, à l'autopsie, que « les nerfs avaient été rompus ou plutôt arrachés à leur implantation sur la moelle; celle-ci, à ce niveau, est plus grosse qu'à l'état normal et présente un ramollissement tel, qu'elle n'offre plus que la consistance d'une bouillie brun rougeâtre, où la substance grise semble confondue avec la blanche. » Il y avait, du reste, paralysie des membres supérieur et inférieur du même côté. Ce sont là des faits que le chirurgien ne saurait perdre de vue, lorsqu'il pratique l'élongation près des centres. Ils indiquent aussi la gravité des arrachements traumatiques des nerfs, et les ressources fort restreintes de la thérapeutique.

## V

# PLAIES DES NERFS

### PIQURES. — SECTIONS. — PLAIES CONTUSES. — PLAIES PAR ARMES A FEU. CORPS ÉTRANGERS

WEIR MITCHEL, MOREHOUSE et KEEN, Grunshot wounds and other injuries of nerves. Philadelphie, 1864. — LETIÉVANT, Traité des sections nerveuses, 1873. — WEIR MITCHELL, Des lésions nerveuses et de leurs conséquences, trad. par Dastre, 1874. — TILLAUX, Des affections chirurgicales des nerfs. Thèse d'agrég., 1866. — POINSOT, art. NERFS. *Dictionnaire de méd. et de chir. prat.*, 1877. — TRIPIER, art. NERFS. *Dictionnaire encyclop. des sciences médicales.* — FALKENHEIM, Zur Lehre von der Nervennaht und der Prima intentio nervorum. Diss. Königsberg 1881 et *D. Zeitschr. f. Chir.*, 1881-82, XVI, 31-103. — NICAISE, art. NERFS. *Encyclopédie internationale de chirurgie*, 1884. — WOLBERG, Kritische und experimentelle Untersuchungen über Nervennaht und Nervenregeneration. *Deutsche Zeitschrift für Chirurgie*, 1883, t. XVIII, et 1884, t. XIX. — WEISSENSTEN, Uber secundäre Nervennaht, etc. Diss. Tübingen, 1884. — NICAISE, Sur la suture des nerfs. *Revue de chirurgie*, 1885. — CHAPUT, De la suture des nerfs. *Archives générales de méd.*, 1885. — TILLMANNS, Ueber Nervenverletzungen und Nervennaht *Arch. f. klin. Chir.*, 1882, 25, p. 1, et Ueber operative Behandlung von Substanzverlusten an peripheren Nerven. *Arch. f. klin. Chir.*, 1885, t. XXXII, p. 923. — VAN LAIR, Nouvelles recherches expérimentales sur la régénération des nerfs. *Arch. de biol.*, 1885, t. VI. — KRECKE, Ueber Nervennaht. Diss. Erlangen, 1885. — MARCIGUEY, Contribution à l'étude de la régénération des nerfs périphériques. Thèse de doct., 1885. — ASSAKY, De la suture des nerfs à distance. Thèse de doct., 1886. — ORELINE, Ueber Nervennaht. Diss. Wurtzburg, 1886. — Société de chirurgie. Discussion, 1887. — ALBRECHT, Klinische Beiträge zur Nervenchirurgie. *Deutsche Zeitschr. f. Chir.*, 30 nov. 1887. — DEMARS, Soc. de biol., 3 mars 1888. — EHRMANN, Observation de suture secondaire du nerf radial suivie de restauration fonctionnelle. *Gazette méd. de Strasbourg*, 1er juillet 1888. — ETZOLD, Ueber Nervennaht. *Deutsche Zeitschr. f. Chir.*, sept. 1889.

**Étiologie.** — Il y a trois éléments principaux qui règlent l'évolution des plaies des nerfs : *l'étendue de la solution de continuité, l'état des deux bouts en présence et les lésions à distance, la septicité de la plaie.* On a peu insisté jusqu'ici sur cette dernière condition, mais son rôle doit être grand, surtout dans la pathogénie de la névrite secondaire. C'est donc à ce triple point de vue que doivent être étudiées les différentes variétés de traumatismes nerveux.

*Piqûres.* — Elles s'accompagnent toujours de la section d'un certain nombre de tubes nerveux, et l'on ne conçoit guère qu'une aiguille, si fine soit-elle, puisse s'insinuer dans l'épaisseur d'un nerf, sans atteindre aucune de ses fibres. Du reste, la largeur et la forme de l'instrument vulnérant varient beaucoup. Tripier rapporte l'histoire d'une dame qui, en portant vivement son bras droit en avant, en haut et en dedans, s'était enfoncé son épingle de châle, sur le trajet du nerf cubital : les douleurs, qui s'irradiaient en haut vers le cou, et en bas dans le petit doigt exclusivement, ne cessèrent qu'au bout de trois semaines. Ailleurs, ce sont des aiguilles, la pointe d'un fleuret, un coup de poinçon, etc. Les piqûres de lancette ont été accusées de nombreux accidents, à l'époque où la saignée était en honneur, et, parmi les faits qu'on trouve épars dans les auteurs et que Bégué (1) a rassemblés presque tous, il en est qui relèvent,

(1) BÉGUÉ, *Du spasme traumatique consécutif aux déchirures incomplètes des nerfs.* Thèse de doct., 1884.

selon toute évidence, de la piqûre d'un rameau du musculo-cutané, du brachial cutané interne, voire du médian. Il suffit de rappeler l'observation fameuse de Charles IX, que nous a transmise Ambroise Paré, et les cas d'Abernethy, de Swan, d'Hamilton, etc. Enfin des éclats de verre, des échardes, une esquille, dans les foyers de fracture, représentent autant de variétés de piqûres nerveuses, et souvent, nous allons le dire, elles laissent derrière elles un corps étranger.

*Les sections ou les plaies proprement dites* sont encore les plus fréquentes : des éclats de verre, des tessons de bouteille, sur lesquels le bras se heurte dans une chute, une vitre que le blessé enfonce en tombant et par où passe sa main, la morsure d'une scie circulaire, les coups de couteau, les coups de sabre : telles en sont les causes banales, et celles qu'on trouve presque constamment indiquées. Enfin on doit citer aussi les plaies chirurgicales, les sections nerveuses accidentelles, au cours des opérations, au fond de certaines plaies qu'on régularise, ou des foyers phlegmoneux qu'on débride : les exemples n'en sont pas très rares, et cela surtout dans les collections profondes, d'origine osseuse ou dans les phlegmons diffus. La *névrotomie* mérite une place à part, et par la régularité de la plaie et par les précautions antiseptiques qui sont ordinairement prises : mais, ces réserves faites, elle demeure entièrement assimilable à une autre section nerveuse, et quant à ses résultats fonctionnels et surtout quant au processus de régénération.

Les caractères du foyer traumatique sont tout autres lors de *plaie contuse*, et tout autres aussi les accidents et la durée de la cicatrisation nerveuse. C'est surtout dans les grands traumatismes, les écrasements, les accidents de chemins de fer, que pareilles lésions s'observent, mais il faut insister, une fois de plus, sur la résistance énorme des troncs nerveux : veines et artères cèdent souvent alors que le nerf résiste encore. Nous avons pu tout récemment vérifier une fois de plus ce fait bien connu, sur l'avant-bras d'un homme amputé par Tuffier : le membre avait été broyé par une machine, les deux os de l'avant-bras, brisés à leur partie moyenne, faisaient largement hernie par la plaie ; l'artère radiale s'était étirée et rompue, la branche antérieure du nerf radial était restée intacte, à part quelques suffusions sanguines sous-névrilématiques, représentées figures 1 et 2. Il en était de même sur le bord interne : l'artère cubitale était rompue, et le nerf ne présentait que des traces de contusion.

*Les plaies par armes à feu* rentrent, en réalité, dans le cadre des plaies contuses, mais le mécanisme de leur action est assez complexe. En certains points de leur trajet, les nerfs, enveloppés de graisse et mobiles, se dérobent aisément, et c'est principalement au niveau des extrémités osseuses et des plis articulaires qu'ils deviennent vulnérables. La balle ou l'éclat d'obus peuvent, du reste, produire toute une série de lésions différentes, depuis la contusion jusqu'à la section nette, la perforation du nerf, ou même l'ablation d'un segment nerveux (Gaujot).

Enfin, aux plaies se rapportent encore *les corps étrangers*, dont elles sont la voie de pénétration : grains de plomb ou fragments de balles (Denmark, Jobert, Haller), éclat de porcelaine, comme chez le malade de Jeffreys, qui souffrait depuis quatorze ans d'une névralgie faciale, et qui fut guéri par l'ablation d'un fragment de porcelaine logé dans l'épaisseur de la joue, éclat de verre (voy. fig. 7), etc. Vernois, cité par Follin, a trouvé dans le nerf plantaire externe un débris de chaussure, qu'un clou enfoncé dans le pied avait introduit. Dans un cas publié par Gillette ([1]), on retira du nerf tibial postérieur une lame de canif de 3 centimètres 1/2 de long sur 3 millimètres de large, et qui, depuis un mois, provoquait des douleurs extrêmes et de véritables crises hystéro-épileptiformes : la jambe et la cuisse étaient fléchies, le pied refroidi et anesthésié sur la face dorsale et dans la région plantaire; l'extraction du corps étranger fit cesser presque immédiatement les souffrances et les contractures, et, trois jours après, la sensibilité commençait déjà à reparaître.

Il est une dernière lésion qu'il faut inscrire à la suite des plaies : c'est *la dénudation des nerfs*. L'histoire en est, du reste, à peine ébauchée. Dans les grandes plaies, à la suite des brûlures ou de ces vastes délabrements qui succèdent au phlegmon diffus, les cordons nerveux se trouvent souvent à nu sur une grande longueur; il en est de même dans certaines ablations de tumeurs, où l'on dissèque et isole le nerf englobé. Nepveu ([2]) en a publié deux cas, provenant du service de Verneuil : il s'agissait du nerf facial que le chirurgien avait disséqué sur une étendue de 3 centimètres, en enlevant une tumeur parotidienne, et, dans le second fait, d'un néoplasme du creux poplité, qui avait nécessité, lui aussi, la mise à nu du nerf sciatique poplité externe; chez les deux malades il n'y eut que des accidents fort bénins, des contractions fibrillaires, et comme un frémissement des muscles, au moment même de l'opération, et plus tard quelques douleurs irradiées, mais la motilité resta intacte. Nepveu fait remarquer que l'étendue de dénudation, compatible avec la vitalité et le fonctionnement, doit varier suivant les nerfs, suivant leur vascularisation, etc. Dans une observation de Ferret (de Meaux) ([3]), à la suite d'une luxation compliquée du coude produite par une machine à battre, l'artère humérale était rompue, le médian avait résisté, mais il était dénudé sur une longueur de 8 à 10 centimètres, et tendu comme une corde, d'une extrémité de la plaie à l'autre; il se flétrit, devint grisâtre, puis se gangréna : il en résulta une large perte de substance. Mais il est évident que la dénudation n'était pas alors seule en cause : la contusion, la distension du tronc nerveux avaient leur part dans la pathogénie du sphacèle. En somme, la dénudation n'est par elle-même que peu redoutable; elle ne devient grave qu'en supprimant les affluents vasculaires du nerf, en l'exposant au refroidissement extérieur ou à l'action de topiques irritants (acide phénique fort, etc.); sur un cordon nerveux déjà atteint par le traumatisme, c'est un élément d'aggravation des lésions.

**Anatomie pathologique.** — Les nerfs des membres sont les plus fréquemment blessés, en particulier ceux du membre supérieur. Le plexus brachial a été atteint quelquefois, et plusieurs de ses troncs sectionnés ensemble :

([1]) Gillette, *Blessure du nerf tibial postérieur gauche par une lame de canif restée dans la plaie; accidents hystéro-épileptiformes; extraction du corps étranger. Union méd.*, 1873, 3ᵉ sér., XVI, p. 801.

([2]) Nepveu, *Contribution à l'étude de la dénudation des nerfs. Gaz. hebd.*, 1878, 2ᵉ s., XV, 68-72.

([3]) Ferret (de Meaux), *Plaie par arrachement du coude; perte de substance du médian et sa suppléance fonctionnelle par le cubital. Progrès médical*, 7 mai 1887.

Baudens en a relaté un cas, que nous retrouverons au chapitre du traitement, et récemment Etzold en publiait six autres observations. Au bras, le médian et le cubital, le radial moins souvent, figurent dans les observations; mais l'avant-bras et surtout le poignet représentent pour ces plaies un lieu d'élection. Le médian et le cubital sont très souvent lésés du même coup, mais presque toujours sur l'un des deux la section n'est qu'incomplète. Il est inutile d'insister sur la fréquence des sections tendineuses concomitantes, telles que celles du grand palmaire ou du cubital antérieur, et aussi des plaies artérielles et veineuses : ce sont autant d'accidents qui entravent ou compliquent l'intervention immédiate.

Les lésions varient naturellement avec les différents types de plaies que nous avons indiqués plus haut. Les piqûres sont suivies d'une suffusion sanguine sous-névrilématique ou inter-fasciculaire, plus ou moins étendue, et de la section d'un nombre variable de tubes nerveux, qui dégénèrent au-dessous du point blessé. L'instrument est-il très fin, les tubes intéressés peuvent être extrêmement rares, et, dans leurs expériences, Arloing et Tripier ne trouvaient pas de vestiges de dégénérescence le long du nerf piqué avec une aiguille ; aussi, d'après eux, l'infiltration sanguine et plus tard la névrite sont-elles les deux principaux accidents des piqûres. Les sections sont *complètes* ou *incomplètes*; le foyer traumatique est loin d'être toujours aussi net et aussi régulier qu'après une névrotomie, et cela s'applique surtout aux plaies contuses, aux plaies par armes à feu. Du sang s'épanche dans ce foyer et s'infiltre dans l'épaisseur des bouts nerveux, entre leurs tubes ou sous le névrilème; tous deux se rétractent, surtout le bout central, et Assaky, après Wundt, a bien montré quelle est l'élasticité des cordons nerveux, surtout dans les régions où ils décrivent un long trajet, sans se relier par des rameaux collatéraux aux muscles voisins, comme le médian au bras, par exemple, etc. Il y a donc un *écartement primitif* des deux extrémités nerveuses, et tout ce qui accroît cet écartement doit passer pour cause aggravante, les pertes de substance ou l'attrition des deux bouts nerveux, l'épanchement sanguin, etc.

Quelle sera la destinée du nerf coupé? Comment se fera la cicatrisation?

Une double éventualité se présente : 1° *les extrémités nerveuses sont, dès le début, en contact;* 2° *elles sont plus ou moins distantes l'une de l'autre.*

La première alternative nous amènerait à discuter le problème si controversé de la réunion par première intention des nerfs, de la soudure bout à bout des cylindres-axes divisés permettant la restauration fonctionnelle immédiate : nous en réserverons la discussion à l'article TRAITEMENT. Ce qu'il y a de certain, ce qui a été maintes fois constaté, et sur les animaux et chez l'homme, c'est la réunion immédiate des deux bouts, par l'interposition d'un tissu d'abord embryonnaire, puis fibreux et cicatriciel. Mais les deux segments n'en subissent pas moins une série de transformations histologiques, et le mécanisme de la régénération, pour abrégé qu'il soit, reste, en somme, identique.

L'histoire de la régénération des nerfs ne date guère de plus d'un siècle. On s'accorde à rapporter à Cruikshank [1] les premières observations de ce genre : il avait déposé au musée de Hunter un nerf régénéré (1776). Fon-

(1) *Experiments on the nerves. Philosoph. Transactions*, vol. 85, p. 518, 1795.

tana, puis Michaëlis confirment ce premier fait et conseillent la suture; Haighton constate expérimentalement la cicatrisation du nerf pneumogastrique; puis Reil, Meyer, Descot(1), élève de Béclard, Flourens (1828), Tiedmann (1832), Steinrück (2) (1838), apportent à la solution du problème l'appoint de nouvelles expériences; pendant ce temps, J. Müller et Longet (1841) étudient les modifications de l'excitabilité des nerfs coupés. Pourtant la démonstration n'était pas encore décisive : Arnemann, Richerand, Breschet, Magendie, Boyer refusaient de souscrire aux conclusions déjà posées, et la question était à peine sortie du domaine expérimental.

En 1852, Waller (de Bonn) (3) fit connaître l'évolution régressive des nerfs séparés de leurs centres trophiques, et le type de dégénérescence qui depuis garde son nom; son mémoire fit époque, il marque l'étape la plus importante peut-être dans l'histoire pathologique des nerfs. Schiff, Vulpian et Philippeaux (4), Remak, reprennent tour à tour ce problème, et ne restent en désaccord que sur des points de détail; enfin Neumann, Ranvier (5), puis Wolberg, Eichhorst (6), Johnson, Van Lair, complètent nos données actuelles. Les faits de suture nerveuse chez l'homme se sont multipliés; ils ont permis de vérifier, au moins en partie, les constatations expérimentales.

Qu'il y ait ou non rapprochement des deux tronçons nerveux, le bout périphérique dégénère. Il y a donc deux phases dans l'évolution d'une plaie nerveuse : 1° *phase de dégénérescence*; 2° *phase de régénération*.

1° *Phase de dégénérescence.* — M. Ranvier en a donné une description qui, aujourd'hui encore, reste classique; ses recherches ont été faites sur le lapin, le cochon d'Inde et le rat, et l'étroite analogie de la structure normale des tubes nerveux permet de penser que le processus est le même chez l'homme.

Au bout de vingt-quatre heures, chez le lapin, les altérations du bout périphérique sont déjà d'observation facile. Le cylindre myélinique s'échancre

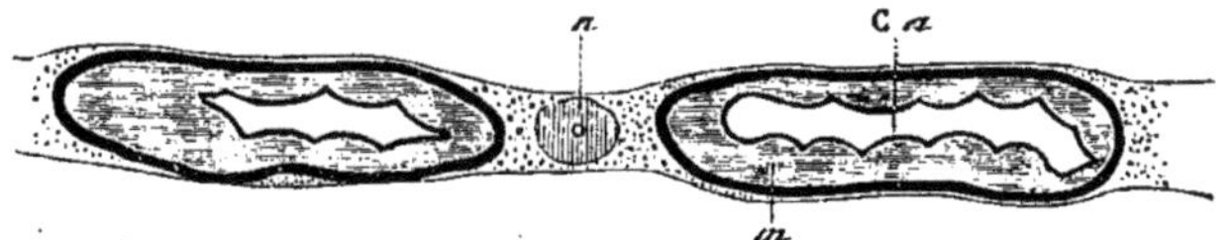


FIG. 4. — Tube nerveux à moelle du bout périphérique d'un nerf sectionné, la rupture du cylindre-axe est effectuée.

*m*, boule de myéline renfermant en son milieu un fragment de cylindre-axe *Ca*. — *n*, noyau entouré d'une masse protoplasmique grenue et occupant tout l'espace intérieur du tube nerveux (Cours de M. Ranvier).

profondément, sur sa face externe, au niveau de chaque incisure de Lantermann, la lame protoplasmique (gaine de Mauthner), qui végète et s'épaissit, s'insinue jusqu'au cylindre-axe, qui, à son tour, se laisse ronger, s'amincit et

(1) DESCOT, *Dissertation sur les affections locales des nerfs*. Th. doct., 1822.

(2) STEINRÜCK, *De nervorum regeneratione*. Berlin, 1838.

(3) WALLER, *Nouvelle méthode pour l'investigation du système nerveux*. Bonn, 1852.

(4) VULPIAN et PHILIPPEAUX, *Recherches expérimentales sur la régénération des nerfs*. *Comptes rendus et Mém. de la Soc. de biol.*, 1859, 3e s., t. I, p. 177, et *Journal de Physiologie*, 1860, t. III, p. 217.

(5) RANVIER, *Rech. sur l'histologie et la physiologie des nerfs. Arch. de Phys.*, 1872, et Leçons du Collège de France, 1877.

(6) EICHHORST, *Ueber Nervenregeneration und Nervendegeneration. Arch. f. Path. Anat.* Bd. LIX.

va se rompre par points. Ainsi se produit la segmentation en boules de la myéline, et, au centre de ces boules, on trouve des fragments de cylindre-axe, rétractés, épaissis et tortueux. Le noyau de chaque segment inter-annulaire se divise et prolifère ([1]), et la gaine de Schwann est alors remplie d'une sorte de gangue protoplasmique semée de noyaux et de boules de myéline que l'osmium teinte en noir. Plus tard, la myéline se résorbe, le protoplasma et les noyaux s'atrophient et la gaine plissée n'est plus qu'un tube vide auquel des boules éparses conservent encore quelquefois un aspect moniliforme. Durant ce travail, les endothéliums des vaisseaux, ceux de la gaine lamelleuse, se gonflent et s'infiltrent de granulations graisseuses; les éléments du tissu conjonctif qui avoisine les nerfs se chargent aussi de graisse, due sans doute à la résorption de la myéline.

Ainsi la gaine de Schwann persiste seule; le cylindre-axe, mille fois sectionné, disparaît; on a cru longtemps qu'il survivait, lui aussi, à la dégénérescence du segment coupé, et c'était l'opinion de Schiff, de Remak, d'Erb, de Philippeaux et Vulpian (jusqu'en 1871); mais les résultats contraires obtenus par Ranvier sont aujourd'hui admis par tous. Que le cylindre-axe cède à l'action envahissante du protoplasma, ou qu'il succombe à une altération protopathique comme un prolongement cellulaire séparé de la cellule (Cossy et Déjerine) ([2]), l'aboutissant final est le même, et le travail de régénération devra reconstituer en entier les cylindres-axes du segment périphérique.

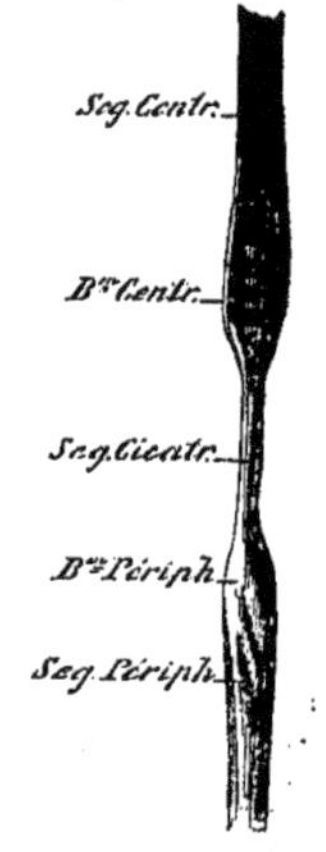

Fig. 5. — Schéma du nerf sectionné, dont les deux bouts sont réunis par une cicatrice; imprégnation par l'acide osmique.

Le bout central ne reste pas lui-même indemne : la myéline se fragmente en gouttelettes ou en boules plus ou moins fines, la gaine protoplasmique de Mauthner se gonfle et devient granuleuse, le noyau se segmente, mais ces phénomènes ne s'étendent pas au-dessus du premier étranglement annulaire, et le cylindre-axe est conservé; il s'épaissit même, il devient nettement fibrillaire, et c'est lui qui sera l'élément actif de la régénération. Il faut ajouter que le bout central lui-même contient souvent des tubes nerveux totalement dégénérés et, dans le segment périphérique, il en est un certain nombre qui restent intacts : ce sont les fibres anastomotiques récurrentes. Arloing et Tripier les ont signalées, Van Lair les a retrouvées à son tour, et, dans des expériences de Laborde, Pilliet a pu les constater aussi ([3]).

*Chez l'homme*, on n'a pu suivre complètement, dans leurs détails histologiques, les altérations des nerfs sectionnés; mais maintes fois on a relevé, sur le vivant, les caractères extérieurs des deux bouts, dans la plaie de recherche, lors de suture secondaire; et ce qu'on trouve indiqué dans toutes les observations de ce genre, correspond bien au schéma donné par Ranvier (voy. fig. 5).

([1]) D'après Eichhorst, les noyaux ne se multiplieraient pas; ce qui fait croire à l'augmentation de leur nombre, dans un nerf dégénéré, c'est leur rapprochement, qui résulte lui-même de la disparition du contenu de la gaine.

([2]) *Rech. sur la dégénérescence des nerfs séparés de leurs centres trophiques. Arch. de physiol.*, 1876.

([3]) Soc. de biol., 10 mars 1888.

Ce que l'on observe, en général, le voici : le bout central se termine par un renflement arrondi ou ovoïde, *bulbe central* (bourgeon central de Ranvier; névrome de régénération, de Van Lair), dont le volume varie avec les dimensions mêmes du cordon nerveux : il est gros comme un haricot, comme une noisette, etc.; il avait jusqu'à 2 centimètres de diamètre dans une section ancienne du nerf sciatique, opérée par Langenbeck (1876). Il a la coloration blanc mat du nerf, quelquefois il est grisâtre; il adhère aux tendons voisins, ou se trouve encapsulé dans une gangue cicatricielle; au-dessus de lui, le cordon nerveux (*segment central*) conserve tous ses caractères normaux. Au-dessous, un tractus intermédiaire le rattache au bout périphérique; c'est le *segment cicatriciel* (Ranvier), il sert de conducteur à la régénération. Chez l'homme, ce n'était souvent qu'un mince filament fibreux, comme un rétinaculum qui rattachait au bout central l'extrémité périphérique; dans un cas de M. Tillaux, c'était « une bande effilée, blanchâtre, se continuant directement avec le bout périphérique », et qui semblait bien un cordon régénéré. Ailleurs les deux tronçons nerveux sont restés presque en contact; ils sont réunis et un renflement olivaire marque le niveau de la cicatrice; ou bien, ils restent isolés et à longue distance, perdus au milieu des parties molles et fixés dans leur situation ectopique par des adhérences cicatricielles.

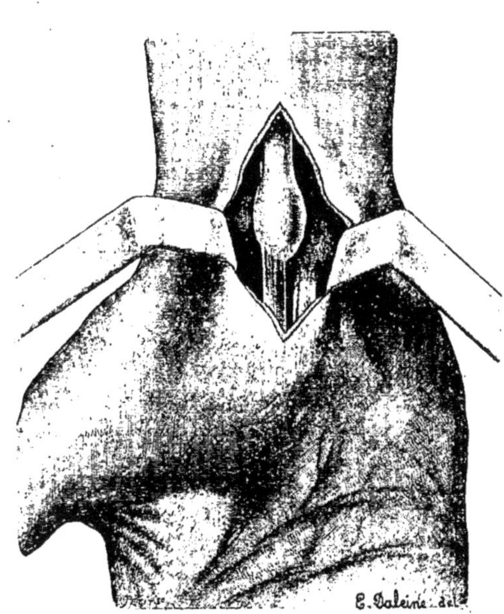


FIG. 6. — Section du médian au poignet; le bout central se termine par un renflement qui adhère au tendon fléchisseur du médius; le bout périphérique est divisé en deux fascicules, l'un plus petit, externe, pour l'éminence thénar, l'autre, plus gros, qui représente les autres branches terminales (Observation inédite de M. le Dr Tillaux.)

Quand la réunion manque, l'extrémité périphérique est ordinairement effilée, amincie, atrophiée; elle se renfle en névrome (bulbe périphérique, bourgeon périphérique), dans d'autres conditions; chez le blessé de Max Schüller (fig. 7), le médian sectionné au poignet, se terminait par un renflement, d'où émanait le filet du court abducteur du pouce; plus bas, les six rameaux périphériques finissaient tous par une légère intumescence; dans le reste de leur étendue, ils étaient plus petits, mais de couleur à peu près normale.

Le bout périphérique dans les sections anciennes, non cicatrisées, est en effet, grisâtre, aminci, d'aspect fibroïde, et dans plusieurs cas, on a constaté histologiquement son état de dégénérescence ou d'atrophie. Dans l'un des premiers faits de M. Tillaux (1885),[1] la portion réséquée du segment périphérique du médian fut examinée par M. Ranvier : elle était scléreuse dans toute son épaisseur et ne contenait aucune trace de tubes nerveux; dans les observations d'Esmarch et de Langenbeck, on releva aussi au microscope l'absence complète de tout élément nerveux et même de cylindres-axes : il en fut de même chez le blessé de Holmes, chez celui de Bruns (l'examen fut fait par Ziégler), chez un autre de Krönlein (Perls); Busch (¹) se vit forcé d'aviver à trois reprises le bout périphérique sans retrouver sur la section l'aspect caractéristique du nerf. C'en est assez, nous semble-t-il, pour démontrer que le processus de dégénérescence tant de fois observé expérimentalement, existe aussi chez l'homme. Après les sections incomplètes, on trouve, dans le bout périphérique, dès le douzième jour, un grand nombre de fibres dégénérées : elles sont mélangées à des fibres saines, ce qui montre que les tubes nerveux ne gardent pas les mêmes rapports dans tout leur parcours; dans le bout central, il existe quelques fibres dégénérées, fibres récurrentes. Au bout de deux mois, la régénération est presque complète (Arloing et Tripier).

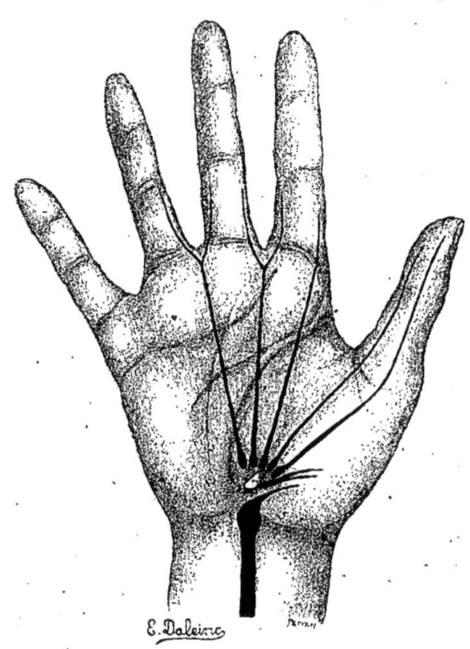


Fig. 7. — Section du médian par un éclat de verre qui est resté dans la plaie; du bout central renflé part le filet de l'éminence thénar, les cinq bouts périphériques se renflent aussi à leur extrémité supérieure. (Max Schüller, *Wiener medic. Presse*, 1888, XXIX, 146.)

Mais il est tels cas, et M. Polaillon y insistait en 1887, dans un article de la *Gazette médicale*, où le segment périphérique apparaît au fond de la plaie avec la forme, le volume, la coloration, toute la physionomie d'un cordon nerveux sain; on le dirait déjà régénéré alors que rien ne le relie encore au segment central, et, de fait, Philippeaux et Vulpian avaient décrit la *régénération autogénique*, restauration sur place du tronçon nerveux isolé des centres; il semble que les filets nerveux voisins, qui s'anastomosent avec le nerf coupé, puissent être les agents de cette reconstitution locale. Des fragments de nerfs frais, implantés sous la peau ou dans la cavité abdominale, chez le cobaye, et suturés en place, se régénèrent dans l'espace de quelques mois : les filets nerveux cutanés et sous-cutanés, qui, par le fait même de la greffe, se trouvent en rapport avec elle, serviraient, ici encore, au processus

(¹) Cités par Albrecht, *loc. cit.*

de régénération. Nous devons dire que ces expériences n'ont pas été confirmées et qu'elles mériteraient d'être reprises. Quoi qu'il en soit, si l'on songe à la durée souvent fort variable du stade de dégénération, à la sclérose qui envahit le bout périphérique et peut lui laisser en grande partie son volume ou même le grossir, on s'expliquera, au moins en partie, ces apparences de nerf sain que revêt parfois le segment périphérique ; en résumé, ces faits exceptionnels ne sauraient infirmer la loi générale et maintes fois vérifiée chez les animaux et chez l'homme, *de la dégénérescence nécessaire* du bout périphérique.

Il reste à déterminer quelle est la marche de cette dégénérescence ; à quel moment elle commence, jusqu'où elle s'étend et quelle durée elle exige pour son accomplissement.

Le nerf s'altère simultanément sur toute sa longueur et jusqu'à ses filets terminaux : c'est la conclusion commune de Vulpian, de Ranvier, de Wolberg, d'Eichhorst, etc. Nous avons vu que chez le lapin, dès la première heure, il commence à s'altérer, et, au bout de 24 heures, les lésions sont déjà notables (Ranvier) ; d'après Wolberg, 44 heures après la section, le processus de dégénérescence se dessine déjà, qu'il y ait ou non suture, et Eichhorst a vu, en 4 ou 6 jours, la myéline totalement fragmentée. Les faits histologiques sont toujours de constatation plus aisée près du foyer de section : à ce niveau, l'irritation provoquée par le traumatisme se surajoute à la lésion trophique. Au 23e jour, Wolberg n'a plus trouvé de gouttes de myéline dans le bout périphérique définitivement atrophié, mais ce terme ne saurait être fixé avec précision, surtout chez l'homme, et il faut ordinairement des semaines et des mois pour que le processus soit complet. Aussi le double travail de dégénérescence et de régénération doivent-ils se combiner parfois, dans la continuité du tronc nerveux, et évoluer côte à côte.

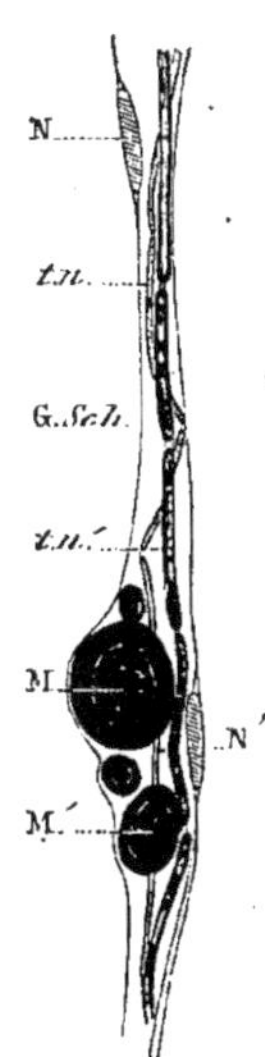


Fig. 8. — Production de tubes nouveaux à myéline contenus dans les gaines de Schwann vides du bout périphérique.

2. *Phase de régénération.* — C'est l'étude du bulbe central et du segment cicatriciel qui permet de suivre le mécanisme histologique de la régénération nerveuse.

Elle commence dès le 18e ou 20e jour, elle est déjà facile à analyser vers le 60e ou 65e jour, elle est très nette au 160e jour (Ranvier). Dans le bout central, chez le cobaye, les fibres néoformées apparaissent au 14e jour, se dessinent nettement au 17e jour, se prolongent jusqu'à la cicatrice à la fin du 1er mois, et, vers la fin du 3e mois, elles ont acquis une enveloppe de myéline et une gaine de Schwann (Eichhorst, Johnson). Chez l'homme, on n'a point d'indications précises : les conditions qui modifient la durée de la régénération doivent influer aussi sur sa précocité.

Il est inutile de rappeler les théories anciennes. Waller avait bien découvert, dans le bout périphérique, des fibres nouvellement formées, mais elles n'avaient pour lui aucune connexion avec les tubes du segment central ; Schiff et ceux qui admettaient avec lui la persistance du cylindre-axe, bornaient tout le processus à la reconstitution de la gaine myélinique. A M. Ranvier revient le mérite d'en avoir étudié minutieusement les différents modes. C'est par le bourgeonnement des cylindres-axes du bout central que naissent les éléments du nerf nouveau; et c'est, en règle, au niveau du premier étranglement qui surmonte la section que les cylindres-axes bourgeonnent : il en émerge soit une fibre unique à myéline, soit un cylindre-axe nu, qui, plus loin, se branche en Y et s'enveloppe d'une gaine de myéline; ou encore trois tubes se détachent côte à côte d'un même étranglement. Toujours est-il que les tubes originels se divisent à leur tour et que d'un seul tube nerveux et d'un seul cylindre-axe peuvent provenir 25, 30, 40 tubes nouveaux. On comprend qu'une végétation aussi active soit suffisante à reproduire un cordon nerveux tout entier. Le bulbe central ou névrome de régénération en dérive; il est formé d'un nombre considérable de fibres néoformées, enchevêtrées en tous sens, comme dans les névromes d'amputation (Hayem et Gilbert) [1], et qui sillonnent une épaisse gangue conjonctive. Ce sont les mêmes éléments que l'on retrouve dans le segment cicatriciel : tubes à myéline et cylindres-axes encore nus, rangés en faisceau, mais souvent entre-croisés et même anastomosés entre eux. Ils plongent dans le bout périphérique, s'insinuent dans les gaines de Schwann vides ou rampent dans leurs interstices; on trouve ainsi dans certaines d'entre elles, 1, 2 et jusqu'à 10 ou 12 tubes à myéline, tubes fins, à segments interannulaires très courts et qui progressent lentement vers la périphérie.

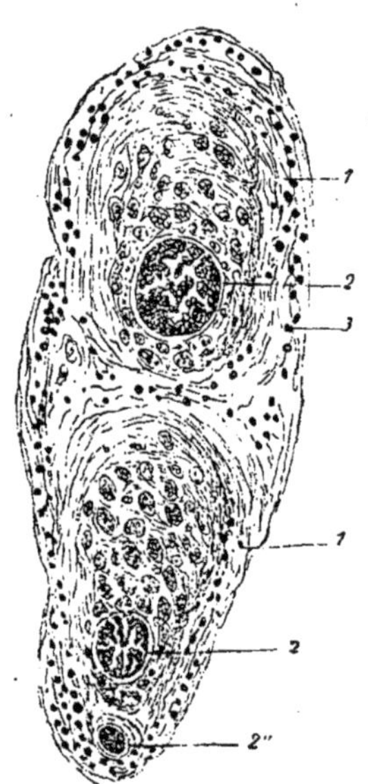

Fig. 9. — Coupe d'un nerf en voie de régénération.

1, 1', fibres régénérées, corticales. — 2, 2', 2'', fibres centrales (Van Lair, *Arch. de biol.*, 1885, t. VI).

Telle est la marche du processus, mais elle est commandée par un fait général : c'est que les fibres néoformées ont besoin d'un *conducteur* pour se faire voie jusqu'à la périphérie. Ranvier a insisté sur l'importance de ces conditions mécaniques dans la régénération des nerfs.

Dans le bout central, la zone de prolifération varie de 1 centimètre 1/2 à 2 centimètres 1/2 au-dessus du point sectionné et ce sont surtout les tubes corticaux qui végètent, d'après Van Lair. Les jeunes fibres peuvent atteindre une longueur de 1 centimètre 1/2 à 2 centimètres 1/2 et même plus, jusqu'à 6 centimètres; mais, au delà, il leur faut l'appui directeur des gaines vides et des faisceaux fibreux du bout périphérique pour continuer leur développement centrifuge. Aussi, dans le bulbe central, un grand nombre s'égarent-elles en mille sens divergents, sans pouvoir gagner le segment cicatriciel; d'où le volume que souvent acquiert le névrome de régénération et qui, en réalité, est loin de représenter la quantité de fibres néoformées, *utiles*. Si la réunion ne se fait pas, ces fibres s'arrêtent là définitivement, elles s'atrophient et la sclé-

[1] Hayem et Gilbert, *Archives de Physiol.*, 3e sér., t. III, p. 432.

rose envahit la presque totalité du renflement; aussi, lors de plaies anciennes, se voit-on forcé de le réséquer et même d'aviver le cordon nerveux central au-dessus de lui, pour retrouver du tissu normal.

S'il existe un écartement entre les deux bouts nerveux, la gangue cicatricielle inter-fragmentaire est encore un nouvel obstacle jeté sur la route des fibres bourgeonnantes; elles la traversent aisément, alors qu'elle est encore molle et embryonnaire, mais plus tard elle devient parfois infranchissable; dans le bout périphérique, les tubes régénérés trouvent à la surface une résistance moindre qu'au centre même du cordon nerveux; aussi, d'après Van Lair, les fibres axiles progresseraient-elles beaucoup moins loin que les fibres corticales.

Ces faits sont aujourd'hui bien établis, et nous verrons, à propos de la suture nerveuse, quelle en est l'importance. Qu'on jette une ligature sur un nerf;

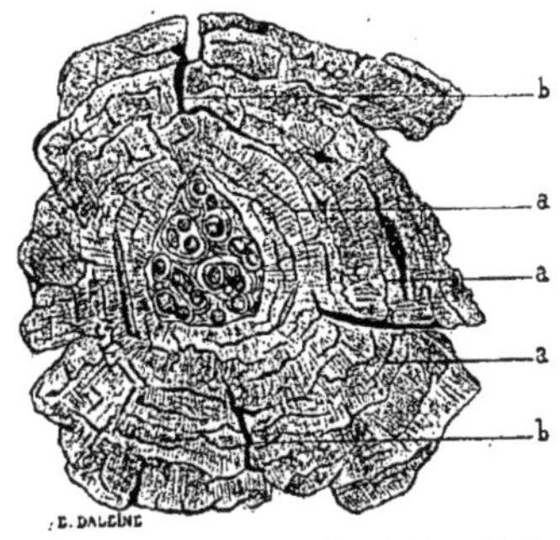


Fig. 10. — Tubo-suture de Van Lair au drain d'osséine; un îlot de Havers, section transversale. Montre nettement la fragmentation en blocs quadrangulaires.

a, fissures concentriques. — b, fissures radiées. — c, canal central renfermant plusieurs fascicules de fibres nerveuses. (*Arch. de Physiol.*, 2ᵉ sér., t. X, 1822, pl. XIII, fig. 2.)

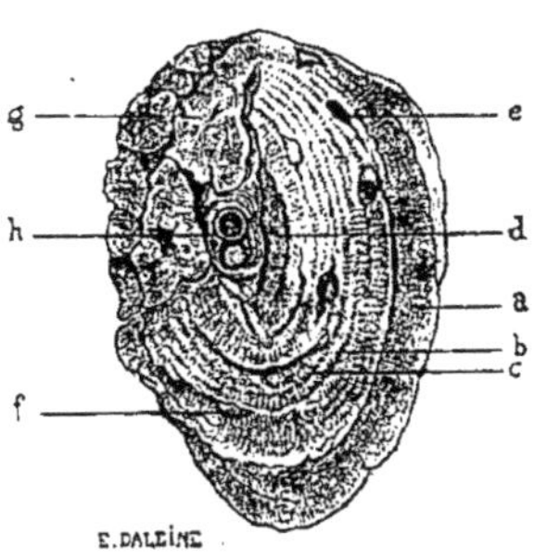


Fig. 11. — Tubo-suture de Van Lair au drain d'osséine : section transversale d'un îlot formé par un système de Havers complètement isolé pris dans la région marginale de la plaque. Montre les différentes phases de la désintégration du cartilage osseux. Le processus est beaucoup plus avancé dans la partie gauche de l'îlot. La zone c est encore intacte. Les zones a et d sont devenues amorphes. En *g*, la segmentation est très avancée; *e* et *f*, corpuscules osseux atrophiés; *h*, deux tubes nerveux dans le canal central. (*Arch. de Physiol.*, 2ᵉ sér., t. X, 1882. Pl. XIII, fig. 1.)

coupés par le fil, les tubes du bout supérieur prolifèrent et forment un névrome de régénération au-dessus de la striction, mais la régénération ne s'étend pas au-dessous, et le barrage créé par la ligature ne saurait être franchi.

L'expérience inverse a été faite. Van Lair résèque 5 centimètres du sciatique d'un jeune chien, puis il interpose aux deux tronçons un drain d'osséine de Neuber : quatre mois plus tard, le sciatique est extirpé et soumis à l'examen histologique; la régénération s'était accomplie, et un tractus nerveux reliait les deux extrémités. Les fibres néoformées avaient suivi les canaux de Havers du tissu osseux décalcifié, ou les fissures creusées dans son épaisseur par la segmentation en blocs que lui fait subir le travail de résorption. A maintes reprises, l'auteur a répété l'expérience, et avec les mêmes résultats. Mais ce qui fait bien ressortir le rôle du drain conducteur, c'est qu'il suffit d'en changer la direction, pour *dériver* la régénération nerveuse; en fixant au bout central d'un nerf réséqué un tube d'osséine qu'on rejette sur le côté sans connexion avec le tronçon nerveux inférieur, et qu'on insinue dans les espaces inter-musculaires voisins, on peut obtenir un nerf nouveau, dont la longueur est susceptible d'atteindre jusqu'à 7 et 9 centimètres (Van Lair) (¹). Le catgut remplace le drain d'osséine, dans la suture à distance. Nous retrouverons, à l'occasion de ce mode de suture (voy. *Traitement*), la série des expériences de Glück et d'Assaky; les fibres régénérées se groupent autour de la bride inter-fragmentaire que représente la suture, et « la cicatrise nerveuse développée le long des fils est plus riche en fibres nerveuses de nouvelle formation que lorsqu'on abandonne la guérison aux seuls soins de la nature » (Assaky). Il semble avéré que la greffe nerveuse n'agit elle-même qu'à titre de corps étranger intercalaire, destiné à servir de support aux jeunes fibres qui longent sa surface ou la traversent en s'infiltrant dans toute son épaisseur.

Cette nécessité d'un tuteur pour permettre au bourgeonnement du bout central de pousser au loin des rejetons, explique nombre de particularités de la régénération nerveuse.

Et d'abord, quel est l'intervalle, quelle est la distance inter-fragmentaire compatible avec la régénération, en dehors de toute suture? D'après les faits expérimentaux, 6 ou 7 centimètres se combleraient difficilement; pourtant Tillmanns en a relevé plusieurs exemples.

Quant à la durée de la restauration anatomique, elle exigerait trois à cinq mois chez l'adulte, six à huit chez le vieillard, mais on ne saurait non plus lui assigner de terme constant. Ce qui semble indéniable, c'est qu'elle marche d'un pas plus rapide chez les jeunes sujets. Philippeaux et Vulpian n'ont-ils pas vu, sur de très jeunes rats, un segment réséqué du sciatique, de 6 millimètres de long, se reconstituer en moins de dix-sept jours? Et Schiff a été témoin d'un phénomène analogue sur le lingual de jeunes chats. Il faut aussi tenir compte de la longueur du nerf à régénérer et de la hauteur de la section (voy. *Pronostic*).

Enfin on ne saurait confondre la restauration anatomique du nerf avec sa restauration fonctionnelle, et cela, à cause des dystrophies plus ou moins profondes des différents organes qui dépendent de lui. Nous voulons parler d'abord des altérations des muscles. On en a fait peu d'examens précis; pourtant M. Vulpian a constaté qu'il s'agissait ordinairement de lésions d'atrophie simple : amincissement des fibres musculaires, multiplication des noyaux de la gaine, absence de dégénérescence graisseuse; mais on trouve parfois aussi, comme à la suite d'autres affections des nerfs périphériques, l'hypertrophie fibreuse ou graisseuse du tissu conjonctif interstitiel. Dans un fait de plaie du cubital remontant à quinze ans, M. Duret ne trouva plus trace de tissu musculaire, à l'éminence hypothénar.

Nous ne pouvons insister sur l'anatomie pathologique des autres lésions consécutives aux plaies nerveuses, celles de la peau, du tissu cellulaire sous-cutané, des os, des articulations, etc.; nous dirons seulement qu'elles répondent à deux types : le type *atrophique simple*, le type *dystrophique*, et, dans ces derniers cas, c'est une sorte d'inflammation bâtarde et régressive qui

(¹) *De la dérivation des nerfs. Arch. de Physiol.*, 1885, 3ᵉ sér., t. VI, p. 160.

semble présider à l'évolution des désordres anatomiques. La grande cause de ces lésions dystrophiques, c'est la *névrite*, origine principale de toute complication, à la suite des traumatismes des nerfs.

**Symptômes.** — Les symptômes des plaies nerveuses, primitifs et consécutifs, diffèrent beaucoup suivant la nature du traumatisme, le siège de la plaie et le nerf qu'elle intéresse.

Au moment même de l'accident, la douleur est souvent très aiguë, elle est irradiée, elle s'étend vers les terminaisons du nerf ou remonte jusqu'à ses racines; elle est même lointaine, dans quelques cas; elle siégeait aux insertions du deltoïde, dans certaines blessures du cou, au testicule, dans une plaie de la région supéro-interne de la cuisse, qui avait lésé la sciatique (Weir Mitchell). Lancinante ordinairement, ce n'est parfois qu'une simple cuisson au point blessé ou sur tout le membre. Mais cette douleur primitive est loin d'être constante; si elle est plus vive dans les piqûres ou les sections incomplètes, elle est souvent nulle dans les plaies contuses, les plaies par armes à feu, etc. Sur 91 cas, Weir Mitchell en relève plus d'un tiers où elle manquait entièrement; ou encore ce n'est que plus tard qu'elle s'accuse.

Il est, avec la douleur, une série d'accidents spéciaux que provoquent volontiers les plaies nerveuses, et surtout les plaies par armes à feu : la stupeur locale ou générale, le choc traumatique, et cela principalement dans les plaies du cou (Weir Mitchell), le ralentissement des battements du cœur et la syncope, des crises convulsives, et jusqu'à une sorte de délire suraigu et passager.

Parfois le membre entier retombe inerte, alors que le traumatisme n'a porté que sur un seul de ses troncs nerveux; on signale encore des contractures immédiates, et l'on rapporte partout l'histoire de ce soldat blessé qui serrait encore son fusil dans sa main crispée. Poulet a vu un tirailleur, blessé à Son Tay, et dont le nerf médian, l'artère humérale et le nerf cubital avaient été coupés par la balle, atteint d'un tremblement épileptoïde continu du membre, que seule fit cesser l'élongation du plexus brachial [1]. On a vu encore des paralysies immédiates *à distance*, hors du territoire blessé, et qui frappent le membre opposé, ou même les quatre membres, paralysies flasques, qui persistent généralement peu. D'après Larrey, pendant la campagne de Syrie, de très légères blessures de l'épaule étaient suivies presque constamment de paralysie complète ou incomplète du membre supérieur. On relève une sorte de symétrie dans les accidents lointains; la blessure d'un membre est rapportée par le malade au membre opposé, une section du médian et du cubital, d'un côté, provoque une douleur localisée dans la main du côté opposé (Hutchinson); à la suite d'une plaie, on trouve sur le membre sain une plaque d'anesthésie entièrement symétrique (Weir Mitchell).

Il serait inutile de nous attarder à la discussion pathogénique de ces faits étranges qu'on a rapportés à la commotion nerveuse ou dénommés paralysies réflexes. La pathologie nerveuse n'est-elle pas coutumière de ces réactions lointaines et diffuses, et le pouvoir d'irradiation de la moelle ne permet-il pas de se rendre compte de leur mode de production, sinon d'expliquer leur méca-

[1] Soc. de Chir., 1884.

nisme intime? Du reste, un certain nombre d'entre eux rentrent évidemment dans le cadre de *l'hystéro-traumatisme*; ces paralysies flasques, qui frappent un membre entier, qui cessent brusquement, ont toute la physionomie des monoplégies hystéro-traumatiques, dont Berbez [1] a résumé l'histoire.

Mais la plaie nerveuse est faite; s'agit-il d'une section complète, les accidents moteurs et sensitifs la suivent immédiatement; ils sont rarement aussi nets au début qu'ils le seront plus tard, ce qu'il faut attribuer à l'hémorrhagie, au choc, etc.; à une époque ultérieure, et cela dans tous les types de plaies, se développent souvent une série de lésions trophiques, qui varient, du reste, en intensité et en étendue, avec l'évolution même de la lésion nerveuse; enfin *la régénération a lieu spontanément*, lente et marquée par la restauration fonctionnelle progressive, ou bien *les complications névritiques s'aggravent*, ou encore *nulle trace de cicatrisation ne paraît*, et l'atrophie du membre énervé reste définitive : triple alternative que nous retrouverons plus loin.

I. — Troubles sensitifs. — *L'anesthésie* et ses différents modes, *l'hyperesthésie*, *la douleur*, doivent être successivement étudiées.

*Anesthésie.* — L'anesthésie ne saurait être l'objet, en clinique, d'une analyse trop minutieuse : c'est l'unique moyen d'obtenir des observations probantes et qui servent à la solution des problèmes en suspens. Il faut explorer la sensibilité *à la douleur*, *à la température*, *au contact*, *à la pression*.

Les faits cliniques répondent à trois types :

1° *Anesthésie immédiate sur tout le territoire du nerf sectionné.* — Nous n'avons pas à rappeler la distribution précise des nerfs sensitifs, si bien décrite par Henle et par M. Gustave Richelot. On pourra constater, du reste, que l'anesthésie n'est pas du même degré sur tous les points du territoire d'innervation; et, par le fait des anastomoses, il est, à ses confins, une zone neutre où la sensibilité n'est plus qu'atténuée.

Prenons pour type le médian; voici ce que donne, en règle, l'exploration de *la sensibilité à la douleur* : au pouce, légère diminution, sur la face palmaire des deux phalanges; intégrité à la face dorsale; à l'index, diminution sur la première phalange, diminution très marquée sur la deuxième, abolition sur la troisième (face palmaire), intégrité sur la première phalange, diminution très marquée sur la deuxième, abolition sur la troisième (face dorsale). Au médius, l'anesthésie offre les mêmes caractères : à l'annulaire, on trouve une légère analgésie sur la moitié externe des deux dernières phalanges (faces palmaire et dorsale), mais elle est loin d'être constante. En un mot, le tracé de l'anesthésie n'est alors qu'une copie fidèle de la distribution nerveuse; il est un point où l'insensibilité est toujours absolue, et où elle persiste le plus longtemps : c'est la pulpe de l'index. C'est le *punctum maximum* de l'anesthésie, dans les plaies du médian.

Les autres nerfs ont aussi leurs points d'anesthésie maxima : le bord interne de la main, dans les plaies du cubital; la face dorsale du deuxième espace interosseux, dans celles du radial.

Nous parlons de la sensibilité à la douleur : c'est elle que l'on trouve le plus constamment intéressée, et, avec elle, la *thermo-esthésie*. Il est des blessés

[1] P. Berbez, *Hystérie et traumatisme*, th. de doct., 1887.

qui ont perdu toute notion du froid et du chaud, dans la région anesthésiée : on peut plonger leurs doigts dans l'eau presque bouillante sans provoquer de réaction, et eux-mêmes se font quelquefois des brûlures profondes qui deviennent l'origine d'ulcérations rebelles.

Pour l'exploration douloureuse, l'épingle suffit ; il est encore un mode d'exploration clinique facile, sinon très rigoureux, c'est la traction exercée sur les poils.

*Le tact* s'apprécie avec une tête d'épingle, une flèche de papier, qui glisse légèrement sur l'épiderme, et plus exactement, avec l'esthésiomètre. Dans certains cas, l'épingle plongée jusqu'à l'os dans la pulpe digitale, par exemple, ne détermine aucune douleur, alors qu'un léger frottement superficiel est parfaitement perçu et analysé. Letiévant invoque ici la sensibilité suppléée, par l'ébranlement des papilles nerveuses des régions voisines : ces vibrations se transmettent à la peau encore intacte, et, en réalité, c'est elle qui sent. L'épreuve des deux pointes (compas de Weber, esthésiomètre de Brown-Séquard) ne saurait donner prise aux mêmes erreurs, à condition toutefois que toutes deux soient appliquées simultanément, et dans la même direction. L'écart minimum qui leur permet à toutes deux d'être senties isolément, mesure le degré d'atténuation du sens tactile : est-il totalement aboli, on n'arrive pas à provoquer *la double sensation simultanée* sur le territoire anesthésié.

Enfin *la sensibilité à la pression* semble assez souvent en désaccord avec les autres variétés ; chez un des malades de M. Tillaux, recherchée par M. Laborde, elle persistait sur toute la surface anesthésiée, elle était même légèrement accrue.

Arloing et Tripier insistent encore sur les conditions qui peuvent modifier la sensibilité et faire errer l'exploration : ainsi, des mains calleuses n'ont souvent, à l'état normal, qu'une sensibilité fort obtuse ; quand le membre est refroidi, à la fin d'un long examen, par exemple, les réactions sensitives s'atténuent aussi. Il faut tenir compte de tous ces faits dans une observation précise.

Avec ces caractères primitifs de siège et de modalité, l'anesthésie peut rester définitive, ou du moins persister jusqu'à la période de restauration fonctionnelle qui suit la régénération anatomique. Mais nous verrons dans un instant qu'elle n'est souvent que temporaire.

2° *Anesthésie immédiate, mais de distribution anormale.* — Les observations de ce genre sont loin d'être rares, elles s'expliquent par des anomalies de distribution des nerfs et souvent aussi par le fait de distributions nerveuses encore mal connues.

Après une section du médian, on a vu l'anesthésie limitée au pouce, à l'index et à la face externe du médius (Avezou) ; il est fréquent, dans les plaies de ce nerf, il est constant peut-être, que l'éminence thénar reste sensible sur presque toute son étendue : cela est dû aux nombreux filets de la branche antérieure du radial qui se prolongent sur toute sa surface.

Les faits analogues ne sont sans doute pas rares, en d'autres régions, et l'on doit les soupçonner et les rechercher toutes les fois que l'on se heurte, en clinique, à l'une de ces apparentes anomalies. Peut-être aussi la distribution des fibres récurrentes est-elle susceptible de variations du même genre.

3° *Absence d'anesthésie.* — Un nerf est coupé, on explore son territoire quelques instants ou quelques heures après le traumatisme : la sensibilité y est intacte.

Un nerf est coupé, la sensibilité disparaît, mais, au bout d'un temps variable, et avant qu'aucune régénération ait eu lieu, avant que la paralysie musculaire ait rétrocédé, la sensibilité reparaît. C'est parfois dès le lendemain, ou bien 10, 15, 25, 30 jours ou même plusieurs mois après le traumatisme, que l'anesthésie primitive s'efface. Cette restauration fonctionnelle ne correspond pas à une restauration anatomique : à quoi est-elle due?

Dès longtemps on avait pensé à l'attribuer aux anastomoses; Callisen les invoquait déjà; Horteloup (1834) [1] comparait le retour de la sensibilité par voie anastomotique à l'établissement de la circulation collatérale; Richet avait introduit le terme de *sensibilité collatérale*, et il réservait un rôle à la fois aux anastomoses et aux *nervi nervorum* du bout périphérique, décrits par Sappey [2]; et, de son côté, Robin avait montré les anastomoses en arcades des nerfs collatéraux des doigts, et, grâce à elles, la multiple innervation des appareils tactiles cutanés. Ce fut en 1869 que MM. Arloing et Tripier établirent définitivement, par des expériences, le phénomène de la sensibilité récurrente. Enfin, en 1872, M. Letiévant donnait, sous le nom de *sensibilité suppléée*, une théorie analogue, mais où il faisait entrer aussi l'ébranlement des papilles nerveuses, tel que nous l'avons formulé plus haut.

Ces voies de retour de la sensibilité sont démontrées aussi chez l'homme : on ne saurait expliquer autrement la sensibilité du bout périphérique au pincement, dans la plaie, observée à plusieurs reprises. On a pu suivre, pas à pas, la sensibilité renouvelée : chez deux malades, qui avaient subi la résection partielle du maxillaire inférieur, Richelot [3] a vu l'anesthésie de la lèvre inférieure disparaître dès le lendemain, chez l'un, huit ou dix jours après, chez l'autre, et de la périphérie au centre; à la suite d'une plaie du nerf cubital, dès le surlendemain, la sensibilité renaissait à l'annulaire et à l'auriculaire, et de dehors en dedans; quand l'épingle touchait l'annulaire, la sensation était rapportée à l'index : c'était une sensibilité *radiale*, et qui indiquait nettement la voie anastomotique par laquelle elle s'établissait peu à peu. Dans l'observation de Max Schüller, que nous avons déjà citée, la suture secondaire du médian fut suivie, au bout de quatre semaines, du retour de la sensibilité; ce fut au pouce et à l'annulaire qu'elle se montra d'abord, et à une époque où le nerf lui-même restait encore inexcitable; puis elle parut au médius, et l'index fut le dernier à reprendre l'intégrité de ses fonctions. Ne suit-on pas, ici encore, comme à la trace, la sensibilité collatérale, s'étendant par la voie du radial, en dehors, par celle du cubital, en dedans?

Cette sensibilité suppléée ou récurrente n'est pas aussi complète ni aussi développée que la sensibilité directe : mais la différence est souvent minime, et il faut une exploration comparative soignée du membre sain pour s'en rendre compte. Enfin, si elle est toujours appareillée et prête à fonctionner, nombre

[1] *Journal des connaissances médico-chirurgicales*, 1834.

[2] *Recherches sur les nerfs du névrilemme, ou nervi nervorum. Comptes rendus de l'Acad. des sciences*, 1867, LXV, p. 761.

[3] *Remarques sur la sensibilité collatérale, à propos de quelques observations de plaies nerveuses. France médicale*, 1881, XXVIII, p. 570 et 581.

de conditions sont susceptibles de l'entraver. La névrite serait une cause fréquente de la persistance de l'anesthésie, d'après Arloing et Tripier; la commotion (terme d'attente) ou l'irritation traumatique suffisent à en retarder la mise en jeu, alors que nous verrons plus loin, sous des influences du même genre, se rétablir, et brusquement, le fonctionnement nerveux (voy. *Traitement, réunion par première intention*).

*Hyperesthésie.* — Elle est assez fréquemment combinée à l'anesthésie tactile : c'est l'anesthésie douloureuse des auteurs. Elle se voit surtout dans les sections incomplètes, les piqûres où les corps étrangers; dans les sections complètes, elle annonce la névrite secondaire. Tout contact est douloureux : le moindre heurt, le moindre frôlement, un ébranlement voisin, un bruit, réveillent des crises de souffrances qui s'irradient dans tout le membre et au loin : c'est un véritable *tétanos sensoriel*, et « c'est dans ce triste langage que sont traduites toutes les impressions » (Weir Mitchell). Une altération spéciale de la peau se combine fréquemment à cette hyperesthésie, et ce complexus forme ce que Paget d'abord, et Weir Mitchell ont décrit sous le nom de causalgie (*burning pains*). La peau est rouge, lisse, luisante (*glossy skin*), crevassée par places; on la dirait tendue et amincie; ces plaques existent rarement sur le tronc ou les grands segments des membres, mais elles se localisent de préférence à la paume des mains, à la plante des pieds, aux doigts et aux orteils; et c'est, à leur niveau, une cuisson atroce, que le moindre contact exaspère, et que seule, l'eau froide apaise pour quelques instants. Il faut lire le tableau émouvant que Weir Mitchell, Morehouse et Keen en ont tracé; il faut voir, en clinique, de ces malheureux dont la souffrance est devenue l'idée fixe, pour se rendre compte de l'horreur de cette complication. Il en résulte souvent des troubles mentaux qui peuvent aller jusqu'au délire et un état intellectuel tout spécial, qui avoisine l'hystérie.

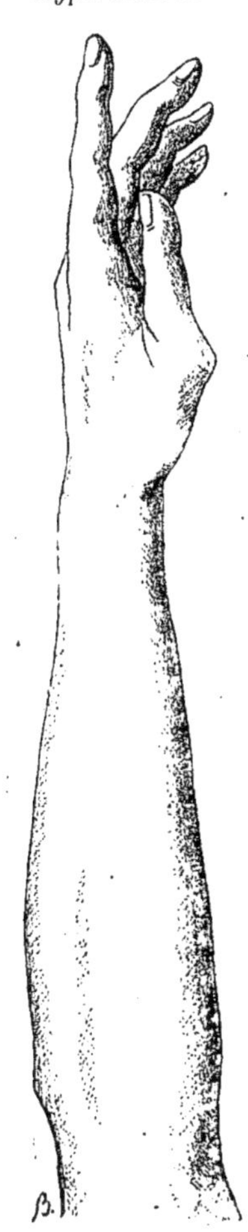

Fig. 12. — Déformation consécutive à la section du nerf médian. (Letiévant, *Traité des sections nerveuses*, fig. 1.)

La névralgie constitue un second type de douleurs, au cours des plaies des nerfs : elle est intermittente, journalière le plus souvent, et surtout accusée vers le soir; on l'a même vue à heure fixe (Weir Mitchell). Il suffit de rappeler l'observation fameuse de Bérard, qui s'était enfoncé une aiguille dans le nerf sus-orbitaire, pour procéder à des expériences d'électrisation : la douleur immédiate fut très intense, elle revint les jours suivants, et affecta le type intermittent quotidien; la quinine la fit disparaître, mais pour un temps, et les crises douloureuses se répétaient par intervalles (voy. tome I, *Névralgie traumatique*).

II. Troubles moteurs. — Le signe le plus frappant d'une section nerveuse, c'est la paralysie motrice; encore est-elle susceptible de prêter elle-même à des erreurs d'interprétation.

C'est par *l'examen des muscles eux-mêmes*, et non par les déformations ou les troubles du jeu articulaire, qu'il faut juger de leur paralysie. Un muscle paralysé ne marque plus son relief à la surface de la peau et ne durcit plus sous la main; on ne voit plus se soulever en corde son tendon. Au bout de quelque temps, il s'atrophie, et c'est alors une démonstration définitive.

De plus, la disparition de chaque muscle, comme organe actif, supprime un mode spécial du mouvement d'ensemble, qui pourra être suppléé, jamais restauré d'une façon complète. Il en résulte à la fois et des désordre fonctionnels et des déformations, qui impriment à chaque type de section nerveuse sa physionomie propre. Les exemples ne manquent pas, et nos figures représentent quelques types de ces déformations, si accusées surtout à la main. Section du médian : un méplat marque à l'avant-bras le groupe musculaire épitrochléen, la paume est largement étalée, l'éminence thénar aplatie, le pouce en extension, tiré en dedans, tourné sur son axe, la face palmaire en avant, et cela, par l'action tonique de son adducteur, encore intact, et de ses extenseurs; l'index est étendu aussi, les trois autres doigts infléchis, car les deux chefs internes du fléchisseur profond n'ont pas été atteints, et une anastomose fibreuse associe dans leur action le tendon de l'annulaire et celui du médius. Le radial coupé, le poignet tombe et les doigts s'enroulent dans la paume : c'est le type bien connu de la paralysie saturnine. A la paralysie des interosseux se rattache la *griffe cubitale*; leur rôle est de fléchir la première phalange en étendant les deux dernières; aussi, dès qu'ils ne résistent plus, leurs antagonistes créent-ils aussitôt la déformation inverse : les doigts sont renversés en arrière au niveau de leur première phalange et les deux dernières sont fléchies. L'annulaire et l'auriculaire se courbent seuls en griffe; aux autres doigts, les lombricaux sont intacts, et, grâce à leur rôle identique, ils suppléent les interosseux. Il est inutile de rappeler d'autres déformations classiques, la déviation des traits, dans les sections du facial, celles du pied, dans les sections du sciatique proplité externe, etc.

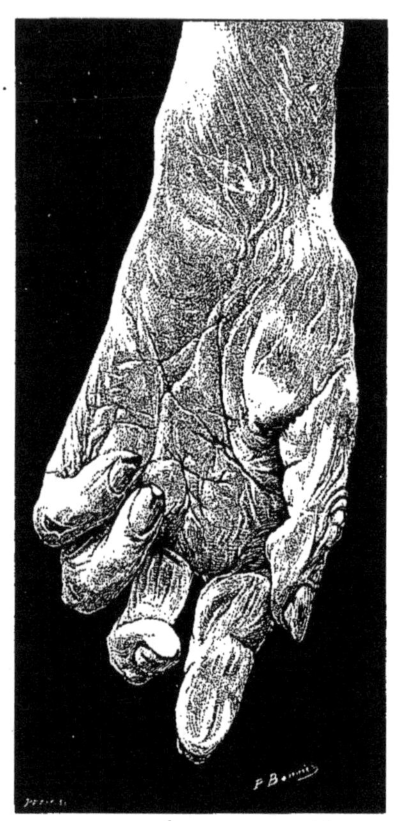

FIG. 15. — Griffe cubitale (d'après une photographie publiée dans la *Revue photographique*, 1872, mémoire de Duret).

Ainsi le mécanisme à invoquer ici est celui de toute déviation paralytique : c'est le jeu des antagonistes, et l'on conçoit qu'il acquière d'autant plus de puissance que les muscles énervés s'atrophient davantage. Aussi a-t-on pu décrire une déformation primitive, qui relève de la paralysie, et une déformation secondaire, due à l'atrophie, et qui n'est, en somme, qu'un stade plus complet et définitif de la première. Plus tard, les rétractions musculo-tendineuses, l'enraidissement des jointures et les semi-ankyloses qui suivent les complications articulaires, sont autant de causes qui entretiennent la persistance des lésions ; nous les retrouverons au pronostic.

La paralysie motrice et les déformations consécutives suffisent bien à expliquer les désordres fonctionnels et leurs variétés ; mais ici, deux causes d'erreur surgissent :

1° La section d'un nerf peut laisser subsister la motilité dans tous les muscles qu'il innerve à l'état normal ou dans quelques-uns d'entre eux ; faits étranges à première vue, mais qui s'expliquent bien par la fréquence des anomalies nerveuses.

Le professeur Verneuil extirpe un névrome du médian, au bras, et résèque un long segment du tronc nerveux : nulle trace de paralysie dans le groupe des muscles épitrochléens. D'autres faits analogues avaient été déjà relatés et, plus récemment, Ferret (de Meaux) en publiait une nouvelle observation citée plus haut (1). Une anastomose oblique, qui relie vers le tiers supérieur de l'avant-bras, et au-dessus de l'émergence des filets musculaires, le cubital au médian, fournit l'explication de cette motilité conservée ; décrite dès 1781, par Rolando Martin, plus tard par Gruber, Letiévant, Henle, elle a été bien étudiée par Verchère (2), à l'occasion du fait de Verneuil. Ces anastomoses et ces doubles voies d'innervation musculaire méritent mieux que l'étroite place qui leur est réservée dans les traités didactiques, et A. Broca (3) en a bien fait ressortir l'importance. En veut-on d'autres exemples : le professeur Duplay enlève un névrome du nerf cubital, pas de paralysie motrice ; chez un autre malade, il résèque le nerf sciatique proplité interne, et la marche n'en est nullement troublée ; M. Marc Sée extirpe un myxo-sarcome du même nerf, et son opéré pouvait marcher et même danser. Sur 32 nerfs sciatiques examinés, 14 fois la bifurcation du nerf se faisait à sa partie la plus élevée, et des deux branches, l'antérieure, plus grosse, représentait le sciatique poplité interne (Poucy) (4) : une tumeur de la branche superficielle eût donc laissé intacts, après extirpation et résection du nerf, tous les muscles de la face postérieure de la cuisse et de la jambe, et permis la marche.

Ainsi la paralysie motrice n'est pas la suite nécessaire d'une section nerveuse, et cela, du fait des suppléances anastomotiques, préétablies. Mais il y a encore autre chose, il y a *la motilité suppléée*.

2° C'est à Letiévant qu'on doit et le terme et l'exposé complet de cette

(1) Soc. de chir., juin 1885. Rapport de M. Polaillon. En plaçant l'un des pôles d'une machine d'induction sur le cubital, derrière l'épitrochlée, l'autre sur un des muscles fléchisseurs, on provoquait une contraction : ce qui rend manifeste le rôle de suppléance du cubital.

(2) *Union médicale*, 6 février 1883.

(3) *Innervation collatérale et plaies des nerfs. Gaz. hebd.*, 1888, 2 mars.

(4) Cité par Letiévant, p. 261.

sorte de compensation fonctionnelle. Il est rare qu'un mouvement donné ne relève que d'un seul muscle ou d'un groupe musculaire d'innervation unique ; aussi s'accomplit-il encore, sinon dans sa forme régulière, au moins dans une limite suffisante pour en imposer, si ce nerf est coupé, si ces muscles sont paralysés. Et l'attention développe et complète ces suppléances motrices. Le médian coupé, le poignet se fléchit encore, par le cubital antérieur, et les premières phalanges des doigts, par les interosseux, etc. Dans la paralysie radiale, la supination reste possible, grâce au biceps, mais l'extension n'est que fort peu suppléée ; seuls, les interosseux relèvent un peu les deux dernières phalanges. Ailleurs, le mécanisme devient plus compliqué et plus curieux ; lors de paralysie faciale et d'impotence de l'orbiculaire palpébral, la paupière supérieure peut s'abaisser encore, et cela par l'action des muscles droits : la pupille se porte en haut, et la pression du globe sur les graisses de l'orbite les fait refluer à la partie supérieure, et, par elles, refoule et abaisse la paupière (Letiévant). L'expérience est aisée à reproduire sur le cadavre.

Ces compensations motrices, qui maintes fois ont été constatées sur les animaux, justifient la nécessité d'un *examen individuel* des muscles. A part les signes que nous avons indiqués plus haut, l'*atrophie* et la *réaction électrique* sont, sous ce rapport, d'une importance primordiale.

*Atrophie musculaire.* — Elle se dessine de très bonne heure, et, dès le septième jour, elle existe déjà. A ces dates précoces, il ne faut pas prendre pour de l'atrophie vraie le manque de relief et cette flaccidité des muscles qui ne se contractent plus ; mais les méplats ne tardent pas à s'affirmer davantage, et le contraste avec le membre sain devient frappant à la vue, et se reconnaît à la mensuration. Le processus atrophique ne marche pas toujours du même pas dans les muscles du groupe énervé.

On l'a vu parfois se masquer sous une épaisse lipomatose, et les muscles inertes conserver leurs formes et même élargir leurs contours ; mais le fait est plus rare que dans les affections médullaires. Ici, c'est l'atrophie simple, et l'amaigrissement progressif qu'on observe ; ils peuvent être poussés si loin qu'une mince lamelle fibreuse soit le seul reste du corps charnu.

Nous verrons plus loin l'atrophie sortir de ses limites primitives et s'étendre aux muscles voisins, quelquefois au loin, par la marche envahissante de la névrite traumatique chronique.

Mais il est un signe clinique qui annonce l'atrophie et se modifie avec elle : c'est la réaction électrique.

*Réaction électrique.* — Duchenne (de Boulogne) avait déjà noté qu'au bout de six jours, dans les graves lésions nerveuses, la contraction faradique ainsi que la sensibilité électro-musculaire disparaissaient, et cela, à titre temporaire ou définitif, suivant que la cicatrisation se faisait ou non.

Il y a lieu de distinguer très nettement l'action du courant faradique. Boïeracher, dès 1859, avait publié un premier fait de paralysie faciale, où la dissociation des deux pouvoirs électro-musculaires était fréquente : les muscles étaient insensibles au faradisme et se contractaient fort bien par le courant continu. Les nombreuses expériences de Remak, Schultz (de Vienne), Meyer, Grünewoldt, Brenner, Neumann, Ziemssen, Eulenburg, Erdmann, Börwinkel,

Runge, Erb permettent aujourd'hui de poser les conclusions pratiques qui suivent et qu'il sera aisé de vérifier.

Dès le dixième, et même dès le cinquième jour, la réaction électrique, et cela, pour les deux électricités, diminue dans les muscles paralysés; vers la troisième semaine le muscle ne se contracte plus sous l'influence du courant faradique; à la sixième semaine, il redevient excitable, dans les cas heureux, qui seront suivis de régénération. Il en va autrement de la réaction galvanique : elle diminue aussi dans les quinze premiers jours, puis se relève et arrive à son acmé, alors que le faradisme est devenu totalement impuissant, et le muscle qui se contracte beaucoup plus par le courant continu et beaucoup moins par le courant induit présente la réaction dite de dégénérescence (*Entartungs-Reaction*, Erb). La réaction de dégénérescence exige plusieurs mois pour être bien accusée; puis le galvanisme cesse d'agir à son tour, et le muscle atrophié est devenu tout à fait inexcitable à l'électricité.

A côté de la paralysie et de l'atrophie consécutive, il faut signaler des désordres musculaires plus rares, et qui semblent liés soit à l'irritation traumatique, soit à la névrite aiguë ou chronique qui la suit fréquemment : nous voulons parler de l'hyperesthésie musculaire, et des différentes variétés de spasmes, convulsions et contractures.

L'*hyperesthésie musculaire* demande à être bien distinguée de l'hyperesthésie cutanée : c'est par la pression profonde sur les masses charnues qu'on la provoque et les mouvements la réveillent aussi. De là résulte une excitation permanente des muscles, une « tendance au spasme » (Weir Mitchell), qui se manifeste au moindre prétexte.

Le *spasme* est surtout l'apanage des piqûres et des sections incomplètes, et, maintes fois, depuis l'observation fameuse de Charles IX, il est survenu à la suite de la saignée; mais il se voit aussi dans les autres variétés de plaies nerveuses. Il revêt la forme de tressaillements irréguliers ou d'un tremblement continu, qui s'accroît à certaines heures et par certaines causes, qui porte au début sur le groupe musculaire lésé, mais se diffuse souvent jusqu'à se généraliser. Il n'est pas rhythmique, mais garde encore quelques traces des mouvements coordonnés. La *contracture* lui succède quelquefois; elle est du reste, plus fréquente. A la main, les doigts se fléchissent et s'enroulent, et l'on a vu une rétraction si intense, que les ongles entamaient la paume. Au pied, les orteils se recourbent aussi, la plante se creuse et, suivant le tronc lésé, il se produit telle ou telle variété de pied-bot. Au bout d'un délai qui varie, les contractures peuvent céder et faire place à l'atrophie ou à la restauration fonctionnelle progressive : ailleurs, elles se transforment en rétractions fibreuses et laissent alors derrière elles de véritables infirmités.

III. Troubles trophiques. — L'histoire en est longue; dès 1859, M. Charcot avait publié une observation de zona cervical, lié aux lésions déterminées dans les cordons du plexus et dans les ganglions des racines postérieures correspondantes par un cancer de la colonne vertébrale; depuis, les travaux de Paget, Weir Mitchell, Brown-Séquard, Samuel, Vulpian, Mougeot [1],

[1] Mougeot, *Recherches sur quelques troubles de nutrition consécutifs aux affections des nerfs*. Thèse de doct., 1867.

Couyba [1], etc., en ont grandement élargi le cadre. Il n'est pas de système organique qui échappe à leur atteinte : aussi en ferons-nous d'abord l'exposé analytique, quitte à chercher ensuite leur lien pathogénique commun. Mais nous commencerons par étudier les modifications thermiques.

*Modifications thermiques.* — Elles vaudraient la peine d'être recherchées avec soin, dès les premiers moments qui suivent la plaie et pendant tout le cours de son évolution. Ce n'est guère, en effet, que par induction, que l'on peut supposer l'existence d'une élévation thermique immédiate, après la section d'un tronc nerveux : le fait a été constaté à la suite de certaines contusions nerveuses (voy. *Contusion*) ; il a été reproduit par Waller, dans ses expériences de réfrigération du nerf cubital, mais après une section nerveuse, aucune observation n'en témoigne chez l'homme. A une époque ultérieure, il semble que l'abaissement thermique soit la règle : il variait de 1°,5 à 8°,5, chez les malades observés par Weir Mitchell ; Hutchinson, Erichsen ont relevé des différences de 3 à 6 degrés ; après une section du médian pour tétanos, la température était toujours plus basse du côté opéré (Letiévant). Le membre se refroidit aussi beaucoup plus, et après un certain temps d'exposition à l'air, l'écart thermique augmente notablement. Lors de névrite et dans les lésions qui la provoquent le plus souvent, les piqûres, les corps étrangers, les sections incomplètes, l'élévation de la température locale s'observe parfois : la peau est rouge et chaude, et, sur les plaques de causalgie, on a maintes fois relevé des différences de 1 degré ou 1/2 degré en plus ; il faut dire que souvent, plus haut et tout autour d'elles, la peau du membre paralysé est refroidie. L'influence médullaire vient encore se surajouter, sans doute, aux actions locales.

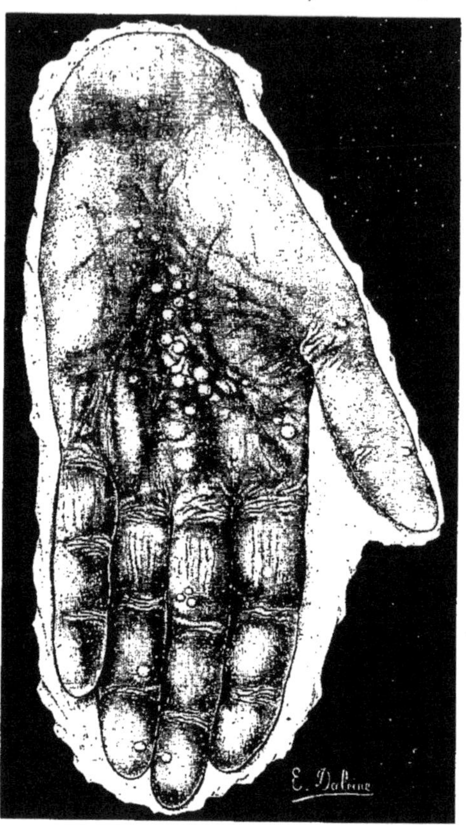


Fig. 14. — Herpès de la paume de la main sur le trajet du nerf médian. (Musée de l'hôpital Saint-Louis, vitr. 18, n° 1122, pièce de M. le docteur Hallopeau.)

[1] Couyba, *Des troubles trophiques consécutifs aux lésions traumatiques de la moelle et des nerfs.* Thèse de doct., 1871.

*Peau et annexes.* — Nous avons signalé plus haut cet état luisant de la peau (*glossy-skin*), qui apparaît surtout aux extrémités, en larges plaques et qui, plus circonscrit, peut simuler l'érythème noueux, ou les engelures, au pourtour des dernières phalanges. Il est souvent précédé de la desquamation de l'épiderme, qui s'effrite en petites écailles et laisse à découvert une peau mince, rougie et sensible. Ailleurs, on voit les lamelles épidermiques s'entasser en couches épaisses et former çà et là comme des callosités. Les sécrétions cutanées sont très souvent abolies et la peau reste sèche et rugueuse ; dans les plaies incomplètes et lors de névrite, sur les plaques de *glossy-skin*, la sudation devient au contraire abondante et ce sont quelquefois de véritables crises de sueurs locales très acides et dont l'odeur rappelle parfois celle de l'eau croupie.

*Poils et ongles* suivent ordinairement le sort de l'épiderme et s'altèrent avec lui. Les poils tombent souvent; ainsi en est-il chez l'animal en expérience, après la section du sciatique, mais, fait curieux, ils repoussent, que le nerf se soit régénéré ou non. Chez l'homme, les plaques de *glossy-skin* sont toujours entièrement lisses et la chute des poils s'y fait de très bonne heure. On a signalé d'autres altérations du système pileux, qui portent sur la longueur, la coloration, la sensibilité des poils. Le fait n'est pas exceptionnel dans les plaies de la cinquième paire et dans ses névralgies : on a vu les cheveux tomber, blanchir ou croître d'une façon exagérée, sur un cuir chevelu hyperesthésié.

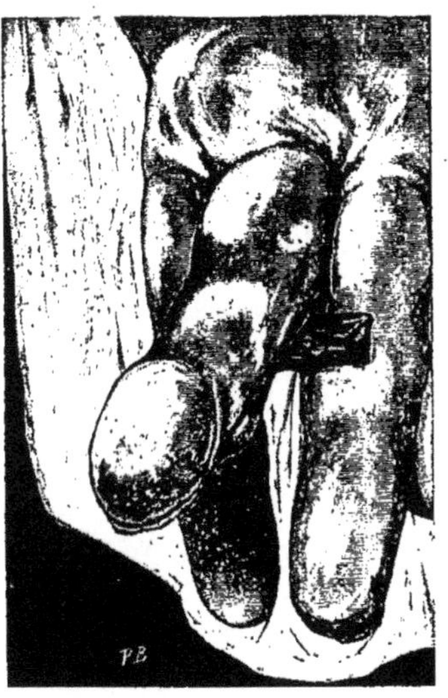

Fig. 15. — Troubles trophiques des doigts consécutifs à une blessure de la main (Le Dentu.) (Musée de l'hôpital Saint-Louis, vitrine 77, p. 1101.)

Plus constantes encore sont les altérations unguéales; l'*ongle névritique* est autrement déformé encore que l'ongle des tuberculeux : il s'incurve dans les deux sens et se roule en crochet, à son extrémité, il est épaissi en forme de massue, ailleurs il est aminci, desséché, squameux, il s'atrophie et tombe souvent. Le pourtour de l'ongle est le siège d'élection des ulcérations dont nous allons parler dans un instant : la peau se rétracte et « déchausse » l'ongle sur son bord et à sa base; au pied, il en résulte l'ongle incarné.

Une série *d'éruptions* s'observent sur le trajet ou dans le territoire des troncs nerveux blessés; elles se rapportent presque toujours à la forme vésiculeuse et souvent elles servent de point de départ aux ulcérations.

C'est d'abord le *zona*, signalé par Charcot, étudié par Rouget, Weir Mitchell, Verneuil, etc. Il peut affecter l'une des trois variétés décrites par le professeur Verneuil et naître : 1° sur la continuité du nerf; 2° dans son voisinage; 3° à distance. On l'a vu jusque dans la paume de la main, dans la sphère de terminaison du médian et un beau moulage du musée de Saint-Louis en fournit un exemple (voy. fig. 14). Mais il n'est pas rare que les groupes vésiculaires ne revêtent pas dans toute sa pureté l'aspect de l'herpès zoster. Ce qu'on trouve, en général, sur la peau luisante, ce sont de petites vésicules, claires ou séro-purulentes, plus grosses par places, véritables phlyctènes, que du sang remplit quelquefois; ou encore de larges bulles, d'aspect pemphigoïde, qui se crèvent et laissent le derme ulcéré.

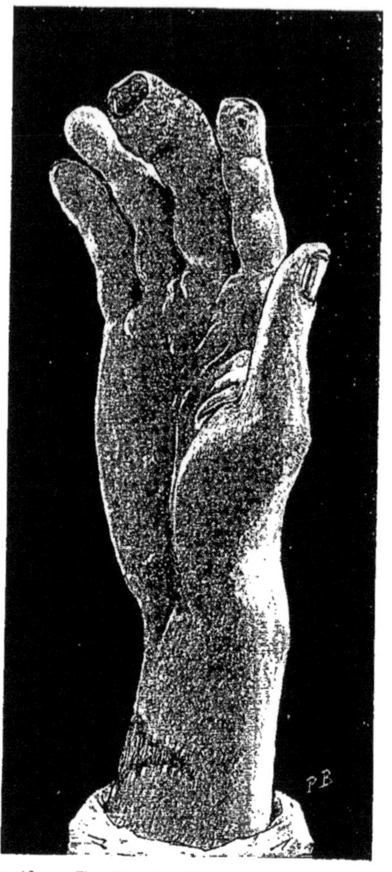

FIG. 16. — Troubles trophiques de la main consécutifs à une plaie du nerf médian (Musée de l'hôpital Saint-Louis, collection de M. le docteur Péan, vitr. 161, p. 318).

Weir Mitchell a décrit, sous le nom d'eczéma, ces lésions cutanées, mais, en réalité, elles n'ont avec l'eczéma proprement dit que de vagues analogies morphologiques (Wharton Jones, Charcot); l'eczéma a pourtant été observé une fois, dans sa forme classique, par Brouardel.

Ces éruptions surviennent par poussées, dix, quinze, vingt jours après la plaie nerveuse et ordinairement elles sont contemporaines des accidents névralgiques; il n'est pas rare qu'elles se répètent à plusieurs reprises, qu'elles se succèdent et se combinent. Leur diffusion est fort variable; souvent discrètes, elles se localisent surtout aux doigts et aux orteils.

A la pulpe des doigts, on trouve signalées, dans maintes observations, ces grosses ampoules purulentes, telles que la figure 15 en montre un exemple; elles succèdent à un panaris en masse et indolore de la pulpe; ouvertes, elles laissent un cratère qui pénètre souvent jusqu'à l'os.

Voilà donc une série de lésions cutanées qui entraînent des ulcérations; il faut ajouter encore *les eschares*. Elles sont plus rares que les autres lésions trophiques; et c'est encore à la pulpe des doigts et des orteils qu'elles se rencontrent de préférence. Petites plaques noires, sèches, de la largeur d'une pièce de 50 centimes ou plus, occupant toute l'épaisseur de la peau et qui achèvent d'imprimer à l'extrémité du doigt, déjà déformé par les altérations unguéales et l'induration de la pulpe, une physionomie caractéristique (voy. fig. 16). Dans un cas de Duret [1], à la suite d'une plaie

[1] DURET, *France médicale*, 1877.

contuse du médian, on trouvait ainsi trois plaques de gangrène cutanée, à la pulpe du pouce, de l'index et du médius. Le sphacèle est parfois plus profond et la troisième phalange en totalité noircit et se dessèche; la forme sèche est, en effet, de beaucoup la plus fréquente. Enfin, sur le dos du pied, sur les membres, la peau, dans quelques cas, s'était mortifiée par plaques.

On retrouve souvent l'intervention d'une cause locale, quelque minime soit-elle, à l'origine de ces sphacèles; et, sur la peau énervée, les moindres heurts et les frottements journaliers suffisent parfois à éroder les couches superficielles du derme et à creuser des ulcères trophiques.

Ces ulcères sont de dimensions, en général, restreintes et de forme variable, mais fréquemment arrondis ou ovalaires. Leur limbe est aminci, rongé, pâle; leur fond lisse, presque sec, atone; pourtant ils guérissent assez aisément et Weir Mitchell y insiste, mais ce n'est que par une mince pellicule, violacée ou rougeâtre et qui reste vulnérable à tous les heurts. Aussi la récidive est-elle presque de règle. D'autres ulcérations sont de caractère plus tranché; nous voulons parler du mal perforant; la pathogénie nerveuse en sera discutée à un autre chapitre, nous reviendrons, du reste, à propos de la névrite, sur les observations où il a succédé à une lésion traumatique des nerfs (Duplay, Morat, Lucain, Fischer, Bouilly et Mathieu, etc.).

*Tissu cellulaire sous-cutané.* — Les lésions trophiques de la peau sont les plus fréquentes et celles qui frappent le plus. Il en est d'autres qui coïncident souvent avec elles. L'*œdème* se retrouve dans un certain nombre de faits; on sait qu'il est loin d'être rare dans les névralgies. Il occupe le territoire du nerf lésé ou bien il se diffuse au delà; il est parfois intermittent et semble suivre dans leur évolution les poussées douloureuses et névritiques. Chez un blessé de Weir Mitchell, une plaie par arme à feu du bras avait été suivie d'un gonflement éléphantiasique d'une partie de la main et, de fait, il s'agit souvent d'un œdème dur, qui tend la peau en effaçant ses plis et remonte plus ou moins haut sur le membre.

D'autres fois l'infiltration œdémateuse procède par nodosités sous-cutanées, et l'on a vu ces bosselures s'indurer, s'empâter, rougir à leur surface et prendre toutes les allures du phlegmon; mais ces *pseudo-phlegmons* (1) ne suppurent pas et ils s'effacent ordinairement par un travail de rapide résorption.

Il faut rappeler encore ici ce gonflement du dos de la main, la tumeur dorsale du poignet, que Gubler avait signalée dans la paralysie saturnine, mais qui se retrouve dans les paralysies radiales d'origine traumatique. Nicaise (2) en a relaté un cas, à la suite d'une plaie du radial par arme à feu, et il l'attribue à une lésion trophique des tendons extenseurs et de leur gaine.

*Articulations.* — Les arthrites névritiques sont rares, s'il faut en croire la pénurie des observations. Signalées et bien décrites par Weir Mitchell, elles ont été depuis étudiées par Charcot, Mougeot, Couyba, Blum (3), Talamon (4), etc. Du reste, les sections simples des nerfs ne les comptent pas au nombre des

(1) Hamilton, *Mémoire sur les lésions des nerfs. Arch. de méd.*, 1838.
(2) Nicaise, *Gaz. méd. de Paris*, 1873, p. 458.
(3) *Des arthropathies d'origine nerveuse.* Thèse d'agrég. chir., 1875.
(4) *Lésions osseuses et articulaires liées aux maladies du système nerveux. Revue mensuelle*, 1878. — Voy. aussi Arnozan, *Des lésions trophiques consécutives aux maladies du système nerveux.* Thèse d'agrég. méd., 1880.

désordres purement trophiques qui leur succèdent : il faut l'intervention d'un processus névritique, et, par suite, des lésions qui le provoquent le plus fréquemment (plaies incomplètes, piqûres, compression).

Les articulations se tuméfient, s'entourent d'un œdème inflammatoire, et, très douloureuses, elles ne permettent plus que des mouvements fort limités ; ailleurs elles s'infléchissent, et restent déformées par contracture des muscles péri-articulaires d'abord, plus tard par rétraction fibreuse. C'est, en effet, la demi-ankylose qui termine ordinairement ces poussées d'arthrite : la jointure, toujours gonflée, s'indure à son pourtour et s'immobilise. On observe aussi des subluxations, et Couyba leur assigne un double mécanisme : *a*, la contracture de certains muscles, à la suite de la paralysie des antagonistes, comme dans le rhumatisme noueux (doigts) ; *b*, le relâchement articulaire par atrophie des muscles qui servent de ligaments actifs : dans un cas, l'atrophie des muscles de l'épaule s'était suivie d'une subluxation en bas de la tête humérale.

Les désordres articulaires portent quelquefois sur une seule jointure, et le plus souvent une grosse jointure ; mais ils se montrent plus volontiers polyarticulaires : ils occupent les articles des doigts, ceux du pouce, de l'index et du médius, dans les plaies du médian ; ils peuvent s'étendre à toute la longueur d'un membre. Packard, cité par Weir Mitchell, n'a-t-il pas observé un cas d'arthropathies multiples du membre inférieur dûes à une compression du sciatique par une tumeur? C'est presque toujours au bout d'une ou deux semaines, à l'heure de la névrite secondaire, que les arthropathies se manifestent ; on les a vues très précoces, et, dès le troisième jour, dans une blessure par arme à feu du plexus brachial, les jointures digitales étaient tuméfiées et douloureuses (Weir Mitchell).

Quelles sont, en réalité, ces lésions? On ne le sait guère que par une autopsie déjà ancienne de Blum : sur un homme de quarante-trois ans, qui mourut sept ans après une blessure de l'avant-bras ayant atteint le médian, l'examen des articulations malades (c'étaient celles du pouce, de l'index et du médius), fait par Nepveu, montra les cartilages ramollis et amincis, les os raréfiés, remplis d'une moelle rouge, vasculaire, et leur couche compacte également diminuée d'épaisseur.

Du reste, on ne reproduit que fort difficilement, par les traumatismes expérimentaux de la moelle et des nerfs, les lésions articulaires, et Fischer [1] semble avoir été le seul, jusqu'ici, à réussir : il constata aussi une inflammation articulaire chronique adhésive, et une atrophie de l'os malade.

*Os.* — L'atrophie est, en effet, une des lésions osseuses qu'on trouve signalées le plus souvent ; à côté d'elle, il faut inscrire certaine forme de périostite suivie de nécrose. Ce sont là, encore une fois, des lésions rares ; les auteurs américains ne les relèvent pas, et le professeur Charcot [2] est le premier à en faire mention ; mais leur histoire date surtout d'un important mémoire de W. Ogle [3].

Ogle signale des nécroses consécutives à l'excision du sciatique pour un

(1) *Ueber trophische Störungen nach Nervenverletzungen. Centralblatt*, 1871.
(2) *Leçons sur les maladies du système nerveux*, t. I, p. 24 et 30.
(3) Ogle, *Regarding certains influences exercited by the nervous-system upon bones. Saint-George hosp. rep.*, 1871.

névrome; après une section du médian, Letiévant a observé aussi une nécrose de la dernière phalange du médius, et Frémy parle de tumeurs axillaires qui, par la compression des nerfs du plexus brachial, avaient déterminé la nécrose de l'humérus et la formation d'ostéophytes périostiques; mais les faits se bornent là.

L'atrophie osseuse est moins rare, et les sections nerveuses anciennes semblent agir sur la nutrition des os comme sur celle des muscles. A l'autopsie d'un homme de cinquante-quatre ans, qui avait eu, dans son enfance, une blessure grave de la cuisse, intéressant le sciatique et le crural, on trouva le fémur considérablement atrophié; il pesait deux fois moins que le fémur sain (Lobstein). Ogle a vu encore, à la suite d'une plaie du médian, le cubitus et le radius réunis par une jetée ostéophytique, à leur extrémité inférieure, et les os de la main transparents, légers, et en état d'atrophie manifeste. De là résulte, à n'en pas douter, une fragilité analogue à celle du système osseux, chez les ataxiques. Bouchut, chez un enfant qui avait eu le pouce broyé, a constaté qu'à sept ans le membre était considérablement moins développé que celui du côté opposé, et les os de chacun de ses segments plus petits.

Du reste, ces faits cliniques ont été confirmés expérimentalement : Luigi Fasce, Amiato, Mantegazza [1] ont démontré, qu'après la section des nerfs des membres, les os subissent une réduction notable de leur poids, et deviennent plus poreux et moins résistants. Fischer et Schiff [2] ont obtenu les mêmes résultats, mais Schiff rapporte l'atrophie à l'inaction paralytique, et, d'après lui, l'effet direct de la section nerveuse, c'est l'hypertrophie du tissu osseux : il aurait toujours vu, après la section du nerf maxillaire inférieur, une hypertrophie considérable de la mâchoire. Ollier, qui a répété l'expérience, n'a observé que la chute des dents incisives, mais sans épaississement osseux.

Reste la question de l'influence des sections nerveuses sur le cal; pour la résoudre, nous n'avons encore que des faits expérimentaux et qui semblent contradictoires : Drummond [3], Von der Kolk, estiment que le cal ne se fait pas ou se fait mal dans les membres qui ont été le siège de plaies nerveuses; M. Ollier [4] est arrivé à une conclusion opposée : sur deux agneaux du même âge, il fracture le métatarse, et sur l'un d'eux, il résèque 3 centimètres du sciatique; la consolidation fut aussi rapide et aussi complète sur l'un et l'autre sujet. Il y a là, sans doute, des conditions différentes, et qui restent encore à déterminer.

**Complications.** — Les lésions trophiques n'ont rien de constant : ce sont de véritables complications, et toutes elles relèvent d'une même cause, la névrite. Tel est l'accident essentiel, le plus redoutable des plaies nerveuses; cette névrite secondaire revêt diverses formes.

1° *Névrite extensive locale.* — Sous ce titre, nous rangerons ces cas où les désordres moteurs ou sensitifs s'étendent à la sphère des autres nerfs du membre, non atteints par le traumatisme. A la suite d'une plaie du médian,

(1) *Gazz. med. italiana*, 1878, n° 18.
(2) *Comptes rendus de l'Acad. des sc.*, 1854.
(3) Todd, *Cyclop. of anatomy*, p. 470.
(4) *Traité de la régénération des os*, 1867, t. I, p. 230.

par exemple, la zone anesthésiée s'élargit, pour envahir l'annulaire en totalité, le petit doigt, la face dorsale du pouce, etc., en d'autres termes, les territoires innervés par le cubital et le radial. Mais c'est surtout l'extension de la paralysie, et, après elle, de l'atrophie, à une série de muscles qui ne relèvent pas du nerf blessé, qui, dans quelques cas, devient frappante. Duchenne (de Boulogne) avait déjà remarqué, qu'en dehors des muscles primitivement frappés par la paralysie, d'autres se prennent quelquefois à leur tour. Un segment du membre, un membre tout entier peuvent subir ainsi l'atrophie progressive, accusant la marche du processus névritique, qui a gagné le plexus et redescend dans ses différentes branches.

2° *Névrite ascendante.* — Mais la névrite peut se prolonger plus haut encore. C'est la névrite ascendante, telle que Duménil (de Rouen) (¹) l'avait déjà indiquée en 1866. Elle remonte jusqu'à la moelle, elle y crée la myélite, et l'inflammation traverse l'axe médullaire, et se traduit, du côté opposé, par une névrite descendante. Tel est le mode pathogénique devenu classique, et que l'expérience a confirmé; quant aux voies intimes et aux agents immédiats de cette propagation médullaire, la question reste entière. Un double caractère est propre à ces désordres d'origine myélitique : leur symétrie et leur irradiation lointaine. Dans l'ordre sensitif, c'est encore la douleur qui prédomine ici, névralgie symétrique parfois, mais qui fréquemment se diffuse et se répercute au loin dans les membres, le tronc, la tête, etc. Des arthralgies, des *crises viscéralgiques* ne sont pas rares, gastralgie, pseudo-angine de poitrine, où même troubles sensoriels, affaiblissement de l'ouïe et de la vue : la thèse de Pineau (²) en renferme plusieurs exemples.

Les accidents moteurs ne sont autres que ces paralysies à distance, que Whytt et Prochaska avaient déjà indiquées, que Brown-Séquard décrivit aussi l'un des premiers, et qui longtemps ont porté la dénomination vague de paralysies réflexes. Dès 1856, le professeur Charcot publiait une observation où la section d'une branche du nerf radial, à l'avant-bras gauche, avait été suivie de parésie musculaire, de douleurs, d'anesthésie, d'une éruption bulleuse du côté blessé, et plus tard, des mêmes désordres à l'avant-bras droit. Dans le cas de Barlow, une plaie contuse de la main, dans celui de Heurtaux, la section du sciatique gauche, avaient amené la paralysie motrice et sensitive, successivement dans le membre blessé, puis dans le membre opposé, enfin dans les quatre membres. La mort survint, et la moelle était le siège d'une myélite diffuse. Trois ans après une blessure par arme à feu du plexus brachial, Poncet trouvait le bras affaibli, la paralysie s'était étendue au membre opposé, et l'atrophie avait gagné peu à peu le grand pectoral, le trapèze, le deltoïde et le grand dorsal; le grand dentelé commençait à se prendre, les fessiers eux-mêmes avaient perdu de leur volume, et les membres inférieurs, de leur force musculaire. Ces observations cliniques s'appuient encore sur des faits expérimentaux, qui seront étudiés au chapitre suivant, et qui ont permis de reproduire sur l'animal la névrite ascendante et la myélite secondaire.

(¹) *Contribution pour servir à l'étude des paralysies périphériques, et spécialement de la névrite. Gaz. hebd.*, 1866.

(²) *De quelques accidents névropathiques à distance, observés tardivement à la suite de lésions des nerfs.* Thèse de doct., 1877.

Enfin nous rappellerons ici les cas d'ataxie locomotrice, d'origine traumatique, qui ont été signalés, par Vulpian, à la suite d'une amputation de jambe, par Duplay, Desnos, Nicaise, à la suite de gelures.

*Épilepsie.* — Ici encore, l'expérimentation et la clinique marchent de pair : on connaît les expériences de Brown-Séquard, et l'épilepsie déterminée chez le cobaye par l'irritation du sciatique. Chez l'homme, Larrey, Swann, Hamilton, Billroth, Schaffer, Magnan, Samuel Wilks, Weir Mitchell ont observé l'épilepsie d'origine périphérique, à la suite des plaies de nerfs. Les traumatismes des doigts en sont assez souvent l'origine. Un malade de Magnan (1) avait eu une plaie contuse du talon gauche : l'aura partait toujours de la cicatrice. Chez un autre blessé (Larrey), l'épilepsie avait succédé à un broiement de la main droite, et les accidents ne cessèrent que par l'amputation : on trouva le nerf médian et une branche du cubital quatre ou cinq fois plus gros qu'à l'état normal.

*Tétanos.* — La fréquence du tétanos à la suite de plaies nerveuses est un fait presque légendaire (voy. t. I, *Tétanos traumatique*) : ce sont les piqûres, les corps étrangers, qui ont surtout le triste privilège de faire naître cette terrible complication. Ce qu'il faut remarquer, c'est qu'il se montre, en certains cas longtemps après le traumatisme : chez un blessé de Haller, un grain de plomb s'était logé dans le nerf sciatique : le tétanos n'éclata que deux ans après, et probablement sous l'influence de la névrite chronique entretenue par le corps étranger.

Nous avons rapporté plus haut à l'hystéro-traumatisme un certain nombre des accidents paralytiques, immédiats et à distance, des plaies nerveuses; l'hystérie elle-même semble avoir été, dans certains cas, provoquée par un traumatisme de ce genre ; l'une des observations les plus anciennes est celle de Parsons (2) ; elle a trait à une jeune fille de dix-sept ans, qui, après une blessure au pouce gauche, fut prise de douleurs très vives dans le bras, le cou et la tête, et, quelques semaines plus tard, d'une toux hystérique, aboyante ; l'ablation de la cicatrice fut suivie d'une lente amélioration.

**Marche et terminaison.** — En résumé, on peut reconnaître trois types d'évolution d'une plaie nerveuse :

1° *Forme atrophique.* — La cicatrisation n'a pas lieu, la paralysie est définitive, mais les lésions trophiques ne semblent dues qu'à la suppression de l'influence des centres, et aucune complication inflammatoire ne survient.

2° *Forme dystrophique.* — La névrite en constitue l'élément pathogénique essentiel : névrite descendante et lésions trophiques dans le territoire du nerf blessé, — névrite extensive locale, névrite ascendante et myélite consécutive.

3° *Forme curable.* — Ce sont les cas qui se terminent par la régénération. Elle peut se faire sans nulle intervention, ou succéder au rapprochement des bouts nerveux par la suture. — Nous ne reprendrons pas l'exposé du mécanisme histologique indiqué plus haut. Les signes précis de cette régénération nerveuse, sa marche et le temps qu'elle exige pour se compléter : voilà ce qu'il importe de savoir en clinique. — La sensibilité est toujours la première à reparaître; mais ce retour est loin d'être, pour la régénération, un signe de

(1) Th. de Pineau, obs. II.
(2) Id. Obs. XVI.

certitude; il ne faut pas oublier, en effet, que la sensibilité récurrente s'établit quelquefois tardivement. Une tout autre valeur doit être attribuée à la restauration de la motilité, et surtout à la réaction des muscles et du nerf sous l'influence du courant faradique; mais il n'est pas rare que la contractilité volontaire précède l'excitabilité électrique. Avant même que les mouvements ne soient rétablis, les lésions trophiques commencent à s'atténuer : les ulcérations se cicatrisent, et surtout l'atrophie musculaire cesse et se répare. C'est là, à n'en pas douter, ce qui démontre le plus nettement l'existence d'un travail actif de régénération.

**Pronostic.** — On conçoit la différence très marquée qui existe, en clinique, entre la régénération anatomique du tronc nerveux et la restauration fonctionnelle; l'atrophie musculaire, les lésions trophiques de la peau et des articulations, etc., demandent un certain temps pour se réparer, et rendre à l'influx nerveux, dans leur intégrité primitive, ses agents périphériques de fonctionnement.

Aussi névrite et lésions trophiques, même localisées, aggravent-elles toujours le pronostic. Lors d'extension ascendante de la névrite et d'accidents médullaires consécutifs, il devient naturellement très sombre. Il faut se souvenir que de tels accidents peuvent se voir encore à une période tardive, fort éloignée du traumatisme.

Enfin on doit tenir compte des conditions de la régénération : aussi les plaies des nerfs à la racine des membres, celles qui intéressent les plexus, sont-elles toujours d'une guérison plus lente, à cause de la longueur plus grande de nerf à régénérer.

**Diagnostic.** — Le diagnostic ne devient difficile que dans des conditions spéciales : le traumatisme antérieur, son siège, les désordres immédiats dont il a été suivi, suffisent, en général, à faire reconnaître la plaie nerveuse.

Pourtant la persistance de la sensibilité, voire de la motilité, pourrait en imposer dans ces cas d'anomalies de distribution ou de suppléances qui ont été exposés plus haut. Il faut en être prévenu, et rechercher par une analyse clinique minutieuse la pathogénie de ces faits anormaux.

Un point de haute importance, c'est le diagnostic de la névrite à ses débuts. L'extension des phénomènes douloureux, et surtout les paralysies secondaires et à distance, en accusent l'existence et les progrès; mais, à une époque plus précoce encore, l'exploration du nerf sur toute sa longueur, exploration qui presque toujours pourrait être faite avec précision, et qu'on ne fait pas assez, est susceptible de révéler, par l'accroissement de volume du cordon nerveux, par son induration, par sa sensibilité extrême, la névrite commençante.

Plus tard, à l'heure de la myélite diffuse, secondaire, un observateur mal informé pourrait croire à une affection primitive de la moelle, mais une recherche détaillée des antécédents, de la marche des accidents paralytiques, et surtout la cicatrice de la plaie, ne tarderont pas à faire reconnaître le processus de la névrite ascendante. On n'oubliera pas que des plaies ou des traumatismes fort limités des doigts sont susceptibles de lui servir de point de départ.

Enfin les différentes variétés de plaies nerveuses se différencient aisément. Les corps étrangers, pourtant, ne sont pas sans prêter souvent à des erreurs; nous avons vu quelles irradiations douloureuses ils déterminent : à la suite d'une piqûre, on ne saurait dire, en général, si l'extrémité de l'instrument ne s'est pas brisée dans la plaie et ne reste pas enclavée dans le nerf. Dans un cas de ce genre, observé par M. François Franck, une aiguille enfoncée dans l'épaisseur du nerf cubital provoquait des crises de contractures dans la main et l'avant-bras : on ne trouvait, à la surface de la peau, aucune trace de blessure qui pût servir d'indication. M. Franck renversa fortement la main en arrière, et, en suivant au doigt la surface du nerf, il découvrit une petite aspérité saillante, qui n'était autre que la pointe de l'aiguille. Une incision pratiquée à ce niveau permit d'en opérer l'extraction, et les désordres cessèrent immédiatement (1).

**Traitement.** — Une question doit être posée avant tout : celle de la *réunion par première intention des nerfs.*

Un nerf vient d'être coupé, on le suture; dans une plaie ancienne, on avive les deux segments, et on les suture encore : peut-on observer la soudure bout à bout des tubes nerveux et la restauration fonctionnelle immédiate?

Les premières observations de suture nerveuse avaient fait croire à cette réunion primitive; Paget (1855), après suture du médian et du cubital, avait vu revenir, dès le dixième jour, la sensibilité, et, chez un second malade, le douxième jour; en 1864, les observations fameuses de Nélaton et de Laugier semblèrent décisives, mais le cas de Richet ne tarda pas à remettre tout en question.

Il faut faire deux parts dans le bilan de la réunion immédiate des nerfs : *les expériences, les faits cliniques.*

C'est Glück (1880) (2) qui a fourni surtout les résultats expérimentaux positifs. Il résèque 3 à 4 centimètres du sciatique d'un poulet, qu'il remplace par un segment analogue du sciatique d'un lapin; au onzième jour, la greffe est totalement soudée; l'excitation du bout supérieur détermine de fortes contractions musculaires; on sectionne le nerf au-dessus du niveau de la greffe, et l'excitation du bout isolé provoque les mêmes contractions. A la suite d'une simple section nerveuse, la suture primitive est suivie, au bout de quatre-vingts à quatre-vingt-six heures, du retour complet des fonctions. D'après Glück, il se développe, dans l'épaisseur des extrémités nerveuses, une série de noyaux, qui s'allongent et, par leurs prolongements anastomosés, créent la cicatrice. Nous devons dire tout de suite que ces faits n'ont été retrouvés par aucun autre observateur.

En 1882, Johnson reprend l'étude de ces transplantations nerveuses; de poulet à poulet, et de lapin à poulet, les segments se greffent parfaitement, mais la conductibilité ne se rétablit pas, la réunion est exclusivement fibreuse et la greffe dégénère.

Wolberg (1884) aurait constaté une seule fois, sur 30 expériences, la réunion

(1) Rapporté par Tripier, art. Nerfs. *Dict. encycl. des sc. méd.*
(2) *Ueber Neuroplastik auf dem Wege der Transplantation. Arch. f. klin. Chir.*, 1880, XXV, 606-616

*per primam* au microscope; et sur 48 observations prises sur l'homme, il en donne 13 comme des exemples de cicatrisation immédiate; nous allons voir qu'elles prêtent à discussion.

Du reste, dès 1866, un élève de Chauveau, le docteur Magnien (¹), avait soumis ce problème au contrôle expérimental en faisant la section et la suture du nerf facial sur des chevaux; il obtenait l'adhésion cicatricielle des deux bouts, mais non le retour immédiat des fonctions. Philippeaux et Vulpian ont toujours vu, dans leurs expériences, le tronçon de lingual interposé aux deux bouts de l'hypoglosse s'atrophier et se scléroser. M. Ranvier, malgré l'application rigoureuse de l'antisepsie, n'a jamais réussi dans ses tentatives de réunion immédiate.

Mais voici que des faits cliniques récents apportent un appoint nouveau à la théorie de la cicatrisation directe.

En 1884, M. Tillaux présente à l'Académie des sciences une observation qui devait faire grand bruit : à la suite de la suture du médian, pour une plaie ancienne, la sensibilité avait reparu dès le lendemain aux doigts, et s'était rétablie complète en quelques jours. Un second cas est publié dans la *Revue* de Chaput sur la suture des nerfs; enfin, en 1888, une troisième observation est relatée à la Société de biologie : le médian, sectionné depuis quatre ans, est réuni par une suture secondaire; « trois heures après, le malade sentait ses doigts, et l'examen de l'index et du médius montrait qu'ils avaient recouvré leur sensibilité. » En 1885 M. Nicaise (²) constatait aussi, dès le lendemain d'une suture secondaire du médian, le retour partiel de la sensibilité; « le surlendemain, en explorant la sensibilité à la piqûre dans tous les points de la paume précédemment insensibles, on remarquait que la sensation de la première piqûre était très obtuse, et qu'elle devenait plus nette au bout de quelques instants; la sensibilité était revenue, mais elle était moins vive que dans la région interne de la main. Près de quatre mois après l'opération, la sensibilité au simple contact était restés obtuse. » A la Société de chirurgie, en 1887, M. Polaillon, communique l'histoire d'une malade qui, en tombant contre une vitre, s'était coupé les nerfs médian et cubital au poignet; tous deux furent suturés dans la plaie, mais la réunion échoua, et l'anesthésie s'était maintenue. Au bout de vingt et un mois, on découvre de nouveau le médian; la continuité ne s'était pas rétablie entre ses deux bouts : on pratique la suture secondaire. Cinq heures après l'opération, la sensibilité est revenue, et aussi bien dans la sphère du cubital que dans celle du médian. — A propos de cette malade, M. Segond relate un autre cas : section du médian et du cubital au poignet; une heure après, on constate une anesthésie complète dans le territoire de ces deux nerfs; suture : au bout d'un quart d'heure, la sensibilité avait reparu. — Quelles conclusions tirer aujourd'hui de ces données cliniques et expérimentales?

La théorie de la réunion primitive des nerfs (au sens fonctionnel, bien entendu) soulève une triple série d'objections.

(¹) *Recherches expérimentales sur les effets consécutifs à la lésion des nerfs mixtes.* Thèse de doct., 1866.

(²) Nicaise, *Suture des nerfs. Rev. de Chir.*, 1885, V, p. 373, 566, et Congrès français de chirurgie, 9 avril 1885.

Il en est une première qui est tirée de la physiologie générale. Une réunion primitive suppose l'accolement et la fusion des cylindres-axes coupés ; or, le cylindre-axe n'est autre chose qu'un prolongement cellulaire, et nulle part on ne voit une cellule, une fois fragmentée, se réunir à elle-même, et cela est applicable surtout à un élément aussi élevé en organisation que la cellule nerveuse. Les fibres striées, dans une plaie musculaire, ne se soudent jamais bout à bout, c'est par l'intermédiaire d'une lame de tissu embryonnaire, fort mince souvent, que se fait la cicatrisation dite primitive, et si des éléments striés se retrouvent plus tard dans ce tissu de cicatrice, ils sont nés d'un processus évolutif spécial et secondaire. Il en est de même pour les tendons, la peau, etc. ; nulle part, l'adhésion des éléments divisés n'est directe, et la continuité de l'organe ne se rétablit jamais que par le fait d'une régénération de ses éléments propres. Pour les tubes nerveux, il y a un obstacle de plus, c'est la rapidité extrême de leur dégénérescence, dès qu'ils sont séparés de leurs centres trophiques, et voilà pourquoi il est si rare, en réalité, que le chirurgien puisse tenter la réunion primitive proprement dite, celle de deux bouts nerveux encore sains. Lors de suture secondaire, le segment périphérique est atrophié et fibreux, le fait a été constaté à plusieurs reprises ; or, en dehors d'un examen histologique, l'apparence seule ne suffit pas à prouver que le nerf a bénéficié d'une régénération autogénique.

Mais il y autre chose. Cette réunion immédiate suppose le rapprochement exact et l'accolement intime des tubes des cordons nerveux ; or cette suture idéale est-elle praticable ? C'est un véritable chef-d'œuvre opératoire, écrit Glück lui-même, que cette adaptation régulière et totale des tubes nerveux divisés ; fût-elle réalisée, que le moindre mouvement, le moindre heurt suffirait à la rompre. Quand on répète la suture nerveuse sur le cadavre, et qu'on cherche à obtenir cette juxtaposition complète, on ne tarde pas à se convaincre qu'elle est à peu près impossible. M. Quénu a institué autrefois une série d'expériences, à l'amphithéâtre de Clamart ; il a bien voulu nous en communiquer les résultats : sur 5 chiens, le nerf sciatique fut divisé, puis suturé au crin de Florence ; on apportait le plus grand soin à assurer la coaptation des deux bouts, et toutes les précautions antiseptiques étaient prises. Dans 4 cas, la réunion des parties molles fut parfaite, les animaux furent sacrifiés quatre, huit, dix, douze jours après l'opération. « Dans tous ces cas, nous avons toujours obtenu, du côté du nerf une cicatrisation parfaite des deux bouts ; la soudure n'était guère accusée que par un léger renflement fusiforme. » Les cicatrices ner-

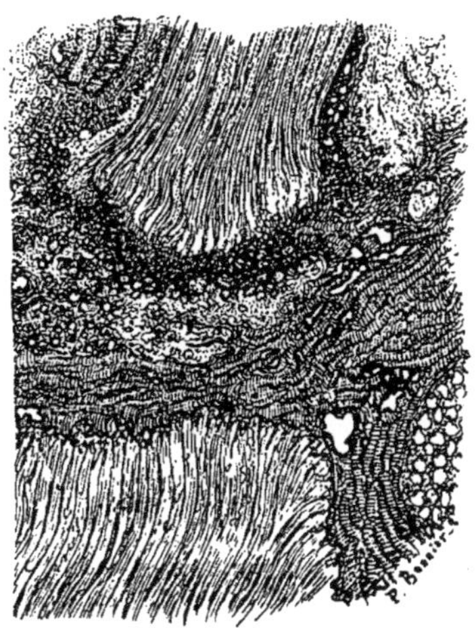

FIG. 17. — Cicatrice d'un cordon nerveux suturé coupe longitudinale : zone conjonctive intermédiaire aux deux bouts ; inflexion des tubes nerveux. (Quénu.)

veuses furent soumises à l'examen histologique, après avoir été traitées par l'acide osmique : et l'on put faire constamment, sur les coupes longitudinales, la double constatation suivante :

« 1° Dans la cicatrice nerveuse, les faisceaux primitifs n'arrivent pas au contact sans avoir subi *une certaine inflexion* ;

2° Il existe constamment, entre les extrémités divisées des tubes nerveux *une zone conjonctive mince*. Deux ou trois jours après la section, cette zone a l'aspect d'une sorte de tissu muqueux; au bout de huit à dix jours, elle a déjà pris les caractères du tissu conjonctif adulte. »

Voilà donc une double série de faits qui ne parlent guère en faveur de la réunion primitive des nerfs; quoi qu'il en soit, une observation clinique indiscutable forcerait la conviction.

Mais cette démonstration clinique n'est pas encore faite. Nous avons suffisamment exposé plus haut les anomalies de distribution de la paralysie motrice et de l'anesthésie, pour ne pas revenir à nouveau sur les erreurs d'interprétations qui entachent quelques faits : Albrecht, Etzold en ont relevé un certain nombre dans les statistiques allemandes. Mais il existe des faits indéniables et d'observation entièrement correcte; il suffit de rappeler ceux de MM. Tillaux, Nicaise, Polaillon, Segond, etc. Or, que trouve-t-on dans ces cas? Le retour immédiat de la sensibilité, et *de la sensibilité seulement*; les muscles ne bénéficient pas, semble-t-il, de la restauration fonctionnelle. Il est vrai qu'ils sont quelquefois trop amaigris et trop atrophiés pour fournir une contraction utile, et c'est alors que l'exploration directe et individuelle de chaque muscle serait nécessaire. Il n'en est pas toujours ainsi; chez le malade de M. Segond, la suture du médian et du cubital est pratiquée sur le champ, la sensibilité reparaît au bout d'un quart d'heure, mais les muscles actionnés par les deux nerfs n'en subissent pas moins une atrophie consécutive.

Cette restauration sensitive immédiate suffit-elle à démontrer la réunion primitive des tubes nerveux? Certains faits permettent de l'expliquer autrement.

Le professeur Brown-Séquard a appliqué ici sa théorie de la dynamogénie et de l'inhibition, et ses conclusions ont été soutenues par M. Quénu devant la Société de chirurgie. Lors de section ancienne, il y a simultanément supression d'action pour les fibres directes coupées, inhibition des fibres récurrentes, « par l'action réflexe du bout central du nerf irrité par la section ».

En d'autres termes, l'irritation traumatique enraye l'activité physiologique du nerf, le paralyse sans l'altérer dans sa structure; c'est un état d'inertie, de mort apparente d'un organe encore intact, et qui reste toujours appareillé pour le fonctionnement. Survienne une irritation nouvelle, et l'engourdissement cesse, et brusquement l'activité renaît dans toute sa plénitude; le nerf est dynamogénié. Suivant l'expression de Quénu, il y a deux phénomènes en date dans ce rétablissement, tardif et brusque, de la sensibilité, que provoque une suture : il y a la suppléance latente, préexistante, qui tient aux récurrences anastomotiques, mais qui jusqu'alors tardait à se manifester; il y a le réveil physiologique, sous l'influence de l'intervention opératoire.

La démonstration est frappante, dans quelques observations. Ainsi en était-il chez le dernier malade de M. Tillaux (1888); le médian avait été suturé une première fois, et l'anesthésie, qui occupait très régulièrement à la main le territoire du nerf, avait disparu en quelques heures. Quelques mois après, le malade tombe sur le côté droit, et son bras est serré entre son corps et le sol; l'anesthésie reparaît telle qu'elle existait avant la première intervention; on croit à une rupture de la cicatrice nerveuse, on découvre le nerf : sa continuité était intacte; « le bout supérieur avait conservé sa forme olivaire, et au-dessous delui existait un rétrécissement véritable; puis le bout inférieur présentait la forme d'un fuseau très-allongé, libre de toute adhérence. » On referme la plaie. *Deux heures après, la sensibilité était revenue.* M. Quénu a cité un fait analogue : à la suite d'une plaie du poignet, qui avait intéressé le médian, l'anesthésie persistait au pouce, à l'index et au médius, bien que les mouvements du pouce fussent à peu près conservés; on soupçonne une réunion incomplète du nerf coupé; on le recherche : il était réuni, et renflé en boule au niveau de la cicatrice nerveuse; le renflement adhérait à un bout du grand palmaire, sectionné aussi : on le libère et l'on suture la peau. Au réveil, la sensibilité était déjà très manifeste à la pulpe du pouce, les premières phalanges de l'index et du pouce n'étaient plus totalement anesthésiées; quatre jours plus tard, les phalangettes de l'index et du médius restaient seules insensibles.

Ces faits ont toute la valeur d'une expérience. Ne sait-on pas aussi, que, dans les cas de section nerveuse qui ne sont l'objet d'aucune intervention opératoire, la date du retour de la sensibilité ne paraît obéir à aucune loi, qu'elle est fort précoce chez quelques blessés, et qu'elle est loin de suivre toujours l'allure progressive et lente d'une fonction qui se régénère. Peut-être les retours brusques sont-ils dus aussi à des phénomènes d'irritation nerveuse, qu'il serait intéressant d'analyser.

Mais toutes les sutures nerveuses ne sont pas suivies de cette réparation fonctionnelle instantanée. Pourquoi? parce que l'intégrité des fibres récurrentes n'est pas constante; s'il y a eu névrite, les tubes anastomotiques ont été atteints comme les autres et le cordon nerveux est totalement dégénéré. Ce n'est alors qu'au prix d'une régénération qu'il pourra reconquérir à la fois et ses caractères anatomiques et son pouvoir de transmission; M. Tripier a bien fait ressortir ce rôle de la névrite. Et voilà ce qui crée une disparité si grande entre les observations, et ce qui rend si difficile de les comparer entre elles.

Du reste, la théorie dynamogénique ne doit être, aujourd'hui encore, qu'une théorie d'attente; mais la pathologie nerveuse n'est-elle pas remplie de faits analogues? N'y a-t-il pas une assimilation à établir entre ces disparitions subites et ces brusques retours de la sensibilité, et les paralysies à distance, dont nous parlions dans un autre chapitre, qui succèdent immédiatement au traumatisme d'un nerf, et se font loin de ce nerf, et les plaques d'anesthésie symétriques, qui figurent sur le membre sain la lésion du membre blessé? Si le mécanisme intime reste encore obscur, c'est qu'il se rattache à un problème encore insoluble, celui de l'influx nerveux.

*En résumé, de par les observations cliniques, si intéressantes qu'elles soient, on ne saurait affirmer la réunion primitive des nerfs, et l'expérimentation a été jusqu'ici insuffisante à la démontrer.* Aller plus loin serait sortir de la saine logique scientifique : c'est aux expériences et aux observations de l'avenir qu'il faudra demander une solution définitive.

Mais ces conclusions ne restreignent nullement les applications de la suture nerveuse. Ce qui a été dit plus haut du processus de régénération suffit à expliquer quelle importance il y a à mettre en contact les deux bouts, ou même à jeter entre eux, s'ils sont trop distants, un pont de substance inerte destinée à conduire le bourgeonnement. Aussi, comme le dit Etzold, la suture nerveuse doit être enseignée aujourd'hui avec autant de soin que la ligature des artères.

S'il faut en croire Hehn, elle aurait été pratiquée par Galien; mais on confondait alors, du moins nominativement, nerfs et tendons. Du reste, la « piqûre des nerfs » et la convulsion » qu'elle provoquait, d'après la croyance générale, étaient trop redoutées pour permettre une tentative de ce genre. En démontrant la réalité de la cicatrisation nerveuse, les travaux de Cruikshank et de Fontana firent faire un premier progrès dans ce sens; pourtant il faut venir jusqu'à Dupuytren pour trouver la suture nerveuse, sinon appliquée, du moins conseillée. La première suture aurait été faite par Daniel Würz, mais l'observation ne nous est pas parvenue, et c'est en réalité à Baudens (1836) qu'on doit en rapporter la priorité; après lui, il suffit de citer Paget (1853), Nélaton (1863), Laugier (1864), Richet (1867).

Il faut distinguer *la suture primitive*, faite pour une plaie récente, et *la suture secondaire*.

I. Suture primitive. — Au fond d'une plaie récente, au poignet, par exemple, ce n'est pas assez de lier les artères qui donnent : il faut encore suturer les tendons coupés et suturer les nerfs. Que d'impotences définitives seraient évitées si un tel principe était de notion générale et d'application courante!

La section du nerf est-elle partielle, on ne songe plus aujourd'hui à la compléter, comme le voulait Heister; on sait que les accidents consécutifs relèvent de la névrite, et que, pour s'en préserver, le meilleur moyen est encore une antisepsie soignée et une suture exacte.

Mais il est nécessaire, dans certains cas, de réséquer un court segment des bouts nerveux, contus et désorganisés : il en résulte une perte de substance qui exige la mise en pratique de tel ou tel procédé spécial. La technique est alors celle de la suture secondaire.

II. Suture secondaire. — L'opération se répartit en quatre temps :

1° *Recherche des deux bouts.* — La bande d'Esmarch est fort utile. On incise dans la direction normale du nerf, et en se guidant sur la cicatrice. Il n'est pas rare que, dans la profondeur, la recherche devienne très pénible, surtout si la plaie primitive était anfractueuse ou lors de suppuration étendue : il faut sculpter lentement la gangue cicatricielle, où les bouts nerveux ne se distinguent souvent que fort mal. Cela est vrai surtout pour le bout périphérique souvent mince et atrophié; l'exrémité centrale se reconnaît mieux, grâce à son volume et au bulbe qui la termine.

2° *Avivement.* — Lors de plaie ancienne, il faut aviver les bouts en présence; il sera mieux de se servir d'un bistouri bien tranchant que de ciseaux qui mâchonnent. On procède par sections successives et rapprochées, jusqu'à ce que la surface de coupe, au moins sur le bout central, prenne l'aspect caractéristique du nerf, et montre en relief la série des fascicules nerveux.

3° *Passage des fils.* — Quel fil, quelle aiguille employer? Et quels procédés de suture?

Nélaton s'était servi d'un fil d'argent, dont il avait fixé les deux extrémités dans un tube de Galli; Vulpian, dans ses expériences, employait le fil de lin; Ranvier a choisi le catgut. Le catgut, la soie de Chine et le crin de Florence restent surtout recommandables, et, en première ligne, le catgut fin. Il a pourtant un défaut, c'est son manque de souplesse, qui rend quelquefois difficile un affrontement aussi précis et aussi délicat que doit l'être l'affrontement nerveux; le catgut chromique de Lister n'aurait pas cet inconvénient.

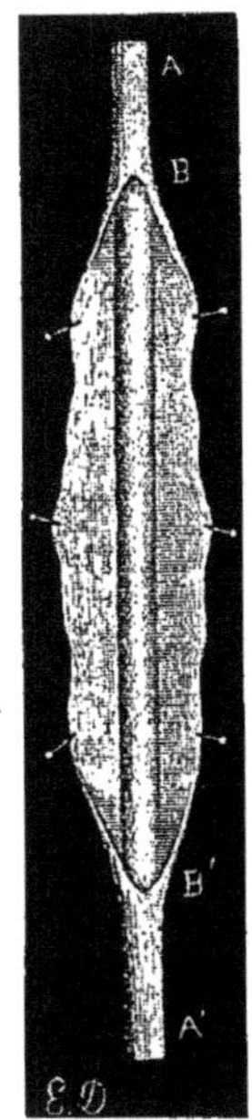

Fig. 18. — La gaine névrilématique d'un nerf, disséquée.

Il importe de ne léser que le moins possible de tubes, quand on passe l'aiguille et le fil dans l'épaisseur même du cordon nerveux (suture directe), aussi est-il bon d'aplatir le fil de catgut, avant de le passer, et d'employer une aiguille fine et ronde, les aiguilles ordinaires, aplaties sur leurs faces, étant susceptibles de couper par leurs bords. Wolberg a même fait construire une aiguille spéciale, aplatie suivant les bords, et en lame de sabre recourbé qui lui permet de s'insinuer en quelque sorte entre les fascicules nerveux sans provoquer de rupture ni de section.

Il y a plusieurs types de sutures :

1° *Suture indirecte, para-nerveuse ou névrilématique.* — *Procédé de Baudens et de Hueter.* — Elle consiste à ne comprendre dans l'anse des fils que la gaine névrilématique (voy. fig. 18) : sur le bout supérieur, à 1 centimètre environ du niveau de la section, l'aiguille traverse la gaine fibreuse du nerf, puis descend immédiatement au-dessous d'elle, jusqu'à la surface avivée; sur l'autre bout, elle passe de nouveau, et au point correspondant, sous la face profonde de la gaine, pour en émerger à la même distance : le fil qu'elle entraîne est noué sur le côté (voy. fig. 19). On pratique ainsi une double suture, en général; mais il faut bien dire qu'elle semble assez peu compatible avec un affrontement exact; la gaine fibreuse se plisse, se déchire quelquefois, et le rapprochement n'est jamais bien assuré.

Pourtant Etzold en rapporte cinq nouveaux cas où elle servit, comme dans celui de Baudens, à la réunion des cordons du plexus brachial dans l'aisselle.

2° *Suture directe.* — *Procédé de Nélaton.* — C'est aussi le procédé le plus couramment employé. Le bout supérieur est traversé d'avant en arrière, à 1 centimètre ou 1 centimètre 1/2 de la section, et le fil est ramené verticalement, derrière le bout inférieur qu'il traverse à distance égale de la surface d'avivement : il se lie en avant. On passe deux fils, si le nerf est gros, ou la tension très forte.

3° *Sutures mixtes.* — A. *Procédé de Tillmanns.* — On applique une suture directe, *intra-nerveuse*, que l'on combine avec deux ou trois points de suture indirecte, *névrilématique.*

B. *Procédé de Mickulicz* (¹). — C'est la méthode de *la double suture d'appui et d'affrontement* telle qu'on l'applique aux sections tendineuses. Mickulicz passe un fil d'appui à 1 centimètre 1/2 de la section, puis trois sutures d'affrontement plus superficielles et plus rapprochées; si l'écartement est très accusé, on place deux fils d'appui, soit sur la même ligne, dans un gros nerf, soit l'un au-dessus de l'autre.

4° *Affrontement.* — Tels sont les différents modes de suture; il faut apporter un soin extrême à l'affrontement, et nous avons dit plus haut quelle en était la difficulté; une attitude appropriée, que maintient un appareil contentif, complète l'intervention.

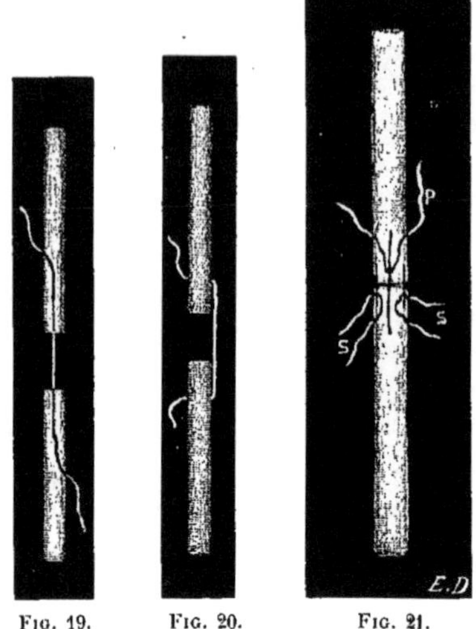

Fig. 19. Fig. 20. Fig. 21.

Fig. 19. — Suture indirecte ou névrilématique (procédé de Baudens et de Hueter).

Fig. 20. — Suture directe (procédé de Nélaton).

Fig. 21. — Suture d'appui (P.) et suture d'affrontement (S.S.) (procédé de Mickulicz).

Mais il n'est pas rare, surtout lors de suture secondaire, que, l'avivement fait, il reste entre les deux bouts une brèche trop large pour permettre le rapprochement, même avec l'aide d'une attitude forcée. De là une série de procédés destinés à amener l'affrontement ou à combler la brèche.

A. *Élongation du bout central; procédé de Max Schüller.* — C'était pour une section du médian au poignet, par éclat de verre, qui datait de cinq mois. On trouva le bout supérieur terminé par un renflement, d'où partait un mince filet, celui du court abducteur du pouce; une masse cicatricielle, qui contenait à son centre un fragment de verre anguleux, le séparait des bouts périphériques (voy. fig. 7). Le bout central et les bouts périphériques avivés, il restait un écart de 5 centimètres qu'une flexion, même extrême, de la main ne pouvait combler. Schüller pratiqua l'élongation du bout central, et il put alors le suturer aux sept autres rameaux périphériques. Au bout de quelques mois les fonctions étaient rétablies.

B. *Transplantation nerveuse.* — Nous en avons exposé plus haut l'histoire expérimentale. Contre l'opinion de Glück, il est bien démontré que le segment transplanté dégénère et se sclérose, et qu'il ne remplit d'autre rôle qu'un corps inerte; Assaky l'accuse même de provoquer aisément des accidents locaux, des suppurations, etc.

Chez l'homme, les essais n'ont pas été non plus couronnés de succès; P. Vogt avait interposé aux deux bouts du radial droit d'un homme, écartés de 8 à 10 centimètres, deux tronçons de 12 centimètres pris aux sciatiques d'un chien;

(¹) Schramm, *Wiener med. Woch.*, 1883, Bd. XXXIII, Nos 39 et 40.

mais la plaie suppura, et, deux mois plus tard, aucune trace de conductibilité n'avait reparu. Le professeur Albert (de Vienne) greffa aussi un segment du nerf tibial, provenant d'un membre amputé, entre les extrémités d'un médian réséqué pour névrome, mais sans plus de succès.

Pourtant, dans un cas récent, Landerer [1] aurait été plus heureux. C'était pour une plaie ancienne du nerf radial, chez une paysanne de dix-huit ans; les deux bouts adhérents à une masse cicatricielle étaient trop friables pour se prêter à la moindre traction et un écart de 3 centimètres 1/2 persistait entre eux. On interposa un segment de sciatique de 4 centimètres 1/2, pris sur un jeune cobaye. Trois semaines après, l'électrisation du tronc nerveux au-dessus de la plaie était suivie d'un mouvement déjà net d'extension de la main, et, au bout de deux mois et demi, la patiente pouvait relever sa main jusqu'au-dessus du plan horizontal et résister même à une certaine pression opposée.

En somme, la transplantation nerveuse ne justifie pas l'espoir qu'on avait fondé sur elle et les manœuvres délicates qu'elle nécessite sont de nature à lui faire préférer la simple suture à distance, au catgut.

C. *Suture à distance.* — Glück a été le premier à la tenter expérimentalement : il interposait entre les bouts du nerf divisé des bandelettes de cuir danois, des tresses de catgut, des fragments de muscles, des bandelettes de peau. En 1885, Tillmanns propose de nouveau la suture à distance, avec le catgut. C'est à Assaky qu'on en doit l'étude expérimentale complète; il a montré, d'une part, que l'élasticité des cordons nerveux se prête à un certain degré d'allongement, et, d'autre part, que la réunion à distance par des anses de catgut permet une régénération rapide, les fibres néoformées se groupant autour des fils; aussi, la cicatrice nerveuse est-elle d'autant plus volumineuse que les anses de catgut sont plus multipliées.

Ce procédé mérite donc d'être appliqué sur l'homme, le cas échéant, et il rendrait, sans doute, de grands services. En 1888, Glück et Bernhardt [2] en ont publié un cas; une section ancienne du radial, dont l'écartement était de 5 centimètres, fut réunie par une tresse de catgut; le retour progressif des fonctions nécessita un long traitement électrique (un an), mais il fut obtenu.

D. *Suture tubulaire* (Van Lair). — La tubo-suture de Van Lair, aux drains d'osséine (voy. *Anatomie pathologique*), n'a pas encore été, que nous sachions, appliquée sur l'homme; les résultats expérimentaux ne sont en rien supérieurs à ceux de la suture à distance avec le catgut, et le procédé est d'application plus difficile.

E. *Suture par dédoublement.* — C'est un procédé analogue à celui que Czerny a utilisé pour les tendons (voy. t. I, fig. 164).

Il a été tenté sur l'homme, pour la première fois, par Letiévant en 1872 : il s'agissait d'une large perte de substance du médian et du cubital, à la suite

(1) *Einheilung eines Kaninchennerven in einem Defect des Nervus radialis. Deutsche Zeitschrift f. Chir.*, 1888, XXVIII, 604-606.

(2) Glück et Bernhardt, *Heilung einer Radialislähmung in Folge eines traumatischen Nervendefects durch secundäre suture nerveuse à distance oder indirecte Nervennaht. Berliner klin. Woch.*, 1888, p. 701-904.

d'une plaie de guerre; les deux nerfs furent dédoublés et suturés au fil métallique; mais la plaie suppura, et quatre-vingt-deux jours après l'opération on ne constatait encore aucune amélioration; le malade fut perdu de vue.

Le fait de Tillmanns (1885) est fort analogue : il existait aussi une section simultanée du médian et du cubital à l'avant-bras, et les bouts étaient largement écartés. On tailla, aux dépens de chacun d'eux, des lambeaux qui furent rapprochés et suturés au catgut fin; quatre semaines plus tard, la sensibilité commençait à revenir dans le territoire du médian et du cubital; au bout de neuf semaines, les deux doigts avaient recouvré un léger degré de motilité, l'amélioration continua progressivement et, un an après, la motilité et la sensibilité de la main étaient redevenues à peu près normales : il ne restait qu'un peu d'anesthésie à la pulpe des deuxième et troisième doigts.

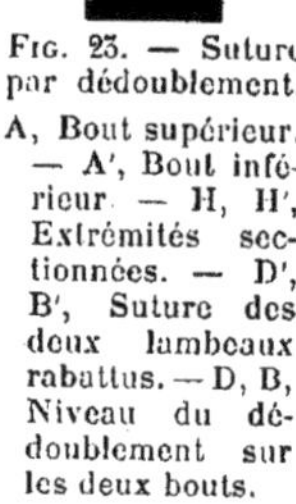


Fig. 23. — Suture par dédoublement. A, Bout supérieur. — A', Bout inférieur. — H, H', Extrémités sectionnées. — D', B', Suture des deux lambeaux rabattus. — D, B, Niveau du dédoublement sur les deux bouts.

La technique est aisée à comprendre, mais de pratique assez délicate : un bistouri à lame étroite et bien tranchante plonge dans l'épaisseur du tronçon supérieur, d'arrière en avant, à une distance de 1 centimètre 1/2 de la section, puis il remonte à une hauteur de 2 à 3 centimètres, suivant la brèche à combler, et ressort transversalement; le lambeau supérieur est ainsi taillé et rebattu; sur l'autre bout, la même manœuvre est répétée en sens contraire et le lambeau relevé : il suffit alors de mettre ces deux lambeaux en contact et de les suturer. Une tension un peu forte risquerait de les déraciner complètement au niveau de leur pédicule.

Il est indéniable que les deux lamelles nerveuses sont fatalement vouées à la dégénérescence et qu'elles ne constituent, en réalité, qu'*une suture à distance avec du nerf*.

F. *Greffe nerveuse ou suture du bout périphérique du nerf coupé avec un nerf voisin intact.* — Un tel procédé ne saurait être de mise que dans les régions où deux nerfs cheminent parallèles et à peu de distance l'un de l'autre, l'avant-bras, par exemple, et lors d'écartement excessif des deux tronçons. Denonvilliers en aurait eu la première idée, mais il a été indiqué surtout par Letiévant. On avive peu profondément le nerf intact, sur son bord, et le bout périphérique est suturé à la surface avivée. C'est condamner à la dégénérescence une portion des tubes du nerf intact, mais c'est ouvrir une voie à la régénération du bout périphérique et à la transmission nerveuse; cette voie peut-elle devenir suffisante, on ne sait : l'expérimentation et la clinique sont restées muettes jusqu'à présent.

Par une application de la même méthode, M. Desprès, dans un cas d'arrachement du médian, dissocia les faisceaux du bout inférieur, près de la section, et les mêla aux faisceaux, dissociés aussi, du cubital en les maintenant en place par la suture. Ajoutons que les mouvements des doigts étaient conservés, avant toute intervention; il y avait là encore, sans doute, suppléance motrice du médian par le cubital, grâce à l'anastomose anti-brachiale ([1]).

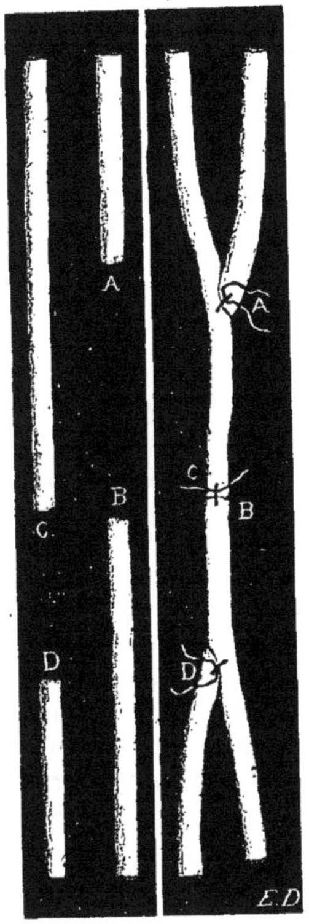

G. *Suture par croisement.* — Elle consiste à réunir deux bouts de nerfs différents. Elle est basée sur la loi physiologique de la conductibilité indifférente des cordons nerveux, sur les expériences de Flourens, de Bidder, de Gluge, de Thiernessse, de Philippeaux et Vulpian.

C'est encore Letiévant qui l'a proposée et pour les nerfs parallèles et voisins, tels que le médian et le musculo-cutané, au bras, le médian et le cubital, à l'avant-bras.

Supposons une plaie simultanée de ces deux nerfs, à une hauteur différente, et, pour chacun d'eux, un écartement trop accusé pour permettre la suture de leurs deux bouts : on accole et l'on réunit le bout supérieur de l'un au bout inférieur de l'autre, comme le montre la figure 23, A. On prend comme bout inférieur, autant que possible, celui dont le territoire est le plus étendu.

Mais il reste deux bouts isolés : Tillmanns conseille de les réunir à leur tour au tronçon le plus voisin (voy. fig. 23, B). Ainsi faite, si la suture était suivie d'un succès complet, aucune voie nerveuse ne serait perdue et la reconstitution fonctionnelle devrait être totale. Mais elle n'a encore été mise en pratique ni chez l'homme, ni chez les animaux.

Fig. 23. — Suture par croisement.

A. Les bouts A B et C D sont trop écartés pour être suturés; on réunira le bout supérieur C de l'un des nerfs au bout inférieur B de l'autre nerf.

B. La suture par croisement est faite : les bouts restants A et D sont réunis au tronçon nerveux voisin (Tillmanns).

Tels sont les différents procédés de la suture secondaire; ajoutons qu'elle peut réussir longtemps encore après la plaie nerveuse. Mais alors d'autres difficultés se présentent et retardent souvent de longs mois la guérison définitive : ce sont les troubles trophiques et l'atrophie musculaire. De là, la nécessité d'un traitement ultérieur, qu'il faut poursuivre longtemps et avec énergie.

L'électrisation en constitue le principal élément; c'est à l'électricité galvanique qu'il faut s'adresser ([2]).

([1]) Marchand, *Gaz. hebd.*, 1876, p. 405.

([2]) En effet, le muscle dégénéré n'est plus excitable par le courant faradique. C'est donc au courant galvanique qu'il faut recourir; mais ce muscle n'est plus, comme à l'état vain, excitable de préférence par le pôle négatif à la fermeture du courant. Il faudra donc, après vérification, employer le pôle positif avec ouverture ou fermeture, ou même, au dernier degré de dégénération, le pôle négatif avec ouverture. En somme, on utilisera la réaction conservée par le muscle, en se contentant, au début, d'obtenir une ou deux contractions par séance. Il est, en effet, un danger à éviter, c'est d'épuiser le reste de contractilité du musle par un *surmenage relatif*. Enfin, pour améliorer la nutrition générale, la *franklinisation* sera fort utile. (*Communication de M. le docteur Vigouroux.*)

# CHAPITRE II

## LÉSIONS INFLAMMATOIRES DES NERFS

### I

### CONGESTION DES NERFS

La riche vascularisation des troncs nerveux est bien de nature à faire supposer que la congestion y doit être fréquente, et, sans doute, nombre de phénomènes sensitifs et moteurs, qui passent presque inaperçus, n'ont pas d'autre pathogénie. Malheureusement, de par ce caractère même, l'étude en est fort complexe : aussi les documents précis sont-ils rares sur la congestion des nerfs, ils sont dus presque tous à Waller et surtout à Weir Mitchell.

**Étiologie.** — Le refroidissement est le mode expérimental que Weir Mitchell a utilisé pour l'étude fonctionnelle et anatomique de la congestion nerveuse; aussi la congélation doit-elle être rangée au nombre de ses causes.

Mais la congestion secondaire est plus fréquente encore : elle se produit au contact de tous les foyers inflammatoires, et telle est peut-être la cause la plus fréquente de la douleur; un grand nombre de névralgies *sine materiâ* n'ont sans doute pas d'autre origine.

**Anatomie pathologique.** — Les données expérimentales fournies par Weir Mitchell sont à peu près les seules qu'on possède. Il refroidissait, chez les animaux, par un jet d'éther, le sciatique, le pneumogastrique ou le sympathique cervical : une congestion légère ne laisse aucune trace appréciable dans l'épaisseur du nerf; il n'en est pas de même lorsque le refroidissement est prolongé ou répété souvent : « Le nerf se montre, à l'œil le moins exercé, plus large et plus sombre que dans l'état ordinaire. Les coupes rendent manifestes l'accroissement dans le nombre des vaisseaux et les ruptures vasculaires nombreuses qui ont donné naissance à des caillots interfibrillaires; dans quelques cas, des stries rougeâtres témoignent que l'épanchement sanguin a suivi les interstices cellulaires qui existent entre les grosses divisions du nerf. A ce degré-là, ce n'est plus à une simple congestion qu'on a affaire, mais à une véritable apoplexie du tissu nerveux. » On comprend qu'à ce degré, un certain nombre de tubes nerveux soient détruits par compression et donnent lieu, dans le bout périphérique, à des phénomènes de dégénérescence; en effet, « si l'on pratique l'examen anatomique des parties en sacrifiant l'animal au bout de quinze jours, on trouve un certain nombre de fibres qui ont subi la dégénérescence wallérienne. »

**Symptômes.** — Ce que nous venons de dire indique déjà que les troubles fonctionnels qui relèvent de la congestion doivent être fort variables.

En général, ils sont peu intenses et durent peu; des fourmillements, des élancements et une hyperesthésie douloureuse, puis de l'engourdissement, l'anesthésie et la parésie musculaires : voilà, en général, ce qu'on observe. Waller et Weir Mitchell ont étudié sur eux-mêmes les signes du refroidissement du nerf cubital : la motilité persiste la dernière, et survit un peu à l'engourdissement initial; « la température s'élève lentement; une sensation de chaleur se manifeste dans la région cubitale, en même temps qu'une abondante sudation ».

Le retour complet des fonctions se fait attendre plus ou moins, suivant l'intensité de la congestion : il reste un certain degré d'endolorissement du nerf et d'hyperesthésie cutanée, en même temps qu'une légère tuméfaction locale. On conçoit qu'à la suite de l'apoplexie nerveuse, les désordres consécutifs soient plus graves, et que l'on puisse trouver et la paralysie et des complications névritiques.

Il est évident que, dans les cas ordinaires, c'est surtout l'absence de ces phénomènes graves et l'état passager des troubles sensitifs ou moteurs qui permettent de distinguer la simple congestion d'une névrite au début, mais on ne saurait être trop réservé, l'hypérémie n'étant assez souvent que la première phase de l'inflammation.

Le traitement antiphlogistique sera donc institué dès le début, et activement poursuivi; mais ce qu'il faut rechercher et combattre avant tout, ce sont les causes qui entretiennent la congestion nerveuse.

## II

## NÉVRITE

C'est l'inflammation des cordons nerveux.

Nous sommes loin du temps où Boerhaave déniait aux tubes nerveux la propriété de s'enflammer, et n'admettait encore que la « névrilémite ». Cotugno signala, l'un des premiers, le rôle de l'inflammation du nerf dans certaines névralgies sciatiques; et la névrite, étudiée par Ploucquet et Nasse, par J. Franck, par Hildenbrandt, Martinet et Swan, enfin par Gendrin (1), qui en donna le premier une bonne description anatomo-pathologique, acquit peu à peu droit de cité en pathologie : Rokitansky, Romberg, Dubrueil (de Montpellier) (2), Ollivier (d'Angers), Beau (3) et Valleix (4) achevèrent de l'y introduire.

La névrite chirurgicale a servi de thème aux premières recherches; et, après les observations de Charcot (5), de Duménil (de Rouen) (6), qui, le premier, formula la théorie de la névrite ascendante, le beau livre de Weir Mitchell, More-

(1) *Histoire anatomique des inflammations*, t. II, 1826.
(2) *De la névrite*. Thèse de Montpellier, 1845.
(3) *De la névrite et de la névralgie intercostales. Arch. de méd.*, 1847.
(4) *Névrite. Arch gén. de méd.*, 1840, t. VII, p. 327.
(5) Charcot et Cotard, *Mém. de la Soc. de biol.*, 1865.
(6) *Contribution pour servir à l'histoire des paralysies périphériques, spécialement de la névrite. Gaz. hebdom.*, 1866.

house et Keen (1864) apporta de nombreux éléments à son histoire clinique, pendant que Tiesler, Klemm, Feinberg, Hayem, plus récemment, en poursuivaient l'étude anatomo-pathologique. Un mémoire de Charvot, les travaux de Nepveu sur la névrite des moignons, les thèses de Fortin et de Zumbiehl, et de nombreux faits épars, permettent aujourd'hui, sinon de résoudre les problèmes pathologiques qu'elle soulève, au moins de poser les grandes lignes de son évolution clinique.

Mais, à l'heure actuelle, le rôle de l'inflammation des nerfs semble grandir de plus en plus : les polynévrites périphériques [1], d'origine infectieuse, toxique, etc., tout en étant encore à l'étude, ont déjà conquis une large place; ces faits d'un si haut intérêt ne peuvent être que signalés ici.

HAYEM, Des altérations de la névrite consécutives à l'arrachement du nerf sciatique chez le lapin. *Arch. de physiol.*, 1875, 405. — LABADIE-LAGRAVE, art. NÉVRITE. *Dict. encycl. des sc. méd.* — POINSOT, art. NÉVRITE. *Dict. de méd. et de chir. prat.* — HAYEM, Note sur un cas de troubles trophiques avec élévation de température, consécutifs à une plaie intéressant plusieurs branches nerveuses. *Arch. de physiol.*, 1878, 2e s., V, 90-106. — CHARVOT, De la névrite traumatique et de ses conséquences en chirurgie. *Arch. gén. de méd.*, 1885, t. XVI. — SALVAT, Des névrites consécutives aux injections hypod. d'éther. Thèse de doct. de Bordeaux, 1884. — PITRES et VAILLARD, Des névrites provoquées par les injections d'éther au voisinage des troncs nerveux des membres. *Gazette méd. de Paris*, 1887. — NEPVEU, De la névrite des moignons. *Revue de chirurgie*, 1887. — FORTIN, Contribution à l'étude de la névrite périphérique traumatique. Thèse de doct., 1889. — ZUMBIEHL, De la névrite traumatique chronique. Thèse de doct. de Nancy, 1889.

**Étiologie.** — Dans le groupe, aujourd'hui si complexe, des névrites, nous ne prendrons que deux types : 1° *la névrite traumatique;* 2° *la névrite secondaire, qui succède à des affections d'ordre chirurgical.*

A chacun des chapitres des *Lésions traumatiques des nerfs*, nous avons dû inscrire la névrite au nombre des complications, mais, en réalité, elle varie beaucoup de fréquence, suivant le mode du traumatisme. Les sections nettes et complètes ne seraient jamais suivies de névrite, au dire de Charvot, et le dépouillement des nombreuses observations de Weir Mitchell parle dans le même sens. On ne saurait pourtant en faire une loi : ce serait accorder trop d'importance aux caractères physiques de la section nerveuse, que de lui sacrifier d'autres conditions pathogéniques, encore mal étudiées, mais dont le rôle doit être grand : nous voulons parler de l'infection locale. Dans les amputations, les nerfs sont, en général, tranchés nettement par le couteau. Pourquoi certains moignons deviennent-ils le siège de névrite? On invoque les pressions exercées sur les segments terminaux des nerfs par l'appareil, par la cicatrice peut-être, mais il est évident qu'une part doit être réservée à l'évolution de la plaie d'amputation, et que *la névrite chronique du moignon* est souvent assimilable, sous ce rapport, à l'ostéomyélite de l'os sectionné.

Plaies contuses, plaies par armes à feu, piqûres, corps étrangers, ligatures des nerfs : voilà les causes ordinaires de la névrite. Et toutes ces variétés de traumatismes ne sont-elles pas celles qui, d'une façon générale, prédisposent le plus aux complications inflammatoires, et qui semblent le meilleur terrain

[1] On en trouvera un excellent exposé dans la thèse de Mme DÉJERINE-KLUMPKE, *Des polynévrites en général, et des paralysies et atrophies saturnines en particulier.* Thèse de doct., 1889.

pour les inoculations septiques? Ce sont surtout les plaies des nerfs de petit volume, des filets terminaux, des nerfs collatéraux des doigts, par exemple, qui semblent le plus exposées à la complication névritique.

Du reste, les lésions sous-cutanées la provoquent aussi, et cela est surtout vrai pour la contusion, qu'elle résulte d'un choc direct ou qu'elle soit due à l'action d'un fragment osseux ou d'une tête articulaire déplacée. Fortin rapporte l'histoire d'un malade qui fut atteint, à la suite d'une luxation de l'épaule, d'une névrite étendue aux nerfs médian, cubital et musculo-cutané, et d'une atrophie consécutive de tout le membre. Sturel relate une observation du professeur Heydenreich (de Nancy), où une névrite ascendante du nerf tibial antérieur était consécutive à une fracture de jambe : on trouva, au cours de l'opération, le nerf tibial antérieur rouge, tuméfié, infiltré sur une longueur de 6 centimètres, « fixé solidement contre le col du péroné par du tissu cicatriciel »; il fallut une dissection minutieuse pour le dégager. Enfin toutes les variétés de compression lente sont des causes fréquentes d'inflammation chronique des nerfs; nous en avons parlé ailleurs.

Les brûlures et les gelures, aux doigts et aux orteils, se retrouvent aussi dans l'étiologie de certaines formes de névrite; des opérations chirurgicales, d'abord celles qui portent sur les nerfs eux-mêmes, la névrotomie, l'élongation, puis de simples incisions, sont susceptibles de la produire.

La névrite consécutive aux injections hypodermiques est encore, en réalité, une névrite traumatique. Ces accidents, qui se voient surtout à la suite des injections d'éther, ont été étudiés par Ocounkoff [1], Peter, Ball, Charpentier et Barbier, Arnozan [2], Salvat, dans sa thèse; Pitres et Vaillard les ont reproduits expérimentalement; ils succèdent à une injection faite dans le voisinage immédiat des troncs nerveux ou même dans leur épaisseur, si l'aiguille les a rencontrés.

2. *Névrite secondaire.* — Les affections osseuses se retrouvent souvent aussi dans son étiologie, et leur action est multiple; elle procède à la fois et de l'influence mécanique d'un os rugueux, irrégulier, qui irrite le cordon nerveux, et de la propagation inflammatoire. Les exemples ne manquent pas; c'est la névrite des racines médullaires et des paires rachidiennes dans le mal de Pott; c'est celle du facial, dans la carie du rocher, du sciatique ou du crural, dans les ostéites de l'os iliaque; c'est celle du nerf maxillaire inférieur, dans la périostite alvéolo-dentaire. Signalons ici la névrite des édentés, décrite par Gross (de Philadelphie) : Tuffier en publiait, en 1881, une curieuse observation [3].

Arthrites et péri-arthrites réagissent, elles aussi, sur les nerfs voisins, et il faut chercher sans doute, dans ces névrites péri-articulaires, une théorie pathogénique des atrophies aussi simple et mieux assise que la théorie réflexe longtemps adoptée. Déjà Sabourin [4] attribuait à une altération des nerfs péri-articulaires l'atrophie musculaire rhumatismale, et la même opinion se retrouve, avec faits à l'appui, dans les thèses de Decosse [5] et de Parisot [6]. Une entorse

(1) Thèse de doct., 1877.
(2) *Des névrites consécutives aux injections hypodermiques d'éther. Gaz. hebd.*, 1885.
(3) *Union méd.*, 1881.
(4) *De l'atrophie musculaire rhumatismale*, Th. de doct., 1873.
(5) Th. de doct., 1880.
(6) *Pathogénie des atrophies musculaires.* Th. d'agrég., 1886.

du genou est suivie d'arthrite subaiguë : l'atrophie musculaire survient, mais elle est accompagnée d'hyperesthésie et d'exagération des réflexes; le nerf crural est douloureux, à sa sortie de l'arcade crurale, et cette sensibilité persiste longtemps(1). Dans les arthrites tuberculeuses, Kiener et Poulet n'ont-ils pas démontré l'existence de névrites de voisinage?

Du reste, au contact de tous les foyers inflammatoires, les nerfs sont susceptibles d'être atteints, bien que l'accident soit relativement rare et que la résistance du cordon nerveux le garde longtemps de l'infection secondaire. Cornil et Ranvier ont insisté sur cette rareté de la suppuration des nerfs, ils en ont trouvé la cause dans la résistance de la gaine lamelleuse, d'abord, et dans l'autonomie vasculaire du tronc nerveux. Qu'on dénude le sciatique d'un lapin, et qu'on sème dans la plaie du vermillon délayé dans l'eau, les globules du pus se chargent de granules colorés; on les retrouve partout, sauf dans le nerf lui-même; dès qu'une éraillure est faite à la gaine lamelleuse, l'irruption purulente a libre carrière, et, dans les espaces inter-fasciculaires, se répandent les leucocytes colorés. Il suffit de rappeler les larges collections purulentes, celle de la psoïtis, le phlegmon de la fosse iliaque, le phlegmon périnéphrétique, qui dénudent les nerfs lombaires, parfois sur toute leur longueur; mais, dans de tels faits, la congestion nerveuse est fréquente, et la névrite caractérisée s'est vue aussi quelquefois : double pathogénie des douleurs irradiées.

Nous avons signalé la névrite dans les tumeurs, le plus souvent due à la compression : on la voit encore dans les affections chirurgicales du bassin, des organes génito-urinaires, etc. Elle joue certainement son rôle dans les paraplégies urinaires.

Enfin c'est encore à elle qu'il faut attribuer l'état douloureux de certains ulcères; Swan y insistait déjà, et, dans les cas de ce genre, il avait fait cesser les douleurs par l'excision du sciatique poplité externe. Et l'on verra, dans un autre chapitre (*Veines*), ce que deviennent les nerfs dans les membres variqueux.

**Anatomie pathologique.** — L'anatomie pathologique de la névrite a été faite, chez l'homme, sur les segments de nerfs réséqués, ou encore dans les moignons d'amputation (Nepveu); nous dirons bientôt quelle difficulté on rencontre à provoquer la névrite expérimentale.

Il faut distinguer : 1° la *névrite aiguë*; 2° la *névrite chronique*. La névrite aiguë peut-elle être parfois suppurée? La texture même des nerfs s'y prête peu; pourtant, lorsqu'un foyer de section nerveuse suppure, les deux bouts en présence sont le siège, dans une courte étendue, d'une inflammation phlegmoneuse, qui les dissocie; mais elle s'arrête bientôt.

Le cordon nerveux est tuméfié, dur, d'une coloration gris rougeâtre, striée d'un réseau vasculaire très serré, qu'on suit par la dissection jusque dans les travées inter-fasciculaires; çà et là, des ponctuations d'un rouge foncé ou noirâtre indiquent de petits foyers d'hémorrhagie sous-névrilématique; un exsudat séreux ou séro-fibrineux écarte les fascicules nerveux, imprègne les gaines lamelleuses, et se prolonge souvent jusque dans la gaine conjonctive

(1) Thèse de Décosse, p. 21.

lâche qui entoure le nerf. Plus tard, et si l'inflammation est plus intense, le cordon nerveux, d'un rouge brun et d'apparence pulpeuse, se ramollit et se déchire aisément.

Dans la névrite chronique, il est encore gros et dur, mais son volume est parfois double et triple, et son induration peut être telle, qu'il donne à la main la consistance d'un tendon ou d'un cartilage. Le nerf reste blanc ou gris de plomb, encore arborisé à sa surface; sur une coupe, on ne retrouve plus, ou seulement par points, le relief des tubes nerveux; une gangue conjonctive, d'un gris rougeâtre, en constitue presque toute l'épaisseur.

La névrite est *interstitielle* ou *parenchymateuse*. *Parenchymateuse*, elle porte surtout sur l'élément essentiel, le tube nerveux; les noyaux de la gaine de Schwann prolifèrent, la myéline se segmente, le cylindre-axe est érodé et détruit peu à peu, et c'est un processus, très analogue à celui de la régénération après section nerveuse, qu'on voit se développer.

Dans la *forme interstitielle*, la sclérose prédomine : sclérose limitée parfois, au moins pour un temps, aux couches lamelleuses les plus externes : c'est la périnévrite. Dans l'épaisseur du nerf, les cloisons conjonctives qui rayonnent en tous sens, forment jusqu'aux 5/6 de sa masse totale; par places on y décèle encore, dans les premiers temps, des foyers de cellules jeunes; enfin la sclérose est souvent de distribution irrégulière, et le nerf prend un aspect moniliforme. Sur le névrilème on a trouvé, dans quelques faits de périnévrite, de petites plaques sclérosées ou cartilagineuses, ou même de petites tumeurs (myxomes ou fibromes), qui ne sont que l'expression locale de la sclérose disséminée.

Mais, ici encore, les tubes nerveux ne restent pas indemnes; du moins ce fait est exceptionnel, et, s'il se voit dans certaines formes de névrite descendante (Charcot et Cornil), on observe, en règle, la segmentation de la myéline et la fragmentation du cylindre-axe, en un mot, la dégénération de la fibre nerveuse; mais l'altération n'est pas généralisée à toute l'épaisseur du cordon nerveux et des fibres saines se retrouvent à côté des fascicules atrophiés. Il est telle forme de névrite scléreuse, cependant, et telle étape du processus, où la prolifération conjonctive est devenue totale et le nerf n'est plus qu'un cordon fibreux (névrite interstitielle proliférante, Virchow).

On pourrait donc conclure que la névrite mixte est sans doute la forme la plus ordinaire, surtout dans les cas traumatiques que nous étudions; nous rappellerons seulement les autres variétés anatomo-pathologiques qui se voient surtout dans les polynévrites périphériques, la névrite segmentaire péri-axile, de Gombault, etc.

Qu'elle soit aiguë ou chronique, la névrite se caractérise par son évolution. Elle s'étend au long des tractus nerveux, elle suit leurs embranchements et leurs anastomoses, ce qui imprime souvent une irrégularité apparente à sa diffusion locale; mais elle évolue surtout en deux sens, elle est *descendante* ou *ascendante*. La névrite *descendante* a été indiquée par Leubuscher (1854) et Remak, et bien étudiée par Charcot, Cornil et Bouchard, Vulpian, à la suite des lésions des centres nerveux; nous la retrouverons encore dans la névrite traumatique, où elle sert de pendant, en quelque sorte, à la névrite ascendante et comme de voie de retour à l'inflammation qui s'est réfléchie dans la moelle. Nous avons déjà parlé de la *névrite ascendante* : signalée par Lepelletier et Graves, et par Duménil (de Rouen), puis par Gull et Remak, elle a fait l'objet d'intéressantes expériences. Vulpian n'avait jamais pu la provoquer chez les animaux; Weir Mitchell n'avait réussi qu'une fois, chez le lapin : il y eut formation de nombreux abcès dans la gaine du nerf; les fibres nerveuses autour des parois de l'abcès étaient en état de dégénérescence, et les altérations remontant vers la moelle l'avaient atteinte et avaient déterminé une sclérose de la moitié correspondante. Tiesler, à l'autopsie d'un lapin auquel il avait irrité le nerf sciatique, retrouva un foyer purulent au point d'irritation, et un second dans le canal médullaire, à l'origine du sciatique. Feinberg, puis Klemm, qui injectait sous la gaine du sciatique, chez le lapin, une solution d'arséniate de soude, provoquèrent à leur tour des névrites expérimentales. Mais ce sont les recherches du professeur Hayem qui ont surtout été décisives. Par l'arrachement des nerfs périphériques ou par leur irritation mécanique ou chimique (piqûre du nerf avec une aiguille trempée dans de la nicotine, cristaux de bromure de potassium mis en contact avec le nerf), il a vu se développer la névrite ascendante étendue jusqu'aux racines médullaires, jusqu'à la moelle, et la myélite transverse consécutive.

Ce qu'il faut remarquer dans les faits acquis jusqu'à ce jour, c'est que cette névrite ascendante procède souvent « par bonds », qu'elle laisse intacts des segments du cordon nerveux, pour se localiser par points disséminés, et cela surtout au niveau des affluents vasculaires; que la myélite secondaire a été constatée, alors que le nerf était indemne sur un long trajet entre la plaie et l'axe médullaire; qu'on a vu la névrite descendante et symétrique dans les nerfs du côté opposé, alors que la myélite manquait. N'y a-t-il pas là, encore une fois, toutes les allures d'un processus infectieux?

**Symptômes**. — On doit, à l'heure actuelle, rechercher systématiquement la névrite dans tous les faits de douleurs persistantes, à forme névralgique. Mais l'exploration clinique est-elle suffisante à la faire reconnaître? c'est ce qu'il nous faudra déterminer.

On peut, en clinique, reconnaître trois types de névrite : 1° *la névrite aiguë;* 2° *la névrite chronique prolongée;* 3° la *névrite chronique d'emblée.*

Il est des cas, en effet, et ce sont les plus nombreux, où l'inflammation nerveuse, qui était aiguë à ses débuts, change d'allures et persiste à l'état chronique; ailleurs, son développement ne cesse jamais d'être lent, froid et progressif; peu à peu elle naît et s'accuse, et elle exige des mois ou des années pour accomplir son évolution : c'est la forme chronique d'emblée. Or, pour les trois formes, à part les différences de marche, les symptômes principaux sont les mêmes.

*Névrite aiguë.* — La névrite aiguë se déclare souvent vers le deuxième ou le troisième jour qui suit le traumatisme, mais M. Terrillon en a relevé les premiers indices quinze heures après une blessure du cubital, et Weir Mitchell, trente heures après la piqûre du médian. On l'a vue aussi tarder jusqu'au sixième, dixième jour, et même jusqu'à deux et cinq semaines, mais c'est alors la névrite chronique qui paraît le plus souvent. Ce n'est, en effet, dans nombre de cas, qu'au moment où la plaie se cicatrise, que se dessinent les signes de la névrite chronique, mais elle peut ne se révéler qu'au bout de plusieurs mois, de deux, trois, cinq ans, etc.

Un frisson, une brusque élévation thermique (32°-39°), une douleur aiguë qui débute au niveau de la plaie et s'irradie sur tout le trajet du nerf, telle est souvent l'entrée en scène de la névrite aiguë.

Quatre signes révèlent à l'exploration le nerf enflammé : *la rougeur* quelquefois, *la douleur* surtout, *la tuméfaction* et *l'induration* du cordon nerveux.

Une traînée rouge marquait sur la peau, chez quelques blessés, le trajet de la lésion : elle est due à la périnévrite et accuse, à la surface, l'hypérémie de la gaine nerveuse. Chez une femme atteinte d'un cancer du petit bassin, une bandelette rouge s'étendait, le long du nerf sciatique, jusqu'à la partie moyenne de la cuisse : la malade succomba au milieu de souffrances atroces, et l'on trouva le nerf comprimé par le néoplasme, ramolli, tuméfié, rouge et vascularisé. Cette rougeur se diffuse parfois en larges plaques, et ne doit pas être confondue avec celle de la coxalgie.

Le moindre contact suffit à réveiller la douleur, et cela surtout aux points où le nerf émerge d'un os ou d'une aponévrose, d'un orifice à bord rigide, bien fait pour le comprimer. Mais la douleur est continue, à certains moments, aiguë et lancinante par crises ; elle se propage au loin et, souvent, dès les premiers jours on relève ces irradiations si caractéristiques ; dès le deuxième jour, chez un blessé de Weir Mitchell, la douleur du bras se propageait au trijumeau du même côté ; ou bien elle s'étend au membre opposé, au tronc, et provoque les crises viscéralgiques dont nous avons parlé. Ces accès étaient très accusés chez un malade de Charvot dans une névrite ascendante du nerf radial : la douleur remontait le long du nerf, et l'accès se terminait par des bâillements, des nausées, des vomissements ; plus tard, par des contractures à la nuque, au cou, à la mâchoire, et c'étaient alors des spasmes tétaniformes qui se répétaient à intervalles rapprochés. Le palper réveille parfois des crises analogues : appuie-t-on le doigt sur le sciatique, le malade « pousse des cris d'angoisse, pâlit, faiblit, et éprouve des nausées » (Charvot).

Tripier a mis en lumière ce fait intéressant, que la *douleur névritique* est souvent *récurrente*, et qu'elle prend pour voie les autres nerfs du membre : dans une névrite ascendante du membre inférieur, qui avait succédé à une gelure des orteils, et qui avait fait naître des phénomènes secondaires dans le membre supérieur correspondant, et dans le membre inférieur opposé, la compression du nerf tibial postérieur exagérait les douleurs et les crises convulsives ; on les suspendait complètement par la compression du nerf sciatique poplité externe ; on pratiqua des sections associées des branches de ce nerf dont les fibres étaient intactes : les troubles sensitifs et moteurs disparurent. Chez un autre malade, on arrêtait les douleurs produites par un névrome cicatriciel du médian au-dessus du poignet, en comprimant le nerf radial, au sortir de la gouttière de torsion.

La *tuméfaction* et l'*induration* du cordon nerveux ont été retrouvées dans un grand nombre d'observations, et, de fait, une palpation méthodique et soignée permet, presque en toutes les régions, de les reconnaître. Chez un de ses blessés, Charvot a pu distinguer nettement le cordon induré que formait le nerf radial en arrière de l'humérus et sous la masse du biceps.

Ces cordons névritiques sont gros et acquièrent parfois, nous l'avons dit, jusqu'à deux et trois fois le volume du nerf : ils sont réguliers et cylindroïdes, plus souvent un peu bosselés, et, si l'on peut en atteindre la limite supérieure, il est ordinaire qu'on trouve un ressaut brusque, qui marque la terminaison du gonflement inflammatoire. L'induration est toujours très accusée : elle tient, du reste, à la texture même, si serrée, du nerf : elle lui donne une consistance ligneuse ou cartilagineuse.

*Névrite chronique.* — C'est alors que les phénomènes aigus tombent souvent, et que l'affection revêt le type de la *névrite chronique prolongée.*

Dans la *névrite chronique d'emblée,* le début fébrile manque, la rougeur est exceptionnelle, mais le cordon induré est tout aussi net, plus gros même, à certaine période, et il se retrouve sur une grande longueur. La douleur initiale est aussi moins intense ; mais sa sphère s'élargit peu à peu, et c'est surtout dans ces cas qu'il est indispensable d'explorer minutieusement tous les troncs nerveux du membre : c'est le meilleur moyen de saisir à son origine l'extension névritique. Du reste, les phénomènes sensitifs et moteurs, que nous allons signaler, l'indiquent bientôt par eux-mêmes.

Ces désordres sont communs, à part le mode d'évolution, aux deux formes de névrite ; nous les rappellerons seulement, car ils ont déjà été en partie exposés à l'occasion des plaies nerveuses.

*Troubles sensitifs.* — C'est d'abord l'*hyperesthésie cutanée,* constante dans l'inflammation des nerfs, et qui en est souvent le premier indice. Elle se prolonge dans un rayon plus ou moins large autour de la plaie, ou bien elle s'étend dans le territoire du nerf blessé, mais le déborde souvent.

La causalgie est une forme extrême de cette hyperesthésie (voy. *Plaies des nerfs*).

La névralgie traumatique a déjà été étudiée : d'après Charvot, toute douleur persistante qui éclate après le quatrième jour, dans une plaie nerveuse, relève de la névrite (névralgies traumatiques secondaires de Verneuil), et il appuie ses conclusions sur les signes de névrite, l'induration du tronc nerveux, etc., fréquemment signalés dans les observations, sur l'état anatomique du nerf, constaté lors de névrotomie.

Enfin l'*anesthésie* est l'expression définitive de l'altération des tubes nerveux : elle est ordinairement complète et porte sur tous les modes de la sensibilité.

*Troubles moteurs.* — Les *spasmes,* les *contractures,* qui affectent souvent la forme de crises, marquent la première période : on connaît les accès de trépidation épileptoïde, les spasmes et les tremblements presque rhythmiques, dont les moignons névritiques sont fréquemment atteints. Plus tard, les *paralysies* ont la même signification que l'anesthésie totale : elles sont totales aussi, les réflexes sont abolis, la contractilité électrique des muscles diminue du quatrième au sixième jour, et peut disparaître dès le milieu du second septénaire ; l'atrophie est rapide et profonde : autant de signes propres aux désordres musculaires qui relèvent de l'inflammation nerveuse.

La paralysie demande un certain temps pour s'établir, le temps nécessaire à la destruction totale du cordon nerveux ; pourtant, dans un cas de Weir Mitchell, la paralysie était déjà manifeste trois semaines après l'accident, accompagnée de douleurs, de lésions trophiques, de tous les indices d'une névrite intense. Il faut, du reste, faire une place à part aux *paralysies tardives*, qui sont dues à la névrite ascendante ou à la névrite secondaire.

*Troubles trophiques.* — Nous ne répéterons pas l'exposé qui en a été fait au chapitre des *plaies des nerfs*.

L'*ascension thermique locale* semble assez fréquente au cours de la névrite. Hayem en rapportait en 1878 une observation curieuse : il s'agissait d'un blessé qui avait reçu un éclat d'obus dans le mollet gauche; on dut plus tard faire une série de débridements pour l'extraction du projectile et des séquestres. Trois ans après survinrent des troubles trophiques (ulcérations des orteils qui simulaient le mal perforant, etc.); l'élévation thermique était considérable du côté blessé, elle se chiffrait par une différence de 5 degrés en plus, dans un milieu chaud, de 19 degrés après refroidissement à l'air, le membre malade se refroidissant beaucoup moins. Pour Hayem, cette hyperthermie locale était d'origine médullaire.

Du reste, la pathogénie névritique des lésions trophiques semble aujourd'hui avérée, et Charvot a fort bien exposé les points principaux de cette démonstration; elles ont souvent un caractère nettement phlegmasique, ainsi en est-il des arthrites, des pseudo-phlegmons, etc.; les sections incomplètes, les piqûres, les traumatismes qui portent sur les filets nerveux, font naître plus volontiers les complications trophiques que la section simple des gros troncs; enfin on ne les voit pas, ou d'une façon exceptionnelle, après les névrotomies chirurgicales. Mais il y a plus, et maintes fois la constatation anatomique est intervenue. Nous rappellerons encore qu'en dehors même du traumatisme, certaines variétés de troubles trophiques graves, et d'une pathogénie encore obscure, ont trouvé leur explication dans les altérations névritiques locales; il suffit de citer de nouveau le mal perforant; récemment Pitres et Vaillard ont vérifié une fois de plus l'origine névritique que Duplay et Morat lui ont assignée. Dans deux cas de gangrène massive et symétrique des deux pieds, survenue spontanément, les lésions de la névrite parenchymateuse ont été retrouvées, sur les nerfs du membre, et dans une étendue qui atteignait jusqu'à 20 et 30 centimètres.

Mais la névrite ne revêt pas toujours ces formes graves, et les variétés cliniques en sont fort nombreuses. Pourtant, d'une façon générale, sa marche répond à deux types : elle reste *locale*, ou elle devient *extensive et ascendante*.

Locale, elle crée des lésions le plus souvent indélébiles; elle s'arrête alors, laissant derrière elle l'atrophie et l'anesthésie persistante, mais les retours aigus et l'extension envahissante sont toujours à craindre; les apparences de guérison ne sont souvent qu'une trêve prolongée.

Nous avons décrit plus haut la marche et les désordres successifs que provoque la névrite ascendante : douleurs symétriques et irradiées au loin, paralysies à distance, propagation au membre du côté opposé, quelquefois aux quatre membres : ce qui se produit alors, c'est la *myélite diffuse*, dont l'échéance fatale tarde plus ou moins longtemps.

**Pronostic.** — Le pronostic est donc toujours grave, et même dans les formes localisées et d'allure bénigne, il faut toujours craindre l'avenir, et songer aux accidents quelquefois tardifs. Il est évident que l'extension des douleurs et des paralysies à la sphère des nerfs voisins, et surtout à distance, dans le membre opposé ou plus loin encore, doivent accroître les inquiétudes, en annonçant la névrite ascendante.

**Diagnostic.** — Il est important qu'on puisse le poser de bonne heure, et c'est à un examen local soigné qu'il faut alors le demander.

Les douleurs du début sont mises parfois sur le compte d'une simple névralgie, mais les différences sont nombreuses : la douleur névralgique est surtout localisée en certains points, où la pression la réveille, et dont le siège est constant; le nerf est sensible sur toute sa longueur lors de névrite, du moins sur toute l'étendue que l'inflammation a envahie; ce nerf est gros et dur et une exploration minutieuse permet de palper exactement la plupart des nerfs périphériques. Enfin la paralysie et l'atrophie musculaires, les lésions trophiques constituent l'apanage exclusif de la névrite. Et même leur apparition, dans nombre de cas, montre qu'il faut ranger dans le cadre de la névrite ce qui jusque-là était considéré comme névralgie.

On ne confondra point la névrite traumatique avec les polynévrites spontanées, pourtant le traumatisme peut être oublié ou méconnu, et quelquefois il ne semble, du reste, n'avoir qu'une relation fort éloignée avec la complication actuelle. N'a-t-on pas vu la névrite ascendante succéder à des piqûres, à des contusions, à des blessures superficielles des doigts, qui avaient guéri sans difficulté? la thèse d'Avezou en renferme de multiples exemples. Il faut connaître ces faits, et la prédisposition toute spéciale des plaies des extrémités à provoquer les complications névritiques. Du reste les polynévrites périphériques sont, en général, plus diffuses, elles succèdent à des causes dont la plupart sont aujourd'hui bien connues (alcoolisme, saturnisme, fièvres, etc.), et l'ensemble des accidents nerveux qui les accompagnent leur impriment encore un cachet particulier (1).

Le chirurgien doit rechercher aussi, et reconnaître, à ses débuts, la névrite extensive et sa forme ascendante, s'il assiste à l'évolution complète de la plaie nerveuse : nous avons assez parlé des phénomènes sensitifs et moteurs *collatéraux*, à *distance* et *symétriques*, pour ne plus revenir sur ces indices cliniques de la complication. En présence d'une myélite diffuse déjà constituée, il serait permis d'hésiter, et c'est à l'étude minutieuse des antécédents et de la succession des symptômes qu'il faudrait demander les éléments du diagnostic.

**Traitement.** — Il y a d'abord un traitement *préventif* de la névrite : c'est un pansement rigoureux des plaies nerveuses, des plaies des extrémités, l'ablation des esquilles, des corps étrangers, la résection des bouts nerveux contus et dilacérés, la suture, quand elle est possible, enfin l'antisepsie locale. La complication a-t-elle déjà paru, les antiphlogistiques, l'immobilisation du

(1) Mœbius a signalé des névrites puerpérales, qui surviennent plus ou moins vite après l'accouchement, et qui portent sur le médian et le cubital, exceptionnellement sur les membres inférieurs. Leur origine infectieuse est évidente. *Münchener medicin. Wochenschr.*, 1887, n° 9.

membre, le sulfate de quinine doivent être mis en œuvre, mais sans qu'il faille leur accorder trop de confiance. Plus tard, c'est à des moyens plus directs, comme nous allons le dire, qu'il faut s'adresser.

La névrite chronique est quelquefois sous l'influence d'une lésion locale, qui prête à une intervention, nous voulons parler de la névrite par compression, et en particulier, des désenclavements. Dans d'autres conditions, et surtout si le processus tend à prendre la forme ascendante, sans s'attarder longtemps à l'électrisation, aux révulsifs, etc., on aura recours à l'opération sanglante. Trois types d'intervention se présentent : l'*élongation*, la *névrotomie*, l'*amputation*.

L'*élongation*, pratiquée pour la première fois par Nüssbaum en 1869, et dont l'histoire complète ne saurait être faite ici, réussit dans la névrite, à la double condition d'être appliquée de bonne heure et de porter sur une portion de nerf que l'inflammation n'ait pas encore atteinte. Elle agit, et les expériences l'ont démontré, comme une section incomplète du cordon nerveux; il est donc probable que les tubes altérés se rompent les premiers, sous la traction. Toujours est-il que le succès est loin d'être toujours immédiat; aussi a-t-on proposé de répéter plusieurs fois, à certains intervalles, l'opération. Si l'altération nerveuse est profonde et s'étend loin, la méthode n'est plus guère applicable.

La *névrotomie* se fait au-dessus du segment névritique, et c'est là une condition indispensable du succès; il faut que le nerf sectionné donne l'aspect d'un nerf sain, et que les tubes nerveux fassent relief sur la coupe. La réunion ultérieure des deux bouts rend inutile l'intervention; aussi a-t-on substitué, dans plusieurs cas, la névrectomie à la névrotomie simple. On résèque jusqu'à 5 à 6 centimètres du cordon nerveux, et l'on peut, en outre, replier le bout central et le fixer par un fil de catgut. On supprime ainsi la voie de propagation du processus inflammatoire et des douleurs, mais il existe des voies récurrentes, qui suffisent parfois à entretenir les accidents. Tripier, qui a bien mis ces faits en lumière, voudrait qu'on fît des sections simples et associées, intéressant plusieurs des nerfs du membre (*polynévrotomie*), et nous avons cité plus haut deux faits où la méthode avait réussi.

Enfin l'*amputation* doit être réservée pour les cas désespérés où l'extension ascendante de la névrite ne permet plus de rien attendre de l'élongation ni de la névrotomie. C'est l'élément douleur qui entre surtout en ligne de compte, dans cette détermination suprême; et l'intensité des souffrances est si atroce, en certains cas, que l'exérèse apparaît comme une dernière ressource. Ainsi en est-il assez souvent dans la névrite des moignons : l'ablation des névromes terminaux, par laquelle il faut toujours commencer, est le plus souvent impuissante, et les récidives nécessitent bientôt une amputation nouvelle.

# CHAPITRE III

## NÉOPLASMES DES NERFS

Cornil, Sur la production de tumeurs épithéliales dans les nerfs. *Journal de l'anat.*, 1864. — Hueter, *Myxom des Nervs Tibialis, zur Anatomie der Nervenmyxome, etc. Arch. f. klin. Chir.*, 1866, VII, 827-841. — Colomiatti, La diffusione del cancero longo i nervi. Turin, 1876. — Duplay, Sarcome du nerf cubital. *Progrès méd.*, 1877, V, 883. — Kraussold, Beiträge zur Nerven-chirurgie, Sarcom des Nervus Medianus; Resektion eines 11 Centimeter langen Stückes; keine Sensibilitäts-Störungen. *Archiv für klin. Chir.*, 1877, XXI, 448-462. — Bouilly et Mathieu, Sarcome du sciatique, résection du nerf, mal perforant. *Arch. gén. de méd.*, 1880. — Chwostek, Ein Fall von Sarcom des rechten Nervus Facialis an dem Schädelbasis. *Wiener med. Presse*, 1883, XXIV, 1057-1060. — Home, A case of sarcom of the internal popliteal nerve. *Lancet*, 1886, II, 344. — Mac Burney, Fibrosarcom of the median nerve, excision. *New-York med. Journ.*, 1867, XLVI, 652. — Pilliet, Carcinome du sein, envahissement du plexus brachial. Soc. anat., 1888. — Oiry, Sur un cas d'envahissement du nerf cubital par un épithélioma parvimenteux lobulé. Thèse de doct., 1890.

L'article Névromes (t. I) a bien marqué le sens précis qu'il faut réserver désormais à ce terme; nous n'aurons à étudier ici que *les néoplasmes proprement dits des nerfs*.

Ils répondent à deux types : 1° les uns, et ce sont surtout les tumeurs du type conjonctif, prennent leur origine dans le nerf lui-même, et naissent de son stroma lamelleux : *néoplasmes primitifs;* 2° les autres résultent de la pénétration dans l'épaisseur du nerf des néoplasmes voisins : ce sont les *tumeurs par envahissement*.

Les tumeurs des nerfs ont l'étiologie obscure de tous les néoplasmes : on trouve signalés dans les observations les heurts, les froissements répétés et cette série de causes banales qu'il est inutile d'énumérer. Nous allons voir que l'envahissement secondaire obéit à un processus aujourd'hui très nettement déterminé.

1. *Néoplasmes primitifs.* — Ils dérivent presque tous du type conjonctif : ce sont *les fibromes, les sarcomes et fibro-sarcomes, les myxomes*, etc.

Förster aurait observé des carcinomes primitifs des nerfs, qui « ayant au début le volume d'une lentille, auraient amené, en se développant, la destruction complète du nerf » (Cornil et Ranvier); et Tillaux rapporte un cas de cancer mélanique primitif du nerf cubital enlevé par Velpeau. Mais ces faits exceptionnels attendent une confirmation.

*Fibromes.* — Ce sont les plus fréquentes des tumeurs des nerfs. Il faut les distinguer de ces petites masses inodulaires, fibreuses, que la périnévrite chronique produit quelquefois dans la gaine. De fait, ils naissent du névrilème externe, ou de ses expansions intra-nerveuses, et, d'après Christot, les gaines de Schwann et leurs noyaux pourraient aussi en être l'origine. Dans un cas de fibromes multiples observé par Nicaise, chaque tumeur était due à l'accolement de petites masses fibreuses distinctes, développées dans l'intérieur de la gaine lamelleuse par prolifération du tissu intra-fasciculaire.

On a vu parfois le néoplasme enveloppé d'une capsule fibreuse très vasculaire, en continuité avec le névrilème, et d'une épaisseur qui allait jusqu'à 2 millimètres. Ces tumeurs fibreuses sont souvent grosses comme une noisette, une noix; pourtant leur volume, dans quelques cas, égalait le poing, et R. Smith a observé un fibrome du nerf sciatique de 11 pouces de long sur 10 pouces de large. Plus fréquents aux membres qu'au tronc, et cela surtout aux membres supérieurs, plus fréquents sur les nerfs sous-cutanés, les fibromes sont assez souvent multiples sur le même tronc nerveux (J. Cloquet, Robert, Nicaise); un malade de Nélaton en présentait trois le long de la portion palmaire du médian. Lors de fibromes multiples, il n'est pas rare que le nerf devienne sinueux, et se pelotonne par places : on le dirait hypertrophié, mais il suffit de l'étirer pour lui rendre son aspect normal (Smith).

Le fibrome est très souvent mixte : c'est alors le fibro-sarcome : Johas, Foucault, Poinsot en ont donné des exemples. Dans le fait de Poinsot, il s'agissait d'un fibro-sarcome du nerf médian, au pli du coude, et la tumeur, du volume d'un gros œuf, était formée d'une couche périphérique de faisceaux fibreux entre-croisés, et d'un noyau de cellules fusiformes et d'éléments embryonnaires sarcomateux.

Ailleurs le néoplasme se ramollit, s'infiltre, se creuse de cavités, que remplit un liquide séreux, sanguin, ou même purulent : « c'est le fibrome kystique (Smith, Houel, Trélat, Poinsot). Disons tout de suite que les kystes des nerfs relèvent sans doute d'une semblable origine : ce sont des fibromes, des sarcomes, des myxomes kystiques. On ne trouve, en effet, dans la littérature, que trois faits de kystes isolés des nerfs, faits anciens, dépourvus d'examen microscopique, et qui, pour se transmettre d'un article à l'autre, n'ont pas acquis plus d'autorité (Beauchêne, Bertrand, Leckhart-Clarke).

*Sarcomes.* — Eux aussi peuvent être très gros, mais exceptionnellement, et l'on cite un cas de Marchand où la tumeur avait 16 centimètres de diamètre; eux aussi sont parfois multiples : von Winiwarter en a trouvé plusieurs échelonnés sur les branches du plexus brachial.

Mais, en règle, ils sont de moyen volume et uniques; ils siègent sur le plexus brachial, le médian (Grohe, Volkmann, Lannelongue); le cubital (Verneuil, Demarquay, Foucault, Duplay); le sciatique (Verneuil, Marchand, Bouilly et Mathieu); le tibial postérieur (Broca); le pneumogastrique (Sottas).

Ce sont presque toujours des sarcomes fasciculés, quelquefois semés d'îlots hémorrhagiques, de kystes, de masses colloïdes et lipomateuses. Dans une pièce de Verneuil, présentée par Muron à la Société anatomique, il y avait une infiltration muqueuse de toute la tumeur, et Grohe a vu un sarcome du médian, à la paume de la main, qui s'était ulcéré.

*Myxomes.* — Ils se présentent sous l'aspect d'une tumeur fusiforme ou sphéroïde, légèrement lobée à la surface, transparente et de consistance gélatineuse; elle en imposerait souvent pour un kyste. La surface de coupe est jaune ou verdâtre; il s'en écoule un liquide filant, à base de mucine. Ici encore signalons les formes mixtes, le *myxome kystique*, le *fibro-myxome*, le *myxome lipomateux.*

Les nerfs crâniens (optique, maxillaire inférieur); le radial; le péronier (Virchow; Gutteridge); le tibial postérieur (Dolbeau); le cubital (Lafargue) : telles sont les localisations dont témoignent les observations.

Il y a des traits communs dans l'anatomie pathologique de ces néoplasmes : le point capital est leur situation par rapport au cordon nerveux, c'est elle qui règle le degré d'altération du nerf et c'est elle aussi qui commande le mode opératoire.

Lebert avait déjà établi une classification de ce qu'on appelait alors les névromes fibreux; ils sont : 1° *périphériques ;* 2° *inter-fibrillaires et centraux;* 3° *latéraux;* 4° *diagonaux*. En effet, le néoplasme d'origine névrilématique peut encercler le nerf sur toute sa périphérie sans l'envahir; il est, en quelque sorte, contracté sur le tronc nerveux, qui le traverse de part en part et reste souvent indemne; ailleurs, la tumeur est obliquement jetée sur le trajet du cordon nerveux (néoplasmes diagonaux de Lebert); ou bien elle est rejetée de côté et rattachée à la gaine par une large implantation, quelquefois par un simple pédicule (Lebert).

Dans un autre type, le néoplasme est central et le nerf se dissocie et l'entoure d'une sorte de treillis; ou bien il s'étale à sa face profonde en un réseau à larges mailles. Toujours est-il que sa texture est modifiée plus profondément et l'énucléation plus difficile.

Quel est, en effet, l'état anatomique du cordon nerveux lui-même? Il varie beaucoup et les lésions qu'on rencontre relèvent surtout de la compression. Suffit-elle à interrompre la continuité d'un plus ou moins grand nombre de tubes nerveux, c'est la dégénérescence wallérienne que l'on observe au-dessous d'elle.

2. *Tumeurs par envahissement*. — L'*épithélioma* et ses diverses variétés, épithélioma pavimenteux lobulé, épithélioma cylindrique, épithélioma alvéolaire (carcinome), se propagent aux cordons nerveux par un double processus : 1° *par contact direct et envahissement sur place;* 2° *par envahissement à distance*.

Les exemples n'en sont pas rares; c'est l'envahissement des branches du plexus sacré, du sciatique et même du crural, dans l'épithélioma utérin (Cornil); celui des nerfs intercostaux et du plexus brachial, dans le cancer du sein (Pilliet); du nerf lingual et du grand hypoglosse, dans l'épithélioma de la langue ou le cancroïde de la bouche; du nerf dentaire inférieur, dans le cancroïde de la lèvre inférieure; du nerf sous-orbitaire, dans un épithélioma de la paupière inférieure; des nerfs facial et mentonnier, dans une tumeur analogue de la face (Colomiatti); du nerf cubital à la suite d'un épithélioma pavimenteux lobulé de la main (Oiry).

Du reste ces faits ne datent pas d'hier, et Cruveilhier, Schrœder von der Kolk, Broca, Neumann les avaient déjà signalés. Mais c'est au professeur Cornil que sont dues les premières recherches histologiques précises (1864); un mémoire important du professeur Colomiatti (de Turin, 1876), une observation très complète de M. Pilliet, présentée à la Société anatomique (1888), permettent aujourd'hui d'exposer le mécanisme de cette propagation épithéliomateuse.

Au contact d'un néoplasme, le nerf est envahi de dehors en dedans par les éléments épithéliomateux; ils se groupent en virole autour de chaque tronc nerveux, ils végètent d'abord dans le névrilème, puis à sa face profonde et s'infiltrent dans les espaces inter-fasciculaires en refoulant les tubes nerveux qui dégénèrent. « La gaine lamelleuse se trouve ainsi comprise entre deux zones de tissu néoplasique; en dedans de la gaine, il se forme deux centres de production du tissu morbide : l'un externe au faisceau des tubes nerveux, l'autre qui occupe son centre » (Pilliet).

La propagation à distance peut se faire sur une grande longueur, 20 centimètres, etc.; et, dans l'observation d'Oiry, le nerf cubital était pris, dans tout son trajet antibrachial, jusqu'à la hauteur de l'épitrochlée. Il avait le volume du petit doigt, sa gaine était restée à peu près intacte; une fois ouverte, il en sortit « une quantité considérable d'une substance granuleuse ou écailleuse, blanche ou nacrée, dont elle était comme gonflée ».

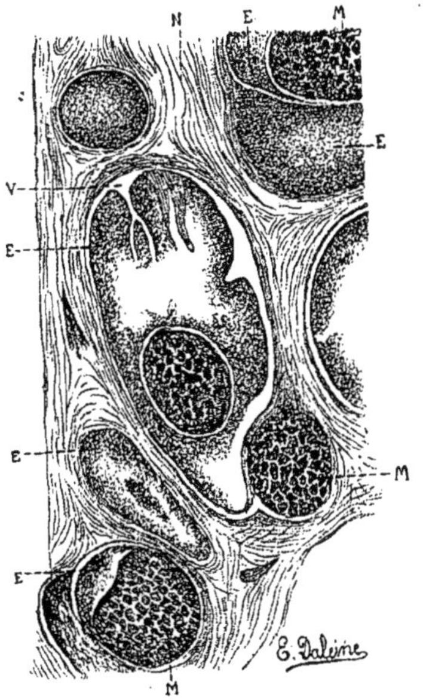

Fig. 24. — Coupe transversale du nerf sciatique dans un cas d'épithélioma à cellules cylindriques propagé de l'utérus à ce nerf (Cornil et Ranvier, *Histologie pathol.*, t. I, fig. 257) [1].

Le nerf, encore engainé par son névrilème, est segmenté par une série de cloisons fibreuses qui s'en détachent et ainsi sont constituées une série de logettes que remplissent les amas épithéliomateux; à peine si l'on trouve çà et là quelques tubes nerveux, au moins sur le segment le plus altéré.

Aux points où le processus d'envahissement est de plus fraîche date, la disposition est encore plus caractéristique. « On voit tout autour du faisceau de tubes (sur une coupe transversale), entre la gaine lamelleuse et lui, une zone plus ou moins large de cellules épithéliomateuses dentelées, qui tapissent la face interne de la gaine lamelleuse. Parfois il n'y a même qu'une seule assise de cellules qui se rapprochent alors par leur forme des cellules prismatiques. Parfois on trouve plusieurs assises de cellules superposées; de plus, on y rencontre des globes épidermiques de différentes grosseurs qui refoulent le tissu nerveux de la périphérie vers le centre. On observe aussi, au milieu même des faisceaux, entre les tubes qui les constituent, des amas épithéliaux plus ou moins développés et même des globes épidermiques de différents âges. » Il faut ajouter que les vaisseaux du nerf et de son enveloppe présentent toujours des lésions de sclérose avancée.

De ces constatations histologiques on peut déduire le mode de propagation des éléments néoplasiques au long du cordon nerveux : c'est en suivant les

(1) Le tissu conjonctif inter-fasciculaire N est parcouru par les lobules épithéliaux de nouvelle formation E qui se développent dans la gaine lamelleuse. Les faisceaux nerveux M sont au contraire respectés (*id.*).

vaisseaux sanguins du nerf, et surtout le large espace lymphatique que constitue autour de lui la gaine lamelleuse, que les cellules épithéliales remontent au loin, atrophiant par compression les fascicules nerveux. Un fait important, c'est que le néoplasme propagé demeure longtemps encapsulé dans la gaine

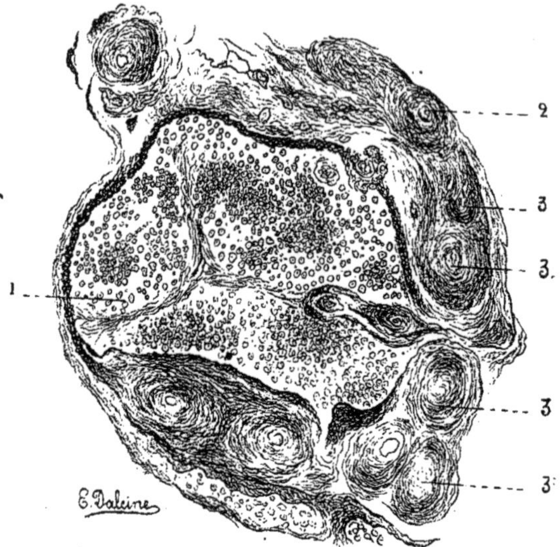


Fig. 23. — Envahissement du nerf cubital par un épithélioma pavimenteux lobulé. 1, tubes nerveux. — 2 et 3, globes épidermiques à différents âges. (Oiry, Thèse de doct., 1890.)

nerveuse; plus tard et par places, il la rompt et se diffuse dans les espaces conjonctifs ambiants.

Voilà donc une nouvelle voie ouverte à l'extension des néoplasmes et qu'ils pourront suivre, aussi bien que celle des lymphatiques, des espaces conjonctifs ou de la gaine des vaisseaux sanguins. On conçoit qu'il en résulte une variété de tumeurs des nerfs toute spéciale par son évolution et son pronostic.

**Symptômes**. — Les tumeurs des nerfs sont susceptibles de rester longtemps silencieuses; sont-elles périphériques, elles ne provoquent aucune compression et il a fallu quelquefois un accident, un choc, etc., pour éveiller les douleurs et faire reconnaître le néoplasme. Ailleurs, des engourdissements, des fourmillements, des douleurs névralgiques, irradiées, et que la compression ou les mouvements exagèrent, sont les principaux phénomènes observés; elles acquièrent parfois une intensité extrême, et cela surtout dans l'épithélioma secondaire. Telle est l'origine de ces névralgies atroces des membres inférieurs, dans certains faits de cancer de l'utérus; ou encore des névralgies intercostales dans le cancer du sein.

C'est par crises que reviennent ces douleurs, très analogues à celles de la névrite : elles sont très souvent nocturnes; les variations atmosphériques, la menstruation, pourraient influer sur elles; au dire de quelques auteurs, la tumeur semble se tuméfier au moment de la crise.

Mais le tableau est rarement aussi sombre dans les néoplasmes primitifs, les fibromes, les sarcomes, les myxomes des nerfs. Un fait intéressant et qui se comprend, du reste, c'est que la compression du nerf au-dessus de la tumeur suffit à arrêter la douleur (Aronsohn).

Des crampes, des spasmes passagers, des contractures se voient aussi quelquefois; on a observé même des convulsions généralisées qui simulaient l'épilepsie; mais les lésions trophiques sont exceptionnelles, et, si l'on trouve signalés l'atrophie musculaire, un état de sécheresse et de desquamation de la peau (Home), une atrophie des doigts qui étaient moins larges de 1 à 2 centimètres (Volkmann), les éruptions cutanées et les troubles trophiques caractérisés manquent toujours.

Il y a là, du reste, un ensemble de signes suffisants à faire reconnaître les connexions nerveuses de la tumeur; l'examen direct achève le diagnostic [1]. Sur le trajet d'un nerf, adhérente à ce nerf, mobile avec lui dans le sens transversal, immobile dans l'autre sens, on trouve une tumeur, arrondie ou ovoïde, régulière ou légèrement bosselée à sa surface, résistante et dure, s'il s'agit d'un fibrome ou d'un fibro-sarcome, plus molle et parfois fluctuante, lors de myxome. A sa surface, les téguments glissent sans obstacle. En la comprimant, on provoque une sensation douloureuse plus ou moins accusée, et des fourmillements pénibles qui s'étendent jusqu'aux terminaisons du nerf, jusqu'aux doigts, par exemple; mais il est possible, quand la tumeur est latérale, de la rejeter de côté, de la comprimer seule, et de constater alors que, par elle-même, elle est presque indolente.

Que deviennent les néoplasmes? Leur marche est lente, en général; M. Duplay a enlevé un sarcome du nerf cubital, au niveau de la gouttière sous-épitrochléenne, qui datait de trois ans; il avait le volume d'un pois. La destruction totale du nerf serait sans doute le terme de leur envahissement; quant à l'extension quelquefois lointaine de l'épithélioma le long d'un nerf, elle a par elle-même une gravité spéciale et se combine sans doute avec les autres modes de généralisation.

On conçoit que le pronostic soit surtout grave dans ces derniers faits; il l'est aussi pour les sarcomes, de par la nature même de la tumeur et ses allures extensives; pour les autres néoplasmes, ce sera surtout d'après leur marche et leurs rapports avec le tronc nerveux qu'on en jugera l'importance.

**Diagnostic.** — Le siège même des néoplasmes, sur des nerfs profonds, en peut rendre le diagnostic difficile.

Une tumeur *para-nerveuse*, fibrome, kyste, etc., serait de nature à en imposer : c'est une exploration soignée qui permettrait alors de reconnaître l'intégrité du tronc nerveux : isolée et comprimée seule, la tumeur ne serait pas douloureuse.

Les tubercules sous-cutanés douloureux ont été étudiés ailleurs (Tome I); situés sur le trajet d'un nerf, ils pourraient mieux encore faire errer le

[1] GIRARDIN, *Des tumeurs des nerfs en général et des nerfs du creux poplité en particulier.* Thèse de doctorat, 1876.

diagnostic. Nous ne ferons que rappeler le névrome plexiforme, tumeur rare, siégeant surtout à la tête, au cou, au prépuce, de surface irrégulière, et formée de cordons durs et noueux entre-croisés (voy. tome I, art. NÉVROMES).

Enfin on pourra encore, dans quelques cas, déterminer les rapports précis de la tumeur et du nerf; dans le fait de sarcome du nerf cubital, cité plus haut, les douleurs ne s'étendaient pas à l'annulaire, aussi crut-on à un néoplasme périphérique, et l'opération vérifia le diagnostic (Duplay).

**Traitement.** — La douleur en constitue la principale indication. On ne s'arrêtera guère aux moyens d'attente, tels que la compression, etc. Ce qu'il faut faire, c'est l'*extirpation*; pour cela, plusieurs procédés sont en présence, et se règlent d'après les rapports réciproques du néoplasme et du cordon nerveux. C'est donc seulement, en général, au cours même de l'opération que le chirurgien se décidera pour l'un ou l'autre.

*Énucléation.* — La tumeur est-elle centrale et enveloppée de fascicules nerveux irradiés : on incise le nerf, on creuse une voie aussi étroite que possible, et on l'énuclée, laissant intacte la continuité du cordon nerveux. Ce n'est qu'au prix d'une dissection minutieuse qu'on mène à bien la *décortication* du néoplasme; mais cette méthode, préconisée par Roux, Velpeau, Bickersteth, Bonnet (de Lyon) a donné de nombreux succès.

*Dénudation du nerf.* — Ailleurs, c'est le nerf lui-même qu'il faut sculpter, en quelque sorte, au centre d'un fibrome ou d'un fibro-sarcome : la tumeur est sectionnée sur une de ses faces, et ses deux moitiés enlevées. Dans un cas de fibrome du sciatique poplité externe, M. le professeur Verneuil dénuda le nerf, enchâssé dans la tumeur sur une étendue de 12 centimètres. Le névrilème était intact, et le nerf semblait entièrement sain dans l'étroit canal qu'il parcourait. « Bien plus, dès les premiers coups de bistouri, M. Verneuil remarque qu'il présente à sa surface une petite artère assez volumineuse, de laquelle part de chaque côté un chevelu vasculaire qui semble en assurer la vitalité » [1].

*Résection du nerf.* — Mais il est des cas où les connexions sont trop intimes pour qu'on puisse éviter le sacrifice du segment nerveux qui sert d'implantation au néoplasme : on a le recours de la suture nerveuse. Nélaton l'avait pratiquée le premier, dans un cas de ce genre; double section du nerf au-dessus et au-dessous du néoplasme, suture des deux bouts : tel est donc le programme opératoire. Mais le segment réséqué peut être trop étendu pour permettre le rapprochement des deux bouts; un fibro-myxome du nerf sciatique poplité externe, opéré par le professeur Trélat, formait dans le creux poplité, une tumeur du volume du poing, qui mesurait 9 centimètres dans son grand axe et 7 pour ses autres diamètres; mais le néoplasme avait envahi le sciatique poplité interne et le tronc même du sciatique, il fallut prolonger l'incision jusqu'au tiers supérieur de la cuisse, et enlever, avec ces nerfs, une tumeur cylindroïde bosselée, de 5 à 6 centimètres de diamètre, et de 29 centimètres de long : encore n'avait-on dépassé ni en haut ni en bas les limites du mal [2].

(1) NEPVEU, *Mémoire sur la dénudation des nerfs.* Soc. de chir., 1875.
(2) TRÉLAT, Soc. de chir., 17 novembre 1875 et 29 mars 1876.

La situation est aussi grave lors de tumeurs multiples disséminées sur le trajet d'un nerf, ou encore de cette forme d'épithélioma envahissant qui remonte sur une grande hauteur : l'extirpation est devenue impossible, il ne reste plus au chirurgien qu'une double ressource : l'amputation ou la névrotomie.

L'amputation a été faite chez le malade d'Oiry, et le résultat a été heureux; mais si le segment de membre à sacrifier est trop étendu, s'il y a des signes de généralisation, si les douleurs sont extrêmes, la névrotomie ou la neurectomie, pratiquées au-dessus de la limite supérieure du néoplasme nerveux propagé, seront au moins conseillées à titre palliatif.

---

# ARTÈRES

Par le Dr P. MICHAUX

CHIRURGIEN DES HÔPITAUX

## CHAPITRE PREMIER

### LÉSIONS TRAUMATIQUES

Les différentes lésions que le traumatisme produit sur les artères qu'il rencontre, offrent entre elles des points de contact si nombreux, qu'il est nécessaire de les envisager dans une étude commune.

Cette méthode de description, rarement suivie, nous permettra de mieux saisir les rapports étroits qui existent si souvent entre les divers traumatismes, et de mieux suivre la filiation des lésions consécutives.

**Historique.** — Les plaies des artères sont connues depuis longtemps; toutefois leur histoire vraiment scientifique ne remonte pas au delà du siècle dernier : J.-L. Petit, le premier, a bien étudié les caractères des hémorrhagies et bien fait ressortir le mécanisme de l'hémostase spontanée et chirurgicale. Les trois mémoires présentés par lui à l'Académie des sciences en 1731, 1732 et 1735 constituent sur ce point un document précieux auquel on n'a, pour ainsi dire, rien changé. Les mémoires de Morand en 1736 et de Pouteau en 1760 ne sont pas moins importants à consulter, et renferment, suivant l'expression du professeur Duplay, plus d'une vérité rajeunie de nos jours.

Au cours de ce siècle, nous citerons les travaux de Jones (Londres, 1806), de Manec, 1832, les recherches de Porta, de Notta, de Marcellin Duval, et, sur un point plus limité de la question, les expériences plus récentes de Delorme, de Chauvel, établissant les lésions produites par les nouveaux projectiles de guerre. Les indications suivantes seront utilement consultées.

J.-L. PETIT, *Mémoires de l'Académie royale des sciences de Paris*, 1731, 1732, 1735. — S. MORANS, Observations sur les changements qui arrivent aux artères coupées. *Mémoires de l'Acad. des sciences*, 1736-1755. — POUTEAU, Sur les moyens que la nature emploie pour arrêter les hémorrhagies. *Mélanges de chirurgie.* Lyon, 1760. — BÉCLARD, Recherches et expériences sur les blessures des artères. *Mém. de la Soc. méd. d'émulation*, 1817. — SANSON, Des hémorrhagies traumatiques. Thèse de concours, 1836. — AMUSSAT, Recherches expérimentales sur les blessures des artères et des veines. Paris, 1843. — PORTA, Delle alterazione patologiche delle arterie. Milano, 1845. — NOTTA, Thèse, 1850. — GAYOT, Thèse, 1858. — MALGAIGNE, Traité d'anatomie chirurgicale, 1859. — MARCELLIN DUVAL, Traité de l'hémostasie. — O. WEBER, In *Pitha et Billroth*. — LEGOUEST, In *Dict. encyclop. des sciences méd.*, 1867. — NÉLATON, In *Nouv. Dict. de méd. et de chir. prat.*, 1867. — CADIER, Thèse, 1866. — COCTEAU, Thèse, 1867. — DELBARRE, Thèse, 1870. — VERNEUIL, De la dénudation des artères. *Gaz. hebd.*, 1872. — DELORME, Chirurgie de guerre. — CHAUVEL et NIMIER, Traité de chirurgie d'armée.

**Anatomie et physiologie pathologiques.** — Les *plaies des artères* constituent l'immense majorité des lésions traumatiques de ces vaisseaux; elles ont été à juste titre l'objet de presque tous les travaux parus sur la question.

Les *ruptures et les contusions des artères* sont infiniment plus rares et moins bien connues; rapprochées des plaies artérielles, auxquelles elles se combinent dans bon nombre de circonstances, elles acquièrent un intérêt beaucoup plus grand.

## I. — PLAIES DES ARTÈRES

**Division.** — On divise classiquement les plaies des artères en *plaies pénétrantes* et *plaies non pénétrantes*.

Le peu d'importance de ces dernières nous fait rejeter cette division en tant que division principale, et nous croyons préférable d'envisager successivement :

1° *Les plaies par instruments piquants;*

2° *Les plaies par instruments tranchants;*

3° *Les plaies par instruments contondants*, dont nous rapprocherons :

4° *Les plaies par armes à feu.*

5° *Les plaies par arrachement.*

Les *plaies artério-veineuses* feront l'objet d'un court chapitre spécial.

Suivant une remarque fort juste de Nélaton, nous ne parlerons que des traumatismes portant sur des artères saines.

1° PLAIES PAR INSTRUMENTS PIQUANTS. — Les piqûres des artères sont produites par les instruments les plus variés : une aiguille, un trocart, la pointe d'un canif, d'un bistouri, d'une lancette, d'une paire de ciseaux (Deschamps), d'un tenaculum (Guthrie); un coup de poignard, de stylet, d'épée, de baïonnette; un éclat de bois, de pierre; plus rarement une arête de poisson, une esquille osseuse détachée d'une fracture ordinaire ou par arme à feu, un séquestre nécrosé.

La piqûre des artères s'accompagne presque toujours de *plaie extérieure*. Cependant, dans certains cas, cette communication créée par le traumatisme lui-même avec l'extérieur n'existe pas, ou du moins présente une voie tellement indirecte qu'il y a lieu étudier à part les faits de ce genre. C'est ce qui arrive, par exemple, dans les blessures de l'aorte par corps étrangers de l'œsophage; une aiguille, une épingle, une arête de poisson avalées. Les perforations vasculaires par corps étrangers sont très rarement primitives. Poulet n'en rapporte que deux exemples : dans le cas de Colles (1855), un homme de cinquante ans succombe à une déchirure de l'aorte par un os pointu, à bords tranchants, qui avait perforé la paroi postérieure de l'œsophage; dans le cas d'Holan (*Lancet*, 1877), ce chirurgien trouva, encore enfoncée dans la paroi de l'aorte, une aiguille qui avait également perforé la paroi œsophagienne. Les perforations vasculaires de ce genre sont le plus souvent consécutives; ainsi on trouve dans le même traité 24 ulcérations artérielles et 4 ulcérations veineuses. Le vaisseau ordinairement divisé est l'aorte (17 cas); on a cité des blessures des carotides, de la thyroïdienne inférieure, de la sous-clavière droite, des artères œsophagiennes [1]. Dans la migration si curieuse qu'effectuent parfois à travers les tissus les aiguilles introduites accidentellement, ou ingérées, les accidents de ce genre sont excessivement rares.

Les véritables piqûres artérielles par *esquilles* osseuses provenant de *fractures* ne sont pas beaucoup plus fréquentes. La lésion d'ailleurs, en pareille circonstance, tient très rarement de la piqûre seule; plus souvent c'est une véritable déchirure qui tient à la fois de la section, de la plaie contuse et de l'arrachement; nous aurons l'occasion d'y revenir.

Rares aussi sont les piqûres artérielles provoquées par des séquestres d'ostéomyélite.

La piqûre des artères a été faite expérimentalement un certain nombre de fois dans un but thérapeutique; mais, suivant la remarque de M. Duplay, la plupart de ces faits ne peuvent servir à l'histoire des piqûres artérielles. L'instrument reste en place dans la paroi même du vaisseau (acupuncture de Velpeau), galvanopuncture, ou bien le corps étranger produit rapidement la coagulation du sang autour de lui (introduction de fils de fer, de ressorts de montre, injections coagulantes dans les anévrysmes). La piqûre artérielle n'est plus alors qu'une lésion secondaire insignifiante.

Les *piqûres* des artères sont rarement des plaies *non pénétrantes*. Les constatations indiscutables de ce fait manquent à peu près complètement; on est cependant obligé de l'admettre pour expliquer certains anévrysmes éloignés dont le développement n'a pas d'autre cause que l'affaiblissement de la paroi artérielle par une piqûre accidentelle ou chirurgicale.

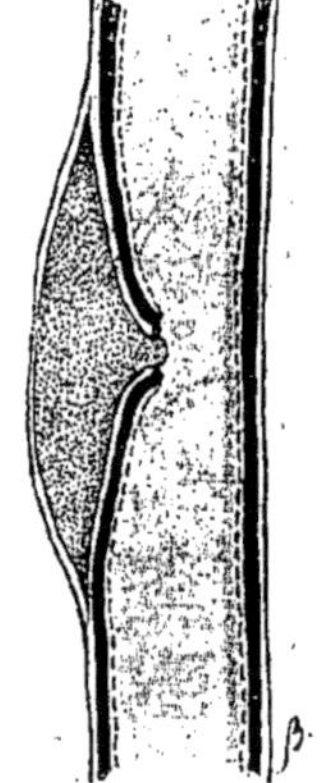

FIG. 26. — Schéma de l'hémostase provisoire dans les piqûres artérielles.

Les *piqûres pénétrantes des artères* sont variables suivant les dimensions de l'agent vulnérant :

1° L'instrument est-il très étroit : ou bien l'écartement se comble par rapprochement des fibres divisées; il se fait une réunion par première intention, soit de toutes les tuniques, soit de l'externe seule; ou bien l'écartement produit dans les parois persiste après le retrait de l'instrument, et alors on observe, soit une hémorrhagie, soit un épanchement sanguin simple, soit un anévrysme diffus.

2° L'instrument est-il plus volumineux; s'agit-il surtout d'un coup d'épée ou de baïonnette, dans lesquels il y a presque autant *coupure* que *piqûre* : l'hémorrhagie est alors presque fatale; mais elle peut s'arrêter d'elle-même. Le mécanisme de cette *hémostase spontanée* si importante est presque toujours le suivant : Par suite d'un défaut de parallélisme entre la plaie de la

[1] POULET, *Traité des corps étrangers en chirurgie*, p. 122.

tunique externe et celle des autres tuniques, il se forme au voisinage de la piqûre un *thrombus* ordinairement *latéral*, quelquefois *circonférentiel*. Ce thrombus a la forme d'un bouchon conique ou d'un *clou*, dont la *pointe* s'engage à peine entre les tuniques internes qu'elle déprime, tandis que la *tête* s'étale plus ou moins loin sous la tunique externe, qu'elle décolle d'autant plus facilement que cette tunique est souvent moins divisée que les deux autres, en raison de son élasticité et de sa souplesse. J.-L. Petit a fort bien montré qu'en pareille circonstance le caillot obturait exactement l'ouverture faite à la paroi artérielle, sans empiéter sur le canal de l'artère autrement que par une dépression légère des parois internes. L'extrémité du caillot qui plonge dans le vaisseau est incessamment balayée par le courant sanguin qu'elle ne parvient pas à arrêter; disposition tout à fait inverse de celle qu'on observe dans les sections complètes où le canal de l'artère est absolument oblitéré par le sang coagulé. Le couvercle de ce caillot adhère rapidement aux bords de l'ouverture et aux tissus voisins. Mais la persistance du courant sanguin rend fort bien compte, comme le fait remarquer fort justement Lidell, de la rareté des guérisons vraiment complètes des piqûres artérielles et de la fréquence des *anévrysmes* qui en sont la conséquence éloignée.

2° Plaies par instruments tranchants. — Les plaies des artères par instruments tranchants sont à coup sûr les plus fréquentes et les plus importantes; plus faciles à observer et à reproduire expérimentalement, elles ont tout naturellement servi de point de départ à toutes les recherches et de type parfait à toutes les descriptions.

Elles se produisent accidentellement ou volontairement. De nos jours, les modifications apportées dans l'armement moderne tendent à rendre de plus en plus rare dans la chirurgie de guerre les plaies des artères par instruments tranchants, coups de sabre, etc.; cependant la disposition des éclats de certains obus d'acier est telle que les artères frappées sont plutôt sectionnées nettement que contuses. Certains fragments osseux sont aussi tellement tranchants qu'ils peuvent fort bien agir par *section* dans la dilacération des artères au voisinage d'une fracture, et particulièrement, comme on le sait, dans les fractures de jambe.

A. *Les plaies non pénétrantes des artères* ont été principalement observées dans les cas de plaie par instrument tranchant.

Elles ont été étudiées dans des expériences assez nombreuses, parmi lesquelles il convient de citer surtout les expériences de Haller sur les artères mésentériques de la grenouille. En réalité, elles n'ont pas toute l'importance qu'on leur a autrefois accordée; la rareté des anévrysmes chez les animaux et l'extrême plasticité de leur sang ne permettent guère d'appliquer à l'espèce humaine les résultats ainsi obtenus.

Quoi qu'il en soit, ces résultats se résument de la manière suivante :

*Si la gaine de l'artère est seule divisée*, on n'observe rien de particulier.

*S'il y a division de la gaine et de la tunique externe*, la paroi s'épaissit simplement; c'est à tort que Callisen admettait dans ce cas la formation d'une hernie des membranes interne et moyenne.

Enfin, *s'il y a division de la gaine, de la tunique externe et de la tunique moyenne*, suivant les uns, la tunique interne résiste; suivant d'autres, elle cède plus ou moins tardivement. Haller et Guattani soutiennent, d'après leurs expériences, qu'elle se laisse distendre et fait un anévrysme mixte interne. Ces résultats sont contredits par ceux de Hunter; Nélaton n'a pu les reproduire et conclut fort justement, à notre sens, que la description des plaies non pénétrantes des artères ne repose que sur des faits incomplètement observés ou purement hypothétiques et ne vaut pas la peine d'attirer l'attention du chirurgien.

B. Les *plaies pénétrantes des artères* sont *complètes* ou *incomplètes*, suivant que le vaisseau est intéressé dans la totalité ou seulement dans une partie de sa circonférence.

*a. Plaies pénétrantes complètes.* — Les plaies pénétrantes complètes sont les les mieux connues des plaies artérielles.

Dans les plaies largement ouvertes des grosses artères superficielles, comme la fémorale et la carotide, l'hémorrhagie est presque toujours trop rapide pour laisser au moindre travail organique, même favorisé par une syncope, le temps de se produire; la forme et les dimensions de la section artérielle sont les seules particularités anatomiques à noter.

Il n'en est pas ainsi pour une artère de moyen volume, profondément située au milieu de groupes musculaires épais et dont la section ne communiquera avec la plaie extérieure que par un trajet étroit ou oblique. Il se passe alors dans l'artère sectionnée une série de phénomènes des plus importants, dont nous devons la description parfaite à J.-L. Petit, et qui vont aboutir à une *hémostase spontanée*, *provisoire* d'abord, puis plus tard *définitive*.

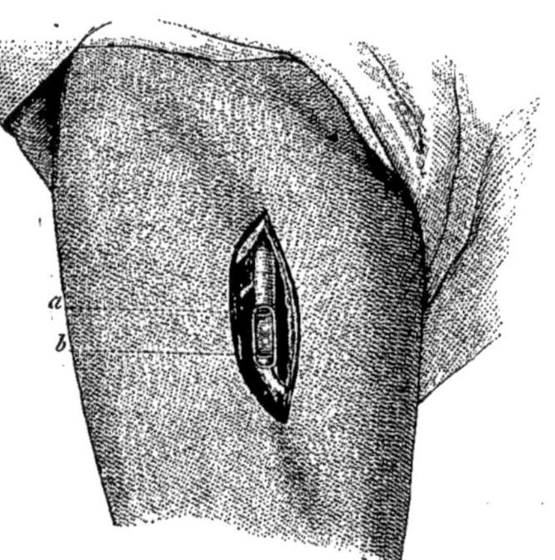

Fig. 27. — Écartement des deux bouts d'une artère sectionnée complètement dans sa gaine.

*Hémostase spontanée provisoire.* — Aussitôt après la section, les deux bouts de l'artère remontent dans la gaine celluleuse en vertu de leur élasticité, comme feraient les deux parties d'un tube élastique légèrement tendu qu'on viendrait à sectionner en son milieu. En même temps, les fibres circulaires des extrémités sectionnées se resserrent et tendent à diminuer le calibre de l'artère jusqu'au niveau de la première collatérale. Il en résulte entre les deux extrémités sectionnées un espace intermédiaire formé par la gaine celluleuse, dont la face interne, tapissée de tractus fibreux, constitue une série de petits obstacles éminemment propres à favoriser la coagulation du sang à son niveau. C'est en effet ce qui a lieu, et le sang épanché dans le tissu de la gaine la distend ainsi que les tissus voisins; il s'infiltre dans ses mailles, et l'arrêt qu'il y subit est tout à fait favorable à la formation d'un caillot.

Ce caillot est le *caillot externe*; il a, suivant l'expression de J.-L. Petit, la forme d'un *couvercle* débordant largement le vaisseau. On voit bientôt la coagulation, cheminant de proche en proche, pénétrer dans la lumière rétractée des bouts artériels et l'obstruer sous la forme d'un caillot, *caillot interne* en continuité avec le caillot externe et jouant le rôle d'un véritable *bouchon*, de forme conique (J.-L. Petit), court, dans le cas où il y a quelque collatérale rapprochée, plus long et effilé en pointe, si cette branche un peu importante est située à une certaine distance de la section artérielle. Suivant Amussat, le caillot placé entre les deux bouts sectionnés est plus fluide que celui qui infiltre les tissus voisins; c'est à cette portion centrale plus ramollie qu'il a donné le nom de *cratère*.

Rétraction de l'artère dans sa gaine, constriction circulaire des bouts sectionnés, épanchement sanguin dans la gaine, se coagulant pour former le *caillot externe* ou *couvercle*, se prolongeant dans l'intérieur du vaisseau sec-

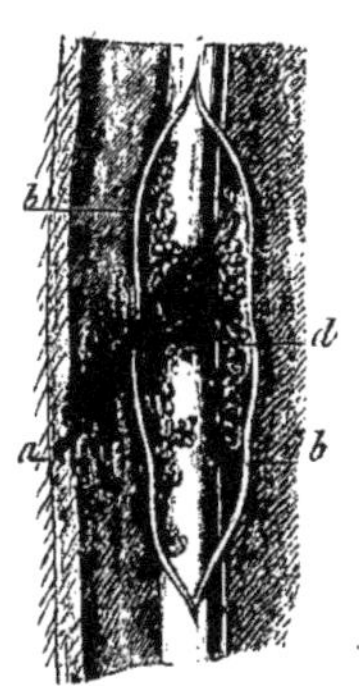

Fig. 28. — Plaie artérielle communiquant avec l'extérieur par un trajet oblique.

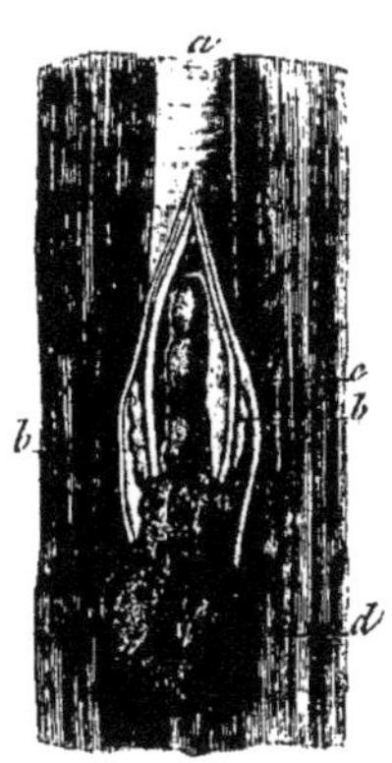

Fig. 29. — Hémostase provisoire. — Couvercle; bouchon.

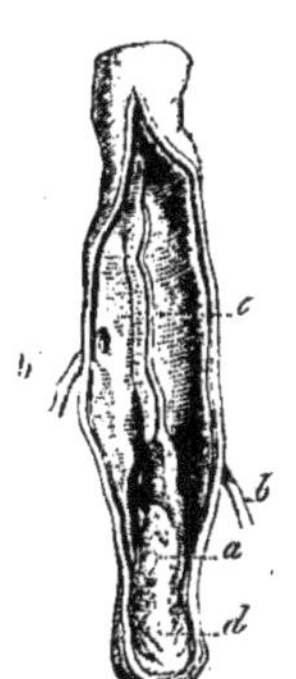

Fig. 30. — Hémostase provisoire. — Caillot terminé en pointe.

tionné (*bouchon*), tels sont en quelques lignes les agents principaux de l'*hémostase provisoire* dans les sections artérielles complètes portant sur des vaisseaux de moyen calibre profondément situés.

Les phénomènes sont les mêmes dans les deux bouts de l'artère, avec cette seule différence que le caillot du bout inférieur serait plus petit (Guthrie).

*Hémostase spontanée définitive.* — Lorsque ce premier travail est terminé, on voit partir de la paroi artérielle et des lèvres de la solution de continuité une véritable *endartérite végétante*, dont les proliférations précédées de cellules migratrices pénètrent en tous sens le coagulum sanguin, dans lequel elles poussent leurs bourgeons et leurs anses vasculaires. Ces phénomènes sont toujours moins accusés dans le bout périphérique; aussi les hémorrhagies secondaires sont-elles plus fréquentes à ce niveau (Le Fort).

A mesure que s'effectue cette organisation, le tissu cellulaire voisin reprend sa souplesse; le tube artériel s'effile à chaque extrémité en un cordon fibreux, généralement uni au bout périphérique par un lien de même nature, vestige de la gaine artérielle transformée. Cette bride fibreuse disparaît à la longue, et au bout de plusieurs années on n'en trouve plus en général aucune trace.

Ainsi se trouve assurée définitivement l'hémostase spontanée dans les cas de sections complètes des artères; toutefois il ne faut pas oublier que le caillot sanguin temporaire peut être brusquement projeté par une ondée sanguine trop forte ou un mouvement intempestif; des complications inflammatoires trop intenses, sont aussi susceptibles de ramollir le caillot, de faciliter sa désagrégation et d'amener ainsi des hémorrhagies secondaires aussi graves que rebelles. Ces phénomènes ont été contestés par quelques auteurs, notamment par Koch de Munich qui a prétendu que les artères, liées ou non, restaient entièrement vides et dilatées jusqu'au lieu de la section. Que les choses se passent ainsi dans quelques circonstances, nous ne le nions pas; mais le plus souvent la réunion s'opère en suivant les diverses phases de l'hémostase, telle que l'ont décrite J.-L. Petit, Morand, Scharp, Béclard et Sanson. Ces deux derniers auteurs ont bien montré que cette hémostase naturelle était constituée par la réunion de ses nombreux facteurs, et non par un seul d'entre eux, à l'exclusion des autres, comme le voulaient Gooch, Kirkland, White, John Bell, ardents adversaires de l'importance du caillot.

*b. Plaies pénétrantes incomplètes.* — Les solutions de continuité qui ne portent que sur une partie plus ou moins étendue de la circonférence artérielle diffèrent des sections complètes : 1° par leur forme; 2° par la difficulté beaucoup plus grande de l'hémostase spontanée, dont le mécanisme est d'ailleurs peu différent.

Envisagées au point de vue de leur *forme*, ces plaies pénétrantes incomplètes des artères se subdivisent en :

1° *Plaies transversales;*

2° *Plaies obliques;*

3° *Plaies longitudinales.*

Les plaies *transversales* divisent une portion plus ou moins considérable de l'artère. Si elles n'entament pas plus du quart de la circonférence du vaisseau, les lèvres s'écartent et s'arrondissent; l'hémostase s'opère comme nous l'avons indiqué dans les piqûres; le sang extravasé dans la gaine forme la *tête* d'un caillot en forme de *clou*, dont la *pointe*, insinuée entre les lèvres de la plaie artérielle et sans cesse balayée par le courant sanguin, ne parvient jamais à pénétrer dans le canal de l'artère.

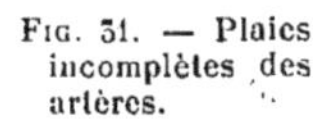


Fig. 31. — Plaies incomplètes des artères.

*a*, verticales. — *b*, obliques. — *c*, *d*, transversales.

Mais cette hémostase, bien autrement imparfaite que dans les sections artérielles complètes, ne peut plus même se produire, si les dimensions de la plaie atteignent ou dépassent la moitié de la circonférence; sous l'influence des fibres élastiques et musculaires longitudinales, la plaie prend une forme oblongue qui en augmente la béance et favorise l'hémorrhagie. Cependant, si la section transversale est telle que les deux bouts de l'artère ne tiennent, pour ainsi dire, plus que par une pointe étirée, l'hémostase s'effectue plutôt suivant le mécanisme des sections complètes des artères, soit que ce mince trait d'union vienne à se rompre, soit que l'écartement des bouts sectionnés suffise pour permettre la formation du couvercle et du bouchon, exactement comme dans les sections complètes.

Ainsi en est-il également des *plaies obliques* qui, suivant leur direction, se comportent tantôt comme les plaies transversales, tantôt comme les plaies longitudinales, et sont assujetties aux mêmes règles chirurgicales.

Les sections *longitudinales* incomplètes, peu étendues, guérissent facilement, les bords naturellement peu écartés se réunissent par bourgeonnement des éléments jeunes qu'ils renferment.

3° Plaies par instruments contondants. — En dehors des plaies par armes à feu, ces blessures sont assez rares; on les observe pourtant encore assez souvent dans la chirurgie industrielle, où elles sont produites par des éclats de mine, de meule, des accidents de chemin de fer, des coups d'engrenage, etc....

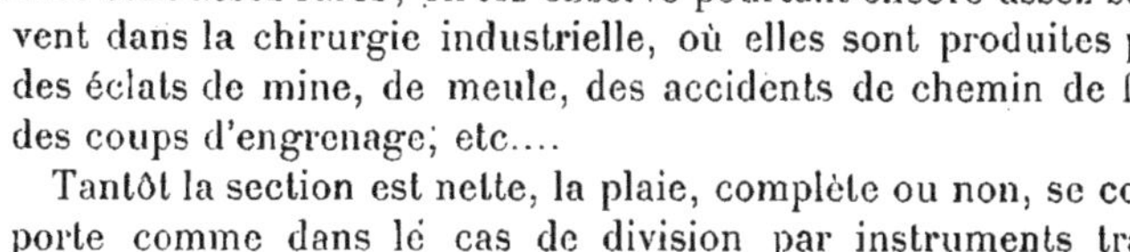

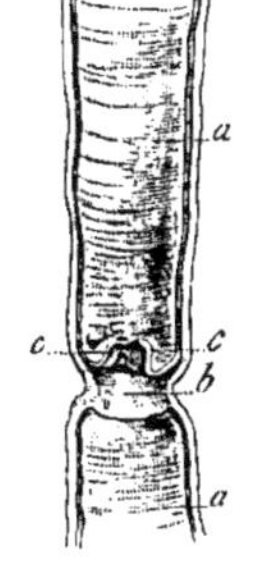

Fig. 32. — Section d'une artère par la ligature.

Tantôt la section est nette, la plaie, complète ou non, se comporte comme dans le cas de division par instruments tranchants; tantôt la section est irrégulière, les tuniques interne et moyenne sont rebroussées en dedans; l'externe au contraire est étirée. C'est le mécanisme de l'hémostase dans la ligature, la torsion, la compression, l'écrasement et certains coups de scie à marche lente. Enfin, dans d'autres circonstances, on observe, à côté des solutions de continuité, des irrégularités, des attritions de petits foyers sanguins dus à la contusion et sur lesquels nous aurons à insister de nouveau plus loin.

4° Plaies par armes a feu. — Le chapitre des plaies artérielles par coups de feu a dû subir dans ces dernières années des modifications profondes en rapport avec la forme des projectiles, leur vitesse et les mouvements de rotation dont ils sont animés; les observations anciennes n'ont plus qu'une valeur historique tout à fait secondaire. De nombreuses expériences faites avec le fusil Gras, Delorme conclut que l'on a beaucoup exagéré la facilité avec laquelle les artères échappent à l'action de ces projectiles. Dans l'immense majorité des cas, dit-il, quand une balle rencontre sur son trajet une artère, elle l'entame, la perfore ou la contusionne. Chauvel et Nimier ont de leur côté relevé 9 blessures artérielles sur 42 coups de feu avec les balles du fusil Lebel, soit une proportion de 21,4 pour 100. La diminution d'élasticité et le vide des vaisseaux dans ces expériences cadavériques favorisent peut-être ces blessures, comme le font remarquer avec raison les auteurs que nous venons de citer.

De l'examen comparatif de plusieurs statistiques Fischer conclut que ces blessures sont plus fréquentes aux membres inférieurs qu'aux supérieurs, et plus fréquentes aussi dans les fractures que dans les coups de feu des parties molles. Les lésions des gros vaisseaux sont rares dans les ambulances, mais il faut tenir compte des morts rapides du champ de bataille; Lidell estime à 30 pour 100 environ la proportion de ces décès par lésion vasculaire; il est d'ailleurs impossible de rien préciser sur ce point.

Les *plaies contuses* sont sans doute les lésions les plus fréquentes avec les nouveaux projectiles. Elles comprennent :

1° *Des plaies latérales ou abrasions partielles*, véritables échancrures arrondies, à bords nets ou à peine frangés, dont les dimensions varient depuis le dixième jusqu'aux deux tiers du calibre du projectile. Toutes les tuniques sont sectionnées au même niveau; il n'y a pas trace de rebroussement à l'intérieur du canal.

2° Les *perforations*, qui ne peuvent exister que sur les grosses artères, l'aorte, la carotide, le tronc brachio-céphalique, la sous-clavière, les iliaques, la fémorale. L'orifice est généralement double, excepté dans les cas où le projectile ou des morceaux de vêtements entraînés viennent s'arrêter contre la paroi postérieure et jouer le rôle d'obturateurs temporaires. Les deux ouvertures sont presque toujours nettes, béantes, arrondies, du diamètre du projectile; les trois tuniques sont sectionnées nettement sans rebroussement des enveloppes internes.

3° *Des divisions complètes*, surtout pour les artères de petit et de moyen calibre. La section, dit Chauvel, est assez souvent nette de l'un des côtés, frangée, déchiquetée, étirée à l'autre extrémité. On n'observe jamais le recroquevillement des tuniques internes, mais ces membranes présentent souvent les fissures, les déchirures transversales que nous étudierons en parlant des contusions. Enfin on a encore noté de véritables arrachements éloignés de l'artère, quand le vaisseau entraîné par le projectile, mais solidement fixé à quelque distance, cède à sa limite d'extension.

5° Plaies par arrachement des artères. — Il n'est pas rare de voir dans ces énormes arrachements des membres produits par nos puissantes machines industrielles, courroies de transmission, volants animés d'une vitesse considérable, ou encore par des boulets de canon, des éclats d'obus volumineux, il n'est pas rare, disons-nous, de voir l'artère pendante, se soulever à chaque battement sans laisser écouler de sang.

Les tuniques internes rompues sont recroquevillées à l'intérieur du vaisseau, tandis que la tunique externe étirée, dilacérée et contuse, s'enroule sur elle-même et contribue à l'occlusion du vaisseau.

Toutefois, comme le fait remarquer Lidell, les hémorrhagies ne sont pas rares surtout dans les arrachements par éclats d'obus; elles sont certainement moins fréquentes dans les arrachements des membres par des machines.

Les divisions artérielles ainsi produites ne sont pas toujours complètes. Le musée médical militaire de Washington en renferme plusieurs exemples; citons entre autres le fait curieux d'un arrachement incomplet de la sous-clavière par un coup de baïonnette, portant sur les deux tiers de la circonférence du vaisseau; un arrachement du même genre observé sur les vaisseaux poplités et une observation d'Abernethy dans laquelle la carotide interne était partiellement déchirée et les branches de la carotide externe séparées du tronc principal.

**Les plaies artério-veineuses** ne sont pas rares; l'histoire de la saignée nous en offre des exemples nombreux; les instruments piquants ou tranchants, les projectiles de guerre les produisent assez souvent. Les caractères spéciaux de l'hémorrhagie, les phénomènes dus à la formation d'un anévrysme artério-veineux, constituent les traits principaux de leur histoire. On les retrouvera plus loin.

## II. — RUPTURES DES ARTÈRES

Lorsque l'artère est déchirée, sans solution de continuité des téguments, on dit qu'il y a *rupture proprement dite des artères*. Nous en rapprocherons la dilacération des artères par une esquille osseuse, parfois accompagnée de plaie, plus souvent peut-être sans cette plaie extérieure.

Les *ruptures des artères* ne sont pas généralement étudiées dans un chapitre spécial; elles nous ont paru assez importantes pour justifier cette distinction.

Lorsque la rupture s'accompagne de plaie extérieure, il y a *plaie par arrachement des artères* (voy. plus haut).

Les ruptures artérielles sans plaie extérieure sont beaucoup plus fréquentes qu'on ne le pense généralement; on connaît surtout bien les ruptures de l'artère axillaire. Le plus souvent ces ruptures succèdent à des tentatives de réduction de luxations anciennes de l'épaule; l'accident est plus rare dans la luxation même; Adams, Nélaton, A. Bérard, en ont rapporté des exemples; Malgaigne en a trouvé des observations dans la plupart des formes ordinaires de luxation de l'épaule. Les mouvements imprimés à une épaule atteinte de fausse ankylose à la suite d'une inflammation rhumatismale, des efforts, des coups sans plaie extérieure ont produit le même accident. Dans les anciennes pièces d'artillerie, lorsque l'explosion se produisait pendant le bourrage du canon, la violence produite par l'expulsion du refouloir détermine une extension si brusque de l'épaule que la rupture de l'artère axillaire en a été plusieurs fois la conséquence. L'inspecteur général Smart en a rapporté trois exemples.

On trouvera dans l'*Encyclopédie internationale de chirurgie* un certain nombre de cas de ruptures de la fémorale, de la poplitée, de la tibiale antérieure, et le fait si curieux de Dupuytren, rupture de l'artère circonflexe externe chez un cuisinier qui s'était heurté violemment la partie supérieure de la cuisse contre un angle de table.

Les caractères anatomiques relevés dans ces diverses observations sont les suivants : rupture des tuniques internes, étirement et rupture de la tunique externe, épanchement sanguin considérable et rapide. Tantôt l'artère s'oblitère et la gangrène du membre en est la conséquence, tantôt il se forme un anévrysme diffus et les artères conservent une perméabilité suffisante pour permettre au sang de continuer à irriguer le membre.

La veine axillaire est rarement rompue; Froriep, Flaubert en 1827, Price, Hailey (1863), Agnew, en ont rapporté des exemples; tous les blessés ont succombé, à part le malade d'Agnew.

## III. — CONTUSIONS DES ARTÈRES

Les contusions des artères ont été bien décrites par Lidell et bien étudiées expérimentalement par Delorme, qui en distingue trois degrés :

Au premier degré, on observe, perpendiculairement à l'axe du vaisseau frôlé par le projectile, de *petites plaies linéaires transversales de la tunique moyenne*.

Ces petites plaies, au nombre de trois à dix sur une étendue de 1 centimètre environ, mesurent de 2 à 5 millimètres de longueur; elles sont peu profondes et répondent aux interstices horizontaux des faisceaux musculaires et élastiques.

Au second degré, les plaies sont plus profondes : les faisceaux musculaires sont contus, mâchés, détachés de la tunique externe, quelquefois divisés longitudinalement, jamais rebroussés. La partie contusionnée du vaisseau est flasque et ecchymosée.

Au troisième degré, la paroi vasculaire est intéressée dans toute sa circonférence; la tunique moyenne, rompue et rétractée, laisse à jour la tunique externe. Une sorte d'étranglement correspond à la partie déchirée.

La contusion ne détermine quelquefois qu'une sorte de constriction temporaire, dont on trouve quelques exemples dans l'article de Lidell. Plus souvent elle produit une oblitération rapide, temporaire ou définitive, du vaisseau contusionné, se traduisant par un arrêt de la circulation au-dessous de la blessure, du refroidissement du membre, des douleurs quelquefois très intenses, parfois même une gangrène limitée ou étendue.

La partie contuse peut se cicatriser et donner naissance ultérieurement à un anévrysme vrai traumatique; plus souvent, dans les contusions par projectiles de guerre, cette partie se mortifie, l'eschare se détache au bout d'un temps variable; il en résulte une *hémorrhagie secondaire*. L'inflammation septique, si fréquente dans les plaies contuses, favorise la production de cet accident.

Les *déchirures des artères principales des extrémités dans les fractures des os longs* ne sont pas absolument rares. Elles se produisent surtout à la jambe : en moins de vingt ans, Dupuytren a observé sept anévrysmes diffus résultant d'une fracture du tibia. Le mécanisme de cet accident est d'ailleurs variable; tantôt il s'agit d'un véritable embrochement de l'artère, la tibiale antérieure le plus souvent, par une esquille pointue; ailleurs ce sera une section nette par le bord tranchant d'un fragment, une plaie contuse incomplète, ou enfin un arrachement à distance. Dans bon nombre de circonstances, le processus de ces déchirures reconnaît des causes multiples qu'il est impossible de dissocier et qui prennent toutes une part plus ou moins considérable à la division du vaisseau et à la formation de l'hématome anévrysmal faux diffus qui en est la conséquence.

**Hématome anévrysmal diffus primitif.** — *Anévrysme diffus primitif, anévrysme faux ou par épanchement.* — Si nous en croyons la plupart des chirurgiens qui se sont occupés de la question, presque toujours l'épanchement sanguin rapide résultant d'une plaie artérielle sous-cutanée ou ne communiquant que difficilement avec l'extérieur, presque toujours, disons-nous, cet épanchement serait animé de battements et constituerait ce que les anciens auteurs appelaient *anévrysmes faux ou par épanchement.*, par opposition aux *anévrysmes vrais ou par dilatation*. Le Fort les a qualifiés encore d'*anévrysmes diffus;* le professeur Duplay les décrit sous le nom d'*anévrysmes traumatiques primitifs*.

L'expression d'*anévrysmes diffus* est aujourd'hui couramment employée; aussi n'est-ce pas sans une certaine appréhension que nous proposons de la modifier. — Nous retranchant derrière l'autorité de Cruveilhier, nous ferons remarquer comme lui, qu'il ne s'agit là que d'une véritable hémorrhagie cellulaire animée de battements; c'est pour désigner tous ces phénomènes que nous proposons l'expression, plus exacte à notre sens, d'*hématome anévrysmal diffus*.

Cet *hématome anévrysmal est primitif* lorsqu'il succède à une plaie, une rupture artérielle; il est *consécutif*, lorsqu'il est la suite de la rupture d'un anévrysme vrai ou par dilatation.

J.-L. Petit[1] a résumé en quelques pages des plus remarquables les caractères différentiels des anévrysmes faux ou par épanchement et des anévrysmes vrais ou par dilatation. Dans les premiers, le sang est extravasé; il perd sa fluidité, se coagule et ne rentre plus dans la voie de la circulation; cet épanchement se forme subitement, et il augmente à proportion de la quantité et de la vitesse avec laquelle le sang sort par l'ouverture faite à l'artère; l'anévrysme par épanchement est dur parce que le sang qu'il contient est coagulé; on peut le presser sans le faire disparaître; il est animé de battements comme l'anévrysme vrai, mais cette pulsation est moins sensible; le souffle ne s'y perçoit non plus que rarement et faiblement.

L'*hématome anévrysmal* est *diffus*, presque toujours confondu avec le corps graisseux; la peau, qui le recouvre, est généralement brune et plombée, comme s'il y avait meurtrissure.

Le *sac* n'est pas *régulier;* il n'est pourtant pas rare de rencontrer une sorte de paroi lisse plus ou moins discontinue.

L'orifice de communication de l'épanchement avec l'artère est généralement large, la poche très irrégulière. Broca professait qu'on ne devait guère trouver dans ces anévrysmes faux que des caillots passifs, mous et diffluents; c'est en effet la règle; l'oblitération par des caillots fibrineux est très rare; toutefois deux autopsies, une de Broca et une de Tillaux, et un fait rapporté par J.-L. Petit, prouvent qu'on peut rencontrer des caillots actifs parfaitement organisés.

**Anévrysme vrai d'origine traumatique.** — Le traumatisme artériel ne donne pas toujours lieu à des accidents immédiatement sérieux; il est parfois suivi à longue échéance de désordres graves résultant de l'affaiblissement de la paroi artérielle. — Chez les animaux la prolifération des bords est en général suffisamment résistante pour que ces désordres secondaires ne se produisent pas; chez l'homme il n'est pas rare que le tissu fibreux de cette cicatrice résiste mal à l'ondée sanguine qui vient sans cesse la distendre et la battre, elle s'étend peu à peu et constitue dans une échéance lointaine un *anévrysme vrai* dont le traumatisme est ainsi la véritable origine; nous aurons occasion d'y revenir à propos des anévrysmes dont ils constituent une part importante.

**Symptômes** et **Marche**. — Les lésions traumatiques des artères se présentent au chirurgien sous deux aspects cliniques différents, suivant qu'il y a ou non plaie extérieure concomitante.

(1) *Traité des maladies chirurgicales et des opérations qui leur conviennent.* Ouvrage posthume de J.-L. Petit mis au jour par M. Lesne, MDCCXC. Paris, t. III, p. 209 et suiv.

## I. PLAIE ARTÉRIELLE

Il est rare qu'une plaie artérielle ne se traduise pas par une *hémorrhagie* caractéristique; un certain nombre de plaies contuses et surtout de plaies par arrachement font seules exception à cette règle.

Si la plaie artérielle communique largement avec l'extérieur, cette hémorrhagie avec ses conséquences constitue, pour ainsi dire, à elle seule tout l'appareil symptomatique.

Si au contraire la plaie artérielle se communique avec l'extérieur que par un trajet long, étroit et anfractueux, l'hémorrhagie est moins nette, elle peut s'arrêter assez rapidement; le sang ne trouvant plus d'issue extérieure, s'épanche dans les tissus, exactement comme dans le cas de traumatisme artériel non exposé.

A. Dans le premier cas (plaie artérielle communiquant facilement avec l'extérieur), l'*hémorrhagie immédiate* est absolument caractéristique. Le sang s'échappe en abondance de l'artère sectionnée; la coloration est véritablement rutilante; la force de projection varie suivant que l'artère est plus ou moins rapprochée du cœur; le jet est continu avec des saccades impulsives isochrones aux battements ventriculaires; la compression de l'artère au-dessus de la plaie l'arrête ordinairement.

Pour peu que l'hémorrhagie ait été un peu intense ou prolongée, cette déperdition de sang retentit puissamment sur l'état général : une sueur froide inonde les tempes du blessé, sa peau devient pâle, livide; les objets voisins semblent tourner devant ses yeux; il ne peut plus se soutenir; cette simple défaillance peut aller jusqu'à la syncope; il n'est pas rare de voir ces phénomènes s'accompagner de nausées, de vomissements, d'une vive douleur épigastrique ou encore de véritables convulsions; et si le chirurgien n'est pas là pour intervenir, ou si l'hémorrhagie ne s'arrête pas spontanément, c'est la mort qui ne tarde pas à survenir.

Cette *hémorrhagie primitive immédiate* est-elle très fréquente? Les anciens chirurgiens militaires inclinaient vers la négative; avec les projectiles arrondis, volumineux, animés d'une faible vitesse, en usage alors, le fait n'a rien d'étonnant. Kuntington évalue à 28 pour 100 environ la proportion des hémorrhagies primitives dans les coups de feu des gros vaisseaux, Schmidt n'en relève que 52 cas sur 366 lésions vasculaires dans des fractures par coups de feu; Gähde n'en trouve que 7 primitives pour 195 secondaires.

Telle n'est pas l'opinion de Fischer, très catégorique sur ce point; Chauvel et Nimier, Delorme, pour être moins affirmatifs, n'en pensent pas moins que l'*hémorrhagie primitive* est plus fréquente aujourd'hui avec les nouveaux projectiles; il en est ainsi également dans les plaies par instruments tranchants. Les plaies contuses et les plaies par arrachement sont plus à l'abri que les autres de cet accident immédiat, l'étude attentive que nous avons faite du mécanisme de l'hémostase spontanée dans les diverses variétés de plaies artérielles rend fort bien compte de ces différences.

L'*hémorrhagie primitive* n'est d'ailleurs pas toujours *immédiate*, ou pour mieux dire, l'hémorrhagie immédiate n'est pas toujours de longue durée; elle est presque toujours arrêtée spontanément ou par le pansement, avant l'arrivée du chirurgien, mais souvent elle se reproduit soit le jour même, soit dans les trois premiers jours; c'est ce que Legouest appelait *hémorrhagie primitive retardée.*

L'hémorrhagie immédiate est la règle dans les plaies largement ouvertes; mais en dehors des cas rapidement mortels, le sang s'arrête souvent spontanément, ou est arrêté par le chirurgien.

Si la plaie des parties molles n'est pas le siège d'une inflammation trop vive, cette hémostase provisoire devient bientôt définitive; mais si les phénomènes inflammatoires ou septiques sont trop intenses, le caillot se ramollit, se désagrège ; le sang se fait de nouveau jour au dehors : *hémorrhagie secondaire.*

La nature du traumatisme produit par les anciens projectiles, l'absence de pansements antiseptiques expliquent parfaitement la fréquence des *hémorrhagies secondaires,* que nous signalions plus haut.

Lorsqu'il n'y a pas eu d'hémorrhagie primitive, l'*hémorrhagie secondaire* est dite d'*emblée* (Legouest); c'est le cas le plus fréquent. La chute d'une eschare contuse, l'ablation d'un projectile, d'un morceau de vêtement, des mouvements exagérés, une exploration intempestive, le ramollissement inflammatoire du caillot, plus rarement la rupture d'un anévrysme diffus traumatique en sont les causes habituelles (Chauvel).

L'*hémorrhagie secondaire* est *consécutive,* lorsqu'elle a été précédée d'un écoulement sanguin immédiat; elle est due au détachement ou au ramollissement du caillot, et particulièrement du caillot qui obstrue le bout périphérique, toujours plus tardivement et moins bien fermé.

Sur 3245 hémorrhagies relevées dans la statistique chirurgicale de la guerre d'Amérique, 3135 sont notées comme secondaires; plus des trois quarts appartiennent aux membres.

Elles apparaissent du 3ᵉ jour à la fin du 3ᵉ mois et même davantage; de plus en plus fréquentes du 3ᵉ au 7ᵉ jour, elles atteignent leur *maximum* pendant le *second septénaire* (7ᵉ au 15ᵉ jour) pour diminuer graduellement jusqu'au 25ᵉ, réaugmenter encore du 25ᵉ au 50ᵉ jour et diminuer ensuite définitivement.

Fischer décrit en outre des *hémorrhagies secondaires dyscrasiques* dans la pathogénie desquelles l'épuisement, la septicémie, la pyohémie jouent le rôle capital à côté des états constitutionnels (diabète, scorbut, albuminurie, alcoolisme, affections du foie) dont Verneuil a bien fait ressortir toute l'importance. Ces hémorrhagies se font en nappe; il est presque impossible de les arrêter; elles s'effectuent souvent la nuit pendant des moments d'agitation, de délire, de mouvements intempestifs. Intermittentes, parfois régulièrement périodiques, elles sont précédées de légers suintements sanguins (*hémorrhagies de signal, d'alarme*) dont Neudorfer a bien fait ressortir la fréquence et l'importance; puis elles deviennent plus abondantes, se répètent trois ou quatre fois et plus encore jusqu'à la terminaison fatale, qui arrive en général par septicémie.

B. Lorsque la plaie artérielle ne communique avec l'extérieur que par un trajet étroit et sinueux (deuxième cas); les caractères de l'hémorrhagie immédiate se modifient notablement; le sang toujours rutilant (et cette coloration écarlate est le seul indice de la plaie artérielle) s'échappe en abondance par l'étroit orifice extérieur, mais cet écoulement continu n'est plus projeté au loin. — Une partie même du sang s'infiltre dans les tissus voisins; l'hémorrhagie peut être ainsi arrêtée et faire place à un épanchement sanguin animé de battements, hématome anévrysmal diffus dont nous allons bientôt indiquer les caractères cliniques.

A ces signes de l'hémorrhagie primitive ou secondaire, ou de l'épanchement sanguin animé ou non de battements viennent quelquefois s'ajouter d'autres complications plus en rapport avec la plaie des tissus qu'avec celle de l'artère. Ce sont les gangrènes des membres, probablement plus septiques que mécaniques, la phlébite, la septicémie, l'infection purulente.

A supposer même qu'aucune de ces complications n'apparaisse, que la plaie artérielle et cutanée se réunisse en apparence dans les conditions les plus satisfaisantes, le blessé n'est pas toujours absolument guéri. L'histoire des anévrysmes renferme des centaines d'exemples de tumeurs anévrysmales vraies développées longtemps après un traumatisme artériel.

## II. TRAUMATISMES ARTÉRIELS NON EXPOSÉS

Dans les cas de ruptures, de dilacération des artères par une esquille sans ouverture des téguments, le chirurgien n'a pour reconnaître le traumatisme artériel qu'un seul signe important : l'*épanchement sanguin*.

Cet épanchement sanguin présente ordinairement des caractères spéciaux; il est animé de battements isochrones aux battements de l'artère; nous avons proposé plus haut de le dénommer : *hématome anévrysmal diffus*.

Ses caractères cliniques sont ceux des anévrysmes vrais, mais beaucoup moins tranchés : la tumeur qui s'est produite subitement est animée de battements comme l'anévrysme vrai, mais cette pulsation est moins sensible; il est également assez rare de percevoir un bruit de souffle net; quand il existe, il est faible, difficile à percevoir; plus rare encore est le frémissement, le fourmillement qu'on observe parfois dans les anévrysmes vrais ou par dilatation. Son augmentation de volume est très rapide; l'anévrysme faux ou par épanchement a de plus une tendance continuelle à s'accroître, et ce fait, joint aux grandes difficultés du traitement chirurgical, assombrit beaucoup le pronostic.

La tumeur est diffuse, irrégulière, confondue avec le corps graisseux; la peau, qui la recouvre, est ordinairement brune, plombée, tendue, comme s'il y avait meurtrissure; cette ecchymose ne disparaît que lentement et tardivement.

Les complications inflammatoires sont fréquentes, et viennent encore augmenter la gravité qui résulte de la marche et de l'extension progressives de ces hématomes anévrysmaux.

**Diagnostic.** — Le diagnostic des traumatismes artériels n'est guère difficile, quand il s'agit de plaie largement ouverte; les caractères de l'hémorrhagie, son arrêt par la compression du vaisseau entre la plaie et le cœur ne laissent en général aucun doute.

Dans quelques cas cependant, et notamment dans les plaies des artères des extrémités, de la main surtout, la compression entre la plaie et le cœur ne suffit pas toujours en raison des anastomoses nombreuses qui relient les différentes branches artérielles; mais l'abondance de l'hémorrhagie, la coloration du sang, parfois même la vue du jet sanguin sont alors presque toujours des signes suffisants pour établir le diagnostic de la blessure artérielle.

Le *diagnostic* du traumatisme artériel n'est pas toujours facile à faire dans les plaies étroites et profondes : l'étroitesse de l'orifice, les anfractuosités du trajet modifient tellement les caractères de l'hémorrhagie qu'il est parfois difficile de se prononcer définitivement. Toutefois, lorsque la blessure siège sur le trajet anatomique d'une artère, lorsque l'écoulement est abondant, le sang rutilant, lorsque la compression de l'artère l'arrête ou le diminue notablement, on doit être à peu près sûr que l'artère est réellement atteinte.

Enfin lorsque l'écoulement sanguin, au lieu de s'effectuer au dehors, se déverse dans une des grandes cavités séreuses, plèvre, péricarde, péritoine, le chirurgien n'a pour se guider d'autre signe que les signes généraux de l'hémorrhagie, et les signes locaux de l'épanchement dans le détail desquels nous ne saurions entrer.

Il est ordinairement facile de distinguer par sa coloration, son abondance une *hémorrhagie artérielle*, d'une *hémorrhagie veineuse;* en cas de doute, les résultats de la compression au-dessus de la plaie éclaireront toujours le diagnostic.

Lorsqu'il y a *plaie artério-veineuse*, il n'est pas facile de la diagnostiquer sûrement au premier abord par l'examen des caractères de l'hémorrhagie; son abondance, l'étude du siège de la blessure permettront d'être affirmatif dans un certain nombre de faits.

Lorsque l'artère communique librement avec la veine, la phlébartérie qui en résulte a des signes particuliers qui appellent l'attention du chirurgien.

Enfin il faut bien savoir que le diagnostic de l'hématome anévrysmal diffus est souvent très difficile; l'obscurité de ces signes, battements, souffle, etc...; expose à une confusion facile avec un épanchement sanguin ordinaire, et il est nécessaire d'apporter dans les cas de ce genre une attention des plus grandes, qui pourrait être très préjudiciable au malade.

**Pronostic.** — Les traumatismes artériels sont toujours graves, dès qu'il s'agit d'une artère un peu volumineuse. Indépendamment des hémorrhagies immédiates, que rien ne peut arrêter et qui amènent la mort du blessé dans des proportions considérables sur les champs de bataille, les blessures résultant de coups de feu se terminent souvent d'une manière fatale. Otis évalue à 67,8 pour 100 la léthalité des plaies des grosses artères.

Nous avons dit déjà que les plaies incomplètes par instruments tranchants étaient plus graves que les plaies complètes; les piqûres elles-mêmes se terminent souvent par la mort dans des cas mêmes où les lésions sont en apparence peu considérables.

Les plaies par arrachement dues à des accidents de machine sont un peu moins graves que celles qui sont dues aux projectiles de guerre.

Les ruptures sont aussi des accidents très sérieux; plus des deux tiers des ruptures de l'artère axillaire ont succombé aux conséquences de cette redoutable lésion.

Les anévrysmes diffus résultant de la déchirure des artères par une esquille osseuse en cas de fracture des os longs, ont été longtemps considérés comme au dessus des ressources de l'art; si l'antisepsie a bien amélioré la thérapeutique de cette redoutable affection, il n'en est pas moins vrai que les opérations qu'elles nécessitent sont toujours difficiles et comportent par conséquent un pronostic toujours sévère.

**Traitement.** — *I. Traitement des plaies des artères.* — L'hémostase chirurgicale, qui nous paraît aujourd'hui si simple dans les diverses variétés de traumatismes artériels, a de tout temps préoccupé les chirurgiens. La multiplicité des moyens auxquels ils ont eu recours est un indice précieux et infaillible de leur impuissance et de l'imperfection des procédés qui se partageaient leur faveur.

La question est aujourd'hui tout à fait changée; aux méthodes de toutes sortes qui encombrent les anciens traités ont succédé des méthodes perfectionnées qui permettent au chirurgien de se rendre maître des hémorrhagies artérielles avec facilité, rapidité et sécurité.

Seule parmi les anciennes méthodes, la *compression* mérite d'être conservée non comme méthode curative dans la majorité des cas, du moins comme méthode temporaire en attendant l'arrivée du chirurgien.

Les absorbants, les styptiques, les astringents, les réfrigérants sont des moyens pour le moins inutiles; le perchlorure de fer trop souvent employé est un agent hémostatique des plus imparfaits et souvent des plus dangereux, qui a l'immense inconvénient de rendre très difficile la recherche ultérieure des bouts de l'artère sectionnée et favorise trop souvent l'éclosion des plus graves septicémies.

La *compression directe dans la plaie* est la méthode la plus simple, puisqu'elle ne nécessite aucune connaissance anatomique du trajet des vaisseaux, mais d'autre part elle a l'inconvénient d'exposer à l'intoxication de la plaie. Il faut pour exécuter proprement le tamponnement d'une plaie avec un produit antiseptique des notions précises et des conditions spéciales rarement réunies sur un champ de bataille, ou immédiatement après un accident. Lorsqu'on ne peut venir à bout d'une hémorrhagie du petit bassin au cours d'une laparotomie grave, Mikulicz a proposé d'utiliser comme méthode hémostatique définitive le tamponnement de la cavité saignante avec la gaze iodoformée.

Un lien fortement serré, ou mieux quelques tours de bande assureront à ce tamponnement provisoire la pression nécessaire pour assurer l'hémostase.

Lorsqu'on est sur un champ de bataille ou qu'on n'a pas sous la main de produits antiseptiques, c'est à la compression indirecte, à l'aveugle *ligature du membre* qu'il faut avoir recours.

Un blessé intelligent, observateur ou instruit, a su parfois trouver à merveille au-dessus de la plaie les battements de l'artère atteinte par le traumatisme et la comprimer jusqu'à l'arrivée du chirurgien.

Cette compression *digitale* pourra être remplacée pour les premiers transports par un tourniquet, un garrot quelconque improvisé avec des portions d'effet, de fourniment, un morceau de bois et une corde quelconque.

*Arrêter l'hémorrhagie sans rien mettre au contact de la plaie qui puisse la contaminer*, telle est la formule que tout le monde devrait bien connaître et pouvoir appliquer en attendant l'arrivée du chirurgien.

Lorsque celui-ci ne dispose pas du temps et de l'installation nécessaires pour pratiquer une ligature, il doit renforcer et assurer les compressions pratiquées en assurant du mieux possible l'antisepsie de la plaie. Les pansements ouatés, les tampons de tourbe, de jute antiseptiques remplissent à merveille cette condition. Si ces approvisionnements font défaut, le tamponnement direct à la gaze iodoformée, renforcé de rondelles d'amadou ou de compresses graduées bien propres, devrait encore être fait de préférence.

Lorsque le blessé est amené au chirurgien, le devoir de celui-ci est bien simple : 1° débarrasser la plaie des caillots qui l'embarrassent; 2° chercher à apercevoir l'artère qui a été sectionnée. Ces manœuvres sont faciles si la plaie est largement ouverte; elles présentent de très grandes difficultés dans le cas de plaie profonde étroite et anfractueuse. Il ne faut pas alors hésiter à se donner du jour pour ne pas perdre un temps précieux en cherchant à pincer à l'aveugle le vaisseau sectionné. Les tissus seront incisés couche par couche jusque sur le vaisseau blessé; cette incision faite, le vaisseau mis à nu, il n'y a plus qu'à le saisir avec une pince à forcipressure et le lier ou le tordre.

Mais les manœuvres et les débridements que nécessitent ces recherches ne sont pas toujours faciles, lorsque la plaie saigne en nappe de tous côtés; le chirurgien peut être fort gêné pour procéder à la recherche du vaisseau principal qu'il faut lier. La compression digitale du vaisseau au-dessus de la plaie par un aide intelligent, la compression au besoin ou la ligature élastique permettent au chirurgien de rechercher avec toute la lenteur et tout le soin voulu le vaisseau sectionné; il n'y a pour cela qu'à lâcher graduellement la compression et à saisir immédiatement les vaisseaux qui donnent du sang avec des pinces à forcipressure.

Il faut avoir vu ce qu'était l'hémostase il y a vingt ans à peine avec la pince

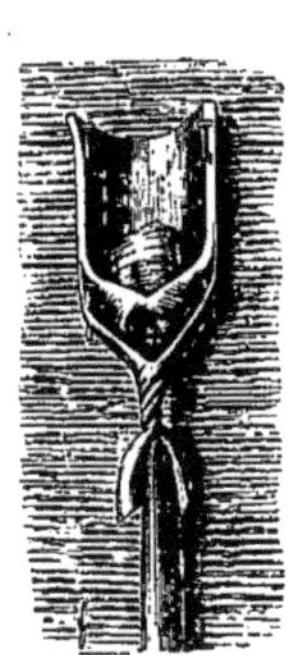

Fig. 33. — Torsion des artères (*Précis de manuel opér.* L.-H. Farabeuf).

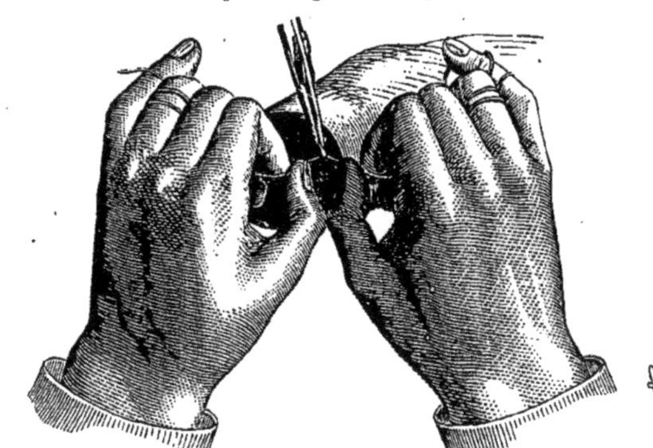

Fig. 34. — Ligature des artères coupées en travers (*Précis de manuel opératoire.* L.-H. Farabeuf).

à verrou pour se rendre compte des progrès réalisés par la création des pinces hémostatiques dont Kœberlé et Péan se disputent l'invention; le professeur Verneuil en a fait une véritable méthode à laquelle il a donné le nom généralement adopté de *forcipressure*. La forcipressure n'est d'ailleurs pas seulement un moyen hémostatique provisoire; dans bon nombre de circonstances où la ligature est impossible, la forcipressure permanente donne les meilleurs résultats.

L'artère une fois saisie avec la pince à forcipressure, il faut la tordre ou la lier.

« Presque aussi vieille que la chirurgie (Galien), écrit Farabeuf, la TORSION des artères a été sérieusement étudiée au commencement de notre siècle par Thierry, Amussat et leurs contemporains, principalement dans le but de favoriser la réunion immédiate des moignons. De nos jours, Tillaux s'est constitué aussi le défenseur de la torsion.

La figure ci-dessus, empruntée ainsi que les suivantes à l'excellent *Précis de manuel opératoire* de notre maître, le professeur Farabeuf, montre avec une clarté remarquable la torsion de la tunique externe, le refoulement et le rebroussement des deux autres tuniques. Mais, s'il est démontré que ce procédé bien appliqué peut assurer l'hémostase des grosses artères, il n'en est pas moins vrai qu'il présente moins de sécurité que la ligature, et partant, que pour les gros vaisseaux cette dernière devra toujours lui être préférée.

Pour les petits vaisseaux, par contre, elle sera souvent et très utilement employée.

La *ligature* reste donc le *procédé de choix; ligature immédiate des deux bouts de l'artère dans la plaie* toutes les fois que cela sera possible ; *ligature à distance* au-dessus de la plaie toutes les fois qu'on ne pourra pas faire autrement.

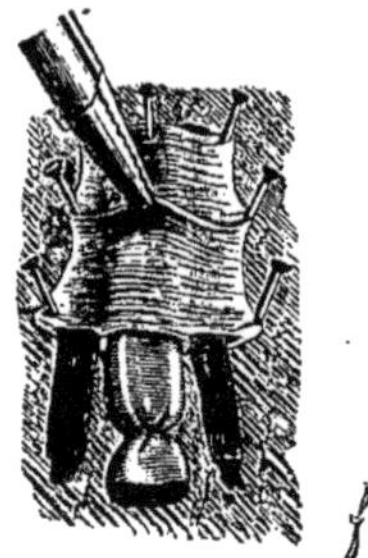

FIG. 35. — Ligature des artères. Pincement transversal de la gaine (L.-H. Farabeuf).

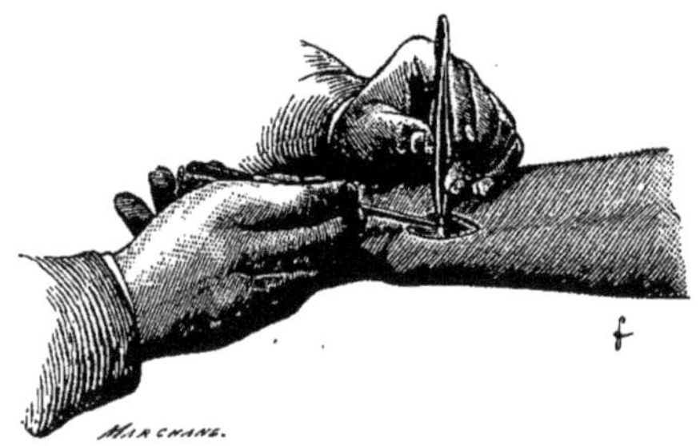

FIG. 36. — Dénudation d'une artère, 1er temps (L.-H. Farabeuf).

Les fils à ligature doivent être préparés antiseptiquement. Des discussions très animées ont eu lieu sur la nature des fils; les uns tenant pour la soie, les autres pour le fil de lin, d'autres enfin pour le catgut.

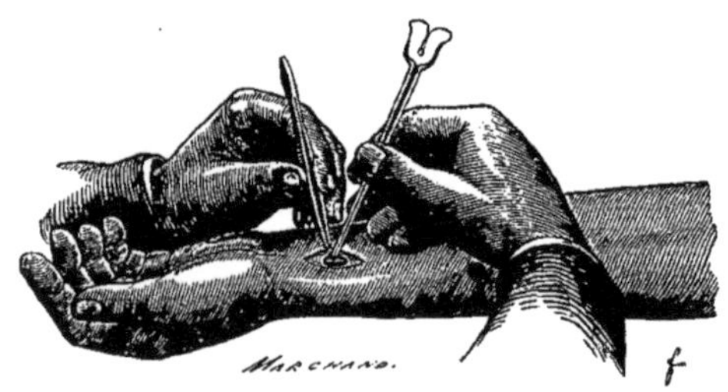

FIG. 37. — Dénudation d'une artère, 2e temps (L.-H. Farabeuf).

Tous ces agents sont à peu près également bons pourvu qu'ils soient bien aseptiques; en France, on emploie plus couramment peut-être le catgut; lorsque cet agent est bien préparé, convenablement dégraissé, trempé pendant quelque temps dans une solution de sublimé ou d'acide phénique au sortir de l'huile phéniquée dans laquelle on le conserve, les ligatures tiennent parfaitement ; il est bon toutefois de faire

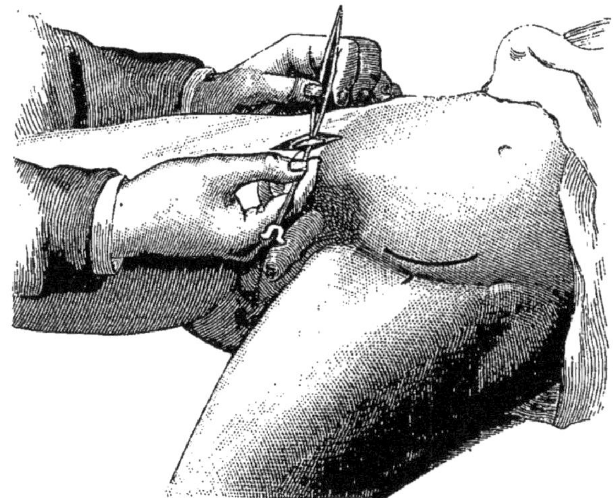

Fig. 38. — Dénudation d'une artère, dernier temps (L.-H. Farabeuf).

un premier nœud double, le nœud du chirurgien, que l'on assujettit par un nœud simple.

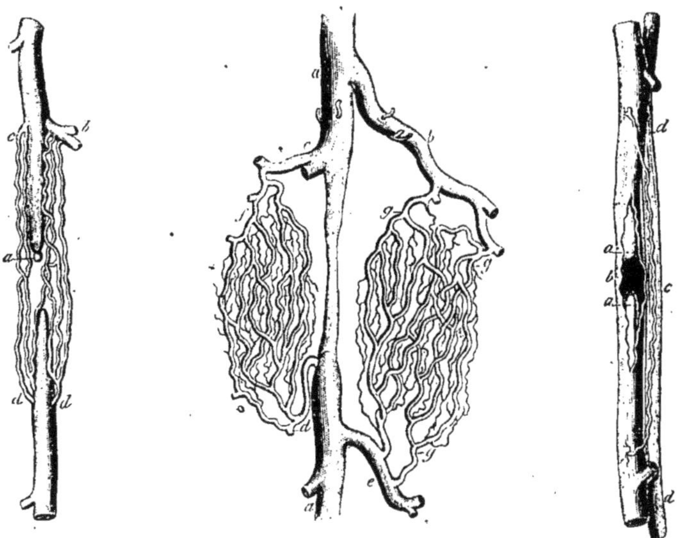

Fig. 39. — Anastomoses directes un mois après la ligature expérimentale chez l'agneau (Porta).

Fig. 40. — Système artériel anastomotique dans les muscles couturier et pectiné, trois mois après la ligature de la fémorale chez un chien (Porta).

Fig. 41. — Artère humérale 65 jours après la ligature chez l'homme (Porta).

Lorsque la plaie n'est pas le siège de suppuration, ces ligatures au catgut tiennent généralement très bien ; elles disparaissent ensuite par résorption d'autant plus rapidement et sûrement que le catgut a été préparé avec plus de soin.

Avec ces précautions et un bon pansement antiseptique, on peut dire que les hémorrhagies secondaires ne sont plus à redouter.

L'hémostase produite par la ligature ne diffère pas de celle que nous avons longuement décrite plus haut. Sous l'influence de la constriction du fil, les tuniques interne et moyenne sont rompues et refoulées au dedans du vaisseau ; la tunique celluleuse résiste, s'amincit et est, pour ainsi dire, étranglée par le fil à ligature qu'elle maintient en place. L'arrêt du sang ainsi produit s'accompagne presque toujours de la formation d'un caillot adhérent par sa base aux tuniques recroquevillées, tandis que son sommet remonte jusqu'au niveau de la première collatérale où il se termine en s'effilant.

Sous l'influence de l'endartérite, le caillot est envahi par le bourgeonnement

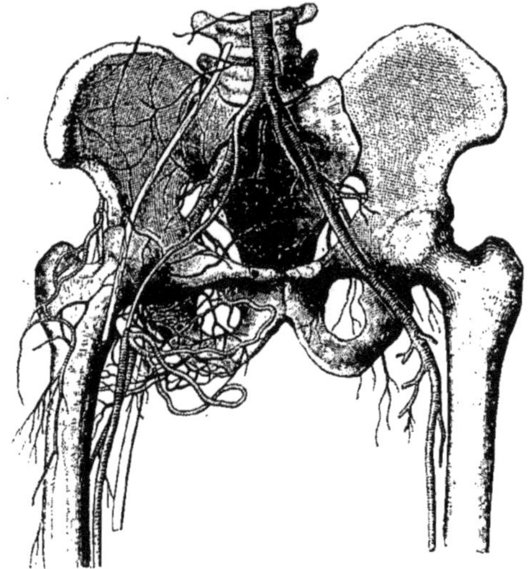

FIG. 42. — Oblitération de la fémorale droite. Circulation collatérale indirecte très développée (Verneuil, musée Dupuytren, n° 237).

cellulaire parti des bords de la paroi artérielle, l'hémostase définitive fait place à l'hémostase provisoire.

En même temps les branches collatérales anastomosées avec les artères voisines se développent, et cette *circulation collatérale* prend ordinairement une grande importance.

Au moment où l'on applique sur une artère le lien constricteur, on voit se produire dans le segment correspondant de l'organisme des signes marqués d'*ischémie* qui, s'ils se prolongent, peuvent aller jusqu'à la *gangrène*. Mais cette période n'est en général que passagère, l'hyperhémie due à la circulation collatérale prend rapidement le dessus dans une période réactionnelle parfois très accentuée.

# CHAPITRE II

## ANÉVRYSMES EN GÉNÉRAL

L'usage veut qu'on ne désigne ainsi que les dilatations artérielles. Le mot *anévrysme*, tiré du grec, signifie *dilatation*.

Par extension Baillou et Lancisi ont appliqué au cœur cette dénomination créée pour les artères; de nos jours, l'expression d'anévrysme n'est plus guère usitée en dehors des *dilatations des artères*.

Nous étudierons successivement :

1° *L'anévrysme artériel circonscrit;*

2° *L'anévrysme artério-veineux;*

3° *L'anévrysme cirsoïde;*

Nous en rapprocherons une affection rare, *la dilatation serpentine des artères*.

## I

## ANÉVRYSMES ARTÉRIELS CIRCONSCRITS

**Définition. — Délimitation.** — Par étymologie, les *anévrysmes artériels circonscrits sont des dilatations limitées portant sur un segment quelconque de l'arbre artériel.*

Cette dilatation se présente sous l'aspect d'une *tumeur circonscrite pleine de sang liquide ou concrété, en communication directe avec le canal de l'artère.*

La paroi artérielle dilatée, qui limite cette tumeur, porte le nom de *sac anévrysmal.*

Cruveilhier a montré, il y a longtemps, qu'on ne saurait considérer comme anévrysme, une tumeur formée par du sang épanché autour d'une artère ouverte : cet *anévrysme faux* des anciens chirurgiens n'est autre chose qu'une plaie artérielle avec hémorrhagie cellulaire. « L'anévrysme proprement dit appartient à la classe des dilatations; l'hémorrhagie cellulaire diffuse ou circonscrite appartient à la fois aux solutions de continuité et aux communications accidentelles. » (Cruveilhier.)

Cette manière de voir est absolument conforme aux idées des anciens chirurgiens qui distinguaient à bon droit l'*anévrysme vrai* ou *par dilatation* de l'*anévrysme faux* ou *par épanchement.*

En écartant l'*anévrysme diffus*, nous ne faisons donc qu'accentuer une séparation et une distinction admises depuis longtemps par tous les chirurgiens. C'est dans le but d'éviter toute confusion ultérieure que nous avons proposé d'appliquer à *ces anévrysmes faux* l'expression d'*hématome anévrysmal diffus.*

**Historique.** — On trouve jusque dans les temps les plus reculés des notions sur les anévrysmes. Rufus d'Éphèse, Galien en parlent : mais ils ne connaissaient que l'anévrysme traumatique; Galien avait déjà remarqué les pulsations spéciales à ces tumeurs; il avait vu celles-ci s'affaisser et disparaître par la compression de l'artère. Antyllus (IIIe siècle) est le premier, qui semble avoir observé à côté de l'anévrysme traumatique l'anévrysme produit par la dilatation locale d'une artère; il propose même l'opération par l'ouverture du sac, dont Aétius devait plus tard s'attribuer la découverte.

Fernel apporta de nouvelles notions sur la dilatation des tuniques artérielles; mais ses idées ne furent point admises sans conteste. Fabrice de Hilden, Sennert, Scarpa, ce dernier dans un grand ouvrage, allèrent même jusqu'à nier la possibilité de cette dilatation artérielle; ils ne connaissaient que l'anévrysme par rupture.

Depuis la fin du siècle dernier, les anévrysmes ont été l'objet de travaux aussi nombreux qu'importants, en Angleterre, en France et en Italie.

TH. LAUTH, Scriptorum latinorum de aneurysmatibus collectio. Lancisius, Guattani, Matani, Verbrugge, Weltinus, Meuray, Trew, Asmann, in-4°. Argentorats, 1785. — SCARPA, Sull' aneurisma riflessions e osservaz. anat. chir. Parie, 1804, in-folio, trad. franç. par Leveillé (bibl. méd.), et par Delpech. Paris, 1869, in-8°. — HOGDSON, Traité des maladies des artères, trad. Breschet. Paris, 1819. — WARDROP, On aneurism. London, 1828. — BRESCHET, Mémoires chirurgicaux sur les différentes espèces d'anévrysmes. Paris, 1834. — CRUVEILHIER, Anatomie pathologique. Paris, 1852, t. II. — PORTA, Dell olteraz. patol. del. arterie. Milan, 1845. — O'BRYEN BELLINGHAM, Observations on aneurism and its treatment by compression. London, 1847. — CRISP, On structure, diseases and injuries of the blood vessels. London, 1847. — CHASSAIGNAC, Sur les anévrysmes des membres. In *Arch. gén. de méd.*, 4e série, t. XXV, 1851. — FR. RIZZOLI, Boll. delle scienze mediche di Bologne, 1850. — BROCA, Des anévrysmes et de leur traitement. Paris, 1856. — HART, Diseases of arteries. In *A syst. of surg.*, vol. III. London, 1862. — O. WEBER, Von den Arterienerwitterungen, u. d. s. g. wahren und spontanen Anevrysmen. In *Handbuch der allg. u. spec. Chir. von Pitha et Billroth*, Bd. II. Erlangen, 1865. — VERNEUIL, Observations d'anévrysmes. In *Bull. de la Soc. de chir.*, t. III, 5e série, 1874. — Les articles des *dictionnaires en 60 vol.* (Richerand), *en 30 vol.* (Marjolin et Ph. Bérard), (historique. Dezeimeris). — RICHET, art. ANÉVRYSME. In *Nouv. Dict. de méd. et de chir. prat.*, 1865. — LÉON LE FORT, In *Dict. encyclop. des sc. méd.*, 1re série, t. IV, 1866. — Les traités de Nélaton, Follin et Duplay, Poulet et Bousquet. FRANÇOIS FRANCK, *Journal de l'Anatomie et de la Physiologie*, 1877. — Thèse de M. Bermont. Paris, 1884. — FRANÇOIS FRANCK, Société de biologie, 1885 et *Gaz. hebd. de méd. et de chir.*, 22 janvier 1886. — P. DELBET, Traitement des anévrysmes externes en général et en particulier, 1889. — Discussion sur le traitement des anévrysmes. Quatrième Congrès français de chirurgie.

**Étiologie. — Pathogénie. — Mode de formation.** — Tout anévrysme circonscrit suppose une lésion préexistante de l'artère, lésion traumatique ou lésion spontanée.

Cette distinction est assez importante pour servir de base à une classification des anévrysmes proprement dits, en *anévrysmes spontanés* et *anévrysmes traumatiques*.

A. *Rôle des lésions traumatiques.* — En parlant des traumatismes artériels, nous avons déjà montré que tous les chocs qui déterminent la rupture ou la division des deux tuniques friables de l'artère, créent en un point limité de la paroi artérielle un *locus minoris resistentiæ*, une barrière insuffisante que l'impulsion artérielle franchit facilement en refoulant devant elle le tissu de cicatrice qui s'est formé à ce niveau ou la tunique externe dépourvue de son soutien naturel.

Ces dilatations, limitées par la paroi artérielle même et le tissu fibreux cicatriciel sont les seules, avons-nous dit, qui méritent le nom d'*anévrysmes traumatiques vrais*.

L'absence de toute autre lésion primitive de l'artère justifierait presque la séparation de cette variété, si ses caractères anatomiques et son évolution n'étaient sensiblement les mêmes que ceux de l'anévrysme spontané.

B. *Rôle des lésions spontanées.* — La logique et les faits que nous allons exposer se donnent la main pour démontrer l'influence des lésions artérielles spontanées.

Les périartérites aiguës ou chroniques doivent sans doute agir dans la production des anévrysmes; n'est-ce pas ce qui se passe dans les cas d'anévrysmes consécutifs à des adénites inguinales, à des bubons? M. Kirmisson a appuyé récemment de nouveaux faits l'opinion déjà émise par Malgaigne et Guattani, opinion d'après laquelle les artériectasies du triangle de Scarpa seraient précédées fréquemment par des bubons de l'aine; l'inflammation extérieure se communique d'abord à la tunique externe, puis au contact de celle-ci, la tunique moyenne s'altère, sa résistance s'affaiblit et la moindre cause occasionnelle suffit pour provoquer le développement de l'anévrysme.

Le plus ordinairement l'altération artérielle réside dans une endartérite aiguë ou chronique.

L'endartérite aiguë spontanée est rare dans les artères des membres, on l'observe plus ordinairement à l'aorte. Mais consécutivement à certains traumatismes diffus dont le souvenir est peu marqué parfois, on a signalé des endartérites aiguës dont l'influence mal connue ne doit pas être absolument négligée.

En effet, tandis que dans l'endartérite spontanée les lésions sont ordinairement limitées à la tunique interne, dans l'endartérite traumatique, elles envahissent habituellement toutes les tuniques, la tunique moyenne surtout. Cette endartérite est souvent oblitérante, mais dans certains cas son action pourrait fort bien être limitée à l'affaiblissement de la paroi artérielle.

Cette explication convient sans doute à un certain nombre de faits dans lesquels l'influence du traumatisme n'est pas nettement établie, et surtout à ces observations nombreuses où les lésions sont limitées à un point très circonscrit d'une artère.

Des recherches nouvelles, difficiles à réaliser, seraient nécessaires pour établir d'une manière précise les lésions endartérielles limitées qui ouent sans doute un grand rôle dans la production des anévrysmes.

Quant aux lésions bien connues de l'endartérite chronique, leur influence incontestable dans un nombre considérable d'observations, convient surtout aux cas d'anévrysmes internes portant sur la crosse de l'aorte et par extension sur les grosses branches voisines, et aux anévrysmes externes dans lesquels les lésions du système artériel sont très étendues.

Ce sont des plaques inflammatoires qui s'ulcèrent à la longue, ou se crèvent brusquement en déversant dans l'artère la bouillie jaunâtre et graisseuse qui forme de véritables foyers.

Le sang peut ainsi trouver une cavité toute préparée, et cet anévrysme a reçu le nom d'*anévrysme kystogénique*.

Cette variété, décrite d'abord par Steuzel puis par Corvisart, a été appuyée par des pièces très convaincantes. Dans une de ces pièces, présentée par Leudet, on voyait trois tumeurs : l'une sans communication avec l'artère, l'autre ouverte à son intérieur par deux pertuis, et la troisième communiquant largement avec le canal de l'artère. — On a émis l'idée que les kystes, observés très rarement d'ailleurs sur les artères splanchniques, pourraient également, par leur rupture, servir à la formation d'anévrysmes; aucun fait n'est venu confirmer cette vue purement théorique.

En résumé, les lésions des tuniques artérielles jouent un rôle considérable dans la pathogénie des anévrysmes; ces dilatations se produisent surtout lorsque la tunique moyenne s'est altérée au contact des autres tuniques primitivement enflammées.

L'étendue des lésions artérielles dans un grand nombre d'artérites explique bien certains faits d'anévrysmes multiples : Donald Monro a rencontré deux anévrysmes sur l'artère poplitée gauche, et quatre dilatations de même nature sur les artères du membre inférieur droit. Manec a compté plus de trente anévrysmes sur le cadavre d'un vieillard, et Pelletan en a observé jusqu'à soixante trois sur le même individu. — On a été jusqu'à créer une expression spéciale, « *la diathèse anévrysmale* », pour indiquer cette prédisposition de certains sujets.

Mais toute artérite n'est pas fatalement suivie d'un anévrysme.

Pourquoi certaines d'entre elles, très accusées, ne donnent-elles pas lieu à des anévrysmes, tandis que d'autres plus récentes favorisent la formation de ces artériectasies? Pourquoi certaines artères sont-elles le siège de tumeurs anévrysmales, alors que, chez le même individu, il existe en d'autres points des altérations plus marquées?

Nous touchons ainsi à l'inconnue de ce problème étiologique ; il n'est pas possible, dans l'état actuel de nos connaissances, d'indiquer d'une manière précise la série des altérations qui précèdent l'anévrysme; nous connaissons seulement un certain nombre de conditions qui favorisent le développement des artériectasies.

Ces conditions sont les unes générales, les autres locales.

1° *Causes générales.* — a. *Age.* — L'anévrysme est une *affection de l'âge moyen de la vie.*

La statistique suivante de Crisp le démontre surabondamment :

| | |
|---|---|
| De 0 à 9 ans | 1 cas. |
| 10 à 19 — | 5 — |
| 20 à 29 — | 71 — |
| 30 à 39 — | 198 — |
| 40 à 49 — | 129 — |
| 50 à 59 — | 65 — |
| 60 à 69 — | 25 — |
| 70 à 79 — | 8 — |
| au dessus de 80 ans | 8 — |
| Total | 505 cas. |

Les anévrysmes spontanés sont donc rares dans l'enfance, et rares aussi dans la vieillesse; étant donnée la fréquence de l'athérome chez le vieillard, cette constatation négative a une certaine importance.

b. *Sexe.* — Les anévrysmes sont beaucoup plus rares chez la femme que chez l'homme; sur 74 cas d'anévrysmes carotidiens traités par la méthode d'Anel, Le Fort a trouvé 53 hommes et 21 femmes. Sur 40 cas d'anévrysmes brachiocéphaliques, il n'y a que 4 femmes et 36 hommes. Il est bien évident d'ailleurs que beaucoup d'autres facteurs entrent en ligne de compte dans cette influence du sexe.

c. *Races*. — La même observation s'applique sans doute à l'influence incontestable des races sur l'apparition des anévrysmes. — Chacun sait combien cette affection est plus fréquente en Irlande et en Angleterre qu'en France. — Cette prédisposition toute spéciale de l'anévrysme pour la race anglo-saxonne se retrouve jusqu'en Amérique, où les immigrants de cette race sont atteints beaucoup plus fréquemment que les Italiens, les Portugais et les indigènes. — Au dire de Weber, l'anévrysme serait même totalement inconnu chez les Hindous.

d. *Diathèses*. — En examinant successivement l'influence des différentes diathèses, nous serrons de plus près le but de cette étude.

*Arthritisme*. — Obésité, rhumatisme, goutte. — Étant donnée la fréquence des altérations du système circulatoire central dans ces diverses affections, il était tout naturel que cette même diathèse produisît des altérations en d'autres points de l'appareil circulatoire, et notamment dans le système artériel. De fait, on trouve très fréquemment mentionnés dans les observations les antécédents goutteux ou rhumatismaux, associés ou non à d'autres diathèses ou maladies constitutionnelles, notamment à l'alcoolisme. Mais, sans rien ôter de son importance à cette constatation, il ne faut pas oublier que les documents précis manquent encore et surtout que nous ignorons à peu près complètement les altérations vasculaires préliminaires produites par la diathèse arthritique.

*Alcoolisme*. — Presque tous les auteurs, et parmi eux surtout Collis de Dublin ont établi l'influence de l'alcoolisme, particulièrement chez ceux qui s'enivrent de spiritueux purs ou à peine dilués. — Chacun sait toute l'influence qu'exerce l'alcoolisme dans la production des dégénérescences graisseuses, et la tunique moyenne des artères est un des points où cette influence s'exerce de la façon la plus incontestable. Barwell pense que l'alcoolisme seul ou associé au rhumatisme est la cause la plus fréquente des anévrysmes.

*Syphilis*. — Un certain nombre de chirurgiens anglais, parmi lesquels nous citerons Altken, Welch, Lawson, ont admis que l'anévrysme était plus fréquent dans l'armée que dans la population civile. — De recherches très soignées, Myers a conclu que la syphilis était d'une fréquence à peu près égale dans l'armée de terre et dans l'armée de mer, mais que l'anévrysme était beaucoup plus fréquent chez les soldats que chez les marins. Il attribue cette différence à la constriction exercée par les vêtements et surtout par le col d'uniforme.

Barwell, qui rapporte ces chiffres, ne nie pas que la syphilis ne puisse être une cause de dégénérescence des parois artérielles, mais il croit justement que cette cause n'agit que rarement dans la pathogénie des anévrysmes, principalement comme cause isolée.

2° *Causes locales*. — Les artères de gros calibre situées à l'origine du système artériel sont plus exposées que d'autres à recevoir l'impression du courant sanguin. L'artère pulmonaire fait seule exception à cette règle. — La moitié environ des anévrysmes siègent sur l'aorte, un quart occupe la poplitée ; la fémorale, l'iliaque, la sous-clavière, l'axillaire, se partagent, presque exclusivement ce qui reste. Broca a formulé la loi suivante : *Plus on avance en âge, plus on est prédisposé aux anévrysmes sus-diaphragmatiques, moins on est sujet aux anévrysmes sous-diaphragmatiques* ». Il semble que les premiers soient plutôt des anévrysmes de faiblesse et les seconds des anévrysmes de force.

Le voisinage d'une surface osseuse aurait une même influence, ce qui expliquerait la fréquence des anévrysmes poplités. A chaque battement, à chaque effort musculaire, l'artère en contact immédiat avec l'os vient heurter les condyles du fémur, condition éminemment favorable à déterminer une altération lente de ses parois ou mieux à en favoriser le développement. Barker a montré, chez un sujet présentant une dégénérescence artérielle symétrique, que les lésions étaient beaucoup plus marquées dans tous les points où les artères étaient en contact avec les os. Poinsot a relevé dans les auteurs trois cas où un anévrysme de la sous-clavière ne pouvait s'expliquer que par l'existence d'une première côte surnuméraire.

Roux a vu un anévrysme de l'artère axillaire consécutif à la pression d'une exostose; dans un cas de Castle de New-York, la pression d'un dentier aurait déterminé un anévrysme de l'artère palatine.

A côté de ces *conditions anatomiques*, il est un certain nombre de *causes occasionnelles* qu'on retrouve dans beaucoup d'observations. On a noté l'influence d'*efforts violents*, d'une fausse *position* gênant l'ampliation artérielle ; Barwell rapporte l'histoire d'un homme qui fut pris de dilatation artérielle poplitée en s'amusant à faire sauter un enfant un peu lourd à cheval sur son pied, la jambe fléchie et croisée sur l'autre. — La distension extrême du genou sur le cadavre s'accompagnerait parfois de rupture des tuniques internes de l'artère poplitée (Richerand cité par Hogdson). — Ne se passe-t-il pas quelque chose d'analogue à un degré moindre chez les valets de pied, les tailleurs, les cordonniers et les cochers, *professions* souvent signalées dans les observations d'anévrysmes? Myers, avons-nous dit, a fait aussi jouer un grand rôle à la constriction exercée par les vêtements trop serrés. Enfin on a accusé les embolies d'être causes des anévrysmes ; les preuves de ce fait manquent encore.

**Anatomie pathologique.** — Tout anévrysme constitué offre à considérer : 1° des caractères anatomiques extérieurs ; 2° une configuration intérieure ; 3° une structure.

A. *Caractères anatomiques extérieurs.* — 1° *Forme.* — La classification moderne tient le plus grand compte de la conformation des tumeurs anévrysmales. — A ce point de vue, on distingue : 1° des *anévrysmes fusiformes* ; 2° des *anévrysmes sacciformes.*

L'*anévrysme fusiforme* est constitué par un renflement circonférentiel en un point déterminé de l'artère. — Ce renflement a la forme d'un fuseau plus ou moins régulier dont les deux extrémités communiquent avec les deux bouts de l'artère ; il semble en effet que, dans ce cas, la continuité du vaisseau soit interrompue, et de fait elle ne subsiste que par l'intermédiaire du sac anévrysmal.

L'*anévrysme sacciforme* se présente sous l'aspect d'une poche diverticulaire à laquelle il est toujours facile de distinguer une portion plus large qui est le *sac* lui-même, et une portion retrécie qui correspond au point où l'anévrysme est appendu à l'artère. C'est le collet du sac.

Entre ces deux variétés il y a place pour un certain nombre d'intermédiaires.

2° *Volume.* — Rien n'est plus variable que le volume des anévrysmes : les plus petits ont les dimensions d'une noisette, d'une noix; les plus gros atteignent des dimensions considérables, le volume des deux poings réunis, d'une tête de fœtus à terme.

3° *Nombre.* — L'anévrysme circonscrit est souvent unique; mais il n'est pas rare d'en trouver plusieurs sur des artères différentes, ou même deux ou trois superposés sur une même artère.

4° *Siège.* — On distingue, au point de vue du siège, les anévrysmes *internes*

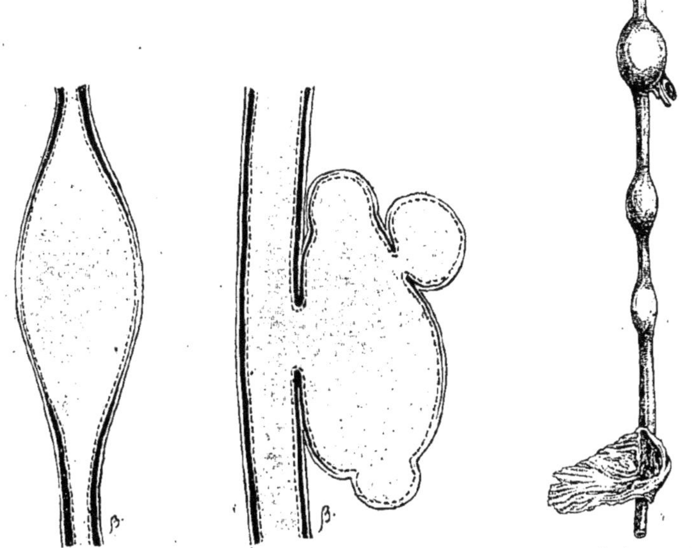

FIG. 43. — Anévrysme fusiforme. Coupe schématique.

FIG. 44. — Anévrysme sacciforme avec poches secondaires. Coupe schématique.

FIG. 45. — Anévrysmes fusiformes multiples (Donald Monro.)

cachés dans les cavités splanchniques, et les anévrysmes *externes* ou des membres.

5° *Configuration extérieure.* — La tumeur anévrysmale se présente dans un certain nombre de cas sous l'aspect d'une poche régulière, lisse, sur laquelle viennent s'implanter des branches collatérales plus ou moins volumineuses; dans d'autres faits cette surface est inégale, bosselée, moulée en quelque sorte par la pression sur les organes voisins, qui y tracent leur empreinte.

Ces bosselures peuvent acquérir des dimensions telles qu'elles deviennent de véritables *anévrysmes secondaires* (sacs de deuxième formation, Cruveilhier) entés sur la tumeur primitive.

La poche anévrysmale, envisagée surtout dans l'anévrysme sacciforme, est rarement absolument perpendiculaire au vaisseau; le plus souvent elle fait avec lui un angle aigu à sinus inférieur, et cette obliquité résulte précisément de ce que la pression sanguine, qui tend à dilater sans cesse la poche anévrysmale, s'exerce non seulement de dehors en dedans, mais encore de haut en bas.

6° Du reste les *connexions de l'anévrysme avec l'artère* ne sont pas toujours immédiatement évidentes : la prédominance d'une bosselure dans un cas d'anévrysme fusiforme peut empêcher le chirurgien de se rendre un compte immédiat des relations qui existent entre la tumeur anévrysmale et le vaisseau sur lequel elle s'est développée.

Cette disposition se rencontre également dans les anévrysmes sacciformes : la dilatation artérielle est alors parfois tellement volumineuse que l'artère est comme enveloppée par la poche anévrysmale et qu'il faut une dissection attentive pour bien saisir leurs connexions; dans d'autres circonstances l'anévrysme est plus *sessile*, moins enveloppant; enfin l'anévrysme, dans certains faits, semble réellement *pédiculé*. Ce pédicule est presque toujours court et large; c'est plutôt un véritable *collet*, suivant l'expression de Cruveilhier.

7° *Altérations des parties voisines.* — Les tissus qui avoisinent un anévrysme artériel circonscrit sont, en règle générale, *profondément altérés*. L'augmentation graduelle et progressive, caractéristique des anévrysmes artériels circonscrits, explique très bien la fréquence et la gravité de ces lésions de voisinage. — Nous verrons plus loin qu'il en est tout autrement dans les anévrysmes artérioso-veineux.

L'*artère* qui est le siège de l'anévrysme est souvent dilatée dans toute son étendue; souvent aussi altérée elle-même dans le cas d'anévrysme spontané; ces altérations sont quelquefois assez accentuées pour donner naissance à la formation d'un nouvel anévrysme au-dessus du précédent; si cette formation nouvelle ne s'opère pas spontanément, elle peut s'opérer au-dessus de la ligature; parfois même les altérations sont telles que le vaisseau se rupture au niveau du fil, ce qui oblige le chirurgien à reporter beaucoup plus haut le lien constricteur.

Les *artères collatérales* sont souvent développées au delà des dimensions normales, au-dessus comme au-dessous de la tumeur. Au-dessus, la circulation s'opère de l'artère principale vers la périphérie; au-dessous, elle se fait de la périphérie vers le centre. — Ce développement de la circulation collatérale supplémentaire est surtout marqué dans les cas où l'artère centrale est elle-même plus ou moins complètement oblitérée; son importance est considérable, puisqu'elle est chargée d'assurer la vitalité du segment inférieur du membre.

Parmi les parties voisines, les *veines satellites* sont évidemment les premières atteintes. — Tantôt elles ne sont que refoulées et épaissies, tantôt on y observe de véritables thromboses; dans un cas observé par Stokes (de Dublin), il y avait oblitération complète de la veine jugulaire interne droite et des troncs brachio-céphaliques veineux. Dans une autopsie de Watson, la thrombose oblitérait les deux veines sous-clavières et les troncs brachio-céphaliques veineux depuis leur origine jusqu'à la veine cave supérieure; sur le même sujet le *canal thoracique* présentait à sa terminaison une oblitération partielle.

Le *tissu cellulaire* ambiant est condensé, induré, si adhérent parfois à la poche qu'on ne peut les séparer qu'en sectionnant au bistouri les tissus sclérosés. L'inflammation y est fréquente, ainsi que nous aurons l'occasion de le dire; elle prend parfois une marche aiguë aboutissant à la formation de véritables collections purulentes.

Les *muscles* sont également refoulés, dégénérés, envahis par le tissu fibreux que l'inflammation a développé autour de l'anévrysme.

Les *nerfs* enfin participent à ces altérations de voisinage; on les a trouvés englobés dans la paroi de la tumeur; et un certain nombre de troubles trophiques sont imputables à la névrite chronique, à la sclérose périfasciculaire. Ces lésions sont très importantes à connaître, car elles ne rétrocèdent pas toujours, même après des opérations heureuses de ligature; M. Peyrot en a rapporté un exemple intéressant au Congrès français de chirurgie, 1889.

Les os et les articulations sont souvent plus altérés encore : sans cesse irrités par les battements de l'anévrysme, envahis sourdement par le processus inflammatoire qui environne le sac, les *os* sont atteints d'ostéite raréfiante; le sac anévrysmal, en se développant, s'y creuse une loge plus ou moins profonde qui peut aller jusqu'à perforer complètement l'os pour gagner des parties plus superficielles : c'est de cette manière que les anévrysmes de la crosse de l'aorte détruisent le sternum et viennent s'ouvrir à la peau; — un certain nombre de fractures spontanées des os longs ne reconnaissent pas d'autre cause.

Les *désordres articulaires* ne sont pas moins graves : les ligaments sont usés, déchirés, les surfaces articulaires perdent leur contact; l'anévrysme peut se rompre dans la cavité articulaire; on le voit encore produire des *luxations spontanées*.

Les cartilages non articulaires résistent plus que les os; ils se déforment, s'écartent par refoulement, et ce n'est qu'à la longue qu'ils disparaissent : Whiting rapporte le fait d'un anévrysme innominé qui adhérait fortement à la trachée : les cartilages avaient été résorbés, et une tumeur molle, rougeâtre, de forme ovalaire, apparaissait à l'intérieur du canal trachéal, dont elle obturait la moitié de la largeur.

B. *Configuration intérieure*. — La coupe d'une tumeur anévrysmale circonscrite présente à étudier deux parties bien distinctes : un contenant, appelé *sac anévrysmal*, et un contenu, constitué par des *caillots sanguins*.

Nous connaissons déjà les caractères extérieurs du *sac*; la coupe en question permet de juger : 1° de l'épaisseur de ses parois; 2° de sa configuration intérieure; 3° de ses connexions avec le caillot, et en quatrième lieu d'apprécier plus exactement ses rapports avec l'artère.

L'anévrysme sacciforme servira de type à cette description.

1° L'*épaisseur des parois* d'un anévrysme est extrêmement variable, suivant le volume de l'anévrysme, suivant le point où on l'envisage, suivant enfin le degré d'inflammation des tissus voisins.

En règle générale, la paroi des gros anévrysmes est amincie par dilatation; cet amincissement est maximum au niveau des points les plus dilatés, et notamment au niveau des diverticules secondaires qui se développent parfois sur la poche principale. L'étude histologique montre en outre que cette paroi est plus épaisse au voisinage de l'artère qui a donné naissance à l'anévrysme. Mais l'inflammation des tissus voisins vient souvent modifier ces règles; il semble que l'anévrysme s'approprie tout ce qu'il ne détruit pas, et ces épaississements celluleux finissent par faire tellement corps avec le sac qu'aucune dissection ne saurait les distinguer. Cette particularité a une grande importance chirurgicale ; elle constitue l'objection la plus sérieuse qu'on puisse faire à la cure radicale des anévrysmes par l'extirpation.

2° *Conformation intérieure du sac.* — Lorsqu'on a débarrassé la poche anévrysmale des caillots qu'elle contenait, sa configuration intérieure se présente sous l'aspect d'une cavité de forme et de volume variables, plus dilatée en certains points : au niveau de son équateur dans l'*anévrysme fusiforme*, un peu au-dessous de sa partie moyenne dans l'*anévrysme sacciforme*. Certaines dilatations sont plus irrégulières encore : ce sont de véritables poches ou diverticules, quelquefois appelés *anévrysmes secondaires*, en communication avec l'anévrysme primitif par un orifice plus ou moins large, véritable collet de seconde formation.

La face interne de cette cavité est en général lisse et unie.

En examinant la partie de la poche qui est en contact avec l'artère, on aperçoit l'*orifice de communication*, dont on voit la face artérielle en incisant l'artère sur son côté libre.

Dans les anévrysmes sacciformes récents, cet orifice est petit, irrégulier; ses lèvres sont souvent tranchantes, quelquefois frangées; si l'anévrysme est ancien, l'orifice est plus large, elliptique, allongé suivant le grand axe de l'artère. Tous les intermédiaires peuvent exister entre un petit orifice taillé comme à l'emporte-pièce sur la paroi artérielle et la ligne de démarcation à peine saillante qui conduit à une paroi très distendue.

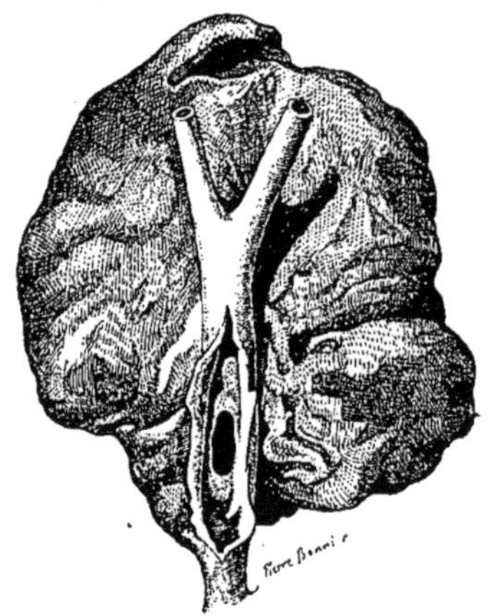

Fig. 46. — Anévrysme de la carotide d'après Scarpa. Orifice de communication.

Nous avons déjà dit que, dans les anévrysmes fusiformes, la paroi artérielle semblait complètement interrompue en un point et que les extrémités de l'anévrysme paraissaient se continuer avec les deux bouts de l'artère.

L'orifice de communication occupe, par rapport au sac, des situations variées, dont la déclivité exerce une grande influence sur la circulation intra-anévrysmale.

3° Les *connexions du sac avec son contenu* sont aussi très variables ; tantôt la surface adhère peu au caillot, tantôt au contraire, et c'est peut-être le cas le plus fréquent, cette adhérence est intime, les irrégularités de la poche paraissant se prolonger jusque dans l'intérieur même du caillot.

4° Les *connexions du sac anévrysmal avec la paroi artérielle* ont beaucoup occupé les anciens chirurgiens, qui en avaient fait la base d'une classification : L'anévrysme était *vrai*, quand il y avait dilatation des trois tuniques de l'artère; il était *mixte interne*, quand la tunique interne formait seule la paroi du sac; enfin l'anévrysme le plus fréquent était l'*anévrysme mixte externe*, dans lequel les deux tuniques internes étant rompues, la tunique externe seule constituait par sa dilatation la poche anévrysmale.

Nous verrons plus loin que ces variétés n'existent pas, que la dilatation des artères présente toujours sur ses parties latérales des débris plus ou moins abondants des trois tuniques.

C'est en étudiant ces connexions du sac avec la paroi artérielle qu'on a pu établir l'existence d'une variété relativement rare d'anévrysme qu'on a appelée *anévrysme disséquant*.

Dans cette forme, indiquée pour la première fois par Maunoir, plus longuement décrite par Laënnec, les deux tuniques internes une fois rompues, le sang soulève et distend la celluleuse, ou plutôt il décolle cette membrane sur une plus ou moins grande étendue. Sur la pièce de Laënnec, l'anévrysme disséquant s'était, à la partie déclive de son trajet, créé un second orifice de communication avec l'artère à travers les tuniques interne et moyenne, déchirées cette fois de dehors en dedans.

Cette forme bizarre d'anévrysme n'a guère été observée que sur l'aorte thoracique; elle ne se développe point, comme on l'avait supposé d'abord, entre les deux tuniques externe et moyenne, mais bien aux dépens de la tunique moyenne elle-même. Les recherches de Peacock, confirmées par celles plus récentes de Ball et Duguet, l'ont démontré d'une façon positive.

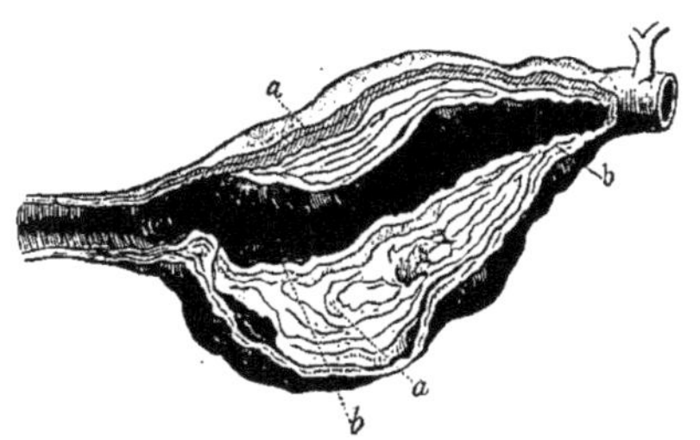


Fig. 47. — Section longitudinale d'un anévrysme fémoral (d'après Hogdson).

*aa*, caillot. — *bb*, canal central.

*Contenu.* — Le contenu du sac est constitué par du sang liquide ou coagulé ou par les deux à la fois. Tous les anévrysmes ne renferment pas de caillots; lorsque la tumeur est encore récente et que la circulation y est active, le sang contenu dans la poche anévrysmale reste liquide. Cette disposition est importante à connaître, et nous verrons plus loin que c'est dans ces cas surtout qu'on observe bien les divers symptômes de la tumeur anévrysmale. Au point de vue physiologique, l'anévrysme sans caillot est l'anévrysme type. Plus souvent cependant le sac anévrysmal contient du sang coagulé.

Les *caillots* se présentent sous deux aspects différents : les uns sont de couleur blanchâtre, d'apparence feuilletée, denses, durs et résistants; ils occupent ordinairement la périphérie de la cavité, dont il est en général facile de les détacher : ce sont les *caillots actifs* de Broca, remarquables par leur stratification régulière; les autres sont noirâtres, mous, friables, sans couches concentriques : ce sont les *caillots passifs* du même auteur; on les rencontre habituellement dans la partie centrale de la cavité et dans la région qui avoisine l'orifice.

Cette disposition habituelle des caillots actifs et des caillots passifs n'est pas toujours aussi régulière, et sur certains anévrysmes on a vu le sang s'infiltrer à travers une fissure des caillots actifs et venir former soit au milieu de ces caillots blanchâtres, soit contre la paroi du sac, un coagulum dont la consistance molle et la coloration noirâtre tranchaient nettement sur les zones stratifiées du caillot actif partiellement décollé.

Les *lames fibrineuses* qui constituent les caillots actifs sont élastiques, grisâtres ou translucides, d'autant plus nuancées de rouge qu'on se rapproche davantage du centre; des stries plus foncées les séparent des couches voisines. Ces lames de fibrine ont souvent subi dans les couches les plus externes une dégénérescence granuleuse; elles sont devenues opaques, puis sont tombées en détritus. Il se forme alors dans leur intérieur de petites cavités irrégulières, remplies de boue athéromateuse.

Sur les anévrysmes de moyen volume, l'arrangement de ces lames de fibrine présente une disposition à peu près constante : celles d'entre elles qui touchent le fond d'un anévrysme sacciforme ou l'équateur d'une poche fusiforme sont très peu étendues. Les lames qui leur font immédiatement suite ont des dimensions un peu plus grandes, et ainsi de suite jusqu'aux couches les plus centrales, qui limitent seules toute l'étendue de la cavité. Le nombre et l'épaisseur de ces couches stratifiées fournissent donc un indice persistant des diverses étapes de l'évolution anévrysmale.

Sur les grands anévrysmes, la disposition des couches est un peu moins régulière; on y voit la trace de changements qui ont dû se produire brusquement. La stratification régulière que nous venons d'indiquer est brusquement interrompue, et sur ces lames anciennes on voit tomber obliquement de nouvelles couches formant les segments d'une sphère de diamètre plus considérable. Cette disposition est l'indice d'une augmentation subite de volume de la cavité anévrysmale qui a déterminé l'apposition de nouvelles couches de fibrine à côté des anciennes.

STRUCTURE. — a. *Sac anévrysmal.* — Les recherches histologiques modernes ont beaucoup simplifié l'étude des anévrysmes, en nous montrant que, dans presque toutes les pièces, on retrouvait sur une étendue variable les éléments plus ou moins modifiés des tuniques artérielles.

D'après Cornil et Ranvier, sur quelques préparations, la paroi semble formée par un seul tissu dont la structure est identique à celle de la tunique interne modifiée par l'endartérite. Sur d'autres pièces, la tunique moyenne se montre très amincie, et, derrière elle, la tunique externe est devenue semblable à l'interne. Souvent enfin on ne trouve plus que quelques îlots irréguliers de la tunique moyenne, noyés dans un tissu qui offre tous les caractères de la tunique interne des grosses artères affectées d'endartérite chronique. En multipliant les coupes, il est facile de se rendre compte que la tunique moyenne a totalement disparu sur l'équateur d'un anévrysme fusiforme et sur le fond d'un sacciforme; on en rencontre des vestiges au voisinage du collet; ces fragments sont réunis par quelques tractus de tissu conjonctif vascularisé interposé entre la tunique externe et l'interne.

Le tissu de nouvelle formation qui constitue, en totalité ou en partie, le sac anévrysmal, est composé de *lits de cellules plates*, séparés par une substance fibrillaire, qui subit la transformation graisseuse, athéromateuse ou calcaire.

Ainsi privée de ses moyens de résistance, la paroi du sac présenterait des conditions singulièrement favorables à la rupture, s'il n'existait souvent dans la cavité de la poche un contenu susceptible jusqu'à un certain point de doubler son épaisseur et de favoriser sa résistance.

b. *Caillots.* — Nous avons dit plus haut que le caillot était constitué par des *lames superposées de fibrine*; « on n'y trouve pas les fibrilles de la fibrine coagulée depuis peu de temps, mais des lamelles irrégulières entre lesquelles on voit des îlots de granulations graisseuses et de pigment sanguin. On y aperçoit aussi des lacunes d'apparence canaliculée (Vulpian). Mais il n'y a dans ces caillots aucune organisation véritable dans le sens d'un tissu. On n'y observe ni cellules vivantes, ni vaisseaux, mais seulement des corpuscules qui se colorent en rouge par le carmin, vestiges des globules blancs emprisonnés dans le coagulum fibrineux.

Dans la boue athéromateuse qui s'est substituée parfois aux lames en contact avec la paroi de la poche, il existe des granulations protéiques et graisseuses, des cristaux de cholestérine et des globules blancs caséeux. » (Cornil et Ranvier.)

**Physiologie pathologique.** — Établissons maintenant : 1° comment se fait la circulation dans le sac; 2° quelle est l'influence de l'anévrysme sur la circulation générale.

I. *Circulation dans le sac anévrysmal.* — Lorsque, pour un motif quelconque, la paroi artérielle a perdu, en un point donné de son étendue, sa résistance et son élasticité, l'impulsion sanguine intervient pour jouer un rôle important dans la formation de l'anévrysme. Les tuniques moyenne et interne affaiblies cèdent; leurs débris sont refoulés au voisinage de l'orifice de communication; la tunique externe, n'ayant plus de soutien, se dilate; l'anévrysme est constitué. Le diamètre intérieur de sa cavité a d'abord les mêmes dimensions que l'orifice d'entrée; l'anévrysme est dit *cratériforme*; c'est le premier degré de l'anévrysme *sacciforme*. Si la lésion porte sur toute la circonférence, l'anévrysme sera *fusiforme*.

Dès que la cavité anévrysmale est constituée, le sang y pénètre et en ressort sans trop de difficultés, tant que les dimensions de l'orifice sont sensiblement égales à celles du fond du sac. Mais bientôt la tunique externe se laisse dilater beaucoup plus, les dimensions de l'orifice ne se modifient guère; il devient seulement plus régulier et plus lisse; la circulation s'effectue dès lors avec difficulté dans la poche anévrysmale. A chaque diastole artérielle, une partie du sang de l'artère, trouvant sur son trajet un diverticule où la tension artérielle est moindre, s'y précipite et le remplit; au moment de la systole artérielle, l'anévrysme tend à se vider et rejette par l'orifice une grande partie du sang qu'il a reçu; mais les parois du sac, étant altérées, ont perdu une grande partie de leur élasticité, et le sang contenu dans l'anévrysme n'est pas encore entièrement expulsé, qu'une nouvelle ondée correspondant à la diastole artérielle suivante vient le refouler. Ces mêmes phénomènes se renouvellent à chaque pulsation et ont pour conséquence la *stagnation* du sang dans l'anévrysme et secondairement sa *coagulation* partielle.

Lorsqu'on étudie plus en détail le phénomène de la *stagnation* dans un anévrysme sacciforme, il est facile de se rendre compte que le sang qui n'a pu être expulsé à la première systole de l'anévrysme, rencontrant l'ondée sanguine de la diastole suivante, est refoulé par elle vers le fond du sac. Incessamment battu contre les inégalités de cette paroi, il finit par se coaguler et rester adhérent au fond du sac. Les mêmes phénomènes se reproduisent alors pour la seconde couche de caillots, et ainsi successivement pour les autres, chaque couche limitant de plus en plus l'accès du sang dans l'anévrysme aux parties les plus voisines de l'orifice de communication.

Cette tendance si remarquable de la coagulation du sang dans l'anévrysme explique clairement le mécanisme de la guérison spontanée de ces tumeurs et les idées qui ont conduit les chirurgiens à chercher dans cette voie l'inspiration d'un certain nombre de méthodes thérapeutiques que nous aurons à apprécier plus loin.

Toutefois les règles que nous venons de tracer ne conviennent pas à tous les anévrysmes sans exception ; la naissance d'une collatérale sur le sac est susceptible d'y apporter quelques modifications. Chaque systole anévrysmale agissant comme une systole ventriculaire, une partie du sang s'engage dans cette branche collatérale et cette circulation peut être assez active pour empêcher en ce point la formation des caillots.

Mais, même en pareille circonstance, il y a presque toujours des portions plus écartées où la circulation stagne et où les caillots se forment suivant les lois indiquées plus haut. Ajoutons que cette disposition, pour être très vraisemblable, n'en est pas moins rare, les collatérales aboutissant à l'anévrysme étant souvent oblitérées et imperméables.

Dans l'*anévrysme fusiforme*, l'accès du sang est des plus faciles au moment de la diastole artérielle; la rupture totale de l'artère rend, d'autre part, également facile l'écoulement du sang vers le segment inférieur de l'artère; il semblerait donc que la formation des caillots doive être plus difficile; il n'en est rien; l'élargissement de la cavité artérielle est à lui seul une cause suffisante de stagnation, et peu à peu les caillots se déposent contre les parois, tandis que la circulation reste plus active dans les régions axiales.

Une dernière condition vient s'ajouter aux précédentes pour favoriser la formation des caillots, je veux parler de l'*inflammation du sac*, et c'est même par ce mécanisme qu'agissent un certain nombre de méthodes proposées pour le traitement des anévrysmes.

*Théories de la formation du caillot.* — En étudiant le contenu du sac anévrysmal, nous avons vu que les caillots sanguins se présentaient sous deux aspects différents : les uns, plus périphériques, d'un blanc jaunâtre, d'une consistance plus ferme, sont appelés *caillots actifs*, *caillots fibrineux*; les autres, plus colorés, semblables à de la gelée de groseille mal liée, *caillots passifs*, *caillots fibrino-globulaires*.

Les auteurs de notre siècle ont attaché à cette distinction une importance extrême.

*a.* Dès 1828, Wardrop a soutenu que le caillot actif n'était pas un caillot véritable, qu'il était constitué par un dépôt de lymphe plastique sécrétée par les parois du sac. Cette théorie, reprise en 1864 par Desprès, ne tient pas devant les faits : les couches s'étant successivement déposées, les plus molles, les plus récentes devraient se trouver à la périphérie; d'ailleurs les examens histologiques et les guérisons en quelques heures par la compression digitale suffisent, à défaut d'autres preuves, pour faire rejeter absolument cette opinion.

*b.* Le principe de la *théorie de Bellingham*, défendue avec tant de talent par *Broca*, est tout autre : le *caillot actif* est seul utile pour l'oblitération de l'anévrysme; ce caillot est formé par le dépôt successif d'une série de couches de fibrine; en aucun cas le caillot *actif* n'est le résultat de la transformation du caillot *passif*.

Voici comment, d'après Broca, il faudrait comprendre ce dépôt successif de couches de fibrine. A un moment donné de l'évolution de l'anévrysme, les dimensions du sac permettent la stagnation du sang; un premier dépôt de fibrine s'effectue au contact de la paroi. La cavité se trouve par suite rétrécie, la circulation va s'effectuer plus facilement et pendant quelque temps le sang, circulant plus rapidement, n'abandonnera à la surface interne de la poche aucun dépôt nouveau. Cependant, sous l'impulsion répétée du sang, le sac s'agrandit et par suite la circulation devient plus lente, une nouvelle couche de fibrine se dépose qui rétrécit à son tour l'étendue de la cavité, et ainsi de suite pour la formation des autres couches. La quantité de fibrine ainsi apportée à chaque ondée sanguine étant très minime, il est nécessaire que les apports successifs de plusieurs ondées s'additionnent pour arriver à constituer une des lamelles fibrineuses que nous avons étudiées.

Le caillot actif peut se vasculariser, s'organiser même; il est *vital*, dit Broca; jamais il n'est le résultat de la transformation du *caillot passif*; c'est aux dépens de ce caillot actif seul, dit Broca, que s'opère la guérison de l'anévrysme.

Le *caillot passif*, toujours mou et friable, est formé par la coagulation sanguine; il ne saurait s'organiser; sa présence, disait-on autrefois, ne serait souvent pas étrangère à l'inflammation et à la suppuration de l'anévrysme; le fait mériterait confirmation.

Les conclusions de cette théorie n'aboutissaient à rien moins qu'à l'exclusion de la ligature et à la glorification la plus complète de la compression indirecte, laquelle seule favorisait le dépôt successif des couches de fibrine du caillot actif en diminuant d'une façon intermittente le courant sanguin.

*c.* Richet, à l'article Anévrysme du *Dictionnaire de médecine et de chirurgie pratiques*, a défendu une théorie toute différente : pour lui le caillot actif et fibrineux est toujours le résultat de la transformation du caillot passif ou fibrino-globulaire.

Cette manière de voir s'appuie sur des faits expérimentaux qui ont leur importance : Renault et Bouley, ayant fait la ligature d'une veine, ont vu au bout de sept ou huit jours un caillot tout d'abord mou, noirâtre, passif en un mot, devenir jaunâtre, fibrineux, présenter en somme tous les caractères des caillots actifs. Des observations plus complètes ont montré que la transformation était complète au bout de quinze à vingt jours.

Les mêmes mutations s'opèrent dans les ligatures d'artères, et au bout de ce temps le caillot est devenu plus ferme, plus adhérent, plus clair; il présente la disposition feuilletée.

*d.* Cette théorie est généralement admise de nos jours avec quelques modifications de détail heureusement formulées par le professeur Le Fort, article Anévrysme du *Dictionnaire encyclopédique des sciences médicales* : La stagnation du sang amène la formation d'un caillot mou, passif, fibrino-globulaire; ce caillot peut se ramollir et disparaître; plus souvent il se transforme en caillot dur, fibrineux et actif. La fibrine du caillot se rétracte en se coagulant, expulse le sérum; la globuline se modifie par condensation; le caillot devient fibrineux, blanchâtre et plus résistant. Pour que cette transformation ait lieu, il faut que la circulation continue à se faire, mais avec une activité moindre. Ainsi seulement se trouve assuré, avec la stagnation partielle du sang, l'apport suffisant de nouveaux matériaux de coagulation, tandis que le sérum expulsé, devenu inutile, rentre dans le courant circulatoire. On a dit aussi que les vaisseaux du sac résorbaient une certaine partie de ce sérum; leur petit nombre et leur petit volume démontrent suffisamment, je pense, combien cette voie d'expulsion est faible, pour ne pas dire nulle.

II. *Influence de l'anévrysme sur la circulation générale.* — Semblable au lac traversé par une rivière, l'anévrysme joue le rôle d'un obstacle vis-à-vis du système artériel sur lequel il est placé. De là, deux conséquences : 1° diminution des pulsations artérielles au-dessous de la tumeur; 2° dilatation et jusqu'à un certain point hypertrophie compensatrice de tout le segment situé en amont.

De ces deux faits, le premier surtout est très marqué : affaiblissement, retard, modifications dans la force et la forme de l'impulsion, tels sont les caractères du pouls dans le segment artériel sous-jacent à l'anévrysme.

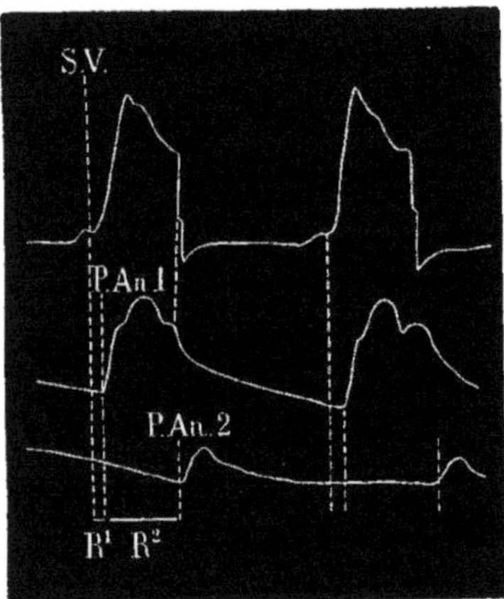


Fig. 48. — Demi-schématique montrant l'augmentation considérable du retard du pouls d'un anévrysme éloigné du cœur (P.An.2) sur celui d'un anévrysme voisin du cœur (P.An.1) montrant le faible mais réel retard d'un anévrysme situé à petite distance du cœur sur le début de la systole ventriculaire.

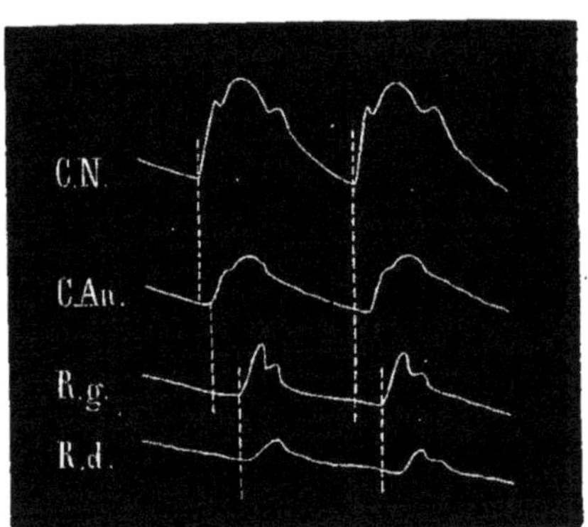


Fig. 49. — Montrant la diminution d'amplitude et l'exagération du retard du pouls des artères influencées par un anévrysme brachio-céphalique (carotide droite C.An.; radiale droite R. .), par rapport à l'amplitude et au retard de pouls des artères symétriques qui ne subissent pas l'influence atténuante et retardatrice de l'anévrysme (carotide gauche C.N.; radiale gauche R.g.).

La rétrodilatation du segment artériel situé en amont de l'anévrysme est naturellement très variable; on trouve peu de renseignements à son sujet dans les divers traités. Cette dilatation est d'ailleurs plus marquée chez les sujets dont les artères sont malades sur une grande étendue, et peut-être même en pareille circonstance les obstacles artériels sont-ils la cause d'une hypertrophie ventriculaire du cœur, trop souvent prise pour cause dans le développement des anévrysmes.

*Applications de la méthode graphique à l'étude des anévrysmes.* — Il est facile d'enregistrer, avec les appareils de Marey et de François-Franck, les pulsations et les expansions (changements de volume) des tumeurs anévrysmales, les pulsations des artères situées au delà de la poche extensible, de comparer le pouls de deux artères symétriques, l'une normale, l'autre anévrysmatique, de déterminer les rapports soit des expansions de l'anévrysme, soit des pulsations artérielles avec les pulsations du cœur, etc.

Toutes ces recherches, poursuivies depuis des années par M. François-Franck, ont fourni des résultats précis dans le détail desquels nous ne pouvons entrer ici et que l'on trouvera exposés dans les publications de cet auteur (*Journal de Robin*, 1877-1878; *Comptes rendus de la Société de biologie*, de 1878 à 1889, thèse de Bermont, 1885). Nous nous bornerons à signaler les points suivants, d'après une leçon inédite de M. Franck (Cours du Collège de France, mars 1890) :

1° La tumeur anévrysmale intéressant l'une des artères de la base du cou ou l'axillaire présente une pulsation *en plusieurs temps*, plus ou moins identique au pouls aortique, tel que l'ont déterminé la cardiographie sur les grands animaux (Chauveau et Marey) et l'exploration graphique des anévrysmes aortiques chez l'homme (*véritable hernie aortique*, François-Franck). Cette expansion en deux ou en trois temps correspond à la pénétration du sang, qui se fait dans le sac en suivant les phases de la systole ventriculaire gauche, c'est-à-dire avec un renforcement consécutif au début de la pénétration; de là le souffle en deux temps si fréquemment observé dans les anévrysmes à double battement. Le troisième soulèvement que le doigt perçoit difficilement, mais que l'appareil enregistreur décèle aisément, est constitué par une sorte de dicrotisme qui correspond à l'instant où se fait la clôture des sigmoïdes de l'aorte.

2° A mesure qu'on s'éloigne du cœur, les pulsations anévrysmales perdent le caractère d'expansions à renforcement, les ondulations initiales s'éteignant graduellement par le fait de l'élasticité artérielle.

3° Le retard de l'expansion de la tumeur augmente, comme celui du pouls, à mesure qu'on s'éloigne du cœur ; c'est là un fait évident *à priori*. Mais le point important de ces études est relatif à l'influence retardatrice de l'anévrysme sur le pouls des artères situées en aval : une cause quelconque peut modifier l'*amplitude* du pouls d'une artère périphérique (rétrécissement, compression artérielle) ; l'*anévrysme seul exagère le retard du début de la pulsation*. Il produit cet effet en vertu de l'extensibilité de la poche qui hume, pour ainsi dire, au passage l'ondée sanguine ; celle-ci s'attarde dans l'anévrysme et d'autant plus que les parois de la tumeur sont plus extensibles, d'autant moins qu'elles sont plus résistantes, tapissées de caillots, etc. De telle sorte que le retard du pouls d'une artère sur le pouls de sa symétrique explorée à la même distance du cœur, constitue un signe important; s'il s'associe à la diminution d'amplitude, il devient un élément diagnostique de premier ordre.

4° On peut mesurer facilement, avec l'appareil volumétrique de François-Franck, les expansions des tumeurs anévrysmales et les comparer à elles-mêmes dans les périodes successives du traitement. En même temps que cet appareil à déplacement permet la détermination rigoureuse du volume de la tumeur et de ses expansions, il est aisément applicable à l'inscription des mouvements simples ou multiples de la poche anévrysmale; il permet d'enregistrer les oscillations respiratoires dont les tumeurs voisines de la poitrine sont le siège, etc., etc.

5° Si le pouls des artères situées au delà de la tumeur a subi une diminution d'amplitude telle que le sphygmographe ne puisse plus l'enregistrer, on peut, en introduisant une extrémité, soit la main, soit le pied, dans un appareil approprié (François-Franck), obtenir les courbes des changements de volume du tissu, qui ne sont autres que ses expansions totalisées. On s'assurera ainsi que la circulation artérielle se maintient dans l'extrémité explorée et qu'elle se rétablit ou fait défaut à la suite d'une ligature ou de l'ablation du sac.

6° L'influence de la respiration se fait sentir au loin dans les artères qui dépendent d'une tumeur anévrysmale intra-thoracique; pendant l'inspiration, la pression s'y abaisse; elle se relève pendant l'expiration.

Évolution anatomique du sac anévrysmal. — Nous avons étudié successivement le mode de formation de l'anévrysme, sa constitution anatomique, son fonctionnement; il nous reste à passer en revue les différentes phases de son évolution anatomique.

La *tendance incessante à l'extension* est la règle générale de l'évolution anatomique des anévrysmes artériels circonscrits abandonnés à eux-mêmes.

Le plus souvent rien ne met obstacle à cette extension; ni les caillots contenus dans son intérieur, ni les épaississements créés dans son voisinage par l'inflammation, ni les os, ni les articulations, ne peuvent arrêter l'anévrysme en voie de progression; cette extension constante va jusqu'à la *rupture*.

Cependant dans cette lutte incessante entre la tendance à l'accroissement de la cavité et à l'amincissement continu des parois anévrysmales et la coagulation sanguine qui s'effectue dans son intérieur, la victoire reste parfois à cette dernière; il existe un certain nombre de faits de *guérison spontanée des anévrysmes*.

Entre ces deux extrêmes, la *guérison spontanée* et la *rupture*, se place une troisième phase de l'évolution des anévrysmes, phase d'accroissement plus ou moins rapide au début de laquelle les forces ennemies se balancent d'abord assez exactement; de nouvelles couches de caillots viennent sans cesse protéger la paroi artérielle à mesure qu'elle se distend et s'amincit. Les descriptions précédentes lui sont particulièrement applicables. Plus tard, lorsque l'anévrysme devient trop volumineux, la paroi de la poche cède en un point, mais les tissus voisins sont là pour limiter l'épanchement. Il se forme ainsi un véritable *hématome anévrysmal diffus consécutif*, fort comparable à l'hématome *diffus primitif*, constituant avec lui la catégorie des *anévrysmes diffus* de M. Le Fort.

Nous étudierons donc dans l'évolution anatomique des anévrysmes les divers stades suivants : 1° l'hématome anévrysmal diffus consécutif; 2° guérison spontanée; 3° inflammation et gangrène; 4° rupture du sac anévrysmal.

1° *Hématome anévrysmal diffus secondaire* ou *consécutif* (anévrysme diffus consécutif de M. Le Fort). — L'hématome anévrysmal diffus consécutif représente bien le dernier degré de la dilatation anévrysmale sans *rupture vraie*. Sans doute la paroi du sac, amincie à son maximum, cède à la pression sanguine qui la fait éclater; mais l'inflammation créée par le voisinage de l'anévrysme et les barrières naturelles contiennent encore dans certaines limites l'épanchement sanguin. Cet hématome anévrysmal consécutif est *diffus*; mais s'il est, comme les sacs diffus, dépourvu de paroi propre, il n'en est pas moins relativement limité par les tissus voisins qu'il a refoulés, et cet enkystement relatif, se joignant aux caractères de pulsatilité dus à sa communication avec la circulation artérielle, ont paru à certains auteurs des caractères suffisants pour les ranger dans les *anévrysmes*.

Ce sont des épanchements sanguins pulsatiles, accidents de l'évolution des anévrysmes; pour cette raison, nous proposons de les appeler *hématomes anévrysmaux diffus secondaires*, et nous persistons à croire qu'il y a grand intérêt à restreindre aux épanchements intra-artériels la dénomination d'anévrysmes.

Ces hématomes secondaires ne se rencontrent naturellement que dans les anévrysmes très volumineux, et particulièrement dans ceux de l'aorte thoracique. « La plupart des anévrysmes volumineux que j'ai désignés, dit Barwell, étaient ainsi devenus consécutifs. »

2° *Guérison spontanée des anévrysmes.* — La coagulation fibrineuse, spontanée, du sang qui a pénétré dans un sac anévrysmal, est le mode le plus habituel de la guérison spontanée de l'anévrysme.

Sans nier absolument l'influence de l'inflammation, Broca a cherché à établir l'influence prédominante de cette coagulation spontanée.

Dans un anévrysme sacciforme, le dépôt successif de couches de fibrine peut aller jusqu'à l'*oblitération totale* de l'anévrysme; après l'étude que nous avons faite plus haut, rien n'est plus simple, plus vrai, plus facile à comprendre.

Mais une fois lancée dans cette étude de la coagulation sanguine, si passionnée à une certaine époque, l'imagination des auteurs s'est souvent donné libre carrière et a voulu généraliser des explications rares, exceptionnelles ou même purement théoriques.

Everard Home, le premier, en 1793, a émis l'hypothèse de la guérison de l'anévrysme par la *compression qu'exerçait la tumeur sur sa propre artère.* Scarpa et Hogdson l'admettent également à titre secondaire. L'observation rapportée à ce sujet par Hogdson n'est pas absolument démonstrative, car si l'oblitération existe au-dessus de l'anévrysme, il faut remarquer que des phénomènes graves, attribuables sans doute à l'inflammation, se sont répétés à plusieurs reprises pendant l'évolution de cette tumeur. A. Cooper a vu la carotide primitive oblitérée par un anévrysme de la crosse aortique; dans un cas d'Hogdson, l'oblitération portait sur la sous-clavière gauche; mais ce ne sont là que des oblitérations accessoires. Les faits de guérison d'anévrysmes par la flexion sont peut-être des preuves plus importantes (Richet); toutefois ce mécanisme a été contesté. Pour A. Cooper, dans les anévrysmes diffus, l'oblitération pourrait s'opérer de la même manière; Broca et Richet le contestent.

Le *détachement plus ou moins complet d'un fragment, d'une lamelle du caillot qui tapisse la cavité anévrysmale* a été mis en cause par Richter; les faits de malaxation viennent à l'appui de cette théorie; elle n'est à coup sûr applicable qu'à un petit nombre de cas.

La *guérison spontanée* est aussi exceptionnellement consécutive à la *rupture* d'un anévrysme; c'est peut-être ainsi qu'il faut, avec Barwell, interpréter le fait d'Hogdson, cité par cet auteur à l'appui de la compression de l'artère par le sac.

La coagulation sanguine n'est toutefois pas toujours absolument naturelle; elle est souvent favorisée par une *inflammation modérée du sac.* Cette inflammation adhésive, susceptible de favoriser la coagulation du sang et de produire l'oblitération définitive de la poche et de l'artère, a été contestée trop énergiquement par certains auteurs; Richet a montré qu'elle jouait un certain rôle, qui n'est nullement en désaccord avec la théorie moderne de la formation des caillots sanguins dans le sac anévrysmal.

Lorsque l'oblitération du sac est complète, ou à peu près complète, la tumeur subit un retrait, des plus marqués dans certaines circonstances; elle diminue de volume par suite de la rétraction des caillots. Cette rétraction n'est pas toujours aussi considérable, et il n'est pas sans intérêt de savoir qu'elle ne s'accompagne pas forcément de la cessation des troubles liés aux altérations des nerfs. Plusieurs faits de ce genre ont été cités au Congrès français de chirurgie, 1889. Nous aurons occasion de revenir sur ce point à propos du traitement.

La plupart des anciens auteurs admettaient comme constante l'oblitération simultanée de l'anévrysme et de l'artère sur laquelle il s'est développé. C'est en effet la règle générale; il existe toutefois un certain nombre de faits, particulièrement dans les anévrysmes sacciformes, où le calibre de l'artère a été conservé malgré l'oblitération du sac.

3° *Inflammation du sac.* — Le sac est quelquefois le siège d'une inflammation légère, adhésive et plastique, favorable à la coagulation du sang dans son intérieur.

Il n'en est pas toujours ainsi, l'inflammation du sac franchit souvent ces premières limites; la suppuration s'établit d'abord autour du sac, puis dans son intérieur; l'anévrysme se rompt; il s'écoule alors une sanie purulente, noirâtre, mêlée à des débris fibrineux. Si l'artère est oblitérée, la poche se cicatrise et l'anévrysme se guérit (très rare); si l'artère est restée perméable, des hémorrhagies se produisent, capables d'emporter le malade. Cette dernière terminaison est la plus fréquente.

Broca faisait jouer à la présence des caillots passifs un rôle considérable dans la pathogénie de l'inflammation du sac; il est bien plus vraisemblable d'admettre que cette inflammation était due aux méthodes mises en usage pour produire la coagulation du sang.

*Gangrène du sac.* — La gangrène du sac n'est pas très rare; Richet distinguait la *gangrène par distension* excessive du sac de la *gangrène par inflammation.* Le rôle prépondérant nous paraît devoir appartenir à cette dernière; nous connaissons bien aujourd'hui le rôle des éléments septiques dans la pathogénie des gangrènes, et nous ne saurions attribuer à la distension d'autre influence que celle d'une diminution prédisposante de la vitalité des parois anévrysmales.

Quelle qu'en soit la cause, la gangrène du sac est un accident très grave, qui tend heureusement à diminuer de fréquence avec les méthodes antiseptiques de traitement, mais qui n'a pourtant pas encore complètement disparu.

4° *Rupture du sac.* — La rupture du sac est l'accident le plus grave des anévrysmes. Suivant la remarque de Barwell, il ne faut pas entendre sous ce nom la déchirure lente des tuniques artérielles, suivie de la formation d'un pseudo-sac enkystant le sang dans les tissus voisins; l'*anévrysme diffus consécutif* ne doit pas être considéré comme une *rupture anévrysmale.*

*La rupture du sac* est le résultat d'un *traumatisme* ou d'une *inflammation* de voisinage.

Une contusion, un mouvement exagéré, une plaie, sont les causes habituelles des ruptures traumatiques.

L'inflammation développée autour du sac (ulcérations, abcès périanévrysmaux), ou dans son intérieur (suppuration du contenu), la gangrène qui en est assez souvent la conséquence, sont les causes des ruptures spontanées.

La rupture des anévrysmes externes se fait à la peau, dans le tissu cellulaire sous-cutané, dans les cavités articulaires, dans les veines voisines (anévrysmes artério-veineux spontanés, rares aux membres).

Celle des anévrysmes internes s'effectue dans les grosses veines, dans les cavités du cœur, dans les grandes séreuses, plèvre, péritoine, péricarde, dans les cavités muqueuses, œsophage, trachée, estomac, intestin, etc.

« La rupture dans les cavités séreuses, dit Barwell, est d'ordinaire rapide : la déchirure a la forme d'une fente ou d'une étoile avec des bords déchiquetés; quelquefois, quand le sac a pendant quelque temps fait poche dans la cavité, on trouve au pourtour de cet orifice un épaisissement considérable.

« La rupture dans une cavité muqueuse se fait plus lentement : la saillie qu'y forme le sac, arrondie ou en forme de mamelon, s'ulcère ou se gangrène; il s'établit ainsi une sorte de petit trajet fistuleux qui permet d'abord l'issue de quelques gouttes de sang; plus tard seulement s'effectue l'irruption brusque qui tue le malade. »

Où qu'elle se soit faite, la rupture de l'anévrysme est un accident des plus graves; aux anévrysmes internes l'accident est sans remède; dans les anévrysmes externes encore accessibles, après avoir paré au danger immédiat par la compression, il faut immédiatement recourir aux moyens les plus énergiques, extirpation de l'anévrysme, si elle est encore possible, plus souvent, peut-être, amputation ou désarticulation du membre.

**Symptômes et marche.** — Les débuts de l'anévrysme sont ordinairement insidieux; principalement quand elle est profonde, la tumeur anévrysmale ne révèle sa présence par aucun signe important; les troubles qu'elle détermine ne sont pas rattachés à leur véritable cause et l'on voit à chaque instant des anévrysmes énormes cachés dans le thorax ne se révéler que par une rupture soudaine, une hémoptysie, un vomissement de sang foudroyant et une mort immédiate.

L'anévrysme superficiel, et particulièrement l'anévrysme externe que nous aurons surtout en vue dans cette description, ne tarde guère à devenir évident. Un hasard simple, un traumatisme, un mouvement brusque, parfois des phénomènes douloureux, de la gêne des mouvements, appellent l'attention du malade et lui font constater l'existence d'une tumeur circonscrite, pulsatile, placée sur le trajet des artères.

Étudions successivement : 1° la tumeur anévrysmale et ses caractères; 2° les troubles de compression qu'elle détermine ; 3° sa marche, son évolution clinique.

**Tumeur anévrysmale**. — La combinaison de la vue, du toucher et de l'exploration graphique fournissent des renseignements très précis sur la tumeur anévrysmale.

a. *Forme*. — L'anévrysme au début surtout, alors qu'il n'y a pas eu de poussées inflammatoires autour du sac, est toujours une tumeur hémisphérique ou ovoïde, à contours nettement définis, bien distincte des parties voisines ; à une période plus avancée, cette netteté des contours disparaît derrière les indurations inflammatoires du voisinage, et le bistouri du chirurgien qui veut les extirper a parfois bien de la peine à séparer certains points du sac anévrysmal des parties qui l'avoisinent.

b. *Volume*. — La tumeur anévrysmale jeune est en général peu volumineuse; lorsque le chirurgien est appelé à la traiter, ses dimensions varient du volume d'une noix ou d'un marron à celui d'une orange, d'un citron : ce sont les anévrysmes de moyen volume. Les anévrysmes des grosses artères, poplitée, fémorale, axillaire, carotides, sous-clavières, acquièrent à la longue des dimensions considérables. L'inspection et la palpation fournissent sur ce point des

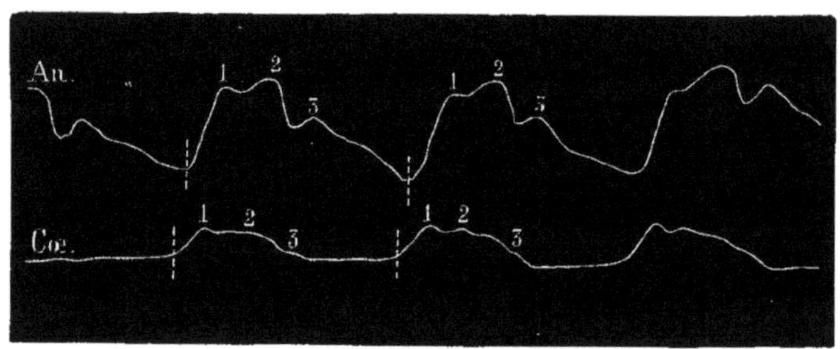


Fig. 50. — Tracés des expansions d'un anévrysme brachio-céphalique (An.) avec ses trois battements (1, 2, 3) correspondant, les deux premiers à deux phases successives de lasystole cardiaque (1, 2, ligne Cœ.), le deuxième à la fin de cette systole, à l'instant de la clôture des sigmoïdes de l'aorte (François-Franck).

renseignements suffisants dans la plupart des anévrysmes des membres; l'appareil volumétrique de François-Franck permet d'apprécier plus exactement encore ce volume en calculant la quantité d'eau qu'il déplace. Cet appareil est surtout utile pour mesurer les variations de volume de la tumeur, l'intensité de son expansion et les effets produits par la compression exercée au-dessus et au-dessous de la poche anévrysmale.

c. *Consistance*. — A cette période rapprochée du début, la tumeur est facilement dépressible; lorsqu'on peut la saisir sans trop de difficultés, une pression méthodique et régulière lui fait perdre une partie, sinon la totalité de son volume; dès que la compression cesse, la tumeur revient par saccades à ses dimensions premières.

Cette *mollesse*, cette *dépressibilité*, cette *réductibilité* plus ou moins complète font souvent défaut dans les anévrysmes anciens, qui présentent généralement une consistance plus dure, surtout en certains points.

d. *Coloration.* — La peau qui recouvre les jeunes anévrysmes est simplement soulevée, tendue ; elle a conservé sa couleur, sa mobilité normales. Ce n'est que sur les anévrysmes anciens qu'on trouve la peau adhérente par inflammation au sac anévrysmal, distendue, rouge, sur le point de se rompre, ou même ulcérée par un processus inflammatoire facile à comprendre.

e. *Battements.* — Un des principaux caractères de la tumeur anévrysmale est d'être animée de *battements* perceptibles à l'inspection comme à la palpation de l'anévrysme. Ces battements sont pour ainsi dire constants, faciles à percevoir si la tumeur est superficielle, demandant à être recherchés avec soin si la tumeur est profonde.

Ils s'accompagnent d'un mouvement d'*expansion* totale dû à la dilatation propre du sac anévrysmal. La recherche de ce mouvement d'expansion est

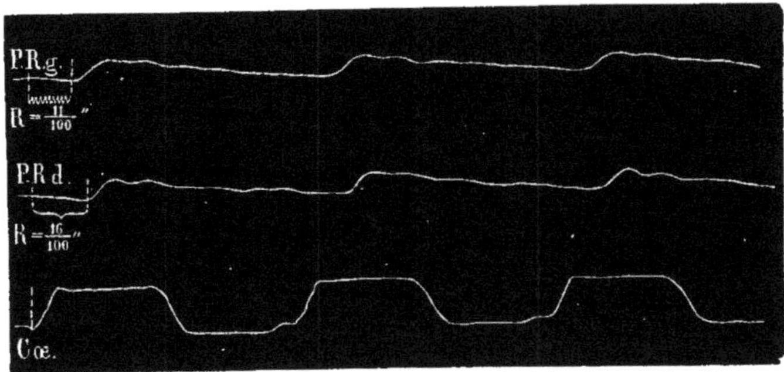


FIG. 51. — Montrant l'application de l'examen comparatif du retard des deux pouls radiaux sur le cœur, dans un cas où l'hésitation existait entre un anévrysme de la sous-clavière droite et une tumeur soulevée. Le pouls radial droit (P.R.d.) retardant de 16 centièmes de seconde, alors que le gauche ne retardait que de 11 centièmes (P.R.g.) sur le début de la systole cardiaque (Cœ.), le diagnostic a pu être tranché dans le sens de l'anévrysme (François-Franck).

très importante, puisqu'elle permet de distinguer les anévrysmes des tumeurs simplement soulevées par les battements d'une artère sous-jacente.

Ces pulsations, ces battements anévrysmaux donnent au sphygmographe un tracé d'autant plus net, qu'il y a moins de caillots fibrineux dans la poche anévrysmale.

Nous avons vu plus haut, au chapitre de la Physiologie pathologique, que ces battements anévrysmaux sont *doubles* ou *triples* dans les anévrysmes des grosses artères rapprochées du cœur ; dans les anévrysmes des membres les battements anévrysmaux sont plus souvent *simples*, quelquefois doubles.

On perçoit encore parfois, mais rarement, en appliquant la main sur l'anévrysme, un *frémissement vibratoire*, le *thrill* des Anglais. C'est une sorte de frôlement, de frémissement faible, discontinu, intermittent comme les battements avec lesquels il coïncide, ne présentant jamais l'intensité qu'il offre dans les anévrysmes artérioso-veineux. Ce phénomène intermittent, et purement local dans les anévrysmes artériels, est dû aux vibrations de la colonne sanguine qui pénètre dans la poche ; il dépend du petit nombre des vibrations qui produisent généralement le souffle.

f. *Souffle.* — L'oreille armée ou non d'un stéthoscope découvre aisément un bruit spécial, qu'on a caractérisé par les expressions de *bruit de souffle*, bruit de râpe, de frottement. J.-L. Petit le comparait au bruit de l'eau circulant rapidement dans les tuyaux d'une fontaine.

Ce bruit de souffle est *intermittent, d'une durée plus courte que le silence qui lui fait suite, coïncide avec la diastole artérielle*; il est d'autant plus net que l'orifice de communication est plus étroit. Aussi a-t-on cru longtemps que sa production était liée aux vibrations des bords de l'orifice de communication sous l'influence des mouvements du sang; Chauveau a démontré qu'il résultait du passage du sang de l'artère dans l'anévrysme et non des vibrations de l'orifice : toutes les fois que dans les vaisseaux le sang passe d'une partie où la pression est plus forte dans une autre où la pression est moindre, il se forme ce qu'on appelle une *veine fluide* et l'on entend un bruit de souffle.

Ce bruit n'est pas toujours simple : dans les anévrysmes des gros troncs vasculaires, il n'est pas absolument rare d'observer un second souffle, plus doux, plus faible que le premier; intermittent comme lui, ce *souffle*, dit *de retour*, coïncide exactement avec la pression artérielle. Gendrin, le premier, en a signalé l'existence; on a beaucoup discuté sur ce point.

Son mécanisme n'est pas toujours identique : François-Franck en a bien indiqué les variétés : « 1° il peut résulter du renforcement de la pénétration du sang dans le sac, auquel cas il coïncide avec le second soulèvement; 2° il peut être plus tardif, n'apparaître que dans la période d'affaissement et résulter alors soit du retour du sang dans l'artère (cas des anévrysmes disséquants, Marey), soit d'une insuffisance aortique concomitante, soit (comme j'ai observé le fait avec M. Potain) du déplacement de l'air dans la portion du poumon brusquement décomprimée par le retrait élastique d'une poche anévrysmale intra-thoracique. Le moment d'apparition du souffle et la présence ou l'absence des signes spéciaux de l'insuffisance aortique permettent le plus souvent de préciser à quelle variété on a affaire. J'ajoute que le souffle diastolique dû au reflux aortique s'exagère et prend une tonalité plus haute quand on augmente la poussée artérielle par la compression des fémorales, tandis que la même expérience diminue le souffle de rentrée dans l'aorte et le souffle extra-anévrysmal » (1).

g. *Modifications apportées par la compression de l'artère au-dessus et au-dessous de l'anévrysme.* — Dans certains cas, les signes précédents manquent de netteté; leur observation laisse quelques doutes dans l'esprit; la compression de l'artère au-dessus et au-dessous de l'anévrysme vient alors utilement compléter les premiers renseignements : si on comprime l'artère au-dessus de l'anévrysme, les battements cessent dans le sac ou tout au moins sont notablement diminués. Au contraire, la compression porte-t-elle sur le segment artériel situé au-dessous de l'anévrysme, on voit celui-ci se tendre, se gonfler; ses pulsations deviennent plus saillantes, plus courtes, plus brusques. Ces faits se comprennent d'eux-mêmes sans qu'il soit besoin d'y insister longuement.

h. *État de la circulation artérielle et veineuse au-dessus et au-dessous de l'anévrysme.* — Les caractères de la tumeur anévrysmale suffisent ordinairement à

(1) François-Franck, Société de biologie, 9 janvier 1885.

établir le diagnostic de l'affection; le diagnostic de son siège précis et de sa nature réclame une exploration soignée de la circulation artérielle et veineuse dans la région ou le membre affecté d'anévrysme.

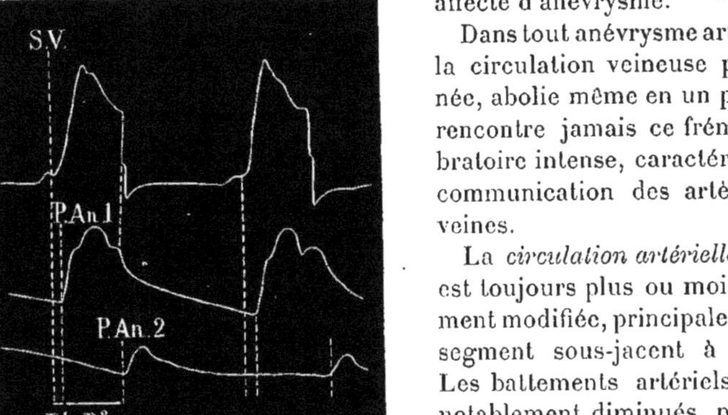


Fig. 52. — Demi-schématique montrant l'augmentation considérable du retard du pouls d'un anévrysme éloigné du cœur (P.An. 2.) sur celui d'un anévrysme voisin du cœur (P.An. 1.) montrant le faible mais réel retard d'un anévrysme situé à petite distance du cœur sur le début de la systole ventriculaire.

Dans tout anévrysme artériel simple, la circulation veineuse peut être gênée, abolie même en un point; on n'y rencontre jamais ce frémissement vibratoire intense, caractéristique de la communication des artères avec les veines.

La *circulation artérielle*, par contre, est toujours plus ou moins profondément modifiée, principalement dans le segment sous-jacent à l'anévrysme. Les battements artériels y sont très notablement diminués, parfois même presque imperceptibles; ils sont surtout notablement retardés; ces faits ont été longuement signalés en étudiant la physiologie pathologique des anévrysmes.

Dans le segment artériel situé en amont de l'anévrysme la circulation est généralement plus active, les battements plus marqués que du côté opposé. Ces différences ne sont pas toujours perceptibles, même à une étude très attentive.

**Symptômes de compression.** — La tumeur anévrysmale est assez souvent indolente au début, et peut passer complètement inaperçue; mais lorsqu'elle atteint un certain volume, il est bien rare qu'elle ne détermine pas une pesanteur, une tension douloureuse et une gêne, une limitation de certains mouvements.

Ces irritations nerveuses légères ne tardent guère elles-mêmes à céder la place à des engourdissements, des fourmillements, des névralgies, des altérations limitées de la sensibilité et du mouvement, voire même des troubles trophiques, dont le siège, la distribution et l'étendue sont en rapport avec la nature et le degré de l'altération nerveuse.

La dilatation variqueuse des veines situées au-dessous de la tumeur, l'œdème du segment correspondant du membre, sont les indices de la compression des veines.

La gêne sans cesse croissante des mouvements peut être encore accrue par les désordres articulaires aboutissant à des inflammations destructives et à de véritables *luxations spontanées*.

La destruction des os par un processus d'ostéite raréfiante se traduit par des douleurs, des accidents inflammatoires, parfois même par une *fracture spontanée*.

La déviation des muscles, leur altération au contact d'une tumeur enflammée, la sclérose du tissu cellulaire avoisinant le sac, tout contribue à accroître graduellement les troubles de compression de l'anévrysme et à appeler d'une façon plus urgente l'intervention du chirurgien.

**Évolution clinique de l'anévrysme. — Marche et complications.** — On ne saurait trop le répéter, l'anévrysme artériel est caractérisé par un accroissement constant, une marche en avant que les barrières naturelles et souvent même les procédés thérapeutiques sont impuissants à enrayer.

La persistance de l'anévrysme sans accroissement, ou sa guérison spontanée, constituent des exceptions que nous examinerons en premier lieu.

Nous étudierons ensuite les caractères cliniques de l'accroissement progressif aboutissant à l'hématome anévrysmal diffus secondaire, à l'inflammation, la gangrène et finalement la rupture de l'anévrysme.

A. *Persistance sans accroissement.* — Les observations d'anévrysmes artériels ayant persisté de longues années sans s'accroître restent l'exception ; après des recherches minutieuses, Broca n'a pu en réunir que cinq ou six faits, et on cite, comme à peu près unique, ce cas de Porter où un anévrysme de la carotide resta près de quinze ans sans nécessiter l'intervention.

B. *Guérison spontanée.* — Quoique rare encore, la guérison spontanée des anévrysmes s'observe quelquefois; nous avons longuement étudié plus haut son mécanisme; cliniquement l'anévrysme présente une consistance plus grande; son volume diminue progressivement; les battements, d'abord moins nettement perceptibles, finissent par disparaître tout à fait; l'anévrysme n'est plus alors qu'une tumeur solidifiée, annexée à une artère oblitérée ou non; dans ce dernier cas, c'est la circulation collatérale qui fait les frais de la circulation, et les artères superficielles prennent un développement tel qu'elles deviennent aisément perceptibles. La rétraction du sac ne met pas toujours fin aux troubles nerveux par compression : les nerfs peuvent être attirés, déviés, et l'on a vu, chez des sujets guéris spontanément de leur anévrysme, persister des névralgies, des troubles de sensibilité, des troubles trophiques, de la gêne des mouvements qui ne reconnaissaient pas d'autres causes. Le fait a une grande importance; nous aurons soin d'y revenir en discutant les diverses méthodes thérapeutiques.

C. *Accroissement progressif.* — A mesure que l'anévrysme progresse et augmente de volume, il perd sa mollesse, sa dépressibilité, sa réductibilité premières; il s'indure; les mouvements d'expansion, les battements y deviennent moins appréciables; les bruits de souffle s'effacent ou changent de timbre.

Dans certains cas la consistance est inégale par places : à côté de segments indurés, on trouve des bosselures de formation plus récente dans lesquelles les caillots sont encore mous et dépressibles. Ces diverses phases ont été étudiées longuement à propos de l'anatomie pathologique. Le développement de ces bosselures est quelquefois extrêmement rapide, et peut aller dans certains cas jusqu'à la rupture véritable.

Lorsque par le fait de cette distension extrême le sac cède en un point, l'ouverture s'effectue parfois dans le tissu cellulaire voisin, sans déchirer la peau; le sang ainsi épanché contenu par les tissus voisins reste en communication avec l'artère : il s'est formé un *hématome anévrysmal diffus secondaire* (anévrysme diffus consécutif de M. Le Fort).

La tumeur ainsi produite se reconnaît à son étendue, à ses limites peu nettes, à sa formation brusque, aux commémoratifs établissant l'existence d'un anévrysme circonscrit antérieur; elle est animée de battements, présente même quelquefois un bruit de souffle, mais pulsations et souffle sont en général peu marqués, mal distincts comme les limites mêmes de la tumeur. Ultérieurement cette cavité secondaire est souvent le siège d'inflammations aboutissant plus ou moins rapidement à la gangrène et à la rupture véritable à l'extérieur, dont elle constitue en somme une sorte de première phase. Ces caractères justifient la distinction que nous faisons avec un grand nombre d'auteurs.

D. *Inflammation.* — *Gangrène.* — L'inflammation des anévrysmes est une complication fréquente : quelques douleurs, un peu de rougeur et d'œdème inflammatoire marquent seuls l'inflammation modérée.

Ces signes sont bien autrement marqués dans les cas d'inflammation aiguë, qui nous occuperont principalement :

Une rougeur plus ou moins étendue envahit la portion des téguments en contact avec la paroi anévrysmale; derrière la tension douloureuse accompagnée de gonflement qui caractérise cette phlegmasie, les limites de l'anévrysme perdent de leur netteté; des collections purulentes se forment : les unes, développées autour du sac, s'ouvrent soit à l'extérieur, soit dans la cavité amincie du sac; d'autres, primitivement enfermées dans la poche anévrysmale, s'étendent secondairement par propagation ou par rupture, soit au tissu cellulaire voisin, soit aux téguments eux-mêmes. L'ouverture cutanée ainsi formée laisse échapper une sanie purulente, mélange de pus et de débris de caillots sanguins; une hémorrhagie d'abondance variable peut en être la conséquence.

Cette inflammation est parfois si intense qu'elle frappe de *gangrène* la poche anévrysmale et les téguments qui l'avoisinent. Des phénomènes généraux graves, souvent mortels, accompagnent cette redoutable complication, qui surviendrait parfois sans inflammation concomitante.

E. *Rupture.* — Qu'elle soit la conséquence de l'accroissement graduel de l'anévrysme, qu'elle résulte d'un traumatisme ou d'une inflammation du sac, la rupture véritable de l'anévrysme est une terminaison fréquente de l'artériectasie. Nous n'avons pas besoin de dire combien elle est grave et le plus souvent mortelle.

Une hémorrhagie foudroyante est souvent le résultat de la rupture extérieure soit à la peau, soit dans un des grands conduits naturels, trachée, œsophage, tube digestif; l'arrêt du cœur par compression peut amener la mort en cas d'épanchement dans le péricarde; en cas de rupture dans les cavités cardiaques la mort est presque instantanée; elle n'est guère moins rapide dans les cas où l'anévrysme se rompt dans la cavité pleurale. On trouvera, à l'histoire des anévrysmes en particulier, les troubles spéciaux à certaines régions, anévrysmes crâniens, destruction de la colonne vertébrale, etc.....

La distension brusque d'une jointure en contact avec un anévrysme est l'indice de la rupture du sac dans la cavité articulaire. Pour être moins immédiatement mortelle, cette complication n'en est pas moins grave pour la vitalité.

du membre où elle se produit, et l'amputation est souvent alors le seul remède à proposer.

En résumé, quel que soit le siège de la perforation, la mort est la conséquence habituelle de la rupture d'un anévrysme. La cicatrisation est tout à fait exceptionnelle; Gairdner a cependant relaté deux faits de rupture cutanée où la cicatrice avait pu se produire; les phénomènes inflammatoires jouent le plus souvent, en pareil cas, un rôle favorable.

**Diagnostic.** — Diagnostiquer l'existence d'un anévrysme nouvellement développé est en général facile : Les *battements*, l'*expansion de la tumeur*, le *souffle, leur diminution marquée sinon leur disparition totale par la compression de l'artère au-dessus de la tumeur*, *la diminution d'amplitude et surtout le retard du pouls dans les artères placées en aval de la tumeur*, la *marche croissante*, sont des signes pour ainsi dire pathognomiques.

Nous verrons en étudiant l'anévrysme artérioso-veineux que sa marche lente, l'intensité du frémissement vibratoire, ne s'observent jamais à un degré pareil dans l'anévrysme artériel.

Il est cependant un certain nombre d'anévrysmes, et particulièrement d'anévrysmes anciens, dont la consistance ferme et le peu de battements ne permettent pas facilement d'établir le diagnostic précis.

Les erreurs cliniques les plus variées ont été commises par les chirurgiens les plus éminents; il est bon que le praticien les connaisse pour les éviter.

Broca nous raconte comment les quatre derniers chirurgiens en chef de l'Hôtel-Dieu, Ferrand, Desault, Pelletan, Dupuytren ont plongé leur bistouri dans des anévrysmes, croyant ouvrir des abcès; Boyer, Holmes, Pirogoff ont commis la même méprise. Richet fut sur le point d'ouvrir un soi-disant abcès de l'aisselle, qu'il reconnut à temps pour un anévrysme de l'artère axillaire.

Dans un cas plus difficile, Bergmann ouvrit ce qui lui semblait « une angine phlegmoneuse ». Il n'y eut pas d'hémorrhagie immédiate, mais le malade succomba à l'asphyxie; l'autopsie fit voir un anévrysme de la carotide interne (Barwell).

La confusion a été aussi souvent établie avec des tumeurs solides; Boyer prit un jour un anévrysme pour une exostose; d'autres chirurgiens ont confondu des anévrysmes avec des sarcomes, des fibromes et inversement.

Il importe donc d'étudier avec soin le diagnostic différentiel de l'anévrysme avec les tumeurs qui peuvent le simuler. Ces tumeurs sont de deux ordres : les unes sont animées de battements propres, les autres sont soulevées par des vaisseaux voisins.

**Diagnostic différentiel.** — I. TUMEURS ANIMÉES DE BATTEMENTS PROPRES. — Les *anévrysmes artérioso-veineux et cirsoïdes*, les *angiomes*, certains *sarcomes et carcinomes télangiectasiques*, enfin les *tumeurs pulsatiles des os*, constituent cette première catégorie.

On trouvera dans les chapitres suivants le diagnostic détaillé des anévrysmes artérioso-veineux et cirsoïdes avec les anévrysmes artériels; qu'il nous suffise d'indiquer ici la marche essentiellement lente de l'*anévrysme artérioso-veineux*, le développement du réseau veineux et l'intensité du frémissement vibratoire.

Les *anévrysmes cirsoïdes* se voient en certains points déterminés, au cuir chevelu, aux doigts, où les anévrysmes proprement dits sont exceptionnels; ces anévrysmes occupent le système artériel sur une grande longueur et dessinent sous la peau de nombreuses flexuosités absolument caractéristiques; le bruit de souffle y est continu, non intermittent; le thrill intense comme dans l'anévrysme artérioso-veineux.

Les *tumeurs érectiles* ne siègent pas sur les gros troncs artériels; leur forme est bien différente; un nævus, des arborisations vasculaires marquent souvent leur emplacement; le souffle est en général à peine sensible.

Les *tumeurs malignes* (sarcomes et carcinomes télangiectasiques) ont souvent comme les anévrysmes une certaine mollesse, une marche rapidement croissante et destructive; leur vascularisation peut être assez intense pour s'accompagner d'un bruit de souffle, mais ce bruit est généralement peu intense; la tumeur, dès qu'elle atteint un certain volume, devient mal limitée, diffuse, adhérente aux parties profondes; elle s'ulcère bientôt; les ganglions se prennent et la cachexie finale ne laisse bientôt plus de doutes.

Les *anévrysmes des os* sont, par contre, beaucoup plus difficiles à reconnaître; on se rappellera, dit Reclus, que des chirurgiens tels que Paget, Broca, Richet, Verneuil, ont hésité longtemps avant de porter un diagnostic ferme. — Il ne faut rien moins qu'une analyse comparative des plus minutieuses de tous les symptômes pour arriver à reconnaître cette affection encore mal connue qu'on appelle l'anévrysme des os. — L'étude attentive de la réductibilité de la tumeur, des phénomènes produits par la compression de l'artère, l'examen de tracés sphygmographiques multipliés, seront joints à une palpation aussi délicate que possible de la région pour apprécier le siège et les limites de la tumeur.

II. Tumeurs soulevées par des battements artériels. — Ce sont surtout des *tumeurs liquides, abcès et kystes*, beaucoup plus rarement des *tumeurs solides*. La confusion est particulièrement facile dans certains abcès de l'aine soulevés par l'artère iliaque et doués d'une sorte de réductibilité partielle, et aussi dans certains kystes du creux poplité.

Mais, en pareil cas, un examen attentif démontre toujours que la tumeur animée de battements ne présente pas d'*expansion véritable*, pas de bruit de souffle; la circulation artérielle n'est pas diminuée ni retardée dans le segment du membre sous-jacent à la tumeur; enfin le sphymographe rend en pareille circonstance de signalés services, car, dans ces tumeurs ainsi soulevées, le tracé ne montre pas ces élévations si accentuées qui caractérisent la courbe dans les anévrysmes véritables.

**Diagnostic du siège.** — Le *diagnostic du siège* est en général facile pour les anévrysmes superficiels, les anévrysmes externes, et il se fait ordinairement en même temps que le diagnostic de la présence.

Mais dans certains anévrysmes profonds, ceux de la base du cou par exemple, ce diagnostic est des plus difficiles. Le diagnostic des anévrysmes de la vertébrale n'a jamais été posé; on hésite souvent entre un anévrysme carotidien, un anévrysme de l'origine de la sous-clavière et du tronc brachiocéphalique, ou même des bosselures d'un anévrysme de la crosse aortique.

L'examen attentif et comparé du pouls et des tracés sphygmographiques rend alors les plus grands services, en précisant les points où la pulsation moindre dénote un obstacle sur le trajet de l'artère et explique la diminution de la tension artérielle (1).

Le *diagnostic des complications* ne présente pour ainsi dire pas de difficultés, cependant l'inflammation du sac expose, comme nous l'avons vu, à de graves erreurs. Il suffit d'en être prévenu, car ces erreurs ne tiennent pas devant un examen complet et sérieux.

**Pronostic.** — L'anévrysme artériel circonscrit est toujours une affection grave : ce pronostic sévère tient d'une part à la marche sans cesse croissante de l'affection, et d'autre part aux dangers sérieux et fréquents des diverses méthodes de traitement.

De plus cette gravité varie avec certaines conditions de siège, de volume, avec certains rapports anatomiques susceptibles de hâter l'évolution. Les anévrysmes situés sur des artères volumineuses ou rapprochées du cœur, les anévrysmes profonds, les anévrysmes internes sont plus graves que les anévrysmes externes des membres, en raison de l'impuissance à laquelle leur siège réduit le chirurgien et des accidents graves qui en sont la conséquence.

La coexistence de plusieurs anévrysmes sur le même sujet dénote une altération artérielle étendue qui laisse peu de ressources à la thérapeutique.

Parmi les complications, l'inflammation est une de celles qui réclament les soins les plus grands, puisqu'elle conduit à la gangrène et à la rupture; contenue dans de sages limites, son rôle serait plutôt favorable.

La *rupture*, quand elle ne porte pas sur de grosses artères internes, réclame d'une manière impérieuse et urgente l'intervention du chirurgien.

**Traitement.** — Pour les anciens, la thérapeutique des anévrysmes était des plus simples; ils ne connaissaient que deux moyens : l'ouverture du sac et l'amputation du membre. Ces procédés furent seuls mis en usage jusqu'à la fin du siècle dernier et au commencement de ce siècle. Sous l'influence des conditions détestables dans lesquelles s'exerçait alors la chirurgie, les méthodes anciennes tombèrent dans l'oubli le plus complet. C'est de cette époque que datent une quantité de procédés destinés à provoquer la coagulation du sang soit directement, soit par l'inflammation du sac. Ces procédés sont aujourd'hui justement rentrés dans l'oubli ou tout au moins leurs indications sont très limitées; nous serons donc très brefs dans leur description. La faveur des chirurgiens était, il y a quelques années encore, partagée entre la ligature et la compression.

Sans rejeter complètement cette dernière, le dernier congrès français de chirurgie a remis en honneur les méthodes anciennes; la ligature, améliorée par l'antisepsie, reste seule en face de l'extirpation; c'est du côté de cette dernière qu'est l'avenir de la question (Trélat).

Classification. — Pour se retrouver dans le dédale de ces procédés nombreux, M. Le Fort les divise en procédés médicaux et procédés chirurgicaux. Ces derniers sont ainsi classés :

(1) François-Franck.

1° Méthodes ayant pour but la destruction du sac; 2° Méthodes recherchant la coagulation directe du sang contenu dans l'anévrysme; 3° Celles qui veulent atteindre le même but en agissant sur le sac et non sur le sang qu'il contient; 4° Celles qui poursuivent cette coagulation en agissant sur l'artère malade.

En réalité, en face d'un anévrysme externe, d'un anévrysme des membres, accessible, le chirurgien a à sa disposition quatre grandes méthodes :

1° Compression:
2° Ligature;
3° Incision;
4° Extirpation.

Une ressource ultime, 5° l'amputation.

Ce n'est que dans les cas où ces méthodes ne seraient pas applicables (anévrysmes internes ou siégeant trop haut à la racine des membres) qu'il aura recours à l'une des autres méthodes dont l'emploi est tout à fait limité. Méthodes médicales : traitement de Valsava; usage de l'iodure de potassium. Traitement chirurgical : injections coagulantes; acupuncture; galvano-puncture; corp sétrangers; réfrigérants; malaxation....

Toutes les méthodes de traitement des anévrysmes, à l'exception de la méthode ancienne, ont eu pour but d'oblitérer le sac anévrysmal en y produisant d'abord un caillot.

Pour obtenir cette coagulation du sang, les uns ont cherché à se rapprocher le plus possible de la coagulation naturelle; les autres n'ont pas craint de s'adresser à l'inflammation, voie dangereuse, semée d'écueils, qui peut coûter la vie au malade, qui conduit aussi parfois à l'oblitération du sac. Mais il est bien difficile au chirurgien de modérer dans la juste mesure l'inflammation qu'il a provoquée, et cette difficulté suffit à condamner aujourd'hui toutes les méthodes basées sur ce principe.

## I. — COMPRESSION

La compression est *limitée* ou *générale*.

La compression *limitée* — *partielle* ou *totale* — est *indirecte*, quand on l'exerce sur l'artère, siège de l'anévrysme; elle est *directe*, quand elle porte sur l'anévrysme lui-même. Il convient d'en rapprocher la *flexion*. Par *compression générale*, on n'entend guère aujourd'hui que la compression élastique totale, pratiquée avec la bande d'Esmarch (méthode de Reid).

De plus, toute compression reconnaît pour agents : des bandes avec compresses graduées, des instruments ou les doigts d'un chirurgien; les bandes ne sont plus usitées; la compression à ce point de vue est *instrumentale* ou *digitale*.

Au point de vue de sa durée, la compression est *continue ou intermittente*, *complète ou incomplète*; on l'établit *d'emblée ou graduellement*; tantôt on l'applique constamment au même point, tantôt on a recours à la *compression alternative*.

Broca appelait *compression en deux temps* l'addition de la compression totale à une compression partielle existant déjà. Lorsqu'on est obligé par les accidents de cesser pendant un temps variable l'emploi de la compression, celle-ci est dite *interrompue*.

La *compression partielle indirecte* est de beaucoup la plus importante : c'est à propos d'elle que nous parlerons du choix à faire entre les compressions digitales et instrumentales, entre la compression complète et incomplète, continue et intermittente, alternative et en deux temps.

Nous étudierons ensuite la *compression directe*, la *flexion* qui tient à la fois de l'une et de l'autre, et enfin la *compression élastique totale*.

### I. — COMPRESSION PARTIELLE INDIRECTE

**Historique.** — La compression avait été d'abord appliquée aux traumatismes artériels, lorsqu'on jugea à propos de l'utiliser comme moyen auxiliaire dans le traitement des anévrysmes. Verduc avait nettement formulé cette indication en 1694.

Guattani, chirurgien de l'hôpital du Saint-Esprit à Rome, est le premier qui l'utilisa dans le traitement des anévrysmes; il faisait à la fois la compression directe et indirecte (1765). En Allemagne, Bruckner, mort à vingt-huit ans, en avait fait aussi le moyen principal (1797).

Desault est le premier qui, à la fin de 1784 ou au début de 1785, voulut appliquer la *compression indirecte seule* au-dessus de l'anévrysme. Son malade, effrayé de l'appareil qu'on se disposait à lui appliquer, quitta la Charité pour aller à l'Hôtel-Dieu. A peine y fut-il entré que Ferrand, prenant son anévrysme pour un abcès, y plongea son bistouri : la mort survint en quelques minutes.

Lassus en 1795, Eschards en 1801, Boyer, Dupuytren, obtinrent les premiers succès.

Un des documents les plus importants de cette époque française est la thèse de Guillier-Latouche (1825), thèse inspirée par Belmas, alors chef des travaux anatomiques à Strasbourg. — L'auteur y émet les idées les plus saines sur la compression, conseille la compression alternative multiple. — L'appareil appliqué pour un anévrysme poplité, chez un sergent-major du 15e léger, ne put être supporté; Gasser fit la ligature : le sujet fut guéri.

Malgré ces tentatives, la *compression indirecte* ne gagnait pas de terrain en France, lorsqu'elle nous revint d'Irlande plus puissante que jamais.

Edward Hutton avait guéri en seize jours l'anévrysme poplité d'un malade appelé Michel Duncan (1842); Cusack guérit par le même moyen, en trois jours, l'anévrysme de John Lynch (1843).

En quatre jours, Bellingham guérit James Hayden (avril 1843).

Le charpentier Robert Hœy, traité sans succès une première fois par la compression indirecte, imagine un appareil et invente la compression *double* et *alternative*.

C'est en 1844 que Bellingham vulgarise la méthode, insistant sur la nécessité de la continuité du cours du sang et montrant bien qu'il faut diminuer l'afflux sanguin et non le suspendre complètement. A cette époque, il guérit en neuf heures son premier malade, James Hayden, atteint d'un second anévrysme.

Giraldès, Follin, firent connaître en France le succès de Bellingham, mais il fallut que Broca s'en constituât le défenseur autorisé, pour faire admettre en France la compression indirecte.

La *compression indirecte* s'exerce presque toujours *au-dessus du sac* entre l'anévrysme et le cœur.

Patients et chirurgiens se sont ingéniés à varier les appareils compresseurs. Le tourniquet de J.-L. Petit, le compresseur de Dupuytren représentent les types principaux. — Ces appareils ont donné de bons résultats, mais leur application est souvent douloureuse; elle réclame beaucoup de patience et il n'est pas facile d'en régler la pression dans la mesure voulue.

Aussi la *compression digitale*, déjà indiquée autrefois par Saviard et Lassus, est-elle aujourd'hui partout préférée depuis les travaux de Vanzetti, de Broca, de Michaux de Louvain, de Verneuil.

Après s'être bien assuré de la position du vaisseau, on le comprime soit avec le pouce, soit avec les doigts. Au besoin les aides se remplacent et continuent la compression jusqu'à cessation complète des battements dans l'anévrysme; il est même bon de la continuer encore quelque temps après.

Rien n'est plus facile, avec cette méthode, que d'exécuter à volonté la compression *intermittente*, la compression en *deux temps*, la compression *alternative*, et de régler pour ainsi dire à volonté la diminution du courant sanguin.

La terreur des caillots passifs, semée et développée par Broca, avait engendré la compression *partielle*. L'accord est aujourd'hui à peu près unanime pour regarder, avec le professeur Le Fort, « la compression *totale* comme à peu près seule efficace dans le traitement des anévrysmes.

La compression idéale nous paraît devoir être *totale*, *continue et alternative*. C'est la *méthode de Belmas*, encore appelée méthode alsacienne.

*Résultats.* — On est obligé de s'en rapporter aux statistiques pour apprécier les résultats de la compression indirecte. Dans cette statistique, il ne faut pas manquer de faire remarquer, avec Barwell et P. Delbet, que les chiffres publiés sont plutôt ceux des cas favorables.

La compression indirecte a donné environ 50 pour 100 de succès. Ce serait un résultat satisfaisant, s'il n'y avait parmi les insuccès des inflammations, des gangrènes (3 sur 59 anévrysmes poplités [Delbet]), des récidives, des productions d'anévrysme au point comprimé (Berger, Annandalé, Pemberton), accidents assez graves pour donner 10 pour 100 de mortalité dans la statistique de Fischer portant sur 188 cas. La proportion d'accidents graves ou mortels oscille, on peut le dire, entre 6 et 10 pour 100.

Sans doute la compression indirecte donne au moins de frais possibles les plus beaux succès, mais elle ne réussit que dans la moitié des cas; les accidents n'y sont pas rares, ils sont encore assez souvent graves et mortels; la méthode ne met pas à l'abri des récidives; enfin les derniers travaux semblent avoir démontré, contrairement à ce que l'on croyait jusqu'alors, que la compression ne laissait pas l'anévrysme et l'artère dans l'état où elles étaient auparavant (voy. *Comptes rendus du 4e Congrès français de chirurgie*. Paris, 1889). Ces graves objections diminuent beaucoup la valeur de la compression indirecte.

### II. — COMPRESSION DIRECTE

La compression *directe* s'exerce sur l'anévrysme même; elle n'est pour ainsi dire plus employée de nos jours (Le Fort-Barwell) du moins comme mode de traitement principal; toutefois elle peut encore rendre des services, comme moyen auxiliaire, lorsqu'on voit les battements reparaître dans un anévrysme traité par la compression indirecte, la flexion ou la ligature.

E. Laplace (thèse de Paris, 1886) a recommandé à nouveau la compression directe exercée sur l'anévrysme avec des coquilles de liège, moulées sur le sac anévrysmal; mais, dans ce procédé, la compression est tout autant indirecte que directe, en raison de la pression des bords.

### III. — FLEXION

La flexion participe à la fois de la compression directe et de la compression indirecte.

Bichat avait indiqué le premier la possibilité de suspendre la circulation dans un membre par la flexion. Mais c'est seulement en juin 1857 que cette méthode fut appliquée presque en même temps au traitement des anévrysmes, par Maunoir et Hart.

La flexion est, on peut le dire, presque exclusivement réservée à l'anévrysme poplité. Suivant le siège de la tumeur anévrysmale, la compression ainsi produite est indirecte seule, ou directe et indirecte à la fois, ou enfin elle s'exerce au-dessous de la tumeur.

Cette méthode a été très bien accueillie dès son origine : Le Fort, Richet, en font le plus grand éloge ; Gosselin a écrit que dans le traitement des anévrysmes poplités, il fallait d'abord commencer par la flexion.

En réalité, les résultats sont loin d'être aussi satisfaisants ; Barwell a rassemblé 91 cas de flexion avec 46,15 pour 100 de succès; la proportion obtenue par Delbet ne dépasse pas 35,55 pour 100 de succès.

Dans ces statistiques la flexion n'a pas toujours été employée seule; elle a échoué, combinée à d'autres méthodes ; elle a l'inconvénient de prédisposer particulièrement à la rupture du sac; Delbet l'a notée 2 fois sur 45 cas traités par la flexion; dans les 169 autres anévrysmes poplités traités par la compression sans flexion, la rupture n'est signalée qu'une seule fois.

Il faut avoir soin de n'y pas recourir chez les sujets d'un certain âge, chez ceux dont les articulations laissent à désirer. La flexion est souvent très douloureuse, plus d'une fois il a fallu la suspendre; comme son emploi doit être continué environ pendant quatorze jours et souvent davantage, on ne peut songer à recourir aux anesthésiques.

L'extrême simplicité de cette méthode ne saurait donc balancer son peu d'efficacité, et la flexion doit être réservée à certains anévrysmes poplités, particulièrement aux anévrysmes de la partie inférieure, chez des sujets jeunes, dont les articulations sont bien saines.

### IV. — COMPRESSION ÉLASTIQUE GÉNÉRALE

La compression élastique générale est connue sous le nom de *méthode de Reid*, du nom du chirurgien anglais Walter Reid, qui l'appliqua le premier au traitement des anévrysmes, à l'hôpital de la marine de Plymouth, le 10 septembre 1875. — La méthode de Reid se compose de deux temps distincts :

1° Application de la bande d'Esmarch sur le membre, sans comprimer l'anévrysme lui-même. Le tube constricteur est ensuite disposé pour maintenir l'arrêt de la circulation;

2° On enlève le tube et la bande, en ayant soin auparavant d'installer la compression indirecte continue, digitale ou instrumentale.

*Mode d'action.* — Le but de la méthode de Reid est donc d'obtenir d'abord la coagulation passive de tout le sang contenu dans l'anévrysme. Ce caillot passif se transformera ensuite en caillot actif.

C'est la plus violente révolution qui se soit opérée contre les idées de Bellingham et de Broca sur les caillots passifs.

Les premiers résultats publiés étaient merveilleux : L.-H. Petit publiait dans le *Bulletin de thérapeutique*, 1878, une statistique expurgée de 15 cas avec 10 guérisons. Guersuny, en 1879, cite 24 faits avec 14 guérisons. La statistique plus complète de Pearce Gould montre que la proportion des succès est plus faible : 70 cas ont donné 35 guérisons, soit 50 pour 100; c'est le chiffre général de la compression.

Delbet a réuni 83 faits avec 40 guérisons, soit 48,2 pour 100 de succès. — Les 43 insuccès comprennent 4 gangrènes, une mort (le cas de Weir) et une autre mort quelques jours après le traitement, par rupture d'un anévrysme de l'aorte. Le malade de Weir, traité deux fois par la bande de Reid, avait, il est juste de le dire, quatre-vingt-deux ans et un cœur en mauvais état.

La gangrène est deux fois plus fréquente après la méthode de Reid qu'après une compression ordinaire.

L'intensité des douleurs est telle qu'on ne peut guère supporter la bande pendant une demi-heure; on est donc obligé de recourir à l'anesthésie, et il ne faut pas l'oublier, à une anesthésie prolongée, puisqu'on a laissé la bande élastique en place pendant une heure, deux heures et exceptionnellement davantage. La durée moyenne toutefois oscille entre une demi-heure et une heure.

Enfin le professeur S. Duplay a le premier signalé justement les dangers que la méthode de Reid faisait courir aux anévrysmes pour lesquels elle avait échoué et qu'on devait ultérieurement traiter par la ligature. Les faits semblent le prouver, mais comme il s'agit d'interprétation, la preuve n'est pas facile à faire.

En résumé, la méthode de Reid n'est pas plus efficace que la compression indirecte; elle est peut-être plus dangereuse. Elle ne convient pas aux anévrysmes axillaires; son emploi est difficile et peu efficace dans les anévrysmes inguinaux; elle n'est donc bonne que dans les cas où les autres méthodes donnent aussi le maximum de chances; ajoutons que les altérations cardio-vasculaires lui constituent une contre-indication absolue.

Il est juste de dire, par contre, qu'elle semble dans certains cas avoir agi très vite, mais cela n'empêche pas les autres reproches de subsister et de rendre le chirurgien circonspect dans l'emploi de la bande élastique dans le traitement des anévrysmes.

## II. — LIGATURE

**Historique.** — A. Paré et Guillemeau son élève avaient proposé la ligature comme précaution contre la rupture spontanée des anévrysmes. Ce n'est pourtant qu'en 1710 qu'Anel, chirurgien français exerçant à Rome, donnant ses soins au R. P. Bernardino de Bolzemo pour un anévrysme du coude, suite de saignée malheureuse, fit la ligature de l'artère, sans incision du sac, le plus près possible de la tumeur (30 janvier 1710).

Le 22 juin 1785, Desault répéta la même opération pour un anévrysme de la poplitée.

Ni l'un ni l'autre ne surent tirer parti de leur opération.

C'est à John Hunter que revient l'honneur d'avoir érigé en méthode *la ligature au-dessus du sac* et de l'avoir vulgarisée par ses travaux personnels et ceux de ses élèves, Abernethy, A. Cooper, Stevens, Ramsden, Colles.

La première idée de *la ligature au-dessous de l'anévrysme* appartient à Brasdor. — L'opération fut faite sans succès par Deschamps en 1798 et par A. Cooper. — C'est Wardrop qui obtint les premiers succès par cette méthode, 1825-1826-1827, et s'en constitua le défenseur, en la modifiant quelque peu.

Division. — La ligature de l'artère pour guérir un *anévrysme* est faite : 1° au-dessus du sac; 2° au-dessous du sac.

La *ligature au-dessus du sac*, envisagée en général, est appelée *méthode d'Anel* par les Français, *méthode de Hunter* par les Anglais.

En réalité, lorsqu'on pose la ligature *près du sac*, on fait la ligature suivant la méthode d'Anel.

La méthode de Hunter consiste à faire *la ligature à distance*. Scarpa reculait même encore davantage le lieu d'élection de la ligature.

Semblablement, la *ligature au-dessous du sac* est pratiquée suivant la *méthode de Brasdor*, lorsqu'on ne laisse pas de collatérales entre la ligature et le sac; suivant la *méthode de Wardrop*, lorsque l'éloignement de la ligature permet à un certain nombre de collatérales de s'aboucher entre le sac et la ligature.

A. **Ligature au-dessous du sac (Méthode d'Anel-Hunter).** — Physiologie pathologique. — Sous l'influence de la ligature, la tumeur s'affaisse, le souffle, les battements, le mouvement d'expansion s'arrêtent; puis le membre se refroidit, la température s'abaisse, et si la circulation collatérale ne rétablit pas le cours du sang, la gangrène se déclare. Le plus souvent ces symptômes alarmants se dissipent, le sang reparaît dans les tissus; il revient même dans le sac, qui s'anime encore de battements; là il trouve un caillot fibrino-globulaire qui s'est déposé lors de la ligature et qui remonte jusqu'à elle. Grâce à cette circulation nouvelle, des couches fibrineuses se déposent autour du caillot passif, qui se transforme en caillot actif; ainsi s'opère la guérison (Reclus).

Celle-ci suppose donc : 1° arrêt momentané de la circulation et formation de caillots passifs; 2° rétablissement graduel de la circulation permettant la transformation des caillots fibrino-globulaires passifs en caillots fibrineux actifs.

Si le premier phénomène se produit seul, l'inflammation, la gangrène du sac, le sphacèle du membre en sont les conséquences. Si la circulation se rétablit trop rapidement, le résultat est nul, la récidive se montre immédiatement; enfin un anévrysme secondaire peut apparaître au-dessus d'une ligature suivie de succès.

Manuel opératoire. — Nous n'avons pas l'intention de tracer ici le manuel opératoire des ligatures d'artère. Lister, Lucas-Championnière, J. Bœckel, et d'autres encore sont partisans de la ligature au catgut, d'autres chirurgiens préfèrent la *soie phéniquée*. Ces deux modes de ligature ont leurs avantages et leurs inconvénients; on peut, croyons-nous, utiliser à volonté l'un ou l'autre, pourvu qu'ils soient bien préparés et bien antiseptiques. Les accidents de la ligature sont assez nombreux par eux-mêmes pour que le chirurgien ne les aggrave par aucune faute d'antisepsie.

Autant que possible la ligature doit être faite à moyenne distance du sac pour ménager les collatérales, s'éloigner des altérations vasculaires et éviter l'inflammation du sac (Le Fort).

Résultats. — La ligature ainsi pratiquée antiseptiquement donne encore près de 19,20 pour 100 de mortalité. Delbet, dans le mémoire déjà souvent cité, a relevé, de 1875 à 1887, 268 cas d'anévrysmes traités par la ligature au dessus du sac (méthode d'Anel-Hunter); les anévrysmes de la fesse, du bassin, de la main et du pied ont été mis à part; sur ces 268 cas, 47 ont succombé soit 18,95 pour 100 de mortalité.

« L'*inflammation du sac*, dit M. Le Fort, est un des accidents les plus redoutables et aussi les plus fréquents après la ligature. Delbet l'a vue :

| | | |
|---|---|---|
| Sur 25 anévrysmes | axillaires | 4 fois. |
| 60 — | inguinaux | 9 — |
| 112 — | poplités | 6 — |
| 20 — | de la fémorale superficielle | 2 — |
| | Total | 21 fois. |

Cette inflammation est très difficile à expliquer dans les théories actuelles; on l'a vue survenir un mois, huit mois, un an, quatorze mois après la ligature (Peace cité par Le Fort, p. 628).

La *gangrène* n'est pas moins fréquente; Delbet l'a notée 17 fois sur 224 anévrysmes poplités, fémoraux, inguinaux, axillaires, traités par la ligature dans la méthode de Hunter.

La récidive n'est pas rare, elle nécessite presque toujours une nouvelle intervention.

On compte 10 échecs simples sur les 224 anévrysmes dont il est question plus haut.

Delbet relève encore 3 faits de mort subite, qui ne sont peut-être que de simples coïncidences, mais qui se rattachent plus probablement à la ligature, et 3 faits dans lesquels on a vu apparaître un second anévrysme au point lié.

En regard de ces accidents graves, de ces complications, il n'est que juste de rappeler la simplicité et l'extrême bénignité de la ligature antiseptique, même dans des cas sérieux. — M. Jules Bœckel a rapporté dans la *Gazette de Strasbourg*, en 1877 et en décembre 1889, des exemples tout à fait remarquables de cette bénignité de la ligature antiseptique; le premier de ses opérés a été guéri en 48 heures par première intention, après une ligature de l'humérale pour un anévrysme du coude. M. Reclus a également communiqué au Congrès français de chirurgie de 1889 l'exemple d'un petit opéré de ligature pour anévrysme, qui a été guéri en sept jours.

Mais si nous voulons bien nous souvenir que tout n'est pas fini après la ligature même suivie de succès immédiat, qu'on a vu un certain nombre de fois persister des accidents nerveux variables (Peyrot, Horoch, Mac Murphy, Erichsen, Sydney Jones, Arnison, Morgan, Varick, Berger, Maunder, Berg, Polosson, en ont rapporté des exemples); nous conviendrons avec Trélat, Delbet, et bon nombre de chirurgiens, que le bilan de la ligature (Anel-Hunter) n'est pas toujours aussi brillant qu'on a voulu le faire.

B. **Ligature au-dessous du sac.** — La ligature au-dessous du sac a pour but de créer, au niveau du point de l'artère qui supporte l'anévrysme, un cul-de-sac favorable à la stagnation et par suite à la coagulation du sang.

En théorie, cette idée est soutenable à la rigueur; pratiquement, elle ne se défend guère, surtout la ligature à distance au-dessous du sac (procédé de Wardrop). — La mort a été la terminaison habituelle.

Les résultats du procédé de Brasdor sont un peu meilleurs, mais les chiffres sont peu considérables, ce qui les rend plus suspects. — En résumé, on ne doit recourir à la ligature au-dessous du sac que dans les cas où il n'est pas possible d'agir autrement, dans les anévrysmes du tronc brachio-céphalique, de l'origine de la sous-clavière ou de la carotide. Dans un cas de Rigen (d'Amsterdam), rapporté par Tilanus, on trouva après la ligature de la carotide primitive un anévrysme aortique rempli de caillots blancs.

Fearn a proposé de jeter le fil non sur l'artère malade, mais sur ses branches de bifurcation. — Sa malade semblait en voie de guérison quand elle succomba, quatre mois après, à une pleurésie; Malgaigne opéra ainsi un malade qui fut emporté par un érysipèle.

C. **Méthode de la double ligature.** — On a proposé de jeter sur l'artère une double ligature au-dessus et au-dessous de l'anévrysme. — C'est une opération radicale incomplète, à laquelle il manque l'incision ou l'extirpation du sac. — Reclus fait remarquer très justement que cette opération, fort rationnelle dans les anévrysmes artério-veineux et dans les anévrysmes diffus, ne convient pas aux anévrysmes circonscrits.

### III. — INCISION DU SAC

La méthode ancienne de l'ouverture du sac a sur les méthodes précédentes l'immense avantage d'être une méthode radicale. — La traduction d'Oribase nous montre qu'Antyllus n'incisait le sac qu'après avoir lié préalablement l'artère au-dessus et au-dessous de lui.

En réalité, suivant la remarque de Barwell, on a presque toujours incisé d'abord le sac et fait ensuite la ligature. Les procédés d'hémostase provisoire qui sont à notre disposition permettent de ne pas s'arrêter à ces nuances.

L'incision simple du sac a l'inconvénient de laisser le malade exposé aux hémorrhagies secondaires, à l'inflammation, à la gangrène. — Si antiseptique qu'ait été le chirurgien, la plaie restant ouverte, il est bien difficile d'éviter l'inflammation qui joue un rôle important dans la production de la gangrène et des hémorrhagies secondaires. — On court en outre le risque de laisser au fond du sac un certain nombre de collatérales sans ligature. — Lorsque le caillot qui obstrue ces artérioles se ramollit, l'hémorrhagie secondaire survient presque fatalement.

L'incision du sac n'est donc pas un procédé recommandable par lui-même, mais, dans certains cas, l'extirpation de la tumeur peut l'exiger comme manœuvre préliminaire.

## IV. — EXTIRPATION DU SAC

Bien autrement radicale et moins dangereuse est l'*extirpation*, souvent confondue aujourd'hui avec les méthodes précédentes et désignée par les Allemands sous le nom de méthode ancienne, méthode d'Antyllus avec extirpation.

En France, cette opération est généralement désignée sous le nom de méthode de Purmann.

Sous l'influence du travail de Delbet, l'extirpation a été fort réhabilitée en France par Trélat; D. Molière, Vaslin (d'Angers) et d'autres encore (Congrès de chirurgie, 1879).

Ces auteurs ont démontré que les hémorrhagies secondaires et la gangrène étaient bien moins à craindre à la suite de l'extirpation qu'après la ligature.

La comparaison des statistiques a donné à Delbet une mortalité brute de 11,32 pour 100, alors que la ligature en donnait 18,95 pour 100.

Après l'extirpation, l'inflammation, l'insuccès simple, la récidive ne sont plus à craindre; le malade, débarrassé définitivement de sa tumeur anévrysmale n'a plus à redouter non plus ces accidents éloignés dus à l'entraînement de filets nerveux par la tumeur anévrysmale se rétractant après la ligature.

L'extirpation réunit donc un grand nombre d'avantages; le seul reproche sérieux qu'on ait pu lui faire est sa *difficulté*. Cette opération est en effet délicate, difficile, laborieuse; mais avec l'anesthésie, la forcipressure, l'emploi de la bande d'Esmarch et l'antisepsie, il est bien difficile d'admettre qu'un bon chirurgien ne viendra pas à bout de pratiquer dans de bonnes conditions une opération qui présente sur les autres l'immense supériorité d'être absolument radicale.

Elle le sera surtout dans les anévrysmes traumatiques, où la lésion artérielle est très limitée; dans les anévrysmes spontanés, il en est souvent ainsi (Berger, Delbet). Lorsque le système artériel est malade tout entier, l'opération sera plus hasardée, mais les autres méthodes ne sont pas alors plus avantageuses.

Enfin, dans les cas désespérés d'ouverture de l'anévrysme, de rupture dans le tissu cellulaire sous-cutané, dans une articulation ou à l'extérieur, l'extirpation antiseptique seule permettra de conserver au malade, en même temps que la vie, un membre qu'on aurait autrefois immédiatement condamné à l'amputation.

### V. — AMPUTATION

Cette opération se trouve donc réservée aux cas désespérés dont la chirurgie moderne peut se glorifier d'avoir singulièrement réduit le nombre et les risques.

### Méthodes plus rarement employées.

Les procédés thérapeutiques dont l'emploi est aujourd'hui plus rare, conviennent à des cas où les méthodes précédentes ne peuvent être appliquées, ou encore à certaines régions particulières.

Nous aurons soin de faire ressortir ces diverses indications en traitant rapidement de ces diverses méthodes.

Les unes sont purement *médicales* ; les autres, et c'est le plus grand nombre, sont du domaine de la chirurgie.

Parmi les *moyens médicaux* préconisés pour la cure des anévrysmes artériels, seuls la méthode de Valsalva et le traitement par l'iodure de potassium méritent encore quelques créances.

a. *Méthode de Valsalva.* — La méthode de Valsalva, décrite en 1731 par Albertini son élève, consiste en émissions sanguines répétées, accompagnées d'une diète sévère et de fréquentes purgations dans le but de rendre le sang plus coagulable. On n'ose guère aujourd'hui appliquer un pareil traitement; cependant Broca nous dit avoir lu plus de 30 observations où des anévrysmes inopérables ont été guéris par cette méthode.

Joliffe Tuffnell a préconisé dans le même but un régime sévère avec immobilisation absolue.

b. L'*iodure de potassium* a été préconisé par Chuckerbutty (de Calcutta) et Bouillaud, et paraît avoir donné quelques bons résultats. — Par contre, on ne cite aucun fait probant à l'appui de la digitale et de l'ergot de seigle.

*Méthodes chirurgicales.* — *a.* Les applications extérieures de *styptiques*, d'astringents ne méritent pas de nous arrêter.

*b.* Il en est de même des *moxas*, préconisés par Larrey.

c. Il en serait ainsi pour les *applications de glace* que l'on a accusées de favoriser la *gangrène* (Petrunti de Naples), si M. Berger n'avait publié récemment une observation où ces applications paraissent avoir bien réussi dans un anévrysme fémoral légèrement enflammé (Soc. de chir., 5 novembre 1879). Le succès n'est-il pas plutôt imputable à cette inflammation modérée?

d. *Malaxation.* — La malaxation est encore une manœuvre extérieure ayant pour but d'obstruer l'artère en détachant les caillots de l'anévrysme. Il n'est pas besoin d'insister sur les dangers de ces manœuvres. Le procédé de Fergusson est justement tombé dans l'oubli.

Les méthodes suivantes agissent directement sur le sang contenu dans le sac pour provoquer sa coagulation.

1° *Injections coagulantes.* — La première idée de ces injections dans les anévrysmes appartient à Monteggia.

Plus tard, Leroy d'Étioles, Wardrop, Bouchard, conseillèrent d'injecter dans le sac de l'alcool, de l'acide acétique, de l'acide sulfurique. — C'est *Pravaz* (de

Lyon) qui a été l'apôtre le plus ardent de cette méthode, et qui l'a fait accepter en employant le perchlorure de fer. La tumeur anévrysmale étant bien isolée du système artériel, on y injecte 8 ou 10 gouttes d'une solution de perchlorure de fer à 15 degrés ou 5 gouttes d'une solution à 30 degrés. — Les injections sont répétées à plusieurs jours d'intervalle s'il est nécessaire. Les premiers résultats n'ont pas été brillants : Malgaigne apportait à l'Académie de médecine une statistique de 11 cas avec 2 guérisons, 4 morts et 5 insuccès. De 1856 à 1865, Richet cite 9 observations avec 7 guérisons, 1 revers et 1 mort.

Il n'est pas besoin d'insister sur la fréquence des complications inflammatoires, thromboses, embolies, gangrènes, dues à cette méthode.

En 1883, Southam (de Liverpool) a injecté dans des anévrysmes du ferment de fibrine. Delbet relève, sur 6 cas nouveaux, 3 inflammations du sac, une embolie et gangrène (cas de Keen, injection de la solution de Monvel dans un anévrysme de la main). — Les 2 succès ont été observés sur des anévrysmes de la pédieuse (Denucé, Panas).

2° *Acupuncture. — Caloripuncture. — Électropuncture. — L'acupuncture*, imaginée par Velpeau, a été appliquée par Benj. Philips (de Londres) en 1831, et depuis par Pétrequin, Rezzols. Elle n'a donné aucun bon résultat.

La *caloripuncture* n'a été appliquée qu'une fois par Everard Home. Ce chirurgien avait introduit dans l'anévrysme des aiguilles chauffées au rouge ; le malade est mort au quarante-sixième jour ; l'observation n'indique pas la cause.

L'*électropuncture* ou la *galvanopuncture* a été imaginée par Guérard et Pravaz ; elle n'est entrée dans la pratique que depuis les travaux de Ciniselli. Cette méthode expose aux hémorrhagies, et aux eschares, mais avec les moyens perfectionnés et les galvanomètres actuels permettant de mesurer exactement l'intensité du courant, on éviterait sans doute assez facilement ces accidents.

Il n'en est pas de même des embolies et surtout de la *rupture du sac*, qui s'est produite 40 fois sur 73 cas (L.-H. Petit, article GALVANOPUNCTURE du *Dict. encycl. des sc. méd.*). Le même auteur met en doute qu'il y ait un seul cas de guérison absolue.

C'est donc une méthode à rejeter. Si l'on se décidait à y recourir, son emploi devrait être réglé avec la plus extrême prudence et limité à quelques anévrysmes inaccessibles, et surtout à certains petits anévrysmes, faciles à isoler du reste de la circulation artérielle.

3° *Corps étrangers*. — L'introduction des corps étrangers dans des sacs anévrysmaux est une méthode fort voisine des précédentes. Nous ne parlons ici, bien entendu, que des corps étrangers laissés à demeure dans la cavité ; on a ainsi déposé dans des anévrysmes inaccessibles, notamment dans des anévrysmes aortiques, des crins de cheval, des fils de fer fins, des ressorts de montre, des brins de catgut, etc. Stromeyer a proposé de remplir le sac avec de la cire.

Suivant la sage remarque de Barwell, il n'est pas un chirurgien qui adopterait un tel mode de traitement, si des moyens plus efficaces et plus directs étaient applicables.

C'est à dessein que nous avons rejeté à la fin de ces méthodes rares la *cau-*

*térisation*, qui appartient aux méthodes anciennes et qui consiste à ouvrir le sac et à cautériser l'intérieur au fer rouge; les dangers de cette méthode sont trop évidents pour que personne songe encore à l'appliquer.

## II

## ANÉVRYSME ARTÉRIO-VEINEUX

**Définition.** — *Toute communication persistante d'une artère avec une veine est un anévrysme artério-veineux.*

Cette affection est encore désignée dans divers auteurs sous les noms d'*anévrysme variqueux*, de *varice anévrysmale*, d'*anévrysme par transfusion.*

**Historique.** — L'anévrysme artério-veineux est demeuré confondu et ignoré parmi les anévrysmes artériels jusqu'au milieu du siècle dernier. Une seule observation de Sennert (de Lyon), 1666, montre que cet auteur avait observé le frémissement et le souffle continu, sans reconnaître la lésion qui les produisait.

C'est à William Hunter que revient l'honneur d'avoir publié la première observation précise (1757) et d'avoir donné, quatre ans plus tard, une description complète de la maladie.

Presque en même temps, et probablement sans connaître les travaux de Hunter, Guattani (de Rome) décrivait de son côté l'affection. En 1762, De la Combe publiait dans le *Journal de médecine de Vandermonde* une observation d'anévrysme artério-veineux fémoral spontané.

Enfin Cleghorn (de Dublin) clôturait en 1769 cette première série de travaux importants par la description de la *varice anévrysmale.*

Les travaux plus récents n'ont eu à ajouter que des variétés de détail.

SENNERT, Opera omnia. Lugdini, 1666, t. V, liv. V. — DE LA COMBE, Sur un anévrysme de l'artère crurale. In *Journal de médecine de Vandermonde*, 1762, t. XVII. — FLAUBERT et LEUDET, Observations. In *Rép. de phys.*, t. III. Paris, 1827. — RODRIGUES, Observations. In *L'Expérience*, 1840, t. VI. — THURNAM, Mémoires sur les anévrysmes variqueux spontanés de l'aorte, etc. In *Arch. gén. de méd.*, 1841, 3e série, t. XI. — AMUSSAT, Recherches expér. sur les blessures des artères et des veines. Paris, 1843. — MORVAN, De l'anévrysme variqueux. Thèse de Paris, 1847, n° 41. — A. BÉRARD, Note sur une forme nouvelle d'anévrysme variqueux. In *Arch. gén. de médecine*, 1845, 3e série, t. VII. — MONNERET, Observation d'un anévrysme artério-veineux simple. In *Mém. de la Soc. de chir.*, 1853, t. III. — GOUPIL, De l'anévrysme artério-veineux spontané de l'aorte et de la veine cave supérieure. Thèse de Paris, 1855, n° 50. — MALGAIGNE, Note sur un nouveau procédé opératoire pour la cure de l'anévrysme artério-veineux. In *Revue médico-chir.*, 1852, t. XI. — HENRY, Considérations sur l'anévrysme artério-veineux. Thèse de Paris, 1856, n° 70. — RICHET, art. ANÉVRYSME ARTÉRIO-VEINEUX. In *Nouveau Dictionnaire de méd. et de chir. pratiques*, 1865, t. II. — LE FORT, art. ANÉVRYSME ARTÉRIO-VEINEUX. In *Dictionnaire encyclop. des sc. méd.*, t. IV, 1866. — GEORGESCO, Contribution à l'étude de l'anévrysme artério-veineux. Thèse de Paris, 1873, n° 318. — G. CIARD, Essai sur l'anévrysme artério-veineux, etc. Ibid., 1875, n° 114. Consulter en outre la bibliographie des anévrysmes en général. — BRAMANN, *Das arterielle venöse aneurisma. Arch. f. klin. chir.*, Bd. XXXI, 1886. — P. DELBET, Pronostic et traitement des anévrysmes artério-veineux externes, 1889.

**Étiologie.** — La communication d'une artère avec une veine s'effectue de deux manières différentes : par *traumatisme* ou *spontanément.*

L'anévrysme artério-veineux *traumatique* est de beaucoup le plus fréquent. Parmi les instruments vulnérants, il n'en est pas qui soit plus souvent signalé que la lancette du chirurgien dans l'opération de la saignée. A elle seule, elle représentait autrefois la moitié des cas (45 fois sur 91 faits relevés par Bardeleben): aussi plus de la moitié des anévrysmes siègent-ils au pli du coude et à gauche; de nos jours, la saignée étant devenue très rare, l'anévrysme artério-veineux a également beaucoup diminué de fréquence.

Les coups de couteau, coups de fleuret, coups d'épée, coups de tranchet, coups de feu, contusions même, ont été également signalés; plus rarement un grain de plomb, une piqûre d'aiguille, une esquille osseuse, un éclat de verre, ont produit la même lésion; tout le monde connaît le cas célèbre, rapporté par Nélaton, où un anévrysme artério-veineux de la carotide dans le sinus caverneux avait été produit par un coup de bout de parapluie donné dans l'orbite.

L'anévrysme artério-veineux *spontané* est rare, on ne l'observe guère que sur les gros vaisseaux, et il est dû en général à la rupture d'un anévrysme artériel dans une des veines voisines.

**Pathogénie.** — L'anévrysme variqueux *spontané* résulte soit de la perforation de l'artère et de la veine par une plaque athéromateuse rompue, soit de la rupture d'un anévrysme artériel dans une veine.

Le *traumatisme* peut diviser les vaisseaux de plusieurs manières différentes : 1° l'agent vulnérant peut ne faire qu'une seule ouverture à chacun des vaisseaux en pénétrant entre eux; 2° plus souvent la veine est ouverte en deux points et l'artère en un seul, c'était le cas habituel dans la saignée; 3° les deux vaisseaux peuvent être perforés de part en part; 4° les vaisseaux complètement divisés viennent s'ouvrir dans une même poche. Ce ne sont pas toujours les veines satellites qui sont blessées, ce sont aussi parfois des veines superficielles; plus rarement les unes et les autres sont atteintes.

La communication artério-veineuse est ordinairement primitive et immédiate; exceptionnellement, elle ne s'observe que plus tard, quatre ans après le traumatisme chez un malade de Roux, trente ans après un coup de feu (Rokitansky).

Classification. — Variétés. — On doit distinger deux grandes variétés anatomiques d'anévrysmes artérioso-veineux : 1° la *phlébartérie simple de Broca* ou *varice anévrysmale*; 2° l'*anévrysme variqueux*.

Dans la *phlébartérie simple*, il y a simple communication de l'artère avec la veine sans dilatation circonscrite, sans poche sur l'axe du vaisseau.

L'*anévrysme variqueux* est beaucoup plus fréquent que la phlébartérie simple : 55 fois sur 60, dit Barwell, dans cette variété, il y a une poche, un sac anévrysmal, dont la structure permet de distinguer plusieurs variétés d'anévrysmes variqueux :

1° L'*anévrysme variqueux par dilatation*, dans lequel les parois de l'anévrysme sont formées par la dilatation des parois mêmes de la veine.

*a.* L'anévrysme variqueux par dilatation est *simple*, lorsque l'artère ne communique qu'avec une seule veine.

*b.* Il est *double*, si l'artère communique avec deux veines voisines toutes deux dilatées, tel est le cas de Park (de Liverpool), rapporté par John Bell en 1801. Puydebat a présenté à la Société anatomique en 1834 une pièce analogue mais moins nette.

2° L'*anévrysme variqueux* est dit *enkysté*, lorsque le sac anévrysmal est de formation nouvelle et s'est développé autour d'un caillot.

*a.* L'*anévrysme variqueux enkysté intermédiaire* est celui dans lequel le sac

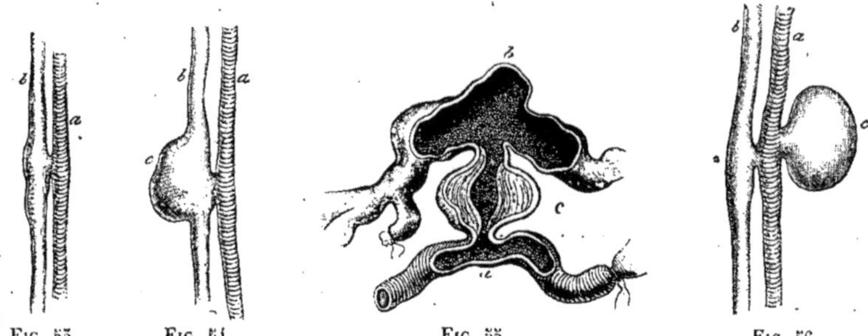

Fig. 53. Fig. 54. Fig. 55. Fig. 56.

Fig. 53. — Varice anévrysmale. — *a*, artère. — *b*, veine.

Fig. 54. — Anévrysme variqueux par dilatation simple. — *a*, artère. — *b*, veine. — *c*, sac veineux.

Fig. 55. — Anévrysme variqueux enkysté intermédiaire.

Fig. 53. — Anévrysme enkysté artériel.

de nouvelle formation se développe entre l'artère et la veine. Cette variété est la plus fréquente ; mais elle est rarement absolument schématique ; presque toujours le sac s'étend plus ou moins irrégulièrement sur la veine ou sur l'artère (Lenoir).

*b.* L'*anévrysme variqueux enkysté veineux* est celui dans lequel le sac cellulaire d'enkystement est appendu à la veine. Cette variété rare a été décrite par A. Bérard dans les *Archives générales de médecine* de 1845.

*c.* L'*anévrysme variqueux enkysté est artériel*, lorsque le sac d'enkystement est appendu à l'artère. Cette variété est tout à fait exceptionnelle. Rodrigues en a publié un exemple siégeant sur les vaisseaux fémoraux (journal *l'Expérience*, 1840).

*d.* Enfin Larrey rapporte le fait suivant. Dans une cavité kystique du jarret s'ouvraient le bout central de l'artère et de la veine poplitée, ainsi que le bout périphérique de l'artère ; le bout périphérique de la veine était oblitéré ; les artères articulaires naissent du kyste lui-même, d'où le sang apporté par la poplitée sortait en deux colonnes, l'une qui descendait vers le pied, l'autre qui remontait vers le cœur par la veine poplitée.

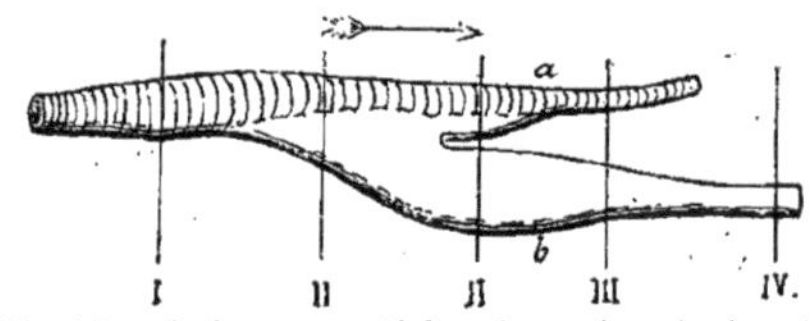


Fig. 57. — Anévrysme artério-veineux du cuir chevelu (observation de Terrier, schéma de Malassez).

*e.* M. Terrier a publié dans le numéro de janvier 1890 de la *Revue de chirurgie* un fait curieux dont M. Malassez a donné la description histologique et où l'on voit une artère s'aboucher dans une poche artério-veineuse de laquelle émergent à la partie antérieure une artériole et une veinule.

**Anatomie pathologique.** — *Siège.* — L'anévrysme artério-veineux *traumatique* s'observe partout où le traumatisme peut rencontrer simultanément l'artère et la veine; nous avons vu qu'on l'observait autrefois très souvent au pli du coude.

L'anévrysme artério-veineux spontané, bien que rare, a été observé sur presque tous les vaisseaux; il est particulièrement fréquent entre l'aorte et les grosses veines qui l'avoisinent.

Sur 60 faits de phlébartérie spontanée rassemblés par Barwell:

| | |
|---|---|
| La crosse de l'aorte communiquait avec l'artère pulmonaire | 17 fois. |
| — l'oreillette droite | 6 — |
| — le ventricule droit | 3 — |
| — la veine cave supérieure | 6 — |
| L'aorte descendante communiquait avec la veine cave inférieure | 7 — |
| Les carotides communiquaient avec la veine jugulaire ou le sinus caverneux | 10 — |

Sans tenir compte du mode d'origine, Delbet a rassemblé à peu près tous les faits d'anévrysmes artério-veineux des membres parus depuis William Hunter.

Nous y trouvons par ordre de fréquence :

| | |
|---|---|
| Anévrysmes artério-veineux du pli du coude | 96 |
| — des vaisseaux fémoraux superficiels | 34 |
| — de la racine de la cuisse | 26 |
| — du creux poplité | 22 |
| — de la carotide primitive et de la jugulaire | 19 |
| — de la face (11 temporaux) | 14 |
| — des vaisseaux sous-claviers et de leurs branches | 8 |
| — du creux de l'aisselle | 8 |
| — de la jambe | 6 |
| — du bras | 5 |
| — des vaisseaux iliaques externes | 3 |
| — carotide externe et jugulaire externe | 3 |
| — carotide interne et jugulaire interne | 2 |
| — vaisseaux iliaques primitifs | 2 |
| — cou-de-pied | 2 |
| — des vaisseaux ischiatiques | 1 |

*Sac anévrysmal.* — Nous avons vu que tantôt le sac était formé par dilatation des parois mêmes de la veine, tantôt qu'il était de formation nouvelle. Dans le premier cas il ne renferme pas de caillots; dans le second, il se développe autour de caillots fibrino-globulaires qu'il enkyste. Ces caillots peuvent se solidifier et l'anévrysme artério-veineux se transforme en anévrysme artériel (Nélaton).

Pour bien comprendre les altérations veineuses si accusées dans cette variété d'anévrysmes, il ne faut pas oublier que les anévrysmes artério-veineux ne contiennent guère que du sang artériel. Broca avait déjà dit : beaucoup de ces anévrysmes ne contiennent que du sang rouge.

*État des vaisseaux.* — L'*artère* se dilate au-dessus de l'anévrysme; elle est plus développée, plus flexueuse, plus large; ses parois s'amincissent, perdent de leur résistance.

Les *veines* se dilatent aussi ; mais, contrairement à ce qui se passe pour les artères, leurs parois s'épaississent, elles prennent l'aspect et la rigidité des parois artérielles.

Cette *hypertrophie des parois veineuses* est absolument remarquable ; elle reconnaît sans doute pour cause la vascularisation exagérée des *vasa vasorum*, dont les branches veineuses elles-mêmes sont remplies de sang artériel. Au contact de ce sang rouge les éléments se multiplient, les tuniques s'épais-

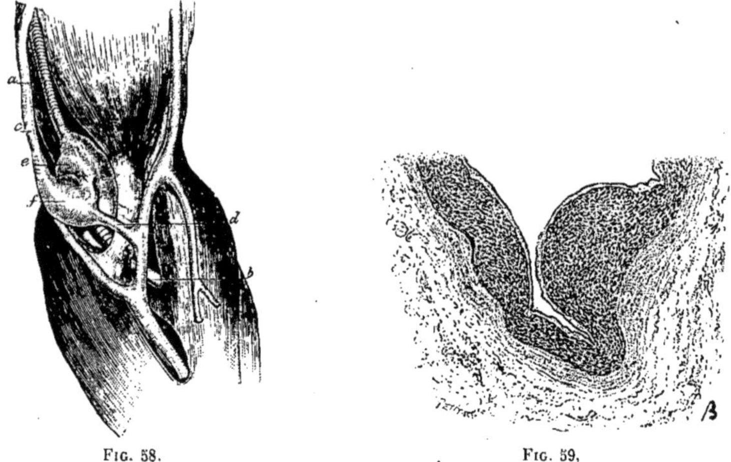


Fig. 58. Fig. 59,

Fig. 58. — Anévrysme artérioso-veineux du pli du coude (pièce de Lenoir). — *a*, artère humérale. — *b*, extrémité supérieure de l'artère radiale. — *c*, veine basilique. — *d*, veine médiane basilique. — *e*, sac anévrysmal intermédiaire à l'artère et à la veine. — *f*, veine dilatée au niveau du sac.

Fig. 59. — Hypertrophie des parois veineuses (d'après Quénu).

sissent. Cet épaississement, dit Quénu, n'est pas le fait d'une phlébite banale ; il y a manifestement hypertrophie de la couche musculaire, qu'on ne peut confondre avec une prolifération conjonctive, grâce à la forme en bâtonnet des noyaux (fig. 109 et 110 du premier volume).

L'augmentation de la pression veineuse, la diminution de la pression artérielle, expliquent très bien ces modifications des vaisseaux.

*Orifices. — Canal de communication.* — Les dimensions des orifices sont variables suivant l'instrument qui les a produits ; tantôt ils sont accolés presque directement, pour ainsi dire bouche à bouche, c'est le cas de la phlébartérie simple ; tantôt ils sont séparés par un canal de communication, dont les parois sont constituées par les débris des tuniques vasculaires et par du tissu de nouvelle formation. La formation de sacs intermédiaires sur ces canaux fibreux néoformés est très facile à comprendre.

**Physiologie pathologique.** — Toutes les fois qu'une veine communique avec une artère, le sang de l'artère doué d'une tension bien supérieure, pénètre facilement dans la veine au moment de la systole cardiaque. Ce fait domine toute la physiologie pathologique des anévrysmes artério-veineux.

Breschet s'était imaginé à tort que par un échange fort simple, le sang de la veine pénétrait simultanément dans l'artère; il n'en est rien : la pression veineuse est tout à fait insuffisante à expulser dans l'artère une partie du sang veineux.

Ce passage du sang artériel, doué d'une pression considérable, dans le système veineux où la pression est souvent presque négative, a pour conséquence première l'*exagération de la pression veineuse.*

Les effets de cette exagération de pression sont différents suivant le point où siège l'anévrysme : s'il occupe les membres, le sang est gêné dans son retour vers le cœur, la *stase veineuse* dans les veinules périphériques est l'indice frappant de cette difficulté, de cette gêne apportée au cours du sang; s'il occupe les gros vaisseaux veineux du thorax ou de la base du cou, le sang est entraîné très rapidement vers le cœur sous une pression très forte et des troubles cardiaques encore insuffisamment étudiés doivent en être la conséquence (François-Franck) [1].

Le sang de la veine est donc en partie artérialisé, d'où la dilatation et l'épaississement des parois veineuses à ce niveau. Cette pénétration dans la veine du sang artériel met évidemment obstacle à la circulation du système veineux placé en amont, et rend plus rapide la circulation placée en aval, d'où, d'une part, dilatation du système veineux et, de l'autre, circulation très active rendant difficile la coagulation et la stagnation du sang. Cette *activité de la circulation* explique parfaitement la *rareté des caillots* et surtout des caillots actifs dans le sac des anévrysmes artério-veineux.

**Symptomatologie.** — Le début de l'anévrysme est souvent insidieux, et en raison de sa marche lente, la tumeur peut exister depuis longtemps, sans avoir attiré l'attention du malade.

Toutefois, plus souvent les troubles de la circulation et l'existence de la tumeur ne passent point inaperçus et conduisent le patient auprès du chirurgien. Dans l'anévrysme des membres, le traumatisme, qui est presque toujours en cause, amène naturellement le malade à explorer la région où il éprouve quelque gêne; on n'est alors embarrassé pour faire le diagnostic que si un temps considérable s'est écoulé entre le traumatisme lui-même et l'apparition des symptômes caractéristiques de l'anévrysme artério-veineux.

Enfin, dans quelques cas la communication entre les deux vaisseaux s'établit presque immédiatement après le traumatisme, et le chirurgien, appelé pour la plaie vasculaire, assiste, pour ainsi dire, au développement et à l'établissement de la phlébartérie.

Lorsque cette communication est nettement établie, elle présente un signe auquel il n'est pour ainsi dire pas possible de se tromper : le *frémissement vibratoire* ou *thrill des Anglais.*

*Frémissement vibratoire.* — Sennert avait observé le premier ce caractère, dont William Hunter a bien montré toute l'importance et qu'il a nommé *thrill murmur*. Ce frémissement particulier est également perceptible par l'oreille et

[1] FRANÇOIS-FRANCK, Communication orale. Recherches inédites.

par le toucher, il se compose d'un bruit et d'une vibration perceptibles au doigt.

Bruit et vibration sont continus avec renforcement coïncidant avec la systole cardiaque; on les perçoit surtout au niveau de la tumeur où ils ont leur maximum, mais on peut aussi les sentir à distance.

En plaçant entre les dents la tige d'une sonde métallique quelconque appuyée sur l'anévrysme, il est facile de combiner la perception des deux sensations (Reclus).

Le *bruit* de ce frémissement a été comparé au bruit du rouet, au bourdonnement de l'abeille, au ronflement du chat, au bruit du moulin, à celui d'une toupie tournant très rapidement, au bruissement du fer rouge plongé dans l'eau. Maximum au niveau de la tumeur, il se propage au loin en suivant les os (Henry); il remonte le long des veines, descend le long des artères. A mesure que l'on s'éloigne, il cesse d'être continu, son renforcement systolique est seul perçu. Dans les anévrysmes de la tête et du cou les malades eux-mêmes le perçoivent facilement; il est alors parfois tellement intense que le sommeil est gêné, ou même devient absolument impossible.

La *vibration* perçue par le doigt est tellement caractéristique qu'il suffit de l'avoir sentie une fois pour ne plus en oublier les caractères et la nature.

Des théories nombreuses ont été émises sur la nature de ce frémissement; Monneret le décomposait en deux bruits, l'un sourd et continu se produisant dans les veines, l'autre plus aigu se passant dans les artères.

Pour Breschet, le sang passait de l'artère dans la veine pendant la systole ventriculaire et produisait le renforcement systolique du frémissement; il passait ensuite de la veine dans l'artère pendant la diastole ventriculaire, partie douce et continue du souffle. Nous avons vu que la différence de pression dans les veines et les artères rendait cet échange de sang absolument impossible.

Nous ne nous arrêterons pas sur l'opinion de Chassaignac (1851), qui en faisait un bruit d'origine électro-chimique. La théorie de Broca a été longtemps admise sans conteste; elle attribue le frémissement à la vibration des bords de l'ouverture artério-veineuse. Dans cette hypothèse éminemment simple, le bruit est continu comme le passage du sang de l'artère dans la veine, avec renforcement correspondant aux impulsions ventriculaires.

Chauveau attribue aux vibrations mêmes du liquide les bruits qui se produisent; le renforcement correspondant à la pénétration du sang dans le sac, exactement comme dans les anévrysmes artériels, la seconde partie, douce et continue du souffle, étant produite par le retour du sang du sac dans les vaisseaux. Les différences de circulation qui existent entre l'anévrysme artériel et l'anévrysme artério-veineux montrent bien que le déversement est, dans l'anévrysme artério-veineux, presque aussi rapide que la réplétion du sac.

L'anévrysme artério-veineux est, qu'on nous passe l'expression, une tumeur *frémissante*.

La tumeur n'est pas seulement frémissante, elle est aussi pulsatile, animée de battements comme les anévrysmes artériels. Son volume est rarement considérable, sa consistance remarquablement molle; l'anévrysme artério-veineux se laisse facilement déprimer et réduire par la main qui le palpe; ce fait n'a rien qui puisse surprendre : les caillots n'y sont-ils pas rares, mous, passifs; les tissus voisins ne sont-ils pas très rarement enflammés?

La compression exercée au-dessus de l'anévrysme suspend ou diminue les battements; la compression exercée au-dessous du sac favorise l'ampliation du sac et accroît l'amplitude des battements et l'intensité du frémissement.

Dans certains faits, on a vu la compression du point précis correspondant à la communication artério-veineuse arrêter la production de tous les phénomènes. Vanzetti, Verneuil avaient déjà signalé cette particularité, relatée avec soin dans l'observation de M. Terrier rapportée plus haut.

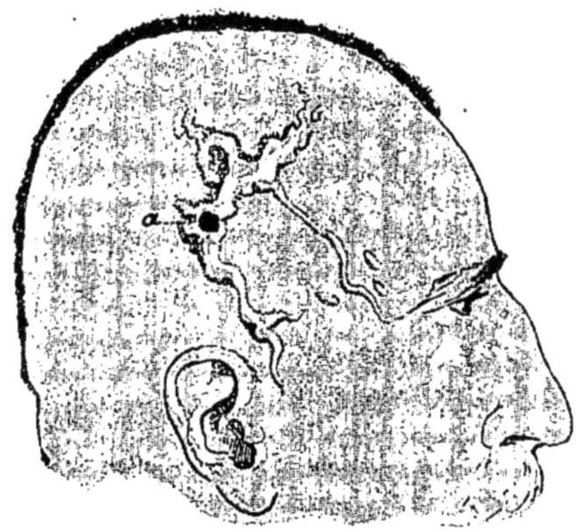

Fig. 60. — Anévrysme artério-veineux du cuir chevelu (d'après Terrier, *Revue de chir.*, janvier 1890.

Le passage du sang artériel dans le système veineux voisin y produit des modifications profondes, qui se traduisent cliniquement par un certain nombre de signes dont les plus importants sont d'abord la dilatation et les battements des veines du voisinage.

La *dilatation veineuse* est un symptôme très fréquent des anévrysmes artério-veineux. Elle porte sur une grande étendue du système veineux aussi bien en amont qu'en aval de la phlébartérie; les veines situées au-dessous de la tumeur se dilatent, deviennent flexueuses, variqueuses et dessinent parfois sous la peau leurs flexuosités capricieuses, facilitant ainsi le diagnostic; elles se dilatent en raison de la gêne apportée au cours du sang qu'elles contiennent.

Les veines situées au-dessus de l'anévrysme se dilatent au contraire et s'artérialisent en raison de la quantité plus grande et de la pression plus forte du sang qu'elles contiennent. Cette tension du sang est telle dans les portions du système veineux qui avoisinent la tumeur, qu'elle y produit presque toujours des *battements*, analogues aux pulsations des artères. Ce sont de véritables pulsations rythmiques, perceptibles au-dessus du sac, mais dans une étendue rarement considérable.

Les *troubles de la circulation artérielle* sont moins marqués et surtout moins caractéristiques; mentionnons cependant l'affaiblissement du pouls au-dessous de l'anévrysme (Hunter) et la dilatation du bout cardiaqne de l'artère lésée.

Les *troubles fonctionnels* reconnaissent pour cause habituelle les modifications du sang et des conditions de la circulation; plus rarement ils tiennent à la compression.

Henry, dans sa thèse, les a divisés en quatre catégories : la première comprend les *altérations de la sensibilité*, engourdissement, crampes, douleurs irradiées le long des nerfs, plaques d'anesthésie; la deuxième comprend les *troubles moteurs*, l'affaiblissement musculaire; la troisième, les *troubles de la calorification* : le malade éprouve une sensation de froid, et cependant il y a une augmentation notable de la température, qui peut dépasser d'un degré et demi celle de la région correspondante; la quatrième enfin, des *troubles de nutrition* importants, augmentation de volume des os, des muscles, de la peau et de ses annexes, poils et ongles; hypertrophie des membres, sorte de développement éléphantiastique, et plus rarement des troubles trophiques, œdème et ulcération.

Broca avait déjà indiqué la plupart de ces lésions; suivant ses remarques, les poils hypertrophiés deviennent plus gros, plus bruns et plus longs, les ongles sont plus cassants.

**Marche. — Durée.** — La marche de l'anévrysme artério-veineux est presque toujours lente et bénigne. Quatorze ans après avoir consulté William Hunter, une de ses malades, jeune dame de province, lui écrivait qu'elle ne trouvait pas que le mal fût pire que quand il l'avait vu. Verneuil a retrouvé dans des conditions à peu près semblables un malade qu'il avait observé seize ans plus tôt : la maladie était restée stationnaire.

Cette *marche bénigne* est donc essentiellement différente de la marche envahissante de l'anévrysme artériel. Par contre, l'anévrysme artériel est susceptible de guérison spontanée, tandis qu'on n'observe rien de semblable dans l'anévrysme artério-veineux.

Cette double différence doit être profondément gravée dans la mémoire de tous les chirurgiens. Mais tous les anévrysmes artério-veineux ne restent pas stationnaires : Delbet a justement fait ressortir dans son mémoire, et Broca, avant lui, avait bien vu, que dans un certain nombre de cas les anévrysmes artério-veineux font des progrès incessants, refoulent et détruisent les tissus et finissent par se rompre. Dans le mémoire auquel nous avons fait de nombreux emprunts, Delbet relève 8 cas de rupture confirmée, 17 faits de rupture menaçante, dont 7 au membre supérieur, et 10 au membre inférieur. La gangrène est exceptionnelle dans les faits anciens, l'observation de Gripat est unique dans la science. Les troubles trophiques, les altérations de développement sont parfois extrêmement graves : dans deux cas ils ont nécessité l'amputation; d'autres fois ils réclament des soins prolongés ou produisent une gêne réellement considérable qu'il est bon de ne pas perdre de vue quand on est appelé à traiter un anévrysme artério-veineux. Bramann, dans le travail dont nous avons donné l'indication bibliographique, arrive à cette conclusion qu'il n'y a pas un seul cas où l'intégrité fonctionnelle absolue ait été observée.

**Diagnostic.** — Le chirurgien a rarement l'occasion de constater au moment, où le traumatisme vient de la produire, la communication d'une artère avec une veine; plus tard, la situation de la plaie, l'impulsion des veines, le frémissement, la notion du traumatisme, permettent presque toujours d'établir le diagnostic de l'anévrysme traumatique.

L'anévrysme spontané demande une recherche plus minutieuse, mais les caractères du frémissement et les troubles circulatoires sont presque toujours tellement accentués que le doute n'est pas possible.

Les malades ne se présentent pas toujours pour une tumeur pulsatile; il en est qui viennent réclamer les secours de la chirurgie pour des ulcères, des accidents phlébitiques (Cordonnier, Trélat); un examen complet est alors nécessaire pour rattacher ces troubles à leur véritable cause.

Enfin le frémissement vibratoire est parfois tellement marqué à distance, qu'on pourrait ne pas rechercher plus loin et croire à une phlébartérie fémorale, alors qu'il existe un anévrysme artério-veineux poplité. Il n'est pas mauvais d'être prévenu de cette cause d'erreur dans le cas où le diagnostic du siège n'est pas évident.

En dehors de ces petites difficultés exceptionnelles, le diagnostic de l'anévrysme artério-veineux est facile. Seuls les anévrysmes artériels et surtout les anévrysmes cirsoïdes peuvent être confondus avec les anévrysmes artério-veineux.

L'*anévrysme artériel circonscrit* se présente sous l'aspect d'une tumeur pulsatile comme l'anévrysme artério-veineux; mais on n'y trouve guère le frémissement vibratoire, les pulsations veineuses; le souffle n'y est pas continu, mais bien intermittent; la tumeur est ordinairement plus consistante; elle n'est molle et réductible que dans les anévrysmes artériels récents; les troubles de compression sont en général peu marqués et la marche lente dans les anévrysmes artério-veineux; c'est l'inverse ce qui s'observe dans les anévrysmes artériels dont nous avons signalé la marche incessante et l'augmentation progressive.

L'*anévrysme cirsoïde*, au contraire, présente, comme nous aurons l'occasion de le dire, bien des points de contact avec l'anévrysme artério-veineux; le souffle est continu, le frémissement vibratoire existe également, mais la tumeur occupe le cuir chevelu ou les extrémités, sièges exceptionnels d'anévrysmes artério-veineux; on observe autour de la tumeur des dilatations artérielles serpentines qui s'étendent parfois fort loin.

Le diagnostic des variétés n'est pas sans importance : seule une exploration minutieuse permet, dans les cas difficiles, de préciser l'état des vaisseaux et de déterminer le siège exact du sac.

**Pronostic.** — Le pronostic de l'anévrysme artério-veineux est bénin en ce sens que la tumeur reste longtemps stationnaire ou du moins qu'elle a une marche très-lente. Cette opinion nous a été transmise par Hunter, Boyer, S. Cooper, Nélaton, Gerdy, Le Fort.

Cette règle comporte un certain nombre d'exceptions : Scarpa, le premier, avait soigneusement distingué le pronostic bénin de la varice anévrysmale, du pronostic toujours plus sérieux de l'anévrysme variqueux. Cette distinction est admise par Hogdson et Richet, Bardeleben et Barwell. Broca a ajouté, et il est facile de vérifier cette assertion, que le pronostic est toujours plus sérieux pour les anévrysmes du membre inférieur.

Mais il ne faut pas oublier que la varice anévrysmale est beaucoup plus rare que l'anévrysme variqueux; que Barwell n'en a trouvé que 5 cas seulement sur 60 faits d'anévrysmes artério-veineux. De plus, Delbet a montré que même dans les cas bénins l'anévrysme artério-veineux constituait une véritable infirmité : les dangers, les menaces de rupture, surtout les troubles de la sensibilité, les altérations trophiques, sont assez fréquents pour engager le chirurgien à intervenir.

Ajoutons en terminant que l'anévrysme artério-veineux ne guérit jamais spontanément; après Scarpa et Brown, Nélaton, en 1846, a signalé la possibilité de sa transformation en anévrysme artériel; mais il s'agit là d'anévrysmes tout à fait récents et de faits absolument exceptionnels.

**Traitement.** — On a longtemps traité les anévrysmes artério-veineux par l'expectative; William Hunter avait conseillé à sa malade de ne rien faire, d'éviter les causes de compression veineuse, et quatorze ans après elle lui écrivait qu'elle ne s'était pas mal trouvée de cette abstention.

Mais l'infirmité persiste; elle s'aggrave même, et cela au bout d'une période stationnaire extrêmement longue; on conçoit donc qu'on ait cherché à la combattre, soit par les méthodes non sanglantes, soit par les méthodes sanglantes.

Parmi les *méthodes non sanglantes*, la *compression* seule mérite d'être conservée.

Les injections coagulantes ont donné deux gangrènes sur quatre faits; la galvanopuncture a échoué quatre fois sur huit.

La *compression* a donné de meilleurs résultats; jusque dans ces dernières années, elle était considérée comme la méthode de choix. Mais tous les modes de compression ne conviennent pas également aux anévrysmes artério-veineux; la compression indirecte seule, la compression élastique totale, n'ont donné que des résultats défectueux ou des insuccès; la flexion a été essayée 6 fois: il y a eu 6 échecs.

La seule méthode qui ait donné des succès a été *la compression directe de l'anévrysme associée à la compression digitale indirecte de l'artère*. Vanzetti (de Padoue), qui avait obtenu par ce moyen 2 succès, avait recommandé dans certains cas de faire la compression de la communication artério-veineuse dans le but de transformer en anévrysmes artériels les anévrysmes artério-veineux qui présentaient ainsi un point dont la compression empêchait le sang de passer de l'artère dans la veine. Le même fait avait été observé et signalé par Brown et Nélaton.

Pour que la compression directe associée à la compression indirecte donne de bons résultats, il faut : 1° que l'anévrysme artério-veineux soit récent; 2° qu'il siège soit au coude, soit sur la fémorale superficielle. La méthode a été essayée 26 fois sur d'autres anévrysmes avec 26 insuccès (Delbet).

En dehors de ces conditions spéciales, les méthodes de compression, envisagées dans leur ensemble, sont loin de donner de bons résultats. Sur 76 cas ainsi traités, Delbet n'a relevé que 24 guérisons, soit 31,58 pour 100.

On comprend donc bien qu'avec les progrès de l'antisepsie, on soit revenu à l'emploi des *méthodes sanglantes*.

L'important mémoire, présenté sur ce sujet par M. Reclus à la Société de chirurgie en 1883, le rapport de M. Verneuil sur ce travail, la discussion du Congrès français de chirurgie 1889, et les faits rassemblés par P. Delbet, ont apporté une vive lumière dans cette question.

Éliminant immédiatement la ligature de l'artère par la méthode d'Anel-Hunter, qui n'a donné que des résultats déplorables (10 succès seulement sur 44 cas), et les opérations sur la veine seule (Stromeyer, Monmonnier), encore plus mauvaises, le choix du chirurgien est limité à trois grandes méthodes :

1° Doubles ou quadruples ligatures;

2° Incision du sac;

3° Extirpation du sac.

La proportion des succès obtenus par ces trois méthodes est de 77,36 pour 100; on ne compte que 3 gangrènes sur 53 faits.

La *double ligature de l'artère* au-dessus et au-dessous de l'anévrysme a été pratiquée 16 fois avec 9 guérisons et 5 morts. Mais une partie des guérisons étaient de simples varices anévrysmales sous sac, et deux d'entre elles ont été suivies de récidive. La *double ligature* doit donc être rejetée dans le cas de sac volumineux, et réservée aux varices anévrysmales, aux cas où il n'y a pas de sac et à ceux où le sac est très petit.

*Quadruple ligature.* — Dans tous les autres cas, dit Delbet, il faut lier les deux bouts de l'artère et les deux bouts de la veine. Lidell a conseillé de lier le canal de communication de l'artère avec la veine; Delbet juge cette ligature impossible dans la majorité des cas.

La ligature faite, les uns veulent qu'on respecte le sac, les autres sont partisans de l'*incision*, d'autres veulent l'*extirpation*.

Nous ne sommes pas partisans de la première méthode, en dehors de quelques cas spéciaux; il existe dans la science des faits nombreux de récidive rapide après la quadruple ligature; cependant lorsque le sac ne reçoit pas de collatérale importante, il est inutile, dit Reclus, de l'ouvrir.

Cette manière de faire doit être tout à fait exceptionnelle : toutes les fois que le sac persiste, on est exposé à voir persister les troubles fonctionnels, alors même que le sang cesse d'aborder la tumeur. A notre avis, il *faut donc détruire le sac*, et le détruire aussi radicalement que possible, et c'est pour cela que l'*extirpation* nous semble, comme à Trélat et à Delbet, la méthode d'élection dans la majorité des faits. L'*incision* a le double inconvénient de gêner la réunion immédiate et d'exposer aux hémorrhagies; la lecture attentive de l'observation de M. Verneuil est sur ce dernier point extrêmement instructive.

Pour résumer cette discussion si intéressante des diverses méthodes applicables au traitement des anévrysmes artério-veineux, nous ne saurions mieux faire que d'emprunter au professeur Trélat les conclusions si claires et si précises de sa communication au Congrès français de chirurgie de 1889 :

1° Traiter les anévrysmes artério-veineux dès le début, et pour cela tenter avec prudence et seulement dans les cas récents la compression digitale. Ne pas insister si elle échoue;

2° En cas d'insuccès de la compression, si le sac est petit ou s'il fait défaut, il convient de recourir à la quadruple ligature;

3° Si le sac est volumineux, il vaut mieux en pratiquer l'extirpation.

# CHAPITRE III

## ANÉVRYSME CIRSOIDE

**Définition.** — L'*anévrysme cirsoïde* est constitué par une *dilatation avec allongement des troncs, rameaux et ramuscules d'un ou de plusieurs départements artériels.*

Cette définition, qui a été donnée par F. Terrier dans sa thèse d'agrégation, est aujourd'hui reproduite dans tous les traités classiques.

Cette dilatation avec allongement de tout un département artériel est bien, en effet, le caractère dominant, le fait principal. Cependant un certain nombre d'observations récentes, recueillies avec soin, démontrent que cette dilatation artérielle n'existe pas toujours seule, qu'elle est souvent accompagnée d'une dilatation des capillaires, des veinules et des veines correspondantes; de telle sorte que l'anévrysme cirsoïde ne nous apparaît plus comme une affection absolument cantonnée dans le système artériel, mais bien comme un intermédiaire encore assez mal connu entre les angiomes et les dilatations serpentines des artères et des veines.

Des recherches nouvelles permettront sans doute prochainement d'établir entre ces diverses lésions une classification tout à fait satisfaisante.

**Synonymie.** — La *tumeur cirsoïde* a reçu des noms très divers : *anévrysme par anastomose* (J. Bell), *varice artérielle* (Dupuytren), *angiomes rameux*, *tumeurs érectiles pulsatiles*, *tumeur cirsoïde artérielle* (Gosselin et Robin), *anévrysmes cirsoïdes* (Breschet). Cette dernière dénomination, qui n'a d'autre avantage que de rappeler le caractère flexueux de la dilatation artérielle, a remplacé, en France, l'expression analogue et longtemps classique de *Varice artérielle.*

L'expression d'*Anévrysme des anastomoses* nous paraîtrait volontiers répondre mieux que les autres aux faits de dilatation concomitante des capillaires et des veinules dont nous signalions plus haut l'importance.

**Historique.** — C'est à John Bell que revient le mérite d'avoir donné la première description de ce qu'il appelait l'*anévrysme par anastomose*, parce qu'il y voyait la réunion de canaux ou de lacunes établissant la communication entre des artères et des veines ou entre des ramuscules artériels.

D'autres cependant avaient avant lui observé cette sorte de tumeur : Vidus Vidius, médecin de François Ier, avait écrit : « Intumescunt interdum arteriæ, et fiunt in illis veluti varices... »; J.-L. Petit l'observa aussi et constate déjà que la tumeur donne à l'oreille le bruit tel qu'on l'entend dans l'anévrysme. Pelletan en rapporte deux nouveaux exemples dans sa *Clinique chirurgicale* (1810) et Dupuytren, en 1818, avait l'occasion de pratiquer la ligature de la carotide sur une jeune fille de vingt ans, atteinte de varice artérielle, pour laquelle Populus et Rétif, chirurgiens de l'hôpital de Sens, avaient lié sans succès la temporale, l'auriculaire antérieure et l'occipitale.

Les travaux qui suivirent la description de John Bell n'apportèrent aucun document important; Hogdson, Breschet (1832), Chassaignac (1848) ne firent qu'augmenter la confusion, qui existait entre l'anévrysme cirsoïde et les tumeurs érectiles.

En 1851, paraît un mémoire important de Robert, qui, complétant l'œuvre de J. Bell, assigne *aux varices artérielles du cuir chevelu* une place à part dans le cadre nosologique.

Depuis cette époque, ont paru la thèse de F.-M. Verneuil (1852) et celle plus importante de Decès (1857), où se trouvent rassemblés tous les cas jusqu'alors épars dans la littérature, et enfin l'importante thèse d'agrégation de M. Terrier (1872).

J. Pelletan, Mémoires sur des espèces particulières d'anévrysmes et sur des tumeurs artérielles ou veineuses. In *Clin. chir.*, t. II, p. 1. Paris, 1810. — Breschet, Mémoires sur les anévrysmes. In *Mém. de l'Acad. de méd.* Paris, 1833, t. III, p. 101. — Robert, Considérations pratiques sur les varices artérielles du cuir chevelu. Paris, 1851. — Verneuil, Thèse de Montpellier, 1852, n° 44. — Verneuil, *Gaz. hebdom.*, 1858. — Cocteau, *Arch. gén. de méd.*, 1865, t. II, p. 666. — Gosselin, *Arch. gén. de méd.*, t. X, 1867. — Heine, *Prager Vierteljahrschrift f. prakt. Heilkunde*, Bd. CIII u. CIV, 1869. — Labbé, *Bull. de la Soc. chir.*, 1872. — Barwell, *Encyclop. intern. chir.* — Verneuil, *Bull. de la Soc. chir.*, 1874. — Desprez, *Bull. de la Soc. chir.*, 1884, p. 298. — Polaillon, *Ibid.*, p. 348. — Décès, Thèse de Paris, 1857. — Terrier, Thèse d'agrég. de Paris, 1872. — Oufray, Thèse de Paris, 1872. — Morel, Thèse de Paris, 1873. — Guillemin, Anévrysme cirsoïde de la tête. Thèse de Nancy, 1884. — Terrier, *Revue de chirurgie*, février 1890.

**Anatomie pathologique.** — Siège. — L'anévrysme cirsoïde s'observe en toutes régions; on le voit à la *tête*, au *cou*, au *front*, aux *oreilles*; on le

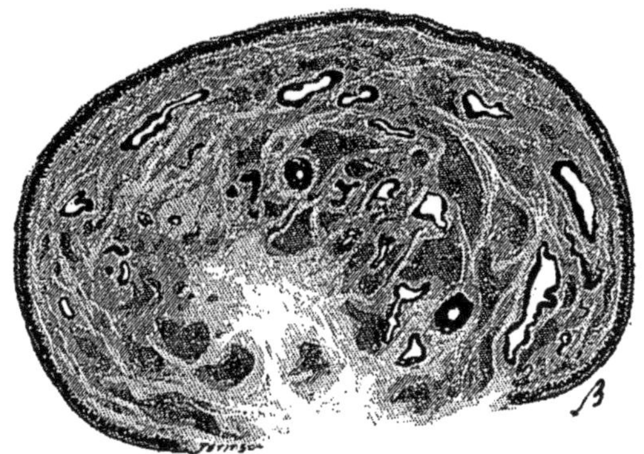

Fig. 61. — Anévrysme cirsoïde du doigt. Coupe d'ensemble (d'après Quénu) (1).

rencontre sur les membres, de préférence sur la *main*, et Polaillon réunissait récemment 14 observations de tumeur cirsoïde de la main. Cependant en aucune de ces régions la fréquence de l'angiome rameux n'est aussi grande qu'au *cuir*

(1) Quénu, *Des tumeurs*, t. I, fig. 111.

*chevelu*; c'est là le siège de prédilection; on a cherché à expliquer ce fait par la richesse des artères musculaires, la présence de fentes branchiales et la fréquence des angiomes dans cette région de l'extrémité céphalique.

Il y a dans l'anévrysme cirsoïde deux choses principales : *la tumeur cirsoïde et la dilatation des vaisseaux afférents et efférents* avec altération de leurs parois.

1° *Tumeur cirsoïde.* — La tumeur cirsoïde est bosselée, irrégulière, mal limitée, ses contours sont mal définis. Il n'y a point, comme dans l'anévrysme artériel, une seule cavité en communication avec une artère; la tumeur est formée par un amas de vaisseaux dilatés, flexueux, ampullaires, réunis ou accolés et rappelant par leur juxtaposition ce qu'on observe sur les veines variqueuses.

A la coupe, on voit un tissu aréolaire et caverneux, rappelant de très près

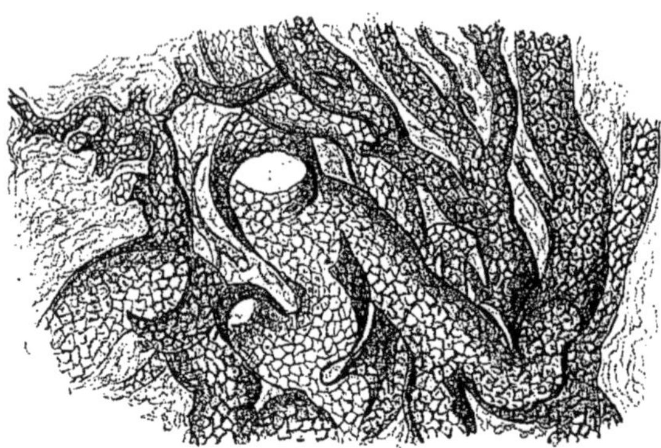

Fig. 62. — Anévrysme cirsoïde traité par la nitratation (préparation de Malassez, observation Terrier, *Revue de chirurgie*, janvier 1890).

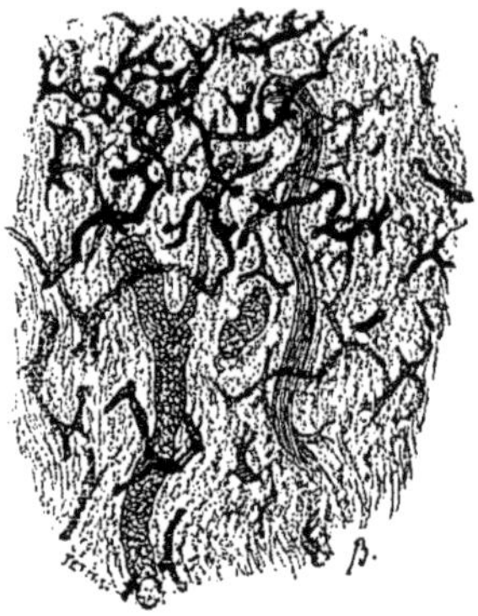

Fig. 63. — Anévrysme cirsoïde traité par la nitration (d'après Quénu).

la disposition de l'angiome caverneux. Des cavités plus larges s'y montrent à côté de cavités plus petites, reconnaissables à la loupe, et séparées par des trabécules fines et peu résistantes. Les cavités plus grandes ont des parois plus épaisses.

Il n'est pas facile dans l'état actuel de nos connaissances, de spécifier exactement la part qui revient dans la formation de ces diverses cavités aux capillaires, aux artères et aux veines.

Broca, au chapitre des *Tumeurs érectiles*, et notre collègue Quénu dans le premier volume de ce traité, ont fort bien montré les relations qui existent entre les angiomes et les anévrysmes cirsoïdes. Il n'est pas douteux que, dans un grand nombre de faits, la lésion première soit constituée par les granulations capillaires caractéristiques de la tumeur érectile. Mais, à côté de ces flexuosités capillaires, se développent rapidement des dilatations, artérielles surtout, et aussi veineuses, et on conçoit facilement que les sinuosités dilatées de ces vaisseaux donnent à la coupe qui les a rencontrées un aspect diversement aréolaire.

Sous l'influence d'un processus encore inconnu, ces diverses sinuosités arrivent-elles à communiquer directement? Le fait est possible, quoique non absolument démontré. Broca, qui avait bien exposé les relations étroites qui existent entre l'anévrysme artério-veineux et l'anévrysme cirsoïde, plus récemment Terrier et Quénu, admettent sans conteste la communication très large des artérioles et des veinules par l'intermédiaire de capillaires dilatés, réalisant, suivant la très juste expression de Quénu, ces vaisseaux dérivatifs admis par Sucquet, et qui feraient communiquer en certains points les artères et les veines sans réseau capillaire intermédiaire.

Mais indépendamment de ces communications indirectes qui existent entre les artères et les veines, il n'est pas impossible, comme l'a dit Quénu à la Société de chirurgie, qu'il y ait des communications directes, véritables bouches artério-veineuses.

L'étude histologique de la tumeur cirsoïde actuelle nous la montre donc formée de plusieurs éléments : dilatation du réseau capillaire, dilatation et allon-

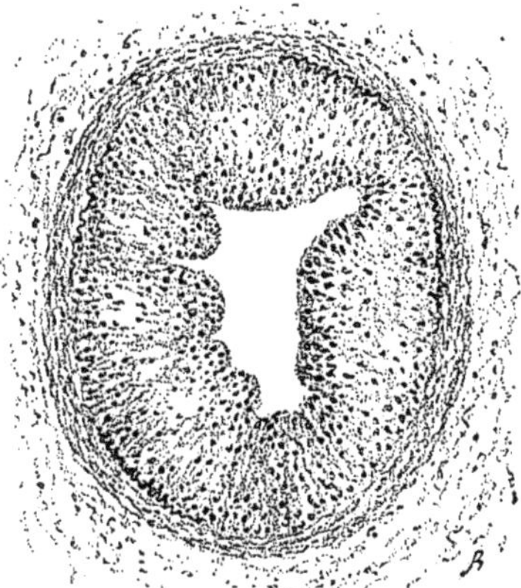

Fig. 64. — Anévrysme cirsoïde du doigt. Coupe d'une artère (d'après Quénu).

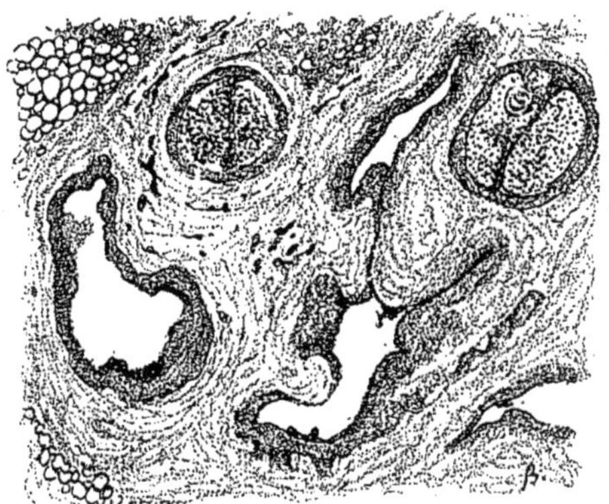

Fig. 65. — Anévrysme cirsoïde du doigt. Coupes des veines hypertrophiées (Quénu).

gement très marqué des artères, dilatation des veines, *communication large et facile entre ces deux ordres de vaisseaux*.

Les *altérations des artères* sont variables suivant le stade du processus pathologique où on les observe; tantôt il y a épaississement des tuniques, tantôt on a noté un amincissement marqué. Nous retrouverons ces lésions sur les vaisseaux éloignés.

Pour les *veines*, les lésions sont également variables, on observe sur les coupes d'anévrysme cirsoïde des cavités veineuses à paroi musculaire hypertrophiée (Quénu), et dans d'autres cas, de gros vaisseaux à parois fibreuses, denses, pauvres en éléments contractiles et qui semblent des veines transformées.

2° *Altérations des vaisseaux afférents et efférents*. — Mais la dilatation vasculaire et l'altération qui l'accompagne ne restent pas limitées à la tumeur seule; les *artères afférentes* sont toujours altérées pour leur compte, et on y retrouve isolées toutes les modifications de calibre et de longueur, qui constituent par leur groupement la tumeur principale.

Les *artères afférentes* sont *dilatées, allongées* et *flexueuses*, souvent *amincies*.

La *dilatation* est parfois considérable : des artérioles, qui normales sont du volume d'un stylet, acquièrent les dimensions de la radiale et émergent au nombre de trois, quatre ou six de la périphérie de la tumeur. Le calibre de l'artère dilatée est parfois régulier; plus souvent des inégalités se produisent avec des bosselures latérales ou circonférentielles.

L'*allongement* de l'artère détermine les *flexuosités* du vaisseau, qui ajoutent à l'irrégularité de sa surface. Cet allongement et ces flexuosités s'observent parfois à une très grande distance de la tumeur cirsoïde; on les observe jusque sur l'humérale dans des anévrysmes cirsoïdes des doigts. L'influence exercée sur ces dilatations et flexuosités secondaires par la tumeur cirsoïde n'est pas douteuse. Plusieurs auteurs ont cité à la Société de chirurgie, en 1889, des faits où une dilatation considérable et des flexuosités marquées avaient disparu très rapidement après l'ablation de la tumeur cirsoïde.

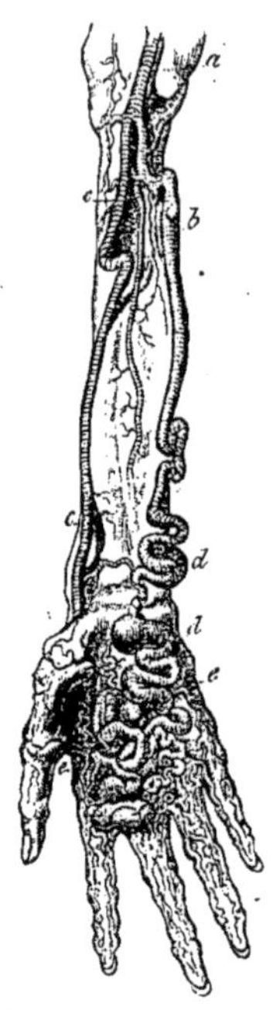

FIG. 66. — Varices artérielles de l'avant-bras et de la main.

*a*, artère humérale saine. — *b*, artère cubitale flexueuse. — *c*, artère radiale. — *d*, *d*, *e*, pelotons variqueux de l'artère cubitale à l'avant-bras et à la main.

Enfin l'*amincissement* a été signalé comme un caractère constant; il n'en est pas toujours ainsi, et tous les examens histologiques, d'ailleurs très rares, ne concordent pas sur ce point. Robin, Heine, Labbé, ont donné des renseignements différents. Dans le cas observé par Robin, il y avait augmentation d'épaisseur de la paroi. La tunique moyenne surtout était le siège de cet épaississement; elle était infiltrée de granulations graisseuses. La tunique celluleuse, également épaissie, adhérait au tissu cellulaire ambiant; qui formait des cloisons entre les artères dilatées et flexueuses.

Sur le malade de Labbé, les fibres musculaires de la tunique moyenne étaient conservées; la seule lésion appréciable consistait dans une infiltration graisseuse commençante de cette tunique moyenne. C'est vraisemblablement là le premier stade d'une lésion dont le sujet de Heine présentait un deuxième degré; les fibres musculaires avaient subi la dégénérescence graisseuse, la tunique moyenne était moins épaisse, l'externe adhérait aux parties voisines. Hyperplasie d'abord et épaississement, dégénérescence ultérieure et amincissement de la tunique moyenne; telle est l'évolution probable des lésions de la paroi artérielle.

Les *veines* efférentes de la tumeur cirsoïde ne présenteraient que rarement les mêmes altérations que les artères; cette opinion est indiquée dans tous les traités classiques. Broca, Terrier, Malassez et Quénu semblent incliner vers l'opinion inverse. Clemot a vu la veine temporale notablement augmentée de volume; les autopsies de Letenneur et Cocteau ont montré une véritable hypertrophie des veines voisines, pour ainsi dire *artérialisées* suivant leur expression.

La figure 110 du premier volume au chapitre des Angiomes ne laisse aucun doute sur l'hypertrophie des parois veineuses, et il est bien difficile qu'il en soit autrement toutes les fois qu'il y aura large communication des artères avec les veines.

Sans doute cette lésion n'est pas comparable à la dilatation des artères, mais si elle est moins importante, elle ne doit pas moins être signalée comme absolument en rapport avec ce que nous avons dit des anévrysmes cirsoïdes

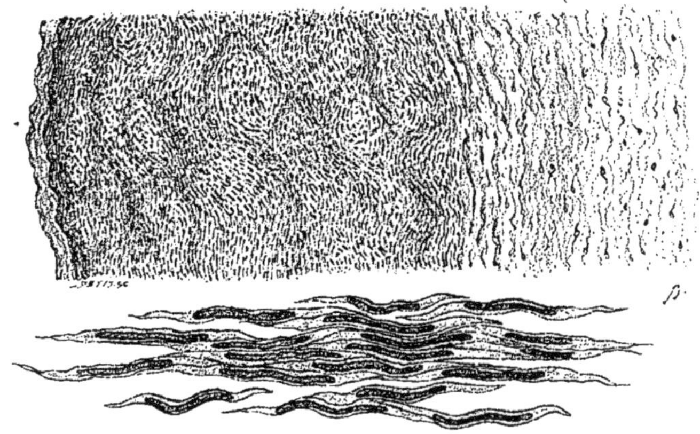

Fig. 67. — Paroi veineuse hypertrophiée; hyperplasie des fibres musculaires (Quénu).

3° *Lésions de voisinage.* — Nous avons vu le tissu cellulaire ambiant adhérer aux parois artérielles et se confondre avec elles; d'autres parties peuvent être également altérées par voisinage. Les os, surtout les os du crâne, subissent fréquemment, comme dans l'anévrysme, au contact de la tumeur, une sorte d'ostéite raréfiante, qui détermine à leur surface une simple dépression d'abord, et aboutit plus tard à la perforation. Dans le cas de Clemot, les os étaient usés au niveau des artères dilatées; à travers la perforation osseuse, une ulcération de la paroi artérielle avait déterminé un épanchement de sang dans le crâne. De même, sur un malade de Le Fort, la voûte crânienne avait complètement disparu au niveau de la tumeur.

**Étiologie et physiologie pathologiques.** — L'anévrysme cirsoïde est traumatique ou spontané : dans les deux cas, les conditions de son développement sont différentes :

A. *Traumatique.* — L'époque du traumatisme est souvent éloignée, elle remonte quelquefois aux premières années de la vie, à cinq ans (A. Cooper et Brodie); à six ans (Wutzer); ä huit ans (Robert). D'autres fois le traumatisme est plus récent, il date de trois mois (Warren), de quelques jours (Maisonneuve, Le Fort).

La nature du traumatisme est sans importance, mais un fait à retenir, c'est qu'il n'y a pas toujours et nécessairement plaie extérieure.

B. *Spontané.* — L'anévrysme cirsoïde, lorsqu'il se développe spontanément, apparaît de quinze à trente ans. On s'accorde généralement à reconnaître qu'il n'est que la transformation d'un angiome.

Sur la cause, sur l'agent de cette transformation, les divergences d'opinion se reproduisent.

On invoque les traumatismes légers, insignifiants : Bruns parle dans ce sens de l'action irritante du peigne, pour activer l'évolution d'un nævus du cuir chevelu.

D'autres recherchent les influences générales, la pléthore, la puberté, la grossesse, la suppression des règles. On mentionne encore l'influence de l'alcoolisme, des émotions morales.

Il n'est pas facile, dans l'état actuel de nos connaissances, de trouver pour la plupart des cas la raison de la transformation d'un nævus en anévrysme cirsoïde, et aucune des influences incriminées en dehors du traumatisme n'est assez constante pour qu'on puisse y voir autre chose qu'une simple coïncidence.

La physiologie pathologique des anévrysmes cirsoïdes est encore une question à l'étude. Deux causes seulement exercent sur la production de cette lésion curieuse une influence incontestable, le traumatisme et la préexistence d'un angiome. Souvent, comme l'a démontré Broca, le traumatisme n'a pour effet que de révéler l'existence d'un angiome antérieurement méconnu ; c'est l'origine probable du plus grand nombre des anévrysmes cirsoïdes, qui n'ont ainsi que des relations indirectes avec le traumatisme.

L'action du traumatisme n'est pas toujours secondaire ; quelle est donc la lésion dont la production entraîne le développement de la série si curieuse des altérations artérielles et veineuses que nous venons de décrire? Broca et Virchow nous l'ont fait pressentir, cette lésion primordiale réside dans la communication facile des artères avec les veines. Les observations si intéressantes de M. Terrier (*Revue de chirurgie*, janvier 1890) sont à ce sujet des plus instructives; notre collègue Quénu a surtout bien fait ressortir l'importance de cette communication à la Société de chirurgie dans la séance du 18 décembre 1890 et dans l'intéressant chapitre qu'il a consacré aux angiomes dans le premier volume de ce chapitre.

La lésion principale d'où découlent toutes les autres est bien cette communication des artères et des veines, communication indirecte par l'intermédiaire des capillaires dilatés et probablement aussi phlébartérie directe entre les artérioles et les veinules. L'anévrysme cirsoïde ne devient plus dès lors qu'une variété particulière d'anévrysme artério-veineux. Les lésions artérielles et surtout veineuses ne sont-elles pas les mêmes dans l'une et l'autre affection ; le traitement le meilleur n'est-il pas le traitement radical qui fait disparaître avec la tumeur cirsoïde les communications vasculaires en question? N'a-t-on pas vu la tumeur enlevée, les dilatations artérielles éloignées disparaître très rapidement, ainsi que Tillaux en a récemment apporté un exemple à la Société de chirurgie.

La paralysie vaso-motrice de Rokitansky, les altérations vasculaires, inflammations, scléroses diffuses invoquées par Billroth et par d'autres auteurs ne sont que des lésions secondaires; il ne me semble pas douteux que les faits nouveaux viendront bientôt confirmer cette hypothèse si claire et si simple qui a pour elle l'identité des lésions vasculaires dans l'anévrysme cirsoïde et dans l'anévrysme artério-veineux.

**Symptômes.** — Qu'il soit traumatique ou spontané, l'anévrysme cirsoïde évolue un certain temps avant de se révéler par les signes qui lui sont spéciaux. Le malade a-t-il eu antérieurement un traumatisme, huit, dix, quinze ans ont pu s'écouler, sans que la région présente rien d'anormal; s'agit-il, au contraire, de la transformation d'un nœvus, on peut en quelque sorte assister aux modifications successives de la tumeur, sans qu'il soit souvent possible de dire, où finit le nævus, où commence la tumeur cirsoïde.

A son état de complet développement, l'anévrysme cirsoïde se présente sous l'aspect d'une *tumeur cirsoïde* plus ou moins volumineuse, et animée de battements.

Irrégulière et bosselée, elle soulève les téguments à son centre et se continue sans limites bien définies avec les parties voisines. La peau du cuir chevelu ne présente extérieurement aucune modification appréciable, les cheveux masquent la tumeur. Ailleurs, dans les régions mieux exposées à la vue, comme le front, la face, les membres, la peau est modifiée dans sa couleur et dans son aspect : elle est rouge ou parsemée de taches veineuses plus foncées, soit que cette coloration tienne au nævus antérieur, soit que l'amincissement de la peau rende plus appréciables les vaisseaux sous-jacents. La peau, n'est pas toujours amincie; dans d'autres circonstances, elle présente un aspect éléphantiasique, une surface raboteuse et inégale. On voit encore à l'œil nu, autour de la tumeur et soulevant les téguments dans leur trajet irrégulier, des vaisseaux flexueux, animés de battements et présentant tous les caractères anatomiques des artères très dilatées.

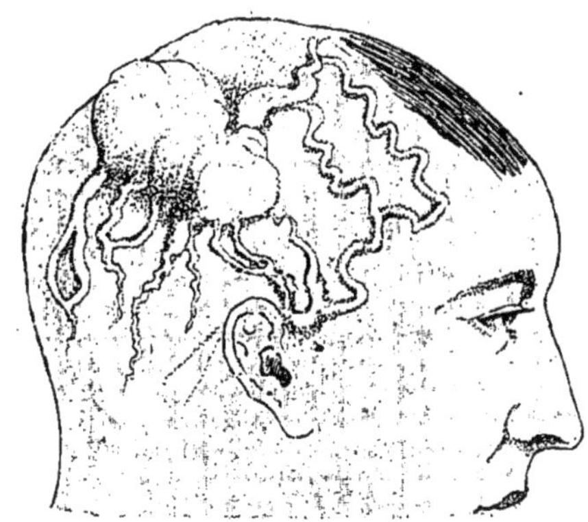
Fig. 68. — Anévrysme cirsoïde du cuir chevelu (d'après Terrier, *Revue de chir.*, janvier 1890).

Au toucher, la tumeur est molle, élastique et pulsatile. Si la peau est suffisamment mince, on sent que la masse morbide est formée d'une agglomération de vaisseaux; on dirait *un paquet de vers, un peloton de ficelle*. Les battements se font aussi sentir dans toute l'étendue de la tumeur, mais non uniformément. A chaque pulsation se produit aussi un frémissement vibratoire, une sorte de bruissement, analogue au frémissement vibratoire de l'anévrysme artério-veineux. La pression réduit totalement ou partiellement la tumeur; on sent l'ondée sanguine fuyant sous le doigt et se répandant dans les différents segments de l'anévrysme; celui-ci reprend son volume dès que la main est levée.

L'auscultation fait entendre un bruit de souffle intermittent, ou continu avec redoublements à chaque pulsation; ce bruit de souffle ne reste pas limité à la tumeur elle-même; on le perçoit à une grande distance sur les artères afférentes.

Les artères du voisinage participent en effet toujours dans une certaine mesure aux caractères qui distinguent les vaisseaux de la tumeur principale : Dilatation, allongement, flexuosités.

On trouve à leur surface les mêmes bosselures, les mêmes irrégularités. Leur calibre exagéré permet aux battements de se manifester avec plus d'énergie; chaque pulsation s'accompagne d'un frémissement vibratoire appréciable au toucher et d'un bruit de souffle, que l'auscultation fait reconnaître.

La compression des artères amène dans la tumeur et ses ramifications la cessation des battements, avec une réduction partielle. La pression sur les veines, au contraire, détermine une augmentation du volume, en même temps que les bruits redoublent d'intensité; ainsi agissent encore la toux, les efforts et l'attitude renversée de la tête.

L'anévrysme cirsoïde n'occasionne par sa présence que peu de troubles fonctionnels. La douleur fait toujours défaut; les malades ne se plaignent que de la perception du thrill et des battements, lorsque la tumeur siège à la tête, il en résulte souvent de l'insomnie, dans tous les cas une gêne continue. Lorsque l'anévrysme siège sur un membre, sa présence rend le membre plus maladroit, les mouvements plus difficiles; quelquefois même la sensibilité est modifiée.

Letenneur et Coyne ont signalé une élévation locale de la température à la surface même de la tumeur; la différence toutefois est peu sensible, et ne s'élève guère au delà de 1 degré.

**Marche.** — L'anévrysme cirsoïde tend toujours à s'accroître. Certaines conditions favorisent particulièrement cette tendance; *la puberté, la grossesse, l'accouchement* ont une action de ce genre, connue depuis longtemps. Quoi qu'il en soit, le volume de la tumeur augmente peu à peu; la peau s'étend, s'amincit; les vaisseaux se rapprochent de la surface des téguments; sous la moindre influence, la peau se déchire et il se produit une hémorrhagie artérielle, grave, si l'on n'intervient pas aussitôt. Les relations de la tumeur avec les os du crâne, lorsqu'elle siège à la tête, permettent, il est vrai, d'exercer facilement la compression; mais, dans d'autres régions, la compression est plus difficile. D'ailleurs, après une première hémorrhagie, une seconde se produit, puis une troisième; le malade finit par s'épuiser et meurt d'anémie. On a vu enfin l'hémorrhagie se faire dans la cavité crânienne à travers une perforation des os du crâne, et le malade mourir de compression cérébrale.

Au lieu de s'accroître, l'anévrysme cirsoïde reste parfois stationnaire : si les troubles fonctionnels sont peu marqués, le malade peut alors vivre longtemps avec sa tumeur. Dans d'autres circonstances, la gêne persistante résultant de la tumeur, l'insomnie, l'agitation continuelle produite par la perception incessante des bruits et des battements de la tumeur, ont poussé les malheureux patients au désespoir et au suicide.

Les anévrysmes cirsoïdes seraient susceptibles de guérir spontanément dans des cas exceptionnels; le volume diminue, les battements s'atténuent, tout rentre dans l'ordre. Les faits de Crawfort, de Wagner, de Gibson, de Chevalier sont cités comme des exemples de cette transformation heureuse; mais tous ces exemples sont fort contestables, et la guérison spontanée est loin d'être démontrée.

**Diagnostic.** — Le siège des anévrysmes cirsoïdes, la coexistence avec la tumeur des dilatations artérielles à son pourtour, les signes qu'elle fournit au toucher et à l'oreille rendent le diagnostic assez facile dans la grande majorité des cas.

Les *dilatations artérielles* s'observent avec des flexuosités, des bosselures sur les artères superficielles chez le vieillard; il n'y a rien là qui puisse en imposer, après un examen même superficiel, pour un anévrysme cirsoïde.

Il en est de même de l'*anévrysme circonscrit* : la tumeur nette et régulière, qui le constitue, sera toujours très différente des bosselures, qui forment par leur réunion l'anévrysme cirsoïde proprement dit.

Le diagnostic avec l'*anévrysme artério-veineux* peut présenter les plus grandes difficultés, surtout dans les formes où les veines participent largement aux dilatations serpentines des artères. Il est des cas où le diagnostic ne fut fait qu'à l'autopsie; cela n'a rien qui doive surprendre après ce que nous avons dit plus haut des relations étroites qui doivent exister entre ces deux variétés d'anévrysmes.

Les *tumeurs érectiles*, veineuses ou artérielles, ressemblent par certains côtés à l'anévrysme cirsoïde : le siège, la mollesse, la réductibilité sont des caractères communs. Mais les *angiomes veineux* sont bleuâtres, sans battements, sans expansion, sans bruit de souffle; leur réductibilité est plus parfaite, les effets de la compression veineuse plus manifestes.

Avec les *angiomes artériels* la distinction est plus difficile, d'autant que ces tumeurs sont très souvent la première étape de l'anévrysme cirsoïde; toutefois leurs battements sont plus doux, leur souffle moins perceptible, le frémissement fait défaut. Les relations étroites qui existent entre ces diverses tumeurs expliquent à merveille les difficultés du diagnostic, dans les cas où la tumeur participe à la fois de l'une et de l'autre affections.

Les *tumeurs malignes pulsatiles* ont un siège qui les distingue déjà : elles s'observent surtout aux extrémités osseuses; elles ne sont point réductibles; les artères ne sont point dilatées à la périphérie et la consistance est toujours bien différente.

L'*encéphalocèle* ressemble par certains points à l'angiome rameux du cuir chevelu, et Gosselin eut un jour à établir ce diagnostic. Dans les deux cas, il y a à la fois bruit de souffle et pulsations; mais, comme le fait remarquer Gosselin, la compression d'une seule carotide arrête les battements d'une tumeur cirsoïde; l'encéphalocèle ne les voit disparaître que par la compression des deux carotides, et cette compression même, continuée, n'a qu'un effet momentané; les battements ne tardent pas à reparaître, la circulation se rétablissant par l'intermédiaire des vertébrales.

**Pronostic.** — La tendance à l'accroissement, qui est le propre de la tumeur cirsoïde, la gravité des méthodes thérapeutiques employées à la traiter, rendent le pronostic de cette affection très sérieux. On l'a même vue, dans un cas exceptionnel, se manifester sous la forme d'une véritable diathèse anévrysmale, à tumeurs multiples, récidivant à distance après chaque intervention.

**Traitement.** — Terrier a groupé en quatre catégories les méthodes thérapeutiques de l'anévrysme cirsoïde, suivant qu'elles ont pour but de supprimer l'arrivée du sang dans la tumeur, de détruire l'anévrysme, d'y déterminer la coagulation du sang, ou par des moyens combinés d'obtenir plusieurs de ces résultats en même temps.

1° On arrête la circulation dans la tumeur, en interrompant le courant sanguin dans le tronc principal, dans les troncs secondaires, ou dans les rameaux qui alimentent l'anévrysme.

La *compression* et la *ligature* concourent à ce but; *l'une et l'autre sont inefficaces.* La compression de la tumeur ou des artères différentes n'est qu'un procédé palliatif; on arrête les hémorrhagies ; on met pour un temps un terme à l'accroissement de la tumeur; aussitôt que la compression cesse, la tumeur reprend tous ses droits. Sur 26 observations d'anévrysmes cirsoïdes de la main et des doigts, la compression a été essayée 7 fois sans aucun succès (Polaillon).

La *ligature* est aussi inefficace et dangereuse. Pour des tumeurs du cuir chevelu, on a lié l'une des deux carotides ou les deux : d'après une statistique de Wyeth, comprenant 98 cas de ligature d'un seul côté, la mortalité s'est élevée à 30 pour 100, et la moitié des survivants à peine a guéri. Sur 9 cas de ligature double, il n'y a eu que 2 morts, mais des 7 survivants, il y eut une guérison et deux améliorations.

La ligature des rameaux secondaires, la ligature des vaisseaux, et même de la tumeur, n'ont pas eu plus de succès.

Sur 13 cas de ligatures pour tumeurs cirsoïdes de la main, Polaillon ne compte que deux succès, encore la ligature fut-elle combinée à d'autres méthodes.

2° La destruction de la masse se fait par *cautérisation* ou par *excision.*

La *cautérisation* au fer rouge ne convient qu'aux tumeurs de très petit volume; on peut encore utiliser comme adjuvant, quand on combine plusieurs méthodes.

L'*excision* est la méthode qui a donné le plus de succès; la forcipressure rend pour cette opération les plus grands services, et évite les dangers d'une hémorrhagie, qui serait sans elle rapidement mortelle. Les vaisseaux sectionnés sont fort nombreux et, dans une opération de ce genre, Bryant dut lier vingt vaisseaux de fort calibre sans dépasser les bords de l'anévrysme. Cette méthode toutefois ne convient qu'aux tumeurs de moyennes dimensions.

3° Pour coaguler le sang dans la tumeur, on a recours à l'*électropuncture* ou aux *injections coagulantes.* On a aussi employé le séton filiforme simple ou caustique. L'*électropuncture* a réussi quelquefois; on lui reproche d'exposer aux hémorrhagies.

Les *injections coagulantes, de perchlorure de fer, de liqueur de Piazza,* ont été maintes fois employées. On injecte seulement quelques gouttes dans différents points de la tumeur : il faut autant que possible la circonscrire avec un anneau compresseur, qui oppose un obstacle à la mobilisation du caillot. Cette méthode est préconisée par Gosselin, Broca, Polaillon; Berger en a rapporté un bel exemple à la Société de chirurgie en 1884, cependant elle est quelquefois inefficace ; elle a déterminé des accidents, des phlébites, des embolies, des eschares, des gangrènes.

4° Reste la *méthode mixte*, qui comprend la combinaison de plusieurs procédés, ligature et compression, excision et ligature : on commence par la ligature des principales branches, il en résulte une diminution de l'afflux sanguin, la compression, la cautérisation, les injections font le reste.

L'excision doit être considérée comme la méthode de choix, toutes les fois que les dimensions de la tumeur la rendent possible.

Lorsque la tumeur est trop volumineuse, on aura recours à la méthode mixte, en procédant par segments et avec beaucoup de lenteur et de persévérance.

Ces différentes méthodes, d'ailleurs, dont nous venons de voir les avantages et les inconvénients, trouvent dans les dimensions mêmes de la tumeur des indications spéciales à chacune d'elles et qui se résument dans les conclusions suivantes :

En principe, il faut agir sur la tumeur même, et ne pas agir sur ses branches.

Le professeur Trélat a formulé, d'une manière plus concise encore, à la Société de chirurgie (décembre 1889), les règles du traitement des anévrysmes cirsoïdes :

1° Pas de ligature;

2° Excision, si elle est possible;

3° Dans le cas contraire, amputation.

# CHAPITRE IV

## DILATATION SERPENTINE DES ARTÈRES

Cruveilhier a bien distingué les *dilatations serpentines des artères* des anévrysmes cirsoïdes avec lesquels Breschet et d'autres auteurs les avaient confondues.

Entre ces deux affections il y a cette énorme différence que, dans la première, les flexuosités morbides sont la conséquence d'une lésion des parois artérielles, tandis que dans la dilatation serpentine des artères, les parois artérielles présentent simplement une légère hypertrophie en rapport avec leur augmentation de volume; elles ont de plus conservé toute leur élasticité.

Cruveilhier les distingue en *dilatations physiologiques* et *dilatations hypertrophiques*.

Les *dilatations physiologiques* sont surtout le résultat du progrès de l'âge; on les observe principalement chez les *vieillards*.

L'ectasie vasculaire porte généralement alors sur les gros vaisseaux : l'aorte abdominale, les artères iliaques primitives, le tronc brachio-céphalique, l'artère axillaire, l'humérale et la radiale.

Les *dilatations hypertrophiques* sont parfois plus considérables encore; elles sont ordinairement la conséquence de l'oblitération de l'artère principale d'un membre : « on voit alors non seulement les artères collatérales principales, mais encore et essentiellement des artérioles du plus petit calibre, des artères capillaires, en même temps qu'elles se dilatent d'une manière prodigieuse, décrire des flexuosités à circonvolutions excessivement rapprochées; et une chose bien remarquable, c'est que ces flexuosités sont en général limitées aux artérioles les plus déliées, si bien que les artères dont elles émanent sont à peine dilatées et à peine flexueuses » (Cruveilhier).

J'ai observé, comme prosecteur de la Faculté, une pièce anatomique des plus curieuses, dont je n'ai pas trouvé d'autre exemple : Toutes les artères pariétales du tronc d'un homme d'un certain âge étaient dilatées et flexueuses; cette dilatation portait surtout sur la mammaire interne et l'épigastrique. De ces deux artères partaient une série de flexuosités occupant toutes leurs anastomoses, artères intercostales, artères thoraciques, scapulaires et lombaires. Ces artères injectées au suif, dessinaient à la surface du thorax une série tout à fait curieuse de courbes serpentines dont je crois avoir trouvé la cause dans une disposition spéciale que présentaient les deux artères sous-clavières : ces deux vaisseaux, après avoir fourni les mammaires internes, traversaient au-dessus de la première côte, dans le tendon du muscle scalène antérieur, une véritable boutonnière, qui avait dû certainement gêner la circulation et provoquer la dilatation collatérale des branches thoraciques et lombaires anastomosées avec les mammaires internes.

Les *dilatations serpentines séniles* forment parfois de véritables tumeurs résultant du rapprochement de deux ou trois flexuosités; la poche ainsi formée est animée de battements. On y a entendu des bruits de souffle intermittents et même continus; Broca et Demarquay auraient même senti un véritable frémissement vibratoire.

L'examen de la tumeur, la dilatation des autres grosses artères, l'âge du sujet, permettent en général d'établir le diagnostic.

# MALADIES DES VEINES

**Par le Dr QUÉNU**

CHIRURGIEN DES HÔPITAUX. — PROFESSEUR AGRÉGÉ DE LA FACULTÉ DE PARIS

---

Les maladies des veines consistent en lésions traumatiques et en altérations diverses, primitives ou secondaires, de leurs parois. Parmi ces dernières, les plus communes[1] sont d'ordre inflammatoire : quand elles affectent une marche chronique, elles sont susceptibles de donner naissance à des dilatations plus ou moins irrégulières, connues sous le nom de varices. Notre étude comprendra donc les *lésions traumatiques des veines*, leur inflammation ou *phlébite*, leurs ectasies ou *varices*. Quant à l'histoire des coagulations sanguines ou thromboses veineuses, elle paraît intimement liée à celle de la phlébite, et sera décrite avec elle. Peut-être eût-il convenu de clore ce résumé de la pathologie des veines par une revue rapide des embolies qu'on observe dans le système veineux. L'importance du processus et sa fréquence relative nous y invitaient, mais cette étude eût fait double emploi, car le sujet a été en partie déjà traité à propos des complications des plaies[2].

ABERNETHY, Surgic. observat of the ill conseq. of veinasect. London, 1825. — AMUSSAT, Recherches expérimentales sur les blessures des artères et des veines. Paris, 1843. — BOECKEL, *Revue de chirurgie*, 1881. — COOPER and TRAVERS, In *Surg. essays*, 1818. — *Encycl. int. de chir.*, t. III. — JAMAIN et TERRIER, *Man. de path. chir.* — LANGENBECK, Contribution à la pathologie chirurgicale des veines. *Arch. f. klin. Chir.*, t. I, 1861. — LEGOUEST, *Arch. de méd.*, 1875. — NICAISE, Thèse d'agrég., 1872. — HODGSON, Diseases of arteries and veins. — OLLIER, Plaies des veines. Thèse d'agrég., 1857. — RENAUT et BOULEY, *Rev. de méd. vétér.*, 1839. — SAMSON, Thèse de conc., 1836. — TROUSSEAU et RIGOT, *Arch. de méd.*, 1827. — WEBER, *Pitha und Billroth.*

(1) L'envahissement des parois veineuses par les néoplasmes a été décrit dans le volume premier, au chapitre *Tumeurs*.

(2) Voy. RECLUS, *Thromboses et embolies traumatiques*, t. I, p. 190. — QUÉNU, *Carcinome et sarcome*, t. I, p. 388 et 417. *Entrée de l'air dans les veines*, t. II, p. 183.

# CHAPITRE PREMIER

## LÉSIONS TRAUMATIQUES DES VEINES

Ce titre embrasse non seulement les plaies des conduits veineux, mais encore leur contusion et leurs ruptures.

### PLAIES DES VEINES

### Anatomie et physiologie pathologiques.

On divise généralement les plaies des veines, d'après leur mode de production, en plaies par instruments piquants ou piqûres, plaies par instruments tranchants, plaies par instruments contondants ou plaies contuses, et plaies par arrachement.

Chacune de ces variétés peut être ou non pénétrante, suivant que toute l'épaisseur ou une partie seulement des parois vasculaires a été intéressée par l'agent vulnérant.

### PLAIES NON PÉNÉTRANTES

Les piqûres ou coupures non pénétrantes ne nous sont guère connues que par les expériences d'Ollier et de Nicaise; ces expériences semblent démontrer leur innocuité.

Il n'en est pas de même des plaies contuses, et spécialement des plaies par armes à feu; il peut se faire en effet que la contusion des parois vasculaires soit assez forte pour amener la formation d'une eschare dont la chute tardive détermine une hémorrhagie grave.

On rapproche habituellement des plaies non pénétrantes les dénudations des veines; ces dénudations se produisent la plupart du temps pendant l'extirpation des tumeurs; on est en droit de les envisager comme des plaies par arrachement ne portant que sur une tunique. La dénudation exposerait, d'après Ollier, à la thrombose et à la phlébite; avec les progrès de la chirurgie antiseptique, il a été permis de réformer ce pronostic, et de dire qu'une veine dénudée placée dans un foyer aseptique, ne court guère de risques[1].

### PLAIES PÉNÉTRANTES

1° Plaies par instruments piquants. — Les piqûres des veines sont opératoires ou accidentelles; je range parmi les premières : la saignée, les ponctions faites aux veines pour y injecter des substances médicamenteuses (chloral,

(1) Observ. de Pilcher, *Philad. med. Times*, 1881-1882.

eau salée, etc.) ou du sang. Les piqûres sont suivies d'un écoulement de sang noir en rapport avec les dimensions de l'instrument employé [1]. Cet écoulement ne tarde pas à devenir intermittent, ne persiste plus que pendant l'expiration, puis s'arrête en général de lui-même. Lorsque la veine est volumineuse et la tension du sang noir considérable (cela s'observe, par exemple, dans les pédicules de tumeurs abdominales), l'hémostase est moins facile et nécessite une intervention prompte; souvent le sang s'infiltre dans la gaine celluleuse du vaisseau et dans le tissu conjonctif environnant, en formant un thrombus; c'est même là un mode d'hémostase primitif et provisoire.

2° Plaies par instruments tranchants. = Ces plaies sont *incomplètes*, c'est-à-dire n'intéressent qu'une partie du cylindre veineux, ou *complètes*.

Les *sections incomplètes* ou *plaies latérales* sont tantôt longitudinales, tantôt transversales; dans celles-là, les lèvres de la plaie s'écartent peu, le jet de sang ne tarde pas à diminuer, et souvent à s'arrêter de lui-même; dans celles-ci, l'écartement beaucoup plus marqué donne à la plaie la forme d'un ovale allongé dans le sens du vaisseau, l'écoulement est beaucoup plus abondant, l'hémostase spontanée plus tardive. Il est du reste un fait sur lequel on ne saurait trop insister, et qui s'applique à toutes les plaies des veines, c'est que l'hémorrhagie est favorisée par toutes les causes qui augmentent la tension sanguine dans le bout périphérique du vaisseau.

Les *sections complètes* se caractérisent par un double phénomène de rétraction longitudinale et circulaire. La rétraction longitudinale résulte de l'élasticité physique des parois vasculaires, la rétraction circulaire résulte plus spécialement de la contractilité des fibres lisses, dont la direction est transversale ou oblique. Le sang coule par le bout périphérique, noir, en jet presque continu, en telle abondance, si la veine est grosse, que la mort peut rapidement s'ensuivre. Le bout central ne donne que peu de sang ou saigne abondamment: dans ce cas, c'est qu'il reçoit entre la plaie et la valvule située au-dessus de celle-ci, une collatérale importante. La rétraction circulaire des veines peut être empêchée par une disposition anatomique spéciale (adhérences aux aponévroses, à des canaux osseux, etc.), ou par une modification pathologique des tissus (inflammation, indurations chroniques, calcifications, etc.).

Tels sont les principaux phénomènes qui accompagnent les piqûres ou les coupures des veines; nous devons analyser d'un peu plus près ceux qui président à l'hémostase spontanée, immédiate, puis à l'hémostase définitive.

### HÉMOSTASE PROVISOIRE

Nous envisagerons successivement les piqûres, les sections incomplètes et les sections complètes.

Dans les *piqûres*, il est probable que la cause ordinaire de l'hémostase réside dans la formation d'un thrombus dans la gaine celluleuse et autour de la veine.

Dans les *sections incomplètes*, le mécanisme de l'hémostase spontanée paraît résulter de la présence d'un caillot qui, d'abord formé en dehors de la veine [2], s'étend peu à peu à travers la solution de continuité, jusque dans

(1) Voy. les expériences de Nicaise.
(2) Otto Weber.

l'intérieur du vaisseau. Travers, qui a le premier expérimentalement étudié la question[1], a insisté sur la disposition du caillot en forme de clou : le sang extravasé dans le tissu conjonctif représente la tête du clou, le caillot qui bouche le trou en représente la tige.

Dans les *sections complètes*, l'hémostase est favorisée par la diminution de calibre qu'amènent la double rétraction de la veine et sa compression par les tissus voisins, en particulier par le sang épanché tout autour d'elle. L'hémostase spontanée, ainsi qu'il ressort des recherches de Nicaise, commence en dehors de la veine par la production d'un caillot qui bouche la lumière du vaisseau ; secondairement, il s'ajoute au premier caillot un deuxième caillot intérieur qui s'étend plus ou moins loin : le premier (caillot actif ou fibrineux) serait dû au dépôt successif des couches fibrineuses ; le second (caillot passif ou cruorique) ne serait que la coagulation d'un sang en état de stase.

Quoi qu'il en soit de ces derniers points, si l'on envisage dans son ensemble le processus d'hémostase provisoire dans les différentes variétés des plaies veineuses que nous avons eu jusqu'ici en vue, on s'aperçoit que, dans toutes, le premier fait important est la formation d'un caillot extérieur à la veine, et que c'est à ce caillot que vient de proche en proche s'ajouter un coagulum qui, à travers la plaie, finit par affleurer ou pénétrer la lumière du vaisseau.

### HÉMOSTASE DÉFINITIVE

Faire l'étude de l'hémostase définitive revient à rechercher quel est le mode de cicatrisation des plaies veineuses ; or, ce mode dépend moins de la forme de la plaie que des conditions spéciales d'asepsie où elle se trouve ; ce que nous allons dire s'applique donc aussi bien aux piqûres qu'aux coupures ; il convient néanmoins d'examiner à part ce qui se passe dans les plaies incomplètes et dans les plaies complètes.

Dans les *plaies incomplètes*, avons-nous dit plus haut, il se produit un caillot en forme de clou, et la tige du clou bouche la perforation. La plupart des travaux ont eu pour but de rechercher quelle est la part respective du caillot et de la paroi veineuse dans le processus de réparation. Or, nous savons aujourd'hui que la part du caillot est nulle, que les caillots sanguins n'ont aucunement la propriété de s'organiser, comme l'ont à tort soutenu Trousseau et Rigot, et plus récemment Weber et Bubnoff. Ce qui a pu donner le change à ces observateurs, c'est que les caillots présentent, à une époque plus ou moins éloignée de la blessure, une structure complexe qui n'est pas simplement celle de la fibrine ; ils se montrent pénétrés par des bourgeons cellulo-vasculaires, mais ces éléments ne leur appartiennent pas, ils émanent de la paroi veineuse ; c'est en réalité cette paroi qui fait tous les frais de la cicatrisation. Quant au coagulum, il subit la fonte granuleuse et se résorbe peu à peu ; son rôle dans l'hémostase n'est donc que temporaire. En somme, les plaies incomplètes se comportent comme une plaie de la peau ou du tissu conjonctif : deux petites surfaces avivées sont en contact ou séparées par un peu de sang, le sang se résorbe, et la cicatrisation par première intention s'opère par les procédés ordi-

(1) Expériences sur le cheval.

naires. Lorsque le foyer traumatique est gardé pur de toute infection, la lumière de la veine persiste et le courant sanguin n'est pas interrompu. Les vétérinaires nous ont appris [1] que, chez les animaux, les oblitérations sont très rares à la suite des plaies incomplètes ; nous avons également chez l'homme des exemples de persistance de la circulation à la suite de ligatures ou de sutures latérales [2]. La couche de tissu cicatriciel interposé aux deux lèvres de la plaie peut être plus ou moins épaisse, elle se comporte plus tard comme toute cicatrice; sa distension donne lieu aux ampoules qu'on observe parfois sur le trajet des jugulaires du cheval.

Dans les *sections complètes*, les conditions sont toutes différentes, nous n'avons plus en présence deux bords cruentés, mais deux surfaces tapissées d'endothélium et séparées par un caillot. Voici comment les choses se passent ordinairement : Il survient une endophlébite adhésive [3] avec périphlébite, comme celles qui suivent la ligature ; l'oblitération du vaisseau en est la conséquence. Par suite, l'hémostase définitive semble subordonnée à un certain degré d'inflammation, on conçoit donc que, dans une plaie opératoire parfaitement aseptique, ce léger degré de phlébite venant à manquer, une veine sectionnée et non liée se trouve demeurer dans des conditions d'hémostase provisoire et qu'une hémorrhagie secondaire tardive puisse être la conséquence d'une asepsie trop parfaite [4].

Enfin, lorsqu'une plaie suppure, tantôt la phlébite reste légère, adhésive, et les choses se passent comme il a été dit précédemment, tantôt la veine est assez contaminée pour suppurer elle-même et devenir la porte d'entrée d'une infection générale [5].

3° Plaies contuses. — Les plus communes sont produites par des projectiles de guerre, d'autres sont consécutives à des fractures esquilleuses et surviennent avec ou sans plaie des téguments; celles-ci ont été observées dans des fractures de cuisse [6], du bassin [7], de la clavicule [8], etc.

Les plaies par armes à feu [9] sont incomplètes ou complètes : les premières consistent en perforations ou en plaies latérales.

Les perforations, dont Delorme a constaté la fréquence dans ses expériences cadavériques, sont ordinairement ovalaires, leurs bords sont tantôt nets, comme taillés à l'emporte-pièce, tantôt irréguliers et mâchés; il en est de même pour les plaies latérales.

Les sections complètes sont la plupart du temps irrégulières, parfois les veines frappées par de gros projectiles sont effilées [10].

(1) Voy. Nicaise.
(2) Voy. plus loin, p. 191.
(3) Cornil et Ranvier.
(4) Fait observé par Terrier (communication orale).
(5) Petit, *De l'état des veines à la surface et au voisinage des plaies en suppuration. Gaz. hebd.*, 1871, voy. *Phlébite*.
(6) Observation de Roux.
(7) Observation de Langenbeck.
(8) Observation de Ogle (jugul. interne), de Maunoury (sous-clavière), etc.; voy. Championnier, *Contribution à l'étude des lésions des troncs veineux de la base du cou dans les fractures de la clavicule*. Thèse de Paris, 1882.
(9) Delorme, *Traité de chirurgie de guerre*. (Ses expériences sur le cadavre ont été faites avec les nouvelles armes.)
(10) Delorme.

L'hémostase primitive s'accomplit dans les plaies contuses comme dans les coupures; les conditions de l'hémostase définitive sont toutefois différentes, d'une part les chances d'infection sont plus grandes, d'autre part, il faut toujours compter avec l'élimination possible d'une eschare et cette élimination peut déterminer une hémorrhagie secondaire des plus graves.

4° Plaies par arrachement. — Les plaies des veines par arrachement ont été observées dans les arrachements de membres ou de portions de membres; le bout central, ici seul à considérer, ne saigne que s'il se trouve une collatérale entre la plaie et la première valvule. Les arrachements de veines se rencontrent encore et très fréquemment dans l'extirpation des tumeurs par énucléation [1]; si la plaie porte sur la veine à une certaine distance d'un tronc principal, l'hémorrhagie est modérée et en rapport avec le calibre de la veine arrachée; d'autres fois, l'arrachement d'une collatérale devient une cause d'hémorrhagies graves, c'est lorsqu'il s'effectue à l'insertion même de la collatérale sur le tronc veineux principal; cela équivaut en effet à une plaie latérale de ce dernier [2].

## Symptômes.

Les plaies des veines se traduisent par un symptôme essentiel, l'*hémorrhagie*. Dans les plaies largement ouvertes, le sang noir s'écoule au dehors par le bout périphérique [3], soit en bavant, soit par un faible jet continu, dont la force augmente sous l'influence des efforts et de la contraction musculaire. L'abondance de l'écoulement varie naturellement avec le volume du vaisseau blessé et avec certaines conditions que nous allons passer en revue.

S'il s'agit de petites veines telles que les veines superficielles de l'avant-bras ou de la jambe [4] ou les veines musculaires de dimensions analogues, il est rare que l'hémorrhagie soit très abondante : dans ces conditions, Otis [5] n'a trouvé qu'une observation d'hémorrhagie grave, il s'agissait de la veine fessière. En général, l'écoulement du sang s'arrête de lui-même ou sous l'influence de petits moyens, tels que la compression dans la plaie ou au-dessous d'elle, etc.

Lorsqu'une grosse veine, comme l'iliaque, la jugulaire, la fémorale, est blessée, la situation est tout autre : l'hémorrhagie peut être telle qu'elle amène la mort en quelques minutes ou en quelques heures [6]. Cependant le dénouement

(1) Nicaise a constaté, en expérimentant sur le cadavre, que dans l'arrachement, les parois des veines ne se comportent pas comme celles des artères; les tuniques interne et moyenne sont arrachées au même niveau et ne se recroquevillent pas vers l'intérieur, et l'externe ne dépasse les deux autres que de 2 ou 3 millimètres.

(2) Verneuil a depuis longtemps attiré l'attention sur la gravité de ces arrachements de veines collatérales dans l'extirpation des tumeurs du cou (*Bull. de la Soc. anat.*, 1872).

(3) Nous avons dit plus haut dans quels cas l'hémorrhagie avait lieu également par le bout central.

(4) Je parle de veines non variqueuses et en dehors de toute compression par une tumeur ou un utérus gravide.

(5) Otis, *Med. and surg. hist.*

(6) Vallée, *Gazette médicale*, 1837. Plaie de la jugulaire interne, mort instantanée. — J. Lidell, *Encyclop. chir.* Une jeune fille reçut de son amant un coup de rasoir au côté gauche du cou; un témoin vit le mouvement de l'amant, la fille tomber et mourir sans dire un mot. Un large flot de sang s'écoulait de sa blessure. A l'autopsie on trouva une section

n'est pas toujours aussi brusque : des blessés ont vécu plusieurs jours avec une plaie de la jugulaire interne et même de la veine cave inférieure témoin le malade de De la Motte, qui résista jusqu'au quinzième jour, malgré une perforation de la veine cave inférieure, par un coup d'épée ([1]).

L'hémostase primitive peut donc se faire spontanément dans les plaies des grosses veines, surtout s'il s'agit de piqûres ou de plaies n'intéressant qu'une petite portion de la circonférence. Dès que plus du tiers de celle-ci est sectionnée, la blessure incomplète acquiert autant et même plus de gravité qu'une section totale du vaisseau ([2]).

Tout ce qui augmente la tension sanguine dans les veines favorise l'hémorrhagie, ainsi les contractions musculaires, les efforts, la gêne respiratoire : qui ne sait que dans la trachéotomie le meilleur mode d'hémostase est souvent l'ouverture rapide de la trachée ? La compression de vaisseaux entre le cœur et la plaie est naturellement une condition des plus favorables à l'écoulement de sang; il suffit parfois, pour arrêter une hémorrhagie veineuse, de veiller à ce qu'aucun lien circulaire ne comprime le membre au-dessus de la plaie. On connaît l'exemple cité par Dupuytren, d'un enfant qui avait eu la veine crurale ouverte : un praticien appliqua la compression entre la blessure et le cœur : l'hémorrhagie, loin de diminuer, ne fit que s'accroître et l'enfant succomba à la perte de sang ([3]).

Nous avons supposé jusqu'ici la plaie des téguments large et permettant l'écoulement facile du sang au dehors; lorsqu'elle est irrégulière et profonde, le sang s'infiltre dans le tissu conjonctif lâche en suivant les gaines vasculaires et les interstices des muscles, et en formant de vastes épanchements de sang ou thrombus susceptibles par la compression qu'ils exercent d'entraîner divers accidents.

Enfin l'hémorrhagie peut se faire jour dans une cavité séreuse, telle que la plèvre, le péritoine, l'arachnoïde, etc. Les plaies des veines acquièrent alors une réelle gravité : d'abord il s'agit souvent de troncs volumineux tels que les veines caves, la veine azygos, les veines pulmonaires, etc., mais alors même que le vaisseau atteint est moins important, l'incertitude du diagnostic et les difficultés de l'intervention assombrissent singulièrement le pronostic. Polaillon a observé une femme qui mourut d'hémorrhagie à la suite d'un coup de couteau reçu dans la poitrine : or l'autopsie lui montra que la source du litre et demi de sang qu'on trouva dans la plèvre, n'était autre qu'une collatérale veineuse de l'artère diaphragmatique inférieure ([4]).

En dernier lieu, les dangers d'une hémorrhagie veineuse interne peuvent

de la jugulaire interne; les artères étaient intactes. — BRYANT, *Transact. of Path. Soc. of London*, 1857. Plaie de la jugulaire interne, mort une heure après. — *Boston med. and surg. journ.*, 1879. Plaie de la veine iliaque externe par un couteau de poche; mort au bout de trente heures.

([1]) *Traité de chirurgie*, 1771. De même, un homme, atteint d'une plaie de l'azygos ne mourut que le lendemain (CHASSAIGNAC, *Traité des opér.*, t. I). — Une femme, citée par Tacheron, ne succomba que le quinzième jour à une perforation de la jugulaire interne, etc. (*Gaz. méd.*, 1837).

([2]) NICAISE.

([3]) DUPUYTREN (*Leçons de clinique chir.*, t. III) : A l'autopsie on trouva la veine crurale blessée e l'artère crurale intacte.

([4]) POLAILLON, *Bull. de la Soc. de chir.*, 1878.

tenir à la compression exercée par le sang : cela s'observe en particulier dans les plaies des veines de la dure-mère, il en résulte des indications thérapeutiques spéciales [1].

L'hémostase une fois faite, et bien faite, les plaies des veines guérissent en général rapidement ; leur pronostic ne reste plus subordonné qu'à la question de l'asepsie plus ou moins parfaite de la plaie. *Hémostasie* et *asepsie*, voilà donc les deux conditions essentielles d'où dépend l'avenir des blessés. Ceux-ci restent, en leur absence, exposés à deux graves complications l'hémorrhagie secondaire et la phlébite.

## Complication des plaies des veines.

### 1° HÉMORRHAGIE SECONDAIRE

L'hémorrhagie secondaire peut être précoce ou tardive.

L'hémorrhagie *précoce* est celle qui survient dans les vingt-quatre ou dans les quarante-huit premières heures ; elle est le fait, en général, d'une thérapeutique chirurgicale insuffisante ou d'un défaut de surveillance du blessé.

L'hémorrhagie secondaire *tardive* est de beaucoup la plus fréquente et la plus importante, elle a été observée à partir du quatrième jour et jusqu'au dix-huitième jour après la blessure. Dans la grande majorité des cas, son apparition résulte de l'infection de la plaie. La plaie peut être dans une certaine mesure infectée et suppurer sans que l'hémostase définitive en pâtisse, à une condition toutefois, c'est que dans la zone immédiatement contiguë à la plaie veineuse l'infection atténuée se borne à une inflammation modérée dite adhésive. Si la suppuration s'étend à toute la profondenr de la plaie, si la veine blessée baigne dans le pus, peu à peu le caillot se ramollit à son centre et se creuse ainsi d'un canal qui fait communiquer l'intérieur de la veine avec le foyer d'inflammation suppurative [2].

Les hémorrhagies secondaires sont particulièrement observées dans les plaies contuses, dans les plaies par armes à feu, non pas seulement à cause de la chute d'une eschare, mais parce que plus que d'autres ces plaies sont facilement contaminées. L'observation suivante peut être citée comme exemple [3] : Un soldat reçut, le 28 mai 1864, une balle qui lui fractura la mâchoire inférieure et pénétra dans le cou. Le malade allait bien le 8 juin, lorsqu'il fut pris d'une hémorrhagie grave ; le 27, l'hémorrhagie se reproduisit et amena la mort. A l'autopsie on trouva la veine jugulaire interne ouverte sur une étendue de 4 pouces : les tissus du cou de ce côté *étaient infiltrés de pus* [4].

[1] J'ai indiqué plus haut les caractères spéciaux, au point de vue de l'hémostase, des plaies par armes à feu : tantôt l'hémorrhagie est immédiatement grave et tue en quelques heures, tantôt l'écoulement s'arrête pour reparaître à la chute d'une eschare.

[2] CORNIL et RANVIER.

[3] Empruntée à J. Lidell, *Loc. cit.*

[4] Voy. également DESPRÈS : *Bulletin de la Soc. de chir.*, 1871. — *Histoire de la guerre de Sécession*, etc.

### 2° PHLÉBITE

Les plaies des veines sont une des principales causes de la phlébite : si l'inflammation est modérée, tout se borne à la production d'une thrombose avec ses conséquences possibles [1] ; si la suppuration s'empare de la veine, c'est la porte ouverte à la septicémie et à l'infection purulente.

Telles sont les deux grandes complications des plaies des veines. En dehors d'elles, il me reste à parler de la blessure simultanée d'une veine et d'une artère et ensuite de deux accidents beaucoup plus rares, l'introduction de l'air et la pénétration de corps étrangers dans les veines.

### 3° ANÉVRYSME ARTÉRIO-VEINEUX

La blessure simultanée d'une artère et d'une veine s'observe principalement dans les piqûres ou dans les coupures; elle peut être aussi le résultat d'une plaie contuse (esquille osseuse, coup de parapluie, etc.), ou d'un coup de feu [2].

Dans de pareils cas, le sang s'écoule du vaisseau où la tension est forte dans le vaisseau où la tension est plus faible, et s'oppose ainsi à la cicatrisation isolée de l'artère et de la veine : un anévrysme artério-veineux est constitué [3].

### 4° INTRODUCTION DE L'AIR DANS LES VEINES

L'introduction de l'air dans les veines est un accident grave qui s'est presque toujours présenté dans des circonstances assez semblables : c'est au cours d'une opération sur le cou ou au voisinage du cou que, subitement, un bruit spécial, une sorte de sifflement s'est fait entendre en même temps que se manifestaient du côté du cœur et de l'appareil respiratoire des troubles considérables, presque toujours rapidement mortels.

L'entrée de l'air dans les veines était connue expérimentalement depuis longtemps; déjà divers médecins du XVII^e^ siècle, Wepfer, Redi, Stenon, avaient recherché ce qui se passe lorsqu'on injecte de l'air dans la veine crurale des chiens, lorsqu'en 1818 il fut donné à Beauchêne, chirurgien de l'hôpital Saint-Antoine, d'en faire le premier l'observation chez l'homme [4]. Beauchêne pratiquant l'extirpation d'une volumineuse tumeur de l'épaule, détachait avec le bistouri une portion de la clavicule qu'il venait de scier, lorsqu'il se produisit un sifflement pareil à celui que fait l'air en pénétrant à travers une plaie faite à la poitrine d'un animal vivant; à l'instant même le malade s'écriait : « Mon sang tombe dans mon cœur; je suis mort! » Il pâlit, sa respiration devint

(1) Embolie, œdèmes persistants, etc.
(2) Sur 91 faits d'anévrysmes artério-veineux rassemblés par Bardeleben, 47 fois l'anévrysme succédait à une saignée, 14 fois à une plaie par arme à feu.
(3) Voy. *Maladies des artères.*
(4) AMUSSAT, *Loc. cit.*

bruyante, le pouls fréquent, petit, irrégulier et, après avoir présenté quelques mouvements convulsifs, le malade mourut au bout d'un quart d'heure.

Quatre années plus tard, Dupuytren entendit le même sifflement au moment où il extirpait une énorme tumeur du cou chez une jeune fille : à l'instant même celle-ci s'écriait: « Je suis morte! » et succombait bientôt après avoir été prise d'un tremblement général. En peu de temps les observations se multiplièrent, et, en 1839, Amussat n'en avait pas recueilli moins de 39 cas; en 1864, Green [1] en réunissait 67; depuis elles semblent être devenues plus rares: Schwartz [2] n'en signale que quatre observations entre la thèse de Nicaise (1872) et le moment où il a écrit son article (1885); ce sont les observations de Courvoisier [3], de Maunoury [4] et de Trèves [5]; en y joignant celles de Fischer [6], au nombre de deux, nous n'arrivons qu'à un total de 6 cas en près de vingt ans [7]. Cette différence dans la fréquence des accidents par embolies aériennes peut être interprétée de plusieurs façons: on peut soutenir que l'usage des anesthésiques en est la cause réelle, en supprimant les mouvements exagérés d'aspiration chez le malade, et en permettant au chirurgien d'opérer avec plus de calme et de lenteur; mais d'autres admettent que les anesthésiques masquent simplement les symptômes : « un certain nombre de cas de mort attribués au chloroforme seraient dus à la pénétration de l'air dans les veines [8] », je préfère pour ma part la première explication et j'ajoute, que cette rareté plus grande des cas d'introduction de l'air dans les veines tient vraisemblablement aussi à une plus grande rigueur dans l'observation.

Le signe principal qui, en général, annonce l'entrée de l'air dans les veines est un bruit spécial que les observateurs ont comparé tantôt à un sifflement prolongé, comme celui que produit la rentrée de l'air dans le récipient d'une machine où l'on a fait le vide [9], tantôt à un bruit de glou-glou ou de gargouillement, parfois des bulles d'air apparaissent dans la plaie. En même temps le patient est pris d'une dyspnée intense et sa respiration est précipitée, laborieuse; les battements du cœur sont fréquents, irréguliers, souvent tumultueux; le pouls est petit, faible ou imperceptible. La face pâle, les yeux fixes, les pupilles dilatées; le malade non anesthésié exprime par sa physionomie les signes d'une violente terreur, à peine a-t-il le temps de prononcer quelques mots, il succombe en quelques minutes, après avoir en général présenté des mouvements convulsifs [10].

Le dénouement fatal n'est pas toujours aussi soudain : il ne survient dans le cas de Moseley [11] qu'au bout de sept à dix minutes, dans le cas de Mirault

(1) *Amer. journ. of med. sc.*
(2) Art. Veines. *Dict. Jaccoud*, 1885.
(3) Courvoisier, *Correspbl. f. schw. Ærzte*, 1880.
(4) Maunoury, *Progrès médical*, 1882.
(5) Trèves, *Brit. med. journ.*, 1883.
(6) Fischer, *Sammlung klin. Vorträge.*
(7) Dans toute cette période il n'a été présenté à la Société de chirurgie qu'un cas d'entrée de l'air dans les veines, et ce cas a été contesté (Reynier, Soc. de chir., 1888).
(8) J. Lidell, *Loc. cit.*
(9) Mirault (d'Anger) compare le bruit qu'il entendit à un « reniflement prolongé ».
(10) Ces convulsions ont parfois un caractère tétanique, elles sont dans certains cas tellement violentes, qu'on a eu toutes les peines du monde à maintenir le malade sur la table d'opération (cas de V. Mott, *Gaz. méd.*, 1831).
(11) Moseley, *Med. and surg. hist.* 1. Surg. vol.

qu'parès trois heures, et qu'après vingt-quatre heures dans celui de Le Gros-Clark [1]. D'ailleurs la terminaison n'est pas nécessairement funeste, la guérison a été observée, alors même que les symptômes avaient été des plus sévères, et que le sifflement caractéristique avait été distinctement entendu. En 1864, Green avait compté 9 guérisons sur 67 malades : parmi les 6 cas plus récents que j'ai notés [1], la mort n'eut lieu qu'une fois.

D'après cet exposé symptomatique, il ressort que le principal signe de l'entrée de l'air dans les veines est le sifflement prolongé soit unique, soit répété, dont j'ai indiqué plus haut les caractères : il importe de savoir que ce signe n'est pas lui-même un indice certain de la pénétration de l'air dans le système veineux. Le sifflement peut résulter d'une ouverture du cul-de-sac pleural (ce qui est exceptionnel), il peut être dû à l'aspiration de l'air dans une cavité créée au milieu du tissu cellulaire lâche par le chirurgien lui-même, par exemple dans le creux de l'aisselle [3], dans une plaie profonde du cou, etc.

Malgré tout le compte qu'on doit tenir de ces causes d'erreur, je pense qu'il est difficile d'aller jusqu'à nier complètement l'existence de l'accident qui nous occupe [4]; le scepticisme est plus de mise lorsqu'il s'agit d'accepter telle ou telle pathogénie : les innombrables vivisections qui ont été pratiquées chez les animaux sont loin d'avoir levé tous les doutes et d'avoir établi sans répliques la cause réelle de la mort. Avant de les discuter, il importe de revenir sur les conditions dans lesquelles l'entrée de l'air dans les veines s'est produite chez l'homme.

Dans la grande majorité des cas, la région opérée était la région cervicale ou le creux de l'aisselle; on note surtout, parmi les veines blessées : la jugulaire interne, la jugulaire externe à sa terminaison, la veine sous-clavière et l'axillaire, plus rarement des vaisseaux moins volumineux tels que la veine faciale [5], la sous-scapulaire [6], et, les veines prétrachéales [7]. Tous ces vaisseaux, par suite de leurs connexions avec les aponévroses qui maintiennent leurs parois tendues et béantes [8], subissent à l'état physiologique l'action aspiratrice du thorax [9]. On a bien cité des exemples d'embolies aériennes dans des veines situées en dehors de la sphère de cette action aspiratrice, par exemple dans la saphène, dans les veines pelviennes, dans les veines utérines après l'accouchement [10], etc., mais la plupart de ces observations sont sujettes à caution.

[1] LE GROS-CLARK, *Brit. med. journ.*, 1869.

[2] Chez le malade de Maunoury, qui du reste, avait perdu beaucoup de sang.

[3] The American Assoc., 1885. Collins Warren. Cas analogues de Stevens (COOPER, *Surg. Dict. Suppl.*, et VERNEUIL, *Gaz. hebd.*, 1865).

[4] Dans un travail tout récent, Hare (*Therapeutic gaz.*, sept. 1889) conclut de ses expériences qu'il faut, pour tuer un animal, introduire dans les veines des quantités considérables d'air (plusieurs pintes) comme il n'en peut réellement pénétrer pendant une opération chirurgicale; il faudrait donc chercher ailleurs l'explication des morts subites observées. Il est probable dit Hare que c'est l'embolie d'un caillot sanguin plutôt que l'embolie d'air qu'il faut accuser.

[5] Voy. MOTT, *Loc. cit.*

[6] WARREN, COSTARA, cités par Lidell.

[7] TRÈVES. Dans le travail de Fischer il existe une note de Volkmann qui dit avoir observé un accident mortel par introduction d'air dans le sinus longitudinal supérieur, en opérant une vieille femme pour un fongus de la dure-mère.

[8] BÉRARD, *Arch. méd.*, 1830.

[9] BARRY, *Recherches sur les causes du mouvement du sang dans les veines*, 1825.

[10] TH. CORMACK.

La véritable zone dangereuse, celle qui intéresse véritablement les chirurgiens, se limite en somme aux deux régions cervicale et axillaire; il est assez légitime d'en conclure que l'aspiration thoracique est la cause essentielle de la pénétration de l'air dans le système veineux. Cette pénétration semble exiger la réunion de quelques autres conditions : les plaies incomplètes y exposeraient tout particulièrement, tandis que dans les sections complètes les parois veineuses demeureraient rétractées et la lumière du vaisseau plus ou moins close [1]. En outre, le docteur Senn [2] a fait une remarque qui, dans une certaine mesure peut-être, nous donne la clef de la rareté actuelle des embolies d'air : c'est que ces embolies surviennent, en règle générale, chez des opérés qui ont subi préalablement une large perte de sang [3]; une hémostase plus parfaite serait donc une sauvegarde relative contre cette terrible complication.

En résumé, nous nous rendons d'une façon assez satisfaisante compte de la pénétration de l'air dans les veines; ce que nous savons moins, c'est le mode d'action de cet air et le mécanisme de la mort : c'est ce seul point du reste que les physiologistes ont eu en vue.

Examinons d'abord ce que nous apprennent les autopsies d'animaux tués par des injections d'air dans les veines. La plupart du temps, on ne trouve de l'air ou du sang spumeux que dans les cavités droites du cœur et dans les grosses branches de l'artère pulmonaire [4].

Cependant, dans quelques cas observés sur des chevaux par Barthélemy, Amussat, Bouillaud [5], les cavités gauches du cœur renfermaient du sang spumeux. D'autre part, nous savons par les expériences de Muron et Laborde [6], maintes fois répétées depuis, que l'air traverse aisément les réseaux capillaires. Si l'on pousse doucement de l'air dans l'artère crurale d'un chien après avoir dénudé la veine correspondante afin de la rendre transparente, on voit aisément que le sang qui revient du membre est mélangé de bulles d'air [7].

Ces expériences, jointes aux constatations d'air dans le cœur gauche, démontrent qu'il faut rechercher l'origine des accidents ailleurs que dans un obstacle à la circulation pulmonaire [8].

Deux théories restent actuellement en présence, la théorie nerveuse et la théorie cardiaque; chacune d'elles, du reste, a été émise sous des formes très différentes.

(1) TRÈVES.

(2) SENN, *Étude expérimentale et clinique sur l'embolie d'air.* The American surg. Assoc. Compte rendu dans *Philad. med. Times*, 1885.

(3) C'était le cas du malade de Maunoury.

(4) De même, dans les quelques autopsies faites sur l'homme, on a trouvé les veines caves, l'oreillette et le ventricule droits remplis d'air, le poumon paraissait exsangue.

(5) Cités par Couty, qui a fait de cette question expérimentale l'étude la plus complète. Thèse de Paris, 1875. La plupart des détails qui suivent ont été puisés dans cette thèse.

(6) Soc. de biol., 1873.

(7) BÉCLARD, *Traité de physiol.* On peut injecter soit dans les artères, soit dans les veines, des quantités considérables d'air, à la condition *d'injecter doucement*. « On peut introduire dans la jugulaire d'un chien 1 litre d'air, recommencer l'injection au bout de quelques heures, le jour même, le lendemain, etc., et faire ainsi passer dans ses vaisseaux un volume d'air considérable » Au contraire, l'injection brusque d'une moindre quantité détermine rapidement la mort.

(8) La théorie de l'obstruction des capillaires pulmonaires par le mélange de sang et d'air, émise par Bœrhaave, fut développée par Poiseuille et adoptée par Milne Edwards, Cl. Bernard, Vulpian, etc.

*Théorie nerveuse.* — L'air passerait des veines dans le cœur droit, puis dans le cœur gauche et irait former des embolies artérielles dans l'encéphale (1); il se produirait en somme ce qui arrive quand on injecte de l'air dans la carotide d'un chien : 50 centimètres cubes suffisent à amener la mort subite, en déterminant une irrigation insuffisante de l'encéphale et peut-être plus particulièrement de l'ischémie bulbaire (2).

Selon d'autres physiologistes, les accidents reconnaîtraient bien encore pour cause une modification dans la circulation cérébrale, mais cette modification ne serait pas produite par l'arrivée directe de l'air dans les capillaires cérébraux, elle résulterait d'une action réflexe à point de départ endocardiaque (3), ou bien encore serait la conséquence indirecte du trouble apporté à la circulation pulmonaire.

*Théorie cardiaque.* — D'après cette théorie, le phénomène primitif consisterait dans l'arrêt du cœur. Le cœur s'arrête, pour les uns, parce qu'il est dilaté mécaniquement, pour les autres, parce que l'air exerce une action paralytique sur sa fibre musculaire (4). Couty conclut de ses expériences que c'est bien la distension des cavités droites du cœur qu'il faut incriminer : cette distension entraîne l'asystolie du ventricule droit, qui ne chasse plus dans les poumons qu'une ondée insuffisante; il en résulte une chute de la tension artérielle et l'arrêt circulatoire.

En résumé, le trouble fonctionnel du cœur paraît bien le phénomène essentiel, mais nous ne savons pas encore d'une façon certaine si ce trouble résulte de l'action locale, mécanique, de l'air sur le cœur, ou s'il n'est que l'effet à distance produit par l'air sur les centres encéphaliques.

*Traitement.* — La rareté de plus en plus grande de cette grave complication nous prouve que par suite des soins plus minutieux apportés aux opérations, le chirurgien peut en général la prévenir. Il est bon de ne commencer une opération sur la zone dangereuse que lorsque le malade est bien endormi, dans l'attitude horizontale (5) et que sa respiration est devenue calme et régulière; si les adhérences d'une tumeur sont telles que, par décollement et énucléation, on risque fort d'amener la déchirure d'une grosse veine, mieux vaut d'avance sectionner le vaisseau entre deux ligatures. En outre, il convient, suivant le conseil de Trèves, d'avoir toujours à sa portée une éponge remplie d'un liquide aseptique, qu'on puisse exprimer dans la plaie au moindre signal d'alarme : en effet, dit-il, la veine n'est dangereuse que lorsqu'elle est à sec, aussi dès qu'un sifflement nous avertit du danger, faut-il ne pas hésiter à remplir de liquide le champ opératoire, en même temps qu'on s'efforce d'aller mettre un doigt sur le point par où le sang semble couler, par où peut-être sortent quelques bulles d'air : cette dernière manœuvre n'est pas toujours facile, et bien qu'on recommande de n'enlever le doigt pour y substituer une

(1) C'était la théorie de Bichat.

(2) Béclard, dernière édition.

(3) Arloing et Tripier.

(4) Cette dernière opinion est en contradiction avec les expériences qui nous montrent le cœur arraché de la poitrine et plein d'air et continuant à battre.

(5) Le docteur Senn déclare que, dans ses expériences, il a vu l'élévation de la tête favoriser la pénétration d'air dans les veines, aussi recommande-t-il de maintenir les malades couchés horizontalement. Follin avait déjà donné le même conseil en 1867.

pince à pression et faire la ligature que pendant l'expiration, il est arrivé maintes fois que l'enlèvement du doigt a immédiatement permis une nouvelle entrée d'air.

Lorsque l'introduction de l'air dans les veines a été considérable et a d'emblée produit un état de collapsus alarmant, il ne suffit plus de s'opposer à une nouvelle entrée d'air, il faut à tout prix s'efforcer de chasser celui qui encombre les voies circulatoires. Pour atteindre ce but, divers moyens ont été proposés : contrairement à Erichsen, Trèves recommande les pressions sur le thorax, pendant l'expiration : il cite à l'appui deux observations avec guérison, dans lesquelles on obtint par cette manœuvre (1) l'expulsion au niveau de la plaie de larges bulles d'air. En revanche, il condamne, et non sans raison, l'idée d'aspirer l'air au moyen d'une sonde introduite par les veines ouvertes (2).

Lorsque toute respiration a cessé, il est rationnel, après avoir tenté l'expulsion de l'air, puis rapidement oblitéré le vaisseau ouvert, de pratiquer la respiration artificielle (3).

Quant à l'électrisation faradique du cou, recommandée par Oré (4), il est vraisemblable qu'elle agit plutôt sur les phréniques que sur les pneumogastriques.

### 5° PÉNÉTRATION DE CORPS ÉTRANGERS

Cette complication, à n'envisager que les corps étrangers solides (5), est absolument exceptionnelle; on a cité (6), au milieu des caillots qui obstruaient une veine, des grains de plomb, de petites esquilles, etc. Dans d'autres cas également rares, on a vu des branches de la veine porte traversées par des arêtes de poisson (7), des fragments pointus d'os, des aiguilles, etc. On peut admettre, *à priori*, que le pronostic dépend et de l'étendue de la plaie faite à la veine et du degré d'asepsie du corps étranger.

## Diagnostic et pronostic.

Le diagnostic consiste à distinguer une plaie veineuse d'une plaie artérielle, ce qui est généralement facile : La coloration noire du sang qui s'écoule et l'absence de jet témoignent déjà en faveur de l'hémorrhagie veineuse; on lève tous les doutes en comprimant le vaisseau entre la plaie et la périphérie. Il n'y aurait guère quelque incertitude que dans les cas où le sang s'est épanché et infiltré dans les tissus ; alors la confusion pourrait être faite avec un anévrysme diffus, mais il manque les battements et les bruits de souffle.

(1) Qu'il ne faut pas confondre avec celle qui préconisait la compression préventive de la poitrine.
(2) Senn a proposé la ponction opératrice de l'oreillette droite.
(3) Cas de Fischer et expériences sur les chiens.
(4) Uniquement d'après des données expérimentales.
(5) La pénétration des corps étrangers liquides a trouvé sa place à l'étude des embolies veineuses.
(6) Ollier.
(7) Observations de Lambron et d'Andrett (citées par Nicaise).

Le pronostic des plaies des veines découle tout naturellement de l'étude des complications; on s'accorde à reconnaître plus de gravité aux plaies des veines variqueuses.

## Traitement.

Faire une bonne hémostase dans les meilleures conditions possibles d'asepsie, telle est la formule qui pourrait résumer la thérapeutique des plaies des veines.

Les moyens à employer pour réaliser cette hémostase devront naturellement varier avec l'importance du vaisseau blessé, la nature et l'étendue de la blessure.

Les plaies des *petites veines* ne réclament la plupart du temps aucune intervention; l'hémostase se fait spontanément, ou il suffit, pour l'obtenir, d'exercer une légère compression sur la plaie. C'est encore à la compression immédiate qu'on s'adressera de préférence pour arrêter le sang veineux au cours d'une opération : l'application du doigt, d'un tampon, d'une éponge pendant quelques minutes suffisent en général à arrêter l'hémorrhagie. Dans certaines conditions, dans les plaies des cavités, par exemple, il peut y avoir intérêt à prolonger la compression en laissant des tampons à demeure pendant trente six ou quarante-huit heures. Je signale, sans y insister, les divers petits moyens couramment employés pour obtenir une hémostase provisoire, tels que l'eau chaude, l'eau froide, etc. L'emploi de la forcipressure pour les veines de petit et de moyen calibre, et est également des plus recommandables; il est de pratique courante d'appliquer chemin faisant, pendant une opération sur tout vaisseau qui saigne une pince hémostatique; le vaisseau est-il petit, veineux ou artériel, il reste oblitéré après quelques minutes d'application des pinces; s'il saigne, il devient justiciable des autres moyens que nous allons exposer et en particulier de la ligature.

Les *plaies des grosses veines* ont une tout autre importance, et il convient d'envisager à part le traitement des plaies complètes, puis le traitement des plaies incomplètes.

*Plaies complètes.* — Nous avons à notre disposition trois procédés principaux : la compression, la forcipressure et la ligature.

La compression, quand il s'agit de grosses veines, n'est guère en général qu'une ressource provisoire (1), mais c'est une ressource des plus précieuses qui permet de parer à un danger imminent : dans certains cas, par exemple dans les blessures du sinus longitudinal supérieur, dans les plaies de grosses veines osseuses (2), elle suffit à amener l'hémostase définitive.

Hormis ces cas spéciaux et ceux où la profondeur de la plaie engage à y

(1) Il est juste de dire cependant que des hémorrhagies de la fémorale et même de la sous-clavière ont été définitivement arrêtées au moyen de la compression, mais ce traitement expose aux infiltrations sanguines étendues.

(2) On se sert également pour ces plaies osseuses, dans les trépanations par exemple, de mastics aseptiques, avec lesquels on obture l'orifice béant des grosses veines.

laisser à demeure pendant vingt-quatre ou trente-six heures des pinces hémostatiques ([1]), le véritable traitement des sections complètes est la ligature.

La *ligature* se pratique sur les deux bouts au moyen de fils de soie ou de fils de catgut; nous devons successivement passer en revue ses effets immédiats et ses effets consécutifs.

D'après les expériences de Malgaigne contrôlées par Nicaise, les tuniques des veines ne se comportent pas vis-à-vis du fil constricteur comme celles des artères : aucune ne se rompt, toutes se plissent et demeurent pressées les unes contre les autres. Cependant, suivant d'autres expérimentateurs, les tuniques internes et moyennes céderaient sous l'influence d'une constriction suffisante ([2]).

Aussitôt après la ligature, le sang se coagule dans le bout périphérique jusqu'à la première collatérale : le caillot ainsi formé est composé de couches concentriques dont les plus superficielles contractent après quelques jours des adhérences avec la paroi interne de la veine. Au bout de sept à huit jours, le caillot présente une *apparence* d'organisation, il est sillonné de capillaires et de bourgeons cellulaires; en réalité, tous ces éléments lui sont étrangers : ils émanent des parois du vaisseau légèrement enflammé, et finissent par se souder les unes aux autres en entraînant ainsi l'oblitération définitive de la veine; ces mêmes bourgeons existent au niveau de la ligature et se comportent de la même façon.

Telle est la description classique ([3]); elle est basée sur une série d'observations et d'expériences antérieures à l'introduction de l'antisepsie dans la pratique de la chirurgie ou des vivisections; il semble aujourd'hui qu'il faille un peu modifier notre opinion sur quelques points : lorsque les fils employés pour la ligature d'une veine dans la continuité sont parfaitement aseptiques, il est loin de se former toujours un caillot de chaque côté du lien constricteur. Sur 5 ligatures veineuses pratiquées chez des animaux ([4]), Pilcher n'a observé qu'une fois la formation d'un caillot; le processus de réparation ne diffère, du reste, pas de celui qui a été exposé plus haut ([5]). Pilcher a noté une prolifération plus intense des éléments de la tunique interne au point serré par le fil.

Les effets de la ligature sur la circulation veineuse doivent nécessairement varier suivant la région où cette opération est pratiquée; dans plusieurs cas, on a noté un œdème plus ou moins persistant et une couleur violacée des téguments. La gêne circulatoire peut-elle aller jusqu'à produire la gangrène? Boyer, Dupuytren, Guthrie, Nélaton, etc., redoutaient beaucoup cette complication, particulièrement après la ligature de la veine fémorale. C'est pour l'éviter que Gensoul, en 1826, avait proposé de lier l'artère fémorale dans les

([1]) Je ne fais que mentionner ici la cautérisation, bonne dans des cas particuliers tout au plus; le fer rouge est alors le meilleur agent.

([2]) J. Bœckel, *Revue de chir.*, 1881.

([3]) L'étude expérimentale de la formation du caillot a été faite par Travers, Trousseau et Rigot, Renault et Bouley.

([4]) Trois ligatures de la jugulaire interne et deux de la fémorale. Pilcher, *Ann. of anat. and surg.*, 1883. Fischer, Spencer, Watson (*Med. Times and gaz.*, 1878), Hueter (*Grundriss der Anat.*), admettent également la possibilité de l'accolement des parois veineuses sans thrombose préalable.

([5]) Le fil se résorbe.

cas de blessure de la veine [1]. Le conseil de Gensoul fut mis à exécution avec un plein succès par Langenbeck en 1861 [2].

Cependant, dès 1852, Cruveilhier [3] affirmait qu'il n'existe pas un seul fait positif de gangrène par oblitération veineuse, et Verneuil posait en principe la ligature isolée de la veine lorsqu'elle seule est blessée. L'opinion de Verneuil est devenue classique dans notre pays ; elle tend de plus en plus à être acceptée en Allemagne, où cependant Busch, Bardeleben, Kraske, etc., soutiennent encore l'opinion de Braune [4].

Si la ligature d'une veine détermine un œdème et une cyanose par trop considérables, on est en droit d'exercer un peu de compression sur l'artère homonyme [5].

*Plaies incomplètes.* — Ce sont surtout les plaies incomplètes des veines qui ont guéri par une simple compression, exercée soit avec le doigt, soit avec des tampons, mais en général il faut en venir à un traitement plus actif, et alors deux voies s'ouvrent au chirurgien : il peut traiter la plaie incomplète comme une plaie complète, et faire la ligature des deux bouts ; ou bien il peut avoir pour objectif de conserver le cours du sang dans le vaisseau blessé, en oblitérant la blessure sans oblitérer la veine. Trois procédés sont possibles : la ligature latérale, la suture et la forcipressure.

La ligature latérale a été employée pour la première fois par Travers pour un cas de plaie de la fémorale ; elle a donné des insuccès et des succès ; les malades de Travers et de Roux sont morts d'hémorrhagie, ceux de Guthrie, Blandin, Boyer [6], etc., ont guéri. En 1889, Lewis et Pilcher [7], en ajoutant les observations américaines aux 24 observations rassemblées par Braun, sont arrivés à un total de 32 cas de ligature latérale : 5 fois celle-ci a été suivie d'hémorrhagie secondaire [8]. En s'efforçant de maintenir la perméabilité du vaisseau on court donc quelques risques ; par suite, la question est de savoir si le maintien de cette perméabilité en vaut la peine et compense les dangers courus. Quand il s'agit de la jugulaire interne, la question n'est pas douteuse : la ligature circonférentielle n'apporte aucune entrave à la circulation de l'extrémité encéphalique, elle doit être préférée à la ligature latérale. La question est plus discutable si l'on considère les plaies incomplètes de la veine axillaire et surtout de la veine fémorale ; peut-être ici faut-il en appeler de la condamnation absolue de Malgaigne et peut-on tenter la ligature latérale en

(1) Gensoul mit en pratique sa recommandation cinq ans après ; il n'y eut à la suite ni hémorrhagie ni trouble local quelconque.

(2) Voy. pour l'historique un mémoire de Maubrac, *Arch. de méd.*, 1889.

(3) CRUVEILHIER, *Anat. path.*

(4) C'est-à-dire qu'il faut lier l'artère fémorale pour une plaie de la veine.

(5) Pilcher a conseillé, dans les plaies de la fémorale, de lier non le tronc commun, mais seulement la fémorale superficielle. Je ne discute pas ici le traitement à suivre dans les cas de plaie simultanée de l'artère et de la veine ; la part essentielle revient à l'artère ; l'obstruction veineuse ne fait que déterminer la forme de la gangrène. Les chances de sphacèle dépendent d'ailleurs de plusieurs conditions, dont la plus importante est l'état du système artériel.

(6) TH. NICAISE.

(7) LEWIS et PILCHER, *Ann. of anat. and surg.*, 1883.

(8) Sept cas furent suivis de morts, 3 fois par pyohémie, 4 fois par hémorrhagie, mais il est évident que le genre de ligature n'est pour rien dans le développement de la phlébite ou de toute autre complication infectieuse.

s'entourant, bien entendu, de toutes les précautions antiseptiques et de toute la surveillance consécutive possible.

Nous avons peu de documents sur les résultats de la forcipressure et de la suture latérales.

Braun (1) cite 2 observations de suture, l'une de Czerny, l'autre de Schede : la première, faite pour une plaie de la jugulaire interne, fut suivie d'hémorrhagie ; la seconde, pratiquée pour une blessure de la fémorale, se termina par la guérison. Pilcher ajoute à ces 2 cas une opération de suture veineuse faite avec succès par Lister pour une plaie opératoire de l'axillaire.

Quant à la forcipressure, elle a été heureusement appliquée par Pilcher (2) au traitement d'une plaie incomplète de la jugulaire externe (3).

## RUPTURES DES VEINES

Nous réservons le nom de ruptures aux cas dans lesquels il se produit une solution de continuité des parois veineuses, sans que celles-ci aient été *directement* atteintes par un traumatisme.

Une veine est-elle lésée par une esquille, par un corps étranger quelconque ? Il s'agit d'une déchirure et non d'une rupture.

### Division et étiologie.

Les ruptures des veines sont traumatiques ou spontanées.

Les *ruptures traumatiques* s'observent fréquemment dans les contusions des parties molles un peu fortes, elles sont la source d'épanchements sanguins qui tantôt s'infiltrent dans le tissu cellulaire en vastes ecchymoses, tantôt se collectent pour constituer un hématome. On peut citer comme exemple l'observation d'Emmert (4) : Une femme obèse, âgée de quarante-cinq ans, tomba sur le genou gauche ; immédiatement celui-ci se tuméfia et devint le siège d'un épanchement sanguin tellement abondant que le chirurgien crut avoir affaire à la rupture d'un sac anévrysmal. L'ouverture de la poche, après le placement d'une ligature d'attente sur l'artère fémorale, permit d'en extraire 2 à 3 litres de sang coagulé ; ce sang siégeait entre la peau et les muscles, les vaisseaux fémoraux étaient intacts (5). Les ruptures veineuses ont été signalées dans la réduction des luxations anciennes, et en particulier des luxations de l'épaule ; ainsi la veine axillaire fut rompue, dans les obser-

(1) Cité par Pilcher.

(2) La pince fut enlevée le second jour.

(3) Je n'ai pas spécialement mentionné dans ce chapitre les plaies des veines splanchniques ; il me paraît évident que leur traitement ne diffère pas de celui des autres plaies veineuses, et que si un signe quelconque trahissait l'existence d'une hémorrhagie dans une cavité viscérale, le devoir du chirurgien serait d'aller voir directement s'il peut lier le vaisseau qui saigne.

(4) Emmert, *Schmidt's Jahrb.*, 1843.

(5) Il existait des varices.

vations de Callender [1], de Froriep, de Flaubert, d'Hailey, d'Agnew, etc. [2].

Les *ruptures spontanées* se sont montrées surtout à l'occasion d'un effort partiel ou d'un effort général.

Je range au nombre des efforts partiels les contractions brusques et violentes des muscles, qu'elles soient volontaires ou involontaires (crampes). On cite toujours le cas d'Else [3], dans lequel un jeune homme de vingt-cinq ans, soulevant un poids très lourd, ressentit une douleur vive dans la jambe : il se produisit un épanchement sanguin qui fut pris pour un anévrysme ; le membre fut amputé, et sa dissection prouva que la source de l'hémorrhagie n'était autre qu'une veine rompue. Chez deux malades d'Hodgson [4], une crampe dans le mollet fut la cause de la rupture d'une veine dans le « gras de la jambe ».

Il est probable que dans la plupart de ces faits, la rupture résulte de la brusquerie avec laquelle le muscle exprime le sang qu'il contient : il est possible aussi qu'en se contractant irrégulièrement, le muscle refoule une partie du liquide sanguin vers les capillaires, sans que les voies de dérivation suffisent à prévenir un excès de pression dans les vaisseaux.

C'est encore par une augmentation de la pression intra-veineuse que l'effort général amène des ruptures vasculaires. Hey raconte l'histoire d'un enfant chez lequel, après des cris violents, on vit apparaître sur le trajet de la jugulaire externe un hématome qui, quinze jours après, s'étendait de la joue à la clavicule [5].

J'ai hâte d'ajouter que la plupart des veines qui se rompent spontanément sont des veines malades ; l'état variqueux est certes la cause la plus importante des ruptures spontanées.

Ces ruptures sont loin d'être rares : on sait que chez certains hémorrhoïdaires chaque défécation est suivie d'un petit écoulement de sang ; j'ai de même démontré, pièces en main, dans deux cas de ruptures spontanées du rectum, que les veines rectales s'étaient rompues au moment de l'effort, et j'ai attribué à cette rupture préalable des veines malades la déchirure des tuniques intestinales [6].

Chez les femmes enceintes, on a spécialement signalé la rupture des veines des organes génitaux. Dans ces derniers cas, tantôt l'écoulement de sang se produit au dehors, tantôt, la muqueuse restant intacte, il se fait dans le tissu conjonctif et constitue les thromboses de la vulve et du vagin [7]. Beaucoup d'autres veines encore, lorsqu'elles sont variqueuses, sont sujettes à se rompre. Morgagni a constaté une rupture de la veine azygos, d'autres une

(1) *Saint-Barthol. hosp. rep.*, 1866.
(2) Cités par Panas. Art. ÉPAULE. *Dict. Jaccoud.*
(3) Cité par Sands qui a fait dans les *Arch. de méd. de New-York* de 1884 une bonne étude de rupture des veines.
(4) *Diseases of arteries and veins.* London, 1815.
(5) L'enfant guérit après une série de ponctions (HEY, *Practic. observ. in Surg.*, 1810). — Andral rapporte le cas d'une rupture de la veine cave inférieure pendant un violent effort, Sénac celui de veines rompues pendant la période de frisson de la fièvre intermittente (*Anat. méd.*, t. III).
(6) J'ai appliqué la même pathogénie aux ruptures spontanées de l'œsophage (*Revue de chir.*, 1881, et Soc. chir., 1887).
(7) BUDIN, Thèse d'agrég., 1880.

rupture de la veine cave inférieure, des veines ovariennes ([1]), etc.; les plus intéressantes pour nous sont les veines des membres. Tantôt ce sont les veines superficielles qui se crèvent; donnant lieu parfois à des hémorrhagies graves, principalement chez les femmes enceintes ([2]); tantôt ce sont les veines profondes, ainsi que le prouvent les hématomes souvent rencontrés dans l'épaisseur des muscles chez les sujets variqueux. Il est infiniment probable, ainsi que l'a décrit Verneuil ([3]), que l'affection désignée sous le nom de coup de fouet reconnaît pour causes, dans un bon nombre de cas, la rupture d'une varice inter ou intra-musculaire.

On sait en quoi consiste cette affection : un individu est pris subitement d'une douleur, dans le mollet, à l'occasion d'une contraction énergique des muscles extenseurs du pied; bientôt surviennent un gonflement plus ou moins considérable, des ecchymoses et une impotence plus ou moins complète du membre. Verneuil a spécialement observé cet accident chez des sujets porteurs de varices profondes, mais il a encore constaté que parfois il était suivi de complications ayant assurément pour siège le système veineux, telles que la longue persistance de l'œdème, la phlegmatia alba dolens, la phlébite, l'embolie, etc. ([4]).

## Symptômes. — Diagnostic et traitement.

En général, le premier symptôme accusé par le malade est une douleur violente, aiguë, au siège de la rupture, comme s'il avait reçu là un coup de fouet; parfois la sensation est moins vive et a été comparée à une sorte d'engourdissement douloureux ([5]).

Dans certains cas, enfin, la douleur subite manque, le blessé ne s'aperçoit de l'accident qui lui arrive que parce qu'il se sent mouillé par quelque chose de chaud ([6]).

L'hémorrhagie, généralement abondante, peut se faire au dehors, dans une cavité, ou bien être interstitielle.

Les hémorrhagies externes sont particulièrement graves dans les cas de ruptures de varices ([7]), elles ont entraîné la mort dans un certain nombre d'observations; il en est de même des hémorrhagies qui se font dans les cavités splanchniques ([8]).

La gravité des hémorrhagies interstitielles dépend naturellement de l'importance du vaisseau rompu et du siège de l'épanchement sanguin : la thrombose de la vulve et du vagin, chez les femmes grosses, indépendamment de la perte de sang, peut apporter une gêne considérable à l'expulsion du fœtus. Au

([1]) Chaussier, *Mém. et consult. de méd. lég.*
([2]) Budin, Thèse, 1880. — *Mém. de Cazin. Arch. de tocol.*, 1880.
([3]) *Gaz. méd.*, 1855, et *Arch. de méd.*, 1877.
([4]) Voy. Terrillon, *Bull. thérap.*, 1882, et Clary, Thèse de Paris, 1883.
([5]) Observation 9e de Legouest, *Rupture spontanée des veines. Arch. de méd.*, 1867.
([6]) Observation de Gosselin. Thèse de Budin.
([7]) Et surtout pendant la grossesse.
([8]) Rupture de la veine azygos, des veines rectales, des veines ovariques, rupture dans le péritoine de la veine iliaque interne (*London med. rep.*, 1814).

cou, les ruptures interstitielles sont susceptibles de déterminer une dyspnée intense ; aux membres, elles amènent parfois une distension considérable de la peau et une tuméfaction telle qu'on a pensé à un anévrysme diffus. J'ai déjà rapporté le cas d'Else, dans lequel, par suite de cette erreur de diagnostic, l'amputation fut pratiquée.

Dans une observation, rapportée par Sands [1], l'amputation fut sur le point d'être faite. Il s'agissait d'un « gentleman » de cinquante et un ans, qui pendant une promenade ressentit tout à coup une douleur vive dans la cuisse. En peu de temps il se développa une tuméfaction énorme des deux tiers supérieurs de la cuisse, avec tension et marbrures de la peau [2]. Le diagnostic d'hématome dû à la rupture d'une veine profonde fut porté. Deux mois après, des accidents fébriles se déclarèrent à la suite d'une ponction qui avait donné issue à du liquide brunâtre. Pendant qu'on procédait à l'éthérisation, il survint une augmentation brusque de la tumeur. Le chirurgien suspendit l'anesthésie, afin d'avertir le patient que l'intervention pourrait aller jusqu'au sacrifice du membre. Après l'issue d'une masse de sang évaluée à 7 pintes, on put s'assurer, grâce à la bande d'Esmarch, que la source de l'hémorrhagie provenait d'une veine collatérale de l'artère fémorale profonde ; les deux bouts furent liés, et le malade guérit.

Indépendamment du danger créé par la perte de sang et les phénomènes de compression qu'elle peut déterminer, la rupture d'une veine (et surtout d'une veine variqueuse) peut être suivie d'accidents secondaires dus à la phlébite et à toutes ses conséquences possibles, l'extension de la thrombose, l'embolie, etc. Il en résulte que, malgré l'heureuse issue habituelle des ruptures veineuses des membres [3], on devra toujours apporter une certaine réserve dans le pronostic, et ne jamais les considérer comme une lésion négligeable.

Le traitement des ruptures des veines ne saurait être présenté ici que d'une façon générale.

Le repos et la compression ouatée me paraissent constituer la meilleure thérapeutique dans la grande majorité des cas de ruptures interstitielles. Dans les régions, telles que le cou, où la compression est impraticable, on peut tirer quelque avantage des applications continues de glace. Ce n'est qu'exceptionnellement que l'augmentation de volume progressive du membre conduira le chirurgien à une thérapeutique plus active, je veux dire à l'ouverture du foyer et à la recherche toujours un peu aléatoire du point de départ de l'hémorrhagie.

Le traitement des ruptures externes rentre dans celui des plaies des veines.

(1) Sands, *Arch. méd. de New-York*, 1884.

(2) Les veines saphènes étaient variqueuses.

(3) En dehors de la grossesse, et en mettant de côté les ruptures des gros troncs veineux : sur 5 cas de ruptures de l'axillaire pendant les tentatives de réduction, de luxation, il n'y a eu qu'une guérison.

# CHAPITRE II

## PHLEBITE ET THROMBOSE (¹)

On donne le nom de *phlébite* à l'inflammation des veines. Cette inflammation est souvent de nature infectieuse. Il peut se faire que les parois d'une veine plongée au milieu d'un foyer de suppuration participent au processus et se laissent infiltrer par les globules de pus; il en est de même des veines sectionnées, dont les ouvertures, plus ou moins bouchées par un caillot, baignent dans le pus d'une plaie contaminée. Dans un certain nombre de cas enfin, l'infection est plus directe encore et résulte d'une véritable inoculation faite au vaisseau par un instrument malpropre.

En résumé, tout foyer infectieux, toute plaie septique, peuvent être le point de départ d'une phlébite. Il me paraît bon de donner ici un exemple clinique de chacun de ces cas.

On a signalé particulièrement l'infiltration purulente des parois veineuses dans les abcès profonds, dans les phlegmons de l'aisselle, du pli de l'aine, du médiastin postérieur(²), etc. Cette infiltration purulente peut se terminer par l'ulcération de la veine, mais la pénétration du pus dans le système circulatoire est retardée, sinon arrêtée par un processus qui accompagne toute phlébite aiguë et bon nombre de phlébites chroniques, je veux parler de la coagulation du sang.

La phlébite, qui tire son origine de la surface d'une plaie non aseptique, était loin d'être rare, il y a peu de temps encore. Les plaies profondes, anfractueuses, telles qu'un foyer de fracture, la plaie utérine après l'accouchement, les furoncles, l'anthrax, y prédisposent d'une façon toute particulière, mais toute surface suppurante y peut donner naissance; il est clair que la réaction de la veine sera proportionnelle à la virulence du produit infectant.

Quant à l'inoculation directe des veines, il me suffit de citer comme exemples les cas de phlébites survenues à la suite de la saignée, des opérations sur les

(¹) Bouillaud, *Rev. méd.*, 1825. — Breschet, art. Phlébite. *Dict. des sc. méd.* — Cornil et Babès, Bactéries dans les maladies infect. — Cornil et Ranvier, *Hist. path.* — Cruveilhier, *Anat. path.* et art. Phlébite, *Dict. en 15 vol.* — Damaschino, Recherches sur les altérations anatomiques de la *phlegmatia alba dolens. Bull. et mém. de la Soc. méd. des hôp.*, 1880. — Dance, *Arch. méd.*, 1829. — Davis, *Medic.-chir. transact. of London*, 1823. — De Brun, Thèse, 1884. — Follin et Duplay, Path. externe. — Hayem, *Revue scient.*, 1883. — Hodgson, Diseases of arteries and veins, 1805. — Hunter, Œuvres trad. par Richelot, 1584. Paris, 1843. — Lancereaux, Anatomie path. — Lee (R.), *Med.-chir. transact.*, 1829. — Ribes, *Rev. med.*, 1825, et Soc. méd. derm., 1816. — Rindfleisch, *Traité d'histologie path.* — Troisier, *Phlegmatia alba dolens.* Thèse d'agrég., 1880. — Velpeau, Recherches sur la *phlegmatia alba dolens. Arch. méd.*, 1824. — Virchow, Pathologie cellulaire et Thrombose und Embolie. *Ges. Abh. zur wiss. Med.*, 1856. — Vinay, *Nouv. Dict. de méd. et de chir.* — Widal, Étude sur l'infection puerpérale. Paris, 1889.

(²) Cornil et Ranvier.

hémorrhoïdes, sur les varices, en un mot, à la suite de toute plaie chirurgicale ou accidentelle des veines.

On aurait tort de restreindre le cadre des phlébites infectieuses à celles que nous venons de passer en revue, et qui sont consécutives à une lésion locale des vaisseaux à sang noir; certaines maladies générales, de nature microbienne, telles que la septicémie, la fièvre typhoïde, la tuberculose (1), etc., sont susceptibles de déterminer, nous verrons plus loin par quel mécanisme, des lésions inflammatoires du côté des veines, de même que d'autres produisent des arthrites ou des inflammations secondaires des séreuses.

Voilà donc un premier groupe naturel de phlébites : il comprend toutes les inflammations veineuses qui relèvent d'une infection microbienne locale ou générale. Il est permis d'en établir un second avec les phlegmasies des veines dues à un trouble général de la nutrition; ici trouvent leur place les phlébites qu'on observe dans la goutte, dans le rhumatisme chronique, etc. Peut-être enfin convient-il de réserver une classe spéciale aux phlébites occasionnées par l'action directe et locale de certains toxiques sur la paroi veineuse. Nous aurions ainsi, en parlant de l'étiologie : des *phlébites infectieuses*, des *phlébites constitutionnelles* et des *phlébites toxiques*.

## Anatomie pathologique.

La réalité d'une altération inflammatoire des tuniques veineuses a été méconnue jusqu'à Hunter. Hunter démontra le premier que le gonflement et les abcès qui parfois surviennent au bras, à la suite de la saignée, reconnaissent pour cause l'inflammation de la membrane interne des veines. Hunter décrivait à la phlébite une forme suppurative, une forme ulcéreuse et une forme adhésive. Il admettait que le pus des abcès peut pénétrer dans la cavité des veines et se mêler au sang. A la suite de ces travaux mémorables, la phlébite fut principalement étudiée dans ses rapports avec les complications des plaies. Dance (2) démontre que bon nombre des femmes qui succombent à l'infection puerpérale présentent de la phlébite utérine; il soutient que, d'une façon générale, la phlébite est l'origine des abcès métastatiques et de l'infection purulente. La plupart des anatomo-pathologistes de l'époque, et à leur tête Cruveilhier (3), acceptent avec des variantes dans le mode pathogénique, ce rôle prédominant de la phlébite, dans les accidents pyohémiques; ils conservent, à côté de cette forme suppurative, la forme adhésive de Hunter, à laquelle ils rapportent les phlébites localisées qu'on voit survenir à la suite des traumatismes et l'œdème blanc des femmes en couches (3). En outre, Cruveilhier (4) observe très bien que, quelle que soit la forme de l'inflammation, celle-ci s'accompagne toujours de la formation d'un caillot, d'une thrombose; mais la coagulation du sang n'est qu'un phénomène secondaire, nous en restons toujours à l'idée de la phlébite primitive de Hunter.

(1) Peut-être le rhumatisme articulaire aigu.
(2) Dance, *Arch. méd.*, 1828.
(3) Davis, *An essay on the proximate cause of the disease called phlegmatia dolens*, 1825. — R. Lee, *A contribution to the pathology of phlegmatia dolens. Med.-chir. trans.*, 1829.
(4) Cruveilhier, *Anat. path.* et art. Phlébite, du *Dict. en 15 vol.*, 1843.

Telles étaient en 1846 les notions acceptées sur la phlébite; on les trouve exposées et résumées par Raige-Delorme (1) dans un article du *Dictionnaire en 30 volumes*.

Dix ans plus tard, en 1856, Virchow (2) vint renverser les termes du problème. Au lieu de voir dans la formation du caillot un phénomène consécutif à la phlébite, il soutint que la coagulation du sang, que la *thrombose* est le phénomène essentiel et primitif. Ainsi, ce qu'on appelle la phlébite suppurée n'est pas une phlébite, « c'est un phénomène pathologique commençant par une coagulation et finissant par un ramollissement du thrombus ». On constate bien, il est vrai, dans certains points, les altérations des parois veineuses, mais presque toujours ces altérations sont secondaires. A plus forte raison faut-il rayer du cadre de la phlébite ces coagulations spontanées qu'on observe chez les cachectiques ou chez les nouvelles accouchées, et qu'on désigne sous le nom de *phlegmatia alba dolens*.

La doctrine huntérienne fut, il faut bien l'avouer, complètement détrônée par celle de la thrombose ; toutes les recherches s'orientèrent vers l'étude de la coagulation du sang, des causes qui la favorisent, et du processus évolutif du caillot. En France, Follin, et plus tard Cornil et Ranvier, n'émirent de réserves que sur l'absolu de l'opinion allemande : il existe bien, disent ces derniers, une endophlébite primitive, telle est celle qu'on observe dans une veine vide de sang à la surface d'une plaie d'amputation.

La théorie de la thrombose veineuse primitive a régné en maîtresse jusqu'à ces dernières années; elle semble à son tour céder le pas à une autre doctrine qu'il serait imprudent peut-être de généraliser dès aujourd'hui, mais qui me paraît appelée à se substituer peu à peu à l'hypothèse de Virchow ; cette nouvelle doctrine considère certaines thromboses (sinon toutes) comme de nature infectieuse, elle s'appuie sur des observations rigoureuses et sur la constatation à l'intérieur des veines thrombosées de micro-organismes pathogènes, elle nous ramène par suite à la conception de la phlébite primitive, antérieure au caillot, elle ajoute une notion pathogénique d'une grande portée, à savoir que cette phlébite reconnaît pour cause l'action sur l'endothélium veineux d'un agent microbien.

Avant d'entrer dans la discussion des faits qui me paraissent pleinement légitimer cette dernière conception, je crois utile d'exposer brièvement l'histoire de la thrombose veineuse telle qu'elle était comprise il y a quelques années à peine par la généralité des anatomo-pathologistes.

Tout d'abord, disait-on, un certain nombre de coagulations sanguines sont liées à une modification de structure de la paroi veineuse; c'est là un fait incontestable dont la pénétration dans les veines de corps étrangers, de bourgeons cancéreux, etc., nous fournissent maints exemples (3).

D'autres thromboses résultent d'un trouble mécanique apporté à la circulation veineuse ou bien ont pour point de départ une altération du sang. Les

(1) Raige-Delorme, art. Veine.

(2) Virchow, *Thrombose und Embolie. Gesam. Abhandl. zur wissenschaftl. Medicin.* Francfurt, 1856.

(3) Il en est de même des thromboses traumatiques, que Reclus a étudiées dans le premier volume, et sur lesquelles je n'ai pas à revenir.

éclectiques allient ces deux derniers facteurs et les montrent agissant ensemble dans la pathogénie de ces coagulations spontanées qu'on observe chez les cachectiques. Dans ces derniers cas, la part prépondérante revient, d'après Virchow, au ralentissement de la circulation périphérique. Le sang se coagule parce qu'il stagne, et il stagne parce que les agents actifs de la circulation sont affaiblis (fibres lisses des parois vasculaires et muscle cardiaque). Lancereaux (1) ajoute que c'est dans les veines fémorale et axillaire, c'est-à-dire à la limite d'action de l'impulsion cardiaque, au point où, d'autre part, les veines cessant d'adhérer aux toiles fibreuses, l'influence aspiratrice du thorax ne se fait pas encore sentir, que s'observe le plus fréquemment la thrombose.

Le rôle présumé de l'altération du sang a donné lieu à plus d'hypothèses encore. Nous avons d'abord l'*hypérinose* et l'*inopexie* de Vogel (2) ; l'hypérinose, c'est l'excès de fibrine ; l'inopexie, c'est l'exagération de sa coagulabilité. Puis les éléments figurés entrent en ligne : Hayem (3) observe que, dans les cachexies, le nombre des hématoblastes s'accroît, que leur viscosité s'accentue ; ces éléments altérés joueraient, par suite, un rôle considérable dans la coagulation du sang et deviendraient le centre des réticulums fibrineux. Hutinel a de même invoqué, dans son étude des thromboses rénales dans l'athrepsie, l'excès des globules blancs et l'altération du sérum.

Il ne nous semble pas contestable qu'il faille accorder un certain rôle à toutes ces causes mécaniques ou humorales, mais aucune d'elles ne paraît avoir l'importance que présente l'état de la paroi vasculaire.

La circulation du sang peut être non seulement ralentie, mais encore complètement suspendue sans que la thrombose survienne, pourvu que la paroi interne de la veine garde son intégrité (4). On a pu conserver du sang liquide dans un segment veineux compris entre deux ligatures pendant plusieurs heures et même plusieurs jours (5). Au contraire, dès qu'on détermine une altération, si petite qu'elle soit, de la surface endothéliale (par exemple en frappant la surface externe de la veine avec une pince), immédiatement des caillots se déposent au point altéré, comme ils se déposeraient autour d'un corps étranger introduit dans le vaisseau.

En résumé, de cette revue rapide des causes invoquées pour expliquer la thrombose dite spontanée, il se dégage cette conclusion, que l'altération de la tunique interne est celle qui paraît la plus satisfaisante et la plus en harmonie avec ce que nous apprennent les expériences des physiologistes (6).

Mais la réalité de cette altération endothéliale n'est pas toujours facile à vérifier. Vulpian (7), qui en admettait théoriquement la nécessité, reconnaissait néanmoins que l'examen des veines dans lesquelles on a trouvé des coagulations récentes n'a fourni que des résultats négatifs, mais il ajoutait : « C'est

(1) LANCEREAUX, *Traité d'anat. path.*
(2) VOGEL, *Handb. der spec. Path. und Therapie*, 1854.
(3) HAYEM, Acad. des sc., 1880.
(4) Expériences de BRUCKE, *Ueber das Verhalten einiger Eiweisskörper gegen Borsäure*, 1867.
(5) TURNER, LISTER, GLÉNARD, BAUMGARTEN, etc.
(6) Quel que soit d'ailleurs le mécanisme de l'action anticoagulante exercée par la paroi endothéliale vivante sur le sang.
(7) Th. Troisier, et cours Vulpian, 1874.

une étude à reprendre : il y a évidemment là quelque lésion mal connue jusqu'ici qui modifie les propriétés vitales de la membrane interne des veines. »

Les recherches bactériologiques récentes sont venues combler en partie ce desideratum.

En 1883, Hutinel [1] attribuait à l'action des micro-organismes les coagulations sanguines qu'on observe à la suite de la fièvre typhoïde. Tout dernièrement Widal [2] me paraît avoir démontré que chez les nouvelles accouchées, la cause de l'œdème est l'inflammation de la veine par dépôt sur son endothélium du *Streptococcus pyogenes*. Il a de même, avec Chantemesse, trouvé le bacille de Koch sur un point de la veine thrombosée, chez un tuberculeux atteint de *phlegmatia alba dolens*. Les thromboses qu'on considérait comme des types de thromboses sans lésions primitives des parois veineuses paraissent donc bien de nature infectieuse et représentent, une forme atténuée de phlébites. D'ailleurs, ajoute Widal, entre des thromboses dites jadis spontanées et la phlébite suppurée il n'y a que les différences de degré, « la lésion est la même et la cause identique ».

Ainsi le caillot passe définitivement à l'arrière-plan, il n'est que le résultat d'une altération matérielle de la paroi vasculaire, occasionnée par un agent extérieur pathogène. *En d'autres termes, la phlébite, qu'elle soit adhésive ou suppurative, est antérieure à la thrombose.*

Ces notions préliminaires générales vont grandement nous faciliter la description des lésions veineuses dans la phlébite. Nous envisagerons d'abord les phlébites de notre premier groupe, le plus important de tous, les phlébites infectieuses ; ce sont les seules, du reste, que nous avons eu en vue dans ce long historique.

*Phlébites infectieuses.* — On peut, au point de vue de l'évolution, les diviser en phlébites suppuratives et en phlébites adhésives, mais en réalité il s'agit, nous le savons déjà, d'un processus absolument identique ; je rappelle en effet que dans la *phlegmatia alba dolens* des femmes en couches, Widal a constamment rencontré à l'intérieur des veines thrombosées les mêmes streptocoques que dans la phlébite suppurative, il n'y a guère qu'une différence de virulence qui sépare les deux affections ; ce qui le démontre encore, c'est que dans certains cas de phlegmasie, le streptocoque est capable de retrouver ses qualités pyogènes [3] et « de faire entrer en suppuration le caillot fibrino-cruorique dont il avait déterminé la formation » ; ainsi à une phlébite adhésive succède une phlébite suppurative. La cause initiale est toujours la même dans les deux cas, c'est la pénétration dans la veine d'un agent microbien dont les qualités virulentes sont diverses, cet agent demeurant identique.

Le mécanisme de la pénétration des microbes dans les veines n'est pas difficile à expliquer [4]. Lorsqu'en effet on examine au microscope un foyer de suppuration, on constate une altération des capillaires dont l'endothélium ramolli et tuméfié se laisse aisément traverser tant par les globules blancs

[1] HUTINEL, Thèse d'agrég., 1883.
[2] WIDAL, *Étude sur l'infection puerpérale.* — DOLERIS (Th., 1880), avait antérieurement noté la présence de micrococci dans l'endothélium des veines enflammées.
[3] WIDAL.
[4] Voy. CORNIL et BABÈS, *Bactéries dans les maladies infectieuses.*

que par les micro-organismes; ceux-ci passent donc facilement du tissu conjonctif dans les vaisseaux, de là les uns émigrent par diapédèse dans les espaces conjonctifs voisins, les autres sont transportés par la circulation sanguine jusque dans les veines où ils déterminent des altérations endothéliales, origines de coagulations dont l'évolution sera détaillée plus loin. Les veines atteintes sont naturellement celles dont les radicules baignent dans le foyer contaminé, mais il peut arriver aussi que l'agent infectieux se dissémine dans la masse totale du sang et aille dans des veines de régions éloignées du foyer de suppuration produire des altérations phlébitiques. Je ne puis m'expliquer autrement ces thromboses manifestement infectieuses qu'on a observées par exemple aux membres supérieurs à la suite d'affections graves d'ordre septique intéressant les membres inférieurs [1].

Il est probable que la même pathogénie peut être appliquée aux thromboses des tuberculeux, des cancéreux, etc. : tous ont des foyers septiques qui sont comme des portes ouvertes à la pénétration des microbes dans l'organisme.

Quoi qu'il en soit, l'action de l'agent pathogène peut se borner à une altération superficielle de la tunique interne, d'où résulte une thrombose. La coagulation primitive affecte de préférence certains points de l'intérieur des veines, tel que le fond d'une valvule; le thrombus s'accroît bientôt par l'addition successive de couches fibrineuses qui lui donnent ainsi une disposition stratifiée; peu à peu il finit par oblitérer complètement le vaisseau : tel est le caillot formé sur place au point primitivement malade (caillot autochthone de Virchow). Cependant la circulation n'est pas complètement interrompue dans le tronc veineux, le sang continue à y affluer par les collatérales, et, rencontrant le premier caillot, le coiffe de nouvelles couches fibrineuses qui se prolongent du côté du cœur (caillot prolongé) sous la forme d'un cône ou suivant la comparaison clinique d'une tête de serpent. Ainsi le caillot primitif résulte de l'altération veineuse, il est rempli de micro-organismes; le caillot consécutif, qui n'est que l'extension du premier par addition de couches fibrineuses, ne renferme pas de microbes [2], au moins pendant la première période de son développement.

La thrombose une fois produite, des modifications vont apparaître et du côté du caillot et du côté de la paroi vasculaire. On disait, il y a peu de temps : la thrombose devient pour la paroi veineuse un corps étranger qui l'irrite et l'enflamme. Il y a tout lieu de supposer que c'est moins le thrombus que les germes qu'il contient qui développent la réaction phlébitique dont le trouble endothélial avait déjà marqué le début.

La tunique interne est donc la première altérée dans sa structure; elle

[1] J'ai observé dans le service de M. Terrier un enfant de treize ans, qui nous fut apporté plusieurs heures après l'accident, avec un genou broyé par une roue de voiture. Malgré le sphacèle d'une partie de la peau, je tentai de faire de la conservation, et je mis plus de trois mois à désinfecter l'articulation. Au bout de ce temps le malade perdit subitement la vue à la suite, vraisemblablement, d'une embolie septique dans un vaisseau rétinien, puis il fut atteint successivement de thrombose dans les veines du cou et dans les veines du membre supérieur; chaque poussée de thrombose s'accompagnait d'une élévation de température considérable (39 et 40 degrés).

[2] WIDAL.

devient plus épaisse et se vascularise [1]; les capillaires qu'elle renferme semblent se développer sur place aux dépens de cellules vaso-formatives, ils se mettent ultérieurement en communication avec les capillaires normaux de la tunique moyenne. En même temps les éléments cellulaires de l'endo-veine prolifèrent et forment des bourgeons qui empiètent sur la lumière du vaisseau et vont bientôt pénétrer le thrombus de toutes parts; la tunique moyenne et la tunique externe participent à la prolifération cellulaire.

Du côté du caillot, voici ce qu'on observe : au début il est constitué par un réticulum de fibrine emprisonnant des leucocytes et des globules rouges; peu à peu il se décolore et adhère de plus en plus à l'endo-veine; cette adhérence se conçoit facilement : il y a même plus qu'adhérence du caillot à la veine, il y a pénétration du premier par les bourgeons de la seconde, de là les apparences d'une vascularisation et d'une organisation du caillot. En vérité, le thrombus ne s'organise pas, c'est la paroi veineuse qui végète et se substitue à lui [3]. Le résultat terminal de l'endophlébite végétante est le plus souvent l'oblitération définitive de la veine; parfois les bourgeons endophlébilhiques, au lieu de se transformer en tissu fibreux, subissent une véritable dégénérescence caverneuse [4].

Telle est la phlébite légère, adhésive, engendrée par une virulence atténuée. Dans d'autres cas, cette phlébite, après avoir été adhésive au début, subit ensuite une autre évolution. Le caillot se ramollit et semble subir à son centre une sorte de liquéfaction [5], On trouve là une sorte de liquide puriforme dont la nature véritable a été très contestée : Cruveilhier ne mettait pas en doute le fait de l'apparition du pus au centre du caillot; Virchow s'est attaché à prouver que ce liquide puriforme n'était pas du pus, mais une transformation chimique, une sorte de digestion de la fibrine coagulée. Actuellement, on s'occupe moins, pour juger s'il s'agit bien de suppuration, de savoir si cette fibrine en régression contient plus ou moins de leucocytes. On considère comme du pus le produit de la destruction d'éléments histologiques quelconques par un microorganisme pyogène [6]; or, dans certains cas de *phlegmatia alba dolens*, la fonte purulente du caillot sous l'influence d'un streptocoque n'est pas douteuse, la suppuration du caillot admise par Cruveilhier est donc bien un fait réel.

Il est juste de reconnaître que cette fonte peut également avoir lieu sans suppuration, par simple dégénérescence granulo-graisseuse de la fibrine.

La phlébite peut devenir suppurative non seulement par l'infection et la destruction du caillot, mais aussi par l'intensité de l'inflammation infectieuse de la paroi vasculaire : celle-ci s'infiltre de pus ou bien devient le siège de véritables petits abcès qui, s'ouvrant à l'intérieur ou au dehors, déterminent de véritables ulcérations des veines et parfois la communication d'un foyer de suppuration avec le sang de la circulation générale.

(1) Toute cette description est empruntée à Cornil et Ranvier.
(2) Thiersch, Waldeyer, Cornil et Ranvier.
(3) Voy. pour l'organisation du caillot : Virchow, Rindfleisch, Weber, Rudnoff, *Loc. citat.*
(4) Pitres, Soc. anat., 1874.
(5) Cruveilhier, art. Phlébite. *Dict. de méd. et de chir. prat.*
(6) Widal.

En résumé, la phlébite peut être adhésive, et se terminer par oblitération fibreuse ou transformation caverneuse de la veine; elle peut être suppurative soit d'emblée, soit secondairement à la suppuration du caillot [1].

Il est une autre terminaison que nous avons jusqu'ici passée sous silence : dans toute espèce de phlébite, je dirai plus généralement dans toute espèce de thrombose, il peut se faire que sous l'influence du choc sanguin qui vient par les collatérales battre incessamment la tête du caillot prolongé, des fragments de celui-ci se détachent et soient emportés par la circulation vers le cœur et vers le poumon : ces embolies emportent avec elles les propriétés du thrombus d'où elles proviennent : aseptiques, elles ne donnent lieu qu'à des troubles mécaniques d'obstruction, sinon elles inoculent le poumon, y développent des foyers de suppuration ou de gangrène, ou bien avec ou sans localisation pulmonaire, empoisonnent la masse totale du sang : on conçoit du reste qu'au lieu d'embolies septiques massives il puisse se produire incessamment une série de petites embolies microbiennes qui conduisent au même résultat, à savoir à la septicémie.

*Phlébites constitutionnelles.* — Ces phlébites, essentiellement chroniques, s'observent spécialement chez les goutteux [2] et chez les arthritiques; la forme qui intéresse plus spécialement le chirurgien est celle qui donne naissance aux dilatations des veines; sa description sera plus à sa place à l'histoire des varices.

*Phlébites toxiques.* — Je me borne à mentionner ici l'action locale de certaines substances toxiques absorbées par les veines, telles que l'alcool, le plomb [3] (?), etc.

## Symptômes.

La symptomatologie de la phlébite infectieuse (la seule que j'aurai en vue), est éminemment variable, suivant l'origine, et surtout suivant l'intensité de l'infection [4]. Dans sa forme atténuée, elle se traduit par un ensemble de signes cliniques bien définis, auquel on a donné le nom de *phlegmatia alba dolens*; dans sa forme la plus grave, elle mène en peu de temps à la septicémie et à l'infection purulente. Entre ces deux formes extrêmes s'observe une forme de moyenne intensité, susceptible d'ailleurs de se terminer par la pyohémie, démontrant ainsi l'unité de la maladie au moins pour le même agent pathogène. Il existe, en résumé, pour les veines, divers degrés d'infection à chacun desquels correspond une forme clinique différente.

*Phlébite atténuée ou « phlegmatia alba dolens ».* — La *forme atténuée*, décrite généralement comme une simple thrombose, appartient bien à la phlébite,

(1) C'est à peu près l'énoncé des propositions de Cruveilhier.
(2) Voy. Lancereaux.
(3) Voy. Th. Renaut, *Intoxic. sat.*, 1875.
(4) Laquelle dépend et de l'étendue de l'absorption et de la virulence du produit infectieux.

elle s'observe dans l'état puerpuéral, à la période de cachexie du cancer et de la tuberculose, dans la fièvre typhoïde, la chlorose, rarement dans les maladies du cœur, parfois durant le cours de suppurations prolongées; elle n'est pas très rare après les opérations qui portent sur l'utérus et ses annexes; on l'a signalée à la suite de la plupart des maladies considérées actuellement comme de nature microbienne, telles que la diphthérie, la dysenterie, l'érysipèle, le rhumatisme articulaire aigu, la pneumonie, etc.

La plupart des veines peuvent être le siège de cette variété de phlébite; les plus fréquemment atteintes sont de beaucoup celles des membres inférieurs.

Le début de l'affection est loin d'être toujours identique. En général, le phénomène primordial est une douleur locale apparaissant au siège primitif de la phlébite; peu d'heures après, l'œdème survient et envahit le membre partiellement ou dans sa totalité. Il n'est pas rare que le développement de la phlegmatia s'accuse en outre par une élévation brusque de la température (1) : le thermomètre oscille ordinairement entre 38,5 et 39. Si l'on explore doucement le trajet des veines, on perçoit l'existence d'un cordon dur et résistant, qui n'est autre que la veine thrombosée.

Cependant la tuméfaction, s'il s'agit d'une des veines de la racine du membre inférieur, s'étend peu à peu de haut en bas et gagne les malléoles. Après un état stationnaire et une série de poussées successives accompagnées chacune d'une recrudescence des douleurs, et quelquefois de fièvre, l'œdème cède peu à peu et disparaît, tantôt après quatre ou six semaines, tantôt après plusieurs mois. L'œdème peut même devenir chronique et persister plusieurs années.

Tel est, en raccourci, le tableau clinique de la phlegmatia, mais son début peut être tout autre. Avant qu'aucun symptôme ait pu faire soupçonner une phlébite profonde, il peut arriver qu'on assiste tout d'un coup à l'apparition d'accidents graves du côté des appareils respiratoires et cardiaques, ne laissant aucun doute sur l'existence d'une embolie pulmonaire (2). En général pourtant, cette terrible complication est plus tardive et ne survient qu'après l'établissement de tous les signes d'une phlébite. La mort est la terminaison fréquente, mais non fatale, de l'embolie pulmonaire. On a vu, en effet, la guérison survenir après une série d'accès dyspnéiques correspondant vraisemblablement au détachement d'une série de petits caillots.

La terminaison de la phlegmatia, par résolution, est, en somme, la plus habituelle; mais on ne saurait trop dire que cette résolution est lente et souvent interrompue par un retour ou une série de retours même tardifs de la phlébite.

(1) Cette élévation se reproduit les jours qui suivent à chaque poussée nouvelle de la phlébite.

(2) Une malade à laquelle nous avions pratiqué la castration pour une dysménorrhée douloureuse, et dont l'opération très simple avait été suivie d'une série de températures normales, fut prise subitement, au douzième jour, de dyspnée et de soif d'air; le pouls cessa d'être perceptible, les extrémités se refroidirent, on la crut morte. Après plusieurs heures de soins continus, application de ventouses sèches, enveloppement des membres dans des serviettes chaudes, etc., la respiration se régularisa peu à peu et le pouls revint. Le lendemain la malade se plaignit d'une douleur au pli de l'aine, et nous vîmes se développer sous nos yeux tous les signes d'une phlébite qui persista plus de deux mois, et qui s'est encore reproduite dix mois après l'opération.

Après cette esquisse générale, il est bon de reprendre en particulier quelques symptômes.

L'*œdème* (1) est blanc, lisse et résistant au doigt, du moins au début; dans certains cas, il est à peine accusé; assez souvent l'articulation du genou est atteinte d'hydarthrose. La température du membre malade dépasse constamment celle du membre sain (2).

Les autres troubles qu'il nous reste à analyser portent sur la sensibilité et sur la contractilité du membre atteint.

Le principal est la douleur. La douleur ne se limite pas à la veine malade ou aux veines secondairement atteintes, elle s'irradie fréquemment dans toute l'étendue du membre, affectant souvent la forme d'élancements violents à caractères névralgiques, ou bien encore de pesanteur, de tension et de fourmillements : nous avons observé une malade ayant une phlébite crurale d'origine utérine (3), chez laquelle la douleur le long du tronc veineux était très modérée, mais cette femme se plaignait amèrement d'élancements dans la fesse, dans la cuisse et jusque dans les orteils. Quelques malades indiquent nettement le trajet du sciatique ou des branches du crural. Parfois l'hyperesthésie est diffuse, et il suffit du moindre attouchement de la peau pour réveiller les souffrances.

Liégeard (4) a noté dans certains cas une diminution de la sensibilité au tact et à la température.

Le membre atteint de phlegmatia est ordinairement frappé d'impotence; cette impotence n'est pas seulement due à la douleur, il s'agit, tous les observateurs (5) le reconnaissent, de tout autre chose et de phénomènes analogues à des phénomènes paralytiques pouvant être suivis d'atrophie musculaire (6) et de rétraction (7).

Aucun auteur ne nous paraît avoir donné une explication satisfaisante de ces derniers troubles de la sensibilité et de la motilité. Il n'est pas douteux, pour nous, qu'il faille rapporter leur origine à des lésions des troncs nerveux, et la pathogénie de ces lésions nous paraît elle-même des plus simples.

Il est bien supposable, en effet, que la phlébite partie de la veine iliaque interne ne se propage pas exclusivement à l'iliaque externe et à la fémorale, mais que d'autres branches de l'hypogastrique sont prises également, et parmi elles la veine ischiatique, qui reçoit une grosse veine du nerf sciatique (8).

(1) On a à maintes reprises voulu attribuer l'œdème à autre chose qu'à l'obstruction veineuse, en particulier à l'oblitération des lymphatiques. Ces obstructions lymphatiques existent en effet (Th. Renaut, 1874), mais paraissent secondaires à l'œdème.

(2) TROISIER et DAMASCHINO.

(3) Après ablation des ovaires. *Loc. cit.*

(4) Thèse de Paris, 1870.

(5) TROUSSEAU, Cliniques. — GAFÉ, Thèse, 1873. — LAIR, Thèse de Paris, 1885.

(6) TROISIER, Thèse d'agrég., p. 152, observation du docteur Neumann.

(7) VERNEUIL, Communication orale et leçon clinique faite à l'Hôtel-Dieu, fév. 1880.

(8) Il me paraît impossible d'interpréter autrement le fait suivant, qui a été communiqué à la Société de chirurgie en 1888, par M. Le Dentu, à propos d'une communication que j'ai faite sur la névrite sciatique des variqueux : Un jeune homme, atteint de varices et d'ulcères de jambes, fut pris de phlébite variqueuse; « cette complication avait été précédée de vives douleurs siégeant dans le membre inférieur droit, et suivant le trajet du sciatique; la phlébite s'étendit à tout le membre, gagna la veine iliaque, et de proche en proche les rameaux du membre opposé. Mais, chose curieuse, pour le côté gauche comme pour le

Donc, pour nous, une grande partie des phénomènes qu'on observe dans la *phlegmatia alba dolens* reconnaissent pour cause une névrite sciatique ou crurale due à une inflammation aiguë des veines du tronc nerveux [1].

*Phlébite d'intensité moyenne.* — Cette forme ne se différencie de la précédente, je le répète, que par le degré de virulence de l'agent infectieux, elle peut succéder à une *phlegmatia alba dolens*, ou bien survenir à la suite d'une plaie septique, en particulier d'une plaie contuse, ou bien encore dans le cours d'une suppuration quelconque, d'un phlegmon, d'un anthrax, etc. L'évolution de la phlébite et la forme clinique qu'elle revêt ne dépendent pas uniquement de la qualité du virus infectant, elles dépendent encore et beaucoup de l'âge du sujet, de l'état de ses viscères, des tares organiques qu'il présente, etc.

Lorsque la phlébite se développe à l'occasion d'une plaie, on observe des symptômes à la fois du côté de celle-ci et du côté des veines voisines : la plaie devient douloureuse et sèche, ses bords se tuméfient et rougissent; les veines voisines enflammées sont le siège de douleurs spontanées, et, à la pression, on sent, en les explorant, un cordon dur et rénitent; la température locale est plus élevée; peu à peu les parties molles s'œdématient, la peau rougit, se sillonne de veinules dilatées par suite de l'augmentation de pression qui résulte de l'obstruction du tronc principal.

Des symptômes généraux accompagnent cette phlegmasie locale, ce sont les symptômes de toute intoxication générale, frissons, fièvre, vomissements, etc. Le mal peut encore se terminer par résolution; le plus souvent la suppuration survient, il se forme alors de petits abcès soit dans la veine, soit en dehors d'elle; ces abcès affectent parfois une forme en chapelet; leur ouverture au dehors est une source d'hémorrhagies secondaires.

*Phlébite suppurative diffuse.* — Dans la *forme suppurative diffuse*, les phénomènes généraux sont accentués dès le début, les frissons se répètent, on assiste, en un mot, au tableau clinique de l'infection purulente.

Tels sont les trois degrés de la phlébite infectieuse : il est probable qu'il y aurait lieu d'établir un certain nombre de variétés, non plus d'après l'intensité, mais d'après la nature de l'agent pathogène. Il est probable que les phlébites

côté droit, l'inflammation des veines et la coagulation du sang dans leur intérieur furent précédées de vives douleurs, absolument semblables à celles de la sciatique, avec les points douloureux, aux lieux d'élection, caractéristiques de cette forme de névralgie. » *Bull. de la Soc. de chir.*, 1888, p. 139.

(1) Je pense que c'est dans ce sens que devront se faire désormais les recherches anatomiques sur les sujets qui auraient succombé à une phlegmatia de caractère névralgique. Ces douleurs avaient suggéré à Virchow l'hypothèse d'une irritation des troncs nerveux par les veines voisines thrombosées : je pense que comme pour les névrites des variqueux, ce n'est pas à côté du nerf, mais dans le nerf lui-même qu'il faut chercher la cause de l'inflammation. Je ne m'arrête pas à discuter l'hypothèse de Troisier, qui s'est demandé si les phénomènes douloureux n'avaient pas pour siège les veines elles-mêmes; cette explication ne serait acceptable que pour les douleurs occupant le trajet des vaisseaux.

typhoïdique, puerpuérale, traumatique, etc., à côté des caractères généraux qui permettent d'en faire une étude d'ensemble, présentent des signes spéciaux qui les distinguent les unes des autres; de même il semble exister une phlébite, dont la terminaison fréquente est la gangrène : celle-ci n'est certainement pas (1) le fait d'une gêne dans la circulation en retour, elle est primitivement d'essence infectieuse, les petites embolies qui se détachent de pareilles phlébites sont susceptibles de donner naissance à de petits foyers de gangrène pulmonaire.

## Diagnostic, pronostic et traitement.

Les difficultés du diagnostic n'existent guère que pour la phlébite profonde : l'absence de ganglions engorgés, l'existence d'un œdème persistant accompagné du développement d'une circulation collatérale, devront mettre sur la voie : l'incertitude est parfois levée par l'extension de la phlébite aux veines superficielles.

Il est facile de résumer en peu de mots le pronostic de la phlébite : le danger des formes adhésives, c'est la migration du caillot, c'est l'embolie pulmonaire; le danger des formes suppuratives, c'est la pénétration d'un produit septique dans les voies générales de la circulation. En outre, toute phlébite expose à des récidives et, par les thromboses secondaires qu'elle provoque, crée souvent une gêne définitive au bon accomplissement de la circulation en retour et à la nutrition du membre.

Le traitement de la phlébite consiste avant toute chose dans le repos absolu. Dans le cas de phlegmatia, il est permis d'envelopper les membres d'ouate et de les oindre d'un liniment chloroformé.

Quand il s'agit de phlébites suppuratives, on doit chercher à combattre l'infection par un traitement général (sulfate de quinine, etc.), et par un traitement local, tel que l'enveloppement des parties enflammées dans des compresses humides imbibées de solutions phéniquées ou hydrargyriques. Il faut se hâter d'ouvrir les collections purulentes et faire la désinfection des divers foyers.

Lorsque des frissons répétés et la marche de la température donnent lieu de craindre un commencement d'infection générale, on est autorisé, au moins dans certains cas, à tenter directement la désinfection du foyer veineux, comme l'a fait Desmons (2), en allant ouvrir les veines en suppuration et en les lavant avec une solution antiseptique, telle que le chlorure de zinc, le biodure de mercure, etc.

(1) Comme le prétend Follin.
(2) DESMONS, Soc. de chir., 1881.

# CHAPITRE III

## VARICES [1]

On donne le nom de varices ou phlébectasies aux dilatations permanentes des veines.

### Anatomie pathologique.

Il n'est vraisemblablement pas de vaisseau veineux qui n'en puisse être affecté : on en a signalé sur les veines caves, sur les iliaques, les jugulaires, l'azygos, sur les veines viscérales, etc., mais leur siège, de beaucoup le plus habituel est aux membres inférieurs, tandis que les membres supérieurs en sont exceptionnellement atteints. On les observe encore fréquemment sur les veines de l'anus et du rectum, où elles portent le nom d'hémorrhoïdes, et sur celles des organes génitaux. Les varices du cordon sont désignées sous le nom de varicocèles.

Les varices des membres ont été divisées en superficielles et en profondes, suivant qu'elles occupent les veines sous-cutanées ou les veines sous-aponévrotiques : parmi les premières, celles de la saphène interne sont les plus communes; parmi les secondes, il faut citer en première ligne celles des veines musculaires, tributaires des péronières et des tibiales postérieures [2].

Il est ordinaire de rencontrer sur les vieux membres variqueux une phlébectasie qui porte à la fois sur les vaisseaux superficiels et profonds. Mais on a cherché à savoir par quelles veines débute le processus pathologique; la question semble avoir été nettement résolue par Verneuil [3] en faveur

[1] BRIQUET, Phlébectasie. *Arch. méd.*, 1825, et Thèse, 1824. — BUDIN, Des varices chez la femme enceinte. Thèse d'agrég., 1880. — CHARVOT, Étude sur les varices dans l'armée, 1885. — CORNIL, *Arch. de phys.*, 1872. — CORNIL et RANVIER, Hist. path. — CRUVEILHIER, Anatomie path. — EPSTEIN, *Arch. f. path. Anat. und Phys.*, 1887. — FOLLIN et DUPLAY, Pathol. ext. — LAUGIER, Des varices et de leur traitement. Thèse d'agrég., 1842. — LESGUILLON, Des varices pendant la grossesse. Thèse, 1869. — LESSER, Ueber Varicen. *Dis. Arch.*, Bd. CI. — RINDFLEISCH, Traité d'histol. pathol. — SABOROFF, *Arch. f. path. Anat. u. Phys.*, Bd. LIV. SCHWARTZ, art. VEINE. *Nouv. Dict. de méd. et de chir. prat.* — VERNEUIL, *Gaz. méd.*, 1855. — Des varices et de leur traitement. *Rev. de thérap. méd. chir.*, 1854-55. *Gaz. hebd.*, 1861, et Thèse, 1853.

[2] D'après Gaujot (cité par Charvot), le réseau des veines tibiales deviendrait variqueux en même temps que la saphène interne, et celui des veines péronières en même temps que la saphène externe. Le même auteur a fait remarquer la prédilection des varices pour les muscles extenseurs du pied et de la jambe (muscles de la région postérieure de la jambe, et muscles de la région antérieure de la cuisse).

[3] VERNEUIL, *Du siège réel et primitif des varices des membres inférieurs. Gazette médicale*, 1855.

des veines profondes. Tandis, en effet, qu'on croyait avant lui à la rareté des varices sous-aponévrotiques, Verneuil a rendu classiques les propositions suivantes :

« 1° Toutes les fois que des varices superficielles spontanées existent sur le membre inférieur, on observe en même temps des varices profondes dans la région correspondante de ce membre ;

« 2° La réciproque n'est pas vraie, car on peut trouver la dilatation des veines inter et intramusculaires sans que les vaisseaux superficiels soient atteints; mais lorsque les premières sont encore seules dilatées, il est presque certain que, dans un délai plus ou moins long, les dernières à leur tour s'amplifieront, deviendront serpentines et paraîtront alors sous la peau ;

« 3° La phlébectasie ne porte donc pas primitivement sur les vaisseaux sous-cutanés, pas plus sur la saphène interne que sur toute autre; elle prend au contraire son origine dans les veines profondes en général et dans les veines musculaires du mollet le plus souvent. Ces vaisseaux sont d'abord atteints de dilatation et d'insuffisance valvulaire, et de là ces lésions se propagent aux branches sus-aponévrotiques de deuxième et de troisième ordre ordinairement. »

Les lois de Verneuil me paraissent vraies en général; il ne faudrait pas toutefois penser qu'elles ne comportent aucune exception, je n'en veux pour preuve que les observations de Valette (1) et les quatre plus récentes de Hughes (2), dans lesquelles, avec des varices des veines saphènes, il n'existait aucune phlébectasie des veines profondes.

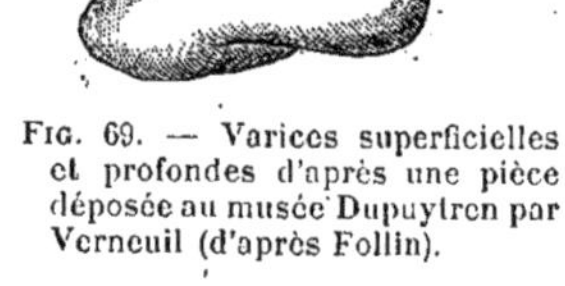

Fig. 69. — Varices superficielles et profondes d'après une pièce déposée au musée Dupuytren par Verneuil (d'après Follin).

Les veines variqueuses sont à la fois dilatées et allongées.

Leur allongement se traduit par des flexuosités nombreuses, visibles à travers la peau, quand il s'agit des veines sous-cutanées (varices serpentines).

Leur dilatation est irrégulière et donne ainsi naissance aux variétés cylindroïdes, ampullaires circonférentielles et ampullaires latérales.

La structure des veines variqueuses est un des points les plus intéressants de leur histoire. On a coutume, depuis Briquet (3), à qui nous devons la pre-

(1) Cité par Legendre. Thèse, 1881.

(2) Hughes, *British med. journ.*, 1887. L'auteur a le tort d'en conclure que les varices profondes sont exceptionnelles.

(3) Briquet, *Loc. cit.*

mière étude anatomo-pathologique importante des varices, de considérer au processus trois stades ou degrés :

Dans le *premier degré*, la veine est *simplement élargie* (¹), elle n'est pas sinueuse ; ses parois ont une épaisseur proportionnée à son calibre ;

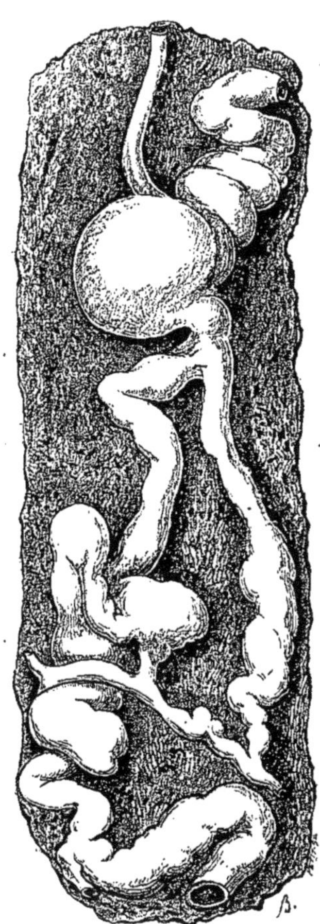

Fig. 70. — Varices de la saphène interne (d'après Epstein), *loc. cit.*

Le *deuxième degré* consiste en une dilatation uniforme avec *épaississement* des parois qui sont dures, solides et analogues à celles des artères (²) ;

Enfin, dans le *troisième degré*, les parois veineuses cessent d'avoir une épaisseur uniforme, elles s'amincissent en certains points, ce qui amène des dilatations fusiformes ou globuleuses. En même temps, les valvules déformées ou en partie détruites deviennent insuffisantes.

Élargissement simple, épaississement égal, épaississement inégal et déformation, tels sont les termes au moyen desquels on pourrait résumer les étapes par où passent les veines variqueuses.

Des notions plus précises nous ont été apportées par les études histologiques de Cornil (³). Cet auteur a montré que l'épaississement des veines atteintes de dégénérescence variqueuse tient à l'hypertrophie de la portion la plus interne de la membrane moyenne (⁴).

Sur les coupes, en effet, on constate que la tunique interne n'est pas sensiblement épaissie, tandis que la tunique moyenne peut être de deux à dix fois plus considérable qu'à l'état sain. L'augmentation d'épaisseur porte surtout sur les couches les plus internes de la tunique moyenne, elle tient essentiellement au développement anormal du tissu conjonctif qui se montre sous forme de longs faisceaux séparés par des cellules plates.

Les fibres lisses *paraissent* plus volumineuses que sur une veine nor-

(¹) Briquet ne dit nullement que dans ce premier degré les veines ont conservé leur structure normale, il remarque au contraire que « le tissu des veines paraît plus condensé et plus sec ».

(²) La veine reste béante à la coupe.

(³) Cornil, *Arch. de phys.*, 1872.

(⁴) Déjà Briquet avait reconnu, sans le secours du microscope, que la membrane interne n'est point épaissie et que c'est la membrane moyenne sous-jacente qui est hypertrophiée.

male ([1]), elles sont séparées les unes des autres par le tissu conjonctif néoformé.

En résumé, la lésion caractéristique des veines consiste en une véritable phlébo-sclérose débutant par la partie interne de la tunique moyenne et envahissant ensuite cette dernière dans toute son étendue.

Telle est l'opinion devenue classique en France, à la suite du mémoire de Cornil; elle n'est pas acceptée avec la même unanimité en Allemagne. Epstein, en effet, n'hésite pas à considérer l'altération variqueuse comme due

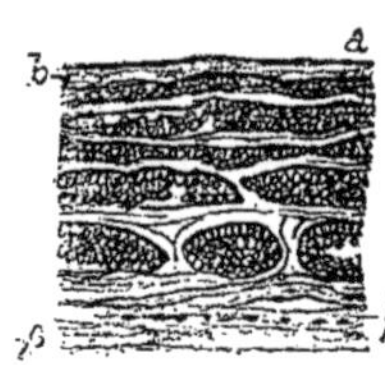

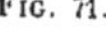

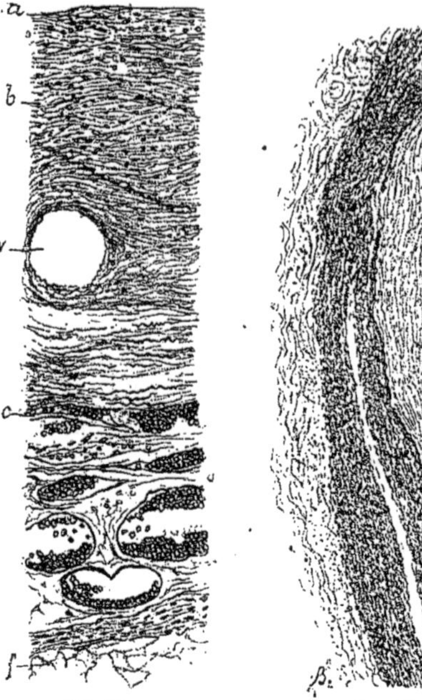

Fig. 71. Fig. 72. Fig. 73.

Fig. 71. — Coupe longitudinale de la veine saphène normale (d'après Cornil).
*a*, tunique interne. — *b*, tissu conjonctif de la tunique moyenne. — *f*, tunique externe.

Fig. 72. — Coupe longitudinale d'une veine saphène variqueuse (d'après Cornil).
*a*, tunique interne. — *b*, couche interne de la tunique moyenne épaissie. — *c*, fibres lisses. — *f*. tunique externe. — *v*, *vasa-vasorum*.

Fig. 73. — Endophlébite variqueuse (d'après Epstein)

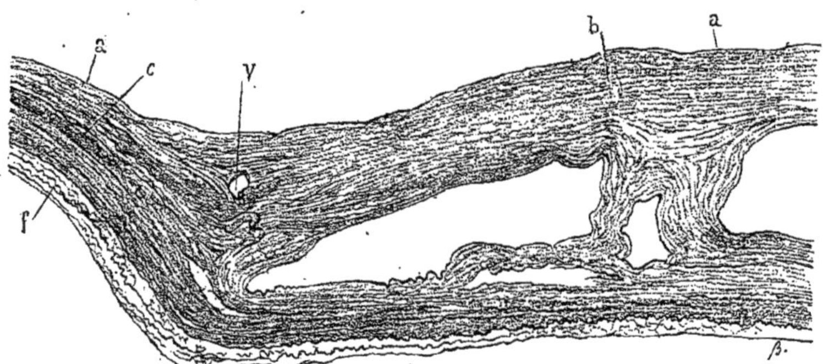

Fig. 74. — Coupe transversale d'une veine saphène variqueuse (d'après Cornil).
*a*, tunique interne. — *b*, couche interne de la tunique moyenne. — *c*, tunique musculeuse qui passe en dehors des *vasa-vasorum*. — *f*, tunique externe. — *v*, *vasa-vasorum*.

([1]) Cornil, Saboroff, et Thierfelder, prétendent avoir constaté cette hypertrophie. Epstein l'a vainement cherchée (*Atlas*, Taf. XXIX).

primitivement à une endophlébite et non à une mésophlébite; l'erreur de Cornil tiendrait à ce qu'il a rapporté à la tunique moyenne les couches qui s'étendent jusqu'à la lame élastique la plus interne : or, Epstein s'efforce de prouver que cette lame la plus interne n'est pas la normale, l'ancienne, mais qu'elle est de nouvelle formation, qu'elle s'est développée pathologiquement sous l'influence du processus scléreux en pleine tunique interne, et que, par suite, les couches qui la bordent en dehors n'appartiennent aucunement à la tunique moyenne.

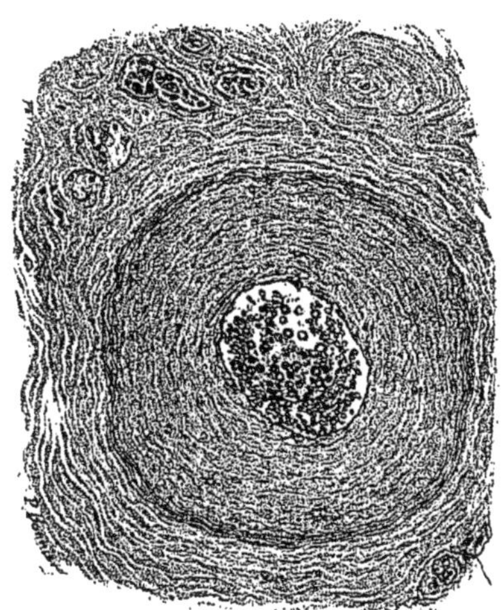

Fig. 75. — Veinule variqueuse à parois conjonctives.

Quoi qu'il en soit de ce point controversé, on constate encore que les *vasa-vasorum* dilatés et comme creusés au milieu du tissu pathologique s'étendent et se rapprochent de la tunique interne ; souvent leurs parois amincies se rompent et laissent le sang s'infiltrer et former de petits épanchements de globules rouges et de matière colorante.

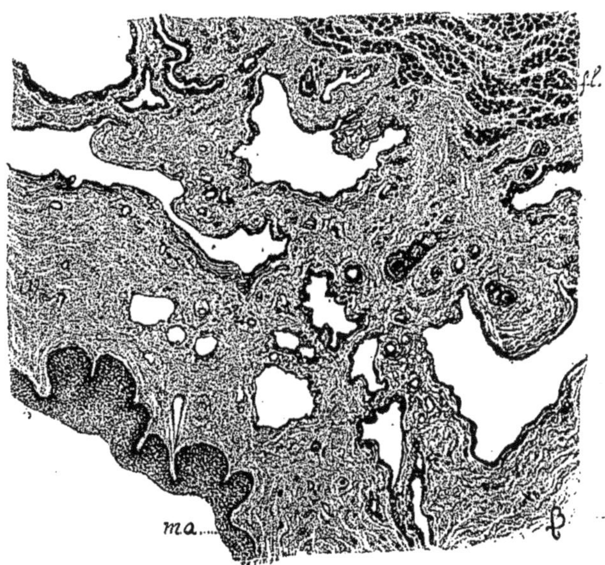


Fig. 76. — Hémorrhoïdes. — *f.l.*, fibres lisses — *m. a.*, muqueuse anale.

A une phase plus avancée, qui correspond au troisième degré de Briquet, on observe une disparition à peu près complète de la tunique moyenne, la paroi veineuse est devenue presque purement conjonctive.

Dans certains cas, des granulations calcaires se déposent entre les faisceaux fibreux, et transforment les veines en véritables tuyaux rigides sur une étendue de plusieurs centimètres (phlébolithes).

Parfois encore, les *vasa-vasorum* acquièrent un tel développement, qu'ils entourent la veine principale d'un véritable lacis flexueux ou pelotonné; il en résulte de véritables tumeurs variqueuses.

Enfin, dans certaines régions, dans les parois rectales par exemple, ou aux membres, dans les cas de varices anciennes, les tuniques veineuses apparaissent peu distinctes, confondues avec le tissu conjonctif ambiant; il se développe ainsi des productions rappelant exactement l'aspect des tumeurs caverneuses.

A ces différentes altérations, il faut joindre celles qu'engendrent les fréquentes poussées de phlébite aiguë ou subaiguë, auxquelles sont particulièrement sujettes les veines variqueuses: de là des coagulations sanguines et toutes leurs conséquences, de là aussi une accentuation des troubles apportés déjà à la nutrition des tissus voisins par une circulation en retour défectueuse.

*État des parties voisines.* — On peut affirmer que, dans un membre atteint depuis longtemps de phlébo-sclérose, il n'est pas de tissu qui ne soit susceptible de subir à un moment donné toute une série d'altérations plus ou moins profondes.

Avant de chercher à établir l'ordre et la filiation des lésions, je crois utile d'en faire d'abord une brève description.

*Peau et tissu cellulaire sous-cutané.* — La peau et le tissu cellulaire sous-cutané sont fréquemment modifiés dans leur structure : l'œdème est, pour ainsi dire, un symptôme obligé des varices; sa répétition laisse des traces matérielles sous forme d'épaississement des travées conjonctives. L'inflammation chronique du tissu conjonctif s'observe principalement le long des veines variqueuses; au lieu d'être aisément isolables comme à l'état normal, les vaisseaux variqueux sont constamment entourés d'une atmosphère de tissu induré, sorte de périphlébite chronique consécutive à l'inflammation des parois vasculaires. Dans bon nombre de cas, l'induration inflammatoire n'est pas limitée à la zone périveineuse, elle s'étend à toute la circonférence du membre et à toute l'épaisseur des couches sous-cutanées; il peut se faire alors que la peau et le tissu sous-cutané ne forment plus qu'une sorte de gangue adhérente aux aponévroses.

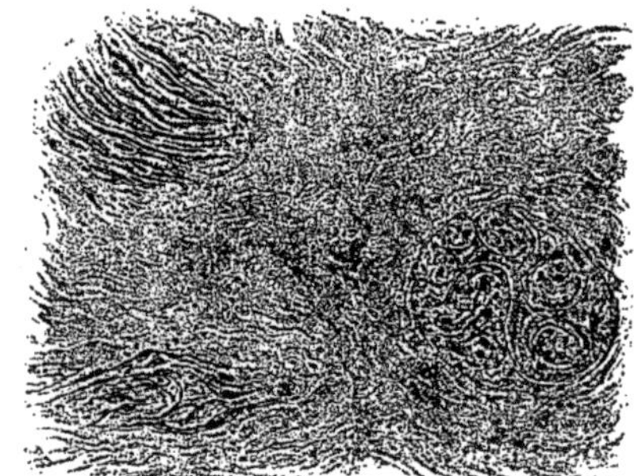
FIG. 77. — Nerf saphène interne au voisinage d'un ulcère variqueux.

On conçoit que tous les organes emprisonnés dans le tissu pathologique soient consécutivement plus ou moins altérés. Les artérioles s'y montrent avec des parois sclérosées et quelquefois des coagulations sanguines; les nerfs sont atteints de névrite interstitielle. Nous avons examiné des nerfs saphènes sur des jambes éléphantiasiques : or, les faisceaux primitifs n'avaient pour ainsi dire plus de gaine lamelleuse; les groupes de cylindre-axes apparaissaient plongés directement au milieu d'un tissu fibreux dense et à peine fasciculé. Cependant les vaisseaux veineux du pannicule sous cutané subissent à leur tour la dilatation variqueuse, et donnent naissance par places à une véritable transformation caverneuse ([1]).

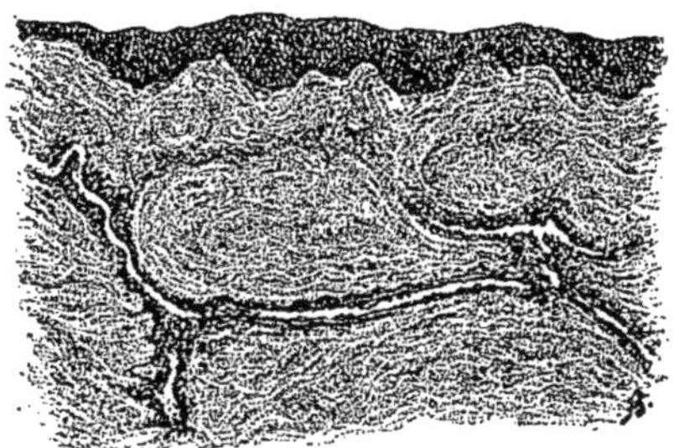

Fig. 78. — Dermite atrophique au voisinage d'un ulcère variqueux.

Les lésions cutanées des membres variqueux ont été principalement étudiées au point de vue clinique ([2]). Au premier rang, il faut placer l'eczéma chronique et les différentes dermites qui accompagnent ou précèdent la formation des ulcères variqueux. Anatomiquement, voici ce qu'on peut constater dans ces derniers cas : Le chorion du derme présente tous les signes d'un processus irritatif chronique ; entre les faisceaux de tissu fibreux, on remarque la présence de cellules embryonnaires, tantôt infiltrées, tantôt rassemblées en petits groupes; nous avons noté sur quelques préparations une hypergenèse du tissu élastique des plus nettes, sous forme de paquets de fibrilles irrégulières et enchevêtrées. Les annexes de la peau, glandes sudoripares, appareils pilo-sébacés, etc., sont généralement atrophiés et ont quelquefois complètement disparu ([3]). Les papilles sont elles-mêmes sclérosées : tantôt plus longues, renflées et comme hypertrophiées, elles sont parfois diminuées de hauteur et comme nivelées ([4]). La couche cornée de l'épiderme est le plus souvent épaissie. Ces transformations éléphantiasiques de la peau s'observent principalement

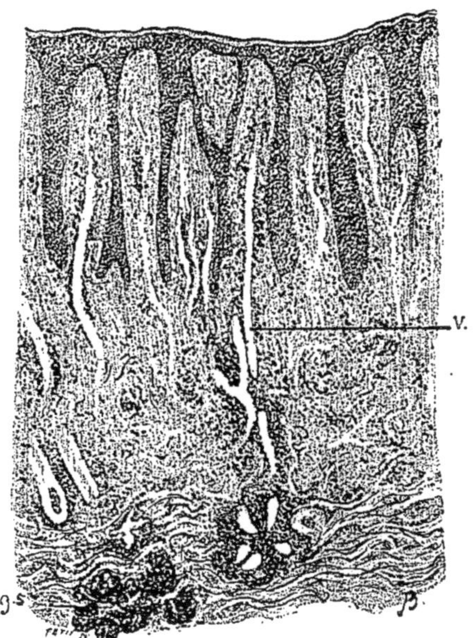


Fig. 79. — Dermite hypertrophique au voisinage d'un ulcère variqueux.

([1]) Voy. Quénu, *Revue chir.*, 1882, p. 894.
([2]) A. Broca, Thèse 1886. Jeanselme, Thèse, 1888.
([3]) Cette description ne s'applique qu'aux cas de dermites invétérées.
([4]) Quénu, *Revue chirur.* Cette description anatomique que j'ai faite en 1882, cadre bien avec la division clinique de Clais et Broca, en dermite hypertrophique et dermite atrophique.

autour des ulcères variqueux; quant à l'ulcère, il repose sur un fond bourgeonnant formé d'une gangue colorée en rose pâle par du picro-carmin et traversée par des bandes fibreuses et des fibres élastiques; on y voit des cellules rondes dégénérées, quelques vaisseaux thrombosés et du pigment brun jaunâtre qui semble provenir du sang infiltré.

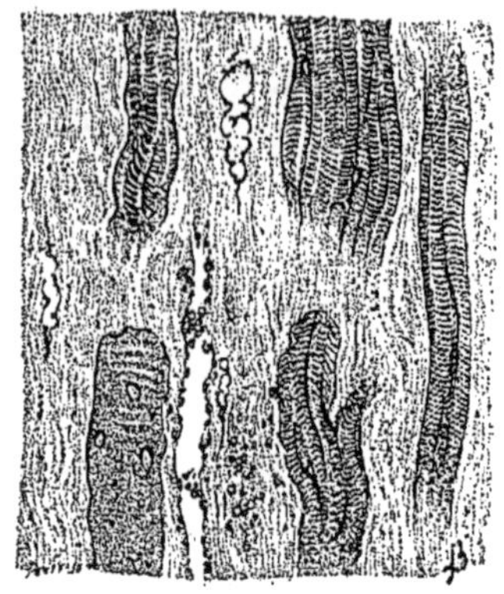

Fig. 80. — Muscle pédieux au voisinage d'un ulcère.

*Muscles.* — Les veines musculaires comptent parmi les premières atteintes dans le processus variqueux; on s'explique par suite que, dans bon nombre de cas, les muscles souffrent dans leur nutrition; la plupart du temps les lésions portent moins sur la substance contractile que sur le tissu conjonctif inter-fasciculaire; ce tissu s'enflamme chroniquement et se charge de graisse. Parfois cependant, et spécialement au voisinage des ulcères, le tissu musculaire subit la dégénérescence granulo-graisseuse.

Les aponévroses d'enveloppe ou inter-musculaires s'épaississent, et, dans quelques cas rares, subissent l'ossification [1], formant ainsi des canaux rigides qui englobent les vaisseaux et les nerfs.

*Os.* — L'état des os n'a guère été, que je sache, bien étudié que dans les membres variqueux atteints d'ulcères. Cruveilhier, Sappey, les auteurs du *Compendium*, etc., ont signalé le gonflement hypertrophique du tibia dans les ulcères de la jambe, mais c'est surtout Reclus qui en a tracé le plus complètement l'histoire, et je renvoie à la description qu'il en a donnée à l'article *Ulcères* [2].

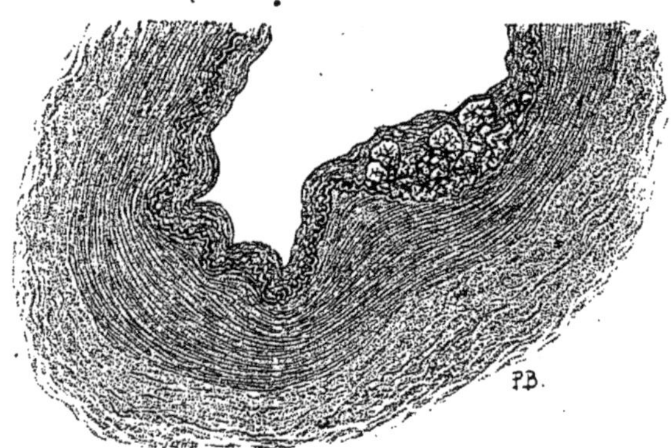

Fig. 81. — Endartérite de la tibiale antérieure chez un sujet atteint d'ulcère de jambe.

*Artères.* — Nous avons, un des premiers et la même année que Rienzi [3],

(1) Reclus, *Progrès médical*, 1879.
(2) *Traité de chirurgie*, t. I.
(3) Rienzi, *Giorn. intern. del. sc. med.*, 1882. — Quénu, *Rev. chir.*, 1882.

signalé la fréquence des lésions artérielles dans les membres atteints d'ulcères variqueux, plus tard, Schreider (1) et Gilson (2) ont insisté, à juste titre, sur leur importance pathogénique; nos recherches (3) ont encore été confirmées par les publications d'Arnozan et Boursier (4) et par les observations cliniques de Broca. Mais on est allé plus loin; on a cherché à démontrer que les variqueux en général, en dehors des porteurs d'ulcères, étaient non seulement des phlébosclèreux, mais encore des artério-scléreux. Déjà Cornil avait établi un rapprochement entre la phlébite chronique variqueuse et l'endartérite; la tendance actuelle est de regarder ces deux ordres de lésions vasculaires comme parallèles et de les rapporter toutes deux à un vice constitutionnel, l'arthritisme ou l'herpétisme (5). De la sorte, un trouble général de la nutrition retentirait sur tout le système vasculaire sanguin, et les varices ne seraient

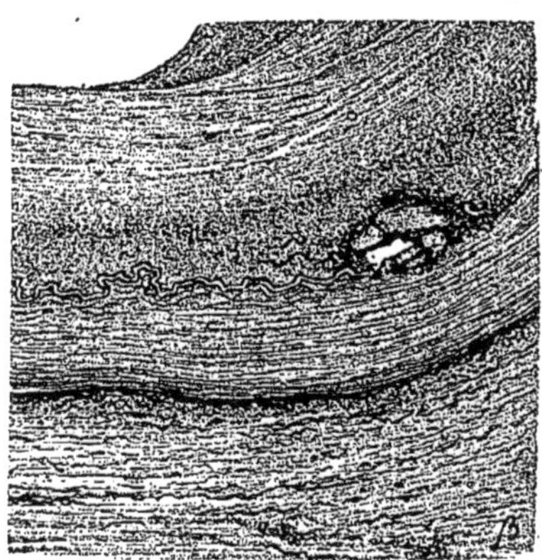

Fig. 82.

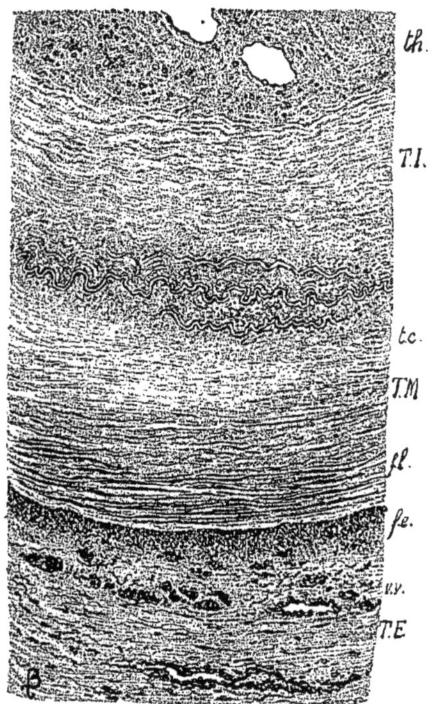


Fig. 83.

Fig. 82. — Artère tibiale postérieure chez un variqueux atteint d'ulcère.

Fig. 83. — Artère tibiale postérieure thrombosée chez un variqueux.
*th.*, thrombus creusé de lacunes vasculaires. — T.I., tunique interne. — T.M., tunique moyenne. — T.E., tunique externe. — *t.c.*, tissu conjonctif. — *f.l.*, fibres lisses. — *f.e.*, fibres élastiques. — *v.v.*, vasa-vasorum.

(1) Schreider, Thèse, 1883.

(2) Gilson, art. Ulcères. *Dict. Jaccoud*, 1885.

(3) Quatre fois sur cinq nous avons noté les altérations de l'endartérite avec infiltration calcaire des parois et quelquefois thrombose de branches volumineuses.

(4) Arnozan et Boursier, Société anatomique et physiologique de Bordeaux, 5 décembre 1882 et 1884.

(5) Lancereaux, *Herpétisme*. — Gilson, Broca, etc. — Sack (Thèse Dorpat, 1887) a constaté anatomiquement la coexistence fréquente, chez un même sujet, de la phlébo-sclérose et de l'artério-sclérose diffuse.

qu'une localisation d'une maladie plus générale qu'on pourrait appeler la vasculo-sclérose (¹).

*Nerfs.* — Nous savons déjà que, dans les membres éléphantiasiques au voisinage des ulcères, les cordons nerveux n'échappent pas au travail phlegma-

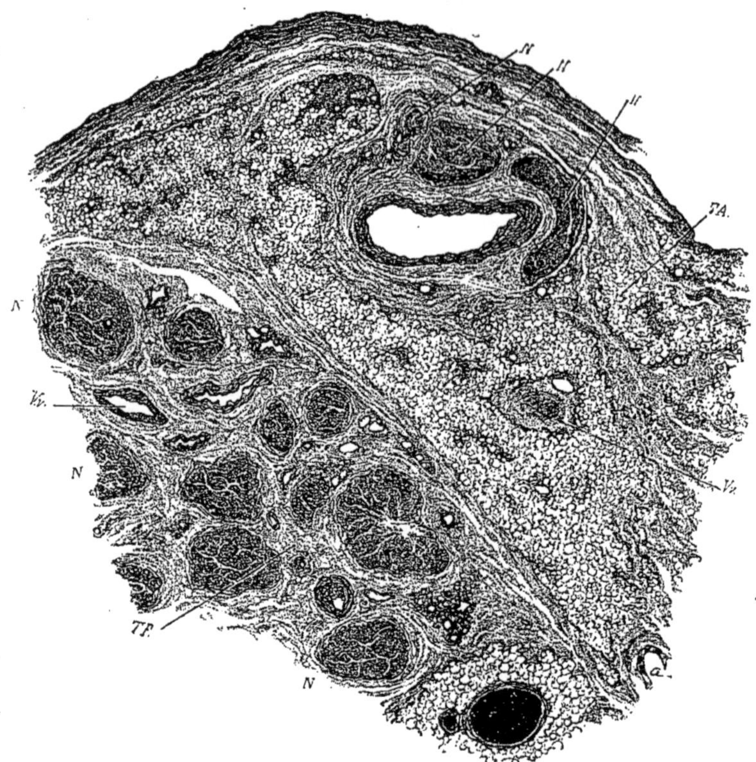


Fig. 84. — Coupe partielle du nerf sciatique chez un variqueux porteur d'un ulcère de jambe.
N, faisceaux nerveux. — TF, tissu fibreux remplaçant le tissu conjonctif interfasciculaire. — TA, tissu adipeux. — *a*, artère. — *Vv*, veine variqueuse.

sique. La névrite interstitielle, qu'on observe en pareil cas, n'est qu'une lésion secondaire au même titre que celle de tous les tissus qui confinent à un foyer d'inflammation chronique. Il en est de même des altérations nerveuses signalées en passant par Gombault, au cours d'un intéressant mémoire de Reclus sur les hyperostoses consécutives aux ulcères rebelles de jambe (²).

(¹) Voy. sur l'artério-sclérose deux revues critiques des *Arch. méd.* — Duplaix, *Archives méd.*, 1885. — Isnard, *Arch. méd.*, 1886. — Je passe sous silence les altérations des lymphatiques (vaisseaux et ganglions) signalées dans les dermites éléphantiasiques d'origine variqueuse, voy. Th. Jeanselme.

(²) Les aponévroses intermusculaires ossifiées formaient aux rameaux et nerfs de véritables gaines osseuses : « les nerfs comprimés par les gaines osseuses avaient subi des dégénérescences positives ».

Mais il existe chez les variqueux des altérations du système nerveux périphérique qui ne sont nullement consécutives aux ulcères. Je crois en avoir le premier (¹) donné la démonstration anatomique en étudiant les nerfs à distance des foyers de dermite, dans des régions telles que la cuisse et la fesse, où les troncs nerveux étaient entourés de leur atmosphère de tissu cellulaire lâche (²).

J'ai constaté, dans six cas d'ulcères pris au hasard, qu'il existait des altéra-

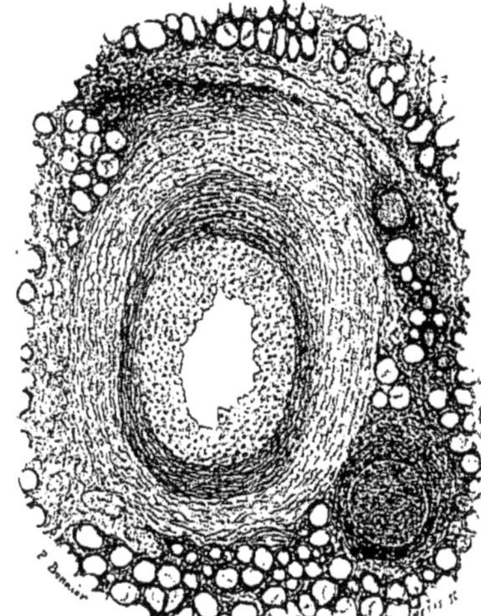

FIG. 85. — Artère du nerf sciatique (tirée de la préparation précédente).

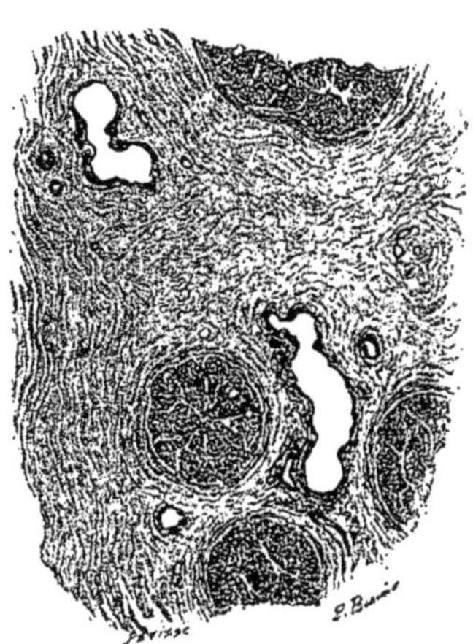

FIG. 86. — Nerf sciatique, sclérose extra-fasciculaire.

tions nerveuses variant d'une simple dilatation des vaisseaux avec hypertrophie peu considérable du tissu conjonctif péri-fasciculaire, jusqu'à un étouffement du tissu nerveux par une sclérose à la fois extra et intra-fasciculaire.

Sur quelques nerfs, on n'observe guère que la présence entre les faisceaux primitifs de veinules dilatées autour desquelles le tissu conjonctif est plus dense et plus abondant; les cellules adipeuses forment çà et là des amas plus considérables qu'à l'état normal.

A un degré plus avancé, les faisceaux primitifs se montrent très écartés les

(¹) Terrier, partant de l'observation clinique, considérait ces lésions comme probables, et admettait que l'ulcère variqueux est d'origine trophique (Th. Séjournet, 1877). Reclus, qui relate dans son travail déjà cité, les lésions du nerf tibial antérieur constatées par Gombault, ne leur accorde aucune importance : « pour qu'elle fût acceptable (l'hypothèse de troubles trophiques), les troubles trophiques auraient dû se montrer non dans la jambe, mais dans le territoire des nerfs étreints, aux régions dorsale et plantaire ». Il n'est donc pas tout à fait juste de dire, comme le fait Broca dans sa thèse, que en 1879 « des recherches histologiques de M. Gombault avait révélé des lésions nerveuses matérielles ». En réalité ces altérations d'ailleurs consécutives, avaient été mentionnées incidemment et sans que ni Gombault ni Reclus songeassent à leur accorder la moindre importance pathogénique.

(²) Mes observations ont été depuis confirmées par un certain nombre d'examens histologiques. — GILSON, 1885. PILLIET, Soc. anat., 1888.

uns des autres, et l'intervalle qui les sépare est rempli par du tissu fibreux ou fibro-adipeux, riche en vaisseaux variqueux; ce sont là les lésions d'une

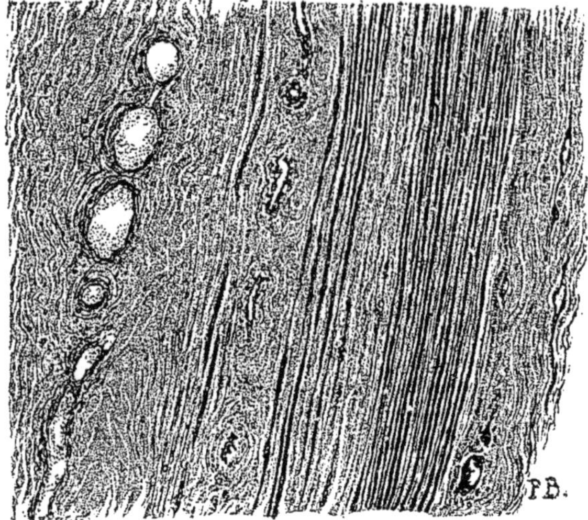

Fig. 87. — Nerf sciatique.

névrite interstitielle limitée au tissu péri-fasciculaire : cette limitation est le fait le plus habituel.

Toutefois il arrive aussi que le processus sclérosique s'attaque au faisceau

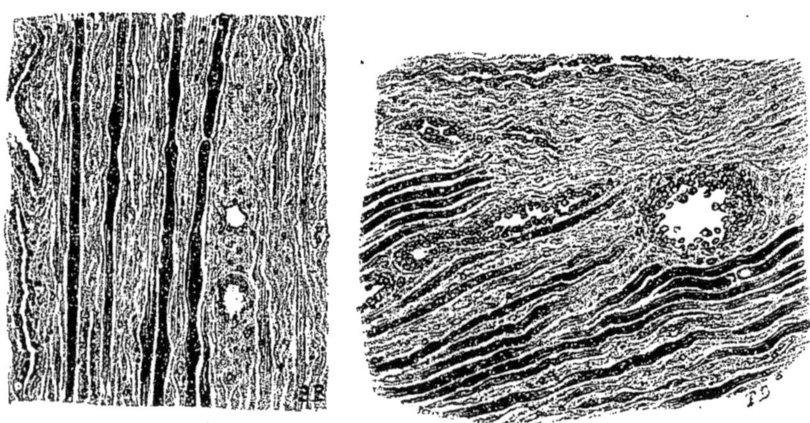

Fig. 88 et 89. — Sclérose intra-fasciculaire.

primitif lui-même; la gaine lamelleuse subit la transformation fibreuse, des lacunes vasculaires apparaissent dans son épaisseur, et bientôt des travées conjonctives pénètrent le faisceau nerveux sous forme de gerbes et le dissocient : à la névrite péri-fasiculaire s'ajoute la névrite intra-fasciculaire.

Nous insistons tout particulièrement sur ce fait; c'est que dans nos examens nous avons toujours vu la sclérose se manifester d'abord le long des vaisseaux veineux; il n'est pas douteux pour nous que la lésion initiale du nerf est en général une phlébite chronique de ses veines (¹). Chez les vieux variqueux, en

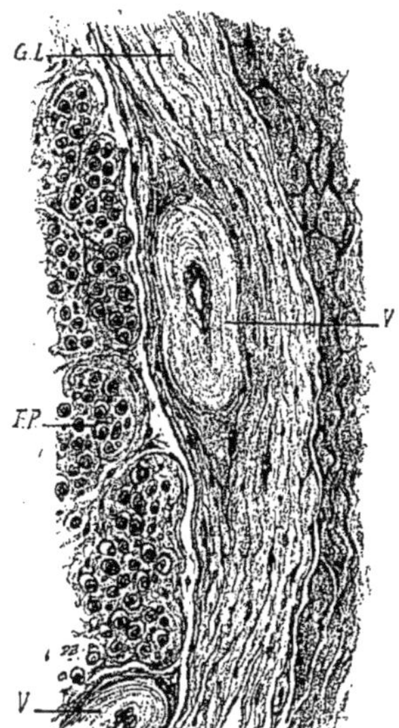


FIG. 90. — Nerf sciatique.
G.L., gaine lamelleuse. — V, veinule à parois épaissies et fibreuses. — F.P., faisceaux primitifs.

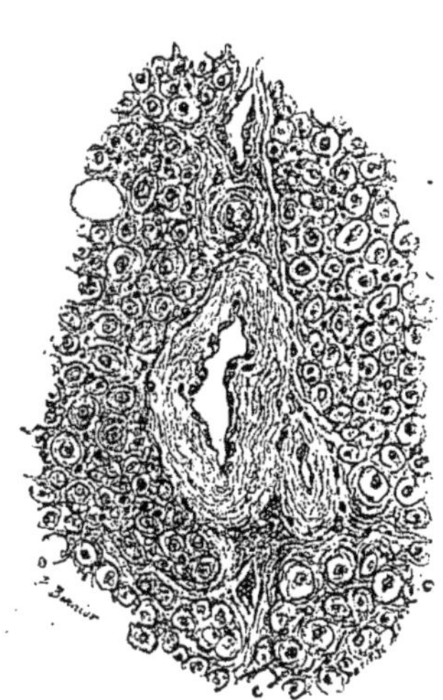

FIG. 91. — Nerf sciatique, sclérose intra-fasciculaire se développant autour d'une veinule dilatée et altérée.

effet, la dilatation veineuse finit par envahir tous les tissus, le tissu nerveux comme les autres. Il est facile de s'assurer à l'œil nu que les veines du sciatique en particulier participent souvent à la dégénérescence ; elles forment parfois, principalement au voisinage de l'échancrure sciatique, de véritables saillies ampullaires (²).

(¹) J'admets aussi, après Verneuil, que dans les nerfs tels que les saphènes, qui cheminent côte à côte avec les veines malades, la péri-phlébite puisse se propager directement de tronc à tronc.

(²) QUÉNU, *Revue de chirurgie*, 1882, et Soc. chir., 1888. — Verneuil a vu une de ces veines atteindre un volume supérieur à celui d'un manche de porte-plume. J'avais signalé dans mon travail à la Société de chirurgie (1888) que, d'après une communication orale de J. Guyot, Gendrin connaissait les varices des nerfs. Or des recherches bibliographiques ultérieures m'ont appris que cette constatation avait été faite plus anciennement encore ; on lit en effet dans l'*Anatomie générale de Bichat*, t. I, p. 237, éd. 1830 : « Lors même que la douleur siège dans le tissu nerveux, là même souvent il n'y a pas de lésion organique; ceci mérite cependant des recherches nouvelles, et il se pourrait bien que, dans plusieurs cas, la substance intérieure du cordon nerveux fût un peu altérée, car je conserve le sciatique d'un sujet qui éprouvait une douleur très vive dans tout son trajet, et qui présente à la partie supérieure une foule de petites dilatations variqueuses des veines qui le pénètrent.

Telles sont les données anatomo-pathologiques que nous possédons actuellement sur les varices; avant d'en faire l'application à l'étude de la pathogénie,

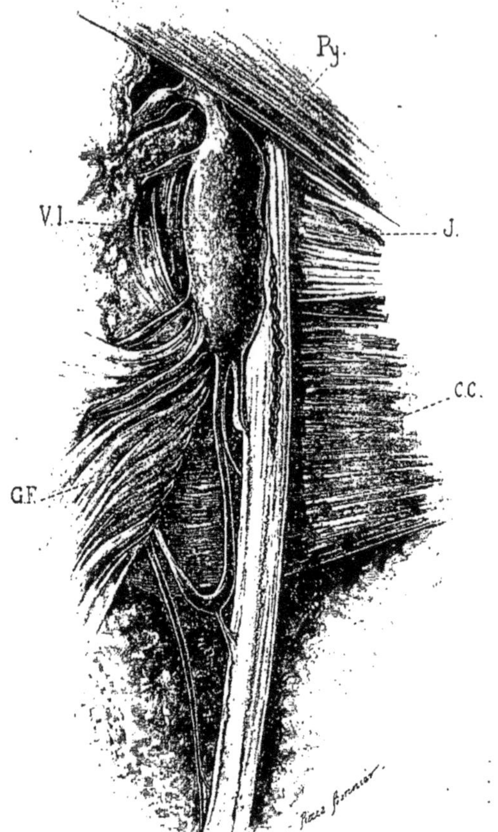


Fig. 92. — Varices extra et intra-tronculaires du nerf sciatique.
Py., muscle pyramidal. — J., jumeaux. — C.C., carré crural. — G.F., grand fessier, sectionné et écarté. — V.I., veine ischiatique.

je crois indispensable de passer en revue les différentes conditions étiologiques invoquées pour expliquer le développement des phlébectasies.

## Étiologie.

*Age.* — L'âge auquel la phlébectasie arrive le plus fréquemment serait, d'après Briquet, de trente à quarante ans. Chez l'enfant, tout le monde s'accorde à le reconnaître, les varices sont très rares : celles qui existent sont ordinairement congénitales (1). Chez les vieillards on n'en verrait plus survenir

(1) Il est bien remarquable que la plupart des observations de varices congénitales soient

Cependant Vidal de Cassis [1] est d'un avis contraire, et il semblerait ressortir des statistiques de Delaharpe [2] et de Sistach [3] que, loin de s'arrêter à quarante ans, le nombre des variqueux s'accroît de plus en plus à partir de cet âge.

*Sexe.* — D'après Briquet, la proportion des varices serait trois fois plus forte chez l'homme que chez la femme.

*Hérédité. — Constitution.* — L'influence de l'hérédité est admise par la plupart des observateurs [4]. Ce rôle de l'hérédité serait à lui seul un argument sérieux en faveur de l'influence constitutionnelle : l'arthritisme a été principalement incriminé [5].

*Grossesse.* — Chez la femme la grossesse est une des causes les plus communes des varices. Budin [6] les a rencontrées 100 fois sur 300 femmes examinées : 22,5 pour 100 des femmes variqueuses étaient des primipares, 44,5 pour 100 des multipares. En général, la phlébectasie ne survient que vers le milieu de la grossesse ; néanmoins chez certaines femmes, elle apparaît dès la fin du premier mois [7].

*Professions.* — Les professions pénibles, nécessitant une station debout prolongée ou exposant au froid et à l'humidité, paraissent tout particulièrement prédisposer aux varices, ainsi celles-ci seraient plus fréquentes chez les laquais, chez les compositeurs d'imprimerie, les blanchisseuses, les portefaix, les cuisiniers, les serviteurs des rois (Avicenne), etc., et chez les ouvriers

relatives à des varices du membre supérieur, et soient en général unilatérales, comme si la cause portait uniquement sur un des gros troncs veineux qui se jettent dans la veine cave supérieure. Voy. Th. Fournol, 1879. — Petit, *Union méd.*, 1880. — Voituriez, *Journ. des sc. méd. de Lille*, 1887.

(1) Vidal, *Traité d'anat. chir.*, 1858.

(2) Delaharpe, *Quelques mots sur les causes probables des varices chez l'homme.* Zurich. 1855.

(3) Sistach, *Gaz. méd.*, 1863. — Sistach examine 917 civils. Il trouve sur :

| | | | |
|---|---|---|---|
| 82 | âgés de | 10 à 20 ans | 0 variqueux, |
| 274 | — | 20 à 30 ans | 4 — |
| 456 | — | 30 à 40 ans | 21 — |
| 105 | — | au-dessus de 40 ans | 7 — |

soit une proportion :

| | | |
|---|---|---|
| de 14 pour 1000 de | | 20 à 30 ans, |
| 46 | — | 30 à 40 ans, |
| 66 | — au-dessus de | 40 ans. |

(4) Broussais, Bérard et Denonvilliers, Nélaton, Briquet, etc.

(5) Voy. Th. Moreau, 1877. Sur 118 malades variqueux, l'auteur en trouve :

| | |
|---|---|
| Ayant eu des manifestations articulaires | 53 |
| Issus de parents arthritiques | 24 |
| Ayant eu de la sciatique, des migraines, de la chorée | 6 |
| Cancéreux | 1 |
| Syphilitiques | 5 |
| Dartreux | 6 |
| Issus de parents variqueux et sans antécédents | 12 |

(6) Budin, Thèse d'agrég., 1880. — Lesguillons, Thèse de Paris, 1869. — Richard, Thèse, 875, et un mémoire de Cazin pour le prix Capuron, 1879.

(7) Budin.

des ports, les cochers (Dupuytren), les briquetiers, les mineurs et les cultivateurs (1), etc.

## Pathogénie et évolution.

Avant la découverte de la circulation, le développement des varices, comme la plupart des processus morbides, était attribué à une altération humorale, à « un sang mélancholique » (A. Paré) (2). Plus tard, on chercha leur raison d'être dans les conditions locales de la circulation (théorie mécanique); enfin, à partir de Briquet, on est arrivé à accorder une importance de plus en plus grande à l'état anatomique des parois veineuses (théorie anatomo-pathologique) (3).

Il est probable que chacune de ces théories renferme une part de vérité.

Ainsi il ne nous paraît pas douteux que toute gêne permanente ou de longue durée apportée à la circulation veineuse crée une prédisposition aux varices; qu'on ait exagéré l'importance de la pesanteur, le rôle des orifices fibreux ou musculaires traversés par les veines (4), les inconvénients des jarretières, etc., cela est probable, et après, Delpech et Briquet, la plupart des auteurs modernes ont eu raison de le dire; mais n'est-ce pas aller trop loin que de rejeter absolument l'influence des causes mécaniques? On a répété après Briquet que, par suite de la présence des valvules, la pression de la colonne sanguine n'est pas plus grande au bas de la jambe qu'au genou ni qu'en haut de la cuisse! Sans doute, si le sang était immobile, mais il circule, et une condition même de sa circulation c'est que cette pression soit moindre à l'aine qu'au pied. Que dire encore des expériences consistant à lier les veines ou à les injecter de plâtre (5)? Vous constatez votre impuissance à produire des varices expérimentalement en quelques semaines ou en quelques mois, et c'est tout. Il est impossible, quoi qu'on dise, de faire abstraction de ce fait considérable, c'est que les observations de varices se comptent aux membres supérieurs (6), au cou et à la tête, tandis qu'elles sont innombrables là où la pression du sang veineux est habituellement exagérée.

La circulation du sang veineux dans les membres est régie par des conditions spéciales, c'est moins aux deux grands moteurs ordinaires, le cœur et le diaphragme, qu'aux muscles périphériques que les veines empruntent la

(1) Charvot ajoute à ces différentes professions le métier militaire. Il n'est pas rare, dit-il, de voir des hommes non variqueux au moment de l'incorporation, présenter des varices considérables après six mois ou un an de séjour dans l'armée. L'auteur pense que l'habillement du soldat n'est pas étranger à ce fait; le ceinturon, en comprimant le ventre, les courroies, en étreignant les épaules, l'attitude imposée par la charge à porter, tout cela, déterminerait une sorte de pléthore abdominale, pouvant retentir sur la circulation des membres inférieurs. Charvot a soin d'ajouter que la station debout est également incriminable.

(2) A. Paré, t. II.

(3) Dite à tort théorie physiologique.

(4) Herapath, *Revue médico-chirurgicale*, 1848. — Verneuil, *Loc. cit.* — Duret, *Archives méd.*, 1879 et 1880.

(5) Sack, *Loc. cit.*

(6) En 1880, L.-H. Petit n'en avait rassemblé que 7 cas (*Union méd.*), la plupart étaient d'origine congénitale.

force motrice qui ramène le sang des extrémités (¹) : une contraction musculaire survient, elle vide un tronçon veineux suivant la direction commandée par les valvules; et c'est dans ces seules conditions de vacuité d'un tronçon veineux que la colonne sanguine est réellement fragmentée. Que l'appareil musculaire devienne immobile, le rôle des valvules deviendrait inefficace; « elles ne formeraient plus que des diaphragmes flottant dans une colonne liquide dont elles n'interrompraient pas la continuité »; c'est pour cela, ajoute Marey, que, « dans les professions où l'on se tient debout sans marcher, les veines se distendent et à la fin deviennent variqueuses » (²). J'admets donc au moins que l'exagération prolongée de la pression intra-veineuse peut déterminer la production des varices; j'ai hâte de dire comment je comprends le mécanisme de leur développement. Je reconnais que la distension veineuse, qu'elle soit le résultat d'une compression ou de toute autre cause, donne lieu d'abord à une simple dilatation et que ce n'est pas là encore une varice; mais il est impossible de supposer une augmentation de pression dans une veine sans reconnaître que les *vasa-vasorum* de sa paroi vont subir les effets de cette hypertension : les conditions des échanges nutritifs sont modifiées, les tuniques veineuses doivent forcément à la longue subir des altérations de structure.

En résumé, les causes mécaniques amènent la production des varices en déterminant d'abord et d'une façon indirecte des modifications de structure dans la paroi des veines.

D'autres causes évidemment sont susceptibles d'engendrer ces modifications ectasigènes; telles seraient certaines affections nerveuses.

P. Dubois, Barnes (³), faisaient intervenir le système nerveux dans la pathogénie des varices des femmes enceintes. Lancereaux⁴ n'est pas loin de croire que les varices en général « sont subordonnées à l'action du système nerveux et dépendent d'un trouble de l'innervation trophique ». On invoque comme argument ces apparitions précoces de phlébectasies chez les femmes grosses d'un mois à peine, alors qu'on ne peut encore accuser l'utérus d'être une gêne mécanique pour la circulation des veines iliaques. On se base encore sur la coexistence des varices avec différents troubles nerveux tels que « les névralgies, la migraine, l'hypochondrie ». On cite enfin des exemples de varices survenues à la *suite* de sciatiques rebelles (⁵).

L'action pathogénique du système nerveux est d'ailleurs, je n'ai pas besoin de le dire, interprétée très différemment; l'opinion la plus acceptable me paraît

(¹) « Les veines qui rampent dans les interstices musculaires sont comprimées latéralement toutes les fois que les muscles voisins se gonflent en se contractant » (MAREY, *La circulation du sang*, 1881). Il est probable que ce mécanisme s'applique mieux encore aux veines intra-musculaires.

(²) D'après cette opinion, c'est l'absence de la contraction musculaire, ou mieux son insuffisance, qui occasionne les varices, contrairement à l'opinion de Chaussier, Delpech et Briquet.

(³) Cité par Cazin (*Arch. tocol.*, t. VII).

(⁴) LANCEREAUX, *De l'herpétisme*. C'est la thèse qui a été reprise par Léonardi, Thèse de Paris, 1888.

(⁵) Observation de Chrétien dans Thèse de Broca. Nous avons nous-même observé un fait de ce genre; nous croyons néanmoins que dans la généralité des cas la sciatique est consécutive.

être exprimée par Riènzi ([1]) : la paralysie des vaso-constricteurs ([2]) amènerait une hypérémie des parois vasculaires, bientôt suivie de phlébite chronique.

En somme, les troubles nerveux à effets vaso-dilatateurs auraient une action analogue à celle que nous avons attribuée aux causes mécaniques des phlébectasies ([3]). Nous sommes tout disposés à accepter dans de certaines limites et dans certains cas restreints l'influence du système nerveux, mais je pense que jusqu'ici rien n'autorise à en faire le point de départ *direct* de la maladie variqueuse.

J'ai été amené à dire, dans le cours de l'étude anatomo-pathologique qu'à l'heure qu'il est, on place communément côte à côte l'altération variqueuse des veines et l'artério-sclérose, et qu'on les considère comme le résultat d'un trouble trophique général, engendré lui-même par une altération du sang, par une dyscrasie (arthritisme, goutte, alcoolisme, saturnisme, etc.) ([4]). J'accorde que la phlébo-sclérose ([5]) et l'artério-sclérose sont des processus comparables, analogues et souvent réunis, spécialement à partir d'un certain âge, spécialement aussi chez les sujets porteurs d'ulcères ([6]). Je crois qu'il convient de mettre au compte d'une phlébo-sclérose diffuse un certain nombre de variqueux, mais qu'on aurait tort de tenir pour artério-scléreux tous les porteurs de varices, alors qu'on voit celles-ci se développer principalement à l'âge adulte, chez de jeunes femmes et des sujets qui n'ont ni scléroses viscérales ni artères rigides. J'ajoute que bien surprenante serait l'intégrité du système veineux des membres supérieurs alors qu'on sait que l'artério-sclérose ne respecte aucun territoire artériel.

Pour conclure, je pense qu'il est bon dans la pathogénie des varices de se montrer éclectique et que la seule formule générale qu'on puisse émettre est la suivante : *Toutes les conditions susceptibles de déterminer une modification de structure dans la paroi veineuse, soit directement, soit indirectement, sont des causes possibles de varices :* les unes, telles que la phlébo-sclérose diffuse, sont générales; les autres agissent localement, soit d'une façon indirecte (causes mécaniques, troubles nerveux), soit d'une façon directe : c'est directement, par exemple, que les varices apparaissent dans une région où s'est développée une phlébite. Telles sont celles qu'on a vues ([7]) se développer à l'hypogastre à la suite de la fièvre typhoïde, telles sont celles encore qu'on observe non exceptionnellement, comme une complication tardive de la *phlegmatia alba dolens*, et que l'on considérait faussement comme un effet mécanique d'obstruction veineuse. La plupart du temps l'étiologie est complexe, et c'est parce que dans

([1]) Rienzi rapporte cette paralysie des vaso-moteurs, dans certains cas qu'il a observés, à une intoxication par les alcaloïdes du maïs fermenté.

([2]) Ou l'excitation des vaso-dilatateurs.

([3]) Leonardi rapporte toute sa pathogénie aux réflexes; ceux-ci auraient leur point de départ tantôt dans la paroi veineuse elle-même, tantôt dans l'utérus gravide, tantôt dans un état neuro-pathologique de l'organisme; ici prennent place : la nervosité, l'hystérie, la folie, la chorée, etc.

([4]) C'est un peu le retour à la théorie humorale. La perversion des actes nutritifs donnerait naissance à des produits irritants, dont l'élimination imparfaite permettrait l'accumulation dans le sang et l'action irritante sur les vaisseaux sanguins.

([5]) Le mot aurait été employé pour la première fois par Lobstein.

([6]) Voy. Quénu, M. Schreider, Gilson, etc.

([7]) Lagrange, *Progrès méd.*, 1881.

un territoire veineux se trouvent réunies la plupart des causes que nous avons énumérées que là se développe l'affection variqueuse ([1]).

L'influence prépondérante de la contraction musculaire dans la circulation veineuse du membre inférieur nous rend bien compte du siège primitif des varices dans les veines musculaires; il est clair que ce trouble grave dans la circulation des veines musculaires doit à la longue retentir sur la circulation des veines superficielles, et qu'à plus ou moins longue échéance, tout le système veineux du membre est condamné à la phlébite chronique. C'est ainsi que plus ou moins tardivement, après les muscles et le tissu cellulo-graisseux sous-cutané, la peau se trouve envahie et sillonnée de veinosités, que les veines des nerfs s'ectasient et deviennent une cause d'inflammation chronique pour le tronc dans l'épaisseur duquel elles cheminent.

A cette période, le terrain est préparé pour toutes les altérations trophiques possibles, l'œdème existe de par la gêne circulatoire ([2]), et de par les troubles d'innervation; ces causes réunies sont déjà une raison suffisante pour engendrer l'induration éléphantiasique et les différentes éruptions eczémateuses qu'on observe si fréquemment; qu'il s'y joigne, par surplus, un mauvais état du système artériel, et l'ulcère variqueux apparaîtra sous le moindre prétexte.

Ce n'est pas tout encore. A son tour l'ulcère est une nouvelle cause de désordres; il est un danger permanent pour le système lymphatique dont il engorge les glandes, ajoutant ainsi un nouvel obstacle à la circulation en retour ([3]); à son voisinage les nerfs et artères se sclérosent, les muscles s'atrophient, les os sont le siège d'ostéites productives : à ce degré extrême d'altérations, le membre, informe et couvert de cicatrices squameuses ou de plaques d'eczéma, n'est plus composé pour ainsi dire que d'une gangue scléreuse où sont enfouis et immobilisés tous les organes plus ou moins dégénérés.

En résumé, dans le processus variqueux, la lésion veineuse, conséquence de conditions étiologiques diverses, ouvre la marche, en s'associant ou non dès le début à des lésions artérielles. Elle suffit à elle seule pour provoquer divers troubles circulatoires, tels que la stase, l'œdème, etc. [3].

A un moment donné, l'intégrité anatomique ou physiologique des nerfs périphériques cesse d'exister; alors les troubles trophiques deviennent prédominants et vont jusqu'à l'ulcère, surtout si les artères sont malades, soit primitivement, soit secondairement.

A son tour l'ulcère porte à son maximum la dystrophie du membre qui en est le siège, en ne laissant intact aucun des tissus et aucun des organes du voisinage.

([1]) Nous trouvons, par exemple, cette réunion de causes dans les membres inférieurs fracturés, où des thromboses veineuses se sont produites, où des nerfs ont été contusionnés ou déchirés, etc. J'ai passé sous silence une série de théories qu'on a émises spécialement à propos de la grossesse, telle est la théorie de Richard (thèse, 1876), d'après laquelle le point de départ serait la communication plus facile entre les artères et les veines utérines et utéro-ovariennes par le fait de la gestation; de là une augmentation de tension dans les grosses veines de l'utérus, et par suite dans les troncs où elles aboutissent, c'est-à-dire dans les veines hypogastriques et dans la veine cave. D'autres ont invoqué l'hypertension veineuse chez la femme enceinte, hypertension résultant de l'hypertrophie du cœur et de l'augmentation de la masse sanguine. D'autres enfin ont accusé le changement apporté à la composition du sang, etc. (voy. Thèse d'agrég. de Budin).

([2]) Jeanselme a bien mis en lumière ce rôle important des lymphangites dans la pathogénie des dermites éléphantiasiques variqueuses.

([3]) Voy. art. Ulcère.

## Symptômes [1].

Nous savons qu'en général la phlébectasie débute par les veines profondes [2]. En l'absence de dilatations veineuses superficielles, il n'est pas toujours possible d'en faire le diagnostic précoce; néanmoins, grâce au tableau clinique que Verneuil nous en a le premier tracé, on arrive assez facilement, dans la plupart des cas, à reconnaître de bonne heure l'existence des varices profondes aux membres inférieurs [3].

Tout au début, les sujets n'accusent qu'une sensation de lourdeur et d'engourdissement dans le mollet; ils se fatiguent plus vite dans la marche; ils éprouvent, dès qu'ils sont restés un peu longtemps debout ou les jambes pendantes, une souffrance vague qui disparaît dès qu'il leur est permis d'allonger horizontalement leurs membres. Le caractère de cette souffrance est continu, et rappelle « cette angoisse particulière » qui accompagne la plénitude du système vasculaire [4].

Quelques-uns ressentent des crampes dans les muscles, des fourmillements, des picotements ou de véritables douleurs dans la plante du pied.

Habituellement tous ces phénomènes douloureux disparaissent la nuit et dans la position horizontale; ils seraient plus accusés par une température chaude (Verneuil), j'ai remarqué qu'ils s'accentuaient par les temps humides et froids.

Lorsqu'on examine les malades le soir, après une fatigue, on constate fréquemment un peu d'œdème le long de la face interne du tibia ou aux chevilles, ou un simple gonflement du pied; la main promenée sur le mollet donne parfois la sensation d'un empâtement profond et douloureux.

Il importe de répéter l'examen après un repos au lit de quelques heures, on constate que la masse du mollet a repris sa souplesse et qu'elle est revenue à un volume moindre.

D'autres signes objectifs que l'œdème et l'induration existent : tels sont les taches pigmentaires de la peau, l'éruption fréquente de petits furoncles, d'eczéma, d'ecthyma : nombre de variqueux sont tourmentés de démangeaisons incessantes aux jambes; quelques-uns accusent une augmentation considérable et gênante de la sécrétion sudorale [5].

Parfois enfin l'apparition de veinosités à la peau permet de faire le diagnostic et de rapporter à leur vraie cause les symptômes éprouvés par les malades.

Les douleurs occasionnées par les varices profondes ne sont pas toujours limitées au pied et à la jambe. J'ai montré, dans un mémoire récent [6], qu'elles s'étendent parfois à toute la cuisse et à la fesse, et qu'alors elles se localisent au trajet des nerfs sciatiques.

(1) Dans cet exposé symptomatique nous aurons spécialement en vue les varices des membres.

(2) Verneuil, *Loc. cit.*

(3) La plupart des détails cliniques suivants sont empruntés à Verneuil.

(4) Verneuil. « Un malade comparait la sensation qu'il ressentait dans le mollet à celle qu'on éprouve lorsque le doigt est serré par un lien circulaire. »

(5) Fait très important, signalé pour la première fois par Verneuil.

(6) Soc. de chir., 1888.

Lorsque la phlébectasie a envahi les veines sous-cutanées, de nouveaux signes sont constatables : tantôt les veines apparaissent simplement tuméfiées et flexueuses, tantôt on trouve sur leur trajet des renflements fusiformes ou globuleux du volume d'une noisette à celui d'un œuf de poule. On les rencontre tout particulièrement sur le trajet de la saphène et à son embouchure dans la crurale. Les ampoules variqueuses ont des caractères spéciaux qui permettent de ne pas les confondre avec d'autres saillies anormales; elles sont molles, fluctuantes, réductibles; une pression brusque sur la varice occasionne un reflux de sang le long de la veine, visible à travers la peau (1), perceptible au toucher sous forme d'ondulation; l'effort et tous les actes que nécessitent une expiration énergique gonflent l'ampoule variqueuse et lui communiquent parfois une impulsion (2).

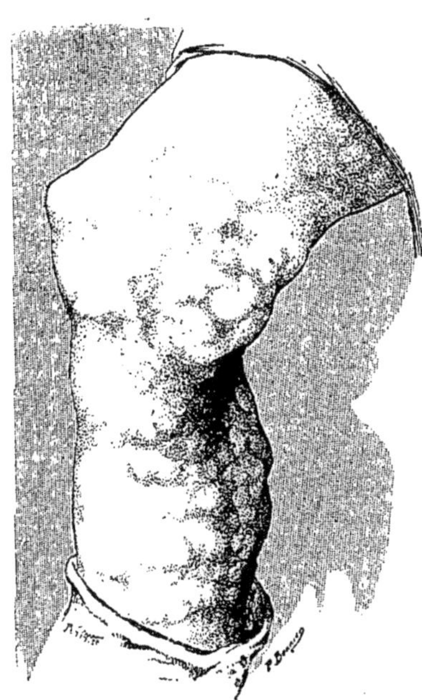

Fig. 93. — Tumeurs variqueuses du mollet et de la face interne du genou.

Follin signale encore quelques cas dans lesquels une impulsion rythmique était transmise au renflement ampullaire par une artère sous-jacente.

A une certaine période, une modification importante se produit dans l'aspect du membre variqueux : l'accroissement des flexuosités est devenu tel qu'en certaines régions, en particulier à la face interne de la jambe et surtout à la face interne du genou, il se développe de véritables paquets de veines sinueuses et entremêlées, dessinant des tumeurs irrégulières, bosselées, bleuâtres, visibles par transparence à travers la peau amincie, mais encore plissable au-devant de la masse veineuse : celle-ci est comme pâteuse et donne la sensation de pelotons mous, dépressibles et chauds au toucher.

Le membre inférieur dans son ensemble est augmenté de volume, il peut être le siège de phénomènes douloureux et de troubles trophiques sur lesquels je crois utile de revenir.

Les sensations pénibles décrites plus haut existent toujours, mais de plus, chez un certain nombre de variqueux anciens, les choses vont plus loin; il peut survenir une véritable sciatique liée assurément à l'évolution des varices et présentant quelques caractères cliniques intéressants. Dans la minorité des cas, les malades accusent des douleurs spontanées sur le trajet du nerf scia-

(1) Ce signe m'a permis de faire le diagnostic de varice de la jugulaire externe dans un cas où, par suite d'une saillie au-dessus de la clavicule que déterminaient subitement l'effort et la toux, on avait pensé à l'existence d'une hernie du poumon.

(2) Au point de faire penser à une hernie crurale s'il s'agit d'une ampoule de la saphène à son embouchure.

tique, ces douleurs ne sont pas en général d'une intensité extrême, les patients parlent de sensations gravatives, profondes, plutôt que d'élancements aigus et de crises névralgiques, parfois de crampes et de faiblesse musculaire. Dans une forme beaucoup plus commune, il n'est fait mention d'aucune douleur spontanée le long de la fesse ou de la cuisse, mais cette douleur apparaît à la pression dès qu'on appuie sur certains points d'élection. Sur 56 variqueux anciens examinés au bureau central, nous avons observé 31 fois cette forme de sciatique latente. Le plus souvent (dans 20 cas) les points douloureux n'existaient qu'à la jambe et dans le creux poplité; dans 6 cas, la pression était douloureuse à la partie moyenne de la cuisse; dans 5 cas enfin, la sensibilité morbide remontait jusqu'à l'échancrure sciatique.

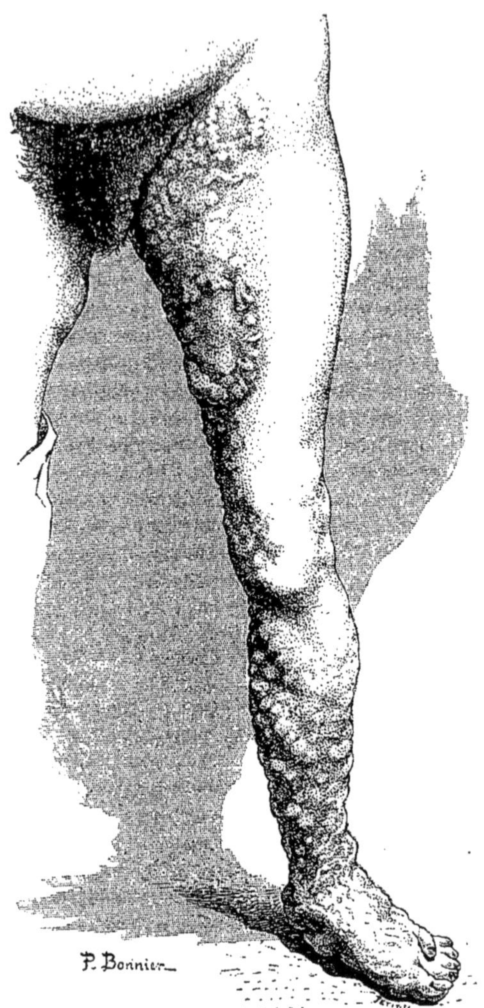

Fig. 94. — Varices des membres inférieurs et des organes génitaux chez une femme enceinte de son dixième enfant.

Il est temps de nous demander à quelle cause on peut bien rapporter les sensations douloureuses des porteurs de varices; Verneuil pensait trouver une explication plausible dans les rapports des veines dilatées avec les nerfs satellites: « lorsque les premières sont très amplifiées, elles agiraient *mécaniquement* sur les cordons nerveux ». Cette pathogénie n'est acceptable que pour les saphènes et ici encore il s'agit bien plutôt d'inflammation propagée de veine à nerf que de compression mécanique pure et simple. Pour les douleurs profondes et pour la sciatique il faut chercher un autre mécanisme; il est très probable qu'il faut incriminer non les veines voisines du nerf, mais les veines du nerf lui-même, devenues variqueuses [1];

[1] Il est possible aussi que des ampoules existant dans les veines auxquelles se rendent les veines des nerfs (voy. fig. 92), il en résulte une stase veineuse dans le tronc veineux,

par suite il s'établirait à la longue chez les variqueux une névrite ascendante remontant lentement du nerf tibial postérieur au poplité, puis au sciatique.

J'en conclus que l'état du système nerveux périphérique domine toute l'histoire des troubles fonctionnels des varices, de même qu'il régit l'apparition des différentes lésions cutanées depuis le simple érythème jusqu'à l'ulcère.

Le trouble profond de l'innervation chez les variqueux ressort bien encore de l'exagération de la fonction sudorale (1), de la perversion de la sensibilité et enfin des différences de température constatées dans quelques cas entre le membre sain et le membre malade ou entre deux membres inégalement malades. Chez un sujet porteur de varices à un seul membre supérieur, Ch. Richet (2) a noté la disparition de la sensibilité électrique en même temps qu'une hyperesthésie à la douleur. La différence de température était de plus de 1 degré en faveur du bras sain (3).

Les troubles trophiques s'accusent par l'hypertrophie du système pileux, l'irrégulière et difforme poussée des ongles et enfin l'apparition de dermatoses diverses. Parmi ces dernières, l'inflammation eczémateuse est la plus communément observée; toutefois, d'après A. Broca, les causes locales réduites à elles seules ne sauraient produire l'eczéma variqueux, l'intervention d'une cause générale de la diathèse eczémateuse serait nécessaire, « les varices auraient un rôle, localisateur et non générateur ». Quoi qu'il en soit l'eczéma variqueux (4) se manifeste sous forme de petites plaques sèches squammeuses d'un rose brunâtre ou tirant sur le violacé : ces petits placards peuvent demeurer stationnaires pendant des années en ne déterminant qu'un peu de prurit. D'autres fois l'eczéma variqueux est plus étendu, à larges squames. Dans une troisième forme, enfin, il est plus aigu et suintant; un caractère des plus intéressants à signaler dans toutes ces variétés, c'est la pigmentation de la peau, qui modifie l'apparence de l'eczéma variqueux en lui communiquant une teinte brune particulière.

L'eczéma variqueux, auquel s'ajoute parfois l'ecthyma, s'accompagne souvent d'ulcères, petits et multiples, qui naissent au niveau des vésico-pustules et s'étendent en se réunissant.

Enfin les membres variqueux constitueraient un terrain favorable au développement des ulcères syphilitiques tertiaires, mais ceux-ci prendraient un caractère hybride pouvant rendre toute distinction difficile.

capable d'occasionner divers phénomènes douloureux avant d'avoir déterminé des lésions. Nous croyons en outre qu'il serait intéressant de faire dans les autopsies de variqueux l'examen des veines de la queue-de-cheval et des veines du rachis.

(1) Verneuil.

(2) Fournol, Thèse, 1879.

(3)

| | Côté malade. | Côté sain. |
|---|---|---|
| A la main | 26 | 28 |
| A l'avant-bras | 34 | 32 |
| Au pli du coude | 34 | 35 |
| Au bras | 34,5 | 35 |
| A l'aisselle | 35,5 | 375 |

Chez le même malade on obtenait au dynamomètre 40 kilogrammes du côté sain, et 28 ou 30 kilogrammes du côté malade, suivant que le membre était levé (anémié) ou baissé (congestionné); l'étude des troubles de la motilité mériterait d'être reprise à nouveau. J'avais mentionné dans mes observations quelques troubles de la locomotion occasionnés par la sciaque des variqueux tout dernièrement (th. 1890). Delaunay a publié un cas de claudication intermittente qu'il rapporte à la présence des varices chez un malade dont le système artériel n'offrait aucune altération.

(4) Cette description est empruntée à A. Broca.

En somme, avec ou sans l'aide des diathèses eczémateuse et syphilitique, nous voyons l'altération variqueuse aboutir en dernier ressort et dans des *circonstances déterminées*, à un processus d'ulcération. L'histoire complète de l'ulcère variqueux a été traitée par Reclus, dans le premier volume.

L'évolution clinique des varices s'accomplit en général avec une grande lenteur; un malade peut éprouver pendant des mois et même des années les symptômes que nous avons donnés comme caractéristiques des varices profondes, sans que les veines superficielles soient à leur tour atteintes. Alors même que toutes les veines participent à l'altération, les progrès du mal se font lentement et avec des temps d'arrêt; la marche du processus variqueux et surtout l'époque d'apparition des troubles trophiques et leur intensité sont en grande partie subordonnées à la constitution (1) des malades et aux soins que leur état social leur permet de prendre.

La marche de la phlébectasie est donc essentiellement chronique; il n'en est pas toutefois toujours ainsi : certaines varices apparaissent et évoluent rapidement, telles sont en particulier celles de la grossesse et celles qui succèdent à une phlébite subaiguë; il est probable qu'un certain parallélisme existe entre la rapidité de la phlébectasie et l'acuité des modifications qui affectent la paroi veineuse.

Lorsque la cause première, par exemple la grossesse, a disparu, les varices peuvent à leur tour disparaître; il est probable néanmoins que les veines qui en ont été atteintes y restent plus sujettes que d'autres et que souvent il s'agit plutôt d'une atténuation que d'une disparition complète (2).

La vieillesse, a-t-on dit, amènerait parfois la cure de l'affection variqueuse; je crois, avec Briquet, qu'elle n'agit qu'en obligeant les malades au repos et qu'il vaut mieux dire, dans ce cas, diminution que guérison.

## Pronostic.

Les malades atteints de varices sont exposés à un certain nombre d'accidents, parmi lesquels je citerai surtout les ruptures veineuses et la phlébite.

Les ruptures veineuses ont été étudiées à la suite des plaies des veines et je n'y reviendrai pas. Je n'ai, d'autre part, que quelques mots à ajouter à ce que j'ai dit déjà de la phlébite.

Toute veine déjà malade est un excellent terrain pour le développement d'une inflammation quelconque. Aussi la phlébite variqueuse est-elle des plus fréquentes; il n'est pour ainsi dire pas de variqueux un peu ancien qui n'en ait subi quelque atteinte, elle survient souvent sous l'influence d'une cause locale. On a invoqué les contusions, les ruptures, etc.; je crois que dans la majorité des cas il s'agit d'infections propagées par les radicules veineuses et entrées par une fissure, un bouton écorché, etc. (3). D'autres fois la poussée phlébitique doit être attribuée à une cause générale; ainsi on l'a observée chez les femmes en

(1) C'est ici évidemment que l'état des artères peut jouer un grand rôle.

(2) Même pour les varices de la grossesse; ce qui le prouve, c'est qu'à chaque gestation le développement des varices est de plus en plus considérable et plus lent à rétrograder.

(3) Chez les variqueux, les portées d'entrée ne manquent pas : éruptions, médications locales intempestives, démangeaisons et grattages, etc.

couches, dans bon nombre de maladies aiguës et dans quelques affections chroniques [1]. La phlébite variqueuse des femmes en couches [2] survient ordinairement quelques jours après l'accouchement, elle s'observe spécialement en temps d'épidémies de fièvre puerpérale. Parmi les affections aiguës durant ou après lesquelles l'inflammation veineuse s'est déclarée, on cite l'embarras gastrique fébrile, l'angine simple, la bronchite aiguë, la pneumonie [3], la fièvre typhoïde [4], etc. Il n'est pas douteux aujourd'hui que tous ces états fébriles sont de nature infectieuse : la phlébite n'est qu'une localisation aberrante de l'agent pathogène ; on peut en rapprocher tous ces cas dans lesquels on a vu la phlébite d'un membre succéder à une plaie septique soit du cuir chevelu, soit d'un point quelconque du corps. La même pathogénie est vraisemblablement applicable aux phlébites variqueuses signalées chez les prostatiques ou chez les tuberculeux.

L'inflammation aiguë des varices se comporte comme toute phlébite, son évolution est en rapport avec l'état général du sujet et la virulence de l'agent infectieux : elle peut être adhésive, passer pour une simple thrombose et se terminer par l'oblitération des vaisseaux [5] ; elle peut être suppurative (spécialement après l'accouchement) et conduire à l'infection purulente.

## Diagnostic.

Le diagnostic des varices est généralement facile lorsque les veines superficielles sont atteintes. Il est d'usage pourtant de signaler quelques causes d'erreur, telle la confusion possible d'une ampoule de la saphène à son embouchure avec une hernie crurale. Lorsqu'il s'agit de varices profondes la question peut être moins simple : les symptômes douloureux que nous avons énumérés peuvent être en effet rapportés à des causes multiples, à une tumeur poplitée, à un anévrysme, à une sciatique, etc. ; pour ce dernier cas, l'erreur est d'autant plus facile à commettre que les varices profondes s'annoncent parfois par des douleurs sciatiques. Le plus simple, si l'on hésite, est d'observer les résultats fournis par le repos horizontal et le séjour au lit ; il est de règle que les douleurs s'amendent, s'il s'agit de varices ou d'une sciatique consécutive à des varices.

## Traitement.

La nécessité d'instituer un traitement qui pallie les effets fâcheux des varices et empêche leur aggravation me paraît suffisamment ressortir de l'exposé symptomatique ; il faut y recourir dès que, grâce aux signes que nous devons

(1) MAYDIEU, Thèse, 1881. — BROCA, *Rev. Chir.*, 1889.
(2) NIVERT, *Arch. méd.*, 1862. — MARQUET, Thèse, 1876.
(3) MAYDIEU.
(4) J'ai dernièrement observé trois cas de phlébite variqueuse survenus dans la convalescence de la grippe. Voy. *Bullet. Soc. méd. de l'Élysée*, février 1890.
(5) Ou par embolie pulmonaire. Observations de Le Dentu, Soc. anat., 1862 ; de Verneuil, Soc. anat., 1873 ; de Hayem, Soc. de biol., 1870 ; Th. Chabenat, 1874.

à Verneuil, on est en droit d'affirmer le développement de varices profondes. Quelque pathogénie qu'on adopte, et quelque large que soit la part faite aux influences constitutionnelles, il n'en est pas moins accepté de tous que les causes locales de gêne circulatoire aggravent singulièrement l'état phlébectasique. L'indication principale se réduit donc en somme à favoriser le plus possible le cours du sang veineux, soit en écartant les obstacles mécaniques, soit en suppléant à l'insuffisance du tonus veineux par l'application d'un soutien extérieur adapté à la surface du membre.

Suivre une hygiène spéciale, porter un bandage convenable, tels sont les deux préceptes qui résument la thérapeutique des varices des membres, la seule dont j'aie à m'occuper ici. De la sorte on peut espérer, sinon guérir les varices, du moins réduire leurs inconvénients au minimum.

Par opposition à ce traitement palliatif, on a coutume de décrire un traitement qui a la prétention d'être curatif; il consiste à provoquer par un moyen ou par un autre l'oblitération des veines, ou plutôt d'un groupe de veines variqueuses. En effet, on n'agit guère opératoirement que sur les veines superficielles, or, nous savons qu'en général leur altération comporte celle des veines profondes; mais, fût-elle limitée aux veines sous-cutanées, la phlébo-sclérose ne saurait être considérée comme circonscrite aux segments veineux sur lesquels on fait porter l'action chirurgicale; donc on ne s'attaque qu'à une partie du mal, on remédie par une opération à certains accidents, on en prévient d'autres, il est grandement exagéré d'en conclure qu'on a obtenu la guérison radicale des varices. Le traitement opératoire n'est et ne peut être que palliatif.

Le seul traitement vraiment curatif est celui qui, s'adressant à tout le système veineux d'un membre, serait capable de rendre aux parois vasculaires leur structure normale. On a récemment vanté l'usage de l'*Hamamelis virginica* qui, à la dose de 3 à 7 grammes par jour d'extrait fluide, aurait amené des guérisons complètes [1]. Ai-je besoin de dire que la réserve est de rigueur jusqu'à plus ample observation.

Traitement non opératoire. — Certaines règles d'hygiène sont particulièrement recommandables aux variqueux; ils doivent éviter de porter des vêtements qui les serrent soit au tronc, soit en un point des membres, ils ont lieu surtout de se garder de la station prolongée; la marche leur est assurément moins nuisible. On peut leur conseiller les ablutions froides ou chaudes [2], on doit réclamer d'eux une propreté minutieuse et les engager à éviter toute cause d'irritation de la peau.

La base du traitement des varices est le port d'un bandage compressif. Le plus simple est la bande de flanelle roulée, elle peut suffire dans les cas légers, à condition d'être méthodiquement appliquée chaque jour [3]. En général, on lui préfère l'usage des bas lacés et surtout des bas élastiques. Ces derniers sont fabriqués avec du tissu mélangé de fils de coton ou de soie et de fils de caoutchouc; ils laissent le talon et les orteils libres et remontent plus ou moins haut

[1] Musser, *Philad. med. times*, 1883. Les effets bienfaisants se feraient sentir après un mois d'administration du médicament.

[2] A 40 degrés au moins.

[3] On a aussi employé les bandelettes de diachylon imbriquées.

suivant l'étendue des varices[1]; leur élasticité est pour ainsi dire destinée à compenser celle qui a disparu des parois veineuses.

Malheureusement, ces appareils ne sont pas toujours aisément supportés, ils se détériorent facilement, se salissent et déterminent des éruptions diverses; ils n'en rendent pas moins de grands services et permettent aux malades de continuer leur profession, en évitant la plupart des complications de l'état variqueux[2].

Traitement opératoire. — Dans tous les procédés opératoires, sauf celui d'Hérapath[3], le chirurgien se propose d'obtenir l'interruption de la circulation dans un segment des veines malades; or, on peut y arriver par trois méthodes principales : 1° en liant les vaisseaux; 2° en les détruisant; 3° en provoquant une phlébite dite adhésive qui les oblitère.

1° *Ligature.* — On a lié les veines à ciel ouvert[4], ou bien sans incision cutanée, en passant un fil derrière, puis au-devant d'elles[5], ou bien encore en passant simplement un fil sous la veine et en l'étranglant contre la peau[6], etc. On a aussi proposé de glisser une épingle sous la varice, puis d'étrangler, par un fil lié circulairement autour de l'épingle, et la veine et la peau soulevées[7]. Toutes ces complications opératoires n'ont plus leur raison d'être aujourd'hui; c'est à ciel ouvert qu'il faut agir[8], si on choisit la ligature comme procédé de traitement.

2° *Destruction.* — On réalise la destruction d'un segment veineux de plusieurs manières, par *dénudation*, par *cautérisation* et par *excision*.

Dans le *procédé de dénudation* (Rigaud)[9], on pratique une incision le long de la veine, qu'on isole des parties environnantes dans une certaine étendue; alors on interpose entre elle et les tissus sous-jacents un bout de sonde ou

[1] Les bas sont dits *simples* quand ils s'arrêtent au-dessous du genou, avec *genouillères*, quand ils comprennent le genou. Lorsque les varices sont très développées à la cuisse, ou lorsqu'elles se compliquent de sciatique, il importe de faire remonter le bandage jusqu'au pli de l'aine, et comme il est souvent difficile de l'y maintenir, on est obligé d'ajouter une véritable ceinture. Le malade porte alors non plus un bas, mais un caleçon élastique.

[2] Faut-il faire porter des bas élastiques aux femmes enceintes? Chaussier, Dubois, Depaul (cités par Budin) ont rapporté quelques accidents dus à la compression des membres inférieurs pendant la grossesse; ces accidents (avortement, petites hémorrhagies utérines et pulmonaires) paraissent tellement exceptionnels qu'ils ne suffisent pas à créer une contre-indication au traitement palliatif des varices. Voy. Budin, Thèse d'agrég., *loc. cit.*

[3] Hérapath, convaincu que les veines subissent un étranglement au niveau des orifices aponévrotiques, conseillait de débrider l'orifice que traverse la saphène interne au niveau du *fascia crebriformis*, et celui qui livre passage à la veine saphène externe à la région du jarret.

[4] E. Home, *Prat. obs. on treat. of ulcers on the leg.*, 1797. — Travers, Béclard, Felice, Marie, *Rivista clinica di Bologno*, 1881. — Steele, *Brit. med. journ.*, 1875. — Lucas-Championnière, *Chirurgie antiseptique*, 1876.

[5] Gagnebé, Thèse de Paris, 1830.

[6] Chaumette, de Gouey, Lombard (cités par Follin), Armsby, *Med. press and circ.*, 1888.

[7] Davat enfonce une première épingle en arrière du vaisseau, puis une seconde à travers celui-ci, alors il croise les épingles et les assujettit à l'aide d'un fil en 8. Au bout de cinq à sept jours on enlève les épingles. Davat, Thèse de Paris, 1833, et *Archives médec.* Soc. de chir., 1878.

[8] En un seul point ou en plusieurs points différents, avec ou sans incision de la veine entre deux ligatures.

[9] Rigaud, Soc. de chir., 1875. — Cazin, *Modifications au procédé de Rigaud.* Soc. de chir., 1875.

une bandelette de caoutchouc; le vaisseau ainsi dénudé et exposé à l'air ne tarde pas à se gangrener.

La *cautérisation* est un moyen très anciennement employé. Celse, A. Paré, etc., se servaient du cautère actuel. Bonnet(1), Laugier, Valette, etc., lui ont préféré les caustiques; Follin recommandait d'appliquer pendant une ou deux minutes, sur le point qu'on veut cautériser, une mince couche de pâte de Vienne qui ramollisse la peau et permette ainsi l'action de la pâte de Canquoin ou du sparadrap au chlorure de zinc (2).

L'*excision* des varices, fort pratiquée chez les anciens (3), a été remise en honneur par Rima (4) (de Venise); de nouveau condamnée et abandonnée (5), elle a dans ces dernières années reçu de l'antisepsie son entière réhabilitation. En Angleterre, Steele (de Bristol), Marshall[6], Davies Colley (7), ont publié dès 1875, des observations attestant l'innocuité et la simplicité de la méthode : leurs conclusions ont été successivement adoptées par Howse (8), Annandale (9), Dunn (10), Fry (11), Franks Kendal (12), etc.

En Allemagne, Schede (13), Starke (14), Madelung (15), Risel (de Halle) (16), etc. ; se sont également montrés partisans de l'extirpation des tumeurs variqueuses.

En France, cette opération est peu pratiquée, si l'on en juge du moins par le petit nombre d'observations publiées; nous ne craignons pourtant pas de dire dès maintenant que l'indication d'un traitement opératoire une fois admise, l'extirpation est le procédé de choix (17).

La plupart des chirurgiens cités plus haut font des excisions multiples entre deux ligatures; celles-ci sont faites au catgut ou à la soie antiseptique.

3° *Méthode d'oblitération par phlébite.* — Cette méthode comprend toute une série de procédés plus ou moins dangereux sur lesquels je n'insisterai pas : tels sont la compression par divers appareils (18), l'acupuncture, le séton, la coagulation par rayonnement (19), la galvano-puncture, etc. Je ne m'arrêterai qu'aux injections coagulantes intra ou extra-veineuses.

(1) Bonnet, *Mémoire sur le traitement des varices des membres inférieurs. Arch. méd.*, 1839. — Bérard, *Idem. Gaz. méd.*, 1842. — Valette, *Clin. chir. de l'Hôtel-Dieu à Lyon*, 1875.

(2) Follin et Duplay. « On découpe un morceau de sparadrap au chlorure de zinc de 1 centimètre de long sur 5 millimètres de large, on l'applique au centre de la première eschare et on l'y maintient fixe pendant vingt-quatre heures ».

(3) Opération faite sur Marius (dans *Plutarque*). Voy. Celse, Fallope, etc.

(4) *Gaz. méd.*, 1857.

(5) « Cette méthode opératoire est donc une de celles qui présentent le plus de dangers » (Follin). Gross cite l'excision comme très dangereuse (*System of surgery*, 1882).

(6) Steele, Marshall, *Lancet*, 1875.

(7) Davies Colley, *Guy's hosp. rep.*, 1875.

(8) Howse, *Guy's hosp. rep.*, 1877.

(9) *Brit. med. journ.*, 1879.

(10) Dunn, *Saint-Barthol. hospit. rep.*, 1879.

(11) Fry, *Brit. med. journ.*, 1885.

(12) Franks Kendal, *Dublin journ. med. sc.*, 1886.

(13) Schede, Congrès des chirurgiens allemands, 1884 (cité par Schwartz).

(14) Starke, Idem.

(15) Madelung, Treizième congrès des chirurgiens allemands. *Centralblatt f. Chir.*, 1884.

(16) Risel (cité par Lebrun); *Journ. de méd., chir. et pharm.* Bruxelles, 1885.

(17) Schwartz a écrit en 1885 : « Ce serait presque le procédé de choix ».

(18) Voy. description et indications bibliographiques dans Follin.

(19) Piffard, *Charleston med. journ. and rev.*, 1877.

Les injections *intra-veineuses* (1) ont été faites spécialement avec le perchlorure de fer (2), à la dose de 2 ou 3 gouttes pendant qu'un aide isolait par compression le segment veineux injecté. On détermine ainsi *directement* une inflammation coagulante qu'on crée *indirectement* par les injections périveineuses (3). Celles-ci ont été faites avec une solution d'alcool (Englisch, M. Sée, Broca, etc.), avec de l'ergotine (Vidal et Ferrand (4), Guyon), et du perchlorure de fer, etc.

J'ai déjà, dans le cours de cette énumération de procédés opératoires, marqué nettement ma préférence pour l'extirpation entre deux ligatures. A mon sens, toute méthode qui a pour essence même de provoquer une phlébite est une mauvaise méthode, l'opérateur n'est jamais maître des limites et de l'intensité de l'inflammation qu'il a déterminée ; il expose en outre ses malades aux dangers nullement imaginaires (5) de l'embolie, surtout s'il a recours aux procédés aveugles et condamnables de l'injection intra-veineuse ; je pense en somme que, dans la chirurgie des veines comme dans celle des autres organes, il y a tout intérêt à voir et à savoir ce qu'on fait ; les méthodes sanglantes et à ciel ouvert, ligature ou excision, me semblent les seules acceptables.

La difficulté est bien moins dans le choix du procédé opératoire que dans la solution des deux questions suivantes :

1° Rend-on réellement service aux variqueux en général en déterminant une oblitération partielle de leurs varices?

2° Existe-t-il des cas spéciaux qui soient justiciables d'une intervention opératoire?

On est à peu près d'accord sur le premier point : la grande majorité des variqueux peuvent se passer d'opérations et nous ne comprenons plus qu'un chirurgien ait eu à opérer des centaines et des milliers (6) de varices. Assurément nous n'avons plus pour repousser l'intervention les mêmes raisons qu'au temps de Velpeau et de Nélaton : les risques opératoires se sont de plus en plus réduits, mais les chances d'une guérison *persistante* ne se sont guère accrues. Sans invoquer les raisons théoriques que nous énumérions dans les généralités thérapeutiques du début, sans parler d'accidents exceptionnels, je le veux bien, avec nos nouvelles méthodes, mais toujours possibles, on peut encore aujourd'hui répéter avec Michon et Nélaton (7), avec Velpeau, Verneuil, etc., que les varices sont incurables et que la récidive ou mieux que la continuation de la maladie est la règle. Rigaud n'a revu que 15 opérés sur 140 : Dans 5 cas, de nouvelles varices s'étaient développées dans des branches collatérales qui

(1) Préconisées surtout par les chirurgiens de Lyon, Vallette, Pétrequin, Desgranges, etc.; employées par Broca, Follin, Chassaignac. Soc. de chir., 1852, 1854, 1858, 1863.

(2) D'autres ont préconisé un solution iodo-tannique (iode, 5 gr.; tannin, 45 gr.; eau, 1000 gr), à la dose de 7 à 8 gouttes. Voy. Th. Legendre, 1881.

(3) Englisch, *Wiener med. Wochenschr.*, 1878. Voy. Th. Chabert, 1879; Th. Falin, Lagarigue et Decourbe, 1880.

(4) Acad. de méd., 1881.

(5) Ainsi que l'a prétendu Ellinger (cité par Frank).

(6) Bonnet, *Deux mille cas traités par des caustiques*. Th. Legendre.

(7) Nélaton, Soc. de chir., 1852 : « Pendant mon séjour à Bicêtre, j'ai vu bon nombre de malades qui avaient subi des opérations multiples pour être guéris de leur varices; chez aucun je n'ai pu constater une véritable guérison. »

n'étaient nullement variqueuses au moment de l'opération; d'autres fois la saphène externe était devenue malade, ou bien de petits ulcères s'étaient reproduits (1).

Mais si l'intervention est à repousser comme méthode générale de traitement, peut-être n'en est-il pas de même pour un certain nombre de cas particuliers; il est possible qu'en France nous ayons trop de tendance à nous abstenir.

L'indication d'intervenir peut être discutée dans trois circonstances différentes : dans les cas de douleurs vives dans un paquet variqueux, dans les cas d'hémorrhagies, dans les cas d'ulcères.

Les varices développées le long des saphènes peuvent être extrêmement douloureuses, en dehors de toute poussée inflammatoire, uniquement parce qu'elles ont englobé et irrité les nerfs correspondants; la résection de la tumeur douloureuse nous paraît être une conduite chirurgicale des plus logiques, elle a été du reste pratiquée par Schwartz avec un plein succès (2).

La résection ou mieux la ligature, dans les cas d'hémorrhagies par ruptures de varices, nous paraît également défendable (3); la grossesse (4) cesse même, en raison du danger, de devenir une contre-indication formelle.

Pour les ulcères variqueux la question est plus discutable. Bon nombre d'opérations pratiquées chez les variqueux l'ont été à cause d'ulcères compliqués et difficiles à guérir. *Théoriquement*, en supprimant les paquets variqueux au-dessus de l'ulcère, on favoriserait la circulation de la peau, on la déchargerait du poids d'une colonne sanguine considérable. *Pratiquement*, les observations viendraient appuyer l'action chirurgicale (5) : par elle la cicatrisation aurait été hâtivement obtenue sur des plaies rebelles à tout traitement. Je me suis longtemps intéressé à la cure des ulcères variqueux par divers pansements (6). Je n'en ai guère vu qui aient résisté aux pansements antiseptiques aidés du repos horizontal, de la compression et au besoin des greffes de Thiersch. Comme la thérapeutique sanglante ne met pas plus que les autres à l'abri des récidives, comme justement, dans les cas d'ulcères, il est difficile, même à distance, d'obtenir un champ opératoire parfaitement aseptique et des tissus non infectés antérieurement, je conclus ici encore à l'abstention, ne réservant

(1) Rigaud a retrouvé deux de ses anciens opérés de Strasbourg : chez l'un d'eux, la guérison parfaite se maintenait depuis quatre ans, chez l'autre l'ulcère s'était reproduit. Toutes ces observations sont en somme insuffisantes et je n'admets aucune façon le « pas de nouvelles, bonnes nouvelles » de l'auteur. Je ne saurai trop répéter que la persistance de l'oblitération veineuse (Th. Lagarigue, malade opéré à Necker depuis quatorze ans : les veines étaient restées oblitérées. — Valette, malade opéré par Bonnet en 1840 : la guérison s'est maintenue trente-deux ans), n'est pas le fait qui intéresse le plus le malade, si d'autres varices se développent en d'autres lieux.

(2) Schwartz (Soc. de chir., 1888) a opéré un homme de trente-quatre ans qui portait une tumeur variqueuse grosse comme une mandarine à la face interne du genou, et qui souffrait horriblement de la moindre pression. Ce malade a été guéri de ses douleurs et revu deux ans après.

Peut-être dans les cas de névrites sciatiques graves, non améliorables par le repos ou les bas, serait-on autorisé à pratiquer, au point le plus douloureux, la ligature des veines qui sortent du sciatique.

(3) Observation de Championnière. Th. Legendre.

(4) Observation d'Erichsen (*Lancet*, 1857), de Cazin, etc.

(5) Observations de Rigaut, Lebrun, Frank, etc., et plus anciennement de Chassaignac, Davat, etc.

(6) Th. Blanc, *Traitement des ulcères variqueux par le sulfate de cuivre*, 1887-1888.

l'indication opératoire que dans les cas où l'ulcération serait le siège de douleurs excessives et rebelles avec des saignements répétés et abondants, mais alors la thérapeutique de ces derniers accidents rentre dans le cadre précédent.

Je résumerai donc les indications opératoires dans le traitement des varices en disant : *Ce n'est que pour des douleurs tenaces et pour des hémorrhagies que l'intervention chirurgicale est justifiée.*

---

# LÉSIONS TRAUMATIQUES DES OS

Par le Dr RICARD

CHIRURGIEN DES HÔPITAUX — PROFESSEUR AGRÉGÉ DE LA FACULTÉ DE PARIS

---

## I

## CONTUSION

La contusion des os est très fréquente; mais son histoire, détachée des autres lésions traumatiques des os, ne présente guère d'intérêt. Le plus souvent, en effet, la contusion accompagne une plaie des os ou une fracture. Son étude se trouve donc nécessairement mêlée à l'étude des fractures et des plaies osseuses, et dans ce cas les phénomènes de contusion passent au deuxième plan.

Quand la contusion existe seule comme lésion osseuse, il convient d'envisager deux cas. Tantôt, en effet, elle est produite par un projectile ou un corps étranger qui, pénétrant par effraction, est venu s'arrêter sur l'os, après avoir perforé et déchiré les parties superficielles qui le séparaient du squelette, tantôt, au contraire, les téguments sont restés intacts.

Le premier cas, fréquent surtout dans la chirurgie de guerre, appartient plutôt à l'histoire des plaies osseuses, quoique, à proprement parler, il n'y ait pas plaie du tissu osseux lui-même. Mais l'existence d'une plaie des téguments, conduisant au foyer de la contusion, la présence fréquente d'un corps étranger, dominent toute l'histoire pathologique de ce genre de lésions.

Quand les téguments sont restés sains, la contusion ne saurait, on le comprend, déterminer dans l'os des dégâts considérables. Elle atteint surtout les os les plus superficiels (crâne, clavicule, face interne du tibia, etc.), et elle reconnaît comme causes des coups portés avec des instruments contondants et mousses : marteau, bâton; chocs provenant de masses pesantes : pierres, pièces de métal, etc.; ou bien des chutes de toute espèce.

L'*anatomie pathologique* de la contusion simple des os n'a été faite que par l'étude des lésions qui accompagnent les fractures. Tantôt on n'observe sous le périoste et dans le tissu osseux qu'un léger piqueté vasculaire; souvent la lésion retentit jusque dans le canal médullaire, et une véritable infiltration sanguine peut exister entre la moelle et la face interne du canal médullaire; souvent aussi, dans ces cas, le périoste peut être décollé et soulevé par un épanchement sanguin plus ou moins abondant ; il est fréquent que cet *héma-*

*tome sous-périosté* s'infiltre dans le tissu cellulaire et les interstices musculaires voisins.

La résorption de ces épanchements et infiltrats sanguins est la règle habituellement observée; et le plus souvent, deux ou trois semaines après l'accident, il serait difficile de trouver la trace d'une contusion simple d'un os. Il n'en est pas toujours ainsi, cependant, et un certain degré d'inflammation peut accompagner la contusion. Aussi n'est-il pas rare de voir persister, à l'endroit contus, une légère hyperostose quelque temps sensible à la pression, et qui reste le témoin ineffaçable d'une contusion passée.

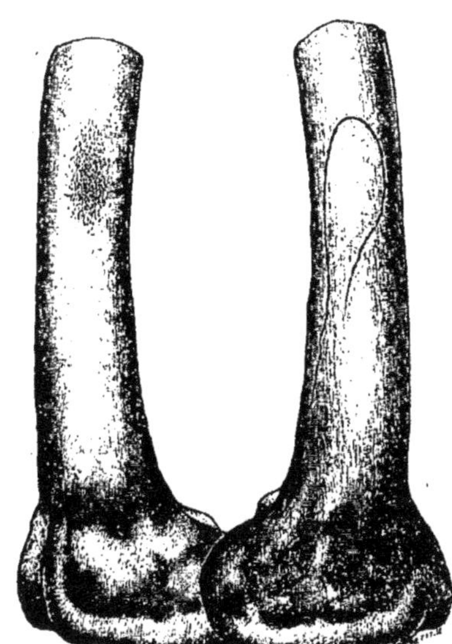

Fig. 95. — Contusion d'une des faces de l'os par une balle de revolver. Fissure symétrique sur la face opposée (d'après Poulet et Bousquet).

La contusion osseuse, envisagée en elle-même et indépendamment des autres lésions qui peuvent la compliquer, n'est qu'une lésion fort bénigne, dont quelques applications résolutives et la compression ont rapidement raison.

Mais il faut savoir qu'un os qui offre des traces de contusion sur l'une de ses faces peut présenter sur l'autre une fracture manifeste.

Cette variété de lésion, fréquente sur les os du crâne, et sur les os plats, peut également s'observer sur les diaphyses des os longs où elle porte le nom de *fissure symétrique*. Mais alors la contusion disparaît devant la fracture, qui devient le phénomène pathologique important.

## II

## PLAIES DES OS

Les *plaies* des os, comme celles de tous les tissus, peuvent être divisées en plaies par instruments piquants, tranchants ou contondants.

*Piqûres*. — Les piqûres des os sont des lésions rarement observées; elles n'intéressent guère que les os à tissu spongieux, comme le sternum, les vertèbres, le calcanéum et les extrémités épiphysaires des os longs. Il nous est cependant facile de rapporter plusieurs exemples incontestables de ces piqûres osseuses. Kirmisson a communiqué récemment l'observation d'un aliéné qui, pris d'un accès de fureur subit, se précipita, un couteau à la main, sur l'un de ses camarades. Le coup porta vers le milieu de la région dorsale, pénétra entre deux lames vertébrales, fit une hémisection de la moelle, et la pointe de l'instrument vint se planter si fortement dans la face postérieure du corps de la vertèbre, que la lame du couteau se fractura et ne put être extraite qu'avec les plus grandes difficultés.

Nous pouvons rapprocher de cette observation l'histoire de ce forçat de Rochefort dont parle Follin, et dans la poitrine duquel, onze ans après la blessure, on trouva à l'autopsie un fragment de fleuret, dont une des extrémités était fixée à la face inférieure de la première côte par des ostéophytes, tandis que la pointe avait traversé la tête de la quatrième côte, ainsi que la base de l'apophyse transverse de la quatrième vertèbre dorsale et était venue ressortir en arrière de cette apophyse.

Ces sortes de lésions étaient surtout fréquentes en chirurgie d'armée, à la suite des combats à l'arme blanche, et il n'est pas rare de voir sur des pièces osseuses, conservées dans nos musées militaires, des exemples de ces piqûres produisant ou non des perforations complètes et résultant de coups de baïonnette ou de coups de lance. Dans la pratique civile, les piqûres des os sont rarement observées, cependant on a récemment encore publié deux cas de plaies du sternum et de la tête humérale par coups de couteau. Lorsque le traumatisme atteint un os plat, comme au crâne, il est facile de constater que, si la lésion externe de l'os rappelle la forme de l'instrument vulnérant, il existe souvent à la face interne un éclatement fort variable, qui peut se borner à des fissures étoilées, à un soulèvement de lamelles osseuses en partie encore adhérentes, mais qui, dans certains cas, est formé par de véritables esquilles complètement détachées; dans ces conditions la lésion profonde est bien plus considérable que la lésion superficielle, directement produite par le passage de l'instrument vulnérant. Ces désordres, fréquemment observés au crâne, peuvent s'observer également sur l'os iliaque.

Lorsque les instruments piquants atteignent un os long dans sa diaphyse, le plus souvent la lésion se borne à une éraflure ou à une déchirure du périoste, et la pointe de l'instrument ne pénètre que très rarement le tissu compact. C'est qu'en effet il faut, pour vaincre la résistance de ce tissu, que la force du traumatisme soit très considérable, que la pointe de l'instrument soit très résistante, pour ne pas se briser, et qu'enfin la superficie de l'os ne présente pas à l'instrument une surface courbe sur laquelle il pourrait glisser. Cependant on cite un cas rapporté par Ravaton dans sa *Chirurgie d'armée*. Un grenadier avait reçu un coup d'épée à la partie moyenne et interne de la cuisse droite. Ravaton, appelé pour ouvrir l'abcès qui s'était formé, rencontra un corps étranger implanté à la surface du fémur : « Je le branlai avec les doigts, dit-il, et je finis par le retirer avec assez de peine; il se trouva que c'était le bout de l'épée, qui avait plus d'un demi-pouce de longueur. »

Ces piqûres osseuses, à moins qu'elles ne s'accompagnent de lésions splanchniques des cavités sous-jacentes, ne présentent aucune gravité; elles sont le plus souvent complètement méconnues; leurs symptômes se confondent avec ceux des lésions des parties molles. Lorsqu'un corps étranger est resté dans la plaie, s'il n'est pas fixé dans le tissu osseux, sa présence n'est d'aucune utilité pour le diagnostic.

Après la guérison, si l'os est superficiel, on pourra quelquefois faire un diagnostic rétrospectif par la constatation d'une hyperostose douloureuse, telle qu'on peut en observer à la suite des contusions.

Le *traitement* d'une piqûre des os est le traitement de toute plaie simple, si cette piqûre ne s'accompagne d'aucun accident, même si l'on soupçonne la présence d'un corps étranger. Mais il est évident que, si le corps étranger est superficiel ou facilement constatable, on devra l'extraire; si sa présence est incertaine ou s'il n'existe pas d'accident, il conviendra, en règle générale, de s'abstenir de toute recherche. Si, au contraire, des phénomènes septiques se manifestent, s'il se produit de la suppuration et des abcès, le rôle du chirurgien est tout autre : il devra ouvrir largement le foyer pour le désinfecter, rechercher un corps étranger possible, et l'extraire, qu'il soit libre ou qu'il soit implanté dans l'os.

*Plaies des os par instruments tranchants.* — Ces plaies sont des accidents très rarement observés, même par nos médecins d'armée.

Il faut, en effet, certaines conditions pour qu'une plaie osseuse puisse s'effectuer. Il est nécessaire que l'instrument tranchant soit suffisamment résistant pour ne pas se briser sur l'os, et que son tranchant puisse pénétrer sans faire éclater l'os, en déterminant ainsi une véritable fracture; ce qui arrive presque toujours quand l'instrument vulnérant atteint l'os perpendiculairement à sa direction.

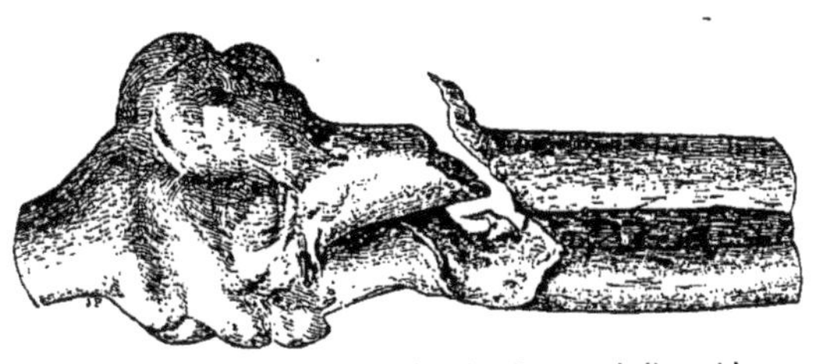

Fig. 96. — Plaie par coup de sabre des deux os de l'avant-bras (Musée du Val-de-Grâce).

On trouvera représenté (fig. 96) un exemple bien net de plaie osseuse, avec section complète du cubitus et section incomplète du radius.

La crête du tibia, la tubérosité externe de l'humérus, les crêtes et saillies osseuses sont, en général, fréquemment atteintes. Mais, de tous les os, ce sont les os du crâne qui sont, dans l'immense majorité des cas, le plus souvent lésés.

L'ancienne chirurgie avait établi une sorte de classification des plaies des os et, en particulier, des plaies des os du crâne. Cette classification, tout artificielle d'ailleurs, empruntait ses dénominations à un vocabulaire bizarre et groupait les plaies suivant leur direction et leur profondeur. C'est ainsi que le mot *hédra* signifiait une entaille superficielle et incomplète; *eccopé* représentait une entaille droite, affectant l'os tout entier, jusqu'à l'intérieur du crâne; *diacopé*, c'était l'entaille oblique; enfin *aposképarnismos* voulait dire qu'un fragment de l'os avait été séparé du reste et demeurait adhérent aux parties molles.

Mais toute cette étude des plaies superficielles des os trouvera mieux sa description dans le chapitre des Plaies du crâne.

Il est difficile de séparer l'histoire symptomatique de la plaie des os et celle des lésions des parties molles; la constatation de l'étendue et de la variété des désordres est généralement des plus simples, car la plaie des téguments est toujours plus large que la section osseuse et rend l'exploration facile. Les symptômes sont ceux d'une fracture ouverte si la solution de continuité intéresse toute l'épaisseur de l'os. Ce sont ceux d'une plaie simple s'il n'y a qu'une entaille plus ou moins profonde de l'os. La douleur est peut-être un peu plus vive que lorsqu'il s'agit d'une simple section des parties molles; à cause de la contusion et de l'ébranlement médullaire qui accompagnent presque nécessairement la section de l'os. Mais, il est aujourd'hui bien avéré que les phénomènes d'ostéite et d'ostéomyélite plus ou moins aigus ne sont en rien sous la dépendance de l'intensité de la blessure, mais sont uniquement sous l'influence du degré d'infection de la plaie. Nous ne décrirons donc pas ici les phénomènes inflammatoires qui peuvent compliquer l'évolution de ces plaies osseuses. Ce sont des phénomènes d'infection produisant une ostéomyélite dont la porte d'entrée a été le traumatisme, mais dont l'évolution, le processus intime et les conséquences sont identiquement les mêmes que s'il s'agissait d'une infection d'origine non traumatique.

On s'est beaucoup préoccupé autrefois du retard de consolidation qui aurait été observé à la suite des plaies complètes d'un os par instrument tranchant. La Motte prétendait qu'il était difficile, sinon impossible, d'immobiliser d'une façon rigoureuse deux fragments dont la surface de section était nette et dépourvue de dentelures. Cette absence d'inégalités sur la surface de section empêchait l'emboîtement et favorisait le glissement incessant des fragments. Il faudrait faire bon marché des notions fournies par la physiologie pathologique, pour adopter une semblable opinion. Després prétendait que la section d'un os, par un instrument tranchant, s'accompagnait fatalement de contusion et de mortification des éléments osseux au niveau du trait de section. C'était l'élimination nécessaire à ces parties mortifiées qui retardait de quelques semaines la guérison définitive. Cette opinion n'est plus soutenable actuellement, et il est plus logique d'expliquer la durée souvent longue de la consolidation, par l'existence, plus ou moins constante autrefois, d'un degré variable d'infection de la plaie.

Les faits démontrent d'ailleurs que ces fractures par section sont susceptibles de guérir très rapidement. Lafaye rapporte un cas de section complète de l'humérus par un coup de hache; les parties molles étaient sectionnées, sauf celles de la région interne du bras, où la peau et le paquet vasculo-nerveux avaient échappé au traumatisme. Deux mois après, la consolidation était parfaite. Thomas (de Tours) a également réfuté cette opinion ancienne, dans un mémoire présenté en 1868 à la Société de chirurgie.

Il est inutile d'ailleurs d'insister plus longuement, si l'on veut bien réfléchir que les très nombreuses sections osseuses faites aseptiquement par le chirurgien avec un ciseau ou un ostéotome, guérissent aussi rapidement que la solution de continuité d'une fracture vulgaire.

Nous ne pouvons donner ici une idée bien précise du *pronostic*; trop d'éléments différents entrent en ligne de compte. La nature de la blessure, sa profondeur, son étendue, son siège, l'existence de lésions voisines : blessures des nerfs, vaisseaux, tendons ou des viscères voisins, et surtout l'existence ou l'absence de phénomènes infectieux, ce sont là autant d'éléments qui peuvent modifier complètement l'évolution d'une plaie des os.

Le *traitement* est également fort variable. Une simple entaille osseuse n'exige pas d'autre pansement que le pansement d'une plaie quelconque. S'il existe un fragment détaché de l'os, mais adhérent encore aux parties molles, la conduite du chirurgien ne fait plus de doute aujourd'hui : il doit, par la suture et le drainage, chercher la réunion. Les résultats fournis par ce mode de traitement sont excellents, ainsi qu'il résulte des travaux d'Estlander et de Bergmann. Ce n'est que lorsque le chirurgien se trouve en face d'une plaie déjà infectée, qu'il aurait à se demander s'il ne vaudrait pas mieux agir comme le faisaient les anciens : supprimer le morceau d'os voué à la nécrose par suppuration et appliquer purement et simplement les parties molles sur la surface osseuse sectionnée.

Si la plaie a sectionné l'os complètement, il faudra appliquer le traitement habituellement en usage, dans les fractures largement ouvertes. Mais, très souvent, la question de la suture osseuse pourra se poser, l'étendue de la plaie des parties molles permettant généralement de la pratiquer avec la plus grande facilité.

Les plaies des os, *par instruments contondants*, ne sont pas, à proprement parler, des plaies osseuses. Ce sont de véritables fractures et des plus graves, car elles s'accompagnent toujours d'une plaie contuse des téguments. Leur histoire appartient à l'histoire des fractures compliquées et à celle des fractures par armes à feu.

## III

## FRACTURES

**Définition.** — Il est facile de définir ce qu'il faut entendre par FRACTURE : c'est *la division brusque et violente d'un os.*

**Historique.** — Avant d'écrire quoi que ce soit sur les fractures, il serait souverainement injuste de ne pas reconnaître tout ce que la science doit sur ce point aux recherches réellement surprenantes de Malgaigne. Lorsque, il y a plus de quarante ans, parut son traité *des Fractures et des Luxations*, cette partie des connaissances chirurgicales était bien négligée et presque inconnue chez nous. Et sauf les nouvelles découvertes thérapeutiques dues aux progrès de la chirurgie moderne, on peut dire que l'œuvre de Malgaigne reste encore tout entière, bien au-dessus de toutes les autres qui ont été écrites sur la matière.

Son ouvrage a su défier les atteintes du temps, et sera toujours consulté avec grand profit par tous ceux qu'intéresse l'étude des fractures.

Depuis, d'autres travaux ont été publiés, tant en France qu'à l'étranger; ils seront indiqués chemin faisant, à propos de chacune des fractures en particulier; mais les œuvres magistrales sont encore bien restreintes, les principales sont, sans contredit, le livre de Gurlt et de Bruns en Allemagne et d'Hamilton en Amérique. Voici d'ailleurs l'indication des principaux ouvrages :

A. COOPER, A Treatise on dislocations and fractures on the joints. London, 1822. — J.-P. HOLMES, A Treatise on dislocations and fractures. London, 1842. — MALGAIGNE, Fractures et Luxations. Paris, 1847. — GURLT, Handbuch der Lehre von den Knochenbrüchen, 1862. — B. ANGER, Luxations et fractures. Paris, 1866. — BRUNS, Fractures. In *Deutsche Chirurgie von Billroth und Lücke*. Stuttgard, 1882. — HAMILTON, Traité des fractures, trad. de Poinsot, 6e édit., 1884. — J. PACKARD, Fractures. In *Encyclopédie internat. de chir.*, 1888, et articles des dictionnaires et ouvrages classiques.

**Division.** — Les fractures sont différentes dans leurs symptômes, leur mécanisme, leurs causes et leur évolution, suivant qu'elles siègent sur tel ou tel point du squelette, et il est certain que la fracture des os du crâne n'est en rien comparable à la fracture du radius, par exemple.

Mais si l'on prend soin, dans l'examen d'une fracture, de mettre à part ce qui tient aux phénomènes connexes dus à des lésions extra-osseuses, on verra qu'en réalité ces fractures, en apparence si dissemblables, ne sont pas sans présenter bien des points de contact, et que si l'on néglige les lésions voisines concomitantes, dont l'existence fait passer au second plan la lésion osseuse, on remarquera que toutes les fractures sont réunies par des liens communs toujours identiques, qui sont le résultat immédiat de la lésion de l'os.

En d'autres termes il faut, dans l'étude des fractures, envisager deux séries de phénomènes : les uns, communs à toutes les fractures et dépendant de la fracture seule, les autres, groupés autour des premiers, dépendant des lésions voisines, parties molles, cavités viscérales, etc.

Cette étude des phénomènes susceptibles de s'observer dans tous les cas de fracture, forme le chapitre intitulé : *Des fractures en général.* Les autres signes et phénomènes spéciaux à chaque fracture seront décrits séparément dans le chapitre : *Des fractures en particulier.*

# PREMIÈRE PARTIE

# FRACTURES EN GÉNÉRAL

---

## CHAPITRE PREMIER

### ÉTIOLOGIE

Les *causes* des fractures peuvent être groupées en *deux* catégories distinctes : elles peuvent être *prédisposantes* ou *déterminantes*.

Les causes *prédisposantes*, fort bien étudiées par Malgaigne, tiennent à différentes conditions, que nous allons successivement passer en revue ; mais auparavant il est bien essentiel de dire que dans la fracture véritable, fracture qui mérite l'épithète de traumatique, il n'existe aucune lésion pathologique préalable du squelette. Si l'os a été, antérieurement à la fracture, affaibli dans sa résistance par une lésion locale ou par une maladie générale, la cause prédisposante prend une telle importance que le traumatisme initial est considéré comme accessoire et négligeable. Ces fractures ont été désignées sous le nom de *fractures spontanées*, et plus communément de *fractures pathologiques*. C'est avec raison que cette distinction a été faite et que ces fractures ont été décrites à part. Leur histoire doit être complètement séparée de l'histoire des fractures véritables siégeant sur un os sain, de texture normale.

**Causes prédisposantes.** — Ces causes sont aujourd'hui bien connues, grâce aux données qui nous ont été fournies par les statistiques. On peut même dire qu'il n'est aucune affection chirurgicale à propos de laquelle aient été donnés des documents aussi complets et aussi étendus que pour les fractures.

Il nous semble donc superflu, en présence de cette abondance de matériaux, de rassembler des documents nouveaux. Il serait en effet bien difficile d'arriver à des connaissances plus parfaites, et les récentes statistiques d'Hamilton sont bien comparables à celles de Malgaigne. Bornons-nous aujourd'hui à enregistrer les résultats connus, en les considérant comme définitivement acquis.

L'Age est certainement une des causes les plus importantes, parmi celles qui prédisposent aux fractures.

L'enfant de *deux à six ans*, par ses chutes fréquentes, par sa musculature encore peu énergique, est exposé à de fréquentes fractures, ainsi qu'on peut s'en convaincre dans les hôpitaux d'enfants, et cela, bien entendu, en dehors de toute influence rachitique. Cependant, dans le nombre total des fractures, l'enfance n'entre que pour une portion minime. De quinze à vingt ans la proportion triple brusquement.

De vingt à quarante ans, on peut dire que c'est, pour l'homme, l'âge des fractures, qui atteignent alors leur maximum de fréquence.

La seule explication à donner de ce fait, c'est que cet âge est l'âge de la vie active, où les traumatismes de toutes sortes sont le plus fréquemment à redouter, et que le squelette n'est pas plus épargné que toute autre partie du corps.

Plus tard, de quarante à soixante ans, on constate une diminution dans le nombre des fractures ; mais l'âge moyen de la vie est déjà dépassé, et le nombre des sujets est moindre en proportion directe, de sorte que l'on peut dire que la diminution du nombre des individus est la seule cause de la diminution du nombre des fractures.

De soixante à soixante-dix ans, les fractures deviendraient rares, si l'on s'en tenait aux chiffres bruts de la statistique ; elles sont au contraire relativement fréquentes, si l'on veut se rappeler combien est petit le nombre des vieillards qui dépassent la soixantaine. De sorte qu'en tenant compte des éléments divers qui peuvent faire varier les notions fournies par la statistique, on doit dire que chez l'enfant, la fracture est relativement rare, puisque l'âge de cinq à quinze ans comprend le cinquième environ de la population totale et ne donne qu'un vingt-troisième du nombre des fractures.

Si, de cinquante-cinq à soixante ans, le chiffre des fractures est le même que celui de la période de vingt à trente ans, on doit en conclure que les individus d'un âge avancé présentent une prédisposition deux fois plus grande aux fractures, puisque à cet âge la population a diminué de moitié.

Sexe. — D'une façon générale, les femmes sont moins sujettes aux fractures que les hommes, et, d'après Follin, il en faut chercher la raison non pas dans la différence de texture des os, mais dans la différence des professions et des travaux et dans le petit nombre de cas où les femmes sont exposées aux grands traumatismes.

Les statistiques, tout en s'accordant sur le fait général, diffèrent quand il s'agit de donner les proportions véritables. C'est ainsi que Malgaigne prétend que l'on rencontre 5 fractures chez l'homme pour 2 chez la femme, tandis que Gurlt donne 7 chez l'homme pour 2 chez la femme, et Lente donne 16 pour 2.

Malgaigne et Gurlt ont été plus loin et ont voulu voir si la proportion restait la même aux différents âges, et ils ont acquis cette notion importante qu'à la naissance et dans les premières années les fractures sont à peine plus fréquentes dans le sexe masculin ; mais, entre vingt-cinq et cinquante ans, l'homme serait exposé 10 fois plus aux fractures que la femme. Nous en avons donné l'explication plus haut.

La femme, au contraire, dont la sénilité, dit Malgaigne, est plus rapide et plus prononcée, fournit une proportion plus grande de fractures après l'âge de soixante ans, si bien que, de quatre-vingts à quatre-vingt-dix ans, Gurlt a pu relever 7 fractures chez la femme pour une chez l'homme. Nous trouverons peut-être l'explication de ce fait, non pas seulement dans la sénilité plus marquée de la femme, mais dans une plus grande prédisposition de ce sexe aux fractures du col du fémur.

« On peut, dit Malgaigne, jusqu'à un certain point, s'expliquer ces différences : dans le premier âge, par le moindre développement des sujets du sexe féminin, qui rend leur squelette moins solide ; un peu plus tard, par la différence d'éducation entre les garçons et les filles ; plus tard encore, par la différence des professions ; et enfin, à l'époque de la vieillesse, il faut bien admettre que celle-ci est plus rapide et plus prononcée chez les femmes et qu'elle exerce surtout plus d'influence sur la dégradation du squelette. »

Le *côté* droit du corps serait-il plus particulièrement atteint, comme le pense Malgaigne? les deux côtés le seraient-ils également, comme le croient Gurlt et Middeldorpf? la question est réellement d'importance minime.

Il en est de même de l'*influence des saisons*. Il y a longtemps qu'on est revenu de cette opinion d'Ambroise Paré, qui voulait que l'os fût plus fragile en hiver, pendant les gelées. Les fractures sont à peu près aussi fréquentes dans chaque saison. Si l'hiver est l'époque des chutes fréquentes, l'été est la saison des grands travaux et des grands traumatismes. Aussi ne serons-nous pas surpris de voir que, chez l'homme, de vingt à cinquante ans les fractures sont plus fréquentes en été. En hiver, les deux sexes sont à peu près également atteints, quoique le sexe masculin soit toujours le plus éprouvé.

En dehors de ces causes prédisposantes générales, il en est de locales, tenant à l'os lui-même, à sa texture, à sa forme, à sa situation superficielle ou profonde, enfin à son rôle physiologique qui l'expose plus ou moins. Il n'est pas nécessaire de fouiller bien loin les statistiques pour apprendre que les os longs se brisent plus facilement que les os plats ou les os courts, bien qu'ils soient en apparence plus solides et plus riches en tissu compact ; mais ils offrent de larges surfaces aux violences extérieures, les leviers puissants qu'ils constituent pour transmettre les mouvements normaux peuvent, dans certains cas, décupler les forces que le traumatisme leur transmet et deviennent ainsi des agents directs de fractures. Complètement rigides, sans élasticité, souvent superficiels, ils sont de plus mal placés pour fuir le traumatisme qui les atteint, car leurs extrémités sont en général solidement fixées.

Enfin, et les exemples en seront nombreux dans l'étude des fractures en particulier, nous verrons des dispositions spéciales favoriser l'action du traumatisme. Ce sont certaines courbures brusques, la disposition en apophyse saillante, une diminution dans le calibre, un changement de direction, de texture, une certaine torsion ; toutes conditions anatomiques qui souvent suffisent pour expliquer la localisation des fractures en un siège, toujours le même pour un même os.

Une région osseuse particulièrement exposée est le point de jonction de l'épiphyse et de la diaphyse. A ce niveau, la couche compacte s'amincit, s'étale pour recouvrir l'épiphyse, en général plus volumineuse, elle n'a plus guère alors que le tiers ou le quart de son épaisseur ; et le canal médullaire est remplacé par un tissu aréolaire dont les travées résistantes et dans l'axe de l'os peuvent facilement pénétrer le tissu spongieux plus friable de l'épiphyse.

Les os courts, en général petits, profondément situés, reliés les uns aux autres par des articulations multiples, évitent assez bien l'agent traumatique, et leur lésion est plutôt un écrasement qu'une véritable fracture.

Telles sont les causes prédisposantes des fractures.

**Causes déterminantes.** — Ces causes peuvent se classer en deux groupes distincts, suivant que l'action traumatique porte directement sur le point qui va être fracturé ou bien, qu'agissant à distance, elle détermine indirectement la fracture. Envisagées d'après cette notion étiologique, les fractures sont dites *directes* lorsqu'elles siègent au lieu même du traumatisme, *indirectes* quant le trait de fracture se trouve à distance du point où a porté la violence extérieure.

**Fractures directes.** — Ces fractures se produisent toutes les fois qu'une force extérieure dépasse la résistance présentée par l'os au point d'application de cette force.

Ce sont dans quelques cas de véritables *écrasements*, tels qu'il s'en produit dans des éboulements, ou tels qu'en détermine le passage d'une roue de voiture; des *broiements* produits par des engrenages ou des roues de chemin de fer, des morsures d'animaux à mâchoires puissantes, etc.

Mais souvent cet écrasement, qui ne peut se faire que si la partie pressée repose sur un appui solide, se complique d'un *éclatement* si l'os porte à faux. A côté de ces fractures dues à des pressions extérieures, il faut placer celles qui sont sous la dépendance d'un *choc*, que ce choc soit dû à un projectile de guerre, à une pierre, un coup de bâton, coup de pied, etc. Ces fractures par choc, c'est-à-dire par corps animé d'une certaine vitesse, sont moins localisées au point directement atteint, elles s'irradient souvent, le trait de fracture est fréquemment esquilleux et fissurique. Dans l'étude du mode de production des fractures, il convient de rechercher si les chocs ou les pressions ont agi perpendiculairement à la direction générale de l'os ou bien obliquement.

La *pression*, pour produire directement la fracture, doit être considérable, et Messerer a démontré que la résistance de l'os à la pression était à peu près la même que sa résistance à la traction, et il a trouvé qu'il fallait 1300 kilogrammes pour briser un fémur et 850 seulement pour l'humérus. Bornhaupt arrive à des résultats à peu près identiques; suivant lui, pour fracturer le fémur, il faut une force de 1200 kilogrammes, alors que 660 suffisent pour rompre l'humérus.

**Fractures indirectes.** — Dans les *chutes*, la fracture peut se produire par différents mécanismes, mais qui tous sont soumis à cette loi : l'os, qui représente une tige rigide de résistance inégale, se fracturera à l'endroit où la force transmise excédera sa solidité. C'est ainsi que le même os ne se brisera pas toujours au même endroit dans des chutes en apparence semblables. Il faut, en effet, considérer non seulement la force transmise, mais sa direction, sa puissance, son point d'application, etc. C'est ce qui explique, par exemple, comment une chute sur la plante du pied peut indifféremment produire une fracture par écrasement du calcanéum, ou des deux os de la jambe au-dessus des malléoles ou bien une fracture oblique vers le tiers inférieur du tibia. Dans le traumatisme résultant d'une chute, il existe, en réalité, une série de causes fort complexes qui dirigent et localisent l'action vulnérante sur tel ou tel point du squelette.

Si la force transmise se propage directement suivant l'axe de l'os, la partie rigide et résistante peut s'enfoncer dans la partie plus molle et plus friable et y pénétrer : c'est la fracture par *pénétration*; ou bien l'os peut se briser *au point le plus faible*, si, au contraire, la force se transmet par l'intermédiaire de ligaments à insertions puissantes et fortes, elle détermine une fracture par *arrachement*.

Cette fracture par arrachement a rarement lieu par traction dans l'axe du membre, elle se fait par des ligaments dont l'insertion est toujours plus ou moins oblique. La résistance de l'os à la traction directe est, en effet, fort considérable. Deux fois seulement Messerer a réussi à rompre des os soumis à la traction, c'étaient un fémur et un humérus d'une jeune fille de vingt-cinq ans; le fémur se rompit sous une traction de 1550 kilogrammes, l'humérus céda à 800 kilogr. S'il se surajoute un mouvement de torsion de l'os sur son axe, ce sera la fracture *par torsion*.

La résistance des os à la torsion est relativement minime. Messerer, qui a expérimenté sur tous les os longs, en les tordant sur leur axe à l'aide d'un bras de levier de 0,16 centimètres, a trouvé que :

| | | Kilogr. |
|---|---|---|
| La clavicule se fracturait avec un poids moyen de | | 8 |
| L'humérus | — | 40 |
| Le radius | — | 12 |
| Le cubitus | — | 8 |
| Le fémur | — | 89 |
| Le tibia | — | 48 |
| Le péroné | — | 6 |

Ce qui est insignifiant, puisque nous venons de dire que d'après le même expérimentateur 1500 kilogr. sont nécessaires pour rompre le fémur par pression ou par traction.

Il reste à signaler un mécanisme fort important à cause de sa fréquence, c'est le mécanisme de la *flexion*. La fracture est produite, dans ce cas, de la même façon que l'on obtient la rupture d'un bâton que l'on casse sur le genou : ce mécanisme se trouve fréquemment réalisé, dans certaines fractures de jambe.

Voici un cas bien net de fracture par flexion, rapporté par Malgaigne. Un jeune plâtrier, conduisant sa charrette, par un chemin très fangeux, avait mis le pied dans une ornière profonde; dans le même instant, il voulut fouetter ses chevaux : le coup porta à faux, le jeune homme, entraîné en avant, faillit tomber et eut la jambe cassée par le rebord de l'ornière.

En général, tous ces différents mécanismes se compliquent l'un l'autre, et il est souvent difficile, étant donné une fracture, de reconnaître par quel mécanisme intime elle s'est produite. Comment expliquer en effet pourquoi une chute sur la plante du pied peut fracturer le calcanéum, ou le péroné, ou le tibia à son extrémité inférieure, le fémur à toutes ses parties, l'os iliaque, la colonne vertébrale et même la base du crâne.

La *contraction musculaire* est souvent enregistrée comme cause de fracture. C'est même la cause habituelle pour certains os ou certaines apophyses, comme la rotule ou l'olécrâne. Le fait est si vrai qu'il est presque impossible de reproduire sur le cadavre des fractures types de ces deux os, à moins que, ce qui est difficile, de simuler les contractions musculaires par des tractions élastiques.

Sur les os longs, les fractures par contraction musculaire sont plus rares, mais incontestables cependant, et Gurlt en a réuni 85 cas, dont plus de la moitié concernant l'humérus. Il faut cependant avoir soin, ainsi que le fait remarquer Malgaigne, de bien mettre à part les fractures pathologiques, fractures dans lesquelles la contraction musculaire est la cause déterminante la plus fréquente.

Sur un os sain, la contraction musculaire susceptible de produire une fracture doit être violente, comme dans les efforts en vue d'éviter une chute, ou convulsive, comme dans le tétanos et l'épilepsie. Il est d'ailleurs à remarquer, et nous en trouverons la vérification dans l'étude des fractures en particulier, que ces fractures de cause musculaire siègent presque toujours dans des endroits de prédilection, le tiers supérieur du fémur : fracture sous-trochantérienne ; le tiers supérieur de l'humérus : fracture intra-deltoïdienne, etc.

**Fractures chez le fœtus.** — Avant de terminer ce chapitre d'étiologie, il est nécessaire de se demander comment se produisent les fractures pendant la vie intra-utérine.

Quelques-unes de ces fractures se produisent au moment du travail de l'accouchement, soit par le fait d'une pression considérable de la tête sur un bassin trop étroit, soit par le fait de l'accoucheur exerçant des tractions sur la cuisse ou sur le membre supérieur. Mais ce sont là des fractures qui rentrent pour ainsi dire dans la loi commune et qui sous la conséquence d'un des mécanismes invoqués plus haut.

En dehors de ces cas, qui appartiennent presque aux fractures du nouveau-né et qui se font au moment même de la naissance, il existe des cas avérés de fractures produites au cours de la gestation et qui sont même en voie de consolidation ou complètement consolidées au moment de l'accouchement.

Quelques-unes de ces fractures reconnaissent pour cause un choc direct, transmis à travers les parois abdominales. La mère a souvenir de s'être heurtée sur l'angle d'un meuble, d'avoir reçu un coup directement porté sur l'abdomen, ou d'avoir fait une chute. Le cas de Devergie est bien net à cet égard.

Devergie a rapporté l'histoire d'une femme qui, étant grosse de six mois, se frappa violemment l'abdomen contre l'angle d'une table, lorsque l'accouchement eut lieu, l'enfant présentait une tumeur volumineuse dans la région de la clavicule gauche. Il mourut le huitième jour, et à l'autopsie on trouva cette tumeur formée par un cal solide et volumineux, réunissant une fracture de la clavicule dont les deux fragments avaient un peu chevauché l'un sur l'autre.

Malgaigne rapporte le cas d'une fracture compliquée d'une plaie, qu'il attribue à la contraction des muscles, consécutive à la fracture.

« Une jeune femme, enceinte de six mois, fit une chute sur le bas-ventre ;

aussitôt elle sentit le fœtus remuer avec force, mais ces mouvements ne tardèrent pas à cesser. Elle accoucha à terme d'un enfant maigre, très faible, offrant à la jambe une plaie transversale à lèvres flasques et pâles, par laquelle faisait saillie la diaphyse du tibia tout à fait séparée de son épiphyse inférieure; la gangrène emporta l'enfant le treizième jour.

Un cas absolument semblable est rapporté par Hamilton.

Souvent ces fractures intra-utérines sont multiples et l'on a pu en observer jusqu'à 43 sur un même sujet. A quelle cause rapporter de semblables lésions? Déjà Chaussier, frappé de la couleur plus foncée de ces os, de leur vascularisation abondante, de leur friabilité particulière, avait reconnu que ces fractures étaient sous la dépendance d'une altération nutritive du squelette ; il est, en effet, admis aujourd'hui que ces fractures multiples du fœtus sont sous la dépendance du rachitisme fœtal : leur étude ne rentre donc pas dans ce chapitre.

# CHAPITRE II

## ANATOMIE PATHOLOGIQUE

Les lésions produites par une fracture sont de différents ordres : les unes, les principales, portent sur l'os; les autres intéressent les parties molles voisines.

### I

### LÉSIONS OSSEUSES

**Fractures incomplètes.** — En n'envisageant que les lésions osseuses, on peut diviser les fractures en deux variétés bien différentes : les fractures *complètes*, les fractures *incomplètes*. Ces termes n'ont guère besoin de définition et s'expliquent pour ainsi dire d'eux-mêmes. Cependant, pour plus de précision, l'on peut dire qu'une fracture est *complète* quand elle intéresse toute l'épaisseur de l'os. Elle est dite *incomplète* quand elle est limitée à une portion de cette épaisseur. Ces fractures incomplètes sont de plusieurs variétés que l'on peut diviser en *flexions* ou *courbures*, *fractures partielles* et *fissures*.

**Courbures.** — Les courbures ou flexions ont été mentionnées par les chirurgiens de l'antiquité et du moyen âge qui les avaient observées, au crâne, aux côtes et à l'avant-bras. Plus tard, leur existence a été mise en doute, mais à tort, car des observations indéniables les ont démontrées nettement. Ces incurvations traumatiques des os ne s'observent d'ailleurs que chez les enfants. Il faut admettre que, chez les adultes, ces faits sont absolument exceptionnels.

Des fractures incomplètes pourraient cependant exister, même chez le vieillard, ainsi qu'en témoigne l'observation suivante publiée par Malgaigne :

Un vieillard de quatre-vingt-cinq ans, renversé par un de ses camarades ivre, tombe sur les fesses et ne peut se relever; on l'apporte à l'hôpital. Pas de raccourcissement, pas de crépitation; seulement, il accusait, à la partie supérieure de la cuisse, une douleur très vive, qui s'exaspérait au moindre mouvement; il ne pouvait élever le membre par un mouvement de totalité, et les parties molles qui entourent l'articulation de la hanche étaient le siège d'un gonflement considérable. On crut à une fracture intra-capsulaire sans déplacement, et l'on appliqua l'attelle à extension de Desault. Au vingt-huitième jour, le membre ayant gardé sa longueur normale, les douleurs ayant disparu, M. Tournel pensa qu'il n'avait eu affaire qu'à une contusion; il cessa donc l'extension permanente. Mais, quinze jours plus tard, le raccourcissement se manifesta, le pied se tourna en dehors, la cuisse se montra légèrement arquée par en haut; on plaça le membre sur le double plan incliné; bref, le malade fut pris de diarrhée et mourut trois mois et demi après sa chute. L'autopsie révéla une fracture incomplète entre la base du col et le trochanter, constituant une longue crevasse qui, de la dépression digitale située en dehors du trochanter, descendait en avant et en arrière jusqu'un peu au-dessous du petit trochanter, lequel tenait au fragment interne. Elle était donc intra-capsulaire par en haut, extra-capsulaire en bas. Au-dessous du petit trochanter était une sorte de pont osseux qui avait résisté à la fracture. Les fragments n'étaient point en contact immédiat, mais réunis à la partie supérieure par une substance osseuse, rougeâtre, et assez solide pour maintenir les deux fragments réunis (1).

Un fait remarquable de courbure du fémur chez un homme adulte a été publié par Bonn, et reproduit par Malgaigne.

C'était un fémur d'un homme adulte et robuste, plié en arrière par une violence extérieure; la face antérieure présentait encore des traces de la fracture, de l'épaississement et des inégalités, la face postérieure demeurée intacte n'offrait qu'une simple concavité lisse et polie.

Quelques-unes de ces flexions peuvent d'ailleurs se produire sans qu'il y ait fracture véritable, et il résulte des expériences d'Hamilton que ces courbures osseuses présentent un certain nombre de degrés. Dans un premier degré, l'os peut se fléchir pendant le traumatisme et revenir ensuite immédiatement et spontanément à sa forme primitive. La dissection faite quelques heures ou quelques jours après l'expérience ne permet de constater aucune lésion, sauf, dans quelques cas, un petit caillot au centre de la diaphyse. Mais, le plus souvent, la flexion persiste, et l'os ne revient plus à la forme première. Dans ce cas, il y a presque toujours une lésion de l'os et une fracture manifeste.

D'après Hamilton, cette fracture serait constante dans ces cas de déviation permanente de l'os.

Duhamel, en expérimentant sur un agneau, Troja, en se servant d'un pigeon,

(1) *Arch. de médecine*, 1837, t. XIV, p. 77.

avaient déjà obtenu des courbures du péroné, en fracturant le tibia. Malgaigne dit avoir, deux fois chez le lapin, reproduit ce genre de lésions.

A côté de ces flexions sans fractures constatées sur les os longs, il convient de placer ces enfoncements permanents des os du crâne à la suite d'un coup. Scultet avait déjà observé chez des enfants ces dépressions du crâne sans fracture. Depuis, bien des exemples en ont été publiés.

Lorsqu'il y a fracture incomplète, l'os peut, dans certains cas, revenir à sa forme primitive, mais en général il reste infléchi et déformé.

**Fractures partielles.** — Ces fractures répondent à ce que Malgaigne a décrit sous le nom de *fractures esquilleuses*. Dans ces cas un fragment plus ou moins considérable est détaché d'un os sans en interrompre la continuité. Ce sont souvent des arrachements de points épiphysaires, d'apophyses saillantes. Quelquefois, mais très rarement, ce sont des portions de la diaphyse d'un os long, qui se sont détachées sans que la continuité de la diaphyse soit compromise. Le fait a été contesté. Malgaigne, cependant, a pu obtenir ces fractures expérimentalement, notamment sur la crête du tibia.

D'ailleurs, ces fractures esquilleuses trouveront leur description dans l'histoire des fractures de guerre. C'est également dans ce chapitre que seront mentionnés les enfoncements, éraflures, sillons, gouttières, perforations complètes ou incomplètes que l'on observe si souvent à la suite de blessures par armes à feu.

**Fissures.** — Les fissures osseuses sont aussi connues depuis la plus haute antiquité; elles siègent principalement sur les os plats, sur les os du crâne en particulier, mais on peut les observer sur les autres os, les côtes, la clavicule et les os des membres.

Elles peuvent exister seules comme lésion principale (voy. fig. 95).

Le musée Dupuytren possède deux tibias fissurés; l'un d'eux a été frappé d'une balle dont l'impression se voit sur le bord interne.

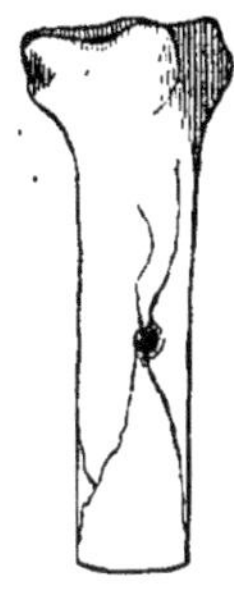

Fig. 97. — Fissure par coup de feu.

Malgaigne rapporte des exemples nets de fissure existant comme seule lésion osseuse. Dans un cas, c'est une fissure siégeant sur la partie moyenne d'un fémur ; la pièce a été donnée au musée du Val-de-Grâce par Fleury. Malgaigne l'a fait représenter dans son atlas.

Ces fissures peuvent accompagner une fracture complète, c'est même le cas le plus fréquent. Gosselin décrivit en 1848 une fracture du tibia, qu'il désigna sous le nom de fracture en V ou fracture spiroïde. Or, l'un des caractères principaux de cette variété de fractures c'est, non seulement l'attrition de la moelle, la forme en pointe du fragment, mais aussi et surtout une fissure partant de l'angle rentrant du fragment inférieur, décrivant un ou plusieurs tours de spire et pénétrant dans l'articulation tibio-tarsienne ; de là le nom de fracture *spiroïde* et hélicoïde sous lequel on désigne encore cette fracture. Nous en retrouverons aussi des exemples dans l'étude des fractures du bassin, des côtes, du maxillaire inférieur, de la rotule.

Autour des fractures par armes à feu, les fissures, même des os longs, sont fréquentes. On les observe de même sur les os fracturés par pression directe et par torsion.

Ces fissures peuvent ne pas entamer toute l'épaisseur de l'os, mais le fait est rare, et la fissure est le plus souvent complète. Quelquefois même, surtout en son milieu, on peut noter un certain degré d'écartement.

« Un jeune homme de seize à dix-huit ans tomba d'un deuxième étage et mourut sur le coup. Entre autres lésions, M. Gariel reconnut à l'autopsie : 1° sur l'os maxillaire inférieur, au niveau de l'entrée du canal dentaire du côté gauche, une fracture complète en arrière, quoique en avant, sous le muscle masséter, il n'y eût aucune trace de solution de continuité; 2° sur l'os iliaque gauche, près de son articulation avec le sacrum, une fracture complète en arrière, incomplète à la face interne et antérieure de l'os [1]. »

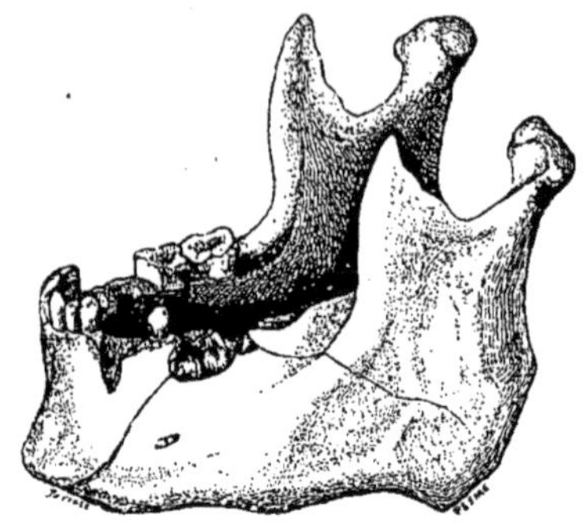

Fig. 98. — Fracture du rebord alvéolaire. Fissure incomplète de l'os.

Ces fissures osseuses sont, on le comprend, d'un diagnostic difficile, et il est bien souvent impossible de les différencier d'avec la contusion, ainsi qu'en témoignent différents faits rapportés par Malgaigne.

Un blessé de Bécane [2] avait reçu un coup de marteau sur la partie moyenne du tibia, ce qui ne l'empêcha pas de marcher après le coup, *mais il lui survint nombre d'accidents*, et enfin il mourut, et on trouva le tibia fendu dans une étendue d'environ 11 centimètres. Le fait de Léveillé est plus frappant encore. Un soldat autrichien avait reçu à Marengo une balle au tiers inférieur de la jambe. Il fit néanmoins plusieurs milles à pied pour se rendre à Alexandrie, d'où on le transporta à Pavie. La plaie parut assez simple, et n'attendre pour se cicatriser que l'exfoliation de la portion du tibia touchée par la balle. Il n'en fut pas ainsi, et il devint nécessaire d'amputer la cuisse. La dissection montra sur le tibia, à partir de l'impression de la balle, plusieurs lignes longitudinales et obliques qui, du tiers inférieur, se prolongeaient jusque vers l'extrémité fémorale de l'os ; c'étaient des fentes qui intéressaient toute l'épaisseur des parois du canal.

**Fractures complètes.** — Ce sont de beaucoup les plus fréquentes ; on peut même dire qu'elles constituent les véritables fractures, celles qu'on observe chaque jour au lit du malade.

**Trait de la fracture.** — La direction du trait de la fracture a permis de les distinguer en un certain nombre de variétés utiles à connaître :

1° *Fractures transversales.* — Ces fractures, bien qu'admises dès la plus

(1) *Bulletin de la Soc. anat.*, 1825, p. 24.

(2) Bécane, *Abrégé des maladies qui attaquent la substance des os.* Toulouse, 1775, p. 134.

haute antiquité, et décrites par tous les traités anciens de chirurgie, ont été révoquées en doute et même niées par Malgaigne. Suivant cet auteur, les fractures *en rave* ne pourraient guère s'observer que sur les épiphyses ou sur certains os comme la rotule, le maxillaire inférieur, la partie externe de la clavicule ou sur l'acromion : mais sur les diaphyses des os longs, la fracture est toujours *dentelée.*

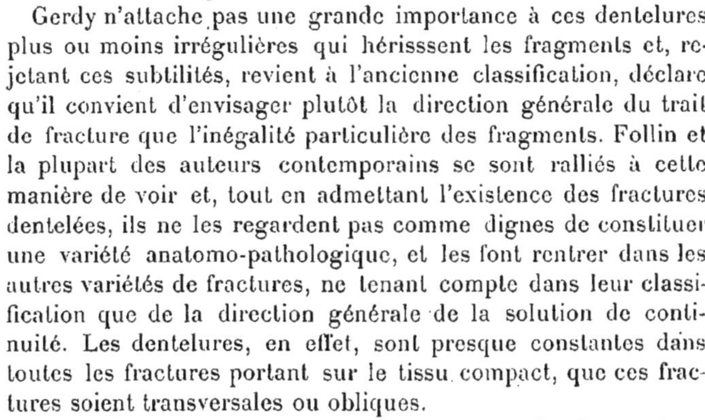

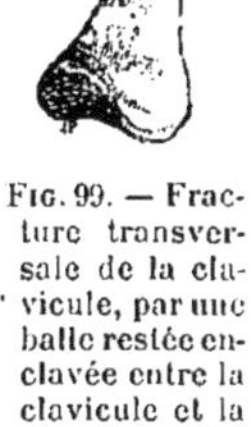

Fig. 99. — Fracture transversale de la clavicule, par une balle restée enclavée entre la clavicule et la première côte

Gerdy n'attache pas une grande importance à ces dentelures plus ou moins irrégulières qui hérisssent les fragments et, rejetant ces subtilités, revient à l'ancienne classification, déclare qu'il convient d'envisager plutôt la direction générale du trait de fracture que l'inégalité particulière des fragments. Follin et la plupart des auteurs contemporains se sont ralliés à cette manière de voir et, tout en admettant l'existence des fractures dentelées, ils ne les regardent pas comme dignes de constituer une variété anatomo-pathologique, et les font rentrer dans les autres variétés de fractures, ne tenant compte dans leur classification que de la direction générale de la solution de continuité. Les dentelures, en effet, sont presque constantes dans toutes les fractures portant sur le tissu compact, que ces fractures soient transversales ou obliques.

Toutefois, sans vouloir, comme Malgaigne, faire de ces fractures dentelées une classe spéciale, il est bon de reconnaître, avec cet auteur, qu'elles présentent certains caractères spéciaux qui méritent d'être mis en relief. Elles sont produites presque toujours par un choc direct, quelquefois par flexion de l'os, mais jamais ou presque jamais par le mécanisme de la torsion. Ces dentelures peuvent s'engrener si complètement que le déplacement des fragments est nul et que l'on voit disparaître quelques symptômes particuliers des fractures complètes. D'autre part, si les fragments désengrenés se sont déplacés, les dentelures peuvent constituer un obstacle sérieux, sinon à la réduction, du moins à la coaptation parfaite.

2° Les *fractures obliques* sont les plus fréquentes; elles peuvent se combiner avec les transversales, et l'on a vu l'os, fracturé transversalement dans une partie de son épaisseur, être rompu obliquement dans le reste du trait de fracture. Au tibia, le fait s'observe fréquemment, et il n'est pas rare de voir, sur la face interne de l'os, un trait transversal intéressant une certaine épaisseur de l'os, tandis qu'en masse la fracture présente une obliquité incontestable. C'est même, suivant Malgaigne, ce qui aurait fait croire à la grande fréquence des fractures transversales au tibia, parce que souvent la partie de la fracture accessible au doigt du chirurgien présente cette direction transversale, alors que la partie profonde est manifestement oblique.

Toutefois le trait de fracture est, en général, oblique dans son ensemble. Ce trait oblique, atteignant le bord ou la crête d'un os sous un angle plus ou moins aigu, peut déterminer un fragment pointu presque piquant. Cette même obliquité, sur une surface plane comme la face interne du tibia, donne au fragment un bord mince, comme tranchant.

Souvent la fracture est formée de deux traits obliques qui viennent se réunir à angle plus ou moins aigu. Elles sont alors appelées fractures en V. Ces fractures sont surtout observées au tibia. Gosselin a spécialement étudié ces fractures, dont on trouvera plus loin la description détaillée (voy. p. 599); ce sont celles qu'on a encore désignées sous le nom de *fractures en bec de plume*, *fractures en coin*.

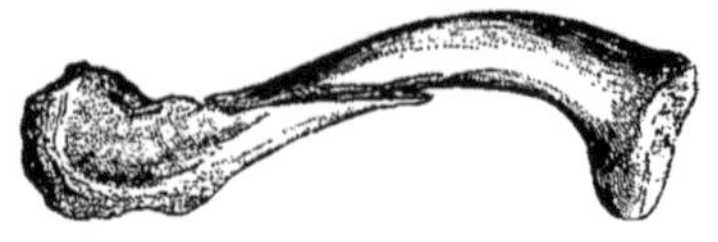
Fig. 100. — Fracture oblique de la clavicule.

L'obliquité peut présenter différents degrés; quand elle dépasse 45 degrés, elle détermine les fractures dites en *bec de flûte*; quand la direction de la fracture se rapproche plus ou moins de l'axe de l'os, la fracture est dite *longitudinale*. Cette dernière variété de fracture est rare. Cependant Malgaigne en rapporte quelques exemples, observés par Campaignac et Cloquet. Un jeune garçon de onze à douze ans eut l'avant-bras droit arraché par la roue d'une mécanique, et le bras en outre avait été meurtri, de telle sorte que l'on dut faire sur-le-champ la désarticulation de l'épaule. L'humérus fut trouvé fendu en long, et la fente, dirigée de dehors en dedans, occupait toute l'épaisseur de l'os; elle commençait vers l'extrémité inférieure, au-dessus des tubérosités, et s'étendait jusqu'à l'insertion deltoïdienne; les bords en étaient écartés, surtout en bas, au point qu'on pouvait introduire entre eux une lame de couteau (Campaignac). L'autre exemple, que Chaussier citait dans ses leçons, a trait à un criminel de quarante ans, qui mourut après avoir subi la torture; l'autopsie fit voir au quart supérieur du cubitus une fracture linéaire obliquement dirigée vers l'extrémité de l'os [1].

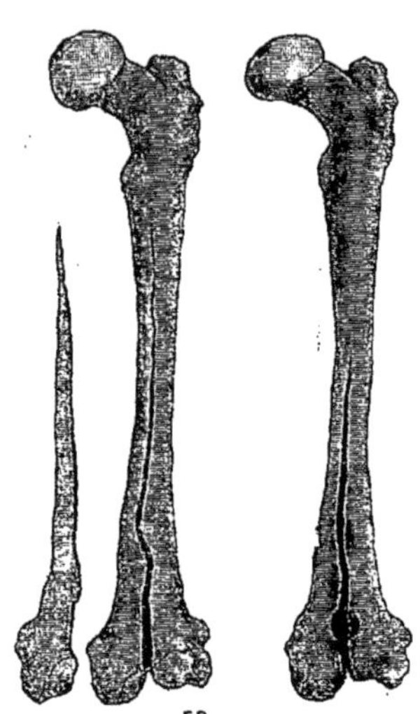
Fig. 101. — Fracture longitudinale du fémur (thèse de Cloquet).

Nous reproduisons ici le bel exemple de fracture longitudinale du fémur que Cloquet a fait figurer dans sa thèse de concours (fig. 101).

On voit donc, en résumé, que les fractures complètes sont *transversales* ou *obliques*, et que celles-ci se subdivisent en *fractures obliques* proprement dites, en *fractures en bec de flûte* et *fractures longitudinales*, suivant le degré d'obliquité.

**Déplacement.** — Lorsque le traumatisme a divisé les os, et rendu ainsi les deux fragments indépendants l'un de l'autre, il peut arriver que les surfaces fracturées restent en contact parfait; mais le plus souvent elles s'abandonnent plus ou moins, se dévient dans différents sens, on dit alors qu'il y a *déplacement*.

Ce déplacement cependant n'est pas constant, et dans quelques cas il a été

(1) Chaussier, *Médecine légale*, p. 447.

empêché par la conservation du périoste, qui forme un manchon solide autour de la solution de continuité. Dans d'autres cas, ce sont des os voisins, des ligaments puissants, qui maintiennent l'os fracturé dans sa forme et sa direction primitives. Dans certains cas enfin, ce sont les dentelures des deux fragments qui se sont solidement engrenées. Mais cette absence de déplacement est cependant chose rare, et presque toujours il existe, à un degré fort variable d'ailleurs. Avec Malgaigne, on a décrit six variétés de déplacement. Nous allons les passer en revue attentivement, car c'est de leur connaissance exacte que l'on pourra déduire des règles précises pour la bonne réduction et la bonne contention des fragments.

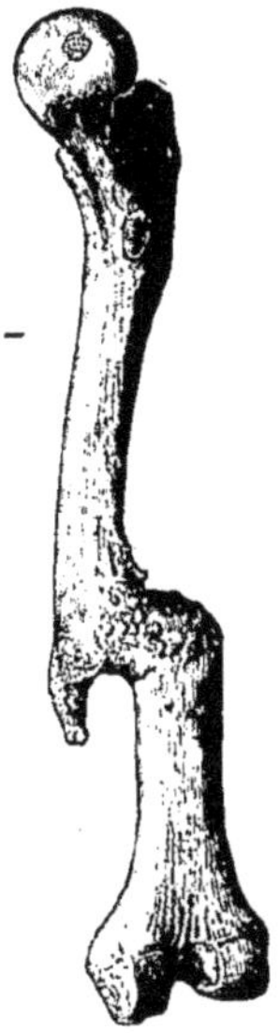

1° Le déplacement peut se faire *suivant l'épaisseur*; les surfaces fracturées peuvent rester en contact, mais elles cessent de se correspondre exactement. Ce déplacement s'observe surtout dans les fractures transversales. En voici un bel exemple représenté figure 102. Dans ce cas, les deux fragments ont conservé la même direction, et l'un d'eux a subi un déplacement parallèle à l'axe général de l'os. Mais ce déplacement existe rarement seul, et il se combine le plus souvent avec d'autres.

Fig. 102. — Déplacement suivant l'épaisseur.

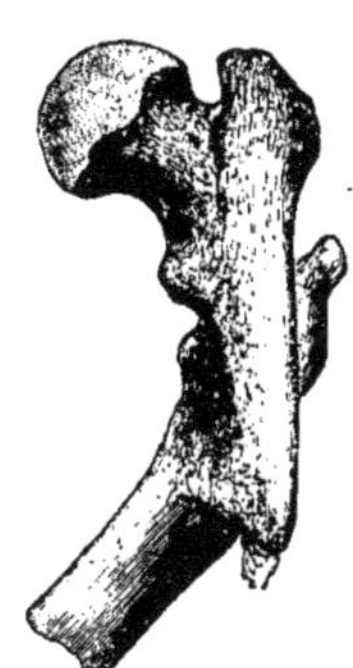

Fig. 103. — Déplacement angulaire.

2° Le déplacement *suivant la direction* est dû à ce que l'un des fragments ou les deux fragments abandonnant leur direction normale, il se produit une flexion plus ou moins grande au niveau du trait de fracture; de là un angle variable dont le sommet correspond au trait de fracture. Ce déplacement a été, pour cette raison, désigné sous le nom de *déplacement angulaire* (fig. 103). Contrairement au déplacement suivant l'épaisseur, qui se produit, en général, par le fait même du traumatisme, le déplacement angulaire est le plus souvent déterminé par la contraction musculaire; ce qui se comprend aisément, pour peu que l'on réfléchisse au mode d'insertion des muscles longs et à leur tonicité mise en éveil par le traumatisme.

3° Le déplacement *suivant la circonférence*, mieux appelé *par rotation* est un déplacement fréquent dans les fractures des membres, et particulièrement dans celles du membre inférieur. Le fragment supérieur de l'os fracturé, solidement fixé en haut par ses attaches normales, ne change en rien sa direction; mais le fragment inférieur, libre d'attaches obéit soit à l'action des muscles voisins, soit à la simple pesanteur, et subit souvent un mouvement de rotation sur son axe. Ce déplacement est fréquent dans les fractures du fémur et complique le déplacement suivant l'épaisseur dans la figure que nous avons représentée plus haut (fig. 102).

4° Lorsque le déplacement suivant l'épaisseur est tel que les surfaces fracturées cessent d'être en rapport, il se surajoute un nouveau déplacement *suivant la longueur* de l'os; il y a alors *chevauchement* des fragments. Les deux extrémités fracturées glissent l'une sur l'autre, entraînées par les muscles, ou poussées par le choc initial, et le chevauchement peut atteindre de grandes proportions; c'est un des déplacements les plus importants à reconnaître et à combattre, mais souvent aussi des plus difficiles à réduire. C'est ce que démontre bien la planche suivante (fig. 104), où la consolidation a été obtenue avec un chevauchement des plus considérables.

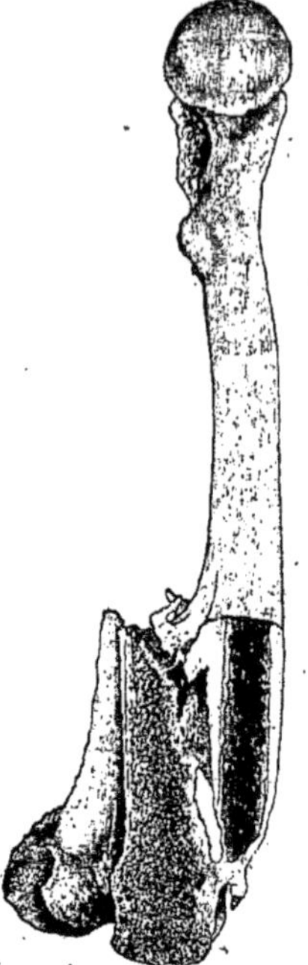

Fig. 104. — Chevauchement dans une fracture du tiers inférieur du fémur.

5° Le déplacement par enfoncement ou *par pénétration* s'observe souvent aux extrémités des os longs où la diaphyse, formée de tissu compact, vient s'enfoncer sous le tissu spongieux de l'épiphyse; souvent dans ces cas la consolidation n'est obtenue qu'avec la conservation du déplacement (fig. 207).

6° Enfin, il existe un déplacement tout opposé, mais bien plus rare, c'est le déplacement par *écartement;* cette variété est pour ainsi dire spéciale à certains os, la rotule par exemple (fig. 106).

Ces différents déplacements se combinent souvent ensemble et coexistent dans la même fracture. Mais, bien qu'ils soient soumis à des causes fort diverses, on peut cependant reconnaître que la direction du trait de fracture influe toujours sur le degré et la variété du déplacement. Ainsi les fractures obliques seront plus sujettes au chevauchement, les fractures transversales s'accompagneront plus fréquemment de déplacement suivant l'épaisseur et suivant la circonférence.

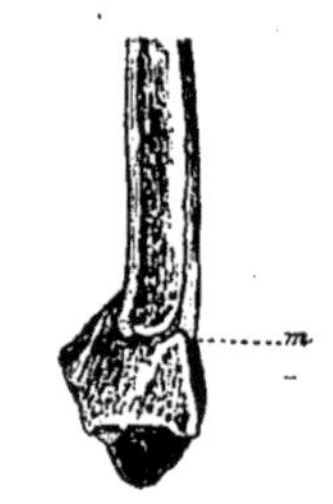


Fig. 105. — Fracture par pénétration de l'extrémité inférieure du radius.

Les causes principales qui président à ces déplacements sont nombreuses; les unes tiennent au traumatisme originel, à sa violence, à sa direction; d'autres sont sous la dépendance des mouvements, efforts, tentatives de marche qu'a pu faire le blessé. Ce sont les déplacements immédiats. Enfin, comme nous l'avons dit plus haut, la contraction musculaire joue un rôle important, mais les déplacements qu'elle produit sont quelquefois plus tardifs, ne surviennent que quelques heures après le traumatisme, et souvent s'accentuent et s'exagèrent dans les jours qui suivent. C'est dans ce cas la contraction et le spasme musculaires qui sont la cause de ce déplacement. On en a la preuve manifeste quand on tente de le réduire, car le principal obstacle à cette réduction vient de la résistance des muscles. On comprend que le trait de fracture, en rompant le levier osseux, détruise l'équilibre habituel qui régit les forces musculaires du membre. L'action des muscles antagonistes n'est plus contre-balancée par la rigidité des pièces osseuses, et les muscles les plus puissants entraînent le membre de leur côté.

Dans d'autres cas, certains groupes musculaires se contracturent isolément, et leur action est d'autant plus puissante, que souvent les autres muscles sont déchirés et contus par le traumatisme ou par les pointes irrégulières des fragments osseux.

*Du siège de la fracture.* — Le trait de fracture peut atteindre tous les points d'un os, ce qui se comprend fort bien, puisque les traumatismes peuvent briser un os *directement* au point touché ; mais, comme nous l'avons vu à propos de l'étiologie et du mécanisme, le traumatisme n'agit souvent que médiatement et indirectement, et la fracture se produit à une certaine distance du point contus. Dans ces cas, elle a lieu de préférence à certains endroits que nous apprendrons mieux à connaître dans l'étude de chaque fracture en particulier, mais dans des points presque toujours les mêmes pour un même cas ; ici c'est l'extrémité spongieuse, plus friable, qui se laisse écraser par la diaphyse résistante et compacte ; là, c'est une certaine texture de l'os qui détermine un point plus faible, ou c'est une courbure, un changement de direction, une moindre épaisseur, etc,

Dans les grands traumatismes, il est fréquent d'observer des *fractures multiples*, siégeant sur plusieurs os distants l'un de l'autre ; mais il n'y a aucune règle intéressante à cet égard. Dans quelques cas, on retrouve cependant une certaine symétrie, fracture des deux clavicules, des deux fémurs ou des deux jambes.

Nous avons envisagé jusqu'ici un trait de fracture unique, caractérisant pour ainsi dire la lésion. Il est loin d'en être toujours ainsi et souvent les fractures les plus simples, sans toutefois perdre leur type anatomique, sont compliquées d'un détachement d'un éclat osseux ou esquilles.

Lorsque ces petits fragments sont nombreux autour de la fracture, on dit que la fracture est *esquilleuse*. C'est le sens propre attaché aujourd'hui à ce mot. Si les fragments sont plus volumineux, s'il existe plusieurs foyers de fracture sur le même os, on dit que la fracture est *comminutive*. Il est inutile d'insister ici, dans ce chapitre d'anatomie pathologique, sur les caractères de ces fractures, qui sont surtout utiles à connaître pour les symptômes et la thérapeutique.]

## II

## LÉSIONS DES PARTIES MOLLES

Le *périoste* qui entoure l'os fracturé participe presque toujours à la solution de continuité. Quelquefois cependant il est complètement conservé, et cette intégrité du périoste est si importante au point de vue des signes et du pronostic de la fracture, qu'elle mérite de constituer une variété spéciale de fracture décrite sous le nom de fracture *sous-périostée* ou *intra-périostée*. On comprend fort bien que dans ces conditions le déplacement soit nul, que l'os jouissant de son manchon périostique, c'est-à-dire de son organe nutritif et vasculaire, se réparera plus aisément et plus rapidement. Ces conditions ne se trouvent guère réunies que chez les enfants, où le périoste, doublé de sa couche ostéogène, se décolle facilement. De plus, la membrane périostique, très vasculaire, présente une grande résistance qui forme à l'os une enveloppe solide. Chez l'adulte, ces fractures sous-périostées sont rares, surtout au niveau des diaphyses; on ne peut les rencontrer qu'en certains points, faciles à déterminer d'avance, où l'étui périostique est renforcé par des ligaments périphériques épais et puissants. C'est ainsi que ces fractures sous-périostiques sans déplacement sont souvent observées à chacune des extrémités de la clavicule.

Le périoste est en général, chez l'adulte, complètement rompu, et dans ce cas il n'oppose aucune limite au déplacement. Mais souvent quelques languettes périostiques plus résistantes ne se rompent pas, elles suivent les os dans leur déplacement, formant un véritable pont qui saute d'un fragment à l'os, ou qui monte d'un fragment obliquement sur l'autre. Parfois ces membranes périostiques sont tordues autour d'une des extrémités fracturées. Ces considérations présentent quelque importance, car ces débris périostiques (fig. 111) servent de travées directrices au travail d'ossification.

Les *muscles* voisins sont déchirés, contus, infiltrés de sang. Rarement, dans les fractures ordinaires, leur rupture est complète, presque toujours la lésion a son siège maxima au niveau du trait de fracture, mais la diffusion sanguine peut remonter fort loin dans leur épaisseur, ainsi qu'on le constate dans les amputations des membres fracturés.

Les *gaines tendineuses* sont déchirées, les tendons peuvent être déplacés, luxés hors de la gaine, quelquefois même rompus.

Les *nerfs* qui avoisinent les os sont souvent lésés, soit distendus par l'écartement ou le déplacement des fragments; contusionnés au moment du traumatisme, ou comprimés par une pointe osseuse, ou englobés dans les fragments. On comprend que ces lésions soient variables suivant les régions, et que dans certains cas, le contact immédiat du nerf et de l'os rende fréquente la blessure du nerf; c'est ainsi que la présence du nerf radial, dans la gouttière de torsion, le passage du plexus brachial sous la clavicule, rendent les lésions nerveuses relativement fréquentes et graves dans les fractures de ces os.

La lésion des vaisseaux et en particulier des *artères* constitue une complication grave des fractures osseuses. Sa fréquence dépend évidemment de la nature du traumatisme, mais surtout du voisinage immédiat de l'artère et de l'os. Les veines peuvent être déchirées, contuses, thrombosées, les artères peuvent être rompues et la cessation de la circulation dans la partie inférieure du membre vient singulièrement assombrir le pronostic des fractures et est souvent l'indication d'une intervention chirurgicale grave. C'est là une complication des fractures qui sera étudiée dans un chapitre séparé.

Mais en dehors de ces lésions vasculaires portant sur des troncs importants et constituant des anévrysmes diffus, ou compromettant la vitalité du membre, on doit compter avec ces épanchements sanguins considérables résultat de la rupture des vaisseaux osseux ou médullaires, et des artères et veines si nombreuses au milieu des muscles. Le tissu cellulaire des membres est le siège d'un épanchement sanguin constant; sa quantité est variable, il augmente pendant quelque temps et varie de la simple infiltration sanguine au véritable *anévrysme diffus*. La marche et l'infiltration progressive du sang dans le tissu, sa limitation d'abord aux couches sous-aponévrotiques, son arrivée dans les couches sous-cutanées, fournissent des notions importantes qu'on retrouvera dans la symptomatologie, en étudiant les qualités de l'ecchymose dans les fractures.

Enfin, la *peau* peut être plus ou moins atteinte, soit par le traumatisme lui-même qui en a détruit ou enlevé une partie plus ou moins grande, soit par les fragments eux-mêmes qui ont secondairement perforé la peau.

Cette complication est grave, si grave que toutes les autres complications s'effacent et disparaissent devant elle, et que l'on désigne sous le nom de *fracture compliquée*, la fracture avec plaie extérieure. Aussi, au point de vue de leur pronostic et de leur évolution, les fractures doivent être divisées en deux variétés : les fractures ouvertes et les fractures fermées. Nous verrons, en étudiant l'évolution du cal et les symptômes de ces différentes fractures, ce qui légitime cette distinction.

En dehors de ces plaies cutanées, il faut signaler des eschares plus ou moins étendues qui sont soit la conséquence directe du traumatisme, soit le résultat de la pression des téguments sur les saillies des os fracturés. La chute de ces eschares suffit pour transformer en fracture ouverte, c'est-à-dire compliquée, une fracture jusqu'alors fermée. A côté de ces lésions graves de la peau, il est bon de noter des éraflures, des écorchures, des contusions qui n'offrent aucune gravité, mais qui sont quelquefois utiles à connaître, lorsqu'on veut reconstituer le mécanisme qui a présidé à la rupture de l'os.

Enfin, quelques jours après le début des accidents, il est fréquent de voir l'épiderme se soulever et des phlyctènes se produire. Elles sont remplies de sérosité tantôt claire, souvent roussâtre et quelquefois purulente. Elles peuvent, avec les éraflures que nous venons de mentionner, être l'origine de lymphangites qui constituent une complication que l'on doit surveiller et prévenir.

## III

## CAL

L'os fracturé se consolide par des tissus de nouvelle formation qui ont reçu le nom de *cal*; ce nom désignant à la fois les tissus aux diverses périodes de leur évolution, aussi bien que les tissus complètement solides et définitivement constitués. La formation du cal peut être régulière (cal normal). Elle peut manquer (pseudarthrose) ou être défectueuse (cal difforme). Le cal constitué peut enfin, sans présenter de difformités particulières, déterminer des souffrances très vives (cal douloureux).

### § I. — CAL NORMAL

La formation du cal normal a été décrite et expliquée de bien des façons différentes. Peu de questions en chirurgie ont donné lieu à des théories aussi nombreuses. Les premières interprétations proposées ne sont guère que des vues de l'esprit ne s'appuyant sur aucune observation directe et n'ont qu'un intérêt purement historique. Ce n'est qu'au commencement de ce siècle qu'apparaissent, avec le mémoire de Dupuytren, les conclusions basées sur des recherches anatomo-pathologiques précises. Plus près de nous, ces examens à l'œil nu se trouvent complétés par l'examen microscopique. On peut donc distinguer trois périodes dans l'exposé des doctrines relatives au cal.

Dans la première, les théories émises constituent une simple paraphrase des idées d'Hippocrate et de Galien, le premier ayant attribué la consolidation à la moelle osseuse, le second au suc nourricier épanché entre les fragments. Ces idées sont assez confuses. Et cette confusion se retrouve tout entière dans les écrits d'Ambroise Paré, qui s'exprime ainsi :

« De quoy est faicte une chose moyenne entre la chair et l'os nommée *soulde*, faicte par la vertu nutritive, tenant le lieu de la vertu formatrice : laquelle matière, comme Galien recite au sixiesme de sa Méthode, est nécessaire pour engendrer le callus. »

Deux siècles après Ambroise Paré, en 1767, on retrouve encore, dans Jean-Louis Petit, ces idées de la lymphe spéciale. Pourtant l'étude du cal avait alors été déjà essayée expérimentalement : Antoine de Heide (1), l'étudiant en 1684 sur des grenouilles, avait montré le rôle du sang épanché; Duhamel (2) avait, de 1739 à 1757, fait sur l'action du périoste les recherches qui devaient ouvrir la voie aux travaux de Dupuytren; le passage suivant de Jean-Louis Petit mérite d'être rapporté comme témoignage de la persistance des idées anciennes.

« Cette réunion des os se fait de même manière et suivant les mêmes lois que la cicatrice des chairs. Au moyen du périost le sang est poussé dans le corps de l'os par un nombre innombrable de petites artères qui le traversent et fournissent une lymphe saline et sulphureuse, qui pénètre dans le tuyeau des fibres osseuses, pour reparer leur dissipation. Le surplus de cette lymphe ou de ce suc nourricier des os est repris par des vaisseaux lymphatiques, comme le superflu du sang est repris par les veines; et malgré la dureté des fibres osseuses, la circulation se fait aussi bien dans les os que dans les parties molles. Cette méchanique suffit pour faire concevoir que la lymphe qui coule dans les tuyeaux des fibres osseuses, doit s'épancher par leurs ouvertures à l'endroit fracturé. Quand cette lymphe ne coule pas en très-grande abondance et qu'elle a les qualités qui lui sont naturelles, elle s'épaissit à mesure qu'elle est déposée dans le lieu de la fracture. La première goutte qui s'est congêlée à l'ouverture de chaque conduit osseux est poussée par la seconde qui la divise pour s'ouvrir un passage à travers. Cette seconde à son tour est pénétrée par une troisième, et cette troisième par une quatrième; de sorte que ce suc nourricier prolongeant le conduit des fibres osseuses à chaque bout de l'os rompu, les vuides qui pourroient se trouver entre les pièces fracturées sont remplis d'une substance organisée, analogue à l'os, et qui le soude enfin à l'endroit de la fracture (3). »

(1) *Anatomia mytuli*, etc., obs. 57. Amstelodt. 1684.
(2) *Observation sur la réunion des fractures des os.* In *Mémoires de l'Acad. royale des sciences*, 1741, p. 97.
(3) Jean-Louis Petit, *Traité des maladies des os*; t. II, p. 38. Paris, 1767.

Ce n'est guère, comme nous l'avons dit, qu'avec Duhamel que commence l'étude expérimentale et anatomique de la formation du cal. Il exposa avec une grande netteté le rôle que jouaient dans cette formation le périoste et la membrane médullaire. Il montra que chacune de ces membranes, en se gonflant, allait à la rencontre de la membrane du fragment opposé, et que le résultat était la formation de deux viroles, l'une externe et l'autre interne. Il insiste surtout sur l'importance du périoste et compare ingénieusement le rôle qu'il remplit vis-à-vis des os, à celui de l'écorce par rapport aux arbres. Malheureusement ses observations ne portent que sur des fractures récentes, et il en résulte cette conclusion erronée que la virole externe doit être persistante et se retrouver à toutes les périodes de la consolidation de la fracture. Cette conséquence de la théorie de Duhamel ne tarde pas à être démentie par les faits. Bordenave, en particulier, montre, en disséquant un cal de fracture ancienne, que les deux fragments sont unis bout à bout et qu'on ne trouve plus trace des viroles qui auraient dû exister.

Dupuytren eut le grand mérite de concilier les faits observés par Duhamel avec les faits observés par Bordenave, par ses belles recherches sur le *cal provisoire* et le *cal définitif*. Mais de plus il étudia, avec une précision extraordinaire, le mode de formation du cal à ses différentes périodes. Ses travaux ont en quelque sorte fixé l'histoire macroscopique de cette formation. Voici, de quelle façon, son élève Sanson les résume (1).

« Dupuytren a établi en principe que la nature n'opère jamais la réunion immédiate des fragmens d'une fracture què par la formation de deux cals successifs : l'un qu'il nomme *provisoire*, formé ordinairement dans l'espace de trente à quarante jours, par la réunion et l'ossification en virole du périoste, du tissu cellulaire et même des muscles dans quelques cas, et par celle des tissus médullaires, assez faible pour céder quelquefois, et surtout dans les fractures obliques, après la levée des appareils contentifs, à l'action musculaire, à de légers efforts, à la moindre chute, au poids des parties ou à celui du corps, assez friable pour se rompre plus facilement qu'aucun autre point de la longueur de l'os; l'autre, qu'il nomma *définitif*, formé par la réunion des surfaces de la fracture, d'une solidité tellement supérieure à celle de l'os, que celui-ci se romprait partout ailleurs plutôt qu'à cet endroit, et dont le travail n'est jamais terminé avant huit, dix ou douze mois, époque remarquable par la disparition du cal provisoire et le rétablissement de la continuité du canal médullaire.

Mais Dupuytren ne s'est pas borné à faire connaître d'une manière générale le résultat de ses observations; ayant scrupuleusement suivi la succession et les progrès des phénomènes, il a pu diviser en plusieurs périodes la succession des changements organiques dont s'accompagne la formation du cal. Selon lui, la *première période*, qui s'étend depuis l'instant de la production de la fracture jusqu'au huitième ou dixième jour, est caractérisée par les phénomènes suivants :

Au moment de la rupture des os, la membrane médullaire, la moelle, le périoste, le tissu cellulaire et quelques fois même les muscles sont déchirés; le

(1) SANSON, *Exposé de la doctrine de M. le professeur Dupuytren sur le cal*. In *Journal universel des sciences médicales*, 1820, p. 131.

sang s'échappe des vaisseaux rompus, il entoure les fragmens, se répand dans le canal médullaire, s'infiltre dans le tissu cellulaire ambiant. Bientôt les vaisseaux se resserrent; le sang cesse de s'en écouler; une inflammation légère se développe dans toutes ses parties : la nature a commencé le travail qui doit produire le cal.

Le tissu cellulaire, rougi par l'injection d'une multitude de petits vaisseaux, s'engorge, se condense, s'épaissit, perd son élasticité, et acquiert une consistance remarquable; il envoie des prolongemens irréguliers dans les interstices des muscles, altère leur organisation, les fait participer, en totalité ou en partie, aux changemens qu'il éprouve, les tranforme en un tissu analogue à celui qu'il présente, les unit et les confond avec le périoste qui, de son côté, s'est épaissi en se pénétrant d'un lacis assez considérable de vaisseaux rouges très-déliés.

La moëlle rompue, ecchymosée, s'enflamme aussi, se boursoufle, se durcit, puis devient grisâtre et blanchâtre. Le canal médullaire se rétrécit par l'épaississement de la membrane, qui devient rougeâtre et comme charnue par suite d'une sorte d'infiltration gélatineuse.

Le caillot, résultat de l'épanchement primitif, est absorbé et disparaît. Une matière filante et visqueuse, quelquefois d'apparence gélatineuse, s'épanche entre les fragmens. Quelquefois aussi il se développe entre eux une substance rougeâtre et comme tomenteuse, qui prend naissance entre les inégalités qu'ils présentent, par des points rosés qui s'élèvent, se développent, se rencontrent et se confondent en s'entrelaçant.

Cette production dont la nature est peu connue, n'acquiert jamais une épaisseur et une densité considérables, elle s'unit en dedans avec la membrane médullaire, en dehors avec les parties molles engorgées. Elle n'existe pas toujours, et alors on ne trouve que la matière visqueuse ou gélatineuse, dont nous avons parlé.

Toutes deux, soit qu'elles existent isolément, soit qu'elles existent simultanément, paraissent jouer un rôle important dans la production du cal, mais du cal *définitif* seulement.

Les fragmens plongent au milieu de l'engorgement des parties molles, qui sont transformées en un tissu homogène, de consistance lardacée et d'une couleur rougeâtre, qui varie d'intensité.

La *deuxième période* commence alors; elle s'étend du dixième au douzième, au vingtième ou vingt-cinquième jour.

L'engorgement des parties environnantes diminue. Le tissu des muscles reprend ses caractères distinctifs, leur corps, une partie de sa liberté. Mais le tissu cellulaire reste condensé. La tuméfaction se concentre autour de la fracture; elle prend des limites à mesure qu'elle perd de son étendue, et bientôt il existe une tumeur distinctement séparée de tout ce qui l'entoure, sans même excepter les tendons, qu'elle embrasse en partie ou en totalité, en leur présentant des gouttières, ou même des canaux dans lesquels ils peuvent exécuter des mouvemens.

C'est la *tumeur du cal.*

Plus épaisse au niveau de la fracture que partout ailleurs, elle se perd en diminuant insensiblement d'épaisseur sur chacun des fragments.

Son tissu est homogène, sa couleur blanche ou blanchâtre, sa consistance ferme, sa résistance analogue à celle des fibro-cartilages; elle crie comme eux sous l'instrument qui la divise.

Ses couches les plus profondes, formées par le périoste du fragment avec lequel son tissu est confondu, sont d'autant plus adhérentes aux os qu'on s'approche davantage de la fracture, où il est difficile de les en séparer. Si néanmoins on opère cette séparation à l'aide du manche d'un scalpel, on trouve qu'elles sont formées de fibres longitudinales parallèles à celles de l'os et qui sont analogues à celles des tendons ou bien se présentent sous forme de stries cartilagineuses ou osseuses, suivant que le travail du cal *provisoire* est plus ou moins avancé.

Vers les extrémités de la tumeur du cal, le périoste redevient distinct et facile à détacher de l'os. La membrane médullaire gonflée, tuméfiée et combinée avec la matière dont elle est infiltrée, oblitère quelquefois le canal, non-seulement au niveau de la fracture, mais encore à quelque distance de là. Elle envahit ainsi la place occupée par la moëlle, qui diminue en proportion; le bouchon ou le cylindre qu'elle forme passe rapidement à l'état cartilagineux, et plus rapidement encore à l'état osseux, et se confond, au niveau de la fracture, avec la substance blanchâtre, rosée, rouge ou violacée, visqueuse, gélatineuse ou tomenteuse, interposée entre les fragments et qui se perd d'autre part dans le cal extérieur.

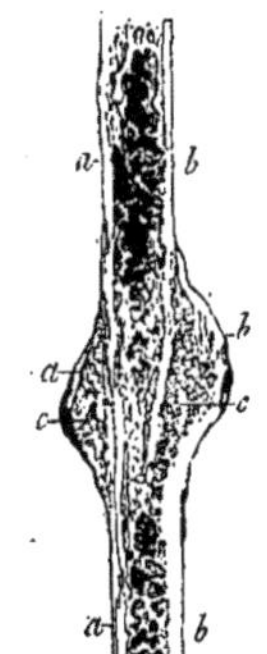


Fig. 106. — Cal osseux.
*aa, bb*, limites de la couche corticale de l'os. — *cc*, virole osseuse externe.

Le membre peut encore être plié à l'endroit de la fracture; mais il est rare que l'on puisse reproduire la crépitation.

La *troisième période* s'étend du vingtième au vingt-cinquième jour, au trentième, quarantième ou soixantième, suivant la rapidité du travail, l'âge, la constitution et la santé des malades.

La cartilaginification procède du centre de la tumeur vers sa circonférence, l'ossification la suit rapidement. Peu à peu toute la tumeur devient osseuse au dehors et au dedans.

Le périoste, plus épais que dans l'état naturel, redevient apparent et ne présente aucune trace de la solution de continuité qu'il a éprouvée.

Les muscles et les tendons sont libres, mais encore peu mobiles, à cause de l'induration du tissu cellulaire.

Si, à cette époque, on fend le cal en deux moitiés, on trouve des fragmens encore mobiles l'un sur l'autre, la substance qui leur est intermédiaire n'ayant pas sensiblement changé d'état: le tissu du cal présente tous les caractères de la substance spongieuse des os.

La *quatrième période* s'étend du cinquantième ou soixantième jour au cinquième ou sixième mois.

La substance du cal provisoire se condense et passe de l'état de substance spongieuse à celui du tissu compact. Le canal médullaire est oblitéré par une substance osseuse plus ou moins dense.

La substance intermédiaire aux fragmens ne se présente plus que sous la forme d'une ligne interposée entre eux, et d'une couleur différente.

Enfin elle prend de la consistance, pâlit, blanchit et s'ossifie vers la fin de cette époque.

Le cal définitif est alors formé.

La *cinquième période* s'étend du quatrième ou sixième au huitième, dixième ou douzième mois.

Le cal provisoire diminue par degrés d'épaisseur, et finit par disparaître. Le périoste reprend sa texture et son épaisseur, les muscles et les tendons leur liberté entière.

L'ossification intérieure est détruite. Le canal de l'os se rétablit insensiblement. La membrane médullaire reparaît. La moëlle est reproduite. Le travail de la consolidation est terminé. »

On voit, par cet extrait textuel, à quel degré de précision sont arrivées les recherches de Dupuytren. On trouve également signalées par cet auteur « les distinctions importantes entre les phénomènes dont s'accompagne la production du cal dans les cas de fractures simples, et ceux dont s'accompagne la production dans certains cas de fractures compliquées ». Ajoutons aussi qu'il montre que « dans le cas de fractures compliquées de déplacement ou d'un délabrement considérable, non seulement le périoste mais encore le tissu cellulaire, les ligaments, les tendons et les muscles eux-mêmes concouraient à la formation du cal ». Et l'on appréciera toute l'importance de son travail.

Parmi ceux qui contribuèrent le plus avec Dupuytren à compléter l'histoire macroscopique de la formation du cal, il faut au premier rang citer Cruveilhier (1).

Entre autres points importants, il montra que le rôle des parties molles périphériques, dans la formation du cal, s'exerçait dans les fractures même les plus simples, et que « le cal est formé par l'ossification de toutes les parties molles qui entourent le fragment ». Gosselin, plus tard, devait insister lui aussi sur l'adhérence intime qui unit la virole externe du cal aux muscles voisins, et créer, pour exprimer cet état, le mot de *capsule musculo-périostique.*

Nous avons tenu à reproduire en leur entier les recherches de Dupuytren, non pas qu'elles soient absolument admises sans conteste aujourd'hui. Mais, à la lecture de son travail, on reste frappé de la précision, et des détails nettement circonstanciés qui remplissent son exposé. On reconnaît le travail d'un homme qui a cherché et qui a vu. Aussi bien des points exposés dans le travail de Dupuytren restent vrais. Seules, quelques-unes de ses idées sont sujettes à discussion.

C'est ainsi que Lambron a repris la question et a battu en brèche la doctrine de Dupuytren, relativement à l'existence de deux cals. Ce médecin, s'appuyant sur des expériences faites sur les animaux, et sur l'observation d'un grand nombre de pièces pathologiques recueillies chez l'homme, est arrivé aux conclusions suivantes : 1° Le cal peut se former uniquement entre les surfaces fracturées sans ossifications extra-osseuses ou intra-médullaires. Le cas est rare, il est vrai, mais enfin il ne saurait être contesté. Donc l'existence du prétendu cal provisoire n'est pas constante. 2° Quand l'ossification extra-osseuse et intra-médullaire se fait, ce qui est le cas le plus fréquent, cette ossification persiste indéfiniment. Donc, il n'y a pas de cal provisoire. 3° Il

(1) *Essai sur l'anatomie pathologique*, 1816.

est très vrai que la virole externe disparaît ordinairement, mais cette disparition tient à des circonstances particulières, principalement à la compression et au frottement exercés par les muscles voisins. Ce qui le prouve, c'est que l'ossification extérieure est en quelque sorte moulée sur les parties molles qui se meuvent sur elle. Si un os fracturé est consolidé en formant un angle, comme par exemple dans la fracture du fémur avec saillie des fragments en avant, le cal extérieur a disparu dans la partie saillante, alors qu'il est encore très volumineux dans la partie rentrante. Du reste, cette action résorbante due aux mouvements musculaires ne se borne pas au cal, elle s'étend à l'os lui-même, et lorsqu'un fragment fait saillie, il est rapidement usé par le mouvement de va-et-vient des muscles. Dans les points où la virole extérieure est à l'abri de ces compressions et de ces mouvements, elle ne disparaît pas, et quand le cal est ancien, elle présente une consistance et un aspect éburnés. Lorsque le frottement s'exerce sur tous les points, comme dans les fractures de la diaphyse humérale, le cal extérieur peut disparaître en totalité, mais alors, et Lambron l'a souvent constaté, la virole interne persiste. Dans aucun cas cet observateur n'a vu l'ossification intra-médullaire résorbée et la cavité rétablie, quel que fût l'âge du cal, et alors même que l'ossification extra-osseuse avait disparu sous l'influence des causes que nous venons d'indiquer.

C'est l'opinion de Malgagne, c'est aussi l'opinion à laquelle se range Valette qui, rappelant les recherches de Lambron dans son article du Dictionnaire de médecine et de chirurgie pratiques, adopte entièrement sa manière de voir.

Paget et Hamilton professent aussi que la réparation des os par le double processus décrit par Dupuytren n'est, chez l'homme, qu'une exception.

**Histologie du cal.** — Les recherches histologiques sont enfin venues préciser le mécanisme intime de la formation du cal. Elles ont tout d'abord montré une différence extrêmement importante entre le mode de production dans les fractures ouvertes ou compliquées et dans les fractures fermées.

C'est dans les fractures ouvertes et suppurantes, contrairement à ce que l'on pourrait supposer tout d'abord, que l'évolution histologique du cal est la plus simple. C'est dans ces fractures que la reproduction osseuse s'effectue avec le plus de rapidité. Les phénomènes observés sont, écrivent Cornil et Ranvier, complètement identiques à ceux de l'ostéite; dans tous les points irrités de la surface de la solution de continuité, la moelle devient embryonnaire.... Sous le périoste, la moelle embryonnaire nouvelle ne tarde pas à former des trabécules osseuses. On peut déjà en trouver cinq ou six jours après l'accident, que la fracture soit observée chez l'homme ou produite expérimentalement chez les animaux.

La transformation embryonnaire, développée d'abord sous le périoste, gagne très rapidement la moelle des canaux de Havers. Ceux-ci subissent à leur pourtour une résorption de leur substance osseuse et leur cavité s'agrandit. Un peu plus tard, la moelle centrale se transforme à son tour. Toute la surface de la solution de continuité se trouve bientôt granuleuse et tapissée de bourgeons charnus. Les parties molles du voisinage fournissent elles-mêmes leur contingent d'éléments embryonnaires. Au milieu de ces bourgeons apparaissent, comme tout à l'heure sous le périoste, des îlots de substances osseuses; ces îlots s'avancent en minces aiguilles vers les îlots du fragment opposé et ne tardent pas à se réunir avec eux. La consolidation se trouve peu à peu effectuée, sans qu'on ait vu apparaître le cartilage que nous retrouverons tout à l'heure dans la consolidation des fractures fermées.

Fait intéressant à rappeler, pour montrer la vérification par l'histologie des observations macroscopiques antérieures, cette apparition des bourgeons charnus et leur rôle dans la consolidation directe avaient été déjà signalés par Troja. Sa seule erreur fut de généraliser à toutes les fractures cette observation, vraie seulement pour les fractures ouvertes et suppurantes. Bichat lui-même avait accepté la théorie de Troja, qui triompha un moment, sur les idées de Duhamel.

Dans la chirurgie actuelle, il est d'ailleurs de plus en plus rare d'observer ce mode de consolidation. Les pansements antiseptiques, en prévenant l'infection et la suppuration, transforment en quelque sorte la fracture ouverte en fracture fermée. L'ostéite n'apparaît point, et la consolidation se fait par formation de cartilage, d'après le mode qui sera tout à l'heure décrit. Dans quelques cas où l'asepsie est obtenue d'une façon moins parfaite, il peut se produire une forme de consolidation mixte. Cette forme, signalée déjà par Cornil et Ranvier dans leurs expériences sur les animaux, consiste en ce fait que l'ostéite se développe seulement sur un point limité le plus voisin de la plaie. Là seulement apparaissent la suppuration, les bourgeons charnus, les trabécules osseuses directes. Mais ces bourgeons ne s'étendent point à la surface entière de la solution de continuité. La réunion s'effectue sur une étendue plus ou moins grande par formation cartilagineuse.

Il est un autre mode d'évolution des fractures ouvertes, trop fréquent autrefois et fort rare aujourd'hui. Nous voulons parler de l'ostéomyélite suraiguë. Au lieu de la production d'une ostéite limitée apparaissait une inflammation diffuse se généralisant à l'os entier (fig. 119). Mais cette inflammation, tout intense que fût parfois la production des îlots osseux disséminés, aboutissait rarement à la formation du cal. Sans parler des phénomènes d'infection générale qui nécessitaient rapidement l'amputation, l'étendue des décollements périostiques amenait des nécroses considérables (fig. 120). La consolidation ne pouvait avoir lieu, ou elle se faisait dans de déplorables conditions.

Dans les fractures fermées, la formation du cal comprend trois périodes qui peuvent être désignées sous les noms de *période embryonnaire*, *cartilagineuse* et *osseuse*.

Le premier phénomène qui succède à l'hémorrhagie immédiate de la fracture est la formation de nombreux éléments embryonnaires. Ces éléments sont produits par l'irritation, tant de l'os lui-même que des parties molles du voisinage. Mais ces cellules rondes qui caractérisent les éléments embryonnaires se forment-elles de toutes pièces dans ce *blastème* exsudé entre les fragments, proviennent-elles de l'irritation des cellules conjonctives qui se fragmentent, se divisent et reprennent l'état jeune? La question a été soulevée, sans être définitivement résolue. Elle reste posée pour toutes les lésions de cicatrice, et sa solution n'est pas encore définitive. Cependant la théorie cellulaire paraît la plus généralement adoptée.

Dans les parties molles, ces éléments naissent aux dépens du tissu conjonctif, en particulier du tissu conjonctif intermusculaire, et ne tardent pas à former autour de la fracture une masse compacte et déjà assez consistante. Ils sont aussi en grande partie formés par le périoste. Ils ne tardent pas à former sous cette membrane et entre les fragments une mince couche pulpeuse dont Cornil et Ranvier donnent la description suivante : « L'examen microscopique montre des cellules ayant toutes les variétés de forme des éléments de la moelle embryonnaire. On y rencontre des cellules petites et rondes, analogues aux globules blancs du sang, des cellules rondes atteignant 15 μ, contenant un ou plusieurs noyaux ronds ou ovalaires, des cellules analogues à contour irrégulier, des cellules mères avec des bourgeons périphériques, etc. Au milieu de ces cellules se trouvent des globules du sang et du pigment sanguin. Grâce à cette couche pulpeuse, la masse du cal embryonnaire périphérique est complètement séparée de l'os. La masse périphérique se limite à sa partie interne par la surface interne lisse, nacrée du périoste. La surface de l'os, complètement dépouillée, lorsqu'on a enlevé la couche pulpeuse précédente, laisse voir les canaux de Havers sous forme de points ou de traînées rouges, comme dans l'ostéite à son début. »

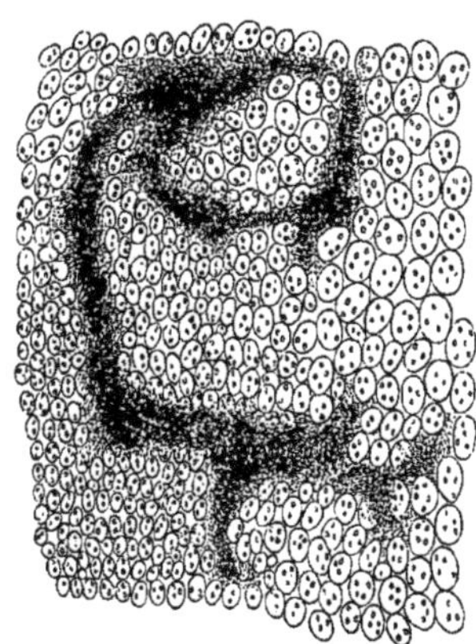

Fig. 107. — Cavités du cartilage. Ostéoplastes par envahissement dans un cal en voie de développement.

L'épaisseur de cette couche pulpeuse est variable. Elle atteint son maximum dans les fractures sans déchirure du périoste. Elle ne mesurait pas moins d'un millimètre dans une fracture sous-périostique de la clavicule observée par Cornil et Ranvier [1]. Elle peut, dans d'autres cas, être si mince, qu'un examen très attentif est nécessaire pour l'apercevoir.

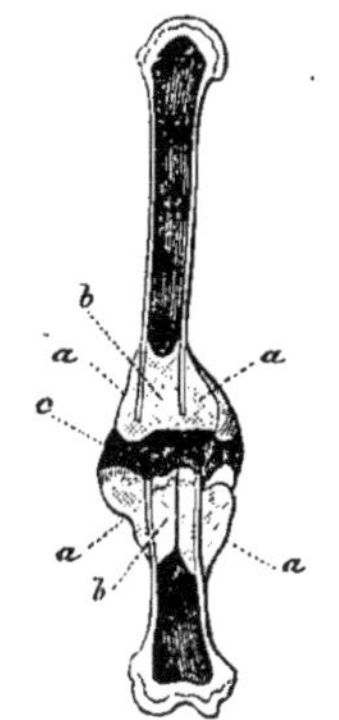


Fig. 108. — Cal cartilagineux.

a, capsule cartilagineuse externe. — b, virole cartilagineuse. — c, restes de l'épanchement sanguin primitif.

Mais le rôle du périoste n'a pas toujours été ainsi compris. Marey [2] rappelle cette opinion d'Ercoloni, qui refuse aux extrémités osseuses et au périoste la moindre participation à la formation du cal. Pour ces auteurs, le périoste serait détruit là où se forme le cal. Les extrémités fragmentaires, loin de contribuer à former le cal, présenteraient une atrophie manifeste. Le périoste se résorbe également; le cal, sorte d'os nouveau, et le périoste, sont tous deux reproduits par l'organisation de l'épanchement inter-fragmentaire.

Les éléments fibro-cellulaires commencent, vers le huitième jour, à s'entourer de substance cartilagineuse sur la périphérie du cal. C'est en effet à la périphérie que les vaisseaux de

(1) Cornil et Ranvier, *Hist. path.*, vol. I, p. 415.
(2) *Transact. of amer. Association*, 1881, p. 907.

nouvelle formation sont les plus nombreux et les plus développés; et c'est là, que se fait l'apparition des premières cellules cartilagineuses. Le tissu cartilagineux qui entoure les éléments embryonnaires se condense en capsule autour d'eux. Mais les capsules et les cellules sont petites et de forme sphérique, comme dans le cartilage fœtal (fig. 107).

Les cellules embryonnaires de la moelle centrale restent plus longtemps libres. Ce n'est souvent que vers le douzième ou quinzième jour qu'elles se modifient.

A cette époque, les cellules cartilagineuses périphériques commencent à être envahies par l'ossification. Leur développement s'est d'ailleurs accentué. Elles présentent de grandes capsules remplies de capsules secondaires qui se fusionnent les unes avec les autres à mesure que progresse l'incrustation calcaire. Cette incrustation ne tarde pas à se traduire par la présence d'îlots osseux. Ces îlots sont plus abondants à l'extrémité supérieure et inférieure du cal aux points où il se continue avec le périoste normalement adhérent qu'à l'extrémité même des fragments (Cornil et Ranvier, *Hist. path.* Paris, 1881, vol. I, p. 417). Ils suivent, d'après Maas[1], le trajet des vaisseaux.

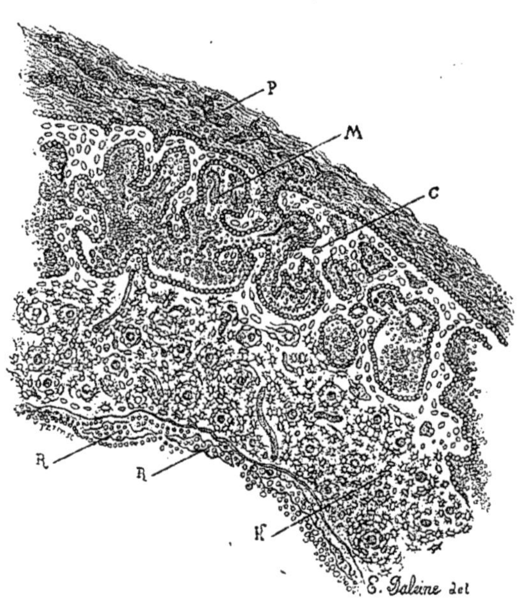


Fig. 109. — Coupe d'un cal de quarante jours d'une fracture du tibia chez un lapin adulte. Cavités médullaires de nouvelle formation sous le périoste. Résorption active de la cavité médullaire.

P, périoste. — M, cavités médullaires de nouvelle formation. — K, tissu compact. — C, cal. — R, cellules géantes du canal médullaire (d'après Maas).

L'ossification commence un peu plus tard entre les fragments eux-mêmes et dans la cavité médullaire. Mais, à mesure qu'elle gagne en profondeur, on observe déjà une résorption partielle dans les parties périphériques. Cette résorption apparaît nettement vers le vingt-cinquième jour. Il est même probable que ces parties ainsi résorbées n'ont alors subi que la simple infiltration calcaire et non une ossification complète. Aux points de résorption apparaissent, d'après Maas, des cellules géantes (fig. 109 et 110).

La cavité médullaire se trouve, immédiatement après l'ossification, complètement oblitérée. Ce n'est que beaucoup plus tard, au bout de deux mois et

(1) Maas, *Arch. für klin. Chir.*, vol. XX, p. 752.

plus, que la résorption commence à ce niveau et que le disque osseux, souvent très compact, qui s'était formé, se perfore en rétablissant la continuité du canal. Il ne reste plus que le tissu qui unit directement les deux fragments, et cette union est parfois si parfaite qu'à peine peut-on retrouver le cal.

On voit que cette opinion de Maas est en complet désaccord avec l'assertion de Lambron, exposée plus haut, et d'après laquelle la cavité médullaire d'un os fracturé serait à jamais oblitérée par le cal.

Cette théorie de la formation du cal par transformation cartilagineuse a trouvé quelques adversaires. Les uns, comme Forster, n'ayant étudié chez l'homme que des fractures compliquées de plaies et, par suite, le mode de consolidation par transformation osseuse directe, ont cru à tort que ce mode était exclusif. D'autres, comme André Bonn et Hamilton, n'ont admis la production du cal par cartilage que chez les enfants. La description de Cornil et Ranvier n'en reste pas moins généralement admise.

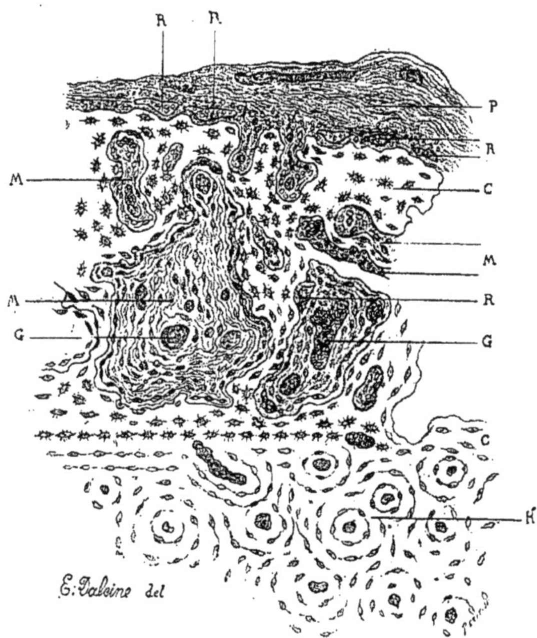


Fig. 110. — Coupe analogue à la précédente, mais montrant la résorption se faisant à la partie externe.

P, périoste. — R, cellules géantes. — S, vaisseau. — M, cavités médullaires de résorption. — C, cal. — K, tissu compact (d'après Maas).

Quelques cas pourtant paraissent faire exception. Hamilton, le premier, avait signalé la possibilité de la consolidation des os par première intention. Les fragments se soudent directement « sans interposition d'aucune substance réparatrice ». Ce mode de réunion directe s'observait surtout dans les cas de pénétration des fragments dans la fracture de l'extrémité inférieure du radius, dans la fracture extra-capsulaire du fémur par exemple. Il serait aussi assez fréquent pour les os courts. Il semble bien aujourd'hui, d'après Robin [1] (de Lyon), que cette consolidation par première intention puisse réellement se produire et même, dans quelques cas, se produire pour les os longs. Robin a présenté au dernier Congrès de chirurgie le cal d'un fémur ostéoclasié depuis vingt et un jours, sans virole et réuni primitivement.

Il convient d'ailleurs de s'entendre sur ce qu'il faut appeler réunion par première intention. On peut dire, qu'en dehors des fractures ouvertes et infectées,

(1) Congrès de chirurgie, séance du 12 octobre 1889.

toutes les autres fractures se réunissent par première intention. Seulement, la cicatrice osseuse, pour être définitive et *solide* exige un temps normalement plus long que celui qui est suffisant pour la cicatrisation des parties molles.

La formation du cal peut, dans d'autres cas, différer plus ou moins notablement de la description, forcément schématique, que nous avons donnée. Les viroles externe et interne sont très variables de forme et de volume. Dans les os plats, la virole sous-périostique est par exemple à peine marquée; elle est au contraire très développée pour les os courts. La virole peut aussi être inégale aux divers points de sa circonférence; sur le tibia, elle est beaucoup plus considérable à la partie postéro-externe qu'à la partie antéro-interne. Souvent même elle manque tout à fait sur ce dernier point. Cette irrégularité d'épaisseur s'explique facilement ici par l'absence en avant de couche musculaire, couche dont nous avons vu le rôle important dans la production des éléments embryonnaires.

Quand enfin la fracture n'est pas réduite, que les fragments chevauchent l'un sur l'autre, la formation du cal ne peut s'effectuer que par jetée interfragmentaire. Les lambeaux de périoste, qui à moins de violence extrême, unissent toujours en partie les fragments, forment le soutien de cette jetée; ils se tuméfient considérablement en créant une sorte de « pont » entre les deux fragments. Il en résulte une production osseuse souvent fort irrégulière, souvent aussi peu solide (fig. 111). On a prétendu, que même dans ces conditions, le canal médullaire pourrait se reproduire, mais la chose n'est vraisemblable que chez les très jeunes sujets. Cette reproduction s'effectue par un mécanisme assez complexe. Le cal intermédiaire se creuse d'abord, par résorption, d'une cavité médullaire; cette résorption s'exerçant aussi sur les extrémités chevauchantes des os fracturés, les cavités médullaires de ces os finissent par s'unir à la cavité nouvelle. Notons enfin que le raccourcissement, produit par le chevauchement, peut disparaître, en partie par l'allongement que subissent les os en voie d'évolution du fait de l'irritation traumatique (Baizeau et Ollier).

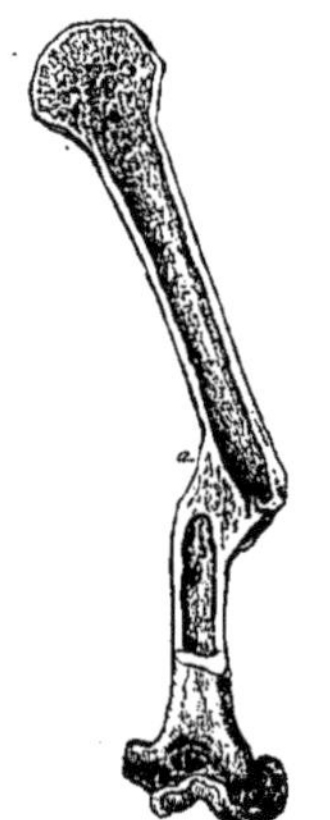

Fig. 111. — Cal, par jetée osseuse inter-fragmentaire.

Quand les fragments sont absolument séparés et distants l'un de l'autre et que le périoste est entièrement déchiré, chacun des fragments peut, comme l'extrémité de l'os d'un moignon d'amputé, s'oblitérer par une lamelle arrondie de tissu compact.

Lorsque la fracture est esquilleuse, le cal est généralement modifié dans son évolution. Entièrement détachées, les esquilles représentent autant de corps étrangers qui entretiennent autour d'eux, tant aux dépens du périoste qu'aux dépens des parties molles, un état d'irritation qui provoque, de toutes parts, une prolifération osseuse très active. Elles ne tardent pas à être englobées par la substance du cal. Tantôt alors elles sont soumises à un travail de résorption qui rend leurs surfaces rugueuses, les amincit et donne à leur bord un tranchant mince, irrégulier et dentelé véritablement caractéristique, qu'on n'observe jamais sur les esquilles récentes. Tantôt, les esquilles provoquent un travail d'ossification exagéré, et peuvent dans certains cas s'accompagner de suppuration. Mais alors il y a des complications d'ordre septique.

Ces faits sont assez fréquents en chirurgie d'armée, et il n'est pas rare de voir des phénomènes douloureux survenir à une époque très éloignée du début de la fracture, un abcès se forme, et une esquille s'élimine. Perrin cite le cas de vieux militaires gardant précieusement des esquilles éliminées ainsi dix, vingt et trente ans après leur blessure.

L'évolution normale du cal peut enfin être troublée par diverses circonstances : défaut d'immobilisation produisant des irritations répétées; corps étrangers, tels que balles et esquilles osseuses; mauvaises conditions hygiéniques, troubles de la santé générale.

L'innervation du membre ne paraît pas exercer directement d'influence sur le cal. Schiff (1) avait cru observer une hypertrophie après la section des nerfs. Mais ses observations n'ont point été confirmées par les recherches d'Ollier, Claude Bernard et Virchow. Kusmin (2), dans des expériences sur le lapin, aurait cependant obtenu, après la section des nerfs, un cal plus volumineux, plus solide et plus rapidement ossifié que sans la section.

Le *ramollissement du cal* a été plusieurs fois observé, mais c'est un phénomène relativement rare. Il faut entendre, en effet, sous ce nom, la disparition de la substance d'un cal qui, d'abord régulièrement constitué, perd sa solidité, se désagrège et finit par se résorber.

Cette rétrocession des éléments du cal peut survenir sous l'influence d'un état général grave. — Walter, dans son récit d'un voyage autour du monde (*A Voyage round the World*, vol. I, p. 120), parle d'un marin atteint autrefois d'une fracture, depuis longtemps consolidée. Survient une attaque de scorbut, à la suite de laquelle le cal se ramollit et la fracture se reproduisit avec sa forme et sa netteté première, sans qu'aucun traumatisme fût survenu.

Déjà Norris avait signalé l'influence néfaste de l'érysipèle, et surtout de l'érysipèle localisé au membre lésé. Il rapporte le cas d'un cal volumineux de fracture de jambe, ayant disparu à la suite d'une poussée d'érysipèle.

John Packard, dans l'*Encyclopédie internationale de chirurgie*, mentionne le fait suivant emprunté à Schilling :

Un artilleur se fractura le fémur gauche le 1er septembre; vers le milieu de novembre, la fracture était assez solidement réunie pour qu'il pût se soutenir sur le pied. Il fut pris alors de typhus abdominal (fièvre typhoïde), et dix jours après on ne pouvait plus sentir le cal; les os remuaient aussi librement l'un sur l'autre qu'immédiatement après l'accident. Dix jours plus tard, le malade succombait. L'autopsie ne fit reconnaître aucune trace de cal, les surfaces fracturées étaient saignantes comme dans une fracture récente, et entourées d'une membrane en forme de sac, qui contenait du liquide sanguinolent.

Des faits analogues ont été rapportés par Mantell et quelques autres observateurs. Clarke rapporte le fait très curieux d'un enfant, très développé pour son âge, qui se fractura le bras; la fracture consolidée, il revint à l'école, se surmena pour obtenir un prix, au point d'altérer sa santé : on constata à ce moment que les fragments s'étaient désunis.

(1) *Centralblatt für klin. Chir.*, vol. IX, p. 782.
(2) *Allgem. Wiener med. Zeitung*, nos 33, 34, 35, 1882.

## § II. — CALS DIFFORMES

Les difformités les plus fréquentes du cal sont dues tantôt à une position vicieuse des deux fragments qui se sont consolidés dans une situation différente de la situation normale, tantôt à une exubérance du cal. — Comme affections plus rares pouvant rentrer dans l'étude du cal difforme, on doit signaler brièvement la présence de séquestres dans le cal et sa dégénérescence tuberculeuse ou néoplasique.

**Cals vicieux**. — La position vicieuse des deux fragments est, dans quelques cas malheureux, à peu près inévitable. Dans la fracture de la tête de l'humérus, par exemple, le fragment supérieur échappant à l'action du chirurgien, s'unit presque toujours au corps de l'os d'une façon plus ou moins irrégulière, constituant ce qu'on a désigné sous le nom de cal en crosse de pistolet. Dans les fractures, avec pénétration des fragments, la fracture extra-capsulaire du col du fémur, par exemple, les tentatives de réduction offriraient souvent des inconvénients tels que le chirurgien doit laisser les fragments se consolider dans la situation qu'ils ont prise. — La réduction serait encore plus dangereuse et plus contre-indiquée dans d'autres fractures, en particulier dans celles du rachis et du bassin.

Souvent aussi ces attitudes vicieuses surviennent faute de soins et par insuffisance du traitement.

Il suffit trop souvent d'un peu de négligence, soit dans la réduction, soit dans l'application de l'appareil, pour que cette consolidation vicieuse s'effectue. C'est surtout au membre inférieur que ses conséquences seront déplorables, en faussant la direction des axes d'appui. — Que, dans une fracture de Dupuytren, on ne combatte pas suffisamment le renversement du pied en dehors; que, dans une fracture transversale de la partie moyenne de la jambe, on néglige la projection du pied en arrière; que, dans une fracture du corps du fémur, on ne s'oppose pas au raccourcissement par contraction musculaire, et l'on aura avec un cal très solide et de dimensions régulières, un malade boiteux et infirme.

Ces difformités du cal dépassent parfois, chez des malades non soignés, tout ce qu'on pourrait imaginer. — Les deux figures 196 et 197, empruntées au musée Dupuytren, montrent des consolidations vicieuses du fémur. La déviation angulaire, dans un des cas, atteint presque l'angle droit.

Chez un Arabe, dont Charvot (1) a présenté récemment l'observation à la Société de chirurgie, la consolidation d'une fracture bi-malléollaire abandonnée à elle-même s'était effectuée si vicieusement que le malade appuyait sur le sol par la face interne du pied. Dans d'autres cas, il n'y a qu'une faible déviation angulaire, mais parfois il existe un chevauchement considérable. Si en même temps, les extrémités fragmentaires sont écartées l'une de l'autre, il existe un fragment intermédiaire dont la direction est presque perpendicu-

(1) Société de chirurgie, séance du 30 octobre 1888.

laire aux deux fragments, et, qui malgré sa solidité, est mal fait pour résister aux violences extérieures, et supporter le poids du corps.

On conçoit facilement les conséquences de ces diverses déviations. Les mouvements du membre sont tout d'abord compromis directement par la mauvaise position des leviers osseux. Indirectement, cette position vicieuse agit encore en modifiant le mode d'insertion des muscles et en paralysant l'action d'une partie d'entre eux. Enfin la saillie du cal peut distendre les nerfs ou parfois ulcérer et perforer les parties molles. Quand la déformation a lieu au voisinage d'organes importants, au crâne, au rachis, au thorax, au bassin, par exemple, les conséquences seront encore plus redoutables. Elles seront d'ailleurs étudiées avec les fractures des os de ces régions.

Il est donc souvent nécessaire de remédier à ces consolidations vicieuses des os fracturés en constituant un traitement chirurgical.

Ce *traitement* offre des indications variées. Dans les cas les plus légers, on pourra recommander le port d'un appareil orthopédique. Cet appareil peut être destiné à obvier au raccourcissement du membre; il peut aussi être destiné à lui donner un appui. Son usage est presque indispensable dans la fracture de Dupuytren mal consolidée, pour éviter au malade des entorses incessantes et une fatigue extrême après chaque marche un peu prolongée. La nature même de l'appareil est plus ou moins variable; le bas lacé traditionnel en représente le type le plus simple; dans d'autres cas, il devient nécessaire d'avoir recours à des mécanismes les plus compliqués.

Enfin il peut devenir nécessaire d'avoir recours soit au redressement manuel, soit à l'ostéoclasie, soit à l'ostéotomie. Au début, quand le cal est encore peu solide, il est possible de se contenter du simple redressement manuel. Dupuytren a pu encore employer ce procédé dans des fractures datant de soixante jours. Il avait l'habitude pour diminuer la résistance du cal de faire précéder la tentative de redressement par des applications émollientes, des bains locaux et généraux, et attachait à cette préparation du malade une importance qu'on n'admet guère aujourd'hui.

L'invention des ostéoclastes et la perfection à laquelle sont parvenus ces instruments, sont venues étendre singulièrement les limites où le redressement était regardé comme possible. Non seulement ils offrent une puissance capable de surmonter la résistance d'un cal même fort ancien, mais ils donnent à la fracture nouvelle une régularité et une précision de siège que le redressement manuel ne saurait garantir. Si parfois, quand un effort considérable est nécessaire pour amener la rupture d'un cal très solide, la pression des pièces de l'ostéoclaste produit une contusion violente des parties molles, il ne semble pas que cette contusion ait jamais été suivie d'accidents fâcheux.

L'ostéoclaste a pu aussi être employé fort longtemps après la fracture, quinze mois après, dans un cas de Skey (1), quatre ans après dans un cas de Billroth (2).

Campenon, dans sa thèse d'agrégation, a donné une statistique de 123 cas d'ostéoclasie. Il n'y eut aucun décès. Les résultats se divisent en 64 parfaits, 28 incomplets, dont 2 seulement très médiocres, 29 résultats inconnus.

(1) *Médico-Chir. Transactions*, t. XLII, p. 23.
(2) POULET et BOUSQUET, *Path. chir.*, t. I, p. 688.

L'ostéotomie constitue un autre mode d'intervention, qu'il convient de comparer avec le précédent. Elle a ses avantages et ses inconvénients. Si elle n'est pas pratiquée avec toute l'asepsie désirable, ses suites peuvent être extrêmement graves. Elle exige une main plus exercée et plus habile que l'ostéoclasie. Mais d'autre part elle donnera souvent des résultats supérieurs. Elle permettra en enlevant une portion en V plus ou moins étendue, suivant les cas, de redresser plus parfaitement le cal. Comme d'ailleurs le cal angulaire offre souvent en même temps des exubérances et parfois des esquilles, on pourra du même coup remédier à ces difformités, L'ostéotomie est d'ailleurs applicable alors que l'ostéoclasie ne l'est point. Dans les fractures avec chevauchement, il serait impossible même après rupture du cal, de replacer les fragments bout à bout. L'ostéotomie anaplastique, avec résection des portions chevauchantes, permet seule d'obtenir ce résultat. Dans certaines fractures, et en particulier pour celles des malléoles, la brièveté de l'un des fragments ne permet pas l'application régulière de l'ostéoclaste. La forte pression exercée sur la peau presque directement appliquée sur l'os ne serait pas aussi bien tolérée que lorsque les parties molles sont plus épaisses. L'ostéotomie devient ainsi un procédé de nécessité. L'ostéotomie sous-cutanée, souvent pratiquée autrefois, est aujourd'hui presque entièrement abandonnée pour l'ostéotomie à ciel ouvert. Les statistiques anciennes ne peuvent plus entrer en ligne de compte, et les résultats se sont singulièrement modifiés depuis la statistique où Heineke, sur 48 ostéotomies, trouvait 12 insuccès, 9 morts et 3 amputations consécutives, alors que l'ostéoclasie donnait 98 succès sur 98 opérations. Campenon, sur 34 cas d'ostéotomie antiseptique, n'a relevé aucun décès. Relativement au résultat thérapeutique, il trouva 21 succès complets (1), 3 guérisons avec raccourcissements notables, 2 avec nécessité de port d'un appareil; dans 8 cas les résultats étaient inconnus. Mac Ewen a donné une statistique personnelle beaucoup plus étendue s'appliquant, il est vrai, à des ostéotomies faites pour diverses causes : fractures, ankyloses, déviations rachitiques, *genu valgum*. Dans 835 ostéotomies, il n'a eu que trois décès, encore n'étaient-ils nullement imputables à l'opération et produits par pneumonie, méningite tuberculeuse et diphthérie.

**Cals exubérants.** — L'exubérance peut porter soit sur une portion, soit sur la totalité du cal. L'exubérance partielle peut affecter les formes les plus variées, bosse régulièrement arrondie, saillie aiguë, crête, crochet, etc. Souvent ces formes anormales résultent de la consolidation d'un petit fragment détaché. On conçoit les troubles de compression et parfois même de dilacération que ces saillies peuvent exercer sur les parties molles, les vaisseaux et les nerfs. On conçoit aussi, quand ils siègent dans leur voisinage, la gêne qu'ils peuvent apporter au mouvement des articulations. Sur une des pièces du musée Dupuytren, le cal provenant d'une fracture esquilleuse offre ainsi une pointe irrégulière; de plus de 2 centimètres faisant saillie dans l'aisselle.

L'exubérance totale coïncide assez souvent avec un défaut dans la position des fragments. C'est ainsi que dans la consolidation avec chevauchement, le

(1) Campenon, Thèse d'agrégation. Paris, 1883.

cal est toujours volumineux, puisqu'en dehors des parties qui entourent chaque fragment, il comprend la pièce intermédiaire. Dans la fracture de deux os juxtaposés comme le tibia et le péroné, le radius et le cubitus, le cal peut englober les quatre extrémités fragmentaires. Il est alors à la fois volumineux et difforme. On a vu cet englobement se produire alors que le tibia était fracturé à sa partie moyenne et le péroné à sa partie supérieure. Il est surtout fâcheux à l'avant-bras où il abolit les mouvements de pronation et de supination. Une immobilisation insuffisante, alors même que la position a été finalement bonne, semble aussi, par l'irritation qu'elle entraîne, être une des causes du cal exubérant.

Il ne faut pas croire trop vite à l'exubérance définitive du cal. Flourens avait décrit, sous le nom de cal musculaire, une variété de cals très volumineux où des ossifications pénétraient dans les masses musculaires. Mais à la longue ces stalactites osseuses diminuent de volume et finissent sinon par disparaître, du moins par se réduire dans des proportions considérables. Ces cals exubérants se résorbent sous l'influence des mouvements des muscles, du glissement des tendons et des aponévroses.

Les esquilles et tous les corps étrangers produisent l'exubérance du cal en augmentant l'ostéite. — Une pièce du musée Dupuytren montre une fracture du tiers supérieur du fémur droit. « Le cal volumineux sans dépôt intermédiaire entre les fragments, offre une virole boursouflée irrégulière, couverte d'aspérités et creusée de trous nombreux dont quelques-uns sont considérables. Cette virole comprend des esquilles dans son épaisseur. » — L'évolution des esquilles enfermées dans le cal est très variable. Elles peuvent parfois séjourner plusieurs années (sept ans dans un cas de Richet)(¹) sans aucun accident, et au bout de ce temps déterminer de l'ostéite et de la suppuration. — Souvent les esquilles tolérées sont enfermées dans une loge cartilagineuse qui les isole. Les fractures multiples avec fragment intermédiaire ont assez souvent aussi un cal volumineux.

La cause même qui produit cet accroissement exagéré du cal est bien indiquée par une remarque de Van Heckeren (²). Cet auteur a montré que les végétations exubérantes suivaient le plus souvent la direction des masses aponévrotiques, musculaires, tendineuses qui entourent l'os. Nous avons vu, plus haut, la part que prennent à la formation du cal toutes les parties fibreuses périphériques; or il suffit d'une irritation supplémentaire de ces parties pour amener l'exubérance du cal. Virchow n'est pas éloigné même de penser que cet accroissement peut continuer longtemps encore après la fracture. Parfois, c'est un fragment complètement détaché qui pourrait s'accroître ainsi par hyperostose, constituant une masse tout à fait irrégulière, surajoutée au cal.

C'est ainsi que Wagner (³) a enlevé chez une fille un grand ostéome poreux, mais très dur, qui s'était formé à la tubérosité de l'ischion après une chute du haut d'une voiture de foin. Ce cas a beaucoup d'analogie avec un autre

(¹) *Progrès médical*, 1874, p. 10.
(²) VIRCHOW, *Path. des tumeurs*. Traduction, Paris, 1869, t. II, p. 71.
(³) WAGNER, *Tageblatt der* 38. *Versammlung deutscher Naturforscher und Ærzte*. Stettin, 1863, n° 6, p. 58. In *Virchow's Arch.*

observé par Azam [1], où une fille, âgée de vingt-six ans, ressentit tout à coup, pendant qu'elle était occupée à tirer de l'eau d'un puits, une douleur dans l'aisselle, elle entendit distinctement un double craquement en tombant à la renverse. A la palpation, on découvrit une saillie dure de la grosseur d'une noix. Depuis ce moment elle eut une gêne constante et notamment des douleurs dans ce point. A l'extirpation, qui fut pratiquée quelque temps après, on découvrit un os adhérent au tendon et à quelques faisceaux du muscle grand dorsal. Cet os consistait en un tissu osseux finement aréolaire, de disposition radiée, et contenait intérieurement une cavité de la grandeur d'un pois, remplie d'une masse grisâtre composée de cellules et de fibres. Il est certes permis de supposer qu'un éclat s'était détaché du scapulum et s'était agrandi d'une manière analogue à celle qui se voit dans les fractures de la rotule avec grand déplacement des fragments [2]. Malgré l'opinion de Malgaigne, cette observation est loin d'être probante et aujourd'hui qu'on connaît mieux l'histoire de ces productions osseuses, survenant sur les muscles contusionnés ou rupturés, on est en droit de se demander s'il ne s'agissait pas d'un ostéome du grand dorsal. Virchow a observé un véritable ostéome, sous forme d'un gros champignon d'un diamètre de douze centimètres à la suite d'une fracture de l'extrémité supérieure du fémur.

La gêne occasionnée par un cal volumineux sera très variable suivant la région. A la partie moyenne du fémur elle sera peu considérable et la difformité elle-même masquée par des muscles volumineux ne sera sensible qu'à la palpation. A la clavicule, au poignet, à la partie interne du tibia, la difformité est au contraire très visible et très choquante. Mais c'est surtout en comprimant les nerfs et les vaisseaux du voisinage que le cal exubérant pourra entraîner des accidents. Ces accidents peuvent devenir extrêmement graves quand la compression porte sur le cerveau, la moelle ou les viscères.

Malheureusement, ainsi que le fait remarquer Virchow [3], les cals exubérants paraissent surtout fréquents sur les os plats, les côtes, l'omoplate, les os du bassin; c'est sur ces os également qu'ils prennent leurs formes les plus irrégulièrement ramifiées et épineuses et qu'ils exposent le plus aux compressions. Au membre inférieur, dans certains cas de cals difformes et exubérants, la circulation veineuse est considérablement gênée. La coloration de la peau est bleuâtre, les téguments sont congestionnés; le membre est dans son ensemble plus lourd, plus pesant et gêné dans ses fonctions. Assez souvent le malade accuse des fourmillements et des engourdissements qui lui sont pénibles.

**Traitement.** — Les divers moyens médicaux proposés pour obtenir la régression du cal exubérant, lotions, fomentations, applications mercurielles, massage, seront ordinairement impuissants. Si le cal est par trop gênant, on sera presque toujours forcé d'arriver à l'intervention chirurgicale et de pratiquer, à la gouge et au maillet, l'ablation de portions plus ou moins volumi-

(1) Azam, *Journ. de méd. de Bordeaux*, 1861, p. 475. — *Canstadt's Jahresbericht*, 1861, t. IV, p. 250.

(2) Malgaigne, *Traité des fractures et des luxations*. Paris, t. I, p. 757, pl. xiv, fig. 6-7, pièces de la collection de Virchow, n° 78, de l'année 1861, et n° 722.

(3) *Pathologie des tumeurs*. Traduction. Paris, 1869, t. II, p. 71.

neuses. L'ablation d'esquilles, de séquestres ou de corps étrangers sera aussi quelquefois nécessaire.

Notons toutefois que Meyer, dans un cas, aurait obtenu par les courants continus une diminution très marquée d'un cal hypertrophique de l'humérus [1].

## § III. — CALS DOULOUREUX

Les douleurs qui s'observent dans le cal peuvent survenir sans cause apparente; elles ont été alors attribuées à divers états constitutionnels. Mais le plus souvent elles résultent de quelque trouble local; dont le plus important est la compression ou l'inclusion d'un nerf dans le tissu osseux nouvellement formé.

Les douleurs survenant dans un cal régulièrement constitué sont souvent d'interprétation fort difficile. Le rhumatisme a été souvent invoqué pour les expliquer, le point fracturé constituant un *locus minoris resistentiæ* et devenant un point d'appel pour la diathèse. La goutte, l'impaludisme, semblent également susceptibles de favoriser leur production. Les douleurs intermittentes sont le fait de l'impaludisme. Les douleurs nocturnes doivent faire songer à la syphilis. Cependant Gosselin a bien démontré que l'on pouvait avoir des douleurs du cal offrant la périodicité nocturne des douleurs ostéocopes, chez des sujets indemnes de tout antécédent spécifique; toutefois cette périodicité doit être toujours particulièrement suspecte.

Comme en réalité il n'y a jamais de cal tout à fait indolent au début, il faudra, dans quelques cas, faire une part à l'hypocondrie exagérant à l'extrême une légère douleur. Parfois aussi il faudra songer à une simulation possible, quand le blessé aura intérêt, pour obtenir une indemnité plus grande ou prolonger son séjour à l'hôpital, à exagérer les suites de son accident.

Les douleurs peuvent apparaître dès les premiers jours de la formation du cal. Souvent alors, elles indiquent un cal plus ou moins difforme; elles présageraient d'après Gosselin une consolidation lente. Elles sont intermittentes ou continues; dans le premier cas elles affectent assez souvent, comme nous l'avons dit, la périodicité nocturne; on a envisagé, avec une apparence de raison, l'influence du temps et en particulier celle du temps humide; parfois aussi dans un cal ordinairement indolent, il suffit d'une légère fatigue ou d'une légère contusion pour éveiller des souffrances très vives.

Les douleurs peuvent s'accompagner de troubles de la motilité, de crampes et de roideur musculaire. Mais l'apparition des troubles de la sensibilité (anesthésie et hyperesthésie) et de troubles trophiques ne se voit guère que dans les cas de lésion nerveuse. Guyot [2] a signalé des douleurs accompagnées de rougeur, de gonflement au niveau du cal et même d'accidents fébriles; on a alors une inflammation véritable bien distincte des simples douleurs.

L'évolution des phénomènes douloureux est assez variable. Dans quelques cas les douleurs, très vives pendant la période de consolidation, s'atténuent et

(1) *Berliner klin. Wochenschrift*, 1886, n° 26.
(2) *Des accidents consécutifs aux fractures.* In *Arch. générales de méd.*, 1836, t. I, p. 47.

disparaissent quand le cal est formé et que le blessé marche. Mais le plus souvent c'est seulement alors qu'on les voit apparaître. La douleur peut aller, soit en s'atténuant, soit en s'aggravant à mesure que l'on s'éloigne de l'époque de l'accident. Parfois enfin c'est seulement quand le malade vieillit qu'il commence à souffrir d'une fracture ancienne jusque-là indolente.

*Traitement.* — En dehors de la médication indiquée par une diathèse existante, les bains et douches de vapeur, les frictions excitantes, les pulvérisations de chlorure de méthyle constitueront les principaux moyens. La médication thermale offrira également de précieuses ressources : Barèges, Bourbonne, etc., sont, dans le traitement des vieilles fractures, depuis longtemps célèbres.

Mais ce traitement banal ne peut être employé que si la pathogénie des phénomènes douloureux a échappé au chirurgien. C'est en effet d'après les notions étiologiques que la thérapeutique doit être guidée.

Les douleurs produites par un cal difforme s'explique, tantôt par la gêne apportée aux mouvements et la fatigue qui en résulte, tantôt par la compression des parties molles. Souvent dans ces cals douloureux la présence d'esquilles ou de corps étranger détermine un foyer inflammatoire, qui ne s'éteint qu'après l'élimination du corps de délit; mais la cause la plus fréquente et la plus importante consiste dans la lésion des nerfs avoisinants.

**Cal douloureux par lésion d'un nerf.** — Ces lésions peuvent se produire au moment même de l'accident, le nerf étant piqué par un fragment osseux, soulevé et distendu par les fragments déplacés et parfois même complètement déchiré par un traumatisme violent. Les douleurs peuvent ne survenir qu'avec la formation du cal; et le nerf être, seulement à ce moment, soulevé par une saillie osseuse, néoformée; si cette saillie est irrégulière, à la distension s'ajoute l'irritation produite par une lésion localisée du névrilème. Le nerf peut être englobé au milieu du cal; le canal dans lequel il se trouve se rétrécit de plus en plus, à mesure que la consolidation s'avance, et avec la compression qui en résulte, augmentent les phénomènes de paralysie. Parfois c'est dans la cicatrice des parties molles, plus ou moins blessées au moment de la fracture, que le nerf se trouve englobé ou comprimé; cette compression atteint, d'ailleurs rarement, le degré des compressions produites par les os.

Les différents nerfs, suivant leurs rapports avec les os, sont diversement exposés. Le nerf facial dans les fractures du rocher est assurément le nerf le plus souvent lésé, soit au moment de l'accident même, soit pendant la formation du cal. Mais cette lésion, par suite de la gravité des autres accidents liés à la même fracture et par l'impossibilité d'intervenir chirurgicalement, ne présente point l'intérêt des lésions nerveuses des membres. Au membre supérieur, ce sont les nerfs du plexus brachial à leur passage sous la clavicule; c'est le nerf radial couché dans la gouttière de torsion de l'humérus, et le cubital, au niveau de l'épitrochlée; au membre inférieur, c'est le sciatique poplité externe et ses branches au moment où elles contournent la tête du péroné, qui sont le plus souvent atteints.

Les *symptômes* sont variables. La paralysie est plus ou moins complète; mais les troubles sensitifs disparaissent, assez rapidement dans quelques cas, par suite des anastomoses. Les paralysies motrices, au contraire, vont souvent en s'accentuant, en même temps qu'apparaissent les déformations liées à la rétraction des muscles antagonistes non paralysés. Si la compression se prolonge, les muscles paralysés s'atrophient et offrent la réaction électrique de dégénérescence. On peut encore observer d'autres troubles trophiques. La température est ordinairement abaissée dans les parties paralysées; dans deux cas d'inclusion du radial, observés par Delens et Trélat, elle était, par exception, plus élevée; le membre s'œdématie; la peau peut offrir des éruptions diverses et des ulcérations.

La douleur est parfois le symptôme prédominant, quand le nerf, au lieu d'être entièrement comprimé, subit seulement une distension ou une irritation. Elle peut dans quelques cas devenir atroce. Ces douleurs extrêmes peuvent même s'accompagner de troubles divers des centres nerveux. Ordinairement la lésion primitive du nerf a été alors suivie soit de névromes, soit de névrite ascendante. Les douleurs offrent d'ailleurs toutes les variétés et toutes les irrégularités qui ont été signalées plus haut en étudiant le cal douloureux.

**Traitement.** — Assez souvent ces troubles graves produits par les lésions des nerfs peuvent être guéris par l'intervention chirurgicale. Celle-ci s'effectue par des opérations très variées, soit qu'il suffise de réséquer un fragment qui irrite le nerf, soit qu'il faille enlever à la gouge et au maillet les portions exubérantes du cal qui le soulèvent, soit enfin qu'il faille rechercher le nerf dans le canal osseux qui l'enserre et le libérer, en élargissant à petits coups les parois de ce canal. Dans quelques cas, cette libération ne pourra s'effectuer qu'en creusant profondément le cal et en enlevant des portions parfois considérables d'os.

Les opérations de ce genre sont aujourd'hui très nombreuses. Elles ont porté surtout sur le nerf radial, plus rarement sur le cubital, le médian, le sciatique poplité externe. Elles ont montré des lésions nerveuses diverses. Parfois le nerf est réduit à quelques minces filaments dissociés; dans d'autres il est, sur le point comprimé, très diminué de volume et offre un aspect rougeâtre et graisseux; cette portion peut être régulièrement aplatie, ou offrir des renflements moniliformes. Nous avons signalé la possibilité des névromes et de la névrite ascendante.

Alors même qu'on a supprimé la cause qui les a produites, de pareilles lésions ne peuvent être immédiatement réparées et ainsi que l'a bien montré Trélat, l'amélioration après l'opération se fait souvent attendre. Parfois ce n'est qu'après plusieurs mois qu'elle commence à se produire. Mais le résultat définitif est ordinairement plus complet que ce long retard n'aurait pu le faire espérer. On l'aidera par tous les moyens adjuvants usuels, électrothérapie, traitement hydro-minéral, massage, etc.

Nous ne pouvons d'ailleurs, dans ce chapitre, qu'étudier ces faits d'une façon générale, sans poser d'indications opératoires qui trouveront mieux leur place dans l'étude des fractures en particulier. On trouvera que dans tel cas, il faut désenclaver le nerf, réséquer un cal exubérant ou redresser des fragments dont la position vicieuse comprime les troncs nerveux.

Nous avons, à dessein, négligé de parler des cals douloureux par lésions inflammatoires, par ostéomyélite suite d'esquilles ou de corps étranger. Leur fréquence est grande cependant; mais dans ces cas, les symptômes sont en général des plus nets. Chaleur locale, œdème, rougeur, abcès et fistules constituent les étapes suffisamment caractéristiques de ce processus. La thérapeutique est d'ailleurs des plus simples. Dès que les symptômes inflammatoires sont nettement constitués, l'incision large, la recherche des séquestres et des corps étrangers amèneront en général une guérison rapide et définitive si l'extirpation a été complète.

## § IV. — DU RETARD OU DÉFAUT DE CONSOLIDATION DES FRACTURES PSEUDARTHROSES

La consolidation des fractures s'effectue en un temps fort variable. Bien des causes en effet peuvent normalement accélérer ou retarder la consolidation définitive. Le siège de la fracture, sa variété, la nature de l'os blessé et surtout l'âge du sujet, voilà autant d'éléments qui influent sur l'évolution du cal. De sorte qu'il est difficile d'assigner, d'une façon générale, des limites précises au temps qu'exige normalement la cicatrisation complète du tissu osseux. On a coutume de dire cependant que lorsque après deux mois une fracture simple ne s'est pas consolidée, c'est qu'il y a un *retard* dans la consolidation; si la soudure continue à rester imparfaite, dans les mois qui suivent, il y a absence de consolidation ou *pseudarthrose*.

**Étiologie.** — Les pseudarthroses sont des accidents rares, eu égard au nombre considérable des fractures observées.

Liston dit n'en avoir rencontré qu'un cas dans sa pratique; aussi doit-on révoquer en doute l'assertion d'Amesbury, qui, dans ses *Observations on nature and treatments of fractures*, assure en avoir vu 56 exemples pendant l'année 1828.

Pearson, sur 367 fractures, ne trouve qu'une pseudarthrose; Norris en trouve 10 sur 946.

Walther (d'Oxford) donne la proportion de 7 à 8 pour 1000; Lonsdale en trouve seulement 6 1/2 pour 1000; sur 946 fractures traitées, en l'espace de dix ans (1830 à 1840), à l'hôpital de Pensylvanie, il ne relève aucun fait de pseudarthrose. Ces différentes statistiques sont reproduites dans le traité d'Hamilton, qui admet une moyenne de 2 pseudarthroses pour 1000 fractures.

Cette statistique générale n'a d'ailleurs qu'une importance médiocre, car elle cesse d'être applicable, si l'on envisage les fractures suivant les différents os. Quoique tous les os, courts, plats, ou longs, puissent être le siège de pseudarthrose, ce sont les os longs qui fournissent la quantité la plus considérable. Ce qui se comprend d'ailleurs, car les fractures des os longs sont de beaucoup plus nombreuses. Si l'on a recours aux statistiques de Norris, l'on voit que sur 150 cas de pseudarthroses, on en a observé sur :

| | |
|---|---|
| L'humérus | 48 |
| Le fémur | 48 |
| Le tibia | 33 |
| L'avant-bras | 19 |
| La mâchoire inférieure | 2 |

Quoique cette statistique reconnaisse une égale fréquence aux pseudarthroses de l'humérus et à celles du fémur, il est admis aujourd'hui (Bérenger-Féraud (¹) et Hamilton) que l'humérus est l'os le plus souvent atteint. Ce fait serait incontestable d'après Malgaigne, puisque sur 11 cas de pseudarthrose qu'il a observés, 4 siégeaient sur l'humérus.

Nous verrons plus loin, dans l'étude des fractures en particulier, que sur ces os mêmes, certains points sont plus spécialement prédisposés à la pseudarthrose.

Les causes des pseudarthroses sont de deux ordres, générales ou locales.

Causes générales. — Les causes générales sont de diverses variétés. Tantôt on a incriminé sans preuve la vieillesse, alors que les statistiques démontrent qu'excepté la fracture du col du fémur, les fractures se réparent plus lentement, mais tout aussi bien chez le vieillard, qu'à tout autre *âge* de la vie, puisque sur 104 cas de pseudarthrose, Malgaigne en a trouvé 83 de 20 à 50 ans.

On ne sait rien de l'influence du *sexe*, car si les hommes fournissent plus de pseudarthroses que les femmes, c'est qu'ils fournissent également plus de cas de fractures. Frank-Muhlenberg a réuni 656 cas de pseudarthrose; il n'y en avait que 99 chez la femme pour 565 chez l'homme. Le fait n'a rien qui doive surprendre, et cadre avec le tableau de Norris, qui sur 147 cas, notait 18 femmes.

La *grossesse* cependant a été mise en cause; et suivant Reclus, dans une dizaine de cas elle aurait apporté un obstacle à la consolidation, mais en général, dès l'accouchement terminé, la cicatrisation s'effectue régulièrement.

Dupuy (²) rapporte une observation remarquable d'influence de la grossesse. Une jeune femme, bien portante, se fracture le corps du fémur au troisième mois de sa grossesse. La contusion était légère, l'appareil fut bien appliqué, on le leva le trentième jour; la mobilité était complète. L'appareil fut réappliqué avec six semaines d'extension continue. L'appétit resta bon et la santé parfaite; la mobilité persista jusqu'à l'accouchement et la consolidation ne s'effectua qu'un mois après celui-ci. Fabrice de Hilden et Astley Cooper avaient déjà rapporté des cas analogues.

On a accusé toutes les affections graves ou débilitantes. Toutes ces causes, envisagées d'une façon générale ont pour résultat immédiat d'anémier l'organisme et d'enlever à la nutrition les éléments nécessaires à la réparation. Hewson (³) relate plusieurs pseudarthroses à la suite de saignées abondantes. Brodie et Larrey pensent que la diète et la mauvaise nourriture ont une influence manifeste. On a aussi accusé l'allaitement d'apporter un obstacle sérieux à la réparation des fractures; il est incontestable que, dans certains cas, l'état général retentit sur l'évolution de la fracture, et ralentit la terminaison favorable. Mais il est exceptionnel que la véritable pseudarthrose reconnaisse pour cause une affection générale, comme la syphilis, la scrofule et les intoxications par le mercure, le phosphore, l'arsenic, etc.

De toutes ces causes, la *phosphaturie* est celle qui paraît la plus réelle, le

(¹) Bérenger-Féraud, *Traité des fractures non consolidées ou pseudarthroses*. Paris, 1871.
(²) *Journal de médecine de Bordeaux*, 1853.
(³) *Journal des Progrès*, t. IX, p. 161.

paludisme paraît plutôt retarder l'évolution du cal, qu'occasionner de véritables pseudarthroses. C'est du moins ce qui résulte des faits observés et recueillis par Verneuil ([1]).

Dans d'autres cas, le blessé se trouve sous l'influence d'une maladie générale fébrile, avec localisation sur le membre fracturé. On peut voir dans ces cas un érysipèle, une lymphangite grave, non seulement s'opposer à la formation du cal, mais encore faire rétrocéder une cicatrisation déjà fort avancée.

Causes locales. — Mais ce sont principalement les causss locales qui agissent sur la production d'une pseudarthrose. Tantôt c'est un *épanchement sanguin* trop abondant qui s'oppose à la coaptation et à la réunion des fragments; on sait qu'Heydenreich attribue à cette cause la lenteur de la consolidation dans les fractures de l'extrémité supérieure du tibia.

Mais ces grands épanchements sanguins s'observent surtout au niveau des fractures épiphysaires, et dans ces fractures, d'autres causes peuvent être invoquées : ce sont la pénétration de la synovie, l'absence de vitalité des fragments, le défaut de coaptation.

La *pénétration de la synovie* a été depuis longtemps invoquée comme cause de pseudarthrose. C'est une idée qui paraît reposer sur la simple hypothèse, et n'a pu être prouvée d'une façon manifeste.

Le *défaut de nutrition* a surtout été mis en avant pour expliquer l'absence de consolidation des fractures de l'extrémité supérieure du fémur; on a dit que la portion d'os détachée était privée de ses vaisseaux nourriciers, qu'elle ne vivait plus que d'une vie purement parasite et avec une activité insuffisante pour reproduire de l'os nouveau; or l'exemple invoqué est mal choisi, car, des épiphyses osseuses, la tête du fémur est la seule qui soit pourvue de vaisseaux spéciaux, pourvoyant largement à sa nutrition. Les injections de Sappey et de Guérin l'ont démontré.

Bérard et Guérètin avaient avancé que la cicatrisation d'une fracture était plus rapide sur l'extrémité de l'os vers laquelle se dirigeait l'artère nourricière : à l'humérus, la consolidation de l'extrémité inférieure se faisait plus vite qu'à l'extrémité supérieure, parce que dans cet os l'artère nourricière pénètre de haut en bas. Mais Malgaigne et Follin se sont élevés avec juste raison contre cette opinion, et Norris, d'après 41 cas, trouve que les fractures supérieures de l'humérus se consolident aussi rapidement que les inférieures.

Curling avait admis que la portion d'os privée de l'artère nourricière subissait une atrophie et une raréfaction de ses parois ; cette opinion est également reconnue fausse.

Enfin, une constriction trop forte du membre dans un appareil à fracture, et surtout dans l'appareil ouaté, peut déterminer un ralentissement marqué dans la nutrition du membre, une sorte de *scorbut local*. Pour A. Paré, ce serait la cause principale de l'arrêt de la consolidation. On sait que, d'après Dupuytren, la ligature de l'artère principale du membre arrêterait le travail de cicatrisation des os.

Les paralysies du membre fracturé, les inflammations péri-osseuses ont pu

([1]) *Gaz. hebd.*, janvier 1890.

être incriminées, mais le fait est rare, sinon douteux. D'ailleurs, ces cas rentrent plutôt dans la classe des fractures spontanées.

Le nombre trop considérable des esquilles, la suppuration, la nécrose, l'existence de corps étrangers au milieu des fragments, le défaut de coaptation, la mobilité des fragments, leur écartement, la difficulté de contention, constituent des causes évidentes de pseudarthrose. Norris a vu 22 pseudarthroses dans 44 cas de fractures où l'immobilité n'avait pas été obtenue.

De tout temps on avait signalé, comme cause de premier ordre, l'interposition entre les fragments de débris musculaires, d'aponévroses ou de tendons.

Cette interposition musculaire a surtout été mise en avant d'après un fait rapporté par Samuel Cooper. Il s'agissait d'une femme qui avait l'humérus fracturé depuis plusieurs mois, et non encore réuni, quand elle succomba à une autre affection. Le fragment inférieur, taillé en pointe aiguë, s'était engagé dans le muscle biceps, dont il avait été impossible de le retirer. Dupuytren avait de même constaté, par la dissection d'une fracture mal consolidée, que la formation du cal avait été entravée par l'interposition de fibres musculaires.

Tillaux a repris cette idée récemment et l'a développée devant le Congrès de chirurgie. On verra quelle déduction il en a tirée au point de vue du traitement des pseudarthroses.

**Anatomie pathologique.** — Depuis longtemps on a reconnu différentes variétés parmi les pseudarthroses et l'on a essayé de les réunir en des groupes distincts.

Plusieurs classifications ont été données; mais, quoique imparfaite encore c'est la classification de Bérenger-Féraud qui est devenue classique et c'est elle que nous adopterons, en partie.

Cet auteur décrit cinq variétés de pseudarthroses. La *première* variété correspond au simple retard dans la consolidation, c'est une *pseudarthrose incomplète*. La soudure osseuse n'est pas parfaite, les extrémités des fragments sont volumineuses, renflées par l'accumulation des éléments qui vont constituer le

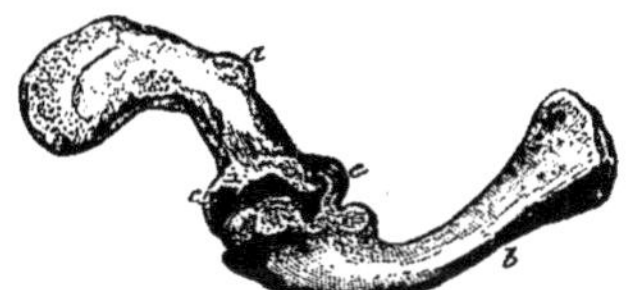


Fig. 112. — Pseudarthrose fibreuse, avec capsule périphérique.

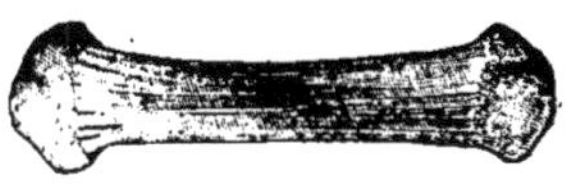

Fig. 113. — Cal fibreux d'une fracture de la rotule.

cal; mais le travail de réparation s'est arrêté et l'ossification s'est suspendue.

Dans la *deuxième* variété, l'ossification n'a pas eu lieu et le travail réparateur n'a pu produire qu'un cal fibreux, inter-fragmentaire. Cette *pseudarthrose fibreuse* est la plus fréquente de toutes les autres variétés, elle est pour ainsi dire constante dans les fractures de certains os, comme la rotule. Ce cal fibreux peut être très court, fort serré et résistant à la manière d'un cal osseux; dans d'autres cas, il est mince, allongé et faible, au point de se fracturer et de se rompre à nouveau.

Dans cette variété de pseudarthrose fibreuse, il faut établir deux types bien tranchés. Le premier, que nous venons de passer en revue, est constitué par un cal inter-fragmentaire réunissant directement les deux extrémités fracturées (fig. 113); mais souvent, la réunion fibreuse est périphérique, les extrémités osseuses sont irrégulières, mamelonnées, plus ou moins aplaties et recouvertes de tissu fibreux, elles sont souvent indépendantes l'une de l'autre sur une certaine étendue; par places et surtout à la périphérie existent de solides adhérences, sur une hauteur plus ou moins grande. Le plus souvent unique, cette capsule fibreuse (fig. 112) se réduit parfois à 2 ou 3 bandes ligamenteuses. Elle est tantôt assez longue pour permettre des mouvements étendus et nombreux, quelquefois fort courte et très resserrée, elle donne aux fragments une immobilité relative et présente l'aspect d'une véritable amphiarthrose.

Que cette organisation pseudo-articulaire se perfectionne et nous aurons une *troisième* variété.

Ce dernier type de la classification de Bérenger-Féraud est un type fort rare; il le désigne sous le nom de *pseudarthrose fibro-synoviale*. Dans ces cas, succédant fort souvent aux premières variétés, une fausse articulation s'organise avec sa synoviale, ses ligaments, ses surfaces articulaires. Le fait peut d'ailleurs s'expliquer facilement. Dès que le membre, incomplètement consolidé, reprend ses fonctions, il en résulte immédiatement, au niveau des surfaces non encore complètement réunies, une série de frottements qui tassent les surfaces émoussées des deux fragments, les modèlent l'une sur l'autre et finissent par leur donner un poli analogue à celui du cartilage; les parties fibreuses voisines, le périoste, l'aponévrose, les ligaments, sans cesse irrités, se sont soudés et réunis en un manchon fibreux, souvent fort épais, qui constitue une véritable capsule. L'intérieur de cette fausse capsule articulaire, se polit, se vernit et n'est pas sans prendre l'aspect d'une véritable synoviale.

L'existence de cette variété de pseudarthrose a été longtemps contestée (Boyer), mais à tort. Cruveilhier, Chassaignac, Malgaigne, en avaient cité des exemples. Récemment encore, Berger en a rapporté un exemple remarquable.

Schwartz a présenté à la Société anatomique un cas de pseudarthrose fibro-synoviale du cubitus, trouvé par lui, sur l'un des sujets de l'Amphithéâtre d'anatomie des hôpitaux : « Il existe une véritable capsule qui retient les deux bouts tuméfiés de l'os. Cette membrane est lisse à l'intérieur, et la surface des fragments est revêtue en certains points de cartilage, comme l'a démontré l'examen fait par Mayor. »

C'est sur l'humérus que Festal a observé un type bien net de cette variété de pseudarthrose.

Il s'agit d'une véritable pseudo-énarthrose (fig. 114 et 115) de l'humérus gauche, siégeant à l'union du quart inférieur avec les trois quarts supérieurs de l'os. La cavité de réception est supportée par le fragment inférieur; elle a un aspect assez régulièrement hémisphérique.

L'extrémité inférieure du fragment supérieur, renflée en massue, est usée et polie par le frottement. Son volume serait trop petit pour la cavité qui le contient, mais cependant il y a adaptation réciproque des deux parties qui sont en contact.

La tête et la cavité sont tapissées d'une pellicule fibreuse, mince et résistante, tomenteuse, hérissée sur sa face libre, d'une multitude de villosités. Sur sa face profonde, elle adhère à l'os, dont on la sépare difficilement. En arrière et en dehors, la cavité est tapissée par des éléments musculaires nettement reconnaissables, restes d'une portion du triceps surprise entre les fragments lors de la fracture. Festal ajoute : « l'interposition de cette couche musculaire n'a vraisemblablement pas été étrangère au défaut de consolidation osseuse. »

Une *capsule* s'insère en haut, sur le pourtour de la tête, aux aspérités qui siègent au-dessus du col; en bas, elle s'insère assez irrégulièrement, elle est d'épaisseur inégale, mais formée de tracées solides et résistantes s'insérant sur d'anciennes esquilles soudées, constituant de véritables tubercules d'insertion.

Dans la cavité existe un véritable ligament intra-articulaire, il est formé de lames fibreuses nacrées, très résistantes, à surface lisse et luisante par endroits, villeuses en d'autres points. — Il existe de plus un véritable corps étranger en voie de formation.

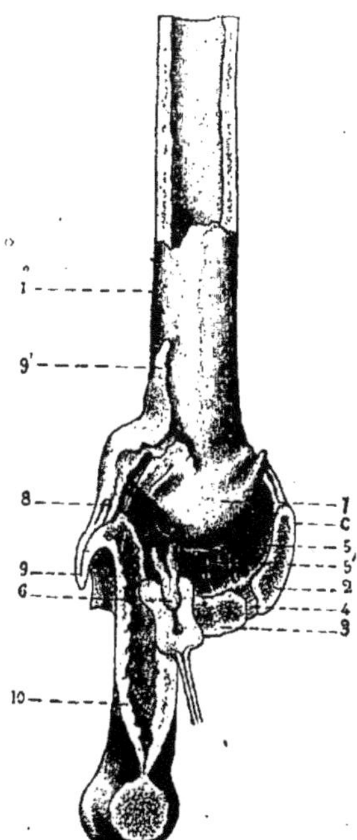


FIG. 114.

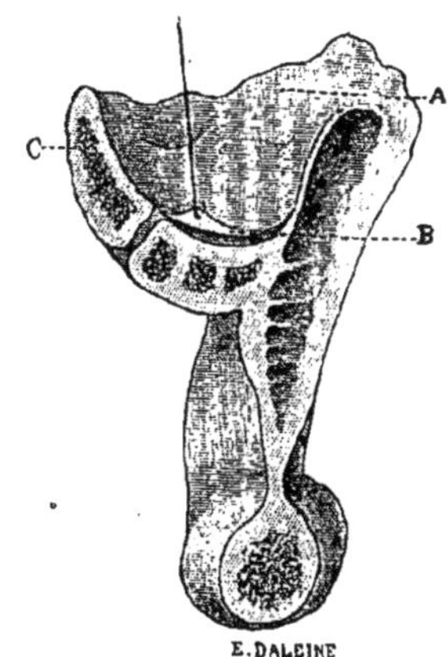


FIG. 115.

FIG. 114. — Coupe verticale d'une pseudarthrose fibro-synoviale de l'humérus.

1, face antérieure de l'humérus gauche. — 2, os sésamoïde. — 4, ligament inter-osseux. — 5, 5', ligament intra-articulaire. — 6, corps étranger. — 7, tête articulaire. — 8, capsule. — 9, 9', esquilles osseuses, offrant des points d'insertion à la capsule.

FIG. 115. — Moitié externe de la coupe précédente.

B, pellicule fibreux de revêtement.

Flexion en avant et en arrière, abduction et adduction, rotation et circumduction : tels sont les mouvements dont jouissait cette pseudarthrose.

Dans une *quatrième* variété, beaucoup plus rare que les précédentes, la réparation ne s'est même pas ébauchée et, au lieu d'une production d'éléments nouveaux destinés à réunir les fragments, on assiste à un travail d'atrophie, d'usure des extrémités fracturées, qui deviennent coniques, amincies et effilées. Les deux fragments, indépendants l'un de l'autre, ne sont guère reliés que par les parties molles voisines. Entre eux, la mobilité est excessive, c'est la *pseudarthrose flottante.*

Une *cinquième* variété reconnaît pour cause non pas un défaut, mais une modification pathologique de travail cicatriciel, c'est la *pseudarthrose ostéophytique.* L'ossification interfragmentaire se produit, mais irrégulière, plutôt périphérique que centrale. Elle constitue non plus un manchon complet, fermé de toutes parts et engainant les extrémités fracturées ; mais elle est formée par des jetées osseuses, des stalactites, qui sautent d'un fragment à l'autre à la manière d'un pont. Souvent en effet, dans cette variété de pseudarthrose, le processus réparateur s'est arrêté au niveau de l'extrémité des fragments, et ne s'est effectué qu'à une certaine distance au-dessus et au-dessous du trait de fracture. Ce trouble dans l'évolution du cal a toujours pour cause une lésion pathologique de l'os, que cette lésion soit préexistante à la fracture, comme une gomme syphilitique, un noyau cancéreux, une ostéite quelconque, qu'elle lui soit consécutive, comme c'est le plus fréquent, et qu'elle reconnaisse pour cause l'ostéomyélite et la nécrose des extrémités fracturées. Cette variété de pseudarthrose rentre donc plutôt dans l'étude des maladies du cal que dans celle des retards de consolidation.

**Symptômes.** — Les pseudarthroses se reconnaissent à des signes locaux et à des troubles dans le fonctionnement du membre.

Le véritable signe de la pseudarthrose, c'est la *mobilité anormale.*

Cette mobilité de siège anormal peut être parfois difficilement constatée, tellement elle est minime, et souvent même elle est si obscure qu'on peut à peine la soupçonner. Ce n'est qu'une certaine flexibilité de l'os.

Dans d'autre cas, cette mobilité s'exagère, et une véritable indépendance existe entre les fragments, qui jouent facilement l'un sur l'autre. Entre ces deux degrés extrêmes, se trouvent tous les intermédiaires.

Par la palpation, le chirurgien peut en outre se rendre compte, avec plus ou moins de facilité, de la forme des extrémités fracturées, de leur volume, etc.

La *douleur* est souvent nulle dans les pseudarthroses anciennes ou lâches; en tous cas, elle ne se manifeste que lorsqu'on violente les pseudarthroses et qu'on dépasse le degré de mobilité permis. Ce tiraillement des trousseaux fibreux détermine une douleur assez vive, sur laquelle Malgaigne a insisté, à juste titre.

Les *troubles fonctionnels* résultant d'une pseudarthrose sont fort variables; ils tiennent à plusieurs causes : 1° à l'importance du segment osseux fracturé et à la nature de ses fonctions; 2° au siège de la fracture; 3° au degré d'atrophie et à la dégénérescence musculaire qui accompagnent ces pseudarthroses. Il est bon de dire que ces lésions musculaires sont d'autant plus accusées que la mobilité inter-fragmentaire est plus considérable. Mais toutes choses égales d'ailleurs, il est incontestable que le trouble fonctionnel sera très variable suivant les différents os atteints, qu'une pseudarthrose costale sera insignifiante, qu'une pseudarthrose de la clavicule pourra ne gêner que médiocrement le fonctionnement du membre supérieur; mais si l'humérus est atteint, le trouble sera beaucoup plus accentué. Un grand nombre de mouvements seront abolis, d'autres diminués, et la force générale du membre sera considérablement atteinte. Plaçons la lésion sur le fémur, et nous constatons là une impotence absolue du membre, et une impossibilité complète de la station debout et de la marche.

La pseudarthrose ostéophytique de Bérenger-Féraud ne s'accompagne d'aucune mobilité; elle se reconnaît à la douleur souvent spontanée, mais surtout à la tuméfaction, au volume et à l'irrégularité du cal. Le membre est impotent, et toute tentative de mobilisation est douloureuse.

**Diagnostic.** — Le diagnostic des pseudarthroses peut être extrêmement facile. Il suffit d'un simple examen pour le reconnaître, mais lorsque la mobilité n'existe pas d'une manière manifeste, il devient très obscur. Combien de pseudarthroses fibreuses bien serrées de la rotule ont été étiquetées consolidations osseuses. Dans ces cas, la mobilité est douteuse, la douleur qui survient parfois dans ces tentatives de mobilisation est alors le seul signe caractéristique.

Mais, lorsque cette mobilité est constatée, il convient de se demander si la pseudarthrose est constituée ou si l'on se trouve seulement en face d'un simple retard de cicatrisation. C'est par le temps que la chose se juge; sans qu'il soit possible de fixer un délai déterminé, ce n'est que la persistance de cette mobilité, bien au delà des limites assignées normalement à chaque fracture en particulier qui peut faire poser le diagnostic.

Enfin, dans certains cas de pseudarthrose avérée, la mobilité existe, mais elle ne se décèle pas facilement. Ainsi la pseudarthrose du col du fémur, celle de l'extrémité supérieure de l'humérus, sont difficiles à constater et à reconnaître, car les mouvements anormaux qui s'y passent se confondent aisément avec les mouvements normaux de l'articulation voisine.

Le diagnostic posé, il convient de le perfectionner en se demandant quelle est la variété de pseudarthrose; là, le plus souvent l'embarras est grand, et sauf certains cas exceptionnels, on devra se borner à reconnaître :

1° Si les fragments sont indépendants et flottants;

2° Si la pseudarthrose est lâche ou serrée;

3° S'il y a ou n'y a pas chevauchement considérable;

4° S'il y a des productions osseuses périphériques ou si le cal est entièrement fibreux.

**Pronostic.** — Le pronostic est donc extrêmement variable, bénin, si le fonctionnement du membre n'est nullement incommodé; fort grave, si la pseudarthrose est par elle-même une cause d'impotence. Ainsi la pseudarthrose serrée de la rotule et de l'olécrâne sont des lésions négligeables. Au bras, à l'avant-bras, les mouvements de la pseudarthrose peuvent être, dans quelques cas, conjurés par un simple appareil; mais au membre inférieur, une consolidation insuffisante du fémur et du tibia est absolument incompatible avec la marche, et réclame impérieusement les secours de la thérapeutique chirurgicale.

Nous n'avons pas à nous inquiéter ici du pronostic dans les cas de cancer, d'hydatide, de lésions préexistantes des os. Il est évident qu'alors, le pronostic des lésions principales modifie le pronostic de la pseudarthrose en le diminuant quelquefois, comme dans le cas de syphilis, dont le traitement est simple et efficace, mais en l'aggravant singulièrement dans la plupart des autres cas.

**Traitement.** — Il résulte de toutes ces considérations que la thérapeutique de ces pseudarthroses si différentes dans les lésions anatomo-pathologiques, si variables dans leur pronostic et leurs symptômes, ne saurait être une thérapeutique unique, appliquée à tous les cas.

Tout d'abord, avant d'établir un traitement, il est important de savoir s'il y a pseudarthrose ou simple retard de la consolidation. Et, de la difficulté d'un diagnostic précis en certains cas, il résulte ce précepte, c'est qu'avant d'entreprendre quoi que ce soit contre la pseudarthrose, il faut savoir patienter, dépasser de beaucoup les délais habituels des consolidations normales, et se comporter comme s'il s'agissait d'une consolidation retardée.

Le traitement des pseudarthroses doit être *médical* et *local*.

Le traitement médical tire ses indications de la cause générale qui a pu prédisposer au retard de la consolidation. On prescrira le mercure et l'iodure de potassium, s'il s'agit d'un syphilitique; les toniques et les reconstituants, quinquina, fer, arsenic, si le malade est un anémié ou un débilité par une maladie antérieure; et surtout le phosphate de chaux, qui, administré sous ses différentes formes, paraît avoir donné de bons résultats, principalement si l'on a signalé la phosphaturie, pendant le cours de la fracture. Le sulfate de quinine à haute dose, puis l'arsenic, seront indiqués chez les paludiques.

En plus de ce traitement médical, il convient de rechercher si localement il n'y a pas une cause plus ou moins manifeste retardant la soudure osseuse. Cette cause, on la trouve souvent dans l'application défectueuse de l'appareil immobilisateur.

Tantôt l'appareil trop rigoureusement appliqué a anémié le membre qui, au sortir de l'appareil, se trouve amaigri, les chairs flasques et ridées, avec un épiderme épaissi et desquamé. Dans ces cas, il faut changer de méthode, remplacer l'appareil par un autre, laissant le membre à découvert le plus possible. Une simple attelle plâtrée fait merveille; il faut alors laver, frictionner et masser le membre fracturé pour activer une circulation par trop alanguie.

Si cela ne suffit pas, des révulsifs locaux, des irritants cutanés, tels que teinture d'iode, vésicatoires, pointes de feu, seront justement appliqués au niveau de la fracture.

Si l'anémie du membre ne peut être incriminée, il faut chercher ailleurs la cause de cette consolidation retardée, et reconnaître si elle ne tient pas à un défaut d'immobilité des fragments ou à une réduction imparfaite. Dans ce premier cas, il conviendra de recourir à un appareil plus sévèrement appliqué ou à un mode nouveau d'immobilisation. Si l'on reconnaît que la réduction a été imparfaite, que les surfaces fracturées ne se correspondent pas, il faudra tout faire pour remédier à cet état de choses, soit tenter la réduction brusque en recourant à l'anesthésie, soit en substituant à l'immobilité simple l'immobilité avec extension continue, méthode qui a donné de si bons résultats.

Ce n'est que lorsqu'on aura épuisé la série de ces moyens, et qu'après nq mois, ou six mois, la consolidation ne sera pas obtenue, qu'on sera en droit de dire qu'il y a véritable pseudarthrose et qu'on sera autorisé à la traiter chirurgicalement, si toutefois une intervention se trouve indiquée.

Il est des cas de pseudarthrose avérée, où le traitement médical est absolument inutile à tenter, et où néanmoins il ne convient pas d'intervenir chirurgicalement. C'est lorsque la pseudarthrose ne constitue aucune gêne, ou lorsque le trouble qu'elle occasionne dans le fonctionnement du membre peut être facilement corrigé par un appareil. Nul n'aura l'idée de faire acte chirurgical pour un cal fibreux et serré de la rotule ou de l'olécrâne. Mais que ce cal s'allonge et qu'il devienne insuffisant pour le bon fonctionnement du membre, et l'indication peut se poser, de recourir à une intervention chirurgicale.

*Traitement chirurgical.* — L'infinie variété des procédés, employés pour la cure des pseudarthroses, montre que, jusqu'à ces derniers temps du moins, la science ne possédait pas de ligne de conduite véritable, et que chaque chirurgien se laissait guider par ses inspirations et ses tendances personnelles. Une des méthodes les plus usuelles, et dont les procédés varient à l'infini, consiste à irriter les deux extrémités fracturées, pour activer la formation osseuse, et exciter une nutrition défectueuse.

De ces procédés, le plus ancien est le *frottement* des fragments l'un contre l'autre. Ce frottement peut être inconsciemment produit par le malade qui se sert de son membre : on a noté en effet dans quelques observations, qu'après quelques jours de marche à l'aide d'un appareil, des malades ont vu rapidement survenir une consolidation vainement attendue depuis plusieurs mois d'immobilité. C'est là une pratique condamnable dans la plupart des cas, et le chirurgien qui la conseillerait exposerait bien souvent son malade à la production d'un cal vicieux et difforme. Tout au plus, peut-on conseiller le frottement des fragments par le chirurgien lui-même et la mise immédiate du membre dans un appareil immobilisateur.

D'autres fois, on essaye d'irriter le cal par des *injections profondes* de teinture d'iode, faites à plein tissu. Enfin, des méthodes plus hardies se sont fait jour, et l'on s'est adressé directement au cal, en l'attaquant soit par l'*acupuncture*, l'*électro-puncture*, les *trocarts*, les *sétons*, les *sections linéaires* avec la lame étroite d'un bistouri, la *perforation* avec des poinçons ou tous autres *perforateurs*. On s'est servi également de *cautérisations profondes*, *d'implantations de corps étrangers*, chevilles d'ivoire, clous de plomb, etc.

Tous ces procédés ont pu donner quelques résultats excellents, mais en somme ils ne constituent que des demi-mesures, bien trop souvent inefficaces. Il ne faut pas croire que d'ailleurs leur application soit toujours facile. Il n'est point aussi aisé qu'on le penserait *à priori* de trouver l'interligne fibreux qui sépare les fragments et dans un cas, Malgaigne a dû, après maintes tentatives, renoncer, dans un cas, à l'acupuncture, sans être parvenu à enfoncer ses aiguilles à travers le cal.

L'*électrolyse* mérite peut-être un peu plus de faveur, mais à la condition d'être faite aseptiquement, avec des instruments flambés, et la peau du malade préalablement nettoyée et privée de ses germes pathogènes. Voici comment procède le professeur Le Fort :

« Dans les cas où les os juxtaposés sont séparés seulement par un tissu fibreux, je crois que l'électrolyse peut rendre de grands services, par son innocuité et son efficacité. Elle est supérieure à l'acupuncture, parce qu'elle agit plus énergiquement; elle offre moins de dangers que les scarifications sous-cutanées, le séton, les chevilles.

Quelques précautions sont à prendre dans son emploi. L'aiguille d'or, plus résistante que celle de platine, doit être préférée. On peut du reste se contenter d'aiguilles d'acier, puisqu'on ne doit employer que l'aiguille négative. On sait que l'aiguille positive adhérente ne pénètre que difficilement au travers des tissus, l'aiguille négative, au contraire, lorsqu'elle est en activité électrolytique pénètre dans les tissus avec une remarquable facilité. On doit donc employer comme réophore positif le tampon de charbon recouvert de peau de chamois, utilisé pour la faradisation, ou les courants continus, et n'enfoncer entre les fragments que l'aiguille négative. Si l'on préférait avec l'eschare sèche que donne l'aiguille positive, il serait très facile de faire cheminer l'aiguille, pendant qu'elle est en rapport avec le pôle négatif, puis, lorsqu'elle aurait pénétré entre les fragments, de transposer les pôles pendant toute la durée de la séance.... Celle-ci ne me paraît pas devoir dépasser huit à dix minutes. Il faut en effet déterminer une irritation assez forte pour réveiller la formation du cal. »

Ce qui contre-indique la plupart des procédés qui vont à l'aveugle à travers une ponction des téguments irriter, perforer et transformer les fragments, c'est que souvent les extrémités fragmentaires sont en quelque sorte cicatrisées, oblitérées par des tissus fibreux, et leur canal médullaire comblé. Ces irritations du cal se comprennent lorsque la consolidation n'est que retardée et qu'il s'agit de la stimuler, elles n'ont plus leur raison d'être quand le travail de soudure s'est anormalement et définitivement établi.

Aujourd'hui, il convient de ne pas trop s'attarder à ces procédés anciens, qui tous ont été créés sous la crainte salutaire qu'inspirait l'ouverture large des téguments. A cet égard, le doute ne saurait subsister, et l'on peut dire que sur un membre, c'est-à-dire sur un organe non essentiel à la vie, le pronostic opératoire ne dépend nullement de l'étendue du champ opératoire, mais est sous la dépendance absolue de l'infection et de la septicité de la plaie; il serait trop banal d'insister.

En résumé, lorsque après la confection d'un appareil meilleur, après des frictions, massages, frottement méthodique des fragments, on n'aura rien obtenu, il sera peut être permis de tenter des injections profondes, de recourir à l'électrolyse, mais sans employer un temps toujours préjudiciable à la cure définitive de la lésion, et en se décidant rapidement à recourir à l'intervention sanglante.

Quelle sera cette intervention? Il est difficile de le prévoir d'avance. Mais voici les moyens que le chirurgien tient à sa disposition :

Avivement des fragments; résection des fragments; suture osseuse; transplantation osseuse.

Sans aucun doute, lorsque le chirurgien, après avoir largement incisé les téguments, est arrivé jusqu'à la pseudarthrose, il peut, comme on l'a fait, se contenter d'irriter le périoste, de ruginer l'os légèrement, de le perforer. Mais pourquoi, après s'être décidé à une intervention large, se servir de si petits moyens. Lorsque la lésion est à découvert, le chirurgien doit faire saillir les fragments et regarder. Tantôt, après un léger *avivement*, il se contentera de remettre les os en place, mais le plus souvent il modifiera les surfaces osseuses par une *résection* plus ou moins large, se contentant de faire une résection transversale et régulière. S'il est désireux de maintenir plus exactement les os en contact, il taillera les deux extrémités obliquement en biseau et les fixera, soit par l'enroulement de fil d'argent, comme le faisait Horeau dès 1805, soit, ce qui est préférable, en les transfixant avec des chevilles d'os aseptiques. Enfin il pourra donner aux fragments l'aspect d'un V, saillant d'un côté, rentrant de l'autre, comme l'a fait Berger, et les réunir par une suture perdue. D'autres, comme Ollier, donnent au fil un certain nombre de tours, font sortir ses extrémités à travers la plaie extérieure, et l'enlèvent plus tard.

La résection, dans les pseudarthroses, est d'ailleurs fort ancienne, c'est en 1760 que White, de Manchester, fit la première tentative; il pratiqua même ensuite cette opération plusieurs fois et avec succès. Mais il est certain qu'avant la découverte de l'asepsie, la gravité de ces opérations était considérable.

Hamilton (p. 72) dit avoir, dans un cas, réussi à engager l'extrémité d'un des fragments dans le canal médullaire de l'autre. Bien avant lui, Roux [1] avait fait de même. Dans ce dernier cas, une chute, au bout de deux mois détermina des accidents tels, qu'il fallut amputer le bras. L'observation est malheureusement muette sur l'état de l'os qu'on avait ainsi traité.

Enfin, dans certains cas, on a dû recourir à la transplantation osseuse.

Nussbaum, dans un cas de fracture du cubitus, avec perte de substance, a eu recours à la transplantation osseuse. Il détacha du fragment supérieur une portion longue de 5 centimètres, comprenant environ la moitié de l'épaisseur de l'os, et sans sectionner entièrement ses attaches fibreuses, il la renversa en bas, de façon à combler la perte de substance; le résultat fut très satisfaisant.

Il ne faut pas croire, toutefois, que les tentatives opératoires dirigées contre les pseudarthroses soient absolument innocentes. Dans la statistique de Bruns, publiée en 1886, il y aurait sur 98 cas de pseudarthrose du fémur 19 morts, c'est-à-dire 1 sur 5, 50 guérisons, 25 insuccès, 2 améliorations et 2 cas inconnus. On pourrait en conclure que l'opération de la pseudarthrose du fémur est encore aujourd'hui, malgré les ressources de l'antisepsie, une des opérations les plus meurtrières de la chirurgie. Cependant, la statistique de Bruns nous paraît un peu sombre, elle réunit la pratique de chirurgiens différents, opérant dans des conditions et des milieux dissemblables; les premières opérations sont déjà anciennes, et il convient d'alléger, pour l'avenir, la proportion de mortalité.

Tillaux, persuadé qu'une des causes de la mortalité encore observée dans la cure chirurgicale de la pseudarthrose tenait aux difficultés et aux complications de l'acte opératoire, a cherché à le simplifier en revenant aux idées émises par S. Cooper.

Pour cet auteur, la cause essentielle, sinon unique, de la production des pseudarthroses, c'est l'existence d'une bride musculaire interposée entre les

(1) Malgaigne, t. I, p. 315.

fragments. L'humérus et le fémur, engainés de tous côtés par des fibres musculaires adhérentes à leur surface, se trouvent dans les meilleures conditions pour la production de cet accident. C'est en effet sur ces deux os que l'on observe principalement les pseudarthroses. Pour Tillaux, la bride agit non seulement comme corps étranger en s'opposant au contact immédiat des deux fragments, mais encore, étant de nature musculaire, elle détermine sans doute fréquemment, par ses contractions, des secousses qui maintiennent les fragments écartés. Plus tard, cette bride se transforme en tissu fibreux; ce que l'on peut constater, lors des interventions. Aussi pour ce chirurgien, le temps le plus indispensable de l'opération, sinon le temps unique, consiste à réséquer soigneusement tout ce qui peut être interposé entre les extrémités osseuses. La suture osseuse ne serait nullement nécessaire pour mener à bien les suites opératoires. Sur une femme de soixante-six ans et de constitution chétive, ce chirurgien obtint, à la suite de la résection d'une bride musculaire, un résultat des plus encourageants par sa perfection.

Tels sont les cas ordinaires qui se présentent dans la cure des véritables pseudarthroses. A côté d'eux, il en est d'autres où toute tentative de restauration paraît vouée à l'impuissance; c'est lorsque l'on se trouve en présence d'une pseudarthrose flottante avec des extrémités osseuses, atrophiées et effilées. Souvent alors, la résection et la suture peuvent échouer, et si le membre atteint est non seulement impotent et inutile, mais *nuisible et gênant*, s'il n'est utilement suppléé par un appareil de prothèse, comme dans certaines pseudarthroses des membres inférieurs, on comprend que dans ces cas exceptionnels la question d'*amputation* puisse se poser. Mais avant d'en venir à cette dernière ressource, il faut que le chirurgien se soit bien convaincu qu'il n'existe aucune méthode pouvant rendre au membre quelque utilité.

# CHAPITRE III

## SYMPTOMATOLOGIE

Les symptômes des fractures varient suivant la nature, l'espèce et le siège de la fracture. Nous avons vu que les fractures pathologiques méritaient une description particulière. Il ne peut donc s'agir ici que des fractures traumatiques proprement dites.

Une véritable division s'impose, au début de cette étude symptomatologique, c'est la classification des fractures en fractures *simples* ou *fermées* et en fractures *ouvertes* ou *compliquées*.

Ces fractures *ouvertes* sont celles qui ont avec l'air extérieur une communication quelconque étroite ou large, directe ou indirecte. La fracture est tellement modifiée dans ses allures et dans sa marche de par le fait de cette complication, qu'elle mérite une description particulière dans l'histoire des fractures. On trouvera plus loin, dans un chapitre distinct, tout ce qui intéresse cette variété de fractures *exposées.*

Pour le moment, nous bornerons notre description à la fracture vulgaire, où la solution de continuité osseuse constitue à elle seule toute la lésion. Que l'os soit profond ou superficiel, que le trait de la fracture soit unique ou qu'il existe un broiement véritable de l'os, si le foyer de la fracture reste séparé de l'air extérieur, la fracture est dite *simple.*

Les phénomènes qui caractérisent les fractures sont très nombreux, et l'on peut avec Follin les ramener à trois classes principales : 1° les signes *commémoratifs;* 2° les signes *rationnels*; 3° les signes *sensibles.* Il est permis cependant de simplifier cette classification et de réduire les signes : 1° en signes *rationnels* ou *subjectifs;* 2° en signes *physiques* ou *objectifs.*

1° Signes rationnels. — A. Dans certains cas, le malade entend, au moment où le traumatisme a lieu, un *craquement* particulier qui est dû à la rupture de l'os. Ce bruit osseux peut être perçu par les assistants, alors même que le patient n'en a pas eu connaissance, par suite de la syncope ou de l'ébranlement nerveux survenu lors de l'accident; ce qui arrive toujours, par exemple, pour les fractures du crâne. Quoi qu'il en soit, le craquement est un signe imparfait, trompeur et peu fréquent.

Au lieu de le chercher, le chirurgien devra plutôt se renseigner sur la cause et le mécanisme de la fracture, sur la nature et la direction de l'agent vulnérant et son point d'application, ou bien sur la façon dont la chute s'est produite et les circonstances qui l'ont accompagnée. Certains détails donnés par le malade ou les assistants peuvent être dans quelques cas d'une réelle utilité pour établir le diagnostic.

B. La douleur est d'ordinaire le premier symptôme perçu par le patient. Son intensité varie beaucoup et n'est pas en rapport direct avec l'étendue des lésions. Souvent la contusion des parties molles, dans les fractures par cause directe, est plus douloureuse que la rupture même de l'os. Certains sujets accusent de violentes douleurs pour des fractures qui sont fort peu douloureuses d'habitude; il faut alors chercher la cause de cette douleur que la fracture seule ne paraît pas pouvoir légitimer. On trouvera souvent l'explication de cette hyperesthésie anormale, dans un trouble de l'état général. Depuis longtemps Verneuil a démontré la forme névralgique que prennent les lésions traumatiques chez certains arthritiques ou chez les paludiques. Les alcooliques, à système nerveux excitable, souffriront également plus que d'autres, mais parfois ce n'est pas l'état général qui donnera la clef de cette exagération des phénomènes douloureux, et il faudra chercher dans la lésion des nerfs, contus ou comprimés par les fragments, l'explication que l'on cherchait ailleurs.

Par contre, les alcooliques, qui quelquefois souffrent trop, supportent souvent sans douleur les fractures mêmes les plus graves. Cette absence absolue de douleur dans une fracture doit éveiller l'attention du chirurgien, qui trouvera toujours, dans l'état général du sujet, la cause de cette anesthésie. Une fracture, chez un individu sain, n'est jamais indolente et l'indolence prend alors l'importance d'un signe révélateur. L'alcoolisme, l'ataxie locomotrice, une affection du système nerveux cérébral ou médullaire, sont souvent les causes cachées de cette indolence anormale dans l'histoire des ruptures traumatiques des os. La douleur est donc un phénomène constant dans l'évolution des fractures; mais elle se produit dans certaines circonstances, qu'il nous importe de déterminer.

La douleur se manifeste chaque fois qu'un mouvement de quelque étendue se passe dans le trait de la fracture, ou qu'une pression vient comprimer l'une contre l'autre les extrémités des deux fragments. Mais ce qui rend caractéristique la douleur de la fracture, c'est sa *localisation* précise au niveau même du trait de fracture.

Lorsque le chirurgien veut examiner un os qu'il croit être atteint de fracture, il explore d'abord les parties qui sont éloignées du siège probable de la solution de continuité. En suivant à travers les téguments la surface de l'os, le doigt, qui exerce une pression modérée, produit chez le malade dans un endroit déterminé, toujours le même, quel que soit le mode d'exploration, une sensation douloureuse d'intensité variable, mais parfois extrêmement vive et qui n'existe ni au-dessus, ni au-dessous, du moins avec la même intensité. En d'autres termes, sur un membre atteint de fracture, il y a un point de douleur *maxima;* ce point correspond exactement au trait de fracture. Quand la douleur est ainsi localisée, quand surtout elle est réveillée par une pression qui ne s'exerce pas à travers des téguments contus, comme cela arrive dans les fractures de cause indirecte, ce sont des préventions sérieuses en faveur d'une fracture. Nous verrons dans l'étude des fractures en particulier que, dans certains cas, cette localisation de la douleur, en un point fixe, permet à elle seule de résoudre, dans un sens ou dans l'autre, certaines difficultés de diagnostic. S'agit-il d'une fracture du péroné par arrachement, on déterminera une vive douleur en pressant sur l'os à 3 centimètres environ de la pointe de la malléole péronière. L'entorse, au contraire, se caractérisera par une douleur siégeant au niveau des insertions ligamenteuses que le traumatisme aura rompues, c'est-à-dire à 3 centimètres plus bas, au niveau de l'interligne articulaire. Certaines fractures de l'extrémité inférieure du radius ne présentent pas les signes classiques qui rendent le diagnostic ordinairement si facile. La déformation caractéristique n'existe pas, mais, que l'on presse le radius à 15 millimètres environ au-dessus du rebord articulaire, aussitôt se produit une vive douleur, assez intense pour arracher des cris au patient. Il est bon d'ajouter, à ce propos, que les explorations qui sont parfois indispensables pour établir un diagnostic doivent toujours être conduites avec ménagement.

Dans d'autres cas, il suffit d'imprimer au membre certains mouvements pour que la douleur apparaisse ou s'exagère dans l'endroit où l'os a été brisé. Ce moyen d'exploration est moins recommandable que le précédent.

Il existe encore une autre méthode qu'il convient d'employer pour localiser la douleur, dans les fractures de quelques os qui, profondément situés au milieu de masses musculaires épaisses, ne sont pas très accessibles à un palper méthodique. Lorsque le trait de fracture porte à l'extrémité supérieure d'un de ces os l'humérus ou le fémur, par exemple, il est presque impossible de fixer par la pression directe le point maximum de la douleur qui, à travers les parties molles, paraît s'étaler sur une certaine étendue. Il existe alors un moyen précieux que nous avons vu souvent utiliser par Verneuil. Le chirurgien saisit à pleines mains la partie inférieure du membre, et fixe la partie supérieure de l'autre main; exerçant alors un mouvement de rapprochement, il détermine une pression toujours douloureuse, si l'os est réellement rompu. Dans certaines fractures de l'extrémité supérieure du fémur, quand les signes habituels font défaut, une pression exercée de bas en haut sur le talon du malade, dont les membres sont allongés, se transmet par les os de la jambe au fémur, et fait naître instantanément une douleur très marquée que le patient rapporte en un point qui répond au siège de la fracture. On comprend combien, dans ces cas, cette méthode d'examen constitue une précieuse ressource. Le fragment supérieur n'a pas besoin ici d'être fixé par la main du chirurgien : la tête fémorale fait corps avec le bassin, dont le poids constitue un obstacle à toute translation de mouvement, et fixe ainsi solidement la tête fémorale, et par suite le fragment supérieur qui ne peut ainsi éviter la violence exercée sur le talon.

C. L'impuissance du membre est un signe très fréquemment observé dans les fractures, mais qui perd de sa valeur diagnostique pour deux raisons : 1° parce qu'il n'est pas constant; 2° parce qu'il existe dans d'autres lésions, qui ont des symptômes communs avec les fractures.

Étudions les conditions dans lesquelles cette impotence existe. La rupture du levier osseux et la douleur produite par la fracture sont les causes habituelles de l'impuissance du membre. Un os peut cependant être fracturé sans qu'il y ait rupture absolue du levier osseux. Les fractures sous-périostées ne sont pas suivies nécessairement d'impotence du membre, précisément pour cette raison qu'il y a conservation du levier, grâce à l'intégrité du périoste. Dans d'autres circonstances, les dentelures qui existent sur les deux fragments s'engrènent de telle façon que le levier est en partie conservé. Il en est de même dans le cas de pénétration des fragments l'un par l'autre. Certaines fractures du radius, de l'extrémité supérieure de l'humérus, permettent encore des mouvements d'une certaine étendue.

Mais un os peut être complètement fracturé, les deux fragments peuvent même être séparés, et cependant les mouvements du membre persister. C'est ce qui arrive lorsque le segment de membre sur lequel a porté le traumatisme possède deux os, dont un seul a été brisé. C'est ce qui se passe par exemple dans les fractures du péroné. Tout le poids du corps et les actions musculaires de la jambe se concentrent sur le tibia; la marche est possible, dans ces conditions, quoique toujours douloureuse.

La douleur est une des causes les plus réelles d'impotence à la suite des fractures. Aussi ne faut-il pas se fier à l'impotence fonctionnelle, spontanément accusée par le malade, qui déclare ne pouvoir remuer le membre ou exécuter un mouvement quelconque. La pusillanimité ou une douleur modérée chez un névropathe suffit pour immobiliser un membre tout entier, alors qu'il n'existe aucune fracture, et qu'il suffit d'un peu de courage et de bonne volonté de la part du malade pour faire exécuter tous les mouvements physiologiques au prétendu membre fracturé.

Tous les états qui émoussent la sensibilité générale ou qui la font disparaître empêchent toujours l'impuissance du membre de se montrer. Les individus atteints de délire et surtout de délire alcoolique, les aliénés, se servent de leur membre fracturé comme s'il n'existait aucune lésion osseuse. Un malade, dont nous rapportons plus loin l'histoire, avait marché, pendant plus de huit jours, avec une fracture bi-malléolaire. Cependant, quand le levier osseux est complètement rupturé, quand les deux fragments sont largement écartés l'un de l'autre, quand les muscles voisins du foyer de la fracture ont été déchirés, l'impuissance fonctionnelle doit être considérée comme la règle absolue. Mais il est à remarquer que, dans ces cas, ce signe rationnel n'a plus grande valeur, car le diagnostic s'impose.

D'autres lésions traumatiques peuvent déterminer une impotence fonctionnelle aussi complète que celle causée par une fracture, ce sont de simples contusions musculaires ou articulaires ainsi que les luxations. A la hanche, par exemple, une simple contusion immobilise le membre inférieur, à tel point que, si l'on ne connaissait cette particularité, on risquerait fort de tomber dans de fréquentes erreurs. L'impuissance fonctionnelle est si marquée que l'on hésite dans la grande majorité des cas, avant d'établir fermement un diagnostic positif. En sorte que, dans le cas à diagnostic douteux, la constatation de l'impotence fonctionnelle n'a pas grande valeur. Ce signe subjectif n'acquiert de l'importance que s'il est accompagné d'autres phénomènes révélateurs.

D. La contusion des parties molles donne lieu à des altérations qui sont facilement appréciables. Le plus souvent, elle se manifeste par une ECCHYMOSE qui se montre au point même où a porté le traumatisme, dans la fracture directe. L'ecchymose observée dans ces conditions n'a aucune valeur diagnostique. Mais celle qui apparaît à une certaine distance du point lésé, celle qui ne se manifeste que vingt-quatre, quarante-huit heures et même davantage après l'accident, présente une réelle importance, surtout s'il s'agit d'une fracture par cause indirecte. Ces ecchymoses peuvent s'étendre progressivement sur des surfaces assez larges, en s'accroissant pendant plusieurs jours. Elles méritent le nom d'*ecchymoses secondaires* et *progressives*; ce sont les seules dont le chirurgien doit tenir compte dans l'appréciation des signes. Voici, en effet, comment se produit l'ecchymose dans les fractures : nous avons vu qu'au moment de la fracture il se produit un épanchement sanguin qui prend sa source dans le périoste déchiré, à la surface des fragments et dans le canal médullaire. Ce sang, plus ou moins collecté au niveau du foyer de la fracture, s'infiltre peu à peu le long des interstices, musculaires, sous les aponévroses et grâce à des éraillures de celles-ci; il devient sous-cutané, apparaît sous forme de tache ecchymotique qui, prenant sa source dans un foyer profond, souvent fort abondant, continue d'augmenter pendant les jours qui suivent son apparition. Mais il faut, en général, un temps, souvent fort appréciable, pour que l'ecchymose, produite ainsi, se manifeste, et eu égard à celle qui résulte du traumatisme initial, et qu'on appelle ecchymose *primitive*, celle-ci mérite bien le nom d'ecchymose *secondaire*.

La constatation de ce fait est si importante qu'elle permet parfois à elle seule d'établir un diagnostic. Exemple : un homme tombe sur le crâne, il est relevé sans connaissance, et l'on constate en un point du cuir chevelu une ecchymose manifeste. Cette ecchymose est évidemment due à la contusion des parties molles, et ne peut en rien aider au diagnostic souvent si difficile de fracture du crâne. Le blessé, au contraire, au moment où il est relevé ne présente aucune ecchymose, mais quelques heures après, le lendemain, il présente des ecchymoses qu'il n'avait pas la veille; elles siègent dans des endroits que le traumatisme n'a pas atteint directement; derrière l'oreille, à la région mastoïdienne, ou dans la région de l'orbite, elles s'accroissent les jours suivants. Il est presque certain que le blessé est atteint de fracture de la base du crâne. On voit par ce seul exemple l'importance que le chirurgien doit donner à l'examen des qualités que présente l'ecchymose dans les fractures.

Les signes physiques, ou sensibles, sont les suivants :

1° La déformation; 2° la mobilité anormale; 3° la crépitation.

1° La DÉFORMATION que présente la région blessée est due à plusieurs causes. Le sang, qui provient des os et des tissus voisins, s'épanche en abondance comme nous l'avons vu, infiltre et distend les parties molles, et amène ainsi un *gonflement* immédiat qui quelques heures après l'accident est déjà très manifeste.

Le travail inflammatoire, qui suit le traumatisme, apparaît deux ou trois jours après l'accident, et se manifeste par un état œdémateux du membre qui accentue davantage encore la déformation des parties.

Ce gonflement primitif ou secondaire qui déforme le segment du membre blessé constitue non pas un signe adjuvant, mais une véritable difficulté pour le diagnostic de la fracture. L'os se dissimule plus profondément sous l'œdème et l'infiltration sanguine, et il est parfois nécessaire d'attendre la disparition du gonflement des parties molles, pour pouvoir se prononcer, moins cependant sur l'existence d'une solution de continuité de l'os que sur son siège exact et sur sa direction. Mais la déformation véritable du membre tient surtout à des phénomènes d'ordre mécanique. Le déplacement de fragments et, d'une façon plus générale, les modifications dans la direction et la longueur d'un os constituent la cause la plus fréquente et la plus importante de la déformation.

Certaines fractures donnent lieu à un déplacement que l'œil suffit à reconnaître. C'est ainsi qu'on peut diagnostiquer à première vue une fracture du tibia en apercevant la saillie produite par un fragment de cet os au-dessous de la peau. La déformation suffit à elle seule également pour permettre, lorsqu'elle revêt un type spécial, de diagnostiquer à la simple inspection une fracture de l'extrémité inférieure du radius, et la constatation du *dos de fourchette* est véritablement pathognomonique de cette fracture.

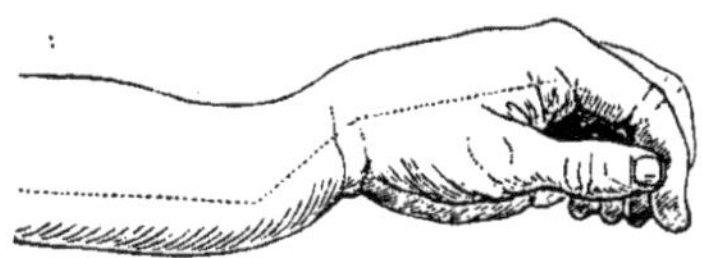

FIG. 116. — Déformation en dos de fourchette dans la fracture de l'extrémité inférieure du radius.

Mais à côté de ces déformations existant *in situ*, et parfois absolument caractéristiques, il convient de placer les déformations dues à l'attitude vicieuse que prend dans son ensemble le membre lésé, qui peut être raccourci, et dévié de sa direction habituelle. Cette déformation est d'ailleurs variable pour une même fracture; trop de facteurs entrent dans sa production, pour qu'elle soit toujours la même. Nous avons étudié le mécanisme des déplacements, en passant en revue les lésions habituelles des fractures, et nous avons vu que le déplacement des fragments reconnaît pour cause soit le traumatisme initial, si variable dans sa direction, son intensité, sa nature, soit le spasme musculaire, soit la direction du trait de fracture. Enfin, il n'est pas indifférent que le malade ait ou n'ait pas fait d'efforts pour se servir de son membre, soit pour marcher, soit pour se relever. Une nouvelle chute vient souvent compliquer le premier traumatisme, on comprend alors que, dans ces conditions, pour une même fracture, la déformation soit sujette à d'infinies variétés.

C'est par le palper, par l'examen méthodique des parties superficielles de l'os, par l'examen de la direction qu'ont prise les fragments, par la mensuration, que le chirurgien pourra apprécier et analyser la déformation.

En clinique, une mensuration rigoureuse est souvent nécessaire. Mais il convient de se mettre à l'abri des causes d'erreur dues à l'attitude différente du membre sain et du membre fracturé, du gonflement, qui déforme le membre, crée de nouvelles saillies et comble les méplats. Bien que des instruments spéciaux aient été inventés pour pratiquer la mensuration des membres fracturés, c'est encore au ruban métrique, convenablement manié, qu'on a recours le plus souvent. On sait que les notions qu'il fournit ne sont qu'approximatives, mais les instruments, pour être plus compliqués, ne sont pas plus précis.

La déformation du membre n'est d'ailleurs pas constante dans les fractures. Elle n'existe pas dans les fractures incomplètes; elle n'existe que peu ou point dans les fractures par pénétration, dans les fractures dentelées et engrenées, ou lorsque, dans un segment de membre à deux os, l'un des deux est seul fracturé, ou bien encore, lorsque la fracture est limitée à une extrémité osseuse fixée par des ligaments puissants, comme dans la fracture d'une des extrémités de la clavicule.

Par contre, nous verrons, au moment du diagnostic, que la déformation est un bon signe de luxations. On comprend dès lors le soin et l'attention que le chirurgien doit donner à l'étude détaillée et minutieuse de ce symptôme.

2° La MOBILITÉ ANORMALE est un des signes les plus importants fournis par l'examen des os fracturés. Il est inutile d'insister longuement sur la description de ce signe, qui s'explique facilement. Cette mobilité est pathognomonique quand, après un traumatisme accidentel, on peut déterminer une flexion angulaire au milieu de la diaphyse d'un os. Le moyen de provoquer cette mobilité est des plus simples : il suffit de fixer les deux fragments du membre et de leur imprimer des mouvements en sens inverse. On obtient souvent alors, simultanément, une crépitation spéciale, qui constitue un autre signe, à lui seul suffisant, pour permettre d'affirmer l'existence d'une fracture.

Mais cette mobilité anormale peut manquer, et quand elle existe, elle peut, dans certains cas, être difficile à apprécier et à distinguer des mouvements habituels d'une articulation voisine.

La mobilité anormale manque en effet dans toutes les fractures incomplètes, flexions, courbures ou fissures des os; elle manque dans certaines fractures complètes dont les fragments se sont engrenés ou se sont pénétrés. Elle est fort obscure dans les fractures sous-périostées de l'enfance, et elle est bien difficile à apprécier, elle se réduit souvent à une flexibilité exagérée de l'os dans certaines fractures d'extrémités osseuses, solidement maintenues par des ligaments. C'est ainsi que les fractures de l'extrémité inférieure du péroné, de l'extrémité externe de la clavicule, ne présentent guère de mobilité anormale, quoique le trait de fracture divise complètement ces os. Aussi a-t-on recours, dans quelques-uns de ces cas douteux, à des manœuvres spéciales d'exploration.

Enfin, dans d'autres cas, cette mobilité pathologique existe tout entière; mais il est difficile d'en reconnaître exactement le siège. Cette difficulté se rencontre dans presque toutes les fractures juxta-articulaires. Ce n'est en effet que par un examen bien méthodique et bien approfondi que le chirurgien pourra, dans ces cas, différencier la mobilité anormale de la fracture de la mobilité normale de l'articulation voisine.

3° Ces différentes recherches déterminent souvent l'apparition de la CRÉPITATION. Sous le nom de *crépitation*, on décrit bien plutôt une sensation perçue par le toucher qu'un bruit perçu par l'oreille. Cependant Lisfranc, en 1823, proposa l'emploi du stéthoscope pour la rechercher dans les cas douteux. Ce moyen peut avoir son utilité, mais on y a cependant bien rarement recours. Le plus souvent la crépitation se manifeste par une sensation de frottement sec, comparable à celle que donnerait la collision de surfaces inégales, le frottement de deux extrémités dures et irrégulières. On a comparé la crépitation à un craquement, à un bruit de cliquet, mais en réalité aucun terme ne peut donner une idée exacte de la sensation éprouvée par le chirurgien qui fait frotter deux fragments osseux l'un sur l'autre.

Pour trouver ce signe, une main doit immobiliser l'un des fragments; on choisit d'habitude celui qui est le plus rapproché du tronc, tandis qu'avec l'autre main, on imprime des mouvements modérés à la partie du membre située au-dessous du point présumé de la solution de continuité osseuse. Quand on le peut, il est bon de saisir aussi solidement que possible le fragment inférieur, dans un point assez rapproché du foyer de la fracture. Les sensations sont alors plus nettement perçues.

Parfois il est utile d'exercer une traction légère sur l'un des fragments, de façon à obtenir un certain degré d'écartement des deux surfaces osseuses. La crépitation se manifeste alors en imprimant quelques mouvements mesurés de latéralité.

Mais on ne saurait trop insister sur les inconvénients et même les dangers d'une semblable manœuvre, qui n'est justifiable que si le diagnostic est douteux. La simple satisfaction de produire la crépitation ne peut légitimer une exploration qui est très douloureuse et qui parfois peut déterminer des spasmes musculaires et la lésion des vaisseaux situés au voisinage de la fracture. Ces mouvements intempestifs peuvent blesser les parties molles, provoquer une irritation au niveau du foyer de la fracture, amener un déplacement plus considérable des fragments et enfin déchirer les lambeaux de périoste qui maintenaient encore les fragments. Il faudra donc se passer de ce signe, toutes les fois que le diagnostic est établi sur un ensemble de symptômes ne laissant aucun doute dans l'esprit, sur la réalité de la fracture.

La valeur de la crépitation au point de vue du diagnostic est assez grande pour pouvoir entraîner la certitude. Un chirurgien peut en mainte circonstance affirmer l'existence d'une fracture dès qu'il a senti une crépitation franchement osseuse. Mais il n'est pas rare que la sensation soit faiblement perçue ou si fugace qu'on n'a pas eu le temps de l'analyser. Dans ces cas, il faut savoir rester dans une sage réserve et rechercher, avant de se prononcer, d'autres signes plus manifestes. La crépitation osseuse pourra être confondue avec des bruits ou des sensations presque identiques qui se passent au niveau des articulations, des gaines tendineuses et des collections sanguines dans lesquelles existent des caillots.

La crépitation articulaire consiste en un gros frottement donnant lieu à des bruits secs et rudes. La crépitation tendineuse peut être comparée au bruit qu'on produit en froissant de la soie, de la neige ou de l'amidon. La crépitation emphysémateuse se reconnaît à la facilité avec laquelle elle se reproduit par la simple pression des doigts et sans imprimer des mouvements aux parties profondes. On peut suivre le gaz de proche en proche en appuyant légèrement sur les téguments.

La crépitation sanguine est due à la sensation fournie par les caillots qui s'écrasent sous le doigt, elle se produit par la simple pression, et cesse d'exister dès que les caillots sont divisés.

D'autres sensations peuvent encore en imposer, mais on peut affirmer qu'un examen attentif permet de reconnaître la crépitation osseuse, quand elle est franche et de la différencier d'autres bruits qui s'en rapprochent plus ou moins. Ce signe nettement constaté indique parfois la direction de la fracture. En effet, la crépitation existe-t-elle à l'occasion de tous les mouvements qu'on imprime au fragment inférieur, on aura quelques raisons de croire qu'on a affaire à une fracture transversale. Mais si la crépitation n'apparaît que dans le cas où le fragment inférieur est porté dans un sens déterminé, on aura lieu de conclure que la fracture est oblique et que l'obliquité existe en sens inverse du mouvement qui provoque la collision osseuse.

La disposition anatomique de certaines fractures rend impossible la production de la crépitation. Il est certain, par exemple, qu'on la chercherait inutilement dans les fractures incomplètes, et que même dans certaines fractures complètes, ce signe peut faire défaut. C'est ainsi que l'interposition de parties molles : tendons, aponévroses, brides musculaires, entre les extrémités des deux fragments, empêche le contact osseux direct et par suite annule la crépitation. Il en est de même lorsque le déplacement est tel que la réduction ne peut remettre bout à bout les extrémités fracturées; les fragments se répondent dans ce cas par leur face, recouverte de périoste.

Les fractures sous-périostées et les fractures par pénétration ne se révèlent jamais par la crépitation. Chez les enfants qui présentent souvent des fractures avec intégrité du périoste, le diagnostic peut être d'autant plus obscur que ce signe fait défaut et qu'il est rare de provoquer son apparition même en imprimant des mouvements étendus aux fragments. Quand la diaphyse d'un os pénètre dans l'une des épiphyses comme dans les fractures du radius, par exemple, la crépitation n'existe ordinairement pas.

# CHAPITRE IV

## SUITES ÉLOIGNÉES DES FRACTURES

Il ne faut pas croire que tout soit fini, lorsqu'après une fracture l'os s'est définitivement consolidé. Alors même que le cal s'est effectué normalement, que les os ont recouvré leur direction première, bien qu'il n'existe ni oblitération artérielle, ni lésion des troncs nerveux, il persiste dans le membre lésé un ensemble de troubles, résultat de sa trop longue inaction.

**Atrophie musculaire.** — Le membre fracturé, au sortir de l'appareil de contention qui l'a immobilisé, pendant plusieurs semaines présente un aspect caractéristique. La peau est pâle, d'aspect blanchâtre, recouverte de larges lamelles épidermiques qui vont s'exfolier et tomber les jours suivants. Les poils eux-mêmes ont subi l'influence de cette occlusion à laquelle le membre a été condamné; quelquefois ils sont plus longs et comme hypertrophiés; dans d'autres cas, ils tombent avec les écailles épidermiques auxquelles ils adhèrent. La peau est plissée et trop grande pour la masse atrophiée des muscles sous-jacents. Le membre dans son ensemble est amaigri, la masse musculaire est flasque et sans consistance.

Cette atrophie n'est pas limitée au segment du membre fracturé, mais elle s'étend, gagnant les parties supérieures et inférieures du membre. Dans les fractures de jambe, on peut constater que l'atrophie atteint la cuisse et au membre supérieur, une fracture de l'avant-bras ou du bras retentit sur toute la musculature du membre.

Mais cette atrophie musculaire, quoique constante, est variable dans son intensité; elle est cependant toujours moins grave que l'atrophie due à la compression d'un nerf par un cal défectueux. Elle se répare, mais se répare lentement et il importe de la combattre aussitôt que possible.

Gosselin, en 1856, a étudié cette atrophie musculaire. Il fractura la cuisse à des cobayes et les sacrifiant, quelques mois après la fracture, il constata que les muscles étaient restés pâles et anémiés et que leur volume semblait réduit. Il l'était en réalité et dans des proportions relativement considérables puisque le poids des muscles pris sur le membre sain était de 9 gr. 50, alors que ceux du côté malade perdaient presque le quart de leur poids et ne pesaient que 7 gr. 80.

Ces atrophies, non soignées, persistent indéfiniment, et, bien des années après une fracture, on peut constater parfois que le membre autrefois blessé n'a pas encore repris son volume et sa musculature normale. C'est ainsi que Berger rapporte un fait où il put constater, huit ans après une fracture du fémur, que le membre fracturé présentait encore une circonférence moindre de 6 centimètres, que celle mesurée sur le membre sain. Cette atrophie consécutive aux fractures est d'ailleurs totale, c'est-à-dire qu'elle frappe indistinctement et sans exception tous les groupes musculaires. Cette diffusion des lésions permet de différencier l'atrophie consécutive aux lésions des nerfs ou des articulations. Dans les blessures nerveuses, la lésion est limitée, on le comprend, au territoire musculaire que le nerf a sous sa dépendance. Mais il semblerait qu'à la suite des lésions articulaires, ayant ou non nécessité un repos prolongé, on dût retrouver la même diffusion de l'atrophie que s'il se fût agi d'une fracture; il n'en est rien; dans les affections articulaires, l'atrophie n'atteint qu'un groupe de muscle, et s'y localise. A la suite des fractures le membre est atrophié de toute part, sa faiblesse est générale, mais son attitude et sa direction ne sont en rien modifiées par cette dégénérescence des muscles.

Il va sans dire que cette atrophie de la fibre musculaire détermine un certain degré d'impuissance du membre. Cette impuissance est facile à constater au dynamomètre pour le membre supérieur. Le malade en a parfaitement conscience; aussi pour le membre inférieur, suivant l'expression de Malgaigne, pendant longtemps, il se sert de son membre sans s'y fier, et a recours à des béquilles ou à une canne pour assurer sa marche.

Abandonnée à elle-même, l'atrophie musculaire persiste fort longtemps comme nous l'avons déjà mentionné. Toutefois chez les enfants et les adolescents, la réparation se fait avec une assez grande rapidité.

La pathogénie de ces dégénérescences musculaires est bien difficile aujourd'hui encore à établir. Malgaigne l'attribuait à la compression et à l'immobilité prolongée dans un appareil. Cette opinion ne paraît guère soutenable, il suffit de remarquer que, lorsqu'un malade à la suite d'une fracture de cuisse a été enfermé dans une gouttière de Bonnet, le membre sain qui subit dans ce cas la même immobilité que le membre blessé ne présente jamais le même degré d'atrophie.

D'autres auteurs ont pensé qu'il fallait accuser surtout les fractures voisines des articulations et en particulier les décollements épiphysaires. On a invoqué la contusion directe des muscles, qui, comme on le sait, suffit à elle seule pour déterminer une véritable impuissance du membre. Gosselin à la suite de ses recherches avait adopté l'opinion suivante : Pour cet auteur, la vie nutritive d'un membre fracturé était tout entière localisée au niveau du cal, et s'épuisait pour ainsi dire à l'apport et à la mise en œuvre des matériaux nécessaires à sa bonne confection, et cela au détriment des échanges nutritifs des autres organes du membre, qui restaient en souffrance. Gosselin appuyait son opinion sur les expériences que nous avons déjà rappelées. En pesant les deux fémurs d'un cochon d'Inde sur lequel il avait expérimenté, il constata que le fémur fracturé pesait 1$^{gr}$,52 alors que le fémur sain ne pesait que 1$^{gr}$,05. Malgré l'autorité de Gosselin, cette opinion n'a pas prévalu, car si cette dérivation du travail nutritif s'observait chaque fois que ce travail est exagéré en un point quelconque d'un membre, on devrait constater de l'atrophie toutes les fois qu'il existe un travail néoplasique ou une lésion inflammatoire de quelque étendue.

Il convient aujourd'hui, surtout en considérant les autres troubles trophiques que l'on peut observer, de se ranger à l'opinion émise par Poulet, qui pense que cette dégénérescence musculaire est d'ordre réflexe, et consécutive à l'inflammation de petits filets nerveux, contusionnés et atteints consécutivement de névrite.

**Troubles circulatoires**. — Dès que le malade veut reprendre l'usage de son membre, surtout s'il s'agit d'une fracture du membre inférieur, on voit apparaître un œdème fort appréciable, qui distend les téguments, donne au membre un aspect cylindrique. La peau est rouge, parfois violacée, plus ou moins luisante, le gonflement est surtout marqué le soir; il disparaît par le repos au lit et ne se manifeste que quelques instants ou quelques heures après l'usage du membre.

A quoi sont dus ces troubles de la circulation? Peut-être à des troubles vaso-moteurs d'ordre réflexe analogues à ceux qui ont retenti sur la nutrition musculaire, en général; ils sont la conséquence d'une véritable gêne mécanique due à des oblitérations veineuses. Les recherches anatomo-pathologiques ont en effet permis de constater, surtout au membre inférieur, que les vaisseaux veineux, qui avoisinaient le foyer de la fracture étaient thrombosés sur une étendue variable. Les veines principales du membre ne sont pas épargnées, les veines tibiales postérieure et péronière dans les fractures de jambes, la grosse veine fémorale dans les fractures de cuisse, sont souvent partiellement oblitérées par des caillots.

Ces lésions veineuses reconnaissent pour cause soit le traumatisme initial, qui a contus et altéré les parois fragiles de la veine, soit une compression consécutive au déplacement des fragments. Pour Gosselin, ces thromboses ne seraient pas toujours d'origine mécanique, mais seraient dues à la propagation de proche en proche de caillots partant des veines osseuses ou médullaires oblitérées soit par une inflammation simple, soit par suite de phénomènes septiques, déterminant des phlébites si fréquentes dans les fractures compliquées.

Ces altérations veineuses sont suffisantes pour expliquer la gêne de la circulation si souvent observée au membre inférieur, lorsque le malade, commençant à marcher, remet son membre dans la position verticale. Avec le temps, la circulation collatérale se développe, devient suffisante et le gonflement disparaît. — Mais, dans quelques cas, fort rares à la vérité, on observe chez ces blessés, guéris de leur fracture, des accidents emboliques dus à la migration d'un caillot.

Ces embolies, plus fréquentes pendant la cure des fractures, ont pu s'observer dès que le malade recommence à se servir de son membre. Durodié, dans sa thèse, rapporte quatre cas où des accidents emboliques survinrent entre le trente-cinquième et le cinquante-septième jour. On voit que ces accidents sont analogues à ceux que l'on peut observer dans toute coagulation veineuse de quelque nature qu'elle soit. C'est à l'occasion d'un mouvement, de la levée d'un appareil, d'une tentative de marche, que le caillot jusqu'alors protégé par l'immobilité se partage en fragments dont le plus élevé est emporté, dans le poumon, par la circulation. Dupuy (de Bordeaux) rapporte le cas d'un de ses malades, qui mourut brusquement le cinquantième jour d'une fracture de uisse. On avait levé l'appareil le matin, le malade fut pris subitement d'accidents asphyxiques à la suite d'un effort qu'il fit pour se soulever de son lit et succomba.

**Raideurs.** — L'impuissance d'un membre convalescent d'une récente fracture est encore augmentée par des raideurs articulaires et tendineuses. Les articulations mêmes éloignées du traumatisme sont devenues raides et douloureuses, les tendons glissent mal, les mouvements spontanés sont presque nuls, et les mouvements provoqués sont rapidement limités par la douleur.

Cette raideur dans les mouvements constitue une des gênes les plus sérieuses de la convalescence des fractures. Souvent passagère, elle peut persister longtemps, presque indéfiniment chez les sujets prédisposés aux manifestations articulaires, ou bien lorsque la jointure enraidie a subi plus ou moins directement les atteintes du traumatisme. Dans ces cas, il s'agit non d'une suite, mais d'une complication des fractures : arthrite rhumatismale dans un cas, arthrite traumatique dans l'autre.

Nous ne pouvons entrer ici dans une discussion qui aura mieux sa place dans le chapitre consacré aux maladies articulaires et ne pouvons que nous borner à énoncer ce fait d'expérience, c'est que jamais l'immobilité ne suffira pour amener l'ankylose dans une articulation saine et chez un sujet sain. On connaît les observations de Teissier, père (de Lyon). Malgaigne en a déjà fait une juste critique.

Il est certain que, par l'immobilité, les tissus blancs péri-articulaires, pour emprunter l'expression de Gerdy, se rétractent peu à peu et perdent de leur élasticité et de leur extensibilité. Les synoviales sont plus sèches et peu propres aux grands mouvements. Mais, de là à l'ankylose, il y a loin.

Tels sont les accidents habituellement observés à la suite des fractures : atrophie musculaire, troubles circulatoires, raideurs articulaires. On peut dire que sur un individu sain ces troubles doivent disparaître par le temps et par le seul usage progressif du membre fracturé, mais il convient souvent de ne pas dédaigner ainsi ces phénomènes consécutifs, sous peine de les voir s'installer et devenir permanents.

Pour combattre l'atrophie musculaire, il faudra avoir recours à l'électricité, appliquée chaque jour avec persévérance, et à l'exercice méthodique des muscles. Mais il existe un mode de traitement, très en faveur aujourd'hui, et qui jusqu'ici avait été réservé aux empiriques, nous voulons parler du massage. Le massage, en effet, pratiqué modérément et scientifiquement, combat énergiquement l'atrophie musculaire, ranime la circulation alanguie et assouplit les ligaments rétractés, mais à la condition d'être appliqué avec grande prudence et avec quelque habitude de sa pratique, et à l'exclusion des grands mouvements provoqués qui ne peuvent qu'amener de l'arthrite et augmenter les raideurs.

Dans bien des cas d'ailleurs, de grands bains, des frictions sèches, un exercice modéré, exécuté par le malade lui-même suffiront pour faire disparaître les derniers inconvénients de sa fracture.

# CHAPITRE V

## COMPLICATIONS DES FRACTURES

« Une fracture est compliquée toutes les fois qu'elle s'accompagne d'accidents généraux ou de désordres locaux de nature à aggraver la lésion principale, à retarder ou à compromettre la consolidation, à nécessiter un traitement spécial. » Telle est la définition donnée par Follin dans son *Traité de pathologie externe*. Mais, comme nous le verrons, parmi ces complications, il en est une qu'il faut distinguer et mettre à part, c'est celle qui résulte de la présence d'une plaie, exposant à l'air libre le foyer de la fracture. Pendant longtemps cette complication a été considérée comme la seule importante et primant toutes les autres. Aussi la définition de Follin est-elle trop générale et, pour rester dans l'usage établi, convient-il de décrire à part les fractures ouvertes.

Les accidents qui peuvent compliquer les fractures sont locaux ou généraux.

### ACCIDENTS LOCAUX

Parmi les complications locales des fractures, il faut signaler : la contusion, les épanchements sanguins, les anévrysmes, les hémorrhagies, les plaies, les corps étrangers, la multiplicité des fragments, les esquilles, l'emphysème primitif, le spasme musculaire, l'inflammation, les abcès, la gangrène, les luxations, la pénétration du trait de fracture dans la cavité d'articulations voisines.

1° **Contusion.** — Accident presque constant des fractures, et surtout des fractures par cause directe, la contusion peut n'être d'aucune importance ou constituer au contraire une complication de la plus haute gravité. Tout dépend du degré de la contusion et, par suite, de la nature et de l'étendue des lésions qui siègent au-dessous de la peau. La simple ecchymose ne saurait être rangée dans le chapitre des accidents locaux, tant sa signification pronostique est bénigne ; c'est un symptôme presque obligé des fractures. Mais si cette ecchymose est le résultat d'une contusion directe, si sa diffusion devient considérable, il est à craindre qu'elle ne soit l'indice d'une réelle complication et d'une contusion profonde très violente. Alors même que la peau paraît peu contuse, la vitalité des tissus sous-jacents est souvent compromise. La mortification survient, et à la chute des eschares une fracture simple peut être transformée en fracture ouverte. Il est inutile d'insister sur les inconvénients sinon sur les dangers de cette complication ; une fracture secondairement ouverte est plus redoutable qu'une fracture qui communique d'emblée avec l'air extérieur. Celle-ci peut en effet être désinfectée avec soin, et, par suite, guérir sans suppuration ; mais une fracture, ouverte par la chute d'une eschare, se trouve nécessairement baignée dans des détritus gangréneux et s'accompagne fréquemment des phénomènes septiques les plus graves.

Dans certains cas, la contusion est si violente qu'elle domine la scène et laisse en second plan la fracture. En vertu de son élasticité, la peau a résisté à l'action traumatique. Mais le membre est profondément atteint, les os sont brisés en plusieurs fragments, les tissus désorganisés, les artères rompues, les nerfs broyés. Ces profondes lésions, même avec intégrité des téguments, réclament une intervention radicale, c'est-à-dire le sacrifice du membre.

Lorsqu'il existe un certain degré de contusion profonde, il convient de différer l'application de l'appareil inamovible à cause du gonflement considérable qui survient inévitablement dans ces cas. Il sera bon de placer le membre fracturé dans un appareil légèrement et régulièrement compressif comme l'appareil de Scultet ouaté. La position élevée, l'immobilité et la compression sont des conditions favorables à la guérison de cette complication.

2° **Épanchement sanguin.** — Toute fracture s'accompagne d'une extravasation sanguine d'importance variable, ordinairement peu abondante.

Mais si l'épanchement est considérable, il doit être considéré comme une véritable complication. Cette collection sanguine gêne en effet le travail de réparation. Les épanchements de sang sont tantôt superficiels et sous-cutanés, tantôt profonds; au début, ils sont rénitents et même fluctuants, quand le sang est collecté en grande abondance. Mais, en général, à moins qu'ils ne soient superficiels, ils se manifestent sous la forme d'un gonflement dur et tendu. Que la collection soit profondément ou très superficiellement située, on la traitera par une compression douce, progressive, faite à travers une bonne couche d'ouate. Cette compression régulière et méthodique est encore le meilleur agent que le chirurgien ait à sa disposition pour faciliter la résorption de l'attachement.

Les plaies superficielles des membres, les érosions, doivent être soigneusement désinfectées et pansées, car elles peuvent servir de porte d'entrée à des agents infectieux susceptibles de faire suppurer les collections sanguines sous-jacentes. Cette suppuration arrive parfois, quoi qu'on ait pu faire. Elle se manifeste par ses signes habituels. Mais cette suppuration dans une large cavité, où plongent les extrémités fracturées, constitue un danger des plus grands, auquel le chirurgien doit porter un prompt remède par des incisions larges permettant l'évacuation de tous les caillots, les lavages abondants et un pansement soigné. La crainte de transformer une fracture jusqu'alors fermée en une fracture ouverte ne doit pas arrêter le chirurgien. La fracture exposée n'est dangereuse, nous le savons, que parce qu'elle est susceptible d'être infectée. La fracture fermée est bénigne, parce que les chances d'infection sont plus rares. Or quand l'épanchement sanguin, qui baigne le foyer de la fracture, est envahi par la suppuration, la fracture, quoique fermée, est dès lors infectée, et l'ouverture du foyer hémato-purulent, loin de constituer un danger, devient la seule indication thérapeutique, grâce à laquelle on peut éviter les accidents redoutables du phlegmon diffus et de la septicémie.

On peut dire d'une façon générale que l'épanchement de sang abondant coïncide avec des ruptures musculaires étendues. Mais très souvent aussi de gros vaisseaux sont ouverts, et dans ce cas il peut se produire de véritables hémorrhagies soit extérieures, soit enfermées dans le tissu cellulaire.

5° **Hémorrhagies. Anévrysmes diffus.** — Il ne peut être question, au chapitre des complications, des hémorrhagies peu abondantes produites par la rupture de quelques vaisseaux sans importance. La lésion des artères d'un certain volume et des grosses veines est, par contre, une complication toujours sérieuse qui pèse sur le pronostic et influe sur le traitement.

S'il s'agit d'une blessure portant sur une veine volumineuse, si le sang peut s'écouler librement au dehors, l'hémorrhagie peut être dangereuse. L'ouverture de la veine fémorale, par exemple, expose le blessé à une mort rapide. Mais en général, l'hémorrhagie veineuse est peu importante, et elle est, d'ordinaire, facilement arrêtée par la compression simple du membre, si la ligature des deux bouts n'est pas indiquée ou facile.

A la suite de ces lésions veineuses il faut noter la phlébite, très fréquemment observée sur les veines violentées par les fragments. Ces phlébites restent le plus souvent localisées autour du foyer de la fracture. Mais parfois toutes les veines du membre sont atteintes par la coagulation se faisant de proche en proche. Quel que soit le degré de ces oblitérations veineuses, il en résultera fréquemment, quand le membre reprendra ses fonctions, un œdème plus ou moins considérable et persistant.

Les hémorrhagies artérielles sont incontestablement plus fâcheuses.

Tantôt la plaie artérielle est due à la même cause que celle qui a donné lieu à la fracture. Les balles et les fragments d'obus produisent souvent cette double lésion. Dans d'autres circonstances, c'est un fragment pointu, ce sont des esquilles acérées qui viennent secondairement perforer le vaisseau. Les mouvements intempestifs imprimés au membre blessé, les déplacements imposés au malade, les efforts malencontreux peuvent occasionner cette lésion consécutive des artères. Tantôt, mais c'est le fait exceptionnel, les tuniques artérielles ne sont pas toutes rompues, et il peut se former alors un anévrysme vrai circonscrit. Le plus souvent, l'artère est complètement rompue et le sang s'écoule soit au dehors, par une plaie des téguments, soit dans le tissu cellulaire voisin, où il reste emprisonné, et il se produit ainsi un anévrysme diffus.

L'hémorrhagie qui se manifeste à l'extérieur est d'abondance variable. Certaines particularités peuvent momentanément induire en erreur sur le volume du vaisseau blessé. Il faudra tenir grand compte de l'abondance et surtout de la continuité de l'hémorrhagie, plutôt que de la couleur du sang épanché, pour se prononcer sur l'existence ou la non-existence d'une plaie artérielle.

S'il existe une large plaie extérieure, il est souvent facile de pincer et de lier les vaisseaux qui donnent du sang, mais si la plaie est étroite et ne permet pas l'exploration, c'est encore à la compression aseptiquement faite qu'il faudra s'adresser pour tarir la source de l'épanchement. Si, malgré tous les soins, l'écoulement ne s'arrête pas et devient menaçant par son abondance et sa continuité, le chirurgien, dans ces cas exceptionnels, est autorisé à ouvrir la plaie et à rechercher les deux bouts du vaisseau divisé; c'est ce que fit déjà J.-L. Petit, et avec succès. Mais il ne faut pas se dissimuler les difficultés considérables que va rencontrer l'opérateur, exposé malgré de grands dégâts à ne pas trouver nettement, au milieu de ces tissus mâchés et contus, la véritable source de l'hémorrhagie.

Avant d'en venir à une opération aussi laborieuse et souvent grave, il est indispensable d'avoir tenté pendant quelques jours, en l'associant à la compression directe, la compression indirecte ou à distance, telle que Verneuil l'a pratiquée dans la cure des anévrysmes diffus compliquant les fractures de jambe.

L'Anévrysme diffus se reconnaîtra par ses signes habituels : on constatera une tuméfaction diffuse, régulière, de volume variable et animée de battements, quelquefois sensibles à la vue, mais surtout perceptibles au palper. Le souffle peut exister, mais il manque assez souvent, et lorsqu'il existe, il se trouve, en général, localisé à l'endroit de la blessure vasculaire. On doit enfin signaler des douleurs fort vives dues à la compression des troncs nerveux par la poche anévrysmale.

Cet anévrysme peut guérir spontanément ou par la simple compression; mais il peut continuer à se développer et même se compliquer à un certain moment de phénomènes inflammatoires et gangréneux qu'on attribuait trop fréquemment autrefois à la simple compression des parties molles du membre par la poche distendue, et qui sont le plus souvent, en réalité, des manifestations septiques. Cette complication, dans l'évolution de l'anévrysme diffus, a rendu souvent le diagnostic erroné et a retenti malencontreusement sur la thérapeutique. Bien souvent, en effet, l'anévrysme diffus traumatique des membres a été pris pour un abcès et traité comme tel.

Que l'ouverture de la poche anévrysmale se soit faite spontanément ou consécutivement à l'action chirurgicale, l'hémorrhagie qui en résulte peut être mortelle. On peut donc dire que l'anévrysme diffus constitue une des complications les plus redoutables des fractures simples, et qui exige un traitement énergique et méthodiquement constitué.

Nepveu et Gurlt ont bien étudié ces lésions artérielles dans les fractures. D'après la statistique de ce dernier auteur, sur 25 cas où cette complication a été relevée il y a eu 5 morts; 10 fois le membre a pu être conservé, mais dans les 10 autres cas l'amputation a dû être pratiquée et ce sacrifice n'a du reste pu empêcher quelques blessés de mourir. G. Laurent estime à 33 pour 100 la mortalité dans les anévrysmes qui compliquent les fractures.

Différents traitements ont été proposés pour remédier à l'anévrysme faux primitif. Pelletan avait recours à l'amputation, Boyer allait à la recherche des deux bouts de l'artère pour y poser des ligatures; Delpech, Dupuytren et B. Cooper employaient la méthode d'Anel pour obvier à cet accident. Verneuil a préconisé la compression indirecte, et l'a mise en pratique dans un cas de plaie de l'artère tibiale. La compression fut faite sur la fémorale à l'aide d'un sac de plomb et donna un excellent résultat. La compression directe et la compression indirecte doivent donc, étant donnés les succès qu'ont enregistrés ces méthodes, être essayées avant d'en arriver à l'intervention sanglante.

Cette intervention chirurgicale peut être : la ligature des deux bouts du vaisseau, la ligature de l'artère à distance par la méthode d'Anel, l'amputation du membre.

L'amputation du membre était la seule thérapeutique recommandée et employée par les anciens; il fallut le mémoire, bien connu, de Dupuytren pour rejeter ce procédé par trop barbare et le faire remplacer par la ligature de l'artère au-dessus de l'anévrysme, par la méthode d'Anel.

Aujourd'hui les choses sont bien changées, et quoique l'exceptionnelle rareté des cas ne permette pas d'étayer sur de nombreux faits une nouvelle méthode thérapeutique, il nous semble que si, par l'échec des procédés de douceur, l'intervention sanglante paraît indiquée, il faut avoir recours à la large incision des téguments, à l'évacuation des caillots et à la ligature, dans la plaie, des deux bouts de l'artère divisé. Une telle conduite, autrefois jugée téméraire, est aujourd'hui rendue plus facile par les perfectionnements apportés dans la technique opératoire, du fait de l'application de la bande d'Esmach et de l'usage des pinces à forcipressure, et se trouve enfin légitimée, grâce à l'innocuité conférée par une opération aseptiquement conduite.

4° **Thromboses et Embolies.** — D'autres complications peuvent survenir du côté des vaisseaux veineux.

Dès 1862, Velpeau avait appelé l'attention sur les thromboses et les embolies qui existaient parfois à la suite des fractures. Demarquay et Azam (de Bordeaux) ont repris cette question qui a été depuis l'objet d'études intéressantes. Toutefois le mécanisme, suivant lequel se produisent ces coagulations veineuses, n'est pas très bien élucidé. On admet qu'au niveau de la plaie contuse des parois veineuses, il se fait une coagulation qui gagne progressivement les gros troncs. Cette oblitération, qui s'étend plus ou moins loin, amène, sur les parois vasculaires, l'inflammation qui caractérise la phlébite. Mais on sait, d'après les recherches les plus modernes et en particulier d'après celles de Widal, que la phlébite est presque toujours d'ordre septique et que les traumatismes aseptiques des veines ne déterminent jamais de phlébites véritables. Azam précise la cause de l'endo-phlébite ; pour lui l'inflammation veineuse est due à l'altération du sang qui s'est épanché dans les tissus et qui est repris par les veines.

La véritable cause des thromboses est évidemment l'irritation déterminée par le traumatisme. L'immobilité du membre et les compressions irrégulièrement faites ont été accusées de favoriser sa production.

Le principal signe de ces coagulations veineuses consiste dans la tuméfaction du membre.

Un œdème, plus ou moins considérable, apparaît, en même temps que se dessinent, sous les téguments, des lacis veineux qui indiquent le développement exagéré d'une circulation collatérale superficielle.

L'existence de ces thromboses explique aisément celle des embolies. Il suffit que l'extrémité du caillot se détache pour donner naissance à des accidents redoutables, parfois immédiatement mortels. Il est inutile d'insister sur la gravité de cet accident, qui constitue un danger, aussi exceptionnel que grave de la convalescence des fractures. Il est de toute nécessité d'exiger du malade de s'abstenir d'aucun mouvement brusque, et d'appliquer une immobilisation rigoureuse des membres.

Les fractures de jambe sont encore plus exposées que toutes les autres à ces complications du côté du système vasculaire. On estime que ces complications veineuses existent une fois sur 300 fractures.

Ces embolies ne se produisent qu'à une certaine époque après l'accident initial. Velpeau a signalé des embolies le 22e jour, Gosselin le 30e, Azam le 37e jour. Mais le caillot migrateur se détache plus tard encore, comme l'ont constaté Labbé et Bouchard.

Des accidents du même genre que ceux qui sont déterminés par un caillot fibrino-globulaire, peuvent être dus au transport des *embolies graisseuses*.

Ces embolies graisseuses signalées, pour la première fois, dans le poumon, par Zenker (1862), ont été étudiées par Wagner, Busch, Muller, Czerny, etc. Quelques travaux français de Sédillot, Michel (de Strasbourg), Gosselin, et plus récemment de Déjerine, ont servi à expliquer quelques phénomènes dont on ne trouvait pas la justification dans les examens macroscopiques.

On a admis que la fracture, mettant à nu la cavité mudullaire de l'os, produisait des lésions du côté de la moelle. Les corpuscules de graisse, mis en liberté par le traumatisme médullaire, étaient repris par les veines et projetés dans le cœur et les poumons. Ces gouttelettes huileuses occasionnaient la mort par phénomènes pulmonaires et même la mort subite.

Il est à peu près certain, aujourd'hui, que ces embolies n'ont pas seulement une action mécanique. Elles sont surtout dangereuses, parce qu'elles servent de véhicules aux micro-organismes qui se trouvent au niveau du foyer de la fracture.

Mais cette question bactériologique n'est pas définitivement tranchée. On s'est demandé, avec quelque apparence de vérité, s'il ne fallait pas rapprocher les accidents dus aux embolies graisseuses à ceux qui se produisent au cours de l'ostéo-myélite. De nouvelles recherches sont nécessaires pour élucider l'histoire des embolies dites graisseuses.

5° **De l'emphysème.** — Le tissu cellulaire qui avoisine le foyer de la fracture peut être envahi par des gaz. On dit alors que la fracture est compliquée d'emphysème. Mais ces infiltrations gazeuses sont de natures bien différentes et il est nécessaire d'en distinguer plusieurs variétés. Dans un premier groupe de faits, l'air, provenant de cavités voisines du foyer de la fracture et communiquant avec lui, s'infiltre dans le tissu cellulaire autour des fragments. Les cavités de la face, dans les fractures du maxillaire ou des os du nez, les cavités pleurales et les aréoles pulmonaires, dans les fractures des côtes, constituent la source d'où naîtra l'emphysème. C'est là une variété spéciale à certaines régions. On en trouvera la description, avec plus de profit, dans l'étude des fractures en particulier.

Dans une autre catégorie de faits, la pénétration de l'air s'est faite à travers une solution de continuité plus ou moins étroite de la peau, cette variété est absolument exceptionnelle. L'emphysème est toujours alors de minime étendue et exactement limité au niveau de la plaie cutanée. Les accidents déterminés par cette infiltration gazeuse sont nuls ou à peu près.

Voici comment on explique la production de cette variété d'emphysème. Le blessé, à la suite de la fracture, essaye de se relever, ou bien son membre est saisi par des mains inexpérimentées qui impriment aux fragments des déplacements brusques plus ou moins étendus. L'écartement des deux fragments a pour résultat de déterminer une sorte de vide, et par suite un appel d'air du dehors en dedans. S'il existe une plaie étroite de la peau, quelques bulles d'air se glissent et s'infiltrent dans les interstices cellulaires. Cette infiltration est d'autant plus facile que le trajet qui fait communiquer le foyer de la fracture avec l'air extérieur est plus étroit, plus sinueux, de sorte que l'air qui a pénétré dans le trajet, ressort difficilement et se répand alors dans les mailles du tissu cellulaire où il n'éprouve pas de résistance. On a admis sans grandes preuves à l'appui que dans certaines régions à peau très mobile, à la poitrine, au niveau des articulations, les mouvements entr'ouvrent les lèvres de la plaie et favorisent l'entrée de l'air, qui ne peut plus sortir dès que les deux bords de la solution de continuité se rapprochent.

Mais les expériences de Dolbeau et de Bérard, vont à l'encontre de cette théorie, et elles ont établi que l'emphysème consécutif à une plaie axillaire ou thoracique devait être regardé comme l'indice d'une plaie pulmonaire concomitante et non pas comme dû à l'infiltration de l'air, consécutivement aux mouvements successifs d'abduction et d'adduction du bras.

Peut-être faudrait-il ranger l'emphysème limité, qui se montre incontestablement dans certaines fractures des membres, comme une forme locale et très atténuée des infiltrations gazeuses dont il nous reste maintenant à donner la signification et la pathogénie.

L'emphysème primitif des membres a été signalé par Roux, et par Velpeau qui était tellement pénétré de la gravité de cette complication, qu'il proclamait que le sacrifice du membre, dès que l'emphysème apparaissait, était pour le malade la seule chance de salut. Malgaigne, Huguier ont largement étudié cette question. Ces cas, qui ont si vivement frappé l'attention des chirurgiens, doivent entrer dans la catégorie des accidents imputables à la *gangrène septicémique*, à l'érysipèle bronzé. L'emphysème n'est alors qu'un symptôme de cette forme redoutable de septicémie.

Les gaz qui s'infiltrent alors dans le tissu cellulaire n'ont pas la même composition que l'air atmosphérique. On admettait que ces gaz provenaient du sang et sortaient des vaisseaux par suite d'un trouble grave de l'innervation.

Maisonneuve croyait à la formation spontanée de ces gaz au niveau du foyer de la fracture et à la pénétration dans les veines ouvertes par le traumatisme.

Il est certain qu'il s'agit, dans ces cas, de la pénétration d'agents septiques qui donnent lieu à des phénomènes de décomposition des tissus et d'intoxication générale.

Les micro-organismes peuvent provenir du dehors et pénétrer à la faveur d'une plaie des téguments. C'est là l'origine ordinaire de ces septicémies si graves. Dans d'autres cas, on ne trouve pas de solution de continuité à la peau et l'on est forcé d'admettre soit qu'il existait une porte d'entrée invisible, mais suffisante, soit que le blessé fût dans cet état que Verneuil a décrit sous le nom de *microbisme latent*. Il est en effet impossible d'expliquer la genèse de cette variété d'emphysème, sans faire intervenir la présence d'agents septicémiques.

L'emphysème qui ne s'accompagne pas des phénomènes graves de la septicémie, qui ne présente aucune réaction locale, est sans influence sur la marche et la terminaison des fractures, et débute au voisinage de la plaie des téguments. Dans tous les cas, l'infiltration gazeuse est limitée et circonscrite autour de la blessure et ne s'étend jamais.

Le doute n'est pas possible si l'emphysème est d'origine septicémique. Dès les premières heures qui suivent l'accident apparaît l'infiltration gazeuse qui s'étend rapidement vers la racine du membre blessé et qui donne lieu à une crépitation caractéristique, se manifestant à la simple pression sur les téguments. Parfois le volume du membre augmente dans des proportions considérables. La peau, devient marbrée, prend une teinte violacée, livide; s'il existe une plaie, des liquides brunâtres, mélangés de gaz d'une odeur fétide, s'écoulent au dehors.

En même temps, les phénomènes généraux graves de la septicémie ne laissent planer aucun doute sur la nature de l'emphysème.

Mais cette gangrène gazeuse, fréquente dans les fractures graves, n'est pas spéciale aux fractures, elle peut se montrer dans toutes les blessures des membres. Sa nature, sa symptomatologie et son traitement ont déjà été soigneusement étudiés, nous ne pouvons que renvoyer au chapitre qui traite de cette question.

6° **Gangrène.** — Nepveu, dans sa thèse inaugurale, a décrit, avec juste raison, deux variétés de gangrène, à la suite des fractures, les gangrènes *infectieuses* et les gangrènes *mécaniques*.

La gangrène infectieuse est un épiphénomène de la septicémie qui atteint le membre et envahit l'organisme. Tantôt c'est l'emphysème qui domine la scène, tantôt c'est la gangrène qui attire surtout l'attention. Dans les deux cas la situation est la même, la vie du blessé est en danger immédiat, par suite du développement des accidents infectieux; son étude rentre encore dans l'étude des gangrènes d'ordre septique, la fracture passe ici au second plan.

La gangrène mécanique mérite d'être étudiée plus spécialement.

Différentes causes peuvent lui donner naissance. Tantôt c'est une contusion

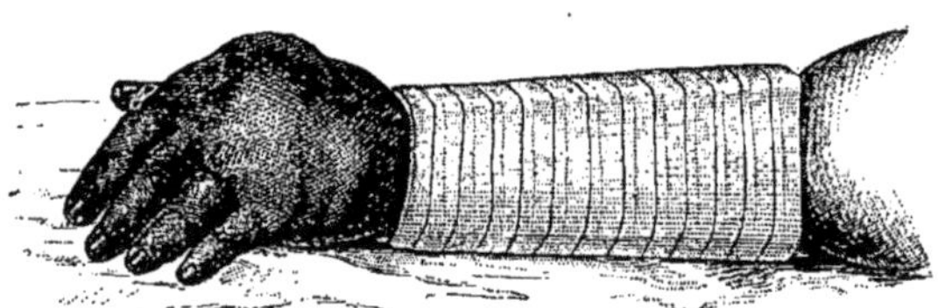

FIG. 117. — Gangrène de l'avant-bras et de la main, par suite de l'application d'un appareil trop serré.

profonde qui dilacère et détruit les parties molles, tantôt, c'est la rupture du vaisseau artériel principal du membre. Ce peut être encore une tension trop grande des parties molles par un anévrysme diffus, ou bien l'apparition de phénomènes inflammatoires qui viennent porter le dernier coup à des tissus, dont la vitalité eût pu, à la rigueur, être suffisante. Tantôt enfin c'est la compression, produite par un appareil trop serré, qu'il faut incriminer.

La pathogénie de ces accidents d'ordre mécanique est facile à expliquer. Tous les obstacles, qui arrêtent la circulation du sang dans les gros vaisseaux, déterminent l'ischémie des parties irriguées, et finalement leur mortification.

Que les artères soient déchirées ou que leur calibre soit oblitéré par la compression ou par la production d'un caillot dans leur intérieur, le résultat est identique : le sang n'irrigue plus les tissus, d'où apparition d'accidents gangréneux.

La compression artérielle peut être le résultat de la saillie et du déplacement anormal d'un fragment; dans ce cas la réduction est le seul remède qu'il convienne d'appliquer immédiatement. Mais souvent la gangrène reconnaît pour cause l'application défectueuse de bandages. Une attelle peut déterminer sur un point saillant du membre une compression trop forte. Les capillaires et les petits vaisseaux ne laissent plus alors circuler le sang, et l'on voit apparaître au point directement comprimé des plaques de sphacèle. La compression est surtout dangereuse lorsque les vaisseaux principaux reposent sur un plan résistant, la lumière du vaisseau se trouve ainsi complètement aplatie et oblitérée. Assez souvent le sphacèle est dû à la combinaison des deux causes de compression artérielle : bandage qui agit de dehors en dedans, et fragment osseux agissant de dedans en dehors. Dans ces cas, ce ne sont plus de petites plaques de sphacèle limité mais la mortification de tout un segment du membre (fig. 117).

La blessure de l'artère principale d'un membre n'entraîne pas nécessairement le sphacèle des parties situées au-dessous, et, dans un très grand nombre de cas, la circulation collatérale se rétablit. Mais quand cette blessure coïncide avec une fracture, on doit redouter l'apparition de la gangrène, surtout, si l'on constate la disparition du pouls, dans les points situés au-dessous de la solution de continuité vasculaire.

Dans ces cas, la question d'amputation se pose. Si la partie inférieure du membre est froide et insensible, l'amputation immédiate est de rigueur. Mais si la chaleur est en partie conservée, si la sensibilité, bien qu'émoussée, est encore manifeste, il ne faudra pas considérer la lésion artérielle comme une indication suffisante d'amputation. Pour en venir immédiatement à un tel sacrifice, il faut l'existence d'autres désordres, tels que fracas osseux considérable, lésions étendues des parties molles, des articulations, etc.; et, en réalité, la blessure des artères ne devient par elle seule une indication d'amputation que lorsqu'il est dûment constaté que la partie sous-jacente du membre est définitivement privée de vitalité.

Quoi qu'il en soit de ces indications de l'amputation, il faut savoir que la gangrène qui se montre à la suite d'une compression chirurgicale (attelle principalement) apparaît du premier au cinquième jour après l'application de l'appareil. Nepveu a colligé 21 cas de gangrène atteignant les membres supérieurs et 10 les membres inférieurs.

Sur les 21 cas de gangrène du membre supérieur, 11 fois la gangrène a été observée après une fracture de l'avant-bras, 8 fois après une fracture du radius et 2 fois après celle du bras.

La fréquence relative du sphacèle du membre inférieur, suivant les fractures qui atteignent les différents os, peut être résumée ainsi : sur 11 cas, on relève 6 fractures de jambe, 2 de rotule, 1 de cuisse et 1 des malléoles.

Il s'ensuit que ce sont les fractures de l'avant-bras et de la jambe qui causent le plus souvent la gangrène des membres. Il est bon de signaler la fréquence du sphacèle consécutif aux fractures simples du radius. De là, l'indication de ne poser les attelles qu'avec circonspection et de ne pas comprimer les artères radiale et cubitale, par un bandage trop serré.

Les mauvais états généraux, qui diminuent la résistance des tissus, l'alcoolisme, la glycosurie, le paludisme, prédisposent à la production de cet accident.

7° **Spasmes musculaires.** — Les fractures des membres sont souvent accompagnées de tressaillements convulsifs, qui disparaissent rapidement et qui, dans certains cas douteux, peuvent être de quelque valeur pour le diagnostic. Parfois ces spasmes musculaires, d'ordinaire peu intenses, peuvent secouer avec violence le membre fracturé. Ces soubresauts, qui constituent par leur intensité une véritable complication, apparaissent d'habitude vers le sixième ou le septième jour après l'accident et peuvent être plus ou moins durables.

Ces spasmes se montrent de préférence pendant la nuit et s'accompagnent d'une vive douleur. La fréquence de ces contractions musculaires et la vivacité des souffrances peuvent être telles, que le blessé soit complètement privé de sommeil. On devine aisément les inconvénients et les dangers de cette complication. La réduction des fragments est souvent rendue difficile, car en dehors des spasmes, le muscle reste contracturé, et, si la réduction est obtenue, il est impossible de la maintenir. Le déplacement brusque et répété des fragments peut amener soit une perforation cutanée, soit l'ouverture d'un gros vaisseau, en tous cas augmenter la dilacération des parties molles. Les fractures de jambe sont celles qui sont le plus sujettes à cette complication. Une réduction défectueuse, une mauvaise coaptation des fragments sont favorables à la production de ces spasmes musculaires; il est probable que l'état nerveux et l'alcoolisme sont des causes prédisposantes. On a invoqué plusieurs hypothèses pour expliquer ces phénomènes. Par suite de la position vicieuse des fragments, le muscle est dévié de sa position normale, sa direction est modifiée, ses insertions écartées ou rapprochées. Ces conditions peuvent suffire pour en amener la contraction spasmodique. Dans d'autres cas, c'est l'irritation du muscle par un corps étranger, par une esquille, qui doit être invoquée comme cause déterminante. La contusion et la compression des filets et des troncs nerveux du segment de membre blessé sont, dans la plupart des cas, la cause véritable de ces spasmes, qui ne sont que des phénomènes d'ordre réflexe.

Cette complication doit être traitée avec sollicitude : le bromure de potassium, associé au chloral, l'opium à haute dose, la morphine peuvent quelquefois réprimer ces spasmes.

Mais, comme nous le verrons dans le chapitre du traitement, une bonne réduction et une bonne contention constituent, là encore, le meilleur traitement des complications des fractures. Ici, comme dans les cas de vaste épanchement sanguin, la compression ouatée agira favorablement.

Tétanos. — Ces spasmes peuvent n'être que le prélude du tétanos. Les contractions se rapprochent, se généralisent, et enfin le tétanos devient évident.

Sans que l'on puisse établir une filiation certaine entre les spasmes musculaires et le tétanos proprement dit, on peut rapprocher ces deux accidents, qui se succèdent dans un certain nombre de circonstances.

Quelle que soit l'opinion que l'on professe sur l'origine du tétanos, on est forcé de reconnaître que cette affection ne complique que d'une façon absolument exceptionnelle les fractures fermées. Les fractures ouvertes sont au contraire exposées au tétanos dans une proportion relativement assez grande. Sur 22 cas de tétanos traumatique, Poland a relevé 17 cas où l'affection avait été consécutive à la production d'une fracture. Dans un seul de ces cas de tétanos, il n'existait pas de plaie apparente.

Ces chiffres sont tout à l'avantage de la théorie infectieuse du tétanos, qui d'ailleurs ne se trouve plus guère contestée aujourd'hui.

D'autre part, il est incontestable que des exemples d'accidents tétaniformes ont été rapportés à la suite d'une blessure ou d'une compression nerveuse produite par un fragment. Plusieurs auteurs ont cité des faits de ce genre. Tout dernièrement encore, nous avons eu connaissance d'un cas analogue aux précédents. Les convulsions tétaniques cessèrent immédiatement, dès que la fracture fut réduite. Dans ces cas il ne s'agit que d'accidents tétaniformes, absolument différents du vrai tétanos, maladie infectieuse.

8° **Du délire alcoolique**. — Les fractures des membres peuvent se compliquer de *delirium tremens*. Les traumatismes de tous ordres suffisent d'ailleurs pour produire l'explosion des accidents du delirium chez un individu atteint d'alcoolisme chronique; mais les fractures semblent y prédisposer particulièrement.

Les phénomènes nerveux varient d'intensité. Dans quelques cas la mort peut survenir, du fait de cette complication, chez un sujet qui n'a qu'une fracture simple et bénigne en elle-même.

Assez souvent, les alcooliques sont atteints d'une simple hyperexcitation cérébrale qui se calme rapidement.

Le délire, l'excitation cérébrale, l'indocilité des alcooliques occasionnent des mouvements intempestifs dans les membres fracturés, et c'est à ce titre que l'alcoolisme nous intéresse ici. La rapidité de la réunion osseuse peut souffrir de ces mouvements continuels du blessé. Des complications plus graves, telles que la reproduction du déplacement, la déchirure de la peau, par les extrémités osseuses, peuvent également en être la conséquence.

L'opium à très haute dose, l'application immédiate d'un bon appareil constituent des indications pressantes. Si l'anesthésie est jugée nécessaire pour obtenir une bonne réduction et une contention parfaite, il ne faudra pas oublier l'excitation souvent violente et prolongée, qui agite les alcooliques pendant l'anesthésie, et il sera indispensable de disposer d'un nombre d'aides suffisants pour immobiliser soigneusement le membre blessé, pendant la période d'agitation, sous peine de voir les mouvements désordonnés du malade amener les plus graves complications.

9° **Des plaies**. — Parfois la fracture est accompagnée de plaies assez vastes pour constituer une complication, bien que ces plaies ne communiquent pas avec le foyer de la fracture. Ces plaies nécessitent parfois une intervention spéciale et des soins prolongés. La peau peut être enlevée sur une large surface, comme on en trouve des exemples fréquents dans les fractures produites par certaines machines industrielles. Le décollement de la peau est quelquefois considérable. Quand il est possible d'obtenir le recollement et la réunion par première intention, la plaie ne constitue à vrai dire qu'une complication insignifiante. Mais si la perte de substance est telle, que l'on ne puisse espérer la combler par une réunion primitive, la durée de la cicatrisation, les soins qu'elle exige constituent une véritable complication.

Il faudra veiller à l'asepsie absolue de cette plaie, choisir un mode de pansement ne nécessitant pas de fréquents renouvellements, et se rappeler que l'infection de la plaie peut retentir d'une façon fâcheuse sur la formation du cal.

10° **Multiplicité des fragments.** — La multiplicité des fragments d'un gros volume est une condition défavorable à la consolidation des fractures même absolument fermées. Dans ces cas, une immobilisation parfaite est difficile, les fragments intermédiaires échappent à la contention, et les meilleurs appareils n'empêchent pas toujours la production soit d'un cal difforme, soit d'une pseudarthrose. Assez souvent on peut constater aussi un retard sensible dans la consolidation de ces fractures.

*Esquilles.* — S'il existe des fragments osseux de petit volume, on les nomme *esquilles*. Celles-ci, quand elles sont peu nombreuses et très minimes, constituent à peine une complication. Dupuytren divisait les esquilles en primitives, secondaires et tertiaires.

Les esquilles *primitives* sont celles qui sont séparées du reste de l'os et arrachées des parties molles par le traumatisme initial. Les balles et les éclats d'obus déterminent souvent la production de ces esquilles. Si la fracture est fermée, elles peuvent dans un grand nombre de cas n'entraver en rien la consolidation des fragments. Mais elles occasionnent souvent l'apparition d'accidents inflammatoires, quand elles sont nombreuses; c'est qu'alors le traumatisme qui les a produites a déterminé une violente contusion. Si la fracture est ouverte, il y a un intérêt réel à les enlever dès qu'elles sont facilement accessibles.

Sous le nom d'*esquilles secondaires*, Dupuytren a décrit les petits éclats d'os qui, primitivement encore adhérents en un point, ne se détacheraient des fragments que secondairement. Elles sont maintenues par leur périoste et peuvent contribuer à la consolidation osseuse. Mais elles peuvent devenir libres et alors soit s'enkyster au milieu des éléments du cal, soit, au contraire, déterminer des phénomènes inflammatoires qui aboutissent à leur élimination plus ou moins éloignée.

Les esquilles *tertiaires* sont des fragments qui faisaient partie intégrante d'une des deux extrémités osseuses, et qui se sont détachées ultérieurement par nécrose. Ce sont en réalité de véritables séquestres, suite d'ostéite. Ces esquilles devront être extraites par le chirurgien. Elles s'accompagnent toujours de suppuration avec production d'abcès et de fistules parfois suffisantes pour permettre leur élimination.

La formation de ces esquilles tertiaires appartient à l'histoire des ostéomyélites, et est en tout point semblable à l'évolution des séquestres consécutifs à l'ostéite des adolescents.

11° **Inflammation.** — L'inflammation est une complication assez fréquente des fractures ouvertes. Mais ces phénomènes inflammatoires peuvent apparaître dans les fractures simples. Si l'inflammation reste peu intense, elle disparaît sans entraîner de conséquences sérieuses. Mais elle peut exceptionnellement aboutir à la suppuration. Il y a alors à craindre toutes les complications redoutées dans les fractures ouvertes. L'inflammation qui naît dans le foyer d'une fracture simple doit faire penser à un état diathésique du blessé.

Le diabète est, en particulier, souvent la cause de cette complication. Un état fébrile préexistant, la convalescence d'une fièvre grave ont pu parfois être une cause d'infection pour des fractures absolument fermées.

12° **Abcès locaux primitifs.** — Laugier a décrit sous le nom d'*abcès primitifs locaux extérieurs* à l'os des collections de pus qui se produisent dans les fractures par contre-coup des os longs, suivant un mécanisme tout particulier. Ces abcès se développent, d'après cet auteur, sur le côté du membre opposé au déplacement des fragments. On voit apparaître du côté externe, si le déplacement a lieu à la partie interne, une collection purulente indépendante du foyer de la fracture. Il conviendrait de rechercher si le traumatisme n'a pas fait une légère inoculation cutanée; si une phlyctène ne s'est pas infectée. Ces abcès des fractures simples sont aujourd'hui absolument exceptionnels.

13° **Fractures articulaires.** — La pénétration du trait de fracture dans l'intérieur d'une articulation constitue en général une complication grave. Mais il convient de bien séparer les cas. Si la fracture est ouverte et infectée, la pénétration dans l'articulation favorise l'éclosion et la dissémination des phénomènes septiques et fait naître l'arthrite purulente avec toutes ses conséquences. Si la plaie a été protégée ou ne s'est pas infectée, la fracture peut être considérée comme une fracture simple.

Dans les fractures fermées se rencontrent plusieurs variétés qui nécessitent une description particulière.

Tantôt la pénétration dans l'intérieur de l'articulation ne se fait qu'au moyen d'une fissure qui vient se terminer au niveau du cartilage diarthrodial et même se continue sur lui. Le plus souvent, c'est le trait principal de la fracture qui se trouve en entier ou en partie dans l'articulation. C'est ce qui arrive par exemple, pour les fractures du col du fémur, qui sont tantôt intra-articulaires et tantôt mixtes, c'est-à-dire intra-articulaires en avant et extra-articulaires en arrière. Certaines fractures sont toujours intra-articulaires et ne peuvent être autrement; ainsi les fractures de la rotule, de l'olécrâne, etc.; elles peuvent être composées d'un trait unique. C'est ce qui est la règle pour la fracture intra-capsulaire du col fémoral, ou être comminutives et dues à l'éclatement d'une épiphyse pénétrée par l'extrémité de la diaphyse, comme cela arrive fréquemment dans les fractures de l'extrémité supérieure de l'humérus ou de l'extrémité inférieure du tibia.

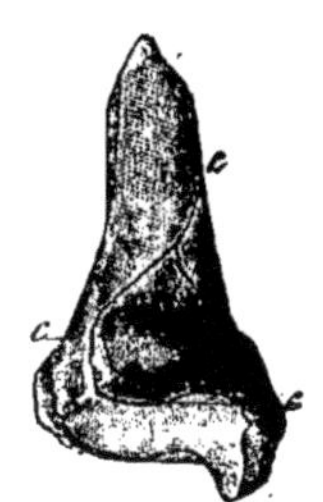

FIG. 118. — Fissure intra-articulaire dans une fracture en V du tibia.

Enfin, les fractures intra-articulaires peuvent s'accompagner de luxation de l'extrémité articulaire de l'os. On peut se demander s'il convient de considérer la fracture comme compliquant la luxation ou bien la luxation comme compliquant la fracture. Le fait importe peu. Les deux accidents sont simultanés et dus en général à l'action d'un traumatisme direct. Nous ne pouvons malheureusement ici décrire cette variété fort importante des fractures compliquées de déplacement articulaire, et nous devons renvoyer cette étude au chapitre des luxations, où elles seront étudiées avec plus de fruit.

Les fractures qui pénètrent dans une articulation présentent les symptômes des fractures communes, mais avec quelques modifications que nous allons passer en revue. L'ecchymose et l'épanchement sanguin sont en général considérables la cavité articulaire est distendue rapidement par le sang, ce qui se comprend puisque la fracture intéresse l'épiphyse, qui est la partie spongieuse et vasculaire de l'os. Le gonflement de la région est donc dû en partie à l'hémarthrose, en partie à l'épanchement sanguin des parties molles. Si l'os est superficiel, la mobilité anormale peut être facile à reconnaître (rotule, olécrâne), mais si l'os est profond, comme le fémur à la hanche, ou l'humérus à l'épaule, il est bien difficile d'affirmer si la mobilité perçue appartient à la mobilité normale de l'articulation ou est le fait anormal de la fracture. Mais s'il y a une mobilité anormale due à la rupture de l'os, elle s'accompagne toujours d'une grosse crépitation. Ce n'est que dans les cas fréquents de fracture par pénétration qu'il n'y a ni mobilité anormale, ni crépitation, et que le seul signe pathognomonique est l'augmentation de volume de l'épiphyse, signe d'ailleurs difficile à percevoir au milieu de la tuméfaction générale.

Le diagnostic de la fracture intra-articulaire est en général facile à cause du volume de l'hémarthrose et des signes souvent nets de fracture. Le seul point important du diagnostic est de savoir s'il y a ou n'y a pas déplacement de l'extrémité articulaire. C'est là un point qui sera traité avec détails dans le prochain volume.

Ces fractures peuvent évoluer simplement et se consolider sans complication aucune; mais il n'en est pas toujours ainsi. Ces complications peuvent être de nature articulaire ou osseuse.

Du côté des articulations, il faut signaler l'arthrite traumatique avec toutes ses conséquences, dont la plus grave est l'ankylose. Le plus souvent, cette arthrite n'aboutit qu'à une limitation de mouvements et à de simples raideurs susceptibles de guérison. Mais si la gêne de l'articulation reconnaît pour cause non pas une altération des cartilages avec adhérences plus ou moins lâches, mais une exubérance et une difformité du cal, ce mal est sans remède, ou tout au moins n'est justiciable que d'une intervention chirurgicale toujours sérieuse, destinée à réséquer les portions exubérantes du cal.

Du côté des os, on peut observer une absence complète de consolidation, un simple retard ou une pseudarthrose fibreuse. L'absence complète de consolidation est, par exemple, la règle dans les fractures du col du fémur; la consolidation fibreuse est habituelle pour la rotule et l'olécrâne.

On a longtemps discuté pour savoir quelle pouvait être la cause de ce trouble dans la réparation des fractures intra-articulaires. Il y a d'abord certaines conditions locales qu'il faut savoir mettre de côté. C'est ainsi que l'absence de consolidation du col fémoral fracturé n'a rien qui doive surprendre; nous dirons même que la consolidation régulière et normale d'un os assez dégénéré pour se fracturer presque sans cause appréciable, serait plus propre à exciter la surprise. Le col fémoral ne se consolide pas en effet, parce que sa fracture n'est qu'un accident de sénilité osseuse. La rotule ne se consolide jamais que par un cal fibreux, mais il est à se demander si c'est bien sa qualité d'os articulaire qui crée cet accident dans la consolidation de sa fracture. Il est plutôt à supposer que la rotule, étant un os sésamoïde, se développe au milieu et aux dépens d'un tendon, ne se répare qu'à la manière des tendons, par du tissu fibreux.

Mais dans les autres cas, la consolidation des fractures articulaires est également retardée, absente ou défectueuse, et il convient d'en chercher les raisons.

On a invoqué la pénétration de la synovie entre les fragments, et même Jarjaray, dans sa thèse de concours, rapporte à cet égard le fait suivant :

Un homme de quarante-cinq ans, fit une chute sur le bord d'un trottoir. Il fut amené à l'hôpital des Cliniques avec une fracture de l'extrémité inférieure du péroné et une luxation latérale externe du pied. La réduction se fit sans difficulté, et le membre fut placé et maintenu dans un appareil. Une violente inflammation péri-articulaire survint le vingt-cinquième jour de l'accident, et le malade succomba le quarante-deuxième. L'autopsie ne révéla aucune trace de phlegmasie ni dans l'articulation, ni dans l'extrémité osseuse. La coaptation était parfaite, les fragments étaient fixés dans toute leur étendue par une substance fibreuse très résistante, mais il n'existait pas une apparence d'ossification.

Follin rapporte le fait de Jarjavay et le fait suivre des réflexions suivantes : « Le contact du liquide synovial est incontestable dans cette observation, et constitue la *seule* cause à laquelle on puisse rattacher l'absence de consolidation. Notre but, en citant ce fait, a été de montrer quel obstacle la présence de la synovie peut apporter au travail de réparation des os. » Il semble que la démonstration soit loin d'être suffisante, et que l'absence de toute réparation dans une fracture, probablement bi-malléollaire, constitue un phénomène suffisamment exceptionnel, dans l'histoire de ces fractures, pour que nous ne voyons pas, dans la violente inflammation articulaire qui fit périr le malade, la cause unique de l'absence ou de la disparition du cal. Si le contact de la synovie était l'obstacle réel à la consolidation, pourquoi, dans certains cas, la formation du cal serait-elle nulle, aboutirait-elle à un cal fibreux dans d'autres, tandis que dans la fracture des malléoles qui est pourtant bien une fracture intra-articulaire, la consolidation est la règle.

On a également prétendu que le défaut de vitalité des fragments devait être incriminé, c'est un argument bien théorique. La tête du fémur, qui ne se consolide presque jamais lorsqu'elle est fracturée, n'est-elle pas irriguée par des vaisseaux, à elle spécialement destinés, alors que la malléole interne rompue, et qui se consolide généralement est privée de tout vaisseau important du fait de sa séparation d'avec le reste de l'épiphyse.

Ce n'est pas là qu'il faut chercher la cause de ces consolidations souvent défectueuses, mais bien dans la petitesse et la mobilité des fragments qui échappent à toute contention sérieuse.

Il arrive fréquemment, et cette étude sera reprise à propos des corps étrangers articulaires, qu'une parcelle osseuse, un débris de cartilage restent libres et flottants dans l'articulation. L'affection à laquelle ils donnent lieu méritent une description absolument à part.

Mais ces cartilages sont rarement détachés en parcelles flottantes et libres.

Dans l'articulation, presque toujours leurs lésions se bornent à des fissures qui sillonnent la surface du revêtement diarthrodial. Les plaies des cartilages se réunissent, quoique pendant longtemps, suivant les errements d'Hippocrate et de Galien, on n'ait pas cru à la possibilité de cette réunion. Puis on admit sans preuve que la cicatrisation du cartilage s'opérait par un cal osseux. Hunter prétendit que c'était la substance propre du cartilage qui se reproduisait simplement. Bichat, étudiant la vitalité parasite des cartilages, leur reconnaît « la propriété et le pouvoir de se cicatriser. »

Dans les bulletins de la Société anatomique se trouvent à cet égard deux observations démonstratives :

L'observation de Mondière constitue un très bel exemple de consolidation d'une fracture de cartilage. Nous citerons textuellement le paragraphe qui, dans la relation de ce fait, est relatif à la question qui nous occupe : « La solution de continuité de la couche cartilagineuse, sans fracture de l'os sous-jacent est, dit l'auteur, un premier point digne d'intérêt : mais, ce qui est surtout remarquable, c'est le mode d'union des lèvres du cartilage fracturé : une lame jaunâtre opaque, très résistante et d'apparence fibreuse, s'étend sans interruption d'un bord à l'autre, de chaque division du cartilage proprement dit. Elle possède la même épaisseur que le cartilage : sa face profonde adhère au tissu osseux, et sa surface libre parfaitement lisse, atteint exactement le niveau de la surface articulaire. »

L'exactitude de cette description est pleinement confirmée dans une communication de Broca à la Société anatomique, l'intérêt des détails dans lesquels l'auteur est entré nous engage à reproduire en grande partie cette observation. « Sur un cadavre destiné aux dissections, Broca trouva une fracture de l'olécrâne consolidée avec un cal fibreux. Ce qui constitue l'intérêt de cette pièce, c'est l'existence d'une membrane de cicatrice qui unit les bords du cartilage diarthrodial. Elle présente deux faces et deux bords. Les deux bords s'insèrent sur le bord correspondant du cartilage de chaque fragment. La face antérieure, parfaitement lisse, est placée sur le même niveau que celle de la fracture articulaire ; la face profonde se continue sans être interrompue avec la substance du cal fibreux. Cette membrane est large de 4 millimètres : elle est constituée par une substance solide, résistante comme du cartilage, mais bien distincte du tissu cartilagineux par l'absence de toute teinte laiteuse à l'œil nu. On est déjà conduit à considérer cette substance comme fibreuse, bien que la densité extrême du tissu qui la compose rende la disposition fibrillaire assez confuse. L'examen microscopique ne laisse subsister aucun doute. Broca reconnut qu'elle était exclusivement constituée par des éléments de tissu fibreux ; on n'y découvre aucun élément du cartilage contrairement à l'opinion de John Hunter. Sur la même préparation, on a pu voir de quelle manière se fait l'implantation de la membrane cicatricielle sur les bords du cartilage fracturé. Le tissu du cartilage parfaitement normal avec ses cavités caractéristiques creusées dans la gangue amorphe, présente au voisinage de la cicatrice à 1 millimètre environ, des changements manifestes de structure. Des fibres de tissu fibreux apparaissent dans l'épaisseur de la gangue cartilagineuse, dans les intervalles des cavités, et se continuent sans interruption avec les fibres de la cicatrice ; de sorte qu'entre le cartilage pur et le tissu fibreux sans mélange il existe de chaque côté, un liséré fort étroit, formé par une combinaison intime des fibres et d'éléments cartilagineux. »

Les deux observations précédentes démontrent donc que le tissu cartilagineux est susceptible de se cicatriser. Quant à la durée du travail de la réunion nous l'ignorons ; il est toutefois vraisemblable qu'elle doit être plus longue pour les cartilages que pour les tissus doués d'une activité organique plus énergique.

On admet aujourd'hui que la cicatrice des cartilages peut être osseuse, qu'elle est généralement fibreuse et exceptionnellement fibro-cartilagineuse ou cartilagineuse pure.

On le voit par le court exposé que nous venons de faire, les fractures intra-articulaires sont graves si elles sont compliquées et infectées, elles aboutissent trop souvent à l'arthrite purulente, c'est-à-dire à l'ankylose, la perte du membre ou la mort. Si la lésion n'est pas exposée, l'évolution du cal peut être troublée, et l'on verra se produire un cal exubérant et difforme, un cal fibreux ou un cal régulier. Dans certains cas, il y aura absence complète de consolidation. Dans ces cas de fracture simple, la seule indication est une immobilisation aussi rigoureuse que possible des fragments, le membre étant placé dans une *bonne attitude*.

Complications dues a l'état général du blessé. — Les rapports réciproques des fractures et des états constitutionnels ont été étudiés en France par Verneuil. Tantôt la fracture réagit sur l'état général et l'aggrave ; mais, en cela, la fracture ne diffère en rien des traumatismes ordinaires. Tantôt, l'état général réagit sur la fracture. Le premier ordre de faits nous explique ces morts rapides, attribués autrefois à la « congestion hypostatique » du poumon. Les malades qui succombent rapidement à la suite d'une fracture simple, comme la fracture du col du fémur, sont des dégénérés, soit du fait de l'âge, soit du fait de leurs viscères. On doit donc en conclure que, pour apprécier sainement le pronostic d'une fracture, il convient de tenir compte de l'âge, de l'état des reins, du foie, des poumons, de la présence dans l'urine de sucre ou d'albumine.

Dans le deuxième groupe de faits, l'état général réagit sur l'évolution de la fracture. Tantôt ce sont des manifestations inflammatoires et phlegmoneuses, et même gangréneuses, qui surviennent autour d'une fracture simple et reconnaissent pour cause essentielle la glycosurie, tantôt des spasmes musculaires et des contractures observés chez des alcooliques ; mais, le plus souvent, ces états constitutionnels troubleront la marche normale de la fracture, rendront son cal douloureux ou peu résistant ; on trouvera dans l'histoire des fractures pathologiques et des maladies du cal les renseignements sur ce point intéressant.

## II

## FRACTURES COMPLIQUÉES

On réserve le nom de fracture *compliquée* à une fracture dont le foyer communique avec l'air extérieur, par une solution de continuité des téguments. Cette fracture est encore appelée fracture *ouverte* ou *exposée*.

Ce n'est pas, comme nous l'avons vu, que cette ouverture des téguments soit la seule complication que la fracture comporte; il en existe d'autres, et souvent fort sérieuses, mais en désignant sous le nom de *compliquées* les fractures ouvertes, on a voulu signaler et mettre en relief la gravité spéciale de cette lésion des téguments dans l'évolution des fractures. Mais, dans cette plaie des téguments, une seule chose importe, c'est sa communication avec le foyer de la fracture.

Ainsi une lésion osseuse accompagnée d'excoriations des téguments et même de larges pertes de substances qui restent superficielles ne doit pas rentrer dans la catégorie des fractures compliquées.

**Anatomie pathologique.** — La communication avec l'extérieur peut se faire de plusieurs façons. Le plus souvent, le traumatisme qui produit la solution de continuité osseuse occasionne en même temps la plaie cutanée. Les fractures par projectiles de guerre, par exemple, appartiennent toutes à cette variété; il en est de même de beaucoup de fractures directes par écrasement. Parfois la perforation de la peau, au lieu de se faire du dehors en dedans, comme dans le cas précédent, a lieu du dedans en dehors. Un des fragments osseux, obéissant à une violence extrême (poids du corps, etc.) déchire les parties molles et la peau. C'est l'accident bien connu, qui survint à A. Paré. Il s'établit ainsi une plaie cutanée consécutive à la fracture, et due à l'issue au dehors d'un des fragments.

Enfin dans des cas plus rares, mais cependant encore fréquents, le foyer de la fracture peut être largement ouvert, peu de jours après l'accident, par suite de la chute d'une eschare des téguments, que cette eschare soit due à la contusion originelle, ou qu'elle se soit effectuée consécutivement, par la pression de la peau sur l'arête vive d'un fragment sous-jacent.

La description des lésions est facilitée par ce que nous venons de dire sur le mécanisme qui préside à l'établissement de la communication.

Tantôt la plaie est petite, à peine visible, ce n'est qu'une perforation admettant à peine l'extrémité d'une sonde cannelée. C'est ce qu'on observe surtout dans les cas où la perforation cutanée s'est faite de dedans en dehors par la pointe très aiguë d'un fragment osseux.

Dans ces cas où la plaie est petite, la pénétration peut être incertaine et douteuse, le diagnostic se trouvera facilité par l'existence d'un écoulement sanguin par la plaie cutanée. Si cet écoulement est durable, s'il est constitué par du sang noirâtre dont la quantité est hors de proportion avec les dimensions de la plaie cutanée, il est certain que ce sang vient d'une collection sanguine profonde, et il est à supposer que ce foyer sanguin n'est autre que le foyer qui prend sa source dans les vaisseaux des extrémités fracturées.

Le plus souvent, la plaie est irrégulière, à bords contus, déchiquetés et souvent décollés; son étendue est fort variable, de quelques centimètres à presque toute la surface du segment du membre dont le tégument est en grande partie arraché. C'est ce que l'on observe fréquemment à la suite des blessures de guerre par éclat d'obus, ou bien à la suite des fractures produites par écrasement. Dans les centres industriels, le chirurgien se trouve souvent appelé pour ces fractures à grands dégâts cutanés, lorsque le membre a été saisi dans des machines ou des engrenages. Les muscles, les tendons et les autres parties molles peuvent aussi, présenter les plus grandes variétés dans le degré de leurs lésions, qui peuvent être limitées à de simples contusions, à des déchirures insignifiantes, ou qui peuvent réduire le membre en une véritable bouillie sanglante.

Mais les lésions les plus importantes à connaître, sont les lésions osseuses. Elles peuvent être minimes et absolument semblables à celles d'une fracture simple, c'est ce qui arrive dans les cas où le foyer ne s'est trouvé *exposé* que par la chute consécutive d'une eschare ou par la perforation due à un fragment acéré, mais dans un très grand nombre de cas, la fracture compliquée est une fracture directe, par écrasement, et les lésions osseuses sont souvent considérables. Les articulations sont directement ouvertes par le traumatisme, ou indirectement par le trait de la fracture; le squelette est souvent brisé en fragments nombreux, de volume variable, du centre de la fracture partent dans tous les sens des irradiations fissuriques profondes, atteignant les cavités articulaires. La moelle déchirée, rompue, ecchymosée, présente des foyers multiples de contusion.

Ajoutons enfin que des corps étrangers, des débris de vêtement, de la terre, des projectiles, etc., peuvent séjourner dans le foyer traumatique.

La gravité de ces fractures n'avait pas échappé aux chirurgiens qui nous ont précédé, puisqu'ils les avaient caractérisées du nom significatif de fractures *compliquées;* mais la pathogénie des accidents redoutables qu'ils observaient n'a été donnée qu'à notre époque. Ce n'est pas l'attrition plus ou moins profonde des os, ce n'est pas la contusion plus ou moins vive de la moelle osseuse qui constituent la lésion essentielle, ce n'est même pas la largeur de la plaie cutanée et l'exposition de la fracture à l'air extérieur qui constituent la complication la plus redoutable.

En effet, les fractures comminutives, lorsqu'elles sont protégées par un tégument intact, peuvent se consolider d'une façon défectueuse, mais n'exposent guère le blessé à des phénomènes généraux graves. L'exposition à l'air libre d'une fracture ouverte n'est pas non plus le principal danger. Jusqu'à ces dernières années, on accusait l'air extérieur de tous ces méfaits. et l'on se bornait à fermer la plaie, à la protéger de ce contact réputé dangereux. Une pareille pratique, qui constituait cependant un notable progrès dans la thérapeutique de ces fractures, ne visait qu'indirectement la véritable lésion.

La fracture compliquée n'est pas tant à redouter, parce que l'air vient en contact avec le foyer de la fracture que parce qu'elle a, par cette voie perméable à l'air, laissé pénétrer des agents septiques venus du dehors, soit par les vêtements du malade, soit par son tégument même, soit par les agents du traumatisme, et trop souvent autrefois, par les mains et les pansements du chirurgien. Cette idée doit dominer toute l'histoire des fractures compliquées : la plaie est la porte ouverte à toutes les infections, que ces infections viennent de l'air extérieur, ce qui nous paraît être rare, ou qu'elle provienne des agents extérieurs, ce qui est la règle. Les lésions osseuses et médullaires étendues qui existent presque toujours, ne font que préparer le terrain où les organismes infectieux vont se développer et pulluler avec la plus grande énergie.

**Évolution.** — Les diverses modalités anatomiques des fractures compliquées influencent beaucoup moins la marche et la nature du travail réparateur que le degré et la nature de l'infection qui s'est inoculée dans le foyer traumatique.

Ces fractures bien traitées, et surtout traitées à temps, guérissent bien et à la manière des fractures simples. Cette assertion, il y a quelques années, eût été une monstrueuse erreur. Nous verrons plus loin, en étudiant la thérapeutique, ce qu'il convient de faire pour favoriser la transformation d'une fracture *ouverte* en fracture *simple*.

Mais trop souvent encore, faute de soins éclairés, ou bien si les secours n'ont été que tardivement donnés alors que les lésions se sont déjà manifestées, ou enfin si la thérapeutique la plus rationnelle et la mieux conduite est restée impuissante, on peut voir de véritables complications dans l'évolution de ces fractures.

Ces complications peuvent être modérées ou fort graves.

Si les accidents sont légers, dans les jours qui suivent la fracture, on constate que le gonflement inflammatoire est plus considérable que dans la fracture commune. Il existe un état fébrile d'intensité variable, qui cède rapidement, en même temps que du côté de la plaie on voit apparaître les phénomènes habituels de la suppuration. La plaie, pendant quelques jours, est recouverte d'un exsudat jaunâtre, ecchymotique par place, mais peu à peu la membrane granuleuse s'organise et une barrière de bourgeons charnus vient protéger le trait de la fracture.

Pendant ce temps, les extrémités fracturées, visibles dans la plaie, présentent une coloration blanc mat qui fait croire trop facilement à leur mortification. Peu à peu, un piqueté rougeâtre se montre à la surface de l'os, des granulations apparaissent, se multiplient et forment une couche granuleuse qui se confond avec les granulations des parties molles. La cicatrisation superficielle suit dès lors un cours régulier; la plaie se rétrécit, se comble, et il en résulte une *cicatrice adhérente à l'os*.

Souvent aussi les phénomènes inflammatoires s'étendent à toute la diaphyse osseuse et alors qu'il n'y a ni nécroses, ni séquestre. L'os est atteint dans son entier d'hyperostose irrégulière et volumineuse (fig. 119).

Nous ne reviendrons pas ici sur les phénomènes qui se sont passés au niveau des fragments, nous les avons décrits en étudiant le cal qui ici se forme par ostéite et ossification directe. Le cal est en général plus volumineux que dans les fractures fermées.

Mais les choses peuvent ne pas évoluer aussi simplement. La suppuration, qui, dans le cas précédent, s'était limitée aux parties molles et à la superficie du fragment exposé, peut gagner le canal médullaire, fuser dans la diaphyse et décoller au loin le périoste à la surface de l'os. Ces suppurations diffuses envahissent les parties molles, fusent le long des muscles et des vaisseaux, et pénètrent dans les articulations. De là des nécroses souvent étendues, des éliminations d'esquilles qu'on appelle esquilles *secondaires*, car primitivement elles conservaient des adhérences périostiques suffisantes pour leur vitalité; de là des clapiers purulents où stagnent des liquides putrides, et enfin des accidents inévitables de septicémie.

Le malade peut mourir, terrassé plus ou moins rapidement par l'infection, qui revêt les formes d'ostéomyélite suraiguë ou de gangrène gazeuse ou bien il peut échapper à ces dangers et guérir. Dans ces cas, le travail de réparation est singulièrement troublé.

Des *nécroses* étendues ont quelquefois rendu la perte de substance impossible à combler; mais le plus souvent la consolidation s'achève, constituée par des productions osseuses irrégulières volumineuses, formant des travées jetées d'un fragment à l'autre. Au milieu de ce cal difforme, sont englobées des esquilles, des corps étrangers, sont creusées des cavités purulentes, sont perforées des fistules.

Lorsque le cal s'effectue dans ces conditions, la suppuration devient inter-

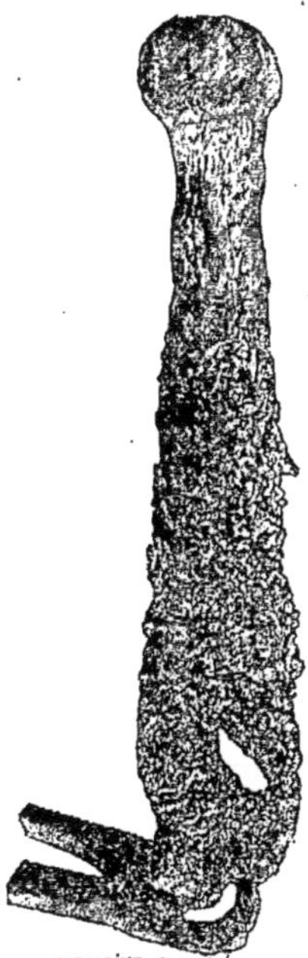


FIG. 119. — Ostéomyélite diffuse, suite de fracture par coup de feu.

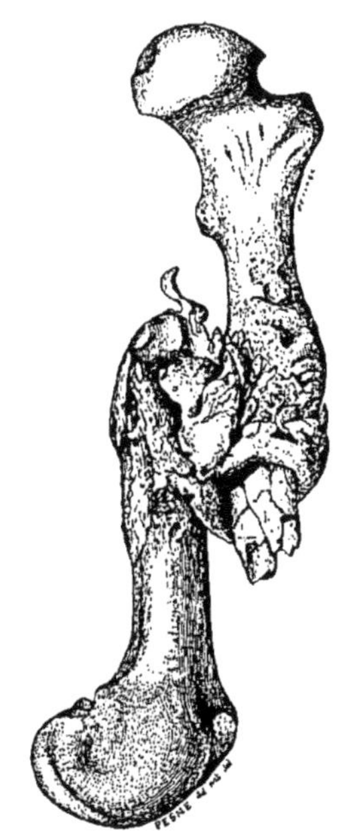

FIG. 120. — Nécrose des extrémités fragmentaires. Fracture par coup de feu du fémur (musée du Val-de-Grâce).

minable; elle se prolonge jusqu'à l'élimination du séquestre et parfois entraîne, à longue échéance, la mort du malade.

Malgaigne emprunte aux *Mémoires de la Société de chirurgie* un exemple remarquable de cette variété de cal. A la suite d'un coup de feu qui avait brisé la cuisse au-dessous du grand trochanter, et malgré la résection du fragment inférieur qui irritait les parties voisines et causait les plus vives douleurs, des fistules se formèrent, et une suppuration intarrissable emporta le malade au bout de cinq ans de souffrances. « A l'autopsie, on reconnut que toutes les fistules aboutissaient à une grande cavité creusée dans l'intérieur du cal, qui était fort volumineux et irrégulier; cette cavité était tapissée d'une sorte de poche membraneuse assez épaisse, de peu de consistance et de couleur blanchâtre, et qui, malgré le séjour du pus, avait défendu le cal contre la carie, tandis que des fusées prolongées au loin avaient dénudé et carié le grand trochanter et l'articulation coxo-fémorale. » La suppression du membre est souvent le seul remède à opposer à cette suppuration intarissable, qui finit par épuiser le malade.

La fracture compliquée présente donc dans son évolution, une série de variétés que l'on peut grouper ainsi, par degré :

1° La fracture se comporte comme une fracture simple;

2° Elle se complique de suppuration limitée et superficielle, qui retarde et modifie légèrement la marche du cal, mais avec peu ou point de phénomènes généraux; l'ostéite a pu d'ailleurs retentir sur toute l'étendue de la diaphyse.

3° Avec des phénomènes généraux graves, la suppuration est intense, une phlegmasie diffuse envahit le membre, et, si le malade ne succombe pas, les désordres osseux sont tels que la consolidation profondément troublée et toujours défectueuse, nécessite ultérieurement une intervention chirurgicale;

4° Les phénomènes généraux graves d'emblée et des phénomènes locaux d'ostéomyélite suraiguë enlèvent rapidement le malade.

Il est facile d'expliquer aujourd'hui cette évolution si variable des fractures compliquées.

En effet, toutes les fois qu'une fracture ouverte ne se comportera pas comme une plaie simple, on pourra affirmer qu'elle a été infectée; et l'évolution pathologique ne dépend que de deux facteurs, la nature et l'intensité de l'agent septique d'une part, la résistance du sujet d'autre part.

**Pronostic.** — Le pronostic des fractures compliquées, tout en étant lié à l'étendue des lésions osseuses et articulaires du membre, dépend donc presque complètement du degré de l'infection qui a contaminé la plaie, quelle que soit l'étendue de celle-ci.

Le fait n'a rien qui puisse nous surprendre, aujourd'hui que l'on sait que les inoculations les plus terribles et les plus virulentes se font à l'aide d'une simple piqûre d'aiguille.

Nous n'insisterons pas plus longtemps sur cette description des fractures compliquées. Qu'il nous suffise de dire, en terminant, que l'histoire de la fracture compliquée, se rattache tout entière à l'histoire de l'ostéomyélite infectieuse. Deux facteurs sont seulement modifiés : la porte d'entrée ouverte ici par le traumatisme, et l'existence de la rupture des os, qui favorise l'éclosion et l'évolution des agents septiques. On verra que l'ostéomyélite présente toutes ces variétés symptomatologiques que nous avons décrite dans les complications des fractures ouvertes : simples périostoses, abcès superficiel, nécroses plus ou moins étendues, et enfin phénomènes suraigus rapidement toxiques.

L'histoire des fractures compliquées doit donc se borner aujourd'hui à décrire les modifications survenues dans l'évolution de la fracture du fait de la coexistence de l'ostéomyélite.

Si la partie symptomatologique des fractures compliquées a perdu de son intérêt et rentre dans le cadre des affections septiques des os, en revanche leur thérapeutique, qui, aujourd'hui, a bouleversé leur pronostic autrefois si redoutable, a pris une importance méritée.

**Traitement.** — Avant d'entrer plus avant dans la description des méthodes thérapeutiques à employer, il est nécessaire de bien préciser quelles sont les indications qui dirigent et guident le traitement.

D'après ce que nous avons dit plus haut, on peut affirmer qu'une fracture compliquée non septique n'est plus à proprement parler une fracture compliquée. Le traitement doit donc se borner à rendre aseptique le foyer de la fracture.

Tout chirurgien, imbu de ces principes comprendra l'importance du premier pansement dans le traitement des fractures compliquées. On a pu dire, avec juste raison, que le sort du malade et la marche de la blessure dépendaient dans une large mesure des soins donnés immédiatement après l'accident (1).

Plusieurs cas peuvent se présenter dans la pratique. Le plus souvent la communication de la fracture est manifeste, mais quelquefois, alors même qu'il existe une plaie, il est difficile d'affirmer que la solution de continuité des téguments pénètre jusqu'au foyer de la fracture. Il faudra s'abstenir alors avec le plus grand soin de manœuvres intempestives de peur de causer précisément cette communication que l'on redoute. Les fragments et la plaie cutanée ne sont séparés quelquefois que par une mince épaisseur de tissus. Il est non seulement complètement inutile, mais il peut être dangereux d'explorer la plaie avec une sonde cannelée ou avec le doigt. Dès que le diagnostic de la fracture est établi, il suffit de procéder à une toilette soigneuse de la plaie des téguments et, de se comporter comme si on avait affaire à une fracture ouverte. L'erreur ne peut que bénéficier au malade.

Si la communication est certaine et si l'on craint la présence de corps étranger, la plaie sera minutieusement nettoyée avec une solution au sublimé ou à l'acide phénique, et par des examens rapides et convenablement, c'est-à-dire aseptiquement pratiqués, on s'assurera qu'il n'existe aucun fragment, aucun débris, aucun corps étranger au niveau de la solution de continuité.

La plaie sera saupoudrée d'iodoforme ou de salol, ou bien, enduite de vaseline aseptique et on la protègera d'un pansement qui recouvrira une certaine étendue du membre au-dessus et au-dessous de la solution de continuité.

Quand la plaie est petite et nette, certains chirurgiens pratiquent l'occlusion parfaite, à l'aide de plusieurs couches de collodion iodoformé; il est plus habituel de se servir de pansements antiseptiques secs (gaze phéniquée ou iodoformée) et de fermer hermétiquement la plaie en enveloppant complètement le membre ou le segment du membre blessé avec l'ouate hydrophile.

Dans d'autres cas, il s'agit d'une fracture largement ouverte avec un fragment saillant.

Les premiers soins antiseptiques sont les mêmes que dans les cas précédents. Si le fragment est aigu, et si l'on juge que cette extrémité osseuse aura de

(1) Voy. R. LARGEAU, *Premiers pansements de fractures*, 1885.

la tendance à faire issue par la perforation et sera difficile à maintenir réduite, il faudra en pratiquer la résection, après quoi, le foyer sera lavé à nouveau et la fracture réduite. Un pansement antiseptique bien hermétiquement fermé sera placé sur le membre.

Dans un troisième ordre de faits, la fracture est accompagnée d'une large plaie des téguments permettant de constater la déchirure des muscles, la présence des esquilles ou de corps étrangers venus du dehors. Il s'agit alors d'un véritable fracas, d'un écrasement du membre. Les os sont brisés en plusieurs morceaux, les articulations sont ouvertes; les muscles déchirés et contus.

Dans ces conditions, il est souvent difficile de se décider soit en faveur de la conservation du membre, soit dans le sens d'une intervention radicale.

Et cependant, il est urgent de prendre une décision rapide, car différer, c'est permettre la dissémination des agents septiques, c'est-à-dire augmenter les chances de mort.

Sans doute, on a pu dire autrefois, que les amputations secondaires donnaient moins de mortalité que les amputations primitives : le fait est vrai en soi, mais, pour apprécier la mortalité des amputations secondaires, il convient d'ajouter aux chiffres qu'elles fournissent le total des morts survenus entre l'accident initial et l'amputation secondaire. Aujourd'hui, il n'y a guère qu'une contre-indication à l'intervention immédiate, lorsque celle-ci est indiquée par l'état des lésions, c'est l'état de collapsus et de refroidissement profond du sujet, et encore dans ces cas où l'anesthésie n'est pas nécessaire; une opération rapidement conduite, supprime non seulement le foyer de l'infection, mais arrête l'hémorrhagie qui contribue à augmenter l'état syncopal et le refroidissement du blessé. Pour toutes ces raisons, il convient de prendre de suite un parti, et de se demander si le membre peut être conservé ou s'il doit être enlevé. Un véritable bouleversement s'est opéré, nous l'avons déjà dit, dans le pronostic des fractures compliquées depuis l'application des méthodes que nous avons conseillées plus haut; et, la conservation doit aujourd'hui être tentée dans les cas les plus désespérés en apparence. C'est ce qui résulte nettement de toutes les statistiques.

Poulet et Bousquet en réunissant les statistiques de Volkmann, Bardeleben, Socin, Wilms, Schede, donne une mortalité de 9 pour 100 seulement.

Mais les statistiques comparées d'un même chirurgien avant et après l'application de la méthode antiseptique sont bien plus instructives encore. De 1867 à 1871, Rose a traité à la clinique de Zurich, 102 cas de fractures compliquées qui lui ont donné une mortalité de 25 pour 100, alors que 224 cas de fractures traitées depuis, d'après la méthode antiseptique ne lui ont donné qu'une mortalité de 1,3 pour 100. Billroth a une statistique moins bonne, mais dont la proportion reste la même, il accuse une mortalité de 41 pour 100 dans la première partie de sa pratique, mortalité qui depuis est tombée à 9 pour 100.

Malgré ces résultats encourageants, qui reculent fort loin les limites de la conservation, il existe encore des cas dont la gravité est telle que la possibilité de la conservation du membre devient douteuse et que la question d'amputation se pose immédiatement. Cette question peut être facile à trancher, dans des cas de véritable fracas du membre, où les os sont réduits en nombreux fragments, la peau largement arrachée, les vaisseaux et les nerfs rompus. Le segment inférieur du membre insensible et refroidi est alors destiné à se gangrener. L'indication est nette, il faut intervenir et retrancher ce segment de membre qui va se mortifier, en ayant soin de s'éloigner des parties contusionnées, pour tailler dans les tissus sains.

Mais dans d'autres circonstances le doute est permis, et il convient de se demander si malgré l'état grave des lésions, la conservation est encore possible. La déchirure large des muscles et de la peau, la multiplicité et la saillie des fragments ne sauraient constituer, dans l'immense majorité des cas, une indication opératoire et si les nerfs et les vaisseaux sont respectés, il convient souvent de tenter la conservation. Mais pour cela il faut cependant que la perte de substance cutanée ne laisse pas à découvert une étendue trop considérable du squelette, il faut que l'os ne soit pas fracturé en un trop grand nombre de fragments, que l'issue des esquilles ne laisse pas après elle une perte de substance presque impossible à combler. Il faut enfin que le chirurgien n'expose pas le malade aux dangers d'une conservation, s'il pense que le membre après guérison sera un membre inutile et par trop difforme.

En général, l'état des vaisseaux, celui des nerfs, des os, des articulations voisines, de la peau, constituent les facteurs qui, par ordre d'importance, doivent influencer le chirurgien et diriger sa décision.

Les muscles sont-ils profondément déchirés? Les os sont-ils brisés en plusieurs gros fragments? Ces conditions sont mauvaises et doivent déjà faire penser à l'intervention. Si une grande articulation est ouverte, la situation est plus grave. La plaie articulaire est un élément qui doit faire pencher la balance dans le même sens que précédemment. Cependant l'ouverture d'une grande articulation ne suffit pas à elle seule pour déterminer le chirurgien à sacrifier le membre blessé.

Les énormes pertes de substance de la peau doivent entrer aussi en ligne de compte. Il ne faut pas oublier, en effet, que les cicatrices qui apparaîtront par la suite constituent parfois des obstacles insurmontables aux mouvements du membre. Il faudra donc prendre en considération l'état des téguments.

Mais ce que l'on ne devra jamais oublier de consulter, c'est la sensibilité et la température de la partie du membre située au-dessous du trait de la fracture.

L'insensibilité constatée dans ces parties, plusieurs heures après l'accident, l'absence de battements des artères, le refroidissement des régions situés au-dessous du trait de fracture, tels sont les signes qui indiquent la nécessité de l'amputation ou de la désarticulation.

Lorsque la conservation est décidée, que faut-il faire? Après avoir examiné s'il convient d'anesthésier le malade, et ici les indications et les contre-indications de l'anesthésie sont les mêmes que partout ailleurs, le chirurgien prend les précautions antiseptiques aujourd'hui élémentaires, et procède à la désinfection soignée et rigoureuse du segment du membre blessé. Les parties avoisinantes de la blessure sont lavées au savon, brossées soigneusement et irriguées soit avec une solution phéniquée, soit avec une solution de sublimé. En cas d'hémorrhagie, il sera parfois bon d'appliquer la bande d'Esmarch de façon à ne pas être gêné par le sang et à faire toutes les manœuvres indispensables à l'hémostase, à la réduction des fragments et au besoin à la réunion des parties molles.

Dans certains cas, il est nécessaire de faire des incisions soit pour libérer un fragment qui a transfixé la peau et qui met obstacle à la réduction soit pour explorer avec les doigts les parties molles et les os, soit encore pour agir directement sur le foyer de la fracture.

Ces incisions, dont il ne faut évidemment pas abuser, ne doivent pas non plus être négligées. Elles permettent l'inspection et l'exploration de la fracture, elles assurent la complète désinfection de la plaie, et facilitent l'ablation des corps étrangers. Si la contention des os paraît difficile, la suture s'impose, elle ne complique aucunement la gravité de la lésion. Tantôt on suturera la plaie cutanée, en ayant soin d'assurer l'écoulement des liquides à l'aide d'un drain ; le plus souvent, on devra laisser béante la solution de continuité, trop large pour être réunie, ou à bords trop déchiquetés.

Dans le cours de l'exploration, on enlèvera les esquilles libres, les corps étrangers, on liera les vaisseaux, on suturera les tendons rompus, et les troncs nerveux divisés, puis la réduction sera faite. Si la coaptation des fragments est défectueuse, il conviendra d'en rechercher la cause, et souvent il faudra réséquer une portion d'os pour obtenir une réduction facile.

On procèdera ensuite au pansement, qui sera soit le pansement de Lister plus ou moins modifié, soit le pansement avec de la gaze iodoformée ou toute autre substance antiseptique. Une forte couche d'ouate sera appliquée sur le membre à l'aide d'une longue bande de tarlatane mouillée. L'occlusion sera bien assurée par une toile imperméable. Pendant ce temps les fragments ont été réduits et maintenus ; il s'agit maintenant d'immobiliser le membre. Cette condition est indispensable pour la réunion par première intention, la production rapide d'un cal solide et la disparition des douleurs. Si l'on a dû employer le chloroforme pour réduire et faire l'asepsie de la plaie, on profitera de la narcose pour mettre le membre dans un bon appareil.

Dans un assez grand nombre de cas, il sera préférable de mettre tout d'abord le membre dans un appareil de Scultet. Les fractures difficiles à maintenir réduites, celles dont les fragments ont tendance à proéminer, peuvent être bien traitées, dans les premiers jours, dans cet appareil.

Dès que les parties molles ne seront plus le siège d'un gonflement très appréciable, on placera le membre dans un appareil plâtré amovo-inamovible.

On nous reprochera peut-être de ne pas avoir parlé suffisamment, dans ce chapitre consacré au traitement des fractures compliquées, de l'occlusion de la plaie et de l'enveloppement du membre dans un appareil ouaté, comme le pansement de Guérin. Le pansement ouaté a ses avantages incontestables, surtout précieux en chirurgie d'armée, mais, de même que l'occlusion pure et simple de la plaie, il ne remplit qu'une indication, répondant à cette doctrine ancienne qui veut que tout le danger vienne du contact de la plaie avec l'air extérieur, il néglige cette donnée capitale que l'occlusion n'est applicable que pour préserver d'une infection à venir, et que s'en servir, c'est admettre qu'il n'existe aucune infection présente, ou la considérer comme nulle. Le pansement de Guérin diminue les causes d'infection, mais n'a aucune action sur les accidents septiques déjà inoculés. Il ne peut être utilisé qu'après désinfection préalable de la plaie, et son enveloppement immédiat dans un pansement antiseptique. Dans ces conditions il devient un appareil analogue aux autres appareils de contention dont nous discuterons plus loin les indications.

L'appareil de contention qui nous paraît ici devoir l'emporter sur tous, est encore l'appareil plâtré dont les attelles, mobilisables et échancrées, permettent à la rigueur de renouveler facilement les pièces de pansement. Il est important que cet appareil soit recouvert d'une couche de vernis qui le rende imperméable.

Le premier pansement posé, quand convient-il de le lever? On doit lever et renouveler le pansement dans l'une des trois conditions suivantes : lorsque le thermomètre constate une élévation de température, lorsque la sérosité de la plaie a traversé les pièces du pansement, enfin si le malade est tourmenté par une douleur fixe. Si aucune de ces indications ne se manifeste, il convient de laisser le premier pansement jusqu'à parfaite consolidation.

La suppuration peut apparaître chez un certain nombre de blessés malgré toutes les précautions antiseptiques soit que les plaies aient été infectées avant l'intervention ou que l'antisepsie n'ait pas été suffisante.

Contre la suppuration, il faudra employer des incisions multiples, poursuivre les fusées purulentes par des drainages et des injections antiseptiques; grâce à des soins quotidiens, on obtient, après de longues semaines, la cicatrisation de la plaie des téguments et la consolidation osseuse. On parvient ainsi à sauver des membres qui semblaient, à première vue, irrémédiablement perdus.

Parfois le résultat obtenu n'est pas très satisfaisant. Néanmoins dans le plus grand nombre de cas, les blessés tirent encore un réel profit d'un membre, alors même qu'il n'est pas parfait au point de vue fonctionnel.

Mais si la tentative de conservation ne réussit pas, si les accidents septiques graves surviennent, il faut sacrifier le membre ou le segment du membre.

Enfin, il ne faut pas oublier de mentionner les résultats orthopédiques souvent défectueux observés à la suite des fractures compliquées. La multiplicité des fragments, l'étendue généralement considérable des lésions, la nécessité de renouveler les pansements, la difficulté d'associer une contention absolument rigoureuse avec l'application de ces pansements, constituent autant de conditions défavorables pour obtenir la formation d'un cal irréprochable. Le traitement ultérieur est d'ailleurs le même dans ces cas, que celui qu'il convient d'appliquer aux autres variétés de cals difformes.

Les fissures osseuses comportent toutes la gravité des fractures compliquées si elles communiquent à l'extérieur par une plaie des téguments. C'est ainsi que mourut le malade de Bécane et qu'on fut obligé d'amputer le blessé de Léveillé, malades dont nous avons plus haut, rapporté l'histoire.

Le seul traitement est ici le traitement antiseptique de la plaie, puisqu'il n'est besoin d'aucune réduction, ni d'aucune contention.

# CHAPITRE VI

## FRACTURES PAR ARMES A FEU

Les fractures par projectiles de guerre comprennent deux variétés. Dans la première, produite par de gros projectiles, boulets ou éclats d'obus, la fracture s'accompagne de lésions telles des parties molles voisines, qu'elle devient un épiphénomène à côté de ces lésions. Il s'agit souvent d'un véritable broiement du membre et de l'os, que l'on ne saurait étudier utilement ici. La seconde au contraire, est produite par des balles et surtout par des projectiles de petit calibre, la fracture garde toute son importance et tout son intérêt. Ce mode de lésions a été bien étudié par Bornhaupt (pièces recueillies pendant la guerre turco-russe), et par Delorme (fractures expérimentales). Poulet et Bousquet ont remarquablement résumé l'histoire de ces fractures, tant d'après les travaux antérieurs que d'après leurs propres expériences. Enfin, le nouveau traité de chirurgie d'armée de Chauvel et de Nimier renferme l'étude la plus récente et la plus complète de cette question.

Les effets des projectiles de guerre sur les os, peuvent se diviser en quatre groupes principaux :

1° Écornures, sillons, gouttières ;

2° Enfoncements, plaies en cul-de-sac, perforation ;

3° Fêlures, fissures ;

4° Fractures simples ou comminutives.

Nous étudierons successivement chacun de ces groupes.

1° *Écornures, sillons, gouttières.* — Ces lésions sont produites par les balles qui ne font qu'effleurer les os. Souvent, d'ailleurs, en même temps elles y produisent une ou plusieurs fissures, partant du point touché. La forme et la direction du trajet sont variables; sa profondeur dans le tissu spongieux est elle-même plus ou moins grande. Assez souvent le trajet se trouve tapissé de particules de plomb. Ces lésions sont fréquentes, elles laissent intacte la continuité de l'os et siègent presque toujours au niveau des extrémités spongieuses. Sur les diaphyses où elles sont plus rares, elles s'accompagnent presque toujours du détachement d'un fragment osseux plus ou moins volumineux qui peut être entraîné au dessous par le projectile ou séjourner dans les tissus. Le diagnostic de ces lésions est fort difficile.

2° *Enfoncement, plaies en cul-de-sac, perforation.* — L'enfoncement et les plaies en cul-de-sac ne se voient, à l'état simple, que lorsque le projectile est animé d'une vitesse peu considérable. Assez fréquentes, avec les anciennes balles rondes, elles ne s'observent plus guère aujourd'hui qu'avec les balles de revolver. Les balles cuirassées des fusils actuels, alors même que la perforation n'est pas complète, produisent toujours des fissures plus ou moins étendues.

Ces fissures seraient en particulier fréquentes sur les os plats. Elles occupent la face opposée au trou d'enclavement de la balle et compliquent singulièrement le pronostic. Les déformations du projectile sont d'ordinaire considérables et rendent son extraction très difficile.

Tantôt le projectile n'a pénétré la surface de l'os que par sa pointe, tantôt il est complètement enfoui dans l'épaisseur de l'os, soit qu'il proémine dans le canal médullaire et qu'il finisse par y tomber, comme dans le cas classique du roi de Navare, rapporté par Paré, soit qu'il en soit encore séparé par une lamelle de tissu compact, comme le représente la figure 121.

La perforation complète s'observe surtout au crâne et au bassin. Sur les os longs, elle est un peu moins rare au niveau des épiphyses, mais son existence est douteuse sur les diaphyses. L'absence de toute fissure est exceptionnelle. La balle offre, sur toute sa circonférence, un aspect déchiqueté, dû au contact des lamelles osseuses. La pointe est plus ou moins aplatie.

Le canal de la perforation osseuse n'est pas complètement et régulièrement cylindrique. Ses parois sont rugueuses et tapissées de poussière osseuses et le trajet a, d'une façon générale, la forme d'un cone dont la base est dirigée du côté de la sortie. L'orifice d'entrée est, le plus souvent, petit, net, régulier; l'orifice de sortie, plus large, est rendu irrégulier par la présence d'esquilles plus ou moins nombreuses, et l'existence de fissures rayonnent dans différentes directions (fig. 122 et 123).

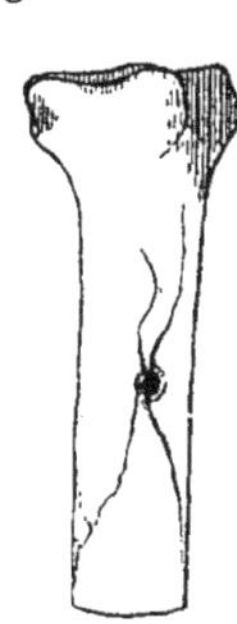

Fig. 121.

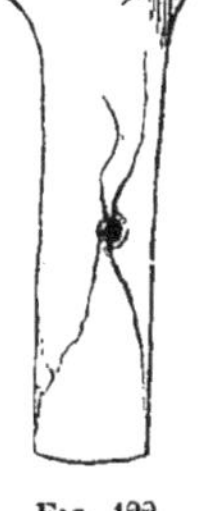

Fig. 122.

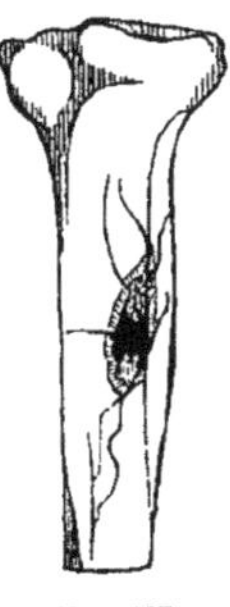

Fig. 123.

Fig. 121. — Balle enclavée au milieu du tissu compact du fémur (musée Dupuytren.)

Fig. 122. — Coup de feu du tibia. — Orifice d'entrée du projectile.

Fig. 123. — Orifice de sortie.

Sauf sur les os très superficiels, le diagnostic précis de ces lésions est presque impossible.

Dans les plaies en cul-de-sac avec enclavement, le stylet ordinaire ne fait reconnaître que la dépression. Le stylet à boule de porcelaine de Nélaton, le stylet à contact électrique seront souvent nécessaires pour dévoiler la présence de la balle. Dans les perforations, le stylet ou l'introduction du doigt constitueront le seul moyen de diagnostiquer tant la perforation que la présence d'esquilles. Le plus sage sera ordinairement de renoncer à des explorations trop multipliées, qui ne peuvent que favoriser l'infection de la plaie, et de ne les pratiquer que si l'évolution ultérieure de la blessure montre leur nécessité.

La suppuration, à la suite de ces blessures, est souvent fort longue. Et comme dans toutes les suppurations prolongées, la cicatrice est alors déprimée, adhérente et douloureuse.

3° *Félures, fissures.* — Les fêlures et fissures sont rarement isolées. Le plus souvent elles accompagnent les autres variétés de lésions. Parmi les fissures isolées, il faut signaler la curieuse variété décrite par Delorme sous le nom de *fissure symétrique*, et qui se produit au point opposé au choc de la balle (voy. figure 95). Cette fissure s'observerait surtout sur les os longs et résistants (fémur et humérus). La balle s'aplatit sur eux sans pénétrer; souvent même sa pointe se fragmente par la violence du choc. Cette déformation du projectile serait assez caractéristique, d'après Poulet et Bousquet, pour permettre de prédire à l'avance la fissure. La fissure symétrique ne se rencontre guère qu'avec les balles de revolver, les balles de fusil donnant un choc trop violent pour ne pas produire de fracture totale de l'os.

4° *Les fractures complètes* sont en réalité les lésions les plus fréquentes produites sur les os, par les projectiles d'armes de guerre. Ces fractures peuvent être simples ou comminutives. Les fractures complètes sont divisées par Poulet et Bousquet en fractures transversales, fractures spiroïdes à deux grandes esquilles latérales, fractures en X.

Les fractures transversales sont rares. Dans leur longue série d'expériences, Poulet et Bousquet n'en ont obtenu qu'une siégeant sur le radius, Bornhaupt n'en a vu que deux cas. D'après Delorme, ces fractures se produiraient par un mouvement de courbure brusque imprimé par la balle à l'os. L'os ne pouvant suivre ce mouvement, par suite de sa faible élasticité, casse net comme un bâton bien sec. Cette fracture ne s'observe que sur les os longs (clavicule, humérus, radius, fémur, péroné), et lorsque la balle agit à de longues distances, et qu'elle a perdu la plus grande partie de sa force.

Aujourd'hui, l'observation que Bornhaupt a faite sur les pièces provenant de

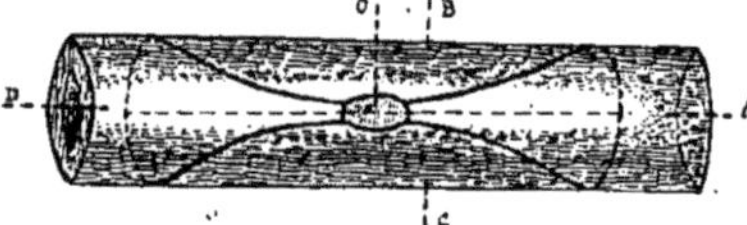


FIG. 124. — Schéma des fractures par coup de feu de la diaphyse.

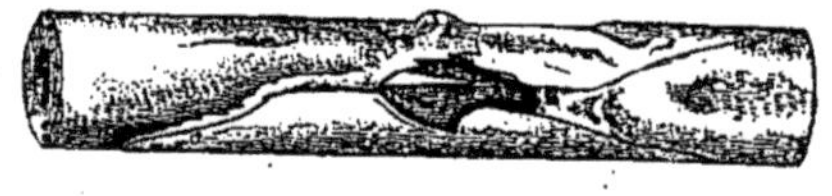

FIG. 125. — Pièce expérimentale. — Coup de feu de la diaphyse fémorale.

la guerre turco-russe, les expériences auxquelles se sont livrés nos chirurgiens d'armée, permettent de saisir le mécanisme de ces fractures diaphysaires.

Bornhaupt a constaté que presque toutes les fractures s'accompagnaient de fêlures et de fissures, et parmi les différents types de ces fractures, il en a étudié un spécialement qu'il apppelle *fracture diaphysaire tpye.* « La diaphyse est brisée en deux morceaux à fragments obliques qui forment un angle ouvert vers l'extérieur. Entre ces fragments sont deux larges esquilles triangulaires, dont les bases très longues accolées l'une à l'autre forment vis-à-vis du trou d'entrée, du point de frappe une longue fissure longitudinale postérieure. Cette forme peut être nommé *fracture longue spirale.* » (Chauvel et Nimier.) Cette fracture se reproduit expérimentalement avec la plus grande facilité sur des cylindres de verre ou de terre cuite. La forme type est celle d'un X; les esquilles latérales occupant les côtés de l'X peuvent être énormes, occuper le tiers ou la moitié de l'os; parfois une seule esquille est nettement dessinée; souvent l'esquille principale est divisée par des fissures en esquilles intermédiaires.

Le schéma reproduit par la figure 124 donne l'explication de la lésion produite dans la pièce que nous reproduisons d'après Bornhaupt (fig. 125).

Si la vitesse de la balle est plus considérable, le fracas est plus grand, il s'étend a plus de la moitié de la diaphyse, La balle broie l'os qu'elle rencontre en un nombre de petits fragments atteignant vingt et plus. La dispersion de ces fragments produit dans les parties molles un foyer de contusion intense. La cavité formée atteint souvent le volume du poing.

Les figures 126 et 127 empruntées au traité de Chauvel et Nimier montrent mieux que toute description l'action d'une balle de fusil Lebel suivant la distance. Dans les cas de fracas osseux, si la balle est animée de son maximum de vitesse, les esquilles sont projetées violemment au dehors : le projectile a une action dite *explosive*. Cette action croit avec le volume, le poids, la

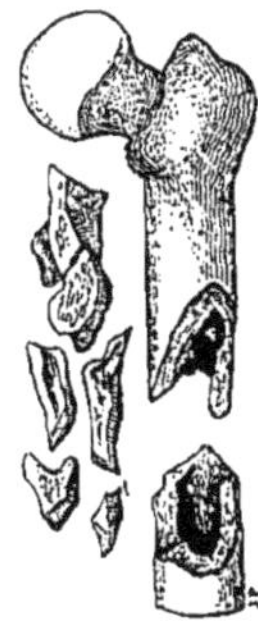

Fig 126 — Fracture par fusil Lebel à courte distance.

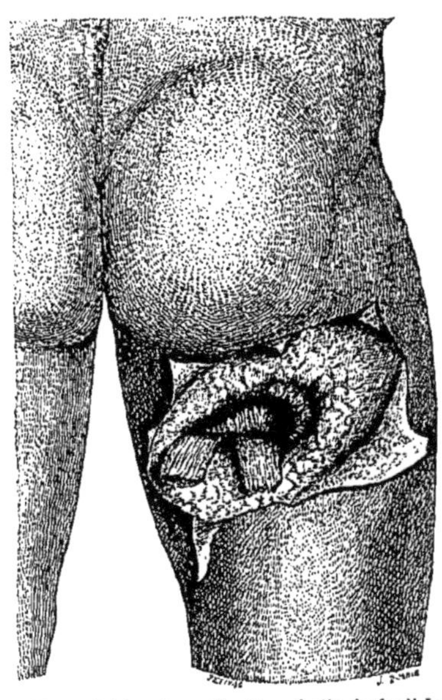

Fig. 127. — Orifice de sortie d'une balle de fusil Lebel tirée à courte distance (Chauvel et Nimier.)

force vive et la déformation du projectile. Delorme paraît avoir rencontré ces effets explosifs jusqu'à 300 mètres avec la balle Lebel, Chauvel et Nimier ne les ont guère observés qu'à une distance de 10 mètres, mais les dégâts produits sont véritablement effrayants, ainsi qu'on peut s'en convaincre par la figure ci-dessus (fig. 127).

**Marche. — Évolution. — Pronostic**. — Les fractures par armes à feu ont donné jusqu'à présent, une mortalité effrayante; mais il est a espérer que le pronostic terrible, changera dans la suite. Les magnifiques résultats obtenus, dans les hôpitaux civils, dans la cure des fractures compliquées les plus graves, les succès déjà obtenus par Fischer et Bergmann dans la guerre turco-russe, grâce à l'antisepsie immédiate et même secondaire, permettent d'espérer dans l'avenir la multiplication des guérisons jusqu'ici exceptionnelles. Ce que nous avons dit de l'évolution des fractures compliquées nous dispensera de revenir ici en détail sur la marche des fractures par armes à feu. Nous nous bornerons à dire quelles peuvent se terminer de plusieurs façons différentes :

1° Tantôt, *la guérison est rapide et sans nécrose.* Ce résultat jusqu'ici exceptionnel, s'obtiendra chaque fois que la plaie n'aura pas été infectée, ou si elle a été infectée, chaque fois qu'elle aura pu être suffisamment nettoyée, et qu'une occlusion antiseptique aura éloigné les craintes de contaminations ultérieures;

2° *La guérison est lente et s'accompagne d'esquilles secondaires;*

3° *La guérison est tardive et s'accompagne d'esquilles tertiaires;*

Ces différents degrés de l'ostéomyélite infectieuse ont été suffisamment étudiés plus haut pour que nous n'y revenions plus ici.

4° La *mort* survient soit immédiatement par le schock ou l'hémorrhagie, soit rapidement par l'intensité des phénomènes septiques ou consécutivement par la prolongation et la durée de la suppuration.

**Diagnostic.** — Le diagnostic des fractures complètes par projectiles de guerre ne présente pas de difficultés. « L'aspect de l'orifice de sortie de la balle, la palpation, l'impuissance du membre, la stupeur locale, le shock, constituent autant de symptômes nets et caractéristiques » (Poulet et Bousquet).

L'examen de l'orifice de sortie fournit des signes importants. « Les bords sont formés de larges lambeaux triangulaires ou quadrangulaires en volets déjetés en dehors, parfois entourés de petits trous caractéristiques, faits par les fragments de la balle, ou par de petites esquilles chassées du membre. Il suffit d'avoir vu un de ces orifices ainsi agrandi pour porter sur-le-champ et avec sûreté le diagnostic de fracture épiphysaire » (Delorme.)

Dans les fractures incomplètes, les déformations de la balle, déformations latérales ou déformations de pointe, constituent un signe d'une certaine valeur. La règle absolue est d'ailleurs, au moindre soupçon de lésion osseuse, de se conduire, au point de vue thérapeutique, comme si l'existence de la fracture était certaine, et de se garder, en particulier, des explorations qui pourraient compléter une fracture incomplète. La recherche de la mobilité anormale devra surtout être évitée.

**Traitement.** — Le traitement immédiat sera tout d'abord celui de toutes les fractures compliquées : pansement aussi antiseptique et immobilisation aussi complète que possible. Ce n'est que, suivant la marche de la fracture, que l'on se décidera à pratiquer l'exploration aseptique de la plaie. Cette exploration, quand on l'entreprend, doit comprendre la désinfection du foyer et son drainage, l'ablation des corps étrangers (balle, débris de vêtement, esquilles libres ou peu adhérentes.

Avec les progrès de l'antisepsie, les amputations immédiates deviendront assez rares et ne seront faites que dans les cas de véritables broiements osseux, de larges lésions des parties molles, de blessure simultanée des gros vaisseaux. Les accidents septiques, les hémorrhagies secondaires, les suppurations des parties molles et l'ostéomyélite forceront aussi moins souvent aux amputations secondaires. Mais devant ces accidents, les chances de guérison opératoire resteront d'autant plus grandes que l'amputation sera faite plus tôt.

Sans doute l'on pourrait, par des statistiques, trancher cette question des interventions primitives ou secondaires ; mais les documents anciens méritent-ils d'être pris en sérieuse considération? nous ne le pensons guère. Les résultats anciens, favorables ou défectueux, dépendaient bien plus des conditions d'asepsie ou d'infection que de l'heure de l'intervention et de la méthode opératoire. On doit considérer comme une des grandes conquêtes de la méthode antiseptique, d'avoir permis à la chirurgie d'être beaucoup plus largement conservatrice. Les deux seules indications qui doivent armer de suite la main du chirurgien, sont : les phénomènes septiques aigus d'une part, et d'autre part des lésions telles des organes essentiels du membre (artères et nerfs), que sa vitalité soit absolument compromise. Dans ce cas, l'amputation est obligatoire, urgente même, car elle supprime un membre, non seulement inutile, mais redoutable comme foyer septique. Dans le cas où des phénomènes septiques aigus éclatent à la suite d'une fracture par coup de feu, on peut, suivant les cas, ou amputer si l'on voit se diffuser rapidement des phénomènes d'intoxication suraiguë, décrits sous le nom de gangrène gazeuse, ou bien, si les accidents sont moins immédiatement menaçants, se borner à ouvrir et à débrider la plaie, à la drainer en tous sens, à enlever les esquilles, les corps étrangers, et même à réséquer les parties encore adhérentes pour régulariser la plaie, supprimer ainsi les clapiers et les culs-de-sac, la résection dans ces cas n'étant, suivant l'expression d'Ollier, que la plus haute expression du drainage articulaire. Dans ces conditions, les interventions sanglantes doivent être pratiquées dès que l'indication est posée; le retard devient une faute.

## CORPS ÉTRANGERS DES OS

L'histoire des corps étrangers des os n'est qu'un chapitre détaché de l'étude des fractures par armes de guerre. Assez rarement, ce sont des extrémités de baïonnette, de fer de lance, des pointes d'épée, des lames de couteau, qui sont restées fichées et implantées à la surface de l'os. Ces corps étrangers sont tantôt cassés au ras de l'os, tantôt au contraire, ils font une certaine saillie et offrent ainsi plus de prise aux instruments extracteurs.

Mais le plus souvent, ce sont des projectiles lancés par des armes à feu, balles, débris d'obus, etc., qui viennent s'implanter et se perdre dans l'épaisseur des os. Tous les os, même des plus minces, ont pu être atteints. Tantôt ils sont complètement fracturés, et la balle reste logée au milieu du foyer de la fracture; tantôt les projectiles ont respecté la continuité de l'os et se sont creusé une simple loge à sa surface et dans son épaisseur. Il est bon d'ajouter qu'avec le projectile, il existe assez souvent des débris de vêtements, de pièces d'équipement, etc. C'est surtout dans le tissu spongieux des os que ce projectile peut ainsi s'enclaver, sans produire de fracture ou d'éclatement, et les musées militaires sont riches en pièces de ce genre. Tantôt c'est une côte souvent une vertèbre, ou bien l'extrémité supérieure du fémur ou de l'humérus, et dans la guerre de sécession, nombre de ces cas ont été observés. C'est ainsi qu'Otis rapporte 52 cas où l'on put extraire des balles enclavées dans l'os iliaque, et que dans 70 autres cas, on put les retrouver à l'autopsie solidement fixées dans cet os.

Mais le projectile, en arrivant à la surface de l'os, peut se diviser en un certain nombre de fragments, s'aplatir, se déformer d'après les modes les plus bizarres. Cet aplatissement et cette déformation peuvent même ne s'effectuer que dans la profondeur de l'os, alors que le projectile, n'ayant traversé que des parties spongieuses, va heurter sur une travée résistante de tissu compact. De là résultent de grandes difficultés d'extraction, comme on le comprend, la balle étant devenue plus large que l'orifice par lequel elle a pénétré. Mais cet enclavement des balles ne se rencontre guère que dans les épiphyses; il existe cependant au musée Dupuytren une pièce montrant cet enclavement sur la diaphyse d'un fémur (fig. 121).

Bouilly a présenté également un cas de ce genre, après la guerre, à la Société anatomique.

Malgaigne dit n'avoir trouvé que deux exemples bien authentiques, de perforations des diaphyses sans qu'il existât de fracture. Un de ces cas appartient à Dupuytren. Un jeune conscrit de 1814 avait eu la jambe traversée par une balle; il vint mourir à l'Hôtel-Dieu quelque temps après. A l'autopsie, on trouva le tibia complètement perforé à la réunion du tiers supérieur avec le tiers moyen, les deux orifices de la perforation n'offrant d'ailleurs aucune trace de fracture.

Larrey a rapporté l'histoire d'un officier de l'armée d'Égypte, qui reçut au siège d'Alexandrie une balle dans l'épaisseur du col du fémur; la plaie se cicatrisa. Le sujet succomba, vingt ans après, à une affection de poitrine, et à l'autopsie on retrouva la balle dans le tissu osseux, où elle avait séjourné impunément tant d'années.

Le plus souvent, les diaphyses sont fracturées en plusieurs fragments, et le projectile peut rester au milieu d'eux. De petits fragments de métal peuvent s'incruster sous le périoste et être englobés par le cal.

Dans d'autres cas, le projectile passe entre deux os voisins, produit leur fracture en les écartant l'un de l'autre, mais néanmoins peut rester enclavé d'une façon solide. Ce fait a maintes fois été observé pour les côtes, le tibia et le péroné, les deux os de l'avant-bras. On a pu également trouver un enclavement persistant entre la clavicule et la première côte (fig. 99).

Otis rapporte un cas d'enclavement d'une balle entre deux lames vertébrales.

Tantôt ces projectiles sont tolérés par le tissu osseux, et ils peuvent s'enkyster dans une loge osseuse, à parois résistantes. Cette cavité, généralement spacieuse, contient avec le projectile des éléments de tissu cellulaire jeune, analogue aux éléments de la moelle ou du tissu fibreux adulte. Quelquefois la cavité osseuse est exactement modelée sur le projectile.

Quand la balle n'a fait que s'implanter à la surface de l'os, elle y reste maintenue par des jetées ostéophytiques qui se font à son pourtour. Cette irritation périostique se répand souvent fort loin du point contus, et l'os prend l'aspect vermoulu et irrégulier tout à fait caractéristique qu'il revêt dans les inflammations sous-périostées.

Tantôt enfin on trouve ces projectiles complètement englobés dans les éléments du cal. Mais cette tolérance, qui peut être parfois indéfinie, ne l'est pas toujours; les balles se mobilisent, et après avoir longtemps échappé à l'exploration par le palper, elles deviennent tout à coup superficielles. On connaît ces cas de calcul vésical dont le noyau était formé par une balle, et cependant dans l'histoire pathologique du malade, on ne relate qu'une fracture des os du bassin, et rien, du côté de la vessie, au moment de l'accident. Otis rapporte des faits de ce genre dans son livre sur la guerre de Sécession. Il cite le fait suivant, qui prouve bien cette locomotion particulière des projectiles dans les tissus :

« Un homme avait reçu une balle qui lui perfora l'os des iles; le projectile resta silencieux pendant fort longtemps et le malade était complètement guéri, lorsque subitement il succomba à une péritonite suraiguë. L'autopsie démontra une perforation intestinale due au passage récent de la balle qui avait ulcéré les parois intestinales. »

Enfin, il est de notion aujourd'hui vulgaire, que des accidents inflammatoires se réveillent fréquemment dans les os atteints autrefois de traumatisme, par armes de guerre. Ces poussées d'ostéomyélite, pouvant nécessiter l'amputation, dix ans, vingt ans après la blessure, sont presque toujours sous la dépendance d'un corps étranger; elles disparaissent pour ne plus se reproduire dès que celui-ci a été éliminé.

Mais la tolérance du tissu osseux est loin d'être la règle primitive. Presque toujours ces plaies osseuses sont des plaies septiques, suppurantes, atteintes d'ostéite soit raréfiante, soit nécrosique, que la présence du projectile contribue à entretenir. Tantôt ces phénomènes septiques sont suraigus et nécessitent de larges interventions; tantôt, au contraire, plus bénins dans leurs allures, ils laissent à l'usure et à l'ulcération osseuse le temps de se produire. La cavité où le projectile s'était enclavé s'agrandit, et celui-ci peut, soit cheminer par son poids dans l'intérieur de l'os et descendre dans le canal médullaire, soit tomber subitement au dehors, pendant les manœuvres d'un pansement.

Il est dificile d'apprécier d'une façon générale le pronostic de ces corps étrangers des os, mais on peut dire que, en général, leur présence au milieu des tissus aggrave la lésion qu'ils ont produite. Il s'ensuivrait cette indication, qu'il faut extraire immédiatement tous les corps étrangers que l'on soupçonne être restés dans l'os.

Il est certain que cette extraction doit être toujours tentée dans les deux conditions suivantes : quand le chirurgien aura la *certitude absolue* de la présence d'un corps étranger dans le tissu osseux, et quand l'acte opératoire nécessité par cette extraction ne constituera pas un traumatisme hors de proportion avec le danger que peut occasionner le séjour du projectile.

Quoique les opinions soient encore divisées sur ce point et que les nouvelles méthodes aient permis dans une plus large mesure l'exploration des plaies, il n'en est pas moins vrai que, dans les cas douteux, il est plus prudent de s'abstenir de toute tentative d'exploration et d'extraction. D'ailleurs le siège particulier du projectile dans tel ou tel os, près de telle ou telle région, peut constituer à lui seul une indication ou une contre-indication opératoire.

Le plus souvent, ce sont pour des accidents inflammatoires consécutifs ou éloignés que l'intervention chirurgicale a lieu. Que l'intervention soit immédiate ou tardive, elle se fera toujours par les mêmes procédés :

On recherchera avec l'explorateur en porcelaine, ou mieux avec l'explorateur électrique de Trouvé, le point précis où se trouve le projectile. Après s'être ouvert une large voie par la section des parties molles superficielles, l'opérateur aura, pour attaquer le projectile, une série de moyens à sa disposition. Tantôt le corps étranger sortira presque de lui-même ou à la moindre traction faite à l'aide de pinces ou de daviers; tantôt il faudra employer des tire-fond et des élévateurs; enfin dans certains cas, il sera nécessaire d'agrandir la cavité osseuse où ce projectile est enclavé, en se servant de la gouge et du maillet ou en utilisant les couronnes de trépan.

# CHAPITRE VII

## DU DÉCOLLEMENT DES ÉPIPHYSES

La diaphyse et les épiphyses des os longs sont unies jusque vers l'âge de vingt ou vingt-cinq ans par un cartilage appelé *cartilage épiphysaire*. Si une violence extérieure rompt ce cartilage, la lésion produite porte les noms de *décollement épiphysaire* ou *disjonction des épiphyses*. Cette rupture peut également être la conséquence d'une périostite phlegmoneuse diffuse, détruisant le cartilage de conjugaison; mais son étude est alors indépendante de celle des fractures, et se rattache à l'ostéomyélite.

Le décollement épiphysaire est de connaissance fort ancienne, puisque Hippocrate le signale, dit-on. Colombo, A. Paré, Severin, etc., y consacraient quelques lignes, mais son étude ne devient guère scientifique qu'avec les travaux de J.-L. Petit et des chirurgiens de la seconde moitié du siècle dernier : Reichel (1759) et Bertrandi (1787) se sont particulièrement signalés par leurs recherches sur cette question.

Plus tard, Rognetta, Guérétin et enfin Pajot firent d'intéressantes expériences, qui avec les mémoires de Salmon, Foucher, Colignon complétèrent l'histoire de la disjonction des épiphyses.

**Étiologie.** — Jusqu'au moment où son ossification est terminée, un os peut être le siège d'un décollement épiphysaire, or, nous savons que cette ossification peut être tardive et nous devons nous attendre à voir, de temps en temps, la disjonction d'une épiphyse chez un sujet assez avancé en âge.

Voillemier, dans ses expériences, a décollé l'extrémité inférieure du radius d'un homme de vingt-quatre ans, qui cependant était d'une puissante musculature. Devilliers a même cité un cas de décollement de l'épiphyse supérieure du fémur chez un homme de cinquante-huit ans(?) il est vrai que Malgaigne critique ce fait et ne l'admet qu'avec réserve : la lecture de l'observation, fait penser à une vulgaire fracture du col fémoral. C'est dans les premières années de la vie, avant douze ou quinze ans que l'on rencontre presque toujours la disjonction des épiphyses. Plus un sujet est jeune et plus il est facile de décoller, expérimentalement, ses extrémités épiphysaires. Guérétin qui sur des enfants de neuf mois produisait cet accident une fois sur quatre, n'obtenait plus qu'un succès sur neuf, si dans ses expériences, il se servait d'enfants de deux à sept ans. Au-dessus de cet âge, ses essais dans dix cas ont été infructueux.

Nous verrons, dans un instant, que l'âge peut également avoir une influence sur la variété anatomique de la fracture.

Devergie raconte qu'une femme, s'étant cognée au coin d'une table, dans le sixième mois de sa grossesse accoucha d'un enfant dont l'épiphyse inférieure du tibia était décollée; une plaie donnait issue au fragment supérieur. Nous avons déjà rapporté ce fait, Hamilton a vu un enfant de quatre jours, fils d'une mère bien portante, né à terme et ayant presque toutes les épiphyses des os longs décollées. Carus a, autrefois, publié une observation de décollement épiphysaire intra-utérin. Ces faits sont d'ailleurs exceptionnels.

Certaines causes prédisposent au décollement des épiphyses; Terrier admet parmi elle des phénomènes d'irritation ou d'inflammation siégeant dans le cartilage de conjugaison, ce n'est alors qu'une variété de fracture pathologique; mais, le plus souvent, on ne trouve aucun indice de ce travail inflammatoire et le traumatisme seul peut être incriminé. Les expériences de Wilson, de Foucher, de Pajot semblent prouver qu'une force assez considérable est nécessaire pour décoller une épiphyse. Wilson l'évalue à 550 livres, quand le périoste est sain, à 119 livres s'il est décollé. Foucher, considère qu'une épiphyse exige, pour être détachée, un poids supérieur à 100 kilogrammes et Pajot, qui a opéré sur des nouveaux-nés, est arrivé aux chiffres suivants : Pour disjoindre l'extrémité supérieure de l'humérus, il faut 55 kilogrammes; il en faut 65 pour l'extrémité supérieure du fémur et 16 pour l'extrémité supérieure du tibia.

Ces chiffres nous prouvent que l'adhérence de la diaphyse et des épiphyses des os longs augmente rapidement avec l'âge, mais qu'elle est toujours assez considérable et lorsqu'une violence relativement légère disjoint des épiphyses, il faut songer à des troubles de nutrition, au niveau du cartilage de conjugaison.

Ce n'est pas seulement la résistance du cartilage conjugal qui rend le décollement relativement rare, cette rareté tient à différentes autres causes. La situation de ce cartilage aux extrémités des os le garantit contre ces fractures par flexion exagérée si fréquentes chez les enfants, et ne lui permet guère d'être atteint que par un petit nombre de traumatismes, agissant directement sur les extrémités des membres. Ces traumatismes sont généralement violents, mais cela ne prouve pas qu'ils doivent l'être nécessairement et lorsqu'une force, même modérée, agira directement sur les extrémités osseuses d'un jeune sujet, elle décollera plutôt une épiphyse qu'elle ne créera une véritable fracture.

Malgaigne a prétendu avec juste raison que, chez les enfants, les fractures de l'extrémité inférieure du radius étaient, le plus souvent, des disjonctions de l'épiphyse correspondante.

La chirurgie expérimentale appuie ce que nous avançons : Voillemier a pu aisément en imprimant au poignet des mouvements d'extension ou de flexion forcée produise le décollement épiphysaire de l'extrémité inférieure du radius et nous avons vu qu'il a réussi cette expérience sur un garçon de vingt-quatre ans d'une force athlétique.

En réduisant des luxations du coude chez les enfants, Hamilton a décollé l'olécrâne. Si, dans les expériences de Wilson et de Foucher des poids énormes ont été employés pour arracher des épiphyses, c'est que ces auteurs exerçaient des tractions dans le sens même de la diaphyse des os et aussi que ces tractions étaient faites sans secousses. Or, ce n'est pas ainsi que les disjonctions des épiphyses se produisent le plus ordinairement, la force vulnérante agit perpendiculairement ou obliquement par rapport à la direction de l'os, et fréquemment, celui-ci est fixé en un point voisin de l'épiphyse. Le mécanisme est alors analogue à celui qui brise, près de son point fixe, un bâton que l'on fléchit après l'avoir enfoncé entre deux pavés. Le cas suivant emprunté à Coural fera bien comprendre notre pensée : un enfant de onze ans, mit en courant la jambe dans un trou, elle s'y enfonça jusqu'au-dessus du genou ; le corps fut entraîné par la force acquise et le fémur se rompit à sa partie la plus faible et la plus rapprochée du point fixe, c'est-à-dire au niveau de son épiphyse inférieure.

Nous disons que la fracture eut lieu à la partie la plus faible du fémur, car nous croyons que le cartilage épiphysaire est bien un point faible et que si, nous le répétons, il n'était pas garanti par sa situation même, contre nombre de violences extérieures, rien ne serait aussi fréquent que sa rupture.

Des disjonctions épiphysaires siégeant à l'extrémité inférieure du fémur ont été plusieurs fois observées sur des enfants, qui, montés derrière une voiture eurent la jambe prise dans les rayons d'une des roues. Le mécanisme, dans ces cas, est à notre avis analogue à celui que nous avons étudié à propos du malade de Coural : la roue entraîne la jambe qui, à un moment donné, se trouve fixée par l'extrémité inférieure du fémur ou supérieure du tibia, par l'arrière train du véhicule ou par son essieu, et l'os se brise en son point le plus faible et le plus voisin de l'endroit fixé.

Robson rapporte le cas d'un jeune homme entraîné par une courroie contre un arbre de couche et qui se fit une disjonction épiphysaire. Il est possible que ce fait soit passible de la même explication.

D'après tout ce que nous venons de dire, on voit que les traumatismes agissant sur les extrémités des os longs ont tendance, chez les jeunes sujets, à intéresser plutôt le cartilage conjugal que la partie voisine de l'os. Enfin, dans un grand nombre de cas, les décollements épiphysaires se produisent par rotation exagérée, ou torsion du membre, enroulement autour d'un essieu, d'un cylindre (Champion), distorsion (Wade, Blasius), chute d'un lieu élevé, etc., et, si nous essayons de grouper ces différents mécanismes, nous arrivons à la classification suivante :

1° *Tractions directes.* C'est ainsi qu'un enfant violemment tiré par le bras peut avoir une épiphyse de ce membre décollé ; c'est encore là la cause des décollements épiphysaires survenus pendant des manœuvres obstétricales.

2° *Chocs directs*, tels que des chutes sur le grand trochanter décollant cette épiphyse (Key), des coups ou des chutes sur l'épaule disjoignant l'extrémité supérieure de l'humérus (Hamilton, Robert Smith). Malgaigne niait l'existence de ces causes directes, mais les observations que nous venons de citer en établissent nettement l'existence.

3° *Coudure brusque* d'un membre fixé à une de ses extrémités tout près du cartilage conjugal, mécanisme très voisin de l'arrachement par entorse ou par tiraillement des ligaments de l'articulation attenant à l'épiphyse arrachée. Nous voulons parler ici de cas analogues à celui de Coural et des disjonctions par flexion ou extension forcée d'une articulation : du poignet ou du cou-de-pied, par exemple.

4° La *torsion* est un mécanisme fréquent, mais jusqu'ici peu connu, de décollement des épiphyses. Une force considérable n'est même pas nécessaire pour produire ainsi la séparation dia-épiphysaire, ainsi qu'en témoigne l'observation suivante, que nous avons recueillie à l'hôpital de la Pitié :

Dans la soirée du 15 août, une altercation s'étant élevée entre G., âgé de dix-neuf ans et son patron, celui-ci le saisit par le milieu du bras gauche, et le lui tordit violemment, pour le pousser dehors. Aussitôt, bien que le jeune homme n'eut reçu aucun choc direct, une douleur très vive se manifesta au niveau de l'épaule, et le bras se trouva incapable d'exécuter aucun mouvement. Le malade fut amené le soir même dans notre salle, et, à la visite du lendemain, nous constatâmes les désordres suivants :

Une tuméfaction assez considérable occupe toute la région de l'épaule et la moitié supérieure du bras. Le coude est un peu écarté du tronc ; son rapprochement peut s'exécuter, mais en éveillant des douleurs.

Les mouvements spontanés sont impossibles, et les mouvements provoqués sont également douloureux. La tuméfaction de l'épaule est dure, la peau tendue. La bourse séreuse sous-deltoïdienne et l'articulation paraissent être le siège d'un abondant épanchement de liquide ; le gonflement qui s'étend vers la région sous-claviculaire rend l'exploration de celle-ci plus difficile ; on constate pourtant qu'elle ne contient aucune saillie anormale, pas plus que le creux axillaire dont la paroi externe est seule tuméfiée.

L'exploration de la clavicule et de l'omoplate dénote l'intégrité de ces deux os. Par pression directe sur l'humérus, on éveille une douleur très vive, limitée et siégeant à deux travers de doigt au-dessous de l'acromion. Cette même douleur se reproduit lorsqu'on presse de bas en haut sur le coude. Enfin, lorsque, saisissant le bras par son extrémité inférieure, on provoque un léger mouvement de rotation autour de l'axe de l'humérus, on constate très nettement par l'autre main appliquée sur l'épaule, une crépitation sourde et voilée paraissant siéger au niveau même du point douloureux signalé plus haut. Cette crépitation sourde était vraiment caractéristique.

Le lendemain, le gonflement de l'épaule est encore plus accentué, et une grande ecchymose occupe la face interne du bras.

La mensuration attentive des deux bras ne dénote aucun raccourcissement appréciable.

La consolidation s'est effectuée, mais avec un certain déplacement de l'humérus en avant, de sorte que la tête est inclinée sur l'axe de l'humérus, et située à son côté postérieur et interne. Les mouvements d'ailleurs s'exécutent librement.

4° *Causes indirectes* comprenant les faits difficiles à analyser où la disjonction est survenue à l'occasion d'une chute d'un lieu élevé (Cloquet, Flaubert, Rognetta) ou d'un autre grand traumatisme.

5° Décollement par *action musculaire*. Cette dernière cause est très rare. Nous n'en connaissons qu'un seul cas, rapporté par Bouchut, d'après Foucher : Une petite fille de treize ans, en descendant un cadre accroché au-dessus de sa tête, eut un décollement de l'épiphyse supérieure de l'humérus. Le diagnostic fut vérifié à l'autopsie. Mais le cartilage de conjugaison était-il indemne de lésion? Il est possible que dans ce cas, il y eut une ostéomyélite insidieusement localisée près du cartilage conjugal.

Ces causes de décollement épiphysaire agissent d'autant plus sûrement que les sujets sont plus jeunes. Il est bien certain, en effet, que le point épiphysaire perd de sa faiblesse à mesure que son cartilage s'ossifie; aussi, tandis que chez les nouveau-nés, les disjonctions pures, n'intéressant que le cartilage, sont la règle, elles deviennent exceptionnelles lorsque les malades s'élèvent en âge, et l'anatomie pathologique nous montrera bientôt que, même dans un très jeune âge, l'on ne trouve plus de décollement sans fracture. On a cherché à déterminer le degré de fréquence des disjonctions épiphysaires pour les diverses pièces du squelette : les statistiques suivantes ont été données à ce sujet :

Collignon a réuni 59 cas, 35 concernaient le membre supérieur et 24 l'inférieur.

Bruns a analysé 100 cas qui se répartissent ainsi :

| | | | |
|---|---|---|---|
| Humérus : | Épiphyse | supérieure | 11 cas. |
| — | — | inférieure | 4 |
| Cubitus : | — | supérieure | 2 |
| — | — | inférieure | 2 |
| Radius : | — | supérieure | • |
| — | — | inférieure | 25 |
| — | os du bassin | | 2 |
| Fémur : | Épiphyse | supérieure | 2 |
| — | — | inférieure | 28 |
| Tibia : | — | supérieure | 4 |
| — | — | inférieure | 11 |
| Péroné : | — | supérieure | 3 |
| — | — | inférieure | 4 |
| Métatarse | | | 2 |

Guéretin a dressé la statistique suivante de 37 cas de décollement épiphysaire :

| | | | |
|---|---|---|---|
| Humérus : | Extrémité | supérieure | 12 cas. |
| — | — | inférieure | 2 |
| — | Condyles | — | 3 |
| Radius : | Extrémité | — | 7 |
| Cubitus : | — | supérieure | 1 |
| Fémur : | — | — | 5 |
| — | — | inférieure | 3 |
| — | Trochanter | | 1 |
| Tibia : | Extrémité | supérieure | 1 |
| — | — | inférieure | 2 |

**Anatomie pathologique.** — Quel que soit l'os sur lequel siège un décollement épiphysaire, il est rare de voir le cartilage conjugal être le seul intéressé; le plus souvent, l'épiphyse entraîne avec elle des portions osseuses de la diaphyse. En tenant compte de ce fait, on peut ranger en trois catégories les variétés anatomo-pathologiques du décollement épiphysaire.

1° Le trait de fracture passe directement dans le cartilage conjugal et n'intéresse que lui; il en a la forme et les surfaces divisées sont respectivement convexe et concave; elles présentent des aspérités, des saillies plus ou moins volumineuses séparées par des enfoncements, c'est là le type du décollement épiphysaire (fig. 128).

2° L'épiphyse détachée entraîne avec elle un fragment mince de la diaphyse; le trait de fracture passe au-dessous de la couche spongoïde de Broca, et le décollement prend le nom de *fracture épiphysaire*. Cette variété de disjonction est la plus fréquente; Malgaigne l'avait déjà fort bien observée, elle doit être distinguée de celle qui nous reste à étudier et qui se rapproche beaucoup plus des fractures ordinaires des extrémités osseuses.

3° L'épiphyse étant presque soudée à la diaphyse, les tissus spongoïde et chondroïde ayant peu à peu disparu, il peut se faire une fracture dans le tissu spongieux de l'épiphyse au point même où existait autrefois le cartilage de conjugaison dont d'ailleurs on retrouve encore des vestiges plus ou moins nets. Cette variété porte le nom de *fracture pré-épiphysaire* (Foucher); c'est, en somme, une fracture passant par le cartilage très avancé dans son travail d'ossification.

Ces trois variétés de fractures correspondent non seulement à des types anatomiques différents, mais encore à des périodes très distinctes de l'existence; tandis que la première variété ne se présente guère que dans les premières semaines de la vie, la seconde se remarque de un à cinq ans, et la troisième passé cet âge. Nous ferons toutefois remarquer que ces données n'ont rien d'absolu; elles correspondent avec les moyennes fournies par la plupart des auteurs.

Il ressort de ce qui précède que le temps pendant lequel on remarque la fracture épiphysaire est beaucoup plus étendu qu'on ne le dit d'ordinaire.

Mais on est en droit d'affirmer que le temps pendant lequel le décollement épiphysaire vrai peut se produire est très limité; il l'est tellement que certains auteurs ont nié l'existence de ce décollement en dehors d'un état morbide des os et que d'autres, tels que Jean-Louis Petit, se sont refusés à y voir autre chose qu'une fracture à peu près ordinaire.

En règle générale, le trait de fracture intéresse plus ou moins le tissu osseux voisin de l'épiphyse, et Holmes a pu dire que le trait de fracture suit rarement le cartilage épiphysaire dans toute son étendue. Malgaigne, de son côté, a écrit que souvent une esquille de la diaphyse est entraînée par l'épiphyse, et nous ajouterons que cette esquille provient généralement, des parties les plus périphériques de la diaphyse.

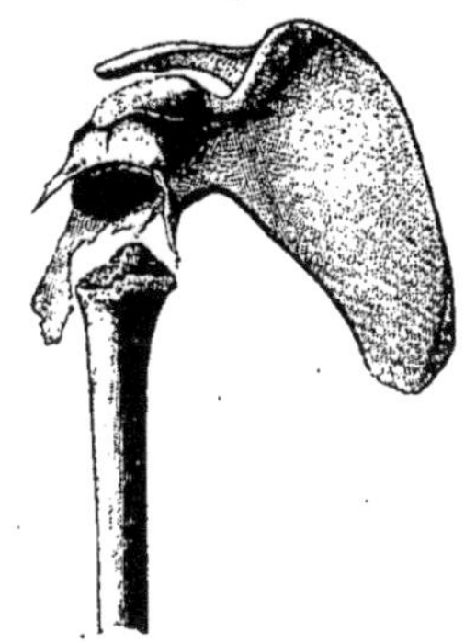

Fig. 128. — Décollement de l'épiphysaire supérieur de l'humérus.

Le décollement épiphysaire est toujours complet; il s'accompagne ou non de déplacement et, dans le premier cas, Malgaigne a montré que le périoste diaphysaire était décollé sur une grande étendue (fig. 128).

**Symptômes.** — Les symptômes des décollements épiphysaires sont parfois si peu nets que c'est à peine s'il est possible de soupçonner la véritable nature de l'affection; le diagnostic est souvent hérissé de telles difficultés que, même si on a pu établir l'existence d'une fracture, on ne sait si elle intéresse le cartilage conjugal. Nous croyons toutefois qu'il faut distinguer plusieurs cas dans la pratique.

Si un tiraillement a été exercé sur le bras d'un jeune enfant, si après des manœuvres obstétricales on trouve de la mobilité d'un membre, il faut de suite penser à l'existence d'un décollement épiphysaire. Pajot a prouvé, en effet, qu'après des manœuvres obstétricales, il est plus fréquent de rencontrer des disjonctions des épiphyses que des fractures ou des luxations. Assez souvent, à la suite d'une chute, d'une traction directe sur un membre, un enfant est amené au chirurgien pour de l'impotence de ce membre. Une articulation paraît être le siège de mouvements anormaux. Lorsqu'on imprime des mouvements à ce membre, on provoque de la douleur et, phénomène capital, on fait saillir sous la peau, près de l'extrémité articulaire, une éminence osseuse. Cette éminence disparaît dans certains mouvements pour reparaître dans d'autres; elle fait partie du segment du membre que l'on mobilise, puisqu'elle se meut avec lui; souvent, elle laisse percevoir une crépitation sourde, voilée, et, lorsqu'on l'étudie à travers la peau, on sent qu'elle est limitée par des bords angulaires rugueux. Tous ces signes se rapportent au décollement épiphysaire. A côté de ces faits où le diagnostic est facile, on en rencontre d'autres où il est à peu près impossible, le gonflement masque les contours osseux; le déplacement de la fracture est tel qu'on peut penser à une luxation ou, si l'on sent une fracture, on a peine à la localiser et surtout à savoir si elle est épiphysaire ou juxta-épiphysaire. Dans ces cas, le chloroforme peut rendre de grands services. Des sensations qui vous échappaient, pendant que le malade était éveillé, apparaissent nettement pendant l'anesthésie. La mobilité extrême dont nous parlions, la crépitation particulière se laissent percevoir, et le diagnostic peut être fait; mais, si l'on a affaire à une fracture pré-épiphysaire, on ne pourra jamais que la soupçonner par la constatation du siège de l'affection et par l'âge du sujet. Nous avons longuement insisté sur les causes des décollements épiphysaires pensant que leur connaissance pouvait être utile en pratique. Certains accidents (jambes prises dans les rayons d'une roue, flexion ou extension exagérée d'une jointure, chute pendant qu'un membre est fixé à l'une de ses extrémités, tractions directes) survenant *chez de jeunes sujets*, doivent faire penser à une disjonction des épiphyses, et des symptômes douteux prendront une réelle valeur lorsqu'ils seront étayés par des probabilités étiologiques. Il faut bien savoir qu'on a peut-être plus de chances de confondre une disjonction épiphysaire avec une luxation qu'avec une fracture; on ne craindra pas, pour éclaircir le diagnostic, d'endormir son malade et, lorsqu'on a reconnu la nature de la lésion, on la traitera comme une fracture ordinaire par la réduction et la contention.

**Pronostic et traitement.** — Le pronostic et le traitement des décollements épiphysaires sont à peu près les mêmes que ceux des fractures. Foucher a dit avec juste raison qu'un décollement épiphysaire intra-articulaire comportait le même pronostic qu'une véritable fracture intra-articulaire. Le seul facteur de gravité que la disjonction ait en plus des fractures, c'est la possibilité notée par Hutchinson d'un arrêt du développement ultérieur du membre. Il faut encore signaler la difficulté d'une bonne réduction, et surtout l'impossibilité fréquente d'une contention rigoureuse, la petitesse du fragment épiphysaire ne donnant aucune prise à l'appareil. C'est ce qui explique la fréquence de déformations persistantes, dont le diagnostic ultérieur, avec une luxation ancienne, est souvent fort difficile.

Il nous reste, pour terminer, à mentionner les complications qui peuvent accompagner le décollement traumatique des épiphyses. Ces complications sont de différents ordres, ce sont les mêmes que celles que nous avons étudiées dans le chapitre consacré aux fractures en général. De même que pour les fractures, les plaies des téguments communiquant avec le foyer traumatique constituent une des complications principales. L'âge jeune du sujet, la lésion presque constante d'une grande articulation, la nécessité d'un traumatisme violent pour produire une plaie des parties molles en même temps que le décollement épiphysaire, font que ces ruptures des épiphyses compliquées de plaies entraînent très souvent la mort du sujet, ou nécessitent le sacrifice du membre. L'étude que Delens a faite récemment du décollement de l'épiphyse inférieure du fémur, suffit pour rendre compte de la gravité de ces cas.

# CHAPITRE VIII

## FRACTURES PATHOLOGIQUES OU SPONTANÉES

Si l'on s'en tenait au sens propre des mots, il faudrait entendre par fractures spontanées, celles qui se produisent en dehors de toute cause occasionnelle; en réalité, on comprend sous cette dénomination des fractures dues à une cause si légère, qu'elle est disproportionnée à l'accident produit. L'idée de spontanéité de la fracture est donc subordonnée à la notion d'intensité de la cause vulnérante; il y a là une question de quantité, difficile à bien apprécier et le diagnostic serait parfois très douteux s'il avait pour seule base l'appréciation quantitative de la violence. Les doutes sont heureusement levés dans la plupart des cas par la connaissance des causes prédisposantes aux fractures spontanées.

Si nous revenons sur notre définition, nous pouvons dire qu'une fracture est spontanée quand elle est due à une cause *évidemment* trop légère pour briser un os sain.

Mais nous n'aurons pas loin à aller dans l'étude de ces fractures pour reconnaître que si la cause occasionnelle est minime et même négligeable, la cause prédisposante prend le premier rang et devient la cause réelle, dont il convient de tenir le plus grand compte. C'est d'elle en effet que dépendront l'évolution, le pronostic et le traitement. Aussi est-il préférable de désigner ces fractures sous le nom de fractures *pathologiques*, ce qui indique nettement que ces fractures sont précédées par une lésion préalable de l'os.

Indépendamment de ces notions étiologiques, la clinique nous montre des signes capables de faire reconnaître les fractures spontanées; nombre d'entre elles ont, en effet, une physionomie symptomatique spéciale et, dans la plupart des cas, on basera son diagnostic sur trois ordres de faits :

1° Faiblesse de la cause occasionnelle;

2° Existence de causes prédisposantes;

3° Symptomatologie spéciale.

Nous étudierons successivement ces trois points qui différencient les fractures spontanées des fractures ordinaires.

I. **Causes occasionnelles des fractures spontanées.** — Ces causes sont extrêmement variées, mais on peut les grouper sous deux chefs : traumatisme et action musculaire.

1° Des traumatismes très légers peuvent, chez des gens prédisposés, produire une fracture; l'action de se cogner le coude a plusieurs fois brisé l'humérus. On a vu des fractures du fémur dues à un choc insignifiant.

Le poids seul du corps a souvent rompu un os du membre inférieur et l'on cite plusieurs malades qui se fracturèrent la cuisse, en mettant le pied par terre, pour se lever, et même en se retournant dans leur lit. On rapporte le fait d'un malade qui se rompit la clavicule en faisant un effort pour se moucher.

Assez souvent l'intensité réelle du traumatisme ne peut être bien appréciée; il n'y a pas de doute possible sur la spontanéité de la fracture, si un individu se casse le bras, en s'appuyant sur le coude; s'il tombe, au contraire, sur la même région et se fait une lésion identique, nous ne pouvons mesurer l'intensité du traumatisme.

2° On a beaucoup discuté pour savoir si la contraction violente d'un muscle était capable à elle seule indépendamment de toute altération du squelette, de produire une fracture spontanée. J.-L. Petit, Desault et surtout Boyer Richerand et Vidal en ont nié la possibilité, tandis que S. Cooper, Nélaton, Malgaigne, Gürlt, Follin, Spillmann, l'ont admise.

On admet aujourd'hui, et avec raison, qu'il existe des fractures véritables, dues à une contraction musculaire *violente* : fracture du tiers supérieur de l'humérus, fracture de l'extrémité interne de la clavicule, fracture de la rotule, etc., qui ne sont que des fractures ordinaires provoquées par un mécanisme spécial. Ces fractures n'ont rien de commun avec ces fractures spontanées.

Gürlt rapporte l'histoire de deux étudiants qui, se battant en duel, se firent, l'un dans une attaque, l'autre dans une parade, chacun une fracture de l'humérus; Van Nierop et Hamilton parlent de deux femmes qui, en tordant du linge, se fracturèrent respectivement le cubitus et le radius. Parker raconte qu'un prédicateur nègre, dans un geste violent, se cassa l'humérus; qu'un dentiste se fractura le même os en arrachant une dent; dans tous ces cas de fracture par action musculaire, la contraction a été trop faible pour rompre un os sain et l'on est obligé d'admettre qu'une affection osseuse indéterminée prédisposait ces individus à l'accident dont ils furent atteints.

Simon [1], dans sa thèse d'agrégation, range dans les fractures spontanées, par action musculaire, les fractures de côtes, que se font les vieillards en toussant ou en éternuant; ce sont bien là les fractures spontanées, mais, pour elles au

[1] Simon, Thèse d'agrég. Paris, 1876.

moins la cause est connue; elles sont dues à la raréfaction sénile des os et nous les étudierons dans un autre paragraphe.

En résumé, si une action musculaire modérée produit une fracture, c'est qu'elle agit sur un os atteint d'une lésion antérieure. Si une contraction musculaire très violente brise un os que tout fait supposer sain, cette contraction doit être assimilée à un traumatisme de force égale et faire ranger la fracture dans le cadre général des fractures traumatiques.

II. **Causes prédisposantes**. — Ces causes sont très nombreuses. La plupart du temps on arrive facilement à les déterminer, mais, ainsi que nous l'avons dit précédemment, on est quelquefois obligé de les admettre sans pouvoir les préciser : la faiblesse d'un traumatisme suivi de fracture prouve jusqu'à l'évidence que le système osseux est d'une fragilité anormale et lorsqu'on veut connaître l'affection qui a ainsi modifié la consistance du squelette, on se heurte parfois à d'insurmontables difficultés.

Hamilton cite l'exemple d'un homme robuste et sain qui, en roulant une barrique, fit un mouvement de torsion de la jambe et se brisa la cuisse. Parker (de New-York) rapporte plusieurs cas du même genre : un homme se casse la clavicule en voulant donner un coup de fouet à un chien; un autre se fracture l'humérus en jetant une pêche, etc... Et dans ces cas l'investigation la plus minutieuse n'avait rien pu trouver du côté du squelette.

Si, laissant de côté ces faits de cause indéterminée, nous nous attachons à chercher les causes connues des fractures spontanées nous voyons que les unes sont des maladies propres au système osseux, les autres des affections générales ayant un retentissement sur le squelette. Les progrès de la neuropathologie ont permis de rattacher à des affections du système nerveux certaines fractures pathologiques dont les anciens auteurs n'avaient su trouver l'explication; certains états physiologiques : la vieillesse, la grossesse par exemple, peuvent amener des modifications telles que des fractures se produisent sous l'influence des causes les plus banales.

Nous pouvons, classer de la façon suivante les causes prédisposantes des fractures spontanées :

A. Fractures spontanées dues à une affection propre du système osseux;
B. Fractures spontanées dues à une maladie générale;
C. Fractures spontanées dues à un état physiologique spécial;
D. Fractures spontanées dues à une affection nerveuse.

A. Fractures spontanées dues a une affection propre du système osseux. Nous ne nous occuperons pas ici des affections inflammatoires du squelette amenant des décollements épiphysaires tels qu'on en observe dans le cours de l'ostéomyélite des adolescents; nous ne parlerons ici que des fractures proprement dites.

Les maladies des os qui peuvent se compliquer de fractures spontanées sont : les affections inflammatoires, l'ostéomalacie, le rachitisme, certaines tumeurs du squelette et enfin l'ostéopsathyrose.

1° *Ostéomyélite*. — Cette affection est, à diverses périodes de son évolution, une cause fréquente de fractures spontanées. Verneuil, en 1863, a le premier cité un fait de ce genre; d'autres ont été rapportés par Aubry, Sales, Kaufmann, Patay, Lannelongue, Picqué et Richet. Lannelongue a bien étudié les conditions dans lesquelles, au début de l'ostéomyélite, on pouvait observer une séparation diaphysaire, et il a su faire ressortir, dans son mémoire fait en commun avec Comby, combien étaient fréquentes les fractures spontanées à une période très éloignée du début de l'ostéomyélite. Ces fractures sont dues à des nécroses étendues, à des séquestres, dont l'élimination ne laisse plus qu'un os nouveau, souvent malade lui-même et insuffisamment résistant. On comprend que de telles fractures aient été observées fréquemment à la suite de tentatives d'extraction de séquestres de la part du chirurgien.

2° *Ostéite traumatique.* — Ces ostéites sont rarement une cause de fractures spontanées. Simon a pourtant recueilli quatre observations de fractures qui leur sont imputables et qui toutes siégeaient au tibia.

3° *Rachitisme.* — Des fractures peuvent se produire à la première ou la deuxième période de cette maladie; elles sont dues à l'amincissement du tissu compact et à la raréfaction du tissu spongieux des os. Ces fractures sont souvent incomplètes, la lamelle osseuse compacte se rompant seule tandis que le tissu spongieux s'infléchit. On rencontre pourtant des fractures diaphysaires complètes; leur siège de prédilection est à l'avant-bras, aux jambes, aux côtes; un même malade peut présenter de nombreuses fractures spontanées d'origine rachitique : une petite fille vue par Lonsdale avait 22 fractures; un petit garçon cité par Malgaigne s'en fit 4 en quatre ans. Guersant a montré que la consolidation des fractures rachitiques pouvait demander un temps très long, le cal bien que volumineux n'étant formé que de tissu spongoïde.

4° *Ostéomalacie.* — Cette affection expose le malade qui en est atteint à la production d'un grand nombre de fractures spontanées : on a pu en compter plus d'une centaine sur un même individu; Bouley a même prétendu que ces fractures jouaient le principal rôle, dans la production des déformations si remarquables des membres ostéomalaciques. Les os longs et particulièrement le fémur, sont très fréquemment fracturés; ces fractures peuvent présenter un cal normal; le plus souvent, la consolidation est très difficile à obtenir; le cal est exubérant; des déformations persistent et la consolidation peut n'être pas définitive. A côté de l'ostéomalacie, proprement dite, on rencontre des variétés de la même maladie, capables de produire des fractures ce sont l'ostéomalacie infantile décrite par Rehm (de Francfort), en 1877, dans laquelle on remarque des douleurs très vives du squelette, du gonflement des épiphyses, de la flexibilité des os, les membres inférieurs restant pourtant dans la rectitude; l'ostéomalacie sénile décrite par Charcot et Vulpian, puis par Bouley, Ribbert et Demange, portant surtout sur le rachis, le thorax et le bassin, caractérisée par de l'excitabilité nerveuse, des douleurs osseuses, de la flexibilité des os, des déformations, des fractures multiples, etc.; enfin l'ostéomalacie des aliénés, qui se rencontre surtout chez les paralytiques généraux, qu'on peut aussi rencontrer dans diverses formes de la vésanie et dont nous reparlerons à propos des fractures spontanées d'origine nerveuse.

5° *Kystes hydatiques des os.* — Lorsque les tumeurs hydatides envahissent les os longs, elles peuvent se compliquer de fractures spontanées; elles débutent par le tissu spongieux des diaphyses puis, augmentant de volume, elles ne sont plus entourées que d'une coque osseuse de plus en plus mince, et qui ne tarde pas à devenir trop fragile, pour résister à une action musculaire brusque ou à une faible violence extérieure. Une cause insignifiante, peut alors amener la production d'une fracture. Parfois, il n'existe aucun gonflement osseux; le kyste hydatique a, dans ce cas, provoqué autour de lui une ostéite raréfiante et, rien n'a pu faire prévoir la possibilité d'une fracture. Inutile de dire que le diagnostic est alors entouré de difficultés considérables et que, parmi les cas de fractures spontanées dont la cause n'a pu être déterminée, il a pu s'en trouver quelques-unes dues à des kystes hydatiques à évolution cachée.

Les observations de fractures à la suite d'hydatides des os, ne sont pas très rares, Heydenreich en a compté 6 sur 41 cas desquels il faut distraire plus de 20 kystes des os plats ou courts, os qui n'ont jamais été le siège de fractures spontanées. — Simon a ajouté à la statistique de Heydenreich 6 nouveaux exemples empruntés à Davaine, Escarraguel, Roussin et Duplay; ce dernier a désarticulé la hanche d'une malade qui s'était plusieurs fois fracturé spontanément le fémur, envahi par des hydatides.

C'est à l'humérus, au tibia et au fémur qu'on a constaté le plus souvent la fracture consécutive à la présence de kystes hydatiques et, comme dans tous les autres cas de fractures spontanées, c'est encore l'humérus qui est le plus particulièrement prédisposé à être fracturé.

*Ostéopsathyrose* (Lobstein) *ou fragilité constitutionnelle des os.* — On peut rencontrer des gens bien portants et bien conformés, ne présentant aucune tare appréciable, et qui se fracturent les os à tout propos, à l'occasion du moindre mouvement; Gürlt qui a étudié ces faits, cite d'après Mettauer, l'exemple d'un homme de soixante-dix ans qui, depuis son enfance était prédisposé aux fractures, il pouvait lui-même, se casser l'avant-bras en le serrant entre le pouce et l'index. Il s'était plusieurs fois fracturé l'humérus, le cubitus, le radius et la clavicule, en distribuant des gifles. Cet individu se brisa plusieurs fois le tibia, le fémur, le péroné, les côtes, dans un mouvement de torsion du corps, fait pour éviter une chute ou dans un effort quelconque. Toutes ses fractures guérissaient en trois semaines environ. Cette fragilité du squelette est indépendante de toute affection locale des os et de toute affection générale à localisation osseuse. On peut la rencontrer à un moment quelconque de la vie, surtout dans la jeunesse, mais parfois pendant toute l'existence; souvent elle est héréditaire et, chose curieuse, on peut la voir se transmettre exclusivement aux membres mâles ou femelles d'une famille. En général, les fractures dues à l'ostéopsathyrose se réparent facilement et très rapidement. Nous ne savons rien de l'anatomie pathologique de cette maladie, et l'obscurité qui entoure cette question n'est pas près d'être dissipée, étant donné l'extrême rareté de cette affection. Aucune autopsie n'a encore, jusqu'à ce jour, été rigoureusement pratiquée.

B. Fractures spontanées dues a une affection générale. — Les grandes diathèses : la syphilis, la tuberculose, l'arthritisme et le cancer présentent assez souvent des localisations osseuses qui peuvent se compliquer de fractures spontanées. En dehors de ces localisations de la maladie, la cachexie qu'elles entraînent, amène des modifications du système osseux parfois si accusées que le squelette devient fragile et que des fractures se produisent sous le moindre prétexte. On devra donc, en clinique, se garder de confondre les fractures spontanées dues à une dégénérescence locale (gomme, cancer, etc.), des os, de celles dont la cause est une modification cachectique du squelette.

1° *Syphilis.* — La syphilis héréditaire donne lieu à des fractures spontanées qu'il faut distinguer en fractures des nouveau-nés et fractures des jeunes enfants.

On voit quelquefois, chez les enfants nouveau-nés et même chez ceux de deux ou trois mois, des fractures se produire au voisinage de la ligne chondro-calcaire, qui unit la diaphyse aux cartilages épiphysaires des os longs. Porak, Parrot ont étudié ces fractures qui simulent les décollements épiphysaires et s'accompagnent de symptômes de pseudo-paralysies.

Chez les enfants plus âgés, atteints de syphilis congénitale, on peut voir se produire spontanément des fractures de la partie moyenne des os. Hutchinson, Volkmann, Pellizari et Tuffani en ont cité des exemples, sur l'humérus, le radius, et les côtes. Berne, dans sa thèse, rapporte un cas de Lannelongue, dans lequel le maxillaire inférieur était fracturé. Le déplacement dans ces fractures est généralement peu accusé; lorsqu'elles suppurent elles sont longues à guérir, mais dans le cas contraire elles se consolident assez bien, si l'on soumet le malade à un traitement convenable.

La syphilis acquise est celle qui, le plus souvent, s'accompagne de fractures spontanées. Cette complication est connue depuis les observations de Marcellus Donatus, de Ch. Bell, etc., pour ne citer que les premières publiées et pourtant elle a été vivement contestée par Gürlt, Gillette, Gosselin, qui se refusaient à voir dans la syphilis une cause de fracture; Gosselin va même jusqu'à dire que la syphilis en hyperostosant les os augmente leur solidité. Malgré ces assertions, on doit admettre l'existence des fractures spontanées dans les ostéites gommeuses; des exemples nombreux en ont été observés.

Ces fractures siègent à l'humérus, au fémur, au tibia, à la clavicule, au radius; elles sont simples ou multiples et peuvent être très nombreuses sur un même malade. Gangolphe a compté 52 fractures sur 39 sujets.

L'accident peut être précédé de gonflement, de douleurs ostéocopes, de douleurs à la pression, de suppuration au point qui sera le siège de l'affection mais il y a de nombreuses variétés. Nous pouvons citer le fait d'un sergent de ville, qui se fractura la clavicule en endossant sa tunique. Jamais le malade ne s'était plaint de douleurs de cet os, les mouvements étaient restés indolents et il ne serait pas venu à l'hôpital, si un gonflement inquiétant n'était apparu au niveau du foyer de la fracture.

Ces fractures appartiennent à la période tertiaire de la syphilis exclusivement; ce sont les gommes des os qui en sont les agents producteurs. Ces gommes sont circonscrites ou diffuses. Dans le premier cas, elles évoluent souvent sans se révéler par une tuméfaction extérieure; dans le second, au contraire, elles doublent ou triplent le volume des os, elles provoquent, à leur surface, la formation d'ostéophytes; elles en éburnent certaines parties, tandis qu'elles en raréfient certaines autres, qui se rompent sous le moindre effort. Le foyer de la fracture est, dans ces cas, rempli d'une substance blanchâtre d'aspect caséeux.

Avec de telles lésions, un effort insignifiant suffira pour briser un os. L'exemple que nous avons cité plus haut le prouve, ainsi que les suivants que nous empruntons à divers auteurs : Cooper a vu un malade se casser le fémur en se retournant dans son lit; Nœdopil parle d'un jeune homme qui se rompit le même os en se promenant; Neumann enfin a observé une fracture de l'humérus, qu'un homme se fit en dormant.

En dehors de toute manifestation locale, la syphilis peut, par la cachexie qu'elle entraîne, amener du côté des os des modifications altérant leur solidité et favorisant la production des fractures. Cette assertion nous semble bien démontrée, par des recherches expérimentales de Charpy. Cet auteur a rompu, comparativement, des os de sujets syphilitiques et de sujets sains.

Il a dû employer, pour fracturer un os sain, une force à peu près deux fois plus considérable que pour fracturer un os de syphilitique, exempt de lésions.

Cherchant alors les raisons physiques et chimiques de cette différence de solidité, il n'a pu trouver dans les os syphilitiques que la disparition du fluorure de calcium.

Ses expériences paraissent concluantes : si la résistance des os est diminuée de moitié chez les syphilitiques en général, il est facile de comprendre que certains d'entre eux présentent une friabilité osseuse plus considérable encore et soient exposés aux fractures spontanées. La disparition du fluorure de calcium est peut être plus importante qu'on ne l'a pensé jusqu'à ce jour et de nouvelles recherches s'imposent dans ce sens.

La décalcification des os est d'ailleurs un phénomène connu depuis longtemps dans la syphilis; il est très vraisemblablement en rapport avec la cachexie qu'entraîne parfois cette affection. Venot (de Bordeaux) en 1846, avait prétendu que la syphilis pouvait déterminer des fractures en absorbant le principe gélatineux, qui forme la trame des os, pour en réduire la texture aux principes terreux et calcaires, qui en sont la base friable. Les observations qu'il avait produites pour démontrer cette proposition ont toutes été attaquées, notamment par Gellé, Borel, Simon. Elles prêtent d'ailleurs à la critique et l'action exercée par la syphilis sur le squelette au lieu de le réduire à sa trame calcaire semble bien plutôt le priver de cette dernière. Une observation de Breschet est très instructive à cet égard : elle a trait à un homme adulte, syphilitique, qui rendait chaque jour, dans son urine. une grande quantité de sels calcaires; cet homme s'était fracturé plusieurs fois, dans son lit, les cuisses et les bras. Il guérit grâce à un traitement par le sublimé.

Ici le doute ne paraît pas permis, les sels calcaires du squelette étaient résorbés et éliminés et la syphilis était bien la cause de ce trouble organique puisque le traitement le fit disparaître.

Nous ne croyons donc pas à la friabilité syphilitique du squelette dans le sens où l'entendait Venot, mais nous pensons que la cachexie syphilitique, peut s'accompagner d'une résorption de la partie calcaire des os. Selon le degré de cette résorption, on peut trouver une prédisposition plus ou moins grande aux fractures.

*Arthritisme.* — L'arthritisme seul, sans lésion spéciale des viscères, ne prédispose pas aux fractures.

*Diabète. Phosphaturie.* — Dans la cachexie diabétique il y a souvent une résorption des sels calcaires, qui se traduit par la phosphaturie. Cette phosphaturie peut d'ailleurs exister en dehors du diabète. Ces altérations du squelette en rapport avec la phosphaturie et la glycosurie ont été démontrées par Bouchard.

Verneuil a aussi étudié avec son élève Verchère, les rapports de la phosphaturie, de la glycosurie et des maladies des os; et ils ont cité des faits de fractures spontanées produites sous l'influence de ces maladies; d'autres observations ont été données par Bouchard.

La décalcification des os peut se localiser au niveau d'un cal ancien, et l'on voit alors d'anciennes fractures se reproduire, par la moindre violence.

Il va de soi que des fractures se produisant spontanément, dans le cours du diabète phosphatique, ne se répareront que très lentement et très difficilement; aussi Verchère a-t-il vu, sur 9 cas de fractures chez des diabétiques, la consolidation se faire 7 fois avec une lenteur désespérante.

Isch-Wall, qui a repris, dans ces derniers temps, l'étude de la désassimilation des sels calcaires, dans les cachexies, et qui a bien voulu nous communiquer les résultats de ses recherches, a vu, comme Verneuil et Verchère, la phosphaturie se produire chez certains syphilitiques et chez des tuberculeux, et même sur plusieurs malades atteints de cancer. L'un de ces derniers, entre autres, présentait une fracture spontanée sans généralisation osseuse de son néoplasme.

Ceci nous mène à dire que, probablement dans toutes les cachexies, c'est à une dénutrition calcaire des os qu'est due la prédisposition aux fractures spontanées.

*Carcinose.* — Nous comprendrons, sous le nom de carcinose, dans ce chapitre d'étiologie, le sarcome et le cancer proprement dit.

Ces affections peuvent se compliquer de fractures spontanées, ainsi que cela a été prouvé par de très nombreux travaux. Jean-Louis Petit a, le premier, signalé un cas de fractures spontanées multiples (cuisse, bras, clavicule) chez une femme atteinte de cancer du sein. Depuis, des observations ont été publiées, notamment par Mareschal, Morand, Desanet, Louis, Pouteau, Blandin, Ledran, Malgaigne, Gürlt, Gosselin, etc. Dupuytren a publié le résultat de plusieurs autopsies et commencé l'étude anatomo-pathologique des fractures dans les néoplasmes, mais sans bien distinguer ces derniers dans leurs différentes variétés.

Aujourd'hui, l'on doit absolument distinguer le sarcome du carcinome.

L'ostéosarcome se complique souvent de fractures spontanées. Mais la prédisposition qu'il confère, est différente, suivant qu'il débute par le périoste ou les parties centrales de l'os.

Le sarcome central peut détruire les parties osseuses qui l'avoisinent sans se révéler par aucun symptôme extérieur, par aucune tumeur, lorsque tout à coup une fracture se produit, on voit alors la tumeur apparaître, et, pendant quelque temps, elle peut passer pour un cal, en voie de formation. D'autres fois, le sarcome central perfore l'os, soulève le périoste et peut donner lieu à tous les signes d'un abcès sous-périostique ou d'un anévrysme des os. Si une fracture se produit alors, le diagnostic d'ostéosarcome s'impose.

Dans le sarcome périostique, la tumeur a précédé la fracture et les difficultés du diagnostic sont nulles; on peut même, dans quelques cas, prévoir l'accident.

On a cherché à déterminer le degré de fréquence des fractures dans les diverses variétés de sarcomes. Gross (de Philadelphie) a dressé à ce sujet une statistique intéressante :

SARCOMES CENTRAUX

| | | |
|---|---|---|
| Giganto-cellulaires. — Nombre de fractures | 4 pour 100. |
| Fuso-cellulaires. — | 44 — |
| Globo-cellulaires. — | 50 — |

SARCOMES PÉRIOSTIQUES

| | |
|---|---|
| Globo-cellulaires. — Nombre de fractures | 70 pour 100. |
| Fuso-cellulaires. — | 11 — |
| Ostéoïdes. — | 3 — |

Gross (de Nancy) et Schwartz ont également cité des cas de fractures spontanées dans les sarcomes télangiectasiques.

Nous voyons donc que, pour les sarcomes intra-osseux, les fractures sont surtout fréquentes dans les formes fuso-cellulaire et globo-cellulaire. Dans les sarcomes périostiques, il y a une énorme prédisposition aux fractures, dans la forme globo-cellulaire.

Le siège des fractures dues aux ostéosarcomes ressort des chiffres suivants. Schwartz a réuni 26 cas de ces fractures se répartissant ainsi :

| | |
|---|---|
| Fémur | 11 |
| Humérus | 8 |
| Tibia | 5 |
| Péroné | 2 |

Ces fractures sont le plus souvent uniques; leur pronostic est naturellement des plus graves, la consolidation n'est jamais obtenue d'une façon définitive. On voit parfois un cal se former, mais il est vite envahi par le néoplasme ; s'il persiste, c'est souvent parce qu'on a affaire à un sarcome ossifiant, et la gravité du pronostic reste la même.

Le cancer proprement dit s'accompagne assez fréquemment de fractures spontanées lorsqu'il est arrivé à la période de cachexie ou lorsqu'il s'est généralisé au squelette. Gürlt, qui a recueilli 38 observations de fractures par cancer, a vu survenir 10 fois la consolidation. Ce chiffre qui représente un peu moins du quart des cas, mérite d'être pris en considération. On ne peut admettre qu'un cal solide s'organise aussi fréquemment au sein d'une masse néoplasique, il faut donc croire que dans certains de ces cas la fracture reconnaissait pour cause, une friabilité spéciale des os, provoquée par la cachexie.

Richet et Verneuil ont d'ailleurs mis hors de doute la fragilité cachectique des os dans la carcinose. Cette friabilité des os est évidemment en rapport avec la phosphaturie, souvent constatée aux périodes ultimes du cancer.

Ce qui démontre encore que c'est dans une dénutrition calcaire des os qu'il faut chercher la cause de leur faiblesse.

Les 38 cas de fractures recueillis par Gürlt se décomposent ainsi. Le cancer était :

| | |
|---|---|
| Secondaire | 32 fois. |
| Primitif des os | 4 |

Dans 2 cas, les renseignements manquent.

Le siège de l'affection primitive, dans les 32 observations de cancer secondaire, était :

| | |
|---|---|
| Sein | 26 fois. |
| Maxillaire supérieure | 1 fois. |
| Corps thyroïde | |
| Aisselle | |
| Estomac | |
| Utérus | |
| Cuisse | |

Les os atteints de fractures spontanées ont été les suivants :

| | |
|---|---|
| Fémur | 26 fois. |
| Humérus | 7 |
| Clavicule | 1 |
| Fractures multiples | 4 |

Le seul fait avéré de consolidation passagère d'une fracture néoplasique est dû à Kœster. Dans la plupart des cas il faut, avec Malgaigne, Nélaton, Cornil et Ranvier, admettre que la consolidation constitue une réelle exception.

Les noyaux osseux de généralisation des tumeurs apparaissent au centre des os ; aussi peut-on rester longtemps avant de les sentir par la palpation. On en prévoit pourtant l'existence par les douleurs vives qu'ils provoquent chez la plupart des malades.

La production de la fracture n'est pas sans effet sur la marche du cancer ; cet accident agit comme tout traumatisme à l'égard d'une diathèse : il l'aggrave ; aussi voit-on fréquemment le cancer s'accroître rapidement après l'apparition d'une fracture spontanée.

*Tuberculose.* — Le type de la fracture spontanée par ostéite tuberculeuse est l'affaissement des corps vertébraux dans le mal de Pott. Les vertèbres envahies par les tubercules, désagrégées par leur fonte, se brisent et se tassent sous l'influence du moindre mouvement ou du simple poids du corps.

Des fractures analogues auraient été observées sur d'autres os, et notamment sur le fémur (?) ; mais il est rare de voir la tuberculose s'installer sur la diaphyse des os longs, et il est à se demander si les cas observés n'appartiennent pas à l'ostéomyélite. Les observations de Richet, de Coulon ont trait à des arthrites bacillaires du genou et de la hanche compliquées de fracture de l'extrémité inférieure du fémur et du col de cet os. Dans le cas de Coulon, la fracture du col était incomplète. La fracture peut pourtant se montrer assez loin du siège des tubercules : ainsi, dans un fait de Azam (de Bordeaux), une fracture sous-trochantérienne du fémur se produisit consécutivement à une tumeur blanche du genou.

La cachexie tuberculeuse peut-elle prédisposer aux fractures. Poulet et Bousquet l'admettent, et nous nous rangeons à leur opinion, en nous basant sur les faits suivants : un des symptômes du début de la tuberculose est une élimination notable de phosphates par les urines. Isch-Wall a observé un cas de fracture spontanée chez un tuberculeux, à l'autopsie duquel aucune lésion tuberculeuse du fémur, siège de l'accident, ne put être décelée. Les os des tuberculeux subissent une dégénérescence graisseuse qui doit notablement diminuer leur solidité. Ici encore il serait utile de faire de nouvelles recherches, toutefois les raisons qui précèdent nous semblent déjà suffisantes pour admettre la cachexie tuberculeuse parmi les causes prédisposantes des fractures.

Mais la tuberculose agit surtout par trouble de voisinage plutôt que par l'état général qu'elle engendre. Les cas de Richet et de Coulon sont faciles à expliquer si l'on veut bien se rappeler l'état de la diaphyse d'un os, dont l'une des épiphyses est atteinte par la tuberculose, comme dans les tumeurs blanches. La diaphyse est pâle, décolorée, le tissu compact aminci, le tissu spongieux en partie resorbé et le canal médullaire rempli d'une moelle jaune pâle presque diffluente, et l'on sait le peu de résistance qu'un tel os offre au chirurgien qui veut s'en servir comme levier pour rompre une ankylose.

*Scorbut.* — Cette maladie, que nous n'observons plus guère aujourd'hui, s'accompagne parfois de décollements épiphysaires et de fractures spontanées : Poupart et Saviard, en 1698, Linden, J.-L. Petit, etc., en ont cité des exemples. Les os le plus souvent atteints sont les côtes et le fémur. On aurait vu des cals anciens se ramollir sous l'influence du scorbut et des fractures récidiver. Gurlt cite des scorbutiques, qui se sont fracturé la cuisse, en marchant ou même en se retournant dans leur lit.

Mais, il faut l'avouer, la plupart des observations de fractures spontanées chez les scorbutiques, sont bien anciennes et ne se sont pas confirmées depuis. Malgaigne qui avait eu, dans ses salles à Bicêtre, plusieurs cas de scorbut, n'observa pas de fracture spontanée. Les dernières guerres, et en particulier la guerre franco-allemande, qui virent cependant réapparaître le scorbut, ne renferment dans leurs annales aucun cas de fracture d'origine scorbutique.

Il convient donc, si l'on admet la réalité de ces fractures, de les regarder comme exceptionnelles.

C. Fractures spontanées dues a un état physiologique spécial. — La vieillesse, la grossesse sont des conditions étiologiques favorables à la production des fractures spontanées. Elles agissent sur le squelette par décalcification et sont ainsi assimilables aux cachexies.

*Sénilité.* — Les os des vieillards sont le siège de lésions remarquables; leur substance minérale se résorbe, le tissu compact s'amincit, les cavités médullaires s'agrandissent et sont remplies d'une moelle jaune, adipeuse.

Ces altérations diminuent la solidité du squelette, de légers traumatismes, des pressions faibles, suffisent alors pour provoquer une fracture spontanée.

Les os le plus souvent atteints de fractures séniles spontanées sont : le col du fémur, les côtes, les extrémités inférieures de l'humérus et du radius; on rencontre parfois des fractures multiples. Dans ces cas, la consolidation peut se faire, quoique lentement, mais souvent comme dans les fractures intra-capsulaires du col fémoral, la consolidation ne se fait pas.

On a pu rencontrer chez des jeunes gens des lésions osseuses semblables à celles qu'un âge avancé produit d'ordinaire. Ce sont des exemples rares de *sénilité précoce* des os.

*Grossesse.* — Hérard, Massot, Chauvin ont prouvé l'existence des fractures spontanées dues à la grossesse. Elles s'expliquent très bien par la désassimilation des sels calcaires des os maternels, au profit des os du fœtus.

C'est vers le septième mois de la grossesse que ces fractures sont le plus fréquentes; leur siège de prédilection est aux côtes, à la jambe.

Hérard et Chauvin ont vu un accès de toux fracturer les côtes; Massot a observé une femme qui se cassa le tibia, en descendant de son lit.

Faut-il avec Gubler voir dans ces fractures une preuve d'un rachitisme gravidique? Ou avec Mosetig et Czerny admettre qu'elles sont dues à une ostéomalacie partielle? Est-ce une lésion d'ordre cachectique? Certaines femmes se nourrissant mal ou présentant, pendant leur grossesse, des troubles gastriques persistants, ne peuvent subvenir aux frais de l'accroissement du fœtus, qu'en lui abandonnant les matériaux de leur propre économie; elles sont réduites à un état cachectique passager et sont de ce fait sujettes aux diverses affections qui viennent d'ordinaire compliquer les cachexies : c'est ainsi qu'on peut observer chez elles des fractures spontanées, des thromboses marastiques, etc.

Les fractures de la grossesse se consolident généralement bien, malgré les assertions contraires de Fabrice de Hilden. En tous cas, dès l'accouchement terminé, le travail réparateur marche avec rapidité.

*Impotence prolongée des membres.* — Cette impotence due à de vieilles lésions articulaires ou à l'immobilisation prolongée d'un membre s'accompagne de trouble de la nutrition du côté des os, du moins chez quelques sujets; aussi peut-on voir se produire des fractures spontanées, quand on réduit des luxations anciennes ou quand on essaye de mobiliser une articulation, depuis longtemps immobilisée dans une attitude vicieuse.

Nous rapprochons ces fractures de celles qui ont pour origine certains états physiologiques, parce que les lésions osseuses auxquelles elles sont dues, sont semblables à celles qu'on observe sur les squelettes des vieillards.

D. Fractures spontanées d'origine nerveuse. — On a vu des fractures spontanées se produire dans le cours de certaines affections nerveuses et même dans quelques psychopathies; c'est toutefois, dans l'ataxie locomotrice, qu'elles atteignent leur maximum de fréquence.

*Ataxie locomotrice.* — Weir Mitchell avait déjà en 1873 observé une friabilité particulière du squelette des tabétiques. Richet publia en 1874 l'histoire d'une fracture spontanée survenue chez un ataxique et compara les lésions, qu'il remarqua sur le squelette, à l'ostéite raréfiante des vieillards. Charcot rattacha les lésions osseuses aux lésions spinales, et en fit un trouble trophique, d'origine médullaire. Aujourd'hui, les exemples de fractures spontanées chez les tabétiques se sont multipliés, tous les chirurgiens en ont observés et l'on peut tracer un tableau d'ensemble montrant les caractères anatomiques et cliniques de ces accidents. Ils ont, en général, pour siège, les grands os du membre inférieur. Cette règle est soumise à de très nombreuses exceptions et l'on a vu les fractures spontanées siéger sur les os suivants, que nous citons dans l'ordre de leur prédisposition : fémur, os de la jambe, avant-bras, clavicule, humérus, omoplate, bassin, maxillaire inférieur, côtes.

Les fractures du fémur sont de beaucoup les plus fréquentes, après elles viennent celles de la jambe; les autres sont relativement rares.

Dans la plupart des cas les fractures tabétiques sont multiples; on a pu en compter un grand nombre sur un même sujet (Charcot, Trélat); elles peuvent s'accompagner de déplacements considérables, suivis au membre inférieur d'un notable raccourcissement; on les a vues coïncider avec des arthropathies, et cette coïncidence indique bien l'identité d'origine des deux lésions.

Bruns, Voisin, Ferré ont montré qu'il s'agissait d'une raréfaction du tissu osseux, capable d'entraîner la résorption de portions considérables d'un os; raréfaction qui d'après Blanchard aurait lieu par le processus histologique de l'ostéite raréfiante.

La composition chimique du squelette est également modifiée dans le tabès; on voit les os devenir graisseux et perdre d'énormes quantités de phosphates ainsi que cela ressort des analyses de Regnard.

Il arrive donc un moment, dans le cours de l'ataxie locomotrice, où certaines parties du squelette sont évidées par une ostéite raréfiante; ces points faibles des os peuvent céder, sous l'influence de la moindre violence ou, à l'occasion d'un simple mouvement, et l'on voit se produire des fractures spontanées.

Richet parle d'un malade ataxique qui se fractura le fémur en retirant ses bottines; nous avons vu, nous-même, une malade du service de Verneuil qui se fractura la cuisse, en descendant un escalier, sans toutefois faire de chute et qui, trois ans plus tard, se fit une fracture bi-malléolaire, en se baissant pour ramasser quelque chose : cette femme était ataxique et avait des douleurs fulgurantes.

Nous avons dit que la multiplicité des fractures était fréquente dans le tabès; Voisin a vu sur un même sujet une fracture de la clavicule et une fracture de jambe se produire à quatre mois d'intervalle; Hayem a noté trois fractures successives d'un même os. On aurait vu des fractures spontanées tabétiques se terminer par suppuration(?) ou par pseudarthrose : ces terminaisons sont tout à fait rares et, dans l'immense majorité des cas, la consolidation se fait bien et vite, le cal est même exubérant, dur, irrégulier; dans quelques cas, il est énorme.

Il faut enfin noter qu'une fracture peut apparaître, avant tout autre signe de l'affection nerveuse, et Fournier signale, dans ses cliniques le cas d'un malade qui présenta une fracture spontanée comme premier signe de tabès, mais ces fractures sont exceptionnelles, dans la période pré-ataxique. Le plus souvent, c'est dans la seconde période du tabès qu'elles se montrent; on ne les rencontre plus guère lors de l'apparition des troubles paralytiques.

*Arrêts de développement des centres nerveux.* — L'hydrorachis, l'hydrocéphalie s'accompagnent parfois de fractures spontanées ainsi que cela ressort d'une observation de Virchow (fracture spontanée de l'extrémité inférieure du fémur chez un jeune homme atteint d'hydrorachis cervical partiel), d'une aure de Riez (double fracture de cuisse chez un hydrocéphalique avec *spina bifida*)

*Atrophie musculaire progressive.* — Comme l'ataxie, cette affection amène une raréfaction du squelette bien notée par Rosenthal, Remak. La lésion des cornes antérieures de la moelle est la cause de cette ostéite, qui peut entraîner la production des fractures spontanées notées à l'avant-bras, au fémur, à la jambe. La consolidation de ces fractures se fait généralement bien, et le cal peut être énorme. Heydenreich a vu suppurer une fracture de cette variété.

*Sclérose en plaques.* — Bouchard a noté une fracture spontanée chez un malade atteint de cette affection.

*Paraplégie.* — Des fractures spontanées ont été observées chez des paraplégiques par Toogood, Virchow, Broca, Gürlt; la spontanéité de ces fractures est tout à fait typique, les malades paralysés, immobiles, pouvant avoir les cuisses cassées, indépendamment de tout traumatisme et de toute action musculaire.

*Paralysie générale et psychopathies.* — Dans la péri-encéphalite diffuse et dans certaines formes de la vésanie, on a noté des altérations généralisées du squelette, très analogues à celles de l'ostéomalacie vraie.

Bien que Christian ait nié l'existence de ces lésions osseuses, elles sont admises et décrites par nombre d'auteurs dont l'autorité est incontestable : elles consistent en une décalcification, un ramollissement considérable des os qui deviennent si mous et si fragiles qu'on peut les écraser entre ses doigts ou les couper avec un scalpel.

Cette ostéomalacie des aliénés est très vraisemblablement sous la dépendance des lésions nerveuses, c'est un trouble trophique du même ordre que l'ostéite raréfiante des ataxiques et il est fort possible que toutes les formes de l'ostéomalacie reconnaissent la même origine centrale.

Quoi qu'il en soit, l'ostéomalacie nerveuse se rencontre surtout dans la paralysie générale. Verneuil a noté un ramollissement particulier des vertèbres dans cette affection. Mais les côtes sont le plus souvent atteintes. Bonnet, Ozenne ont cité des observations de fractures du fémur : leurs malades s'étaient fait des fractures comminutives du fémur en tombant de leur hauteur. On connaît encore des cas où les fractures siégeaient à l'humérus, à la clavicule, au radius ou sur plusieurs de ces os à la fois.

La fréquence de fracture dans la péri-encéphalite diffuse est assez faible et, quand cet accident se produit, il n'entraîne pas de conséquences graves ; le cal se fait bien et rapidement. Le malade d'Ozenne eut pourtant de la suppuration dans le foyer de sa fracture et mourut de septicémie.

On a noté des fractures spontanées dans d'autres formes de l'aliénation mentale : Esquirol rapporte plusieurs cas de fractures multiples chez des déments; une de ses malades atteinte de manie en présentait plus de 200.

Duvez parle d'une maniaque qui se fit six fractures spontanées des os longs.

**Symptomatologie spéciale des fractures spontanées.** — Les symptômes qui caractérisent les fractures spontanées sont d'ordres différents :

L'*indolence* est un phénomène des plus curieux de cette variété de fractures. Nous avons observé une ataxique ayant marché quinze jours avec une fracture de jambe; Richet a vu venir à pied, à l'hôpital, un malade atteint de fracture de cuisse. On peut, dans nombre de cas, palper, agiter, mobiliser des fractures spontanées sans réveiller la moindre douleur. Cette indolence est un excellent signe révélateur de la spontanéité des fractures.

L'examen du foyer de la fracture donne aussi d'importantes indications cliniques :

La découverte d'un néoplasme, d'un ancien abcès, de cicatrices d'ulcérations d'apparence syphylitiques éclaire immédiatement le diagnostic.

Les fractures spontanées peuvent aussi passer absolument inaperçues, et ne se trouvent qu'à l'autopsie. Parfois, on en surprend par hasard l'existence au sein d'un néoplasme, sur un membre paralysé, chez un aliéné, etc.

On peut, dans quelques cas, reconnaître rétrospectivement une fracture spontanée et, par les signes tardifs qu'elle présente, on est quelquefois conduit à réformer un diagnostic primitivement erroné. Un cal énorme, avec stalactites osseuses doit faire penser à une fracture pathologique et l'on peut, dans certaires pseudarthroses, se demander si la fracture n'a pas eu pour cause une des maladies que nous avons étudiées.

Mais il y a un grand nombre de variétés cliniques.

Parfois au lieu de l'indolence on note des douleurs térébrantes ou des douleurs nocturnes plus ou moins vives.

Une tumeur peut exister au siège de la fracture.

Le foyer de la fracture peut être en communication avec l'extérieur par des fistules, par des ulcérations.

La crépitation fait souvent défaut malgré l'existence de la mobilité ; et cela se comprend si la rupture a eu lieu dans l'épaisseur d'un noyau cancéreux ou autre production pathologique.

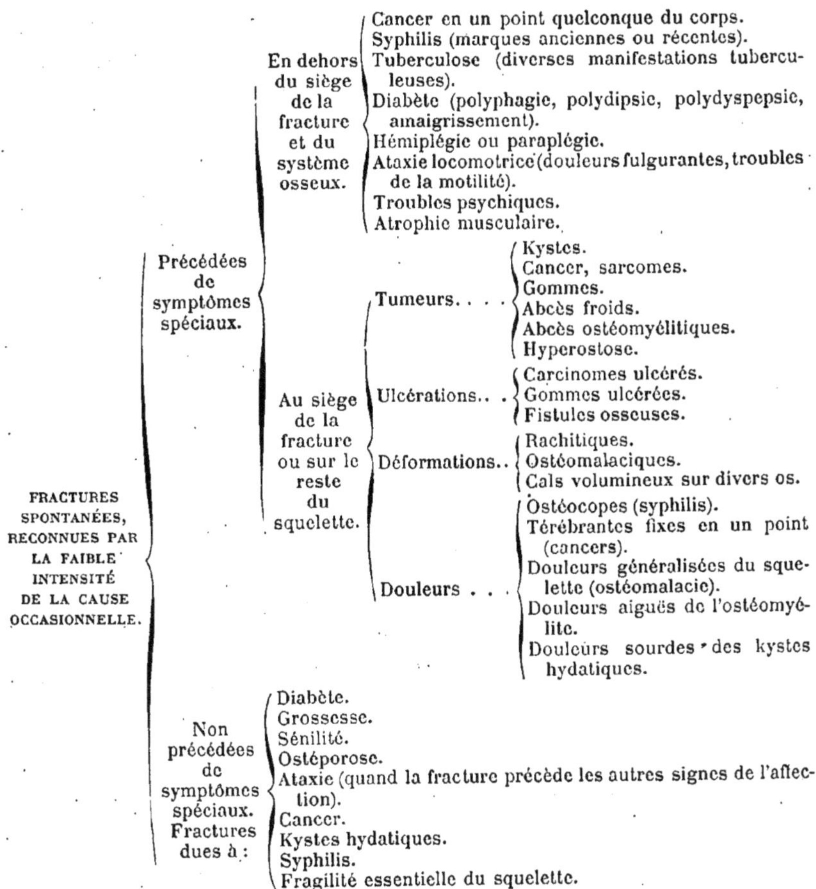

- FRACTURES SPONTANÉES, RECONNUES PAR LA FAIBLE INTENSITÉ DE LA CAUSE OCCASIONNELLE.
  - Précédées de symptômes spéciaux.
    - En dehors du siège de la fracture et du système osseux.
      - Cancer en un point quelconque du corps.
      - Syphilis (marques anciennes ou récentes).
      - Tuberculose (diverses manifestations tuberculeuses).
      - Diabète (polyphagie, polydipsie, polydyspepsie, amaigrissement).
      - Hémiplégie ou paraplégie.
      - Ataxie locomotrice (douleurs fulgurantes, troubles de la motilité).
      - Troubles psychiques.
      - Atrophie musculaire.
    - Au siège de la fracture ou sur le reste du squelette.
      - Tumeurs. . . .
        - Kystes.
        - Cancer, sarcomes.
        - Gommes.
        - Abcès froids.
        - Abcès ostéomyélitiques.
        - Hyperostose.
      - Ulcérations.. .
        - Carcinomes ulcérés.
        - Gommes ulcérées.
        - Fistules osseuses.
      - Déformations..
        - Rachitiques.
        - Ostéomalaciques.
        - Cals volumineux sur divers os.
      - Douleurs . . .
        - Ostéocopes (syphilis).
        - Térébrantes fixes en un point (cancers).
        - Douleurs généralisées du squelette (ostéomalacie).
        - Douleurs aiguës de l'ostéomyélite.
        - Douleurs sourdes des kystes hydatiques.
  - Non précédées de symptômes spéciaux. Fractures dues à :
    - Diabète.
    - Grossesse.
    - Sénilité.
    - Ostéporose.
    - Ataxie (quand la fracture précède les autres signes de l'affection).
    - Cancer.
    - Kystes hydatiques.
    - Syphilis.
    - Fragilité essentielle du squelette.

Enfin, la consolidation peut manquer (pseudarthrose, suppuration du foyer, envahissement par un néoplasme précédemment méconnu). Ou au contraire, le cal peut être normal.

En interrogeant le malade, on apprend dans quelles conditions s'est produite la fracture et l'insignifiance de la cause occasionnelle doit faire penser à sa spontanéité quand l'absence absolue de tout traumatisme ne la rend pas évidente.

Le tableau précédent résume la manière de procéder dans l'étude d'un malade affecté d'une fracture, pour laquelle on soupçonne la spontanéité.

On reconnaîtra donc une fracture spontanée :

1° A la faiblesse de la cause vulnérante;

2° A l'existence dans les antécédents du malade d'affections, dont on connaît l'influence sur la production des fractures;

3° A des symptômes spéciaux parmi lesquels il faut surtout citer l'indolence où l'existence de tumeurs au siège de la fracture;

4° A la marche de l'affection qui aboutit à une pseudarthrose, à un envahissement néoplasique à un cal exubérant;

5° A la multiplicité ou à la succession des fractures que l'on remarque chez un même sujet.

Quand l'absence de tout symptôme caractéristique et de tout antécédent pathologique ne laissera plus subsister, comme base du diagnostic de la fracture spontanée, que la nature et la faible intensité de la cause vulnérante, il faudra se rappeler avant de conclure à la fragilité essentielle du squelette :

1° Que les tumeurs, les gommes, les kystes des os peuvent évoluer sans qu'aucun symptôme en révèle l'existence;

2° Que la sénilité et la grossesse, sont des causes de fractures spontanées;

3° Que les mêmes accidents se produisent chez des malades cachectiques en dehors de toute lésion du squelette;

5° Que dans l'ataxie une fracture spontanée peut être le prélude de la maladie (cas de Trélat, de Fournier);

6° Quand on ne trouvera aucune des affections précédentes, et quand rien n'en fera soupçonner l'existence, on pourra songer à une fragilité constitutionnelle du squelette.

**Pronostic et traitement.** — Nous n'insisterons pas sur le pronostic des fractures spontanées, il varie suivant leurs causes. Bénin dans la syphilis, grave dans le cancer, il doit être réservé dans l'ataxie, le diabète, etc.

En général, le pronostic est assez sérieux, car même si la fracture n'est due à aucune maladie grave, elle doit faire redouter la reproduction de nouveaux accidents de même nature.

Le traitement des fractures spontanées dépend aussi de leurs causes :

La simple immobilisation dans les appareils usités en pareils cas, suffit en général pour guérir les malades.

La syphilis doit être vigoureusement traitée et en général il faut s'occuper dans le traitement autant et plus de la cause de la fracture que de la fracture elle-même.

Quant aux kystes hydatiques et aux tumeurs malignes, on ne peut leur opposer que l'amputation. Il en est de même dans la plupart des cas de fracture succédant aux suites éloignées de l'ostéomyélite.

# CHAPITRE IX

## DIAGNOSTIC DES FRACTURES

Il arrive souvent que le diagnostic d'une fracture se porte du premier coup, à la simple inspection et qu'un examen approfondi soit inutile, mais, il n'en est point toujours ainsi et il convient, dans la plupart des cas, de procéder à un examen méthodique du membre blessé.

Cet examen, qui a pour but d'arriver à un diagnostic précis, doit avoir pour règle d'épargner toute manœuvre inutilement douloureuse et que ne compenserait aucun intérêt profitable pour le patient. Il s'ensuit qu'en présence d'un blessé supposé atteint de fracture, le chirurgien doit procéder à son examen, suivant certains principes et d'après certaines règles.

Il est préférable, lorsque la chose est possible, de procéder à l'examen d'un membre fracturé, aussitôt que l'on pourra. Dans les premières heures après l'accident, il n'existe pas encore de gonflement considérable des parties molles. L'épanchement de sang et de sérosité n'a pas eu le temps de se produire en grande abondance, l'exploration est alors plus facile et permet souvent de reconnaître l'existence et même la variété de la fracture.

On devra toujours commencer, par les moyens d'investigation les moins douloureux, réservant pour les derniers, ceux qui sont connus pour occasionner une véritable souffrance, n'y recourant qu'en dernière extrémité et n'y insistant que juste le temps nécessaire pour poser son diagnostic.

Après avoir découvert la région blessée; le chirurgien doit de suite s'informer de la nature de l'accident, des circonstances qui ont accompagné ou suivi la chute et souvent, par ce seul interrogatoire, il sera déjà en possession de notions importantes sur l'action du traumatisme, sur son mécanisme, sur le siège probable et la nature de la fracture.

C'est alors, mais alors seulement, qu'il procèdera à l'examen du membre, en faisant succéder l'inspection simple à l'interrogatoire, il pourra constater une ecchymose plus ou moins localisée, un gonflement variable et souvent une déformation que l'habitude de la clinique lui fera reconnaître comme caractéristique. Nous l'avons déjà dit, une fracture du radius « en dos de fourchette » (fig. 116), une fracture du péroné « en coup de hache » seront d'ores et déjà diagnostiquées par ce simple examen, et le chirurgien n'aura plus à faire subir à son malade que les manœuvres indispensables au traitement.

Il est nécessaire de comparer les différentes parties du membre qui a subi le traumatisme avec celles du membre opposé. C'est une pratique utile qu'on a trop de tendance à oublier. Les renseignements les plus précieux peuvent être ainsi obtenus.

Un examen aussi simple est toutefois rarement suffisant et des notions nouvelles doivent être acquises. Mais il importe de noter qu'avant de toucher le membre et de lui imposer des mouvements, le chirurgien aura constaté tous les signes que la vue peut lui fournir et qu'il sera spécialement renseigné sur les qualités de la déformation et sur l'attitude du membre.

Il convient alors de rechercher s'il y a ou non impotence fonctionnelle, en commandant au malade d'exécuter tel ou tel mouvement. C'est seulement ensuite que le chirurgien est autorisé à toucher le membre et il aura alors à sa disposition deux moyens d'exploration :

1° La pression directe sur l'os soupçonné en commençant par un point éloigné du siège de la fracture et la détermination, par ce moyen, du point maximum de la douleur;

2° La compression des deux fragments l'un sur l'autre, par la fixation de l'un des fragments et la propulsion de l'autre.

Dans l'immense majorité des cas, le diagnostic se trouve posé après ces différentes manœuvres. Mais il arrive fréquemment encore que les signes ainsi enregistrés sont douteux, soit que le patient se trouve hors d'état de répondre, soit que, trop pusillanime, il donne, sur la douleur qu'il éprouve, des renseignements exagérés, qui dénaturent le caractère de localisation fixe qui symbolise la douleur des fractures, soit enfin que les signes fournis par l'inspection soient presque nuls et que la douleur localisée soit difficile à apprécier à travers les parties molles violemment contuses.

Ce n'est que dans ces cas, qu'il conviendra de procéder à la recherche de la crépitation et de la mobilité anormale, en imprimant au membre des mouvements modérés dans différents sens. Si la crépitation se produit, le doute n'est plus possible.

Nous voyons ainsi la façon dont un chirurgien prudent doit examiner une fracture. Il parvient de la sorte, presque toujours, à son diagnostic, mais il peut arriver que, malgré tous ses soins et son habilité, il ne puisse être certain du diagnostic. Il devra alors recourir à d'autres moyens, mais il convient de répéter que, dans aucun cas, la brutalité ne sera de mise.

Certaines précautions sont fort utiles et évitent souvent des recherches prolongées et répétées. Le chirurgien doit annihiler, autant que faire se peut, la contraction musculaire que le blessé oppose volontairement ou involontairement à l'exploration. Non seulement il fera appel au courage et à la patience du malade, mais s'efforcera d'empêcher les muscles de se contracter d'une façon spasmodique, au moment où l'on imprime des mouvements aux fragments. C'est ainsi que, pour trouver les fractures d'un des os de la jambe, il y aura grand avantage à fléchir la cuisse sur le bassin et à maintenir le genou élevé et la jambe demi-fléchie sur la cuisse. Dans cette position, l'action musculaire s'exerce difficilement et le patient ne peut guère mettre un obstacle sérieux à la recherche de la mobilité anormale ou de la crépitation.

Nous avons vu, par l'exposé des symptômes, que tous les signes des fractures peuvent manquer, que souvent la douleur est le seul signe et que c'est en vain qu'on rechercherait la trace d'une déformation, la moindre impotence du membre et la moindre crépitation.

Ce sont ces cas où la fracture se confond aisément avec la *contusion*, qui, elle aussi, n'a pour tout symptôme, que la douleur au point lésé. Dans ce cas, s'il n'y a ni déformation, ni crépitation, alors même qu'il y aurait impotence du membre, ecchymose ou gonflement, le diagnostic ne peut être posé que par l'examen minutieux du symptôme douleur, et surtout par la constatation de ce fait, que la douleur siège ou ne siège pas sur le point qui a été contusionné. Un exemple nous fera bien comprendre : à la suite d'une chute sur la main, il se produit sans déformation, et sans crépitation, une certaine impotence dans les mouvements du poignet et de la douleur. Y a-t-il fracture? Y a-t-il contusion? Si la douleur siège sur le radius, en un point situé au-dessus de l'interligne articulaire en un point qui n'a pas supporté directement le traumatisme, on peut répondre affirmativement, qu'il y a une fracture osseuse.

Si au contraire, à la suite d'un coup de bâton, portant en un point précis d'un membre on observe du gonflement, une ecchymose, un certain degré d'impotence fonctionnelle et de la douleur, il sera impossible d'affirmer qu'il y a une simple contusion osseuse ou une fracture s'il n'y a ni crépitation ni déformation, parce que dans ce cas, la douleur siégeant juste au point lésé, peut être aussi bien une douleur de contusion qu'une douleur de fracture. On comprend pourquoi le diagnostic des fractures incomplètes est le plus souvent impossible. Toutefois, il est bon de rappeler qu'une pression s'exerçant dans l'axe de l'os ne détermine pas de douleur s'il s'agit d'une simple contusion.

L'*entorse* et la fracture sans déplacement peuvent encore être confondues l'une avec l'autre. — Ce n'est que l'examen bien attentif des symptômes, et leur analyse minutieuse, qui permettront de faire un bon diagnostic.

Cette question de diagnostic se pose très fréquemment entre les fractures du péroné par arrachement et l'entorse du cou-de-pied. Les seuls signes sur lesquels le chirurgien puisse étayer son diagnostic, sont la présence d'une ecchymose et le siège de la douleur.

L'ecchymose n'existerait jamais dans l'entorse simple, disait Malgaigne. Cette opinion est peut-être exagérée; disons toutefois que l'ecchymose y est exceptionnelle et de petite étendue. Mais c'est surtout d'après la détermination précise du siège de la douleur que le diagnostic pourra se poser : le point maximum de la douleur siège-t-il à l'interligne articulaire, ou est-il situé sur un point plus élevé? Dans le premier cas, il y aura entorse; dans le second, fracture. Mais il faut savoir que l'entorse et la fracture peuvent coïncider; dans ce cas, la douleur présente son maximum en deux endroits différents.

S'il y a de la déformation, si le gonflement est considérable, si l'impotence fonctionnelle est manifeste, s'il n'y a point de crépitation, on devra se demander si la lésion est bien une fracture ou si c'est une *luxation*.

La question est souvent fort difficile à trancher, dans certains cas de fractures intra-articulaires. Il ne faut pas non plus oublier que les luxations s'accompagnent d'arrachements osseux susceptibles de donner une crépitation fort nette dans les mouvements provoqués. Il nous faudrait donc examiner ici à quels signes une fracture se distingue d'une luxation. Mais cette question sera traitée ultérieurement, avec plus de détails, dans le chapitre qui traite des luxations, quand auront été exposés les signes spéciaux aux déplacements articulaires. Nous ne pouvons ici que donner les règles générales de ce diagnostic.

La première exploration que doit tenter un chirurgien, qui hésite dans le diagnostic d'une fracture et d'une luxation, est de rechercher les points de repères habituels des extrémités articulaires. Cette recherche peut être difficile et pénible, mais, si elle réussit, elle donne la solution du problème. Ainsi si la palpation permet de reconnaître que sous la voûte acromiale il n'existe aucun vide, mais que le relief habituel de la tête humérale se fait nettement sentir, on pourra affirmer qu'il y a peut-être fracture, mais certainement pas luxation. Il en est de même au coude; si l'on constate que la saillie de l'olécrâne et celles, que forment l'épicondyle et l'épitrochlée, sont sur la même ligne, on devra en conclure que ces surfaces articulaires sont dans leurs relations habituelles et que par conséquent il n'y a pas de déplacement.

Mais la recherche des apophyses péri-articulaires est souvent impossible. Dans ce cas, le chirurgien devra examiner la mobilité anormale et souvent de son examen résulteront d'importantes notions. On a dit, et cela avec quelque raison, que la mobilité anormale résultant d'une fracture péri-articulaire était difficile sinon impossible à différencier de la mobilité anormale d'une articulation luxée. Le fait peut être vrai. Mais cependant, on ne devra pas oublier que la mobilité anormale d'une fracture peut, avec une amplitude variée, se manifester indifféremment dans tous les sens. Les mouvements anormaux consécutifs à une luxation ne présentent pas ce caractère. Ils sont faciles à produire dans un sens, toujours le même, pour une variété de luxation, tandis que d'autres mouvements, dirigés dans un sens différent et existant même normalement, sont devenus impossibles à produire. Cette sélection, dans les mouvements anormaux, appartient à la luxation.

Il va sans dire qu'en produisant cette mobilité anormale, l'apparition d'une crépitation forte et sèche peut imposer le diagnostic. Mais il convient de se mettre en garde, contre une crépitation osseuse, à la vérité, mais plus discrète et plus restreinte, que s'il s'agissait d'une fracture véritable, et qui reconnaîtrait pour cause un simple arrachement osseux. Ce n'est qu'une expérience clinique consommée qui pourra dans certains cas faire le diagnostic exact de l'origine de cette crépitation.

La déformation des luxations est souvent pathognomonique et permet le diagnostic à première vue, nous n'avons pas à parler de ces cas types. Mais l'on verra plus loin que les variétés et les degrés de déplacement sont souvent infinis et que la déformation est par suite fort variable. Le seul signe que nous puissions faire ressortir en comparant la déformation à celle des fractures, c'est que celle-ci est en général facile à corriger, mais à peine la réduction est-elle faite que la déformation, si elle n'est pas maintenue, reparaît aussitôt. Il n'en est pas de même dans les luxations, la déformation résiste plus à la réduction, mais, une fois réduite, elle l'est en général définitivement.

Malgré toutes ces données, bien des cas restent encore incertains et douteux. C'est alors qu'il convient de recourir à l'*anesthésie* par le chloroforme. La luxation réclamant, en effet, une réduction immédiate, il est impossible de laisser ce diagnostic en suspens.

Telles sont les difficultés que peut présenter parfois le diagnostic des fractures. Nous ne pouvons donner ici que des notions générales, chaque fracture en particulier comportant des difficultés et des indications spéciales.

Lorsque le diagnostic de fracture est posé, il ne faut pas s'en tenir là, et, avant de procéder au traitement, il convient de reconnaître la variété de la fracture, sa réductibilité facile ou difficile, l'étendue du chevauchement, les variétés du déplacement, et de reconnaître enfin s'il existe quelque complication susceptible d'aggraver le pronostic ou de modifier la thérapeutique.

Le tégument est intact, s'il s'agit d'une fracture simple et fermée. Mais il peut être éraillé, contus, il peut y avoir menace de sphacèle ou de perforation par un fragment. Aussi le chirurgien ne doit pas quitter son malade avant d'avoir fait l'examen minutieux du tégument du membre blessé. Une menace d'ouverture de la peau par un fragment osseux constitue une indication urgente de réduction, et de contention immédiate et rigoureuse. Si la contusion des parties molles a compromis la vitalité de la peau et fait craindre à la période réactionnelle de voir s'éliminer des eschares communiquant avec le foyer de la fracture, il faudra de suite asepsier ces téguments contus et les revêtir d'un pansement protecteur.

Y a-t-il des esquilles, des corps étrangers, de l'emphysème sous-cutané? Une articulation est-elle ouverte? Ce sont là autant de questions dont la solution ressortit au diagnostic de la fracture. L'exploration attentive des régions articulaires, l'examen minutieux de la sensibilité et de la température sont toujours de rigueur.

Il est impossible ici de discuter utilement le *pronostic* des fractures. Le pronostic d'une fracture simple est essentiellement bénin, et il ne devient grave que par les complications : lésions viscérales voisines, fracture ouverte et infectée, rupture artérielle et anévrysme diffus, déplacement irréductible, etc. Il faut se reporter à tout ce que nous avons dit des complications pour connaître les éléments du pronostic. Enfin, le pronostic est essentiellement variable suivant l'os qui est le siège de la lésion et ne pourra être envisagé d'une façon intéressante que dans l'étude des fractures en particulier.

# CHAPITRE X

## TRAITEMENT

Malgaigne s'est préoccupé des premiers soins à donner au blessé, et c'est à juste titre; car avant de réduire et de maintenir une fracture réduite, il faut relever le blessé et le transporter là où il pourra recevoir des soins. Presque tous les auteurs ont d'ailleurs reproduit ou à peu près, ce qu'avait dit Malgaigne à ce sujet.

Si la fracture siège au membre supérieur, le blessé immobilise le membre avec une écharpe quelconque et peut lui-même gagner le lieu où il sera traité. Mais, si c'est un os du membre inférieur qui s'est brisé, le blessé ne peut, en général, se relever, et si, exceptionnellement, il y parvient, la marche est absolument impossible. Dans ce cas, il convient d'éviter le moindre mouvement dans la région fracturée, car on pourrait, comme cela arriva à A. Paré sur lui-même, transformer une fracture fermée en une fracture ouverte, les fragments venant embrocher et transfixer la peau; ou bien sans compliquer la fracture à ce point, un mouvement intempestif suffirait pour augmenter les dégâts des parties molles et dans quelques cas, modifier le déplacement et le rendre irréductible.

Le blessé doit être relevé avec précaution, un aide soutenant, de chaque main, les fragments de la fracture, et les immobilisant de son mieux. Les aides qui soulèvent le blessé, et celui qui maintient les fragments, doivent combiner leurs mouvements, et les exécuter avec l'ensemble le plus parfait. Le meilleur mode de transport est certainement le brancard, où ce qui peut en tenir lieu. Chacun connaît l'histoire de Percival Pott, qui se brisa la jambe dans une rue de Londres. Bien qu'on fût pendant un temps froid du mois de janvier, il attendit patiemment étendu sur le pavé qu'on allât lui chercher deux porteurs de chaises avec leurs bâtons, il acheta une porte, à laquelle il fit clouer leurs bâtons et put ainsi se faire transporter sans dommage à une très longue distance.

Le blessé doit être placé dans un lit bien horizontal, de façon à ce que, par la déclivité, le tronc ne descende pas vers le pied du lit, et favorise ainsi le chevauchement des fragments. Le lit devra être résistant et presque dur, afin d'éviter que le corps, en s'enfonçant dans les matelas, ne fasse prendre au fragment supérieur une certaine obliquité; on obtiendra facilement ce résultat en glissant une planche, sous le premier matelas qui supporte le blessé. Dans les hôpitaux, où l'on dispose d'aides suffisants, pour soulever le blessé lorsqu'il en est besoin, le lit ordinaire, garni ou non de la planche, est bien suffisant. Dans la pratique de la ville, il est quelquefois utile de recourir à des lits mécaniques, permettant de soulever facilement les blessés pour changer leur linge et procéder aux besoins de propreté.

Lorsque le malade est transporté dans son lit, le premier traitement consiste à *réduire* la fracture, s'il existe un déplacement, comme c'est la règle la plus habituelle; ensuite, une fois la réduction obtenue, il faudra la maintenir, à l'aide de différents appareils.

**Réduction.** — La réduction peut être *inutile*, *nuisible* ou *nécessaire*. Ainsi formulée cette proposition peut surprendre, tellement il semble logique que la réduction soit toujours indispensable dans le traitement des fractures.

Une courte réflexion suffit cependant pour démontrer la vérité de cette assertion. La réduction est évidemment *inutile* lorsque le déplacement est nul ou peu appréciable, mais elle devient quelquefois *nuisible*, lorsque les fragments sont solidement engrenés, comme dans certaines fractures par pénétration. Sans doute si l'on ne réduit pas ces fractures, la consolidation ne s'effectuera qu'avec un cal souvent volumineux et difforme; mais si on les réduit, on risque de rendre indépendants des fragments qui, étant donné le siège habituel de ces fractures, n'ont plus de tendance à se réunir. La fracture est réduite, mais les fragments disjoints ne se consolideront pas. C'est ainsi que dans les fractures extra-capsulaires du col du fémur, dans les fractures par pénétration de la tête humérale, il serait mauvais de tenter la réduction.

En dehors de ces cas, la réduction est *nécessaire* et le chirurgien doit se donner comme règle absolue de chercher la consolidation de la fracture, dans une attitude aussi rapprochée que possible de la direction normale et régulière de l'os.

Cette réduction, peut être *facile*, *difficile* ou *impossible*. Ces termes n'ont besoin d'aucune explication. Souvent les manœuvres les plus simples, même pratiquées par des gens inexpérimentés, suffisent pour réduire une fracture. Dans d'autres cas, ce ne sera qu'après de longs efforts savamment et patiemment combinées que le chirurgien pourra obtenir la disparition du déplacement. Enfin dans un certain nombre de faits, la réduction serait bien à souhaiter, mais elle est *impossible* soit par le fait d'une pénétration trop intime des fragments, soit que l'un des fragments, trop petit, n'offre aucune prise solide, soit enfin, que l'os situé profondément ou pénétrant dans une cavité naturelle, échappe complètement à l'action chirurgicale.

La première question, que doit se poser le chirurgien, quand il a reconnu que la réduction de la fracture était nécessaire, est de savoir quand il convient de pratiquer les premières tentatives. Il faut se demander, en effet, si cette réduction doit être essayée de suite, ou différée de quelques jours ou, s'il est préférable d'attendre une époque, plus éloignée du début du traumatisme, mais plus favorable pour la réussite du traitement.

On peut dire, que ce qui règle, à cet égard, la conduite du chirurgien dépend soit du moment où il sera possible d'appliquer un appareil définitif, soit de l'existence ou de l'absence de complications.

Hippocrate enseignait qu'il fallait procéder à la réduction de la fracture le premier ou le second jour, mais que passé ce délai, il fallait attendre le septième jour avant de faire une nouvelle tentative. Il indiquait ainsi qu'il convenait de se hâter de réduire aussitôt l'accident avant que les phénomènes inflammatoires et spasmodiques ne se soient manifestés; mais qu'il était bon d'attendre leur disparition si le chirurgien arrivait, alors que ces complications étaient déjà existantes.

Lorsqu'il y a une inflammation vive du membre fracturé, il est préférable de différer les manœuvres de réduction. Il est de notion vulgaire, en effet, qu'il faut éviter autant que possible de traumatiser à nouveau les foyers enflammés. Boyer eut à enregistrer un cas grave de gangrène chez un malade à qui il fit supporter des efforts considérables de tentatives de réduction, pendant la période inflammatoire d'une fracture.

Toutefois ces préceptes n'ont pas toujours été adoptés et ne le sont pas encore de tous. Dupuytren, Velpeau voulaient qu'on réduisît quand même, malgré l'inflammation et la contracture, prétendant que le meilleur moyen de faire cesser ces complications, c'était précisément de ramener les os dans leur situation normale. Il y a du vrai dans cette manière de voir; et dans l'examen des cas particuliers, le chirurgien pourra, par l'examen bien minutieux des symptômes, se décider pour la réduction immédiate ou tardive. En cela, comme en bien d'autres questions en pathologie, il faut savoir être éclectique.

En général, la réduction ne doit pas être immédiatement tentée. Il faut attendre que le gonflement qui suit et accompagne la fracture ait cessé de paraître, et soit même presque disparu. Faute de cette précaution, l'appareil de contention, prématurément appliqué, risquerait de devenir compressif et d'étrangler le membre, si le gonflement avait à se développer, ou bien si la disparition du gonflement n'est pas achevée, et se continue après l'application de l'appareil, celui-ci devient trop lâche, et ne remplit plus son but. L'appareil immobilisateur définitif est donc appliqué quatre à huit jours après le début de l'accident, A ce moment seul, il est utile de tenter la réduction, l'obtenir avant serait inutile, la contention insuffisante des fragments, pendant cette première période, pourrait occasionner un nouveau déplacement et nécessiter par suite une nouvelle réduction, la première étant devenue inutile.

En d'autres termes, d'une façon habituelle, *on ne tente la réduction qu'au moment de l'application de l'appareil définitif*, destiné à mener à bien la consolidation de la fracture. Si la nature de l'appareil choisi permet son application immédiate, la réduction sera immédiate; si au contraire son application est différée, la réduction devra également l'être. Telle est la règle générale.

Il est des cas où la réduction s'impose immédiatement. C'est surtout lorsque les fragments plus ou moins aigus faisant saillie sous la peau, menacent de la perforer, et d'aggraver ainsi singulièrement le pronostic de la fracture. Ainsi dans certaines fractures du tibia ou du tiers inférieur de la cuisse, il n'est pas rare de voir la pointe du fragment supérieur, embrocher les téguments par leur partie profonde, et les perforer incomplètement. Dans ces conditions, la réduction doit être pratiquée d'*urgence* et par tous les moyens que possède le chirurgien.

Si la peau est perforée, et si l'un des fragments fait issue plus ou moins largement au dehors, la réduction s'impose également.

Enfin, si l'attitude anormale des fragments osseux détermine la compression de vaisseaux ou de nerfs, la même urgence dans la réduction s'imposera au chirurgien; et, dans ces cas mêmes, si les moyens habituels échouent, l'intervention sanglante immédiate peut devenir indispensable.

Pour pratiquer la réduction, deux aides, le plus souvent sont nécessaires, l'un fait la contre-extension, l'autre l'extension. Leurs efforts de traction sont dirigés, en général, dans l'axe du membre, de façon à détruire le chevauchement, et, à cette traction dans l'axe, s'ajoutent des mouvements combinés et dirigés par le chirurgien, mouvements de coaptation qui sont exactement les mouvements opposés de ceux qui ont produit le déplacement. C'est ainsi, par exemple, que si le fragment inférieur est fléchi, et tourne en dehors, l'aide devra défléchir et faire de la rotation en dedans. Mais l'intensité et l'amplitude de ces mouvements seront toujours déterminés par le chirurgien dont les deux mains, appliquées sur le foyer de la fracture, suivront pas à pas le travail de réduction et le dirigeront constamment.

La réduction obtenue, le chirurgien, ou l'aide principal, saisit le membre à pleines mains, une main au-dessus, l'autre au-dessous du trait de fracture, et maintient ainsi la réduction jusqu'à l'application de l'appareil.

C'est là la réduction simple et facile; mais il existe un certain nombre de cas où cette réduction ne s'obtient pas aussi aisément. Cela tient à plusieurs causes, et en particulier à la contraction et aux spasmes musculaires, contre lesquels les efforts les plus violents et les mieux dirigés peuvent échouer. Le chirurgien peut alors agir de deux manières, suivant qu'il veut obtenir la réduction d'emblée ou qu'il préfère, ou qu'il lui est possible de la différer quelque peu. Lorsque le déplacement a résisté aux tentatives ordinaires et logiquement conduites de réduction et que la contraction musculaire peut être regardée comme la cause première de cet insuccès, on peut avoir recours à différents procédés.

Il est quelquefois utile de donner au membre une attitude qui atténue le plus possible les effets de la contraction musculaire. Nous verrons que, pour le membre supérieur, l'accord est à peu près unanime, et que la flexion plus ou moins prononcée de l'avant-bras sur le bras est l'attitude généralement choisie. Au membre inférieur il n'en est pas de même, et tantôt l'on pratique la réduction et la contention dans l'extension, comme le faisait Hippocrate, tandis que d'autres chirurgiens préfèrent la demi-flexion.

Il existait déjà une notion vague du traitement des fractures du membre inférieur par la demi-flexion, notion que l'on retrouve dans les écrits de Galien et de Fabrice d'Aquapendente ; mais il est certain que c'est au siècle dernier, à Percival Pott, que l'on doit les indications nettes et précises de ce mode de traitement. Pour ce chirurgien, il ne saurait subsister aucun doute, et il pose comme règle absolue la demi-flexion comme attitude de réduction des fractures du membre inférieur, la réduction se faisant ainsi avec la plus grande facilité. Desault et Bichat firent à cette doctrine des objections que réfute Dupuytren, qui fit remarquer que les objections de Desault et de Bichat étaient peut-être fondées dans l'attitude de flexion forcée de la jambe sur la cuisse, et qu'il était certain que la flexion extrême qui relâchait les muscles de la face postérieure de la cuisse et de la jambe, déterminait, au contraire, une tension incontestable dans les muscles de la partie antérieure ; mais l'attitude de demi-flexion est l'attitude de repos par excellence, l'attitude de relâchement que prend instinctivement l'homme pendant le sommeil.

Ces questions ont d'ailleurs été reprises à nouveau par Malgaigne et Bonnet ; on les trouvera plus développées dans l'étude que nous ferons plus loin des fractures en particulier.

La réduction étant reconnue difficile, on avait autrefois recours à la *ténotomie*. Il est inutile de dire qu'aujourd'hui on n'a plus recours à cette pratique, non pas à cause de la mortalité terrible qu'enregistrait Malgaigne il y a quarante ans (3 morts sur 5), mais parce que la ténotomie devient inutile aujourd'hui que l'anesthésie et l'extension continue suppriment la résistance musculaire.

Broca a réussi à vaincre le spasme musculaire en comprimant l'artère principale du membre. Voici comment ce fait est rapporté par Spillmann [1] : « Un homme de quarante-neuf ans fut amené dernièrement dans le service de M. Broca à l'hôpital de la Pitié, avec une fracture des deux os de la jambe. Bien qu'il eût été apporté une heure après l'accident et dans de bonnes conditions, il avait une contracture musculaire tellement violente et tellement douloureuse qu'il eût été impossible de mouvoir et de déplacer le membre pour le mettre dans un appareil. Peut-être cette contracture était-elle en rapport avec l'alcoolisme marqué de cet homme, un couvreur, qui buvait chaque jour 3 à 4 litres de vin et les supportait bien. Quoi qu'il en fût, M. Broca eut l'idée de comprimer

(1) *Dict. encyclop.*, p. 69, 4e série, t. IV.

la fémorale; presque immédiatement il y eut un soulagement marqué, puis les muscles se rétractèrent, et l'on put aisément manier le membre; après quoi l'appareil fut placé, le soulagement était presque complet.

Plus tard, quand on dut replacer l'appareil, la contracture se reproduisant, la compression fut encore faite avec plein succès. »

Mais cette compression constitue un moyen bien douteux et fort peu usité, et le plus souvent aujourd'hui le chirurgien a recours, soit à l'anesthésie générale par le chloroforme ou l'éther, soit à l'extension continue par des liens élastiques ou des poids.

L'anesthésie doit être employée toutes les fois que la réduction est urgente; elle doit être poussée jusqu'à la résolution la plus absolue, et il devient alors facile de réduire le déplacement qui, à l'état de veille, était absolument irréductible. Séance tenante, l'appareil inamovible doit être appliqué pendant que le malade est encore dans la résolution anesthésique, et le malade ne doit cesser d'être sous l'influence du chloroforme que lorsque l'appareil peut résister aux mouvements du malade ou à la contraction des muscles du membre blessé.

Il convient, tout en reconnaissant les avantages innombrables de l'anesthésie dans la réduction des fractures, de mettre les praticiens en garde contre l'abus qu'ils pourraient faire de cet agent, surtout s'ils s'adressent à des sujets alcooliques ou nerveux. Dans un grand hôpital où des aides nombreux suffisent pour maintenir convenablement le blessé, l'agitation chloroformique peut ne présenter que peu d'inconvénients; mais dans la pratique habituelle, si le chirurgien ne dispose pas d'aides suffisamment préparés, il arrive que les mouvements désordonnés auxquels se livrent les blessés sous l'influence de l'éther ou du chloroforme, peuvent exercer une fâcheuse influence sur la fracture, achever une perforation incomplète de la peau, ou la créer d'emblée, déchirer ou rompre les tuniques d'un vaisseau, dilacérer les muscles, etc.

Si la réduction n'est pas urgente, le chirurgien peut, au lieu de s'adresser à l'anesthésie, recourir à la traction continue à l'aide de poids ou de liens élastiques, et, sous cette influence, les muscles, fatigués et devenus impuissants, cessent d'opposer à la réduction un obstacle insurmontable. Quelques jours, quelques heures même, après l'application de l'appareil, la réduction est spontanément obtenue. Cette méthode s'adresse, d'ailleurs, non seulement à la réduction, mais nous verrons plus loin qu'elle constitue une excellente méthode de contention et de traitement des fractures.

Pour prévenir le retour du spasme musculaire, lorsqu'il a été détruit par un moyen quelconque, il est souvent bon de mettre les malades sous l'influence de l'opium ou du chloral, ou bien des bromures associés au chloral, et de les y laisser pendant plusieurs jours.

Dans certains cas, la réduction ne peut pas être obtenue, parce que l'on manque de point d'appui pour fixer l'un des fragments. Cela arrive dans les fractures multiples ou comminutives; cela est fréquent dans les fractures siégeant près des extrémités diaphysaires, ou profondément cachées par des masses musculaires épaisses.

Si le chirurgien ne réduit pas immédiatement la fracture, il est bien évident qu'il ne doit pas abandonner le membre sans traitement, et pendant les quelques jours qui s'écoulent entre la fracture et sa réduction, le membre doit être maintenu immobile, soit par un appareil ouaté simple, soit que, recouvert de bandelettes imbibées d'une solution résolutive, il soit enfermé dans une gouttière capitonnée d'ouate.

Il est des cas où, quel que soit le procédé employé, la réduction ne s'obtient pas ou ne s'obtient qu'incomplètement; dans ces cas, le chirurgien est souvent embarrassé. Il doit se guider dans le choix de la conduite à tenir, sur l'appréciation des inconvénients qui peuvent résulter pour le malade de cette réduction défectueuse.

Si la persistance du déplacement n'occasionne aucun trouble physiologique dans le fonctionnement du membre, s'il n'en résulte qu'une légère difformité, la conduite à suivre est facile. Le chirurgien n'a qu'à faire choix d'un appareil de contention approprié, capable de diminuer autant que possible le déplacement, ou tout au moins de le maintenir dans ses limites premières.

Mais si, au contraire, la persistance du déplacement doit, plus tard, entraîner une gêne considérable dans le fonctionnement du membre, si elle fait craindre une pseudarthrose nuisible; si elle occasionne des complications immédiates, telles que compressions vasculaires ou nerveuses, il est incontestable qu'il convient d'agir par une intervention directe permettant, avec ou sans résection osseuse, de remettre les fragments en contact et de les y maintenir par la suture.

Mais, dans aucun cas, on n'aura plus recours à la ténotomie ou à la section sous-cutanée des brides ou aponévroses inter-fragmentaires. Ces opérations faites à l'aveugle sont presque toujours inefficaces, et le danger de l'intervention sanglante ne dépendant nullement de la grandeur de l'incision cutanée, il n'y a plus de raison aujourd'hui de recourir à ces anciennes pratiques.

Ces cas d'intervention immédiate sont d'ailleurs la grande exception, et ne trouvent le plus souvent leur véritable indication que dans les accidents résultant de complications douloureuses ou dangereuses, et surtout dans les fractures compliquées de plaies.

**Contention**. — La fracture réduite, il s'agit de la maintenir; et, pour cela, il faut avoir recours à des appareils qui assurent la *contention*. Ce chapitre de la contention des fractures est un des plus importants parmi ceux qui ont rapport au traitement.

Il nous a paru plus sage, de classer les appareils de contention en un certain nombre de catégories, d'exposer longuement ceux qui sont les plus connus, et surtout ceux que nous jugeons les meilleurs; puis, à l'occasion de chaque appareil, faire ressortir ses avantages, mettre en parallèle ses inconvénients. Avec ces connaissances acquises, il deviendra aisé de faire un choix parmi les nombreux appareils proposés.

Les appareils de fracture peuvent être divisés en deux grandes classes : les appareils extemporanés, formés d'éléments simples, que le chirurgien compose et réunit lui-même, les appareils mécaniques qui sont susceptibles d'être préparés à l'avance et conservés.

Les appareils EXTEMPORANÉS peuvent être *amovibles*, *inamovibles*, *amovo-inamovibles* et *moulés*.

Les appareils *amovibles* se composent d'attelles, de coussins, de bandes, bandelettes, pièces de linges, de lacs destinés à réunir le tout ensemble et à rendre solidaires les différentes pièces de l'appareil.

Les attelles sont toujours résistantes, mais elles peuvent être flexibles et malléables, comme les attelles faites en treillis de fil de fer, en toile métallique ou en lamelles de zinc, en carton, en gutta-percha, etc.; en général, elles sont faites en bois, de largeur et de longueur variables. Mais, à la rigueur, toute tige droite et rigide peut, servir d'attelle, dans les cas urgents : planchettes de bois, branches entourées de paille, écorce d'arbre, fourreaux de sabre, etc.

Des attelles petites et légères peuvent être appliquées directement sur le membre, ce sont les attelles dites *immédiates*. Elles sont, en général, enveloppées d'ouate ou de bandes roulées. Leur application est d'ailleurs relativement rare; elles n'ont pour but que de rendre parfaite la contention que les grandes attelles extérieures, dites attelles *médiates*, seraient insuffisantes à maintenir.

Souvent ces attelles immédiates sont faites d'une substance légère, quoique solide, et susceptibles de se modeler sur le membre; aussi le carton, la gutta-percha sont-ils fréquemment employés.

Les *coussins* s'interposent en général entre le membre et les attelles; leurs dimensions sont variables, le plus souvent de forme cylindrique; quelquefois aussi larges que longs; en général, leur longueur l'emporte de beaucoup sur leur largeur; ils peuvent être remplis de crin, plume, paille, laine, coton, balle d'avoine, etc; il importe que le coussin soit assez résistant, mais qu'il se laisse cependant suffisamment déprimer pour que l'attelle s'imprime et s'incruste en quelque sorte à sa surface; une trop grande dureté du coussin ferait mal supporter l'appareil, rendrait son application plus douloureuse; les attelles glisseraient facilement, et la bonne contention en souffrirait. Il faut de plus que la matière qui remplit le coussin soit susceptible de se déplacer aisément, de façon que le chirurgien puisse à son gré le modeler, le rendre épais à un endroit, mince à un autre, qu'il puisse faire un creux là où il y a une saillie sur le membre, faire une saillie là où le membre présente une dépression. C'est pour cette raison que, lorsque le chirurgien a le choix, les substances qui remplissent le coussin sont, de préférence, la balle d'avoine, la sciure de bois ou du son.

Les coussins à eau ou à air présenteraient certainement quelques avantages, mais leur prix élevé, les difficultés de les conserver longtemps inaltérés en attendant leur emploi les ont empêchés d'être utilisés dans la pratique.

Nous ne décrirons pas les différentes pièces de linge, compresses longuettes, compresses graduées, bandes courtes et longues, lacs avec boucles ou sans boucles, bandelettes de diachylon, etc. Ce sont des objets que tout étudiant connaît et dont la description n'est pas utile ici. Nous allons d'ailleurs trouver dans l'étude de l'appareil de Scultet, qui est le type des appareils de ce genre, tous les détails indispensables.

Gerdy avait préconisé le *bandage spiral*, se composant uniquement d'une longue bande et d'une ou plusieurs attelles. Cet appareil, qui ne peut constituer qu'un appareil provisoire de premier secours, a été abandonné, car il présente une série d'inconvénients : il est nécessaire de soulever tout le membre pour appliquer ou pour enlever l'appareil; la compression, difficile à graduer, se trouve trop faible à certains endroits, trop forte à d'autres, et la gangrène est trop souvent une conséquence inévitable de son application.

L'appareil de Scultet est de beaucoup préférable. Voici sa description que nous empruntons au *Manuel de petite chirurgie* de MM. Jamain et Terrier [1].

Il se compose : 1° d'un drap fanon ou porte attelle ; 2° de bandelettes séparées assez longues pour faire une fois et demie le tour du membre, larges de deux ou trois travers de doigt; 3° de coussins et d'attelles aussi longues que le membre fracturé; 4° de lacs pour serrer l'appareil et le maintenir; 5° de compresses longuettes quelquefois appliquées au niveau de la fracture; le nombre, la longueur et la disposition de ces compresses varient avec la nature de la fracture; 6° d'une semelle destinée à empêcher le renversement du pied, dans les fractures de la jambe; 7° enfin, dans les fractures du membre inférieur, on assujettira le membre par un lacs fixé de chaque côté aux traverses latérales du lit.

*Préparation de l'appareil.* — Après avoir choisi un drap fanon qui puisse faire deux fois le tour de tout le membre, et qui soit aussi long que lui, après avoir pris un nombre de bandelettes séparées assez grand pour que le membre puisse être enveloppé dans toute sa longueur, on procède à la confection de l'appareil. On place :

1° Les lacs à une distance de 8 à 10 centimètres les uns des autres, trois pour les fractures de la jambe, cinq pour celles de la cuisse.

2° Par dessus les lacs on pose le drap fanon, auquel on donne exactement la longueur du membre ; s'il était trop long, il faudrait le replier. Comme l'appareil doit toujours être appliqué de la partie inférieure vers la partie supérieure, et qu'il est construit de telle sorte qu'il est impossible de le changer de bout, nous avons l'habitude, afin de ne pas avoir besoin de déranger l'appareil pour en distinguer les deux extrémités, de faire toujours le pli à la partie inférieure. Il est d'ailleurs préférable que ce pli soit plutôt en bas qu'en haut : car dans les fractures de la cuisse, l'appareil doit remonter jusqu'à la racine du membre, par conséquent, plus haut en dehors qu'en dedans; on est donc obligé, si l'on ne veut pas avoir de bourrelets qui gêneraient considérablement le malade, de faire un pli oblique de dehors en dedans. On conçoit très bien que ce pli ne pourrait pas être fait convenablement s'il existait déjà un autre pli à la partie supérieure du drap fanon.

D'après ce que nous venons de dire sur l'obliquité du drap fanon, il est facile de voir qu'un appareil de fracture de cuisse préparé pour le côté droit ne pourra pas servir pour le côté gauche, et réciproquement. Pour les fractures de jambe, toute espèce de pli supérieur est inutile.

3° Sur le drap fanon on applique les bandelettes séparées. On fera attention au volume du membre. En effet, la cuisse est beaucoup plus volumineuse que le genou, et le mollet offre des dimensions plus considérables que celles de la partie inférieure de la jambe : aussi aura-t-on soin d'avoir sous la main des bandelettes de diverses longueurs, afin qu'on puisse les placer dans le point où elles deviennent nécessaires. La bandelette supérieure doit être appliquée la première, la seconde, appliquée ensuite, doit la recouvrir d'un tiers environ,

[1] JAMAIN et TERRIER, *Manuel de petite chirurgie*, 1873, p. 278.

et ainsi de suite jusqu'à ce qu'on en ait placé un nombre suffisant pour couvrir tout le membre.

4° Au niveau de la fracture on applique ordinairement des compresses longuettes, larges de quatre travers de doigt. Ces compresses sont généralement au nombre de trois, la moyenne répondant au niveau de la fracture. Il est inutile de dire qu'elles doivent être placées comme les bandelettes, la supérieure en haut et posée la première, la moyenne ensuite, recouvrant le tiers inférieur de la première, etc. Ces compresses étant pliées en deux suivant la largeur, on trouve d'un côté un pli, de l'autre les deux bords de la compresse, le pli doit toujours être dirigé vers la partie libre, pour la compresse supérieure en haut, pour l'inférieure en bas : quant à la moyenne, sa disposition est indifférente.

Ainsi arrangé, on place les deux attelles qui doivent être appliquées sur les parties latérales du membre de chaque côté de l'appareil, sur les bords longitudinaux du drap fanon, et sur les extrémités des bandelettes et des compresses longuettes; puis on enroule toutes les parties qui constituent l'appareil, les lacs, le drap fanon, les bandelettes, les compresses autour des attelles en les dirigeant vers le centre.

L'appareil peut être ainsi transporté sans qu'il se dérange; quant aux trois coussins et à l'attelle antérieure, on peut ou les placer au centre entre les deux attelles latérales, ou bien ils peuvent être mis en dehors : on fixe le tout avec un lien. Il est bon d'avoir dans un hôpital quelques-uns de ces appareils préparés à l'avance, car ils sont assez longs à arranger, et il faut quelquefois beaucoup de temps pour en rassembler les diverses pièces.

*Application de l'appareil.* — Le bandage de Scultet sera placé sur le coussin qui doit supporter le membre, et on l'étale en déroulant les attelles de chaque côté : de cette manière toutes les pièces de linge sont dans une position convenable. Rien n'est si facile que de dérouler cet appareil, lorsque le malade n'est pas encore couché : mais si le malade était dans son lit, soit que l'appareil n'ait pas été préparé assez tôt, soit qu'il faille le changer, il est un peu plus difficile de le mettre convenablement. Le meilleur moyen consiste à soulever tout d'une pièce le membre fracturé, en ayant soin de faire pendant cette manœuvre l'extension et la contre-extension, et de glisser entre le membre et le lit l'appareil suffisamment entr'ouvert pour que l'intervalle qui se trouve entre les deux attelles soit assez grand pour recevoir la racine du membre.

Il ne faudrait pas trop ouvrir l'appareil car les bandelettes auront d'autant plus de chances de se déranger que l'intervalle sera plus considérable. On n'oubliera pas que toujours le membre doit croiser perpendiculairement les bandelettes.

Lorsque tout sera convenablement disposé, un aide fera l'extension, un autre la contre-extension. Ainsi qu'il sera dit plus loin, cette manœuvre devra être continuée pendant toute la durée de l'application de l'appareil. Un troisième aide sera placé vis-à-vis du chirurgien, lequel se tiendra du côté de la fracture.

Les compresses longuettes, les bandelettes, seront mouillées avec une liqueur résolutive, par exemple de l'eau-de-vie camphrée étendue d'eau. Autant que possible, on évitera d'employer le sous-acétate de plomb, extrait de Saturne, car celui-ci, en se déposant sur les compresses, forme une espèce de vernis qui les empêche de s'imbiber de liquide, quand on veut mouiller les linges une seconde fois. Le liquide résolutif ne paraît pas avoir de propriétés bien grandes, de l'eau fraîche semble suffisante; dans tous les cas, il faut mouiller les pièces de linge pour faciliter leur application.

On se sert souvent, pour humecter l'appareil, de compresses que l'on étend ensuite sur le membre au niveau de la fracture.

On procède alors à l'application de l'appareil. Les compresses longuettes seront placées autour de la fracture, puis on arrive aux bandelettes.

Il est inutile de dire qu'elles doivent être posées des extrémités du membre vers sa racine; car les règles que nous exposerons, en parlant de la compression, doivent être observées tout aussi bien pour les appareils à bandes séparées que pour les bandages spiraux; d'ailleurs l'appareil étant construit, ainsi que nous l'avons dit, l'application des bandelettes par la partie supérieure est impossible.

Le chirurgien saisit la bandelette inférieure du côté où il se trouve, l'enroule obliquement autour du membre, afin qu'elle ne fasse pas de godets; il exerce en même temps une traction assez forte pour que la compression soit suffisante. Ainsi au côté opposé, il la glisse, avec ses deux mains, aussi loin que possible, sous le côté du membre tourné vers l'aide, en ayant soin toutefois de ne pas imprimer de mouvements brusques au membre blessé. Mais, pendant cette manœuvre, l'aide ne doit pas rester inactif, car les tractions que fait le chirurgien pour tendre la bande pourraient l'entraîner : aussi l'aide doit-il, afin d'éviter cet inconvénient, tirer, en sens contraire, l'extrémité qui est de son côté. Il arriverait encore, si les pièces de l'appareil n'étaient pas convenablement soutenues, qu'elles seraient entraînées par les doigts du chirurgien lorsqu'il veut engager la bandelette sous le membre. Aussi l'aide doit-il avoir la précaution de maintenir dans un état de tension convenable toutes les pièces sur lesquelles les doigts du chirurgien pourraient exercer un certain mouvement de refoulement. L'extrémité tournée vers l'aide doit être appliquée de la même manière; elle croisera obliquement sur la partie antérieure du membre celle qui a été posée précédemment; elle sera soulevée par l'aide et confiée au chirurgien qui l'appliquera lui-même.

Ce procédé a l'avantage de permettre de tendre également les deux extrémités; mais il est plus difficile d'engager la bandelette au-dessous du membre, aussi, lorsque l'aide sera assez exercé, le chirurgien pourra lui confier l'application complète de toutes les extrémités tournées de son côté. Les bouts de bande qui resteront de chaque côté seront relevés proprement, afin qu'ils puissent être enveloppés par les bandelettes successives, et qu'en même temps ils ne fassent pas de plis qui blesseraient le malade.

La seconde, la troisième bandelette, etc., seront mises exactement de la même manière, jusqu'à ce que toutes les bandelettes soient épuisées.

Je ferai seulement remarquer que quelquefois l'inégalité du membre est trop grande pour que l'on puisse éviter les godets; il est alors nécessaire de faire des renversés.

Je dois signaler les quelques modifications que peut présenter cet appareil : ainsi les bandelettes sont appliquées au-dessus d'attelles immédiates disposées autour des membres, afin d'assurer la coaptation dans les fractures où l'obliquité des fragments et où la puissance musculaire s'opposent au contact immédiat des extrémités osseuses; dans ce cas, les bandelettes seront posées jusqu'au niveau de la fracture. Arrivé là, on s'assurera de la position des fragments; l'extension, la contre-extension seront faites comme précédemment, et, lorsque le chirurgien jugera les os aussi bien en rapport que possible, il appliquera ses compresses et ses petites attelles; et par-dessus celles-ci, maintenues par un ou plusieurs aides, il apposera ses bandelettes, séparées. Si des compresses longuettes avaient été posées sur l'appareil, celles-ci pourraient soutenir les petites attelles, et les bandelettes seraient mises, comme il a été dit plus haut, de l'extrémité vers la racine du membre sans interruption.

Nous avons dit que les bandelettes devaient être appliquées obliquement de l'extrémité des membres vers leur racine; cependant au membre inférieur, les premières bandelettes, après avoir été croisées sur le cou-de-pied, seront conduites autour de la plante de manière à embrasser le pied tout entier en faisant un huit de chiffre.

Lorsque l'appareil est ainsi disposé, on procède à l'application des attelles et des coussins, on enroule chaque attelle, la plus longue en dehors, dans le drap fanon, jusqu'à deux travers de doigt environ du membre; on placera ensuite entre l'attelle et le membre le coussin que l'on a rendu plus épais au

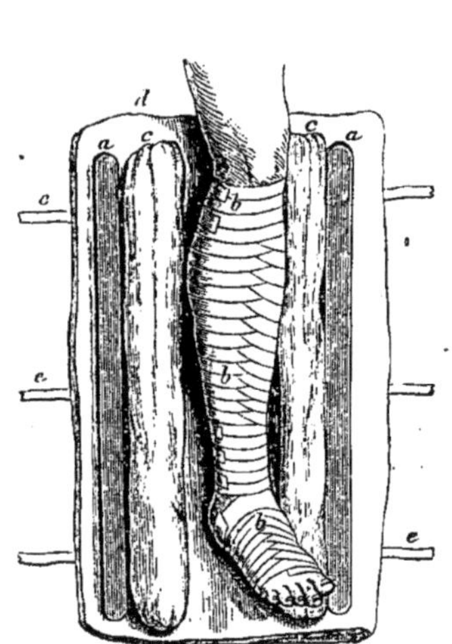

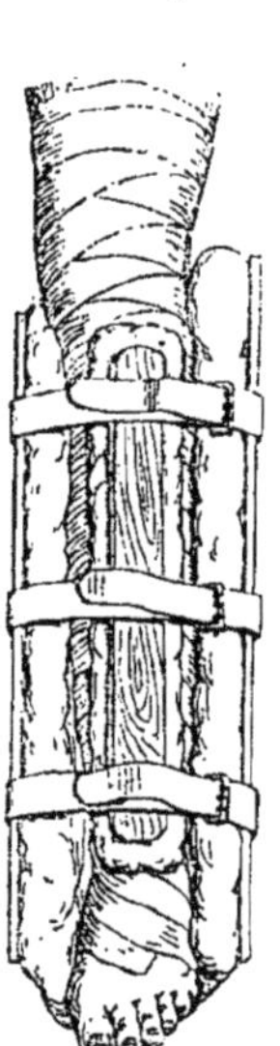

Fig. 129 et Fig. 130. — Appareil de Scultet.

niveau des dépressions, plus mince au niveau des saillies en faisant glisser la balle d'avoine qui est renfermée dans le sac de toile. Le troisième coussin est posé sur la partie du membre opposée à celle qui repose sur le lit, et par-dessus se met la plus petite attelle. Ce coussin s'étend, dans les fractures du fémur, tantôt sur toute la longueur du membre, tantôt sur la cuisse seulement.

Il arrive quelquefois que les coussins remontent plus haut que les bandelettes, surtout dans les fractures de cuisse, où il est besoin d'employer une très longue attelle externe; on enveloppera alors l'extrémité du coussin d'une compresse épaisse, afin que la balle d'avoine, en passant à travers la toile, ne cause pas de démangeaisons au malade. La même précaution sera prise partout où le coussin sera immédiatement en contact avec la peau.

Lorsque tout est disposé de cette manière, on procède à la ligature des rubans qui doivent tout soutenir. Les extrémités des liens sont relevées de chaque côté, et serrées autour du membre, le nœud sera fait sur le bord d'une des attelles, soit de la moyenne, soit de l'externe. Mais, comme en faisant la boucle, le lien pourrait se desserrer, un aide appliquera le doigt sur le nœud simple pendant que le chirurgien fera la boucle.

On conseille généralement de commencer par la ligature qui correspond à la fracture; ce précepte ne présente aucun inconvénient; mais, en général, on noue le lien du milieu, puis ceux des extrémités, enfin on termine par les liens intermédiaires lorsqu'il en existe. Quoi qu'il en soit, le lien noué le premier est rarement assez serré, aussi est-il presque toujours nécessaire de le réappliquer.

Dans les fractures de jambe, le pied doit être soutenu; car la plupart du temps il retomberait, et ferait saillir en avant l'extrémité supérieure du fragment inférieur. On se servira donc, pour prévenir cet accident, de la semelle, à travers les deux mortaises de laquelle on passera une bande qui, l'embrassant en bas, viendra se nouer par ses deux extrémités sur l'appareil. Mais, le plus souvent, on fait usage de la bande plantaire; le plein de la bande est appuyé sur la plante du pied, et les deux chefs venant se croiser en avant de l'articulation tibio-tarsienne, sont fixés avec des épingles sur le drap fanon, au niveau des attelles latérales, jamais sur les coussins. »

L'appareil de Scultet présente l'avantage de pouvoir être serré à volonté au moyen des liens qui soutiennent les parties constituantes, mais surtout de pouvoir être levé et réappliqué sans qu'il soit besoin de faire éprouver au membre fracturé des mouvements toujours nuisibles au travail de consolidation. Enfin, au moyen de cet appareil, il est assez facile de changer partiellement les bandelettes souillées par le pus, lorsque les fractures sont compliquées de plaies. Il suffit pour cela d'attacher une bandelette à l'extrémité de celle que l'on veut enlever et de tirer cette dernière : elle entraîne la première qui vient ainsi occuper sa place. »

Ces différents avantages rendent l'appareil de Scultet d'un emploi très fréquent; aussi est-ce celui qu'on voit souvent encore employer dans certaines fractures du membre inférieur.

Les diverses parties qui constituent le bandage de Scultet, en quelque sorte classique, ont été quelque peu modifiées, soit dans leur nature, soit dans leur mode d'arrangement. Tout d'abord, les liens ou lacs en ruban de fil ont été remplacés par des courroies élastiques ou non élastiques, munies de boucles à l'une de leurs extrémités.

Dans les fractures du fémur, l'attelle et le coussin externe devant remonter très haut, on a dû les maintenir souvent par un bandage de corps; or celui-ci a pu être fixé d'avance au drap-fanon à l'aide d'une couture.

A. Richard conseille de remplacer le bandage de corps par une ceinture d'étoffe élastique de 20 centimètres de largeur environ et de 120 à 150 centimètres de longueur. Le milieu du bord supérieur du drap fanon est cousu au bord inférieur de la ceinture; quand à celle-ci, elle est bifoliée dans le tiers de sa longueur, du côté correspondant à la fracture. La valve interne de la ceinture doit avoir une longueur égale à celle de la partie correspondante et libre du bord supérieur du drap fanon, de façon à pouvoir s'enrouler comme lui, non autour de l'attelle externe, mais bien autour du coussin correspondant. C'est qu'en effet, d'après les conseils de S. Laugier, les coussins latéraux peuvent être enroulés et tassés dans le drap fanon lui-même et les attelles latérales sont ensuite appliqués à nu, comme on le fait pour les attelles antérieures. Elles sont maintenues par des courroies à boucle.

Enfin au lieu d'employer une bandelette pour soutenir le pied, on peut, à l'exemple de Mirault (d'Angers) coudre ensemble les extrémités des coussins latéraux, ce qui préviendrait parfaitement la rotation du pied en dehors.

Lorsqu'on fait usage d'un bandage de corps ou d'une ceinture élastique, il est bon d'interposer entre elle et les parties saillantes du squelette une couche d'ouate assez épaisse.

Boyer, mais surtout Malgaigne, se sont élevés contre l'usage des bandelettes et des compresses dans l'appareil de Scultet. Leur utilité serait très contestable, et suivant eux, les coussins, le drap fanon et les attelles doivent constituer seuls l'appareil.

Cependant, en dépit de l'opinion de chirurgiens aussi spécialement compétents, l'appareil de Scultet est resté avec ses bandelettes, qui méthodiquement roulées exercent sur le membre une compression uniforme et douce, et diminuent le gonflement dans des proportions notables.

On doit signaler comme un des avantages de l'appareil de Scultet la facilité de l'application d'attelles immédiates; on les interpose entre les compresses longuettes et les bandelettes et l'on peut grâce à elles comprimer plus directement l'un des fragments dans l'un ou l'autre sens. C'était une pratique habituelle à Gosselin.

Enfin il est très facile d'adjoindre à l'appareil de Scultet des bandelettes de diachylon qu'on enroule préalablement sur le membre et qui permettent de combiner l'extension continue avec l'immobilisation.

Nous ne pouvons donner ici toutes les indications de l'appareil de Scultet, disons seulement, que bien qu'il puisse être appliqué à toutes les fractures des membres, il n'est guère employé que pour le membre inférieur; et la fracture des os de la jambe est celle qui exige le plus souvent son application. Quand il s'agit de la fracture du fémur il devient indispensable de prolonger l'attelle externe jusqu'au-dessus de la crête iliaque, de façon à ce que l'extrémité de l'attelle cousue dans un large bandage puisse être solidement fixée au squelette du bassin.

Comme tous les appareils renfermant circulairement un membre, l'appareil de Scultet est susceptible de déterminer des accidents de compression et notamment de la gangrène; mais il est facile de surveiller ce qui se passe sous cet appareil et à la moindre douleur locale, au moindre symptôme douteux le chirurgien doit dénouer les lacs, défaire les bandelettes et regarder le membre fracturé.

Nous pourrions rapprocher de l'appareil de Scultet l'*appareil à dix-huit chefs de l'Hôtel-Dieu*, qui s'en rapproche, mais n'en présente pas les avantages; il est aujourd'hui complètement abandonné.

Après la découverte de Guérin, *son pansement ouaté* qui d'abord ne fut appliqué qu'aux blessures et aux plaies des membres s'employa ensuite pour les fractures compliquées et bientôt ensuite pour les fractures simples. Nous n'avons pas l'intention de décrire la manière dont il convient d'appliquer l'appareil ouaté de Guérin; nous n'avons qu'à montrer ici que cet appareil ouaté peut trouver son indication dans le traitement des fractures. Nous ajouterons même qu'en le combinant à l'appareil de Scultet, on obtient des résultats définitifs excellents.

Nous avons déjà dit que le chirurgien, en face d'une fracture doit songer, avant tout, à réduire le déplacement s'il existe. Or une des grandes objections qui ont été faites au pansement ouaté et qui paraît logique *à priori* est celle-ci : il est impossible, dans une couche de ouate considérable, de s'assurer si la fracture est réduite; or un appareil appliqué sur une fracture mal réduite est un appareil qu'il faut absolument réjeter.

En effet, si cette objection était fondée, il faudrait immédiatement rejeter l'ouate du traitement des fractures. Mais ce n'est pas ce que nous apprennent les statistiques et les fractures de cuisse traitées par le Scultet ouaté ont donné lieu aux résultats suivants : les unes n'ont eu qu'un centimètre et demi de raccourcissement, les autres n'en ont point eu et cela à la mensuration la plus exacte. D'ailleurs dans l'application de l'appareil, il est indispensable que l'extension et la contre-extension ne cessent pas de s'exercer. Les élèves de Broca et de Guérin vont plus loin et prétendent que non seulement l'ouate ne s'oppose pas à la réduction des fractures, mais encore que de tous les appareils, l'appareil ouaté est celui qui favorise le plus la réduction par le fait seul de son application.

En effet, nous trouvons dans la thèse du docteur Mouton[1] une observation bien probante à ce sujet. On apporte à l'hôpital Necker, dans le service de Broca, un malade avec une fracture du fémur. Le chevauchement était tel, que le raccourcissement réel mesurait plus de 7 centimètres. Toutes les tractions même énergiques ne donnaient aucun résultat.

On applique un appareil ouaté provisoire, que Broca ne fit que resserrer les jours suivants en réappliquant par-dessus la première bande, une seconde bande encore plus serrée. Ce fut le seul appareil qui resta jusqu'à parfaite consolidation et le malade guérit avec un centimètre et demi de raccourcissement, sans que pendant l'application de l'appareil, il eût été exercé aucune traction.

Comment donc agit la compression ouatée pour obtenir ce résultat?

Il résulte des recherches de Broca, de Guérin et de leurs élèves que la compression ouatée réduit la fracture de deux façons : 1° par la compression circulaire qui s'exerce autour du membre; 2° parce qu'elle désarme les muscles.

En effet, la compression élastique puissante, que développe sur le membre la réaction énergique d'une couche épaisse et fortement serrée de ouate, a pour effet de diminuer notablement le diamètre du membre. Mais en raison de

(1) Mouton, *Du pansement ouaté appliqué au traitement des fractures*. Paris, 1877.

l'incompressibilité presque absolue des liquides, le volume du membre ne change pas, et par conséquent ce qui est perdu en diamètre se trouve forcément restitué en longueur; il y a donc élongation du membre et par suite réduction indirecte de la fracture. En outre, la compression constante paralyse les muscles et leur interdit toute action sur les os fracturés.

Nous n'avons pour prouver ces différentes assertions qu'à résumer, brièvement d'ailleurs, les expériences rapportées tout au long dans la thèse du docteur Mouton, élève de Broca.

Broca choisissait quelques malades parmi les plus solides de son service et quelques élèves de bonne volonté, et il mesurait à l'aide du dynamomètre leur force avant l'expérience, puis le bras et l'avant-bras étaient comprimés tantôt avec la bande, tantôt avec le tube élastique d'Esmarck. Prenons pour type une seule de ces expériences puisque toutes ont la même signification.

Dans un cas, la force musculaire du patient était de 58 kilogrammes avant l'expérience. Son avant-bras ayant été comprimé avec la bande d'Esmark, en moins d'une demi-heure la contraction musculaire tomba à 50 puis à 40, puis enfin à 9 kilogrammes, puis elle resta stationnaire. Alors une nouvelle bande fut appliquée sur la première et fut serrée avec plus de force, néanmoins on sentait toujours le pouls radial, mais un quart d'heure après, la contraction musculaire était tombée à 0 kilogramme. De nombreuses expériences confirment celles-ci, nous avons cru inutile de les rapporter.

Ainsi donc le pansement ouaté réduit les fractures en agissant par la compression seule, de plus il paralyse les muscles et leur interdit par suite toute action sur les os fracturés, de sorte que, pour traduire plus clairement le résultat obtenu on peut dire que, du seul fait de la compression ouatée, il y a réduction de la fracture et impossibilité pour les muscles de reproduire le déplacement. Ce ne sont pas les seuls avantages de l'usage de l'ouate dans le traitement des fractures. En effet, la compression ne paralyse les muscles qu'en les anémiant : ce n'est qu'en empêchant le sang de se renouveler dans leurs tissus qu'on leur enlève les éléments nutritifs et que par suite on les empêche de se contracter : la compression produit donc une anémie, et cette anémie paralyse les extrémités nerveuses, au point de supprimer la douleur des fractures ainsi traitées, mais encore elle combat énergiquement la réaction inflammatoire qui se produit inévitablement dans le point fracturé dès les premiers jours qui suivent l'accident. Or, si nous parcourons la liste des complications des fractures, nous voyons que presque toutes sont la conséquence d'un excès d'inflammation; l'appareil ouaté combattant cette inflammation prévient donc les complications, qui pourraient en résulter.

Comme le pansement de Guérin, le Scultet ouaté supprime la douleur, anémie, prévient les complications, et pour le prouver, on n'a qu'à mettre en relief un fait, bien facile à observer; c'est qu'à l'ouverture du Scultet ouaté, le membre est pâle, la peau est flasque, ridée, trop grande pour les masses musculaires qu'elle renferme, et qui a vu l'état des membres au sortir de l'appareil, peut affirmer qu'il est aussi compressif et par suite aussi anémiant que l'appareil ouaté.

En outre, si le Scultet ouaté possède les avantages du pansement de Guérin, il a sur lui quelques privilèges. En effet, les expériences de Broca, faites à propos du pansement ouaté, ont démontré ce fait que, en moins d'une heure après, la contractibilité tombe de 60 à 3 kilogrammes, mais que si l'on prend soin de prolonger l'expérience, la contractibilité se réveille progressivement et deux heures après, elle a déjà atteint 20 kilogrammes. Le pansement ouaté demande donc à être visité fréquemment, à être fréquemment serré, pour combattre le relâchement inévitable qui se produit.

Ce relâchement se produit également avec le Scultet ouaté, mais combien il est plus facile de serrer les quatre ou cinq lacs qui maintiennent l'appareil que de rouler de nouvelles bandes sur le pansement ouaté, car ces bandes mises en dernier lieu doivent être appliquées avec toute l'énergie et la force dont dispose le chirurgien. Cet appareil présente toutefois quelques inconvénients qu'il est de notre devoir de ne pas passer sous silence. L'anémie produite par la compression empêche la réaction inflammatoire, en diminuant la circulation du membre, mais lorsqu'il n'y a plus à craindre l'inflammation, il devient non seulement inutile, mais nuisible de conserver l'appareil ouaté. En effet, sous l'influence de cette circulation ralentie, la nutrition du membre se fait mal et le travail de formation du cal peut être retardé.

De là une indication formelle de ne pas prolonger trop longtemps la durée d'application des appareils compressifs et de leur substituer, à temps, un appareil purement contentif. Il n'en reste pas moins acquis que dans les premiers jours qui suivent l'accident, dans toutes les fractures ou la contusion a été violente et l'épanchement sanguin considérable, quand l'on a à transporter le blessé, l'appareil de Scultet ouaté constitue une ressource précieuse qu'on a trop négligé jusqu'ici.

*Appareils inamovibles.* — Malgré ses avantages, l'appareil de Scultet doit souvent aujourd'hui céder le pas aux appareils inamovibles ou amovo-inamovibles. Nous avons dû le décrire, soit à cause de son importance ancienne, soit parce que dans certaines circonstances, il constitue un appareil de choix, préférable à tout autre.

Nous ne parlerons pas des appareils employés avant le XIX<sup>e</sup> siècle, nous passerons simplement en revue ceux qui ont été mis en usage dans le courant de ce siècle sans dire un mot de ce que Malgaigne appelle avec juste raison : « le dévergondage de la mécanique instrumentale. »

Du XVIII<sup>e</sup> siècle, il ne reste guère que l'appareil de Scultet et ses différentes modifications. Viennent ensuite les appareils *inamovibles*. Parmi ceux-ci, l'appareil albuminé de Larrey, destiné surtout au transport des blessés, ne pouvant guère s'appliquer que pour les fractures simples sans aucune complication de plaie, est aujourd'hui complètement abandonné. Seutin modifia avantageusement l'appareil de Larrey, il se servait d'attelles de carton amidonnées et rendait ainsi son appareil inamovible, tout en y laissant des fenêtres et l'incisant sur le milieu en deux valves; de plus, un poids de 5 à 6 kilogrammes fixé à la jambe faisait de l'extension. Cet appareil, tout en étant un réel progrès, fut encore abandonné à cause de la longue durée nécessitée par sa dessiccation qui exigeait trente ou quarante heures, pendant lesquelles la contention de la fracture ne pouvait être faite.

Velpeau inventa alors l'appareil dextriné et obvia en partie à l'inconvénient que nous avons signalé dans l'appareil de Seutin; il ne fallait plus en effet que quatre ou cinq heures pour obtenir la dessiccation, cependant pour maintenir la réduction, il était encore nécessaire de faire l'extension pendant ce temps, c'était un progrès, mais insuffisant.

Vint ensuite l'appareil de Laugier, qui n'était qu'un Scultet avec des bandelettes de papier amidonnées.

Tous ces bandages ont été mis de côté, celui de Larrey, à cause des accessoires dont l'avait surchargé son auteur, et des accidents survenus à la suite de la rétention du pus sous l'appareil; celui de Seutin, à cause de la durée de sa dessiccation et de la déformation qu'il subissait lorsque pendant le temps de la dessiccation, il était maintenu par des attelles latérales. L'appareil étant ouvert avait encore des inconvénients; appliqué dès les premiers jours, il devenait ou trop étroit quand le membre était gonflé, ou trop large quand le gonflement disparaissait au bout de plusieurs jours. Le silicate de potasse a détrôné la dextrine de Velpeau. Quant à l'appareil de Laugier, on lui a reproché les excoriations de la peau produites par le contact immédiat de l'amidon, la longueur du temps nécessaire à la dessiccation, la difficulté d'arriver à préparer un liquide agglutinatif convenable, c'est-à-dire ni trop clair ni trop épais.

Ces appareils, dont on trouvera la description dans les traités de petite chirurgie, appartiennent à l'histoire. Leur description ne saurait trouver place ici.

La découverte des *appareils plâtrés* réalisa un grand progrès dans le traitement des fractures, et l'on peut dire qu'actuellement ils constituent les appareils usuels des fractures communes.

Ces appareils plâtrés laissent bien loin derrière eux tous les appareils de même nature qui les ont précédés.

On a employé le plâtre dans le traitement des fractures de trois manières différentes :

Dieffenbach et les premiers chirurgiens qui se servirent du plâtre, eurent recours au procédé du moule. Le membre était enduit sur toute sa surface d'une couche d'huile; on le plaçait ensuite dans une boîte articulée, à parois également huilées, et pendant que deux aides pratiquaient l'extension et la contre-extension, on coulait dans la boîte une couche de plâtre, laissant libre la partie antérieure du membre et engaînant ses deux tiers postérieurs. On enlevait la boîte, aussitôt que le plâtre était solidifié. Le poids énorme de l'appareil, la constriction souvent fort grande exercée par le plâtre en se solidifiant, sa rigidité, la difficulté de retirer l'appareil qui ne pouvait s'enlever qu'à violents coups de ciseaux et de maillet, constituaient des inconvénients par trop sérieux, pour que l'on n'ait pas abandonné complètement le procédé du moule.

Aujourd'hui, le plâtre est toujours associé à des bandelettes. Tantôt ces bandelettes préparées d'avance sont imprégnées de plâtre en poudre et mouillées au moment de leur application (c'est le procédé déjà ancien de Mathysen et de Van de Loo); tantôt, et le plus souvent, les bandes sont trempées dans une bouillie de plâtre au moment de leur application.

Il serait bien long de donner ici tous les détails de l'application d'un bon appareil plâtré. Cependant il est nécessaire que nous fassions connaître les données indispensables à la pratique.

Tout d'abord, il est aujourd'hui admis en France, que l'appareil inamovible circulaire doit être banni de la pratique usuelle. Toujours ou trop ou trop peu serré, il comprime ou ne maintient pas suffisamment, et ne saurait s'appliquer que dans les derniers jours d'une fracture. De plus, ces appareils circulaires ont l'immense inconvénient de cacher le membre, d'empêcher le chirurgien de surveiller la fracture et de constater ainsi chaque jour si la réduction se maintient ou non. Enfin leur ablation est toujours longue et pénible.

L'appareil plâtré doit laisser libre la partie antérieure du membre et permettre ainsi la surveillance quotidienne et la constatation de la situation des deux fragments.

Cet appareil est formé de tarlatane pliée en dix ou seize épaisseurs, suivant la force que l'on désire obtenir. Cette tarlatane se découpe tantôt en attelles longues et étroites, tantôt en gouttières, que l'on découpe en prenant modèle sur le membre sain, mais, en ayant soin de retourner le patron ainsi obtenu, pour pouvoir l'appliquer dans les parties similaires et correspondantes du membre blessé. Cette gouttière d'ailleurs peut se modifier facilement au moment même de son application et avant la dessiccation du plâtre. A l'aide de forts ciseaux, il est possible de creuser, de raccourcir et d'échancrer la tarlatane plâtrée.

Mais, quel que soit le mode choisi, les attelles ou la gouttière, on procède toujours de la même façon : L'appareil en tarlatane étant préparé, le membre enduit d'huile ou de vaseline pour éviter l'adhérence du plâtre aux poils de la région, il convient, seulement alors, de préparer le mélange plâtré. Quelques chirurgiens, confiants dans leur expérience, versent tout d'abord l'eau dans une terrine, puis, de leurs deux mains, répandent le plâtre en pluie et le tamisent entre leurs doigts. La poussière de plâtre tombe au fond de l'eau, mais il arrive un moment où le plâtre *affleure* la surface de l'eau. A ce moment, mais à ce moment seulement, il convient d'agiter et de remuer le mélange. C'est ainsi que procèdent d'ordinaire les modeleurs.

Toutefois, il est plus prudent, surtout si le chirurgien est peu habitué à manier le plâtre, de mesurer avec un verre la quantité de plâtre et la quantité d'eau que l'on mélange. Le mélange peut se faire à parties égales. Quelques chirurgiens préfèrent une quantité supérieure de plâtre. Quel que soit le mode employé, le mélange doit avoir une consistance crémeuse qui ne soit ni trop épaisse ni trop liquide, car un mélange trop épais imprègne mal les bandelettes de tarlatane, se sèche trop vite et donne des appareils cassants. Un mélange trop clair imprègne bien les bandelettes, donne des appareils qui plient, résistent insuffisamment et sont très longs à se solidifier.

D'ailleurs, la qualité du plâtre employé a une importance énorme. Pour avoir de bons appareils, légers, résistants, et à solidification rapide, il est indispensable que le plâtre soit de bonne qualité, qu'il ait été conservé à l'abri de l'humidité, sans quoi le plâtre *éventé* ne peut jamais produire que des appareils défectueux. On peut hâter la rapidité de la solidification du plâtre en se servant d'eau tiède pour le mélange, ou en ajoutant une poignée de sel marin. Mais il est rare qu'il soit nécessaire d'avoir recours à cette pratique; le plus souvent, le chirurgien, escomptant les difficultés de la réduction, le temps perdu dans l'application des bandes, les accidents qui peuvent survenir, préfère retarder la solidification, et mélange au plâtre soit de l'amidon comme Lafargue (de Saint-Émilion), soit de la dextrine ou de la gélatine comme Richet.

La tarlatane est alors plongée et brassée dans le mélange plâtré, qui doit bien l'imprégner. Si l'on a donné au bandage une certaine épaisseur, pour le rendre résistant, il est préférable de mettre en son milieu du plâtre en poudre, et de donner au mélange une consistance assez liquide; avec une consistance trop grande, les couches de tarlatane situées au milieu pourraient ne pas être imbibées.

Les bandelettes, étant bien imprégnées, sont étalées et soigneusement déplissées, de façon à ce qu'aucune saillie ne puisse blesser le malade; puis elles sont mises en place sur le membre et maintenues tendues par deux aides qui, en général, font en même temps l'extension et la contre-extension du membre blessé; le chirurgien s'assure que la fracture est réduite, et roule autour du membre, sans secousse, une longue bande de toile qui moule la tarlatane sur le membre. Il faut avoir soin, pendant le temps de l'application, de ne point produire de pli sur la tarlatane. On peut rouler un certain nombre de bandes qui, s'imprégnant de l'eau du mélange, contribuent ainsi à la plus rapide solidification de l'appareil. Cette solidification exige, en général, une dizaine de minutes que le chirurgien utilise, pour jeter un dernier coup d'œil sur la situation et la direction du membre et pour parfaire la réduction. Une fois celle-ci obtenue, les aides et le chirurgien doivent rester en place, maintenant les fragments dans une attitude définitive. Le malade est averti de la solidification du plâtre par une sensation de chaleur très manifeste; le chirurgien s'en rend compte, soit en la constatant directement, si un bout de tarlatane dépasse le bandage roulé, soit par la percussion de l'appareil, qui rend un son sec et clair.

Quand l'appareil a été reconnu suffisamment solide, il convient d'enlever les bandes roulées qui, appliquées avec quelque force, comprimeraient le membre avec excès. Au fur et à mesure que la dernière bande découvre l'appareil, on la remplace de distance en distance par des bandelettes de diachylon qui maintiennent parfaitement solidaires les différentes pièces de l'appareil. Il est bon, au niveau des saillies osseuses, d'interposer de l'ouate entre la peau et la bandelette de diachylon.

Cet appareil, qu'il soit obtenu par les attelles de Maisonneuve ou avec la gouttière d'Hergott, ne couvre qu'une partie du membre, par suite, permet la surveillance constante de la fracture; il peut à volonté se resserrer ou se relâcher sans qu'il soit nécessaire d'ébranler le membre. On peut dire qu'il constitue l'idéal des appareils à fracture.

Cependant, dans quelques cas et pour certaines fractures, il est bon que le chirurgien sache appliquer des appareils en carton ou en gutta-percha. L'application de la gutta-percha n'a ici rien de spécial. Il faut la rendre malléable en la trempant dans l'eau chaude, la refroidir, la découper de façon à ce qu'elle se modèle sur la partie à recouvrir, et la fixer jusqu'à ce que le refroidissement lui ait rendu sa solidité.

Le carton est fort employé dans la thérapeutique infantile. Découpé sous forme d'attelles, plongé dans l'eau très chaude ou bouillante, il se ramollit et peut, une fois refroidi par son immersion dans l'eau froide, s'appliquer et se modeler sur le membre. Maintenus par une bande, ces cartons se dessèchent en un jour ou deux. Pendant ce temps, il est nécessaire de consolider l'appareil avec des attelles rigides.

Si l'appareil plâtré constitue l'idéal de l'appareil à fracture, l'appareil silicaté est l'idéal des appareils de convalescence. Lorsque la solidité du cal n'est pas encore parfaite et qu'il serait à craindre qu'un fonctionnement trop rapide du membre ne déforme le cal et ne nuise à la bonne direction des fragments, on consolide le membre par une bande roulée, imprégnée de silicate de potasse. Les téguments sont protégés soit par une couche très légère d'ouate, soit par un simple bandage roulé. Ces appareils légers et solides sont appliqués circulairement sur le membre qu'ils enveloppent de toutes parts; ils ne sauraient être utilisés qu'à la fin du traitement, lorsque le membre a repris sa forme normale et que le gonflement n'est plus à craindre. Dans certaines fractures, où le déplacement primitif n'existe pas et où un déplacement consécutif est peu à redouter, l'application de l'appareil silicaté peut se faire dès les premiers jours, aussitôt après la disparition du gonflement du début.

Appareils préparés a l'avance et conservés. — Les *gouttières* en fil de fer construites d'après le système de Mayor (de Lausanne) sont les seules gouttières dont on se serve actuellement. Nous n'avons pas à les décrire ici; elles sont bien connues aujourd'hui, tellement leur usage est répandu. Nous ne décrirons donc pas la façon dont elles sont construites, et les qualités qu'elles doivent présenter, les types habituels et aujourd'hui adoptés, étant les plus perfectionnés que l'on possède.

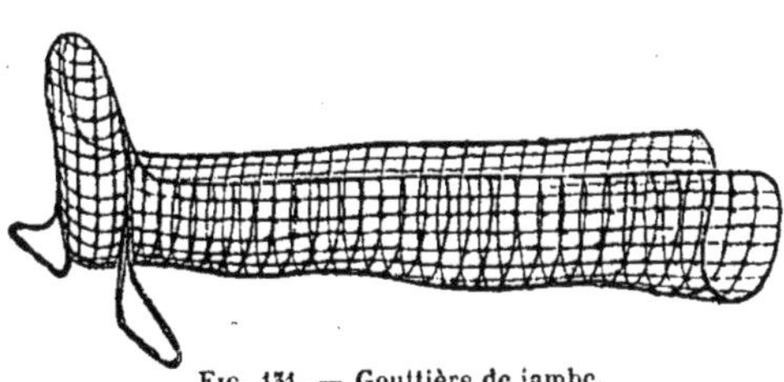

Fig. 131. — Gouttière de jambe.

La gouttière est l'appareil des premiers jours de la fracture, elle doit donner au membre une immobilité relative sans le comprimer, mais en le maintenant suffisamment toutefois pour abolir les mouvements spontanés ou communiqués. *La gouttière, de même que tous les appareils qui immobiliseront plus tard la fracture, doit dépasser l'articulation située au-dessus du segment du membre fracturé*, et cela sous peine de n'obtenir qu'une immobilité illusoire. Ainsi, pour une fracture de jambe, l'appareil doit remonter à mi-cuisse, il doit atteindre le milieu du bras pour une fracture de l'avant-bras.

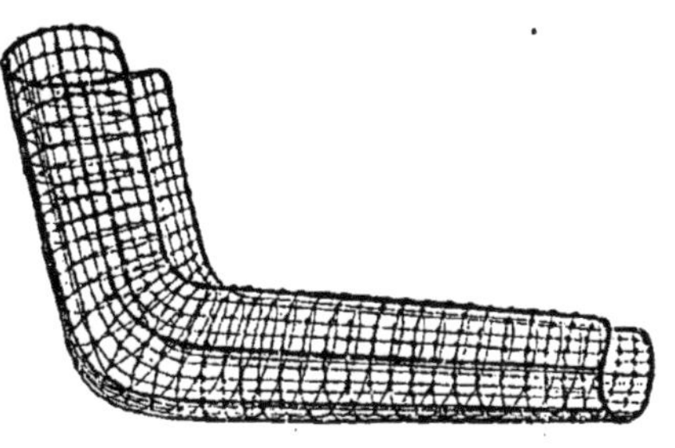

Fig. 132. — Gouttière de bras.

La gouttière est garnie d'ouate, suffisamment pour que le fil de fer rigide dont elle est faite ne détermine pas de compression douloureuse; un tampon d'ouate cylindrique est placé à quelque distance, au-dessus du talon, sous le tendon d'Achille, de façon à ce que le talon soit soulevé, et ne porte aucunement sur la gouttière par sa face postérieure, sans quoi des eschares se manifesteraient très vite. D'ailleurs une douleur intolérable avertit le chirurgien de la mauvaise confection de son appareil.

Il est bon de recouvrir cette ouate d'une large feuille de toile imperméable, recouverte elle-même de compresses longuettes imbriquées, comme dans l'appareil de Scultet. Le membre repose sur ces compresses, est ensuite recouvert par elles et arrosé de liquide résolutif: eau blanche, alcool camphré étendu d'eau; le taffetas imperméable est refermé par dessus, recouvert d'un lit d'ouate, et une bande roulée autour de la gouttière maintient le membre immobile.

Cette gouttière est, pendant la première semaine, l'appareil de choix pour les fractures qui s'accompagnent de gonflement. Il est important de veiller à ce que le membre placé dans la gouttière conserve la position horizontale. Faute de quoi, s'il existe une inclinaison quelconque, et surtout si le fragment supérieur est situé sur un plan plus élevé, la pesanteur le fera glisser et, comme le fragment inférieur est arrêté et maintenu par la gouttière, le chevauchement se produira ou s'exagérera.

L'usage de ces gouttières a fait reléguer d'une façon absolue l'emploi des boîtes ou caisses qui, du temps de J.-L. Petit, étaient d'un usage ordinaire. Malgré leurs perfectionnements successifs, leur abandon est complètement justifié.

*Appareils modelés.* — Malgaigne a décrit sous le nom de cuirasses, des espèces de moules creux adoptés à la forme générale des membres, et que l'on pourrait appliquer rapidement, ne fût-ce que pour faciliter le transport du blessé. Ce sont entre autres la machine en fer blanc de Lafaye, la bottine en cuivre de Ravaton, les attelles de bois de Gooch, etc. Ces machines lourdes et compliquées sont absolument rejetées.

Les appareils en carton de Merchie, de Burggræve et de Laforgue ont constitué un progrès réel; mais ils sont d'un transport difficile, exigent beaucoup de place, doivent se conserver à l'abri de l'humidité et de la pluie. Il s'ensuit que ces appareils modelés, qui sont surtout destinés à la chirurgie d'armée, ne peuvent pas encore être adoptés.

La dernière guerre a inspiré à Ch. Sarazin l'idée d'appareils d'un transport facile, et absolument inaltérables par les influences atmosphériques.

L'appareil de Sarazin[1] est constitué par deux valves en toile métallique; ces valves ont une forme et une dimension leur permettant d'embrasser toute la circonférence du membre; par un de leurs bords elles sont clouées ou fixées à charnière sur une attelle garnie de courroies bouclées.

La toile métallique doit être assez malléable pour que la simple pression des mains puisse l'appliquer exactement dans les creux et sur les saillies du membre fracturé; elle doit être, d'autre part, assez résistante pour conserver la forme qui lui a été imprimée et former une carapace rigide, une véritable

[1] *Dictionnaire de médecine et de chirurgie pratique.* Art. FRACTURES.

cuirasse. Ce double résultat s'obtient facilement avec une toile métallique qui se trouve partout dans le commerce ; sa maille a 2/3 de centimètre, le fil qui la forme a 7 ou 8 dixièmes de millimètre. On pourrait, en cas de besoin, se servir d'une toile dont la maille aurait 1 centimètre de côté, et le fil 1 millimètre d'épaisseur; plus mince la toile ne serait pas assez résistante; plus forte elle ne serait pas assez malléable. Le fil doit être galvanisé ou zingué pour résister à l'oxydation. Il est indispensable que cette préparation soit antérieure à la fabrication de la toile; sans quoi, elle souderait les fils les uns aux autres, et la toile, rendue plus rigide, perdrait la faculté de se mouler convenablement sur les membres.

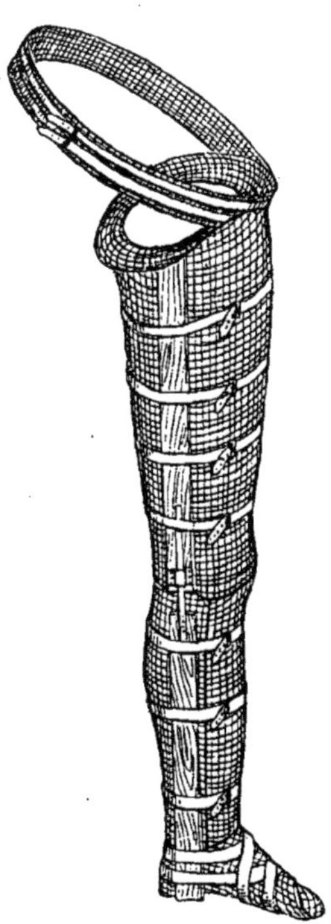

Fig. 133. — Appareil de Sarazin pour les fractures de cuisse.

C'est dans une toile ainsi préparée que Sarazin découpe avec des cisailles de ferblantier, ou avec un ciseau et un maillet (la toile étant alors placée sur une planche un peu dure), des valves appropriées aux formes et aux dimensions du membre fracturé. Ces valves sont coupées d'après des patrons préparés à l'avance, ainsi que cela se pratique pour la construction de tous les appareils modelés. Le mieux est de faire tailler à l'avance, par des ouvriers, des valves de dimensions différentes pour s'en servir en cas de besoin. Si le chirurgien, à l'exemple de Sarazin, les prépare lui-même, il ne doit pas oublier d'arrêter les fils de fer au point de section, soit en les tordant, soit en les repliant avec une pince; sans cette précaution, la toile s'effile et les valves manquent de solidité.

Les valves préparées sont fixées sur une attelle ordinaire en bois, droite et rigide. Sarazin les fixe par des clous à tapisser ou par un système de charnières constituées tout simplement par des clous repliés en U à double pointe. Les charnières sont plus avantageuses que les clous; elles facilitent l'application de l'appareil et permettent, si on veut le transporter, de le plier en deux et de réduire son volume à l'épaisseur de l'attelle et à la longueur et à la largeur de la plus grande des deux valves.

Les courroies fixées sur l'attelle ont une largeur de 3 à 4 centimètres et une longueur suffisante pour assujettir les valves; la boucle qui les fixe doit se placer en avant de l'appareil.

Avant d'appliquer l'appareil, on a soin de le garnir d'une épaisse couche de ouate qui doit être doublée au niveau de l'attelle.

Si l'appareil est employé alors que la fracture est compliquée de plaies, il est facile de tailler des fenêtres dans les valves pour panser les plaies sans ouvrir l'appareil, ou encore de mobiliser par deux sections perpendiculaires à l'attelle la partie des valves correspondant aux plaies. Il est si facile, dit

Legouest, d'ouvrir et de refermer l'appareil, qu'il est inutile d'avoir recours à ce moyen, même quand le nombre des blessés est considérable.

La disposition des attelles et des valves varie suivant la région blessée. S'agit-il, par exemple, d'une lésion du coude, l'attelle sera placée inférieurement, de telle sorte que le membre repose sur elle lorsque le malade est couché. Cette attelle est brisée au niveau du coude, une charnière et une vis de pression permettent de suivre tous les mouvements de flexion et d'extension normales. Deux valves embrassent le bras et les deux autres l'avant-bras.

S'agit-il d'une fracture de la jambe, l'attelle est interne; la valve postérieure forme une gouttière exactement moulée sur les faces postérieure et externe du membre; la valve antérieure recouvre la partie antérieure de la jambe en croisant légèrement la valve postérieure; une troisième valve est taillée de manière qu'une fois appliquée, l'appareil prend la forme d'une bottine enveloppant complètement le pied; en haut l'appareil doit dépasser le genou.

Pour les fractures de cuisse, l'appareil est disposé de façon à assurer l'immobilité du bassin au moyen d'un large spica en tube métallique fixé à la partie supérieure de l'appareil; de plus l'attelle externe est disposée de façon à permettre l'extension.

A côté des appareils de Sarazin, il faut placer les appareils en zinc laminé de

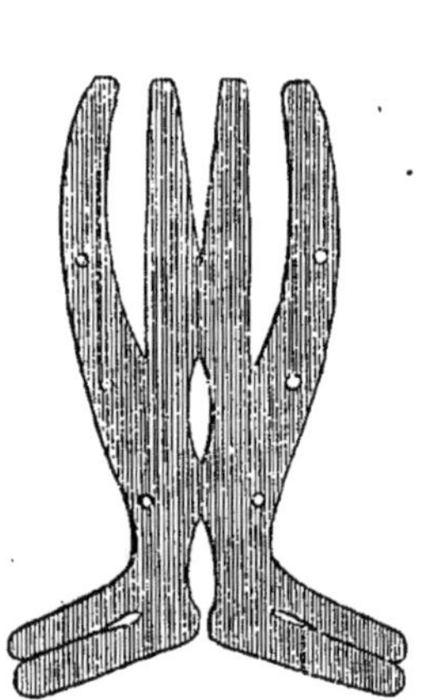

Fig. 134. — Appareil de Raoult-Deslongchamps pour les fractures de jambe.

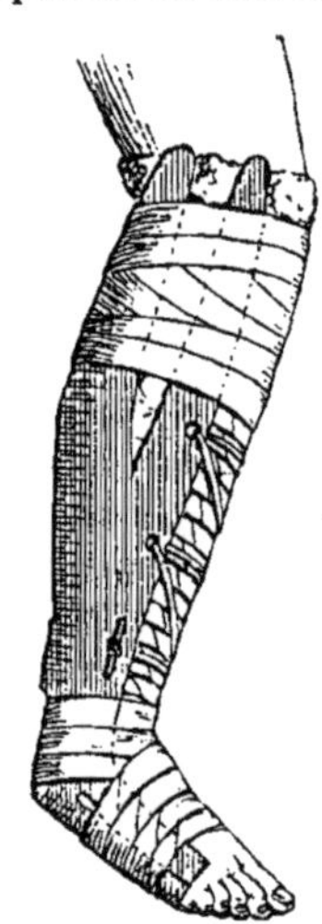

Fig. 135. — Appareil appliqué.

Raoult-Deslongchamps, qui comme les précédents s'adressent surtout à la chirurgie d'armée.

Voici la description qu'en donne l'auteur dans un travail paru en 1888, dans la *Gazette des hôpitaux*.

« Pour confectionner et appliquer ces appareils, il suffit d'avoir du zinc laminé, de l'ouate de coton, de petites compresses de linge, des bandes, des lacs à boucles et de la petite ficelle ou du fil de fer recuit.

Le zinc laminé se trouve dans le commerce en feuilles de 2 mètres de longueur, sur 80 centimètres de largeur d'une épaisseur variable indiquée par des numéros. Son prix est de 55 à 60 centimes le kilogramme.

J'avais primitivement adopté divers numéros de zinc pour la fabrication de différents appareils. Dans un but de simplification, je n'emploie que le numéro 12, qui peut convenir pour tous. C'est, du reste, le seul numéro admis pour les fournitures de la marine et pour celles de la guerre. Pour les appareils d'enfants, le numéro 10 sera préférable.

Le premier travail, est de tailler, en papier fort, un modèle où patron de l'appareil; on y arrivera facilement d'après les figures qui sont établies à 1/5 ou à un 1/10 de la grandeur naturelle. Ce patron obtenu, on le porte sur la feuille de zinc, on en délimite les contours avec un poinçon ou la pointe d'un couteau, puis on découpe avec des ciseaux ou une petite cisaille. Le mieux pour s'éviter cette petite corvée est de s'adresser à un ferblantier. Il faut avoir soin de racler les bords de la section pour enlever les mâchures ou les petites pointes qui pourraient blesser la main du chirurgien. Puis, on le recourbe en forme de gouttière, les fenêtres dont sont munis mes appareils n'ont qu'une utilité secondaire. Elles ont pour but de diminuer leur poids sans nuire à leur solidité et surtout de permettre l'évaporation de la perspiration cutanée, qui, sans cela mouillerait la ouate. Le blessé les apprécie parce qu'elles lui permettent de combattre les démangeaisons qui l'ennuient parfois. De plus, au moment où j'ai inventé mes appareils l'irrigation continue dans les traumatismes était en grand honneur, et ces jours favorisent singulièrement ce mode de traitement.

De mes appareils, certains présentent, ceux de la jambe, de la rotule et du coude, une forme symétrique et, par conséquent, peuvent être appliqués indifféremment sur ceux du côté droit ou sur ceux du côté gauche. D'autres au contraire ont une forme irrégulière, comme ceux pour la cuisse, le bras, l'avant-bras et l'extrémité inférieure du radius. Il suffit, pour les utiliser à droite ou à gauche, de les recourber sur l'une ou l'autre de leurs faces. Ce fait m'a déterminé à borner leur préparation au découpage, en remettant leur disposition en gouttière, opération aussi prompte que facile au moment où j'aurais à les employer. Cette pratique a l'immense avantage, pour l'approvisionnement des ambulances, de pouvoir les superposer comme des feuilles de papier, de manière à limiter au minimum l'espace qu'ils occuperont dans nos caissons. L'ouate de coton en feuilles, ou toute autre substance élastique analogue, laine, crin, mousse, foin, etc.; est le complément presque indispensable de nos appareils; l'ouate glacée est préférable, celle du prix le plus minime est suffisante. Elle sert à les matelasser, à combler les vides existant entre le zinc et le membre, à ramener et à maintenir dans une position convenable, par son action élastique, lente et continue les fragments osseux qui auraient de la tendance à se déplacer, à réprimer le dépôt trop abondant du sac osseux en dehors du foyer de la fracture et à empêcher ainsi la formation d'un volumineux cal provisoire, à faire disparaître ce dernier si on n'a pu empêcher complètement sa production.

Elle permet d'amortir les effets d'une pression gênante, en la reportant sur un point voisin, etc. Enfin, enveloppée d'une petite compresse de linge, elle forme d'excellents coussinets qu'il faut toujours interposer entre le membre et les bandes ou les lacs qui fixent l'appareil.

Le seul linge à pansement nécessaire consiste en bandes roulées, en petites compresses pour faire les coussinets et en bandelettes de Scultet.

Les lacs à boucle jouent un rôle très important dans l'application de mes appareils. Ils servent à fixer l'appareil exactement sur le membre fracturé, de manière à établir entre eux une solidarité parfaite. Ils peuvent être placés ou ôtés instantanément. En les resserrant de temps en temps, suivant le besoin, on fait suivre au zinc le retrait du membre et l'on maintient l'adhésion intime qui doit toujours exister entre eux. Ils servent encore à fixer les petits tampons d'ouate dont j'ai signalé plus haut l'action puissante et à maintenir les pansements dans les fractures compliquées de plaies.

Je les fais confectionner avec du galon tresse de 25 millimètres de largeur, assez résistant, celui qu'emploient les cordonniers pour les tirants de bottes est excellent. La boucle doit être assez forte et munie de deux ardillons, pareille à celles qu'emploient les tailleurs pour les pantalons. Leur longueur varie de 25 à 60 centimètres. La ficelle ou fil de fer recuit ou de laiton ne sert qu'à fixer les deux lames qui forment la semelle des appareils de cuisse et de jambe. »

Différentes modifications sont ensuite longuement indiquées par l'auteur, pour rendre son appareil applicable à tous les cas, nous ne pouvons ici qu'indiquer les règles générales qui président à la confection de ces appareils.

L'appareil de Laurencet a été vulgarisé par Valette (de Lyon), qui l'a décrit avec beaucoup d'éloges, dans l'article fractures du *Nouveau Dictionnaire de médecine et de chirurgie pratiques*. Cet appareil peut s'appliquer à toutes les fractures des membres; pour le bien faire comprendre nous supposerons qu'il s'agisse d'une fracture de jambe.

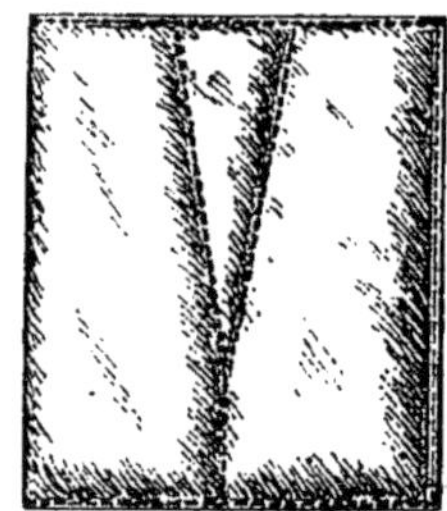

Fig. 156. — Appareil de Laurencet.

Pour préparer cet appareil on prend une pièce de toile cretonne de 50 centimètres de long sur 80 de large. On laisse un des petits côtés ouvert en fermant les deux autres au moyen d'une couture; on a alors un véritable sac. Du milieu du côté resté ouvert on fait partir une couture qui se porte directement vers le côté opposé jusqu'au tiers de la hauteur du sac, mais à partir de là on la fait bifurquer de façon à avoir un V, dont les deux branches doivent être séparées en haut par un intervalle de 2 à 3 centimètres.

On a ainsi deux petits sacs allongés, contigus dans une partie de leur étendue et ouverts par une de leurs extrémités; on les remplit de balle d'avoine; puis on les ferme par une nouvelle couture. Pour appliquer l'appareil, on étend le membre fracturé entre les deux coussins, de manière que la partie la plus élevée de la jambe repose dans l'intervalle en forme de V qui les sépare, tandis que le talon correspond au point où les coussins ne sont séparés l'un de l'autre que par une couture unique; on relève alors les deux coussins, ou, si l'on veut, les deux valves du coussin sur les côtés de la jambe; on place des attelles latérales semblables à celles qu'on emploie pour l'appareil de Scultet ou, à défaut d'attelles, de simples bâtons, puis on réunit le tout par des lacs. Le membre se trouve alors couché, dit Valette, dans une gouttière élastique qui se moule ensuite sur lui et le maintient de tous les côtés excepté en avant, ce qui permet de le surveiller.

Si l'on a pris la précaution de placer le coussin de manière à ce qu'il dépasse un peu le pied, il suffit d'en réunir les deux extrémités par une couture à la région plantaire, pour maintenir le pied et l'empêcher de se porter en dehors.

*Appareils à suspension.* — Malgaigne appelait appareil *hyponarthécique* (υπο, sous, ναρθηξ, attelle) tout appareil laissant à découvert au moins la moitié antérieure du membre; c'est-à-dire presque tous ces appareils : gouttières, boîtes, attelles, appareils à suspension, etc. Follin avait adopté la même façon de voir; mais malgré l'opinion de deux hommes aussi compétents, l'usage a prévalu de ne ranger sous ce nom que les appareils à suspension.

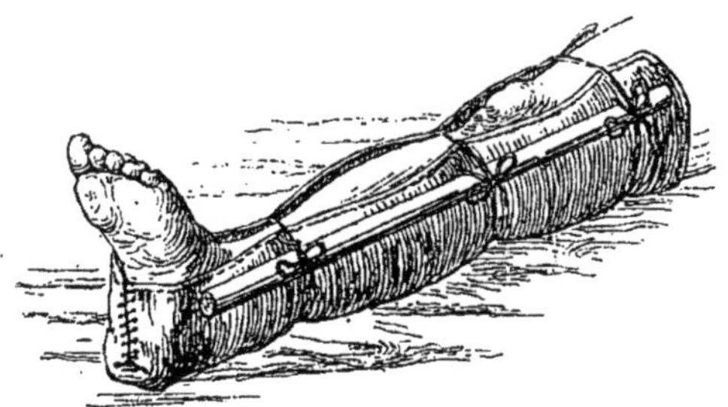

FIG. 137. — Appareil de Laurencet, appliqué à la jambe.

Ces appareils à suspension ont pour but soit de maintenir le membre fléchi, soit surtout de le placer dans des conditions où le chirurgien peut facilement examiner et panser la fracture, sans que les mouvements communiqués au membre puissent nuire à la contention de la fracture.

Les appareils à suspension sont nombreux. Il convient parmi eux de citer celui de J.-L. Petit, dans lequel la boîte enfermant le membre blessé était suspendue dans un hamac. C'est cet appareil qu'imitèrent Delpech et Posch (de Vienne). Mais l'appareil de J.-L. Petit était fixe et pouvait, de ce fait, présenter quelques inconvénients. Larrey et Scoutetten, Cusco construisirent des appareils tenant le milieu entre l'appareil fixe de J.-L. Petit et l'appareil hyponarthécique mobile.

Löfler, à la fin du siècle dernier, eut le premier l'idée des appareils mobiles, qui furent perfectionnés plus tard par Braün, Sauter, Mayor et Salter. Nous ne donnerons pas ici la description de ces appareils qui presque tous sont spéciaux aux fractures de la jambe, et quelques-uns aux fractures de cuisse. C'est donc dans le chapitre destiné à l'étude de ces fractures que ces appareils trouveront leur description. Disons d'ailleurs qu'ils sont négligés, en France, par presque tous les chirurgiens.

*Appareils à extension continue.* — Le déplacement le plus fréquent des fractures est le chevauchement, qui raccourcit le membre fracturé. Cette déformation a frappé de tout temps les chirurgiens, et, il n'est pas étonnant que dès la plus haute antiquité, on trouve la description d'appareils, ayant pour but de remédier à ce raccourcissement du membre.

On trouve dans les œuvres de Galien la description d'une gouttière avec un système d'extension et de contre-extension. Depuis, ces appareils n'ont fait que se multiplier, et pour les étudier il a été nécessaire de les grouper comme l'a fait Malgaigne, en trois classes différentes; suivant qu'ils agissent : 1° par traction, 2° par distension, 3° par bascule.

Les appareils agissant par traction se composent de deux systèmes : l'un passif, fixant la partie supérieure du membre et la maintenant immobile; l'autre actif, prenant point d'appui sur la partie inférieure et cherchant à l'éloigner de la partie supérieure.

Primitivement, on cherchait à obtenir cette traction en fixant les liens extenseur et contre-extenseur aux pieds et à la tête du lit. C'est ainsi que faisaient J.-L. Petit, Velpeau.

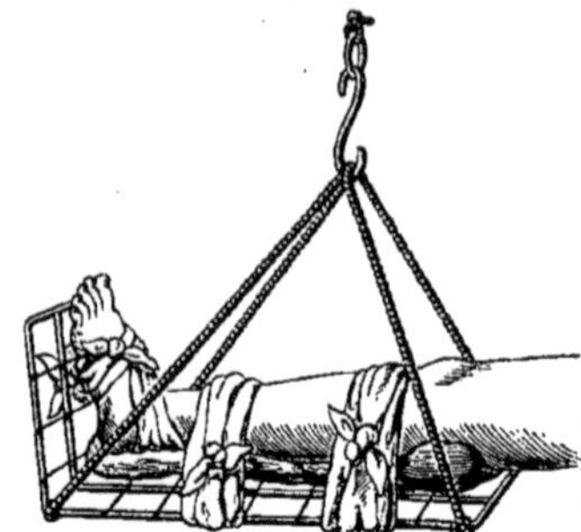

Fig. 138. — Appareil à suspension.

Leur appareil avait été perfectionné par Jobert (de Lamballe) qui glissait une planche sous le matelas, afin de maintenir le malade dans une position bien horizontale, et d'empêcher le bassin de s'enfoncer et de donner ainsi une certaine obliquité au segment supérieur du membre. Dans l'appareil de Jobert, la traction s'exerçait au moyen de lacs fixés à la semelle d'une pantoufle, lacée sur le cou-de-pied du malade.

Mais ces appareils ne sont devenus réellement recommandables que lorsque à la traction par des lacs ou des alèzes a été substituée la traction élastique. Il était facile, en effet, de prévoir que, quelle que soit la rigueur avec laquelle fut appliqué l'appareil à extension, il devenait souvent insuffisant, soit parce que les liens s'allongeaient et relâchaient l'extension, soit surtout parce que le moindre mouvement du malade changeait les conditions de la traction, qui pouvait cesser de s'exercer dans une direction convenable. Une traction considérable, qui eut pu seule amener l'immobilité, n'était que rarement tolérée par le malade, et déterminait des douleurs, de l'inflammation aux points d'appui, voire même des eschares.

Aussi, l'appareil élastique de Gariel fut-il, au début, accueilli avec faveur. Mais il était encore compliqué et présentait quelques inconvénients. Il en est de même de celui de Grésely, qui n'est qu'un perfectionnement de celui de Gariel.

La pratique a d'ailleurs rapidement démontré qu'il n'était point nécessaire de compliquer ainsi ces appareils à extension, et que les plus simples étaient encore les meilleurs.

La contre-extension se fait aujourd'hui, par le simple poids du corps du malade. Celui-ci est couché sur un lit, garni d'une planche, suivant le conseil de Jobert, mais le plan du lit au lieu d'être incliné de la tête vers les pieds, comme cela est la règle, ou même d'être horizontal, est maintenu oblique des pieds vers la tête, à l'aide de briques ou de cales placées au bout, sous les pieds du lit. La tête du malade n'est soulevée que par un traversin; et tout oreiller ou coussin pouvant soulever le tronc est complètement interdit. Il importe, en effet, que les épaules du malade soient sur un niveau inférieur à celui occupé par ses pieds, de telle sorte que la pesanteur ait pour effet de faire descendre le malade vers la tête du lit. L'obliquité ne doit cependant pas être trop considérable, si l'on veut que le malade puisse garder cette position incommode, pendant le temps, souvent fort long, de la consolidation. On comprend que, dans ces conditions, il suffit d'attacher l'extrémité inférieure du membre fracturé aux pieds du lit, pour que l'extension se fasse grâce à la déclivité du tronc. Dans ces cas, l'extension est passive, et la contre-extension seule est active.

Mais si l'on se bornait à fixer le membre inférieur par des liens inextensibles, on comprend que les mouvements du malade, cherchant à se remonter vers les pieds du lit, produiraient un relâchement complet, et détruiraient toute extension, c'est-à-dire toute contention de la fracture. Aussi en substituant aux liens inextensibles un lien élastique, a-t-on réalisé un réel progrès. La tension peut varier, suivant que le malade monte ou descend dans son lit, mais si elle n'est pas constante comme force, elle ne cesse jamais d'exister, et le malade reste toujours sous l'influence de cette traction. Cependant, cette variabilité dans la tension constituait un inconvénient sérieux encore, et il importait de le faire disparaître; on y a réussi, en substituant à la traction élastique, une traction continue à l'aide de poids.

Le segment inférieur du membre fracturé, — c'est-à-dire la partie inférieure de la jambe s'il s'agit de fracture de jambe, la jambe et la partie inférieure de la cuisse s'il s'agit d'une fracture de cuisse, — doit donner point d'appui à 3 ou 4 bandelettes de diachylon qui sont collées longitudinalement sur les faces externe et interne du membre, de telle façon que le milieu de la bandelette corresponde à la plante du pied. Mais on a eu soin de séparer la bandelette agglutinative de la plante du pied, et de la maintenir distante de quelques centimètres, de façon que ces bandelettes constituent une sorte d'étrier où l'on fixera le lien extenseur. Ces bandelettes sont maintenues par d'autres bandelettes, plus petites, roulées circulairement, en bracelet, au-dessus des malléoles, au-dessous de la tubérosité antérieure du tibia, au-dessus des condyles du fémur. En ayant soin de rabattre les chefs des bandelettes longitudinales, et d'entremêler leurs extrémités avec les circulaires de la dernière bandelette roulée en bracelet, on donne à l'appareil plus de solidité, et on l'empêche de glisser sous l'influence de la traction.

Dans l'étrier passe une corde aboutissant aux pieds du lit, se réfléchissant sur une poulie qui y est fixée et à son extrémité on suspend un poids de 1, 2, 3, 4 ou 5 kilogrammes, suivant les cas. Quelle que soit la position du malade dans ce lit, si ses pieds ne portent pas, si les poids ne touchent pas par terre, la traction reste toujours uniforme.

Cette traction permanente épuise la contractilité musculaire, et permet d'obtenir une bonne réduction.

Cependant, d'après Sarazin, il est impossible de faire supporter, même par un homme très vigoureux, une traction opérée par un poids de 2 à 3 kilogrammes dans une fracture de jambe, de 4 à 5 kilogrammes dans une fracture de cuisse; or ce poids serait à peine suffisant pour contre-balancer le poids du membre et les frottements qu'il exerce sur le lit. Cela résulte du moins de l'expérience suivante : « Coupons, dit Sarazin, un membre au niveau du point où siège la fracture, enveloppons-le comme le membre blessé, déposons-le sur un lit dans des conditions absolument identiques à celles dont nous étudions les effets, et il ne sera pas déplacé par les tractions si peu considérables que le malade a consenti à supporter. Si nous fixions un dynamomètre sensible sur les deux segments de l'os divisé, l'aiguille resterait à 0. Il est donc démontré pour nous que les tractions continues tolérées par les malades sont contre-balancées par le poids du membre et des objets dont on l'enveloppe, par la pression et par le frottement qu'il exerce sur le lit et les coussins où il est déposé. Elles n'ont pas, par conséquent, l'efficacité qu'on leur attribue pour lutter contre l'élasticité musculaire et contre le chevauchement de fragments. »

Il est possible que, théoriquement, l'appareil à extension continue soit défectueux, mais ici la théorie doit s'incliner devant la pratique, car il est certain que les fractures de cuisse traitées par ce simple appareil guérissent seules et dans de bonnes conditions. Aussi a-t-on peu utilisé ces appareils particuliers, tels que ceux de Sédillot et de Dumreicher, qui cherchaient à mobiliser le membre en l'enfermant dans une gouttière munie de quatre roues manœuvrant sur des rails. C'est un appareil de ce genre que conseillait Volkmann et que bien des chirurgiens utilisent encore en Allemagne et en Autriche.

Tous les appareils que nous venons d'examiner font corps avec le lit du malade, et sont pour ce fait souvent difficiles à appliquer dans la pratique de la ville ; ils présentent toujours cet inconvénient plus ou moins grand d'être souvent dérangés par les mouvements qu'on communique au malade, par les nécessités de sa toilette, pour changer son drap, ses alèzes, lui passer le bassin, etc. Aussi, bon nombre de chirurgiens préfèrent-ils les appareils à extension indépendants du lit.

Desault est un des premiers qui aient employé ces appareils à extension et à contre-extension, en les rendant complètement indépendants du lit.

Voici d'ailleurs la description de l'appareil de Desault, telle que nous la trouvons dans le *Manuel de petite chirurgie* de Jamain et Terrier :

« Le caractère essentiel de ces appareils à extension est d'avoir des attelles perforées, dans les montants desquels s'engagent les liens destinés à produire une extension permanente.

Ils se composent d'un appareil à bandes séparées, comme celui de Scultet, et n'en diffèrent que par les mortaises et les échancrures des attelles, les lacs extensifs et contre-extensifs.

Les attelles sont également au nombre de trois : l'externe est la plus longue; elle s'étend depuis la crête de l'os des îles jusqu'au delà de la plante du pied; elle offre à ses deux extrémités une échancrure assez profonde, et, à 4 ou 5 centimètres de chaque échancrure, une mortaise dans laquelle viennent s'engager les liens extensifs et contre-extensifs. Toutefois, l'attelle que conseille Desault pour son appareil à extension continue ne présente pas de mortaise à son extrémité supérieure.

L'attelle interne est plus courte; elle s'étend depuis le pli de l'aine jusqu'au delà de la plante du pied, et arrive au niveau de l'attelle externe. Son extrémité supérieure est la même que celle des autres attelles; l'inférieure, au contraire, est échancrée et percée d'une mortaise semblable à la précédente.

La troisième attelle est arrondie à ses deux extrémités et n'a pas de mortaise; elle s'étend depuis le pli de l'aine jusqu'au cou-de-pied.

Les lacs sont au nombre de deux : l'un, contre-extensif, est plus long, plus épais que l'extensif; il est formé par une bande de toile épaisse et forte; mais, cette bande ayant l'inconvénient d'excorier la peau, il est préférable de coudre les deux bords d'une compresse longuette et d'en remplir la cavité avec du coton. On fixe ensuite aux deux extrémités de cette espèce de sac très allongé, deux cordons de toile assez solides pour qu'ils ne se brisent pas pendant les efforts qui sont nécessaires pour mettre les fragments en rapport.

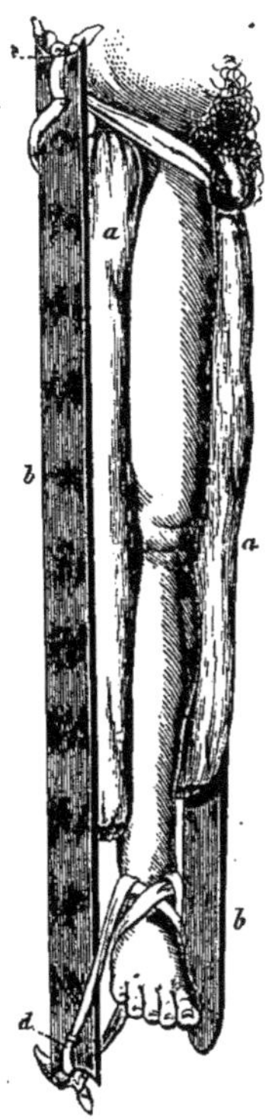

Fig. 139. — Appareil à extension continue.

Le lien extensif peut être fait de la même manière par un long boudin de coton; cependant il peut être remplacé par deux bandes de toile.

*Application de l'appareil.* — Quand toutes les parties qui doivent constituer ce bandage sont convenablement disposées, c'est-à-dire que l'appareil à bandes séparées est mis sous le membre, on place les liens extenseurs et contre-extenseurs.

Le lien de la contre-extension est posé sur le corps du pubis et la tubérosité de l'ischion où il doit prendre un point d'appui. Si l'on craignait l'excoriation de la peau, on le placerait au-dessus d'une couche de coton cardé assez épaisse.

Le lien extenseur est appliqué sur le pied. Pour le poser, on entoure le pied d'un bandage spiral arrivant à la partie antérieure jusqu'au niveau de l'articulation tibio-tarsienne, et en arrière jusque sur le tendon d'Achille, au-dessus du calcanéum. Une couche épaisse de coton, maintenue fixée par quelques tours de bande, protège les parties molles contre le lien extenseur. Celui-ci est placé de la manière suivante : sa partie moyenne porte sur le tendon d'Achille; les deux chefs sont ramenés en avant, croisés sur l'articulation du pied et portés sur la partie inférieure, sur l'extrémité des attelles, en passant sur les parties latérales du pied. On procède ensuite à l'application des bandelettes, des attelles, des coussins, des lacs, ainsi que nous l'avons dit plus haut, et l'on assujettit les liens extenseurs et contre-extenseurs.

Des aides tirent en même temps sur les lacs supérieur et inférieur, jusqu'à ce que le malade éprouve dans son membre une sensation de distension, après quoi on les fixe solidement.

Le lien supérieur est noué sur l'extrémité de l'attelle externe, un des chefs passant dans la mortaise, l'autre sur l'échancrure.

Le lien inférieur est fixé sur les échancrures des attelles, chacun des chefs passant dans la mortaise de l'attelle correspondante, et étant ramené sur l'échancrure du même côté; les deux liens doivent être noués ensemble.

L'extension ne doit pas être faite d'une manière brusque, car souvent, en procédant ainsi, on causerait au malade une douleur vive, et dans la plupart des cas on n'obtiendrait pas un résultat satisfaisant; elle doit donc être graduelle; il serait même imprudent de chercher à ramener brusquement, et dès les premiers jours, le membre à sa longueur primitive, surtout s'il existait une irritabilité tròp grande.

Il est facile de comprendre le mécanisme de cet appareil. On sait que la contraction musculaire tend à faire chevaucher les fragments des os, et par conséquent à raccourcir le membre. Si ce résultat avait de la tendance à se produire lorsque l'appareil à extension est appliqué, il ne pourrait arriver sans déplacer les attelles, mais celles-ci ne peuvent être portées en haut, vu la présence du lien contre-extenseur fixé sur le bassin, et du reste elles ne peuvent être portées en bas sans entraîner le pied.

Afin de maintenir solidement les diverses parties de l'appareil, et pour prévenir l'écartement de l'extrémité supérieure de l'attelle externe, on place autour du bassin un bandage de corps maintenu par des sous-cuisses. A la partie inférieure, déjà soutenue par les deux lacs extenseurs, on peut aussi ajouter deux petites mortaises dans lesquelles s'engage un tenon fixé sur les côtés externes des attelles par des chevilles. Les lacs extenseurs peuvent, dans ce cas, prendre un point d'appui solide sur cette barre transversale qui offre encore l'avantage de ne pas permettre le rapprochement des attelles, et de prévenir ainsi la constriction du pied qui en résulterait.

Quand il n'emploie pas la barre transversale, « Gerdy conseille de passer l'un des chefs du lacs extensif dans l'une des mortaises, l'autre dans celle de l'attelle du côté opposé, puis de les ramener dans les échancrures de chaque attelle, de les nouer ensemble sur celle de l'attelle externe. De cette façon, la traction est plus directement exercée dans l'axe du membre, et on perd le moins de force possible ».

L'appareil de Desault a subi de nombreuses modifications de la part des chirurgiens. Nous avons déjà vu que Gerdy employait une attelle interne présentant une mortaise et une échancrure terminale. Josse (d'Amiens) ajoutait deux traverses à l'extrémité de l'attelle externe. L'une de ces traverses, la supérieure, dirigée en dehors, se fixait sur un fond sanglé supporté par quatre montants ajoutés aux angles du lit, l'autre traverse, l'inférieure, dirigée en dedans, maintenait les lacs extensifs.

Le professeur Laugier conseille de prendre son attache d'extension sur toute la longueur de la jambe, à l'aide d'un large ruban de fil disposé en étrier et maintenu par une bande roulée; les chefs de ce ruban, ramenés vers le pied, servent de lacs extensifs. Quant à la contre-extension, elle s'obtient en engageant l'extrémité supérieure de l'attelle externe dans un gousset disposé sur bandage de corps, et en plaçant la même extrémité de l'attelle interne dans un second gousset formé par le drap fanon.

Malgaigne réduisit l'appareil aux attelles, aux coussins et aux lacs extensifs et contre-extensifs.

D'un autre côté, Liston, Walton modifièrent l'attelle de Desault, soit en l'allongeant, soit en y creusant des échancrures profondes, destinées à mieux assujettir les lacs extenseurs.

Le principal inconvénient de l'appareil de Desault et des appareils similaires, est de renverser le membre en dehors. De plus, l'action oblique des lacs extenseurs et contre-extenseurs, détermine souvent une flexion angulaire des fragments et produit une consolidation vicieuse. C'est ce que Gerdy, frappé de ces inconvénients, avait proposé de combattre, en pratiquant dans l'attelle externe la même mortaise qui existait dans l'attelle interne. Le lacs extenseur fixé aux deux attelles, agissait alors dans l'axe du membre. — Mais la traction exercée sur les deux attelles avait pour effet de les rapprocher et déterminait souvent des pressions latérales difficiles à supporter. On remédia à cet inconvénient en maintenant les attelles écartées par une tige transversale. Cet appareil fut encore perfectionné par Boyer.

L'appareil de Boyer est aussi disposé de façon à permettre l'extension parallèle. Cet appareil, semblable à celui de Desault par son principe général, agit avec beaucoup plus d'énergie, grâce à l'addition d'une machine à extension constituée par une vis sans fin. La partie extensible de l'appareil de Boyer est en effet constituée par une attelle externe de 1m,30 de longueur sur 1 centimètre d'épaisseur et 6 centimètres de largeur. A l'extrémité inférieure de cette attelle est adaptée une vis sans fin que l'on fait tourner à l'aide d'une manivelle; à cette vis est adaptée une semelle mobile en fer battu, bien rembourrée, à laquelle est fixé le pied à l'aide de deux lanières de cuir s'enroulant autour du pied, du cou-de-pied et de la jambe. Le lacs contre-extenseur ressemble à celui de Desault, si ce n'est qu'il est fait en peau de mouton bien rembourrée de laine. Ces coussins, bandelettes et attelles, sont les mêmes que dans l'appareil de Desault.

Nous ne pouvons passer en revue tous ces appareils à extension, et nous nous bornerons à décrire l'appareil, dit américain, que Nélaton a préconisé depuis 1858 :

Cet appareil, très employé par Nélaton, consiste essentiellement en une longue attelle qu'on place à la partie externe du tronc et du membre fracturé. Cette attelle doit, d'une part, remonter jusque dans l'aisselle, et, de l'autre, dépasser d'une assez notable largeur le pied du blessé. Elle porte à cette dernière extrémité une pièce de bois, faisant angle droit avec sa direction, et traversée par un pas de vis, dans lequel s'engage une grosse vis en bois. Dans certain nombre d'appareils, cette pièce de bois glisse dans une coulisse le long de la face interne de l'attelle et peut être fixée à la distance convenable pour la longueur du membre. La vis se termine par un crochet pivotant sur son axe et destiné à produire l'extension dont quelques tours imprimés à la vis peuvent faire varier l'intensité.

Pour appliquer l'appareil, on procède de la façon suivante : Une bandelette de diachylon large de deux ou trois travers de doigt, et longue de 1 mètre environ est appliquée le long des faces externe et interne de la jambe, de façon que sa partie moyenne forme une anse libre regardant par sa concavité la partie moyenne de la plante du pied; c'est dans cette anse que doit s'engager le crochet de la vis destinée à produire l'extension.

Pour fixer solidement cette bande de diachylon, on entoure la jambe d'un bandage roulé ordinaire ou mieux d'une série de bandelettes de diachylon un peu larges, qu'on imbrique comme celles d'un appareil de Scultet. S'il s'agissait d'exercer une pression plus énergique, on pourrait substituer à ce revêtement de diachylon un bandage roulé, dextriné ou silicaté, mais, dans le plus grand nombre de cas, le premier moyen de fixation sera suffisant. Grâce à cette disposition, la traction n'est plus, comme dans les autres appareils, exercée sur un point limité du cou-de-pied, et où elle pourra devenir insupportable, elle est répartie sur toute la longueur de la jambe et s'exerce parallèlement à l'axe du membre : elle peut donc être continue et assez énergique sans devenir intolérable. Voilà pour l'extension. Pour la contre-extension, au lieu d'agir obliquement sur le bassin et sur la racine du membre, comme dans l'appareil de Boyer, elle se trouve à peu près être parallèle à l'axe de ce dernier, grâce à la longueur de l'attelle externe. En effet, une anse de cuir bien rembourrée, embrasse le bassin, en prenant un point d'appui sur les branches du pubis et sur l'ischion, et se continue par des courroies jusqu'à l'extrémité axillaire de l'attelle; la traction s'exerce ainsi presque parallèlement à l'axe du tronc et le point d'appui, largement pris sur le bassin et sur le périnée, ne presse pas d'une façon fâcheuse sur la partie externe et plus élevée de la la cuisse. Deux grandes ceintures bouclées, l'une embrassant le bassin, l'autre le thorax et que l'on peut à la rigueur remplacer par des bandages de corps solides, assujettissant l'attelle externe au tronc; cette dernière est garnie d'un coussin sur sa face interne de façon à ne pas presser douloureusement sur les parties saillantes. L'appareil est complété par une attelle que l'on place à la partie interne du membre avec un coussin et qui ne présente rien de particulier; le tout est fixé par des sangles à boucles ou par de simples lacs, comme dans les appareils ordinaires pour la cuisse.

Lorsque la contre-extension est établie et que le crochet de la vis a été engagée dans l'anse de diachylon, on tourne la vis jusqu'à ce que l'on ait obtenu la traction nécessaire; cette traction est ordinairement bien supportée, mais comme dans tous les appareils de ce genre elle ne reste pas constante, et il faut une ou plusieurs fois par jour donner quelques tours de vis pour la rétablir dans son efficacité primitive.

Quel que soit le procédé extenseur auquel le chirurgien ait recours, l'expérience a institué un certain nombre de règles dont on ne saurait méconnaître l'importance :

1° Comme pour la réduction des fractures, l'extension et la contre-extension doivent se faire suivant l'axe du membre;

2° Leur force doit être appliquée sur une large surface, de manière à ne pas léser les téguments, et en même temps à ne prendre un point d'appui que sur des organes solides et fixes.

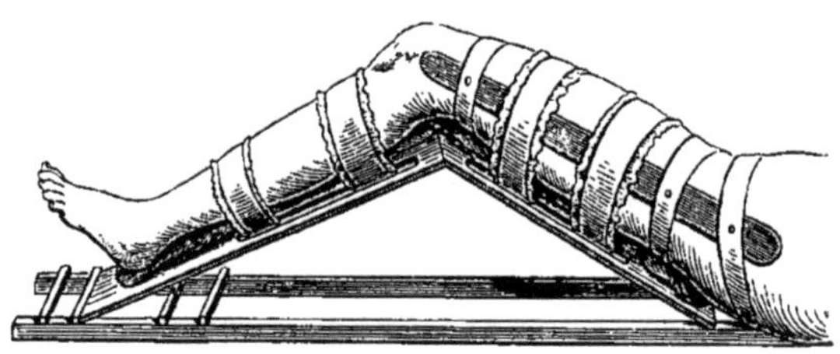

Fig. 140. — Appareil à plan incliné.

3° Le chirurgien évitera de comprimer les vaisseaux importants. Nous avons vu quelles étaient les conséquences d'un arrêt de la circulation.

4° L'extension doit être lente et graduée.

Un appareil à extension, aujourd'hui peu employé, mais recommandable cependant, est formé par un double plan incliné. Cet appareil, n'est d'ailleurs guère applicable qu'aux fractures de cuisse (fig. 140). Sur le sommet de l'appareil repose le pli du jarret, la jambe est fixée sur le plan incliné antérieur, la cuisse est fixée au plan postérieur. Mais le tronc, qui n'est pas soutenu par l'appareil, obéit à l'action de la pesanteur et entraîne le fragment supérieur du fémur. Pour que l'appareil fonctionne, il faut que le lit soit horizontal et que les ischions ne soient pas supportés par l'appareil.

Comme type d'appareil *à double plan incliné*, il faut mentionner l'*appareil à pupitre* de Delpech. Il se compose de deux planches d'inégale longueur, réunies par une charnière et dont les bords sont garnis de crochets servant à resserrer ou à détendre les liens croisés qui fixent le membre.

Dupuytren, après P. Pott d'ailleurs, avait conseillé l'emploi de coussins gradués, disposés en double plan incliné.

Les appareils à bascule, sont trop spécialement destinés aux fractures de cuisse, pour que leur description trouve place ici.

Les appareils à extension ne peuvent s'adresser, comme nous l'avons dit, qu'à la variété de déplacement par chevauchement. Le plus souvent ce déplacement est le seul — ou du moins le seul important — et sa réduction entraîne la réduction de tous les autres. Mais dans d'autres cas, ce déplacement n'est pas isolé et il existe souvent un déplacement angulaire (et suivant l'épaisseur) que l'extension ne peut modifier. Aussi a-t-il été indispensable de créer des *appareils à pression limitée*. Nous avons déjà vu que, dans l'appareil de Scultet, il est possible d'intercaler, entre les bandelettes et les compresses, des petites attelles, dites attelles immédiates.

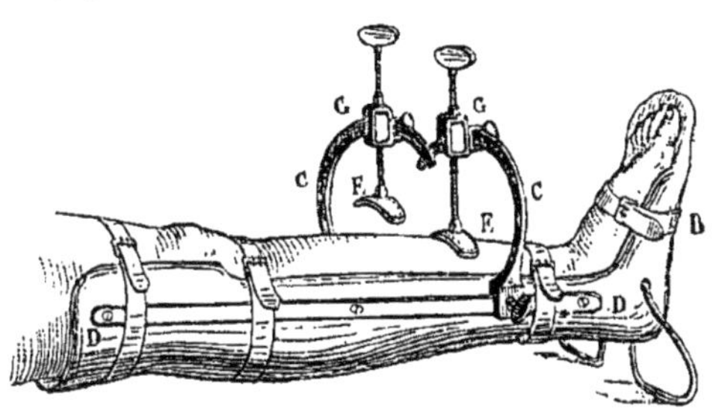

Fig. 141. — Appareil à pression limitée de B. Anger.

Benjamin Anger a préconisé pour les fractures de jambe la gouttière de Mayor, à laquelle est adapté le système de la double pelote compressive en usage autrefois dans la cure des anévrysmes. Malgré les perfectionnements apportés dans le système de compression, on doit dire qu'il n'est pas sans danger et que souvent des eschares profondes sont la conséquence d'une application trop forte ou trop longtemps prolongée. Ce sont ces mouvements souvent sérieux qui ont inspiré à Malgaigne l'idée des appareils à *pression limitée et immédiate* (fig. 142), où la pelote compressive est remplacée par une pointe métallique traversant les parties molles pour aller directement et immédiatement sur l'os. C'était une idée dangereuse pour l'époque où les pratiques chirurgicales rendaient souvent septiques les moindres solutions de continuité des téguments. Aussi tous les chirurgiens d'alors firent-ils entendre une protestation unanime, mais les dangers étaient moindres encore que ceux qui résultaient soit des eschares par compression, soit des perforations dues aux fragments et la pointe de Malgaigne constitua un énorme progrès, qui fit faire un grand pas à la thérapeutique des fractures. Voici comment Malgaigne décrit l'appareil et son application.

L'appareil se compose d'une sorte d'arc en forte tôle qui embrasse les

3/4 antérieurs de la jambe à une distance d'un travers de doigt ; aux deux bouts de cet arc sont deux mortaises horizontales laissant passer un fort ruban de soie ou de coutil, armé d'une boucle à son extrémité ; et enfin du centre de l'arc, à travers un écrou solide, descend une vis de pression à pointe très aiguë.

Pour l'appliquer, je place le membre sur un double plan incliné suffisamment garni d'ouate et de linge, en prenant soin que l'angle de l'appareil

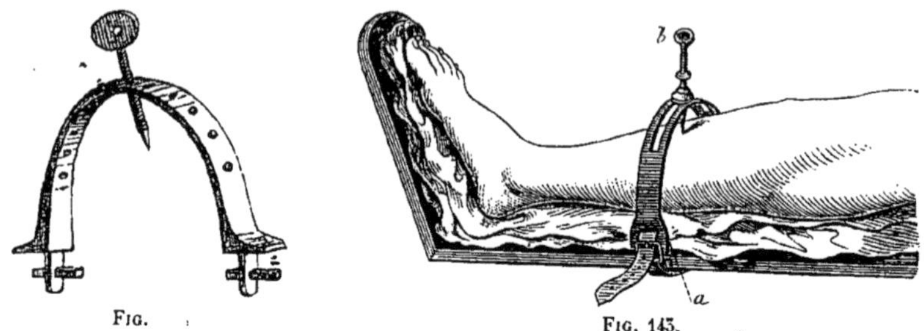


Fig. Fig. 143.

Fig. 142 et Fig. 143. — Pointe de Malgaigne.

réponde juste au pli du jarret ou même un peu au-dessus, de manière à ne jamais réagir contre le fragment supérieur. Une autre précaution non moins essentielle est de disposer sous le tendon d'Achille, une assez grande épaisseur de garnitures pour que le talon ne porte pas. L'extension et la contre-extension opérées par des aides en nombre suffisant, on dispose l'appareil de cette manière ; l'extrémité libre du ruban, retirée de sa mortaise, est passée sous le plan incliné, juste au niveau du point où l'on veut exercer la pression et ramenée ensuite à travers sa mortaise, l'autre extrémité est appliquée par dessus l'arc métallique, et présente même près de sa boucle une fente par laquelle on fait passer la vis. On dispose l'arc par-dessus la jambe, et l'on passe le ruban dans la boucle, tout prêt à serrer. Alors le chirurgien opère la coaptation aussi exactement que possible, la maintient en comprimant le fragment supérieur avec l'index et le médius de la main gauche, ajuste l'arc et la vis de manière que celle-ci tombe d'aplomb sur le fragment dans le sens le plus favorable et cependant soutient la pointe entre les deux doigts pour éviter qu'elle n'éraille inutilement la peau. Il serre alors la boucle le plus possible et tournant rapidement la vis, il en fait pénétrer la pointe, sans hésitation, à travers la peau sur la face interne de l'os, et accroît la pression jusqu'au degré qu'il juge nécessaire. Il convient que l'implantation de l'instrument ait lieu à 5 ou 6 centimètres au moins du siège de la fracture.

Le malade ressent une douleur assez modérée au moment de la piqûre, mais cette douleur ne tarde pas à s'apaiser. S'il garde docilement le repos, la pointe demeure en place quinze, vingt et jusqu'à trente-six jours et plus, sans déterminer ni suppuration, ni inflammation, pas même de rougeur, et si la pointe même n'a pas glissé par suite d'une implantation trop oblique sur la face interne de l'os, la petite plaie qu'elle laisse après l'enlèvement de l'appareil ne demande que vingt-quatre heures pour se cicatriser.

L'appareil de Malgaigne peut se combiner avec presque tous ces appareils employés : gouttières de Mayor, appareil de Scultet, gouttière de Bonnet, appareils plâtrés, etc. Ollier a modifié la pointe de Malgaigne, de façon à en généraliser l'emploi à presque toutes les fractures; car telle que l'avait construite Malgaigne, elle n'était guère applicable qu'aux fractures de jambe.

Voici la modification apportée par Ollier : deux tiges verticales munies de fortes griffes, leur permettant de se fixer sur une attelle, gouttière, etc., sont pourvues d'articulations, grâce auxquelles elles peuvent être plus ou moins inclinées sur l'axe de l'appareil. Ces deux tiges sont réunies par une troisième tige horizontale, sur laquelle la pointe peut être fixée, en un point quelconque, et suivant n'importe quelle obliquité. Grâce à ce perfectionnement, Ollier put obtenir la consolidation d'une fracture du fémur qu'on traitait en vain depuis trois mois.

Le même auteur, dans un travail sur l'emploi des pointes métalliques dans les fractures, signale le cas d'une de ses jeunes malades, qui garda, quarante-sept jours durant, une pointe enfoncée de 37 millimètres à travers les chairs, jusqu'à l'extrémité supérieure de l'humérus fracturée. Aucune douleur ne fut accusée par la malade. En retirant la pointe, Ollier constata au point où elle avait été appliquée un conduit de forme conique à surface rosée mais sèche, comme l'est une plaie recouverte d'une cicatrice récente. Le deuxième jour, le trou était fermé.

Les objections, toutes théoriques d'ailleurs, qui accueillirent l'apparition de la pointe de Malgaigne, tombèrent devant les faits. La douleur, sauf au moment même de l'application, devient rapidement négligeable, et il est possible de maintenir la pointe en place pendant un et même deux mois sans produire de réaction inflammatoire appréciable. L'ostéite, l'ostéo-myélite, redoutées et, à juste titre, autrefois, n'ont été cependant qu'exceptionnellement observées, mais aujourd'hui que le chirurgien se guidera d'après les principes habituels de l'asepsie, pareille complication n'est absolument plus à craindre. Il est bon toutefois, après avoir désinfecté les téguments et flambé la pointe, de l'enfoncer à travers des pièces de pansement, gaze phéniquée, salolé ou iodoformée, de façon à préserver la plaie d'une infection secondaire.

Cependant, il ne faudrait pas croire qu'avec l'appareil de Malgaigne on puisse remédier toujours au déplacement suivant l'épaisseur; il est certain cas où, malgré tout, le déplacement persiste.

D'autres appareils ont été tirés de l'appareil de Malgaigne. Il composa lui-même la griffe, qu'il destina aux fractures de la rotule. Mais ces appareils ne sont que des modifications de l'appareil général, applicables à certains cas particuliers.

**Du choix de l'appareil.** — Nous avons vu, que le plus souvent deux appareils sont nécessaires pour la bonne contention d'une fracture. Un appareil provisoire est appliqué pendant les premiers jours tant que l'œdème du début n'a pas disparu. Cet appareil provisoire peut être, et est généralement une gouttière en fil de fer, ou tout appareil de même ordre. L'appareil de Scultet, un appareil ouaté de Guérin, consolidé par une ou deux attelles, remplissent fort bien les indications de la première période.

Lorsque le dégonflement se manifeste, c'est-à-dire après un temps variable, suivant l'étendue des dégâts et la nature de la fracture, il faut recourir à l'appareil définitif et faire un choix parmi les différents appareils que nous venons de passer en revue. Ce choix est souvent facile, car on peut dire que dans l'immense majorité des cas l'appareil plâtré suffit. Mais, à son défaut, l'appareil de Scultet peut mener à bien la consolidation d'une fracture.

On peut donc adopter cette manière d'agir, comme ligne ordinaire de conduite. Mais il arrive que les appareils ordinaires peuvent être insuffisants, et contiennent mal la fracture; c'est alors qu'il faudra choisir un appareil approprié à la lésion que l'on veut corriger, recourir à un appareil à extension, s'il y a chevauchement, à un appareil à pression latérale, s'il y a déplacement suivant l'épaisseur ou un déplacement angulaire. D'ailleurs l'indication d'appareils spéciaux se tire le plus souvent du siège et de la nature de la fracture, et il est fort difficile ici, dans ce chapitre d'études générales, de donner un conseil efficace sur le choix d'un appareil.

Quoi qu'il en soit, l'appareil choisi et posé, le chirurgien ne doit pas s'abstenir de surveiller le membre. Sa surveillance sera facile s'il a, comme c'est la règle, choisi un appareil laissant le membre à découvert. Sinon, il devra toujours vérifier son appareil, le resserrer s'il s'est relâché, le relâcher au contraire s'il comprime trop. Il devra toujours avoir l'attention éveillée par les souffrances qu'accuse le malade, se rappelant qu'une fracture bien contenue et bien réduite doit être indolente. La douleur, si elle ne dépend pas d'un état général, facile à retrouver pourvu que l'on y songe, reconnaîtra, presque toujours pour cause, une immobilisation imparfaite des fragments, ou au contraire une constriction trop forte, une pression trop brutale, etc., inconvénients auxquels il faudra remédier. A la moindre alerte, un appareil fermé doit être défait, surtout si une élévation, même minime, de température fait craindre une complication phlegmasique du côté de la fracture. Lorsque les deux premières semaines sont passées, il est rare qu'une complication puisse survenir et les dernières stades de la fracture simple s'effectuent ordinairement sans encombre.

L'appareil définitif doit être enlevé après un laps de temps fort variable, suivant l'âge du sujet et la nature de la fracture. C'est ainsi que chez les jeunes enfants une immobilisation de quinze jours peut être largement suffisante, tandis que chez les adultes, elle est de beaucoup inférieure à la durée exigée par une consolidation normale. Mais, à âge égal, la nature de la fracture influe également sur le délai exigé pour la formation d'un cal solide. C'est ainsi qu'un même individu atteint de deux fractures l'une siégeant sur le radius, l'autre sur le fémur, verra la première consolidée plusieurs semaines avant l'autre. On comprend donc qu'il nous soit impossible de donner ici la durée habituelle de l'application de l'appareil définitif.

Avant que la consolidation ne soit absolument parfaite, il est possible de débarrasser le membre de ses entraves, de faire respirer la peau, de frictionner les téguments, de faire tomber les squames, de ranimer la circulation forcément alanguie du membre, de faire exécuter quelques mouvements aux articulations. Puis, pour ne pas trop différer la reprise des fonctions du membre, il sera sage d'appliquer un troisième appareil, véritable appareil de soutien, destiné à donner au membre la solidité qui manque encore au cal. Cet appareil doit être léger, non compressif et solide à la fois.

Il est généralement fait de bandes roulées et imprégnées de silicate de potasse; une très légère couche de ouate, une bande douce protégeront les téguments. Il n'est pas inutile de recommander au chirurgien de s'abstenir de la moindre constriction, dans l'application de ses tours de bande; un appareil trop serré ne sera jamais supporté par le malade.

**Du massage dans le traitement des fractures.** — Jusqu'à nos jours le traitement des fractures simples se réduisait à cet axiome : *réduire le déplacement, et maintenir la réduction jusqu'à formation d'un cal solide.* En d'autres termes, il y avait deux temps distincts : la réduction, qui n'exigeait en général que quelques instants, et la contention, c'est-à-dire une *immobilisation absolue* qui durait de quatre ou cinq semaines à deux mois. L'immobilité était, et à juste titre, considérée comme une condition indispensable, nécessaire à la formation du cal, et Cadiat avait pu écrire cette phrase : « Ce qu'il faut c'est l'immobilisation exacte mathématique et constante de toutes les parties; c'est une raideur absolue de l'appareil; il faut que le membre soit moulé comme dans une enveloppe complètement rigide, alors le travail de réparation se fera sans troubles [1] », phrase qui restait pour tous l'absolue vérité.

En est-il réellement ainsi, et l'immobilité peut-elle être négligée dans certains cas. C'est l'opinion que quelques chirurgiens soutiennent à l'étranger et que Championnière, Terrier et Reclus, sont venus défendre devant la Société de chirurgie. Dans certaines conditions non seulement l'immobilité deviendrait inutile, mais le massage et les manipulations méthodiques constitueraient la véritable méthode thérapeutique.

Étudions cette donnée nouvelle, qui bouleverse les notions jusqu'ici admises sans conteste. Cette question, toute récente, a déjà suscité nombre de travaux, parmi lesquels nous citerons un travail de Verchère dans la *Gazette des hôpitaux*, travail auquel nous ferons de fréquents emprunts.

Il convient de résoudre les trois questions suivantes :

1° Que faut-il entendre par massage d'une fracture et comment doit-il se pratiquer?

2° Quel est le but, que se propose cette méthode, et par quels moyens, est-il atteint?

3° Ce moyen est-il applicable à toutes les fractures?

Il y a peu d'années que le massage est entré dans nos mœurs chirurgicales. Cependant Ambroise Paré l'avait défini : « une habileté et industrieux mouvement d'une main assurée avec expérience, ou une action de masse industrieuse, tendante à quelque bonne opération de médecine ». Malgré ce haut patronnage, ce n'est que les empiriques et les rebouteurs qui jusqu'à nos jours se servaient de cette méthode thérapeutique. Ils obtinrent, sans aucun doute, des succès véritables, mais quelques retentissants désastres, dus à l'application intempestive du massage par des gens ignorants de l'art chirurgical, firent bannir cette méthode par les véritables chirurgiens. Pour que le massage

[1] *De l'immobilisation dans les fractures compliquées. Gaz. hebd.*, 1873.

sortît de l'oubli où il était si justement tombé, il était nécessaire d'en régler l'emploi et d'en faire une étude véritablement scientifique.

Cette pratique du massage et de la mobilisation des fractures n'est pas infirmée par ce qui se passe dans la série animale. On sait, en effet, que chez les animaux où l'on ne peut pratiquer l'immobilisation des fragments, la consolidation s'effectue par un cal engaînant fort solide; que dans un certain nombre de cas, l'os reprend sa forme normale sans cal appréciable. Crup a présenté à la Société pathologique de Londres une fracture oblique de l'humérus chez un gorille, consolidée sans déformation, absolument comme si le membre avait été immobilisé entre des attelles régulièrement appliquées.

Les manifestations diverses qui constituent le massage sont le plus souvent combinées entre elles. Voici comment les classe Dally dans son article du *Dictionnaire encyclopédique* : 1° l'application simple de la main ou de l'extrémité des doigts sur les téguments de la région malade; 2° les frôlements ou effleurements des extrémités digitales, manœuvres ayant quelques ressemblances avec les passes des magnétiseurs; 3° les frictions plus ou moins énergiques, mais sans pression véritable; 4° les pressions de tous ordres; continues ou intermittentes, fixes ou mobiles, lentes ou rapides, uniformes ou variables. Ces pressions pouvant être faites avec la paume de la main, avec les doigts, à main ouverte ou fermée, à demi fermée; 5° lorsque les pressions sont dues à des mouvements successifs d'opposition, du pouce et de la main, on produit des pétrissages, malaxations ou pincements; 6° des pressions, pratiquées soit avec l'extrémité des doigts, soit avec leur face palmaire, soit avec le bord cubital de la main. Ce sont les tapotements de Laisné ou les hachures de Neumann. Exceptionnellement, on peut avoir recours à des claquements et à des pressions à poings fermés; 7° des vibrations; 8° des mouvements communiqués aux articulations dans différents sens. On comprend qu'il nous est impossible de pénétrer dans le détail de ces différentes pratiques; mais leur dénomination seule en donne une idée assez nette, pour que le médecin, sans grand apprentissage, puisse lui-même les exécuter.

Telle est dans ses grandes lignes la pratique du massage. Quel résultat produit son application? C'est ce qu'il convient d'examiner.

A entendre certains praticiens, tout est susceptible de guérir par le massage. Soutenir cette doctrine constitue un véritable danger, et les avantages que l'on peut retirer du massage sont suffisamment nombreux pour qu'il ne soit pas nécessaire de lui en prêter d'imaginaires.

Le massage n'a qu'une action purement mécanique qui est due soit à des effets de compression douce et répétée, soit à des excitations de la fibre musculaire. On sait quelle importance Claude Bernard attachait au mouvement musculaire, qui, pour lui, constituait la principale fonction animale.

Chacun sait, en effet, que lorsque la fibre musculaire reste inactive, le corps du muscle s'atrophie et s'infiltre de graisse. Aussi, comme nous l'avons vu, une des complications presque constante des fractures est l'atrophie du département musculaire immobilisé par la rupture de ses leviers osseux. Or le massage, qui constitue un mouvement artificiel des muscles en malaxant le corps musculaire, en activant la circulation et par suite les échanges nutritifs, est un des meilleurs agents de conservation ou de rénovation musculaire. Il est de notion vulgaire, en effet, qu'une percussion faite en un point donné d'un muscle y détermine une zone de contraction fibrillaire qui se manifeste par une nodosité, perceptible au toucher et souvent aussi à la vue. Or, cette série de contractions musculaires partielles qui occasionnent les différentes pratiques du massage suffisent pour entretenir la vitalité et la nutrition du muscle. Ces contractions localisées, sans aucun retentissement sur la totalité du corps musculaire, et par suite sur le levier osseux, ne peuvent présenter aucun inconvénient dans le cas de fracture.

Les pressions du massage ont en outre une heureuse influence sur la circulation veineuse et artérielle du membre. Ces pressions faites de bas en haut, c'est-à-dire des capillaires vers le cœur, vident le système veineux, qui se remplit aussitôt. On comprend dès lors que des pressions rapidement renouvelées puissent donner à la circulation une très grande activité. La rougeur de la peau qui accompagne chaque manipulation démontre d'ailleurs, d'une façon indiscutable, combien la circulation se trouve activée.

Mais, ces compressions et ces pressions répétées agissent également sur les voies lymphatiques, et favorisent l'absorption des liquides épanchés, et c'est là, en effet, une des principales actions thérapeutiques du massage dans les fractures, où, comme nous le savons, l'épanchement sanguin est constant et inévitable. La pression dissémine le sang collecté, l'infiltre dans les mailles du tissu cellulaire, le fait, en quelque sorte, pénétrer de force dans les bouches absorbantes des lymphatiques. Le massage est donc en même temps qu'un reconstituant du système musculaire, un résolutif puissant et énergique. Mais si le massage à dose thérapeutique et pour des cas nettement indiqués est une ressource première, il devient un danger considérable s'il est intempestivement et maladroitement appliqué.

Dans quelles conditions le massage peut-il être indiqué dans les fractures?

En juin 1886, Championnière rappelant à la Société de chirurgie des faits fréquemment observés où, pour une simple fracture du radius, les malades avaient conservé des doigts enraidis et impotents, avait cité des cas de fracture de l'olécrâne, guéries sans immobilisation. Il avait même rappelé, dans cette communication, le fait d'un confrère qui s'était fracturé l'humérus à la suite d'une chute de cheval. Malgré l'absence complète d'immobilisation, le malade guérit de sa fracture qui fut consolidée dans le délai normal et sans aucune raideur articulaire consécutive. On sait que le professeur Tilanus (d'Amsterdam) traite toutes les fractures de la rotule par la mobilisation et le massage.

Il semblerait donc que toute fracture, même des plus sérieuses, comme la fracture de l'humérus, pourrait être impunément traitée par le massage en l'absence de tout appareil immobilisateur. Malgré quelques cas exceptionnels où cette pratique a pu être établie sans danger, il est incontestable, d'après ce que nous savons de la physiologie du cal, que la consolidation se fait dans la situation que les fragments ont prise ou qu'on leur a donnée. — Or par le massage et la mobilisation, on peut certainement activer le travail de consolidation, mais on ne saurait donner aux fragments une direction permanente nécessaire à la consolidation dans une bonne attitude. En d'autres termes, le massage des fractures simples accélérera le travail réparateur, mais donnera une consolidation vicieuse.

L'immobilité doit donc rester un des facteurs importants du traitement des ruptures traumatiques des os. Mais alors comment expliquer les résultats heureux publiés par les partisans du massage. C'est que leur cas, sauf rare exception, ne s'adressent qu'à des fractures spéciales : la rotule, l'olécrâne, l'extrémité du péroné, du radius, etc. Dans ces fractures, les unes comme celles de la rotule ou de l'olécrâne, ne se consolident que par un cal fibreux. L'immobilité ni le massage n'obtiennent de cal véritable; dans ces conditions, les manipulations articulaires et musculaires, combattant l'atrophie des muscles, s'opposant aux raideurs articulaires, favorisant la résorption des épanchements, on comprend que le blessé, traité par le massage, se trouve avec un cal égal, dans de meilleures conditions que s'il est traité exclusivement par l'immobilité et surtout par l'immobilité trop prolongée. En dehors de ces fractures, toujours consolidées par pseudarthrose, le massage ne produit guère de résultats recommandables que dans les fractures péri-articulaires, ou les deux fragments se trouvent maintenus en bonne situation, sans tendance à se quitter. Il est possible alors qu'il n'y ait pas besoin de recourir à un véritable appareil d'immobilisation. Des ligaments puissants, le contact intime avec un os voisin constituent, en réalité, un véritable appareil d'immobilisation, qui peut dispenser des autres. C'est dans ces fractures, dont la fracture de la malléole péronière représente le type que le massage peut être conseillé. Et encore, il n'est pas prudent de l'employer exclusivement et la sagesse commande d'associer le massage à l'immobilisation par un appareil quel qu'il soit. Car il n'est jamais possible à un chirurgien de répondre qu'une fracture, sans déplacement au moment où il l'examine, ne pourra plus tard, sous l'influence d'un mouvement intempestif ou d'une contraction musculaire brusque, subir un déplacement que rien ne faisait prévoir. Aussi la simple prudence recommande-t-elle de mettre la fracture dans l'immobilité parfaite et dans une position irréprochable.

Mais dès que le travail de cicatrisation est suffisamment avancé pour qu'une déformation ne soit plus à craindre, il est bon de lever l'appareil, de faire une séance de massage et de la sorte, lorsque le cal aura acquis sa solidité définitive, le malade sera en état de faire usage de son membre dont la puissance musculaire sera intacte et dont les articulations auront conservé leur souplesse.

Dans ces fractures para-articulaires, qui ne sont que des entorses violentes avec arrachement osseux, le massage immédiat peut être pratiqué.

Ce ne seront d'abord que des frictions modérées faites de l'extrémité du membre vers la racine. C'est un simple effleurage qui ne doit pas être douloureux, puis peu à peu la pression peut s'exercer avec les pouces ou le bord cubital de la main. Les pressions doivent revenir aux points où la douleur persiste, et cela à plusieurs reprises jusqu'à ce que la douleur ait complètement disparu. Mais dans ces manœuvres, il est indispensable de ne communiquer aucun mouvement à l'articulation et de ne toucher en rien au foyer même de la fracture. Le massage s'adresse surtout à l'épanchement péri-osseux qui dans ces conditions disparaît rapidement, et l'on a pu voir, après une première séance, le membre être dégonflé de moitié. Ces séances peuvent être faites une fois chaque jour et durer de vingt minutes à une heure, ou bien ne durer que dix à quinze minutes et se répéter deux et trois fois dans la journée.

Dans les grandes fractures, les manœuvres de massage nous paraissent devoir être reléguées aux périodes ultimes de la consolidation.

A côté du massage, il est bon de citer la compression des membres faite à l'aide d'une bande de caoutchouc. Marc Sée, qui emploie ce mode de traitement dans l'entorse, en aurait relevé de bons effets dans le traitement des fractures juxta-articulaires.

Larger a communiqué à la Société de chirurgie un procédé un peu différent.

Après avoir appliqué la bande d'Esmarch, depuis l'extrémité du membre jusqu'à sa racine, le chirurgien place un tube à la partie supérieure, puis il déroule la bande de la racine vers l'extrémité et s'arrête au niveau du gonflement occasionné par la fracture; la bande est laissée en place de dix à vingt minutes au maximum et de la sorte, le sang épanché se trouve chassé dans la poche du membre ischémié où il disparaîtrait rapidement. On retire alors la bande élastique et l'on établit un bandage ouaté compressif, après l'application duquel on lâche le lien constricteur laissé à la racine du membre.

Lorsque, deux ou trois jours après, on défait le bandage ouaté tout gonflement a disparu, et s'il s'agit d'une fracture comme celle du radius ou de la malléole péronière, il suffit d'un léger bandage roulé, d'une chaussette lacée par le cou-de-pied, d'une mitaine pour le poignet, et les mouvements peuvent s'exécuter librement et sans douleur.

Nous devions signaler ce procédé, mais, comme son auteur paraît jusqu'ici avoir été le seul à l'appliquer, il nous est difficile de l'apprécier.

Nous terminerons en disant quelques mots du traitement général.

Ce traitement est le plus souvent nul. Il ne comporte en effet aucune indication particulière lorsqu'il s'agit d'une fracture simple, chez un homme en bonne santé. Mais si ce blessé présente quelque diathèse, même indépendante de la lésion, il est bon de lui donner ses soins. Il n'est plus besoin de démontrer l'influence du traumatisme sur les diathèses. Les écrits de Verneuil et de ses élèves ont fixé la science sur ce point. Aussi, sera-t-il prudent chez un syphilitique atteint de fracture d'administrer le mercure et l'iodure de potassium, chez un paludique, de recourir à la médication quinique et arsenicale, etc.

Mais c'est l'alcoolique qui réclame les plus grands soins. Les traumatismes en général, et les traumatismes osseux en particulier, ont un fâcheux retentissement sur l'organisme des alcooliques, et l'on sait combien sont fréquentes chez eux les insomnies, les contractures, les spasmes musculaires dans le membre blessé et même le delirium tremens. Dans ces cas, la médication opiacée, le vin laudanisé, l'extrait d'opium à haute dose, triomphent le plus souvent de ces complications. Après quelques jours, il est possible de diminuer progressivement les doses d'opium et de les supprimer.

Enfin, chez les débilités, on instituera un régime tonique; on a prescrit le phosphate de chaux plutôt théoriquement que d'après des faits probants. On veillera, en un mot, à toutes les indications fournies par l'état général.

# DEUXIÈME PARTIE

# FRACTURES EN PARTICULIER

---

## CHAPITRE PREMIER

### FRACTURES DU MEMBRE SUPÉRIEUR

### I

### FRACTURES DE LA CLAVICULE

RICHET et DESPRÉZ, art. CLAVICULE du *Dictionn. de méd. et de chir. prat.* Paris, 1868. — POLAILLON, art. CLAVICULE du *Dict. encycl. des sc. méd.* Paris, 1876. — BARDENHEUER, Fractur der Clavicula. *Deutsche Chirurgie*, Lieferung 63a, Vol. I. — JACQUEMIER, Des fractures de la clavicule. Thèse d'agrég. de Paris, 1844. — DELENS, Des fractures du corps de la clavicule par contraction musculaire. *Archives génér. de méd.*, 1874. — DUBRUEILH, Des fractures de la clavicule. Thèse de Paris, 1874.

**Étiologie**. — CAUSES PRÉDISPOSANTES. — FRÉQUENCE. — Les fractures de la clavicule sont très fréquentes, Malgaigne estime à 10,3 pour 100 la proportion des fractures de la clavicule dans le chiffre total des fractures. Cette proportion est encore plus élevée dans d'autres statistiques. Elle atteint 13 pour 100 dans celle de Bardenheuer, 15 pour 100 dans celle de Gurlt, 18,7 pour 100 dans celle de Pitha. Le motif de cette différence est bien indiqué par Bardenheuer. Beaucoup de fractures de la clavicule échappent aux statistiques hospitalières parce que les malades n'entrent pas dans les salles et sont simplement soignés aux consultations. Les chiffres varieront donc suivant qu'on tiendra plus ou moins exactement compte de ces malades externes, dans la statistique totale La fréquence des fractures de la clavicule s'explique facilement par sa situation superficielle qui l'expose aux violences directes, par le point d'appui qu'elle donne au bras et le contre-coup qu'elle subit dans toutes les chutes portant sur le membre supérieur, par sa fragilité relative, due tant à sa longueur comparée à son volume qu'aux deux courbures qu'elle présente.

INFLUENCE DE L'AGE. — La fracture de la clavicule s'observe surtout d'un à vingt ans. — Sur 315 cas recueillis par Bruns, 165, plus de la moitié, appartenaient à cette période de la vie. — Sur ces 165 cas, 98 avaient été observés dans les dix premières années.

Diverses raisons ont été invoquées pour expliquer cette fréquence dans l'enfance. — En dehors de l'influence banale des coups et des chutes, Vogt a fait remarquer que la clavicule s'ossifie de très bonne heure par rapport aux autres os du membre inférieur, perdant ainsi bien avant eux son élasticité. Kronlein rappelle combien la luxation de l'épaule est rare dans l'enfance et croit que beaucoup de traumatismes qui, chez l'adulte, se traduisent par une luxation, se traduisent chez l'enfant par une fracture de la clavicule.

Les fractures de la clavicule vont en décroissant graduellement de fréquence à partir de la vingtième année. Elles deviennent fort rares à partir de la cinquantième.

Les observations de fractures intra-utérines sont assez rares; Bardenheuer n'en cite que 13 cas. La fracture est tantôt produite incontestablement pendant la vie fœtale, comme dans un fait où il existait un commencement de consolidation; mais le plus souvent, elle se produit pendant l'accouchement. Elle résulte alors moins souvent des contractions utérines que des manœuvres obstétricales, en particulier des manœuvres de version. — Les fractures survenues pendant la vie fœtale sont assez souvent dues à des traumatismes subis par la femme enceinte. Nous avons déjà cité le cas de Devergie, confirmé par l'autopsie, relatif à un enfant dont la mère avait au sixième mois de sa grossesse reçu sur le ventre un choc violent.

*Influence du sexe.* — Dans l'enfance et dans les rares fractures de la vieillesse l'influence du sexe sur la fréquence paraît négligeable. A partir de l'adolescence et dans l'âge adulte, au contraire, le nombre des fractures est beaucoup plus considérable dans le sexe masculin. Sur 521 observations de fractures chez l'adulte, dans les hôpitaux de Paris, on n'en compte que 63 chez la femme. Sur 22 fractures recueillies dans les hospices de vieillards, on en trouve 9 chez l'homme et 13 chez la femme.

Causes déterminantes. — Les causes des fractures de la clavicule peuvent se diviser en trois ordres : violences directes, violences indirectes, contraction musculaire.

1° Le mode d'action des *violences directes*, coup de poing, coup de bâton, recul de fusil, etc., est facile à saisir. La fracture se produit ordinairement au point directement frappé; sa direction est plus transversale que dans les fractures indirectes; les esquilles sont assez fréquentes. Comme exemple curieux de fracture par pression directe, sans choc, on doit citer l'observation de Sanson. Un jeune homme se fracture la clavicule en essayant de soulever avec l'épaule une scie profondément engagée dans une pierre. On doit aussi citer l'observation de Boyer. Un infirmier fit un faux pas au moment où il transportait, avec un de ses camarades, une lourde caisse suspendue à un bâton qu'ils supportaient chacun sur l'épaule. Dans ce faux pas, l'appui du bâton porta tout entier sur la clavicule, qui se trouva fracturée.

Les fractures par *violences indirectes* sont plus fréquentes que les précédentes. Les chutes, et en particulier les chutes de cheval, les produisent souvent, soit que le choc porte sur l'épaule, soit qu'il porte sur le coude ou la main, le bras étant rigide. Malgré les objections de Malgaigne, on tend aujourd'hui à admettre que la violence portant directement sur l'extrémité externe de la clavicule ou transmise à cette extrémité par le levier rigide du bras presse la clavicule contre le sternum et tend à augmenter ses courbures. L'os cède en son point le plus faible à l'union du tiers externe et du tiers moyen.

Un choc brusque à l'extrémité de la main peut amener une fracture de la même façon qu'une chute. Dans un certain nombre d'observations les malades se sont brisé la clavicule en fermant violemment une porte d'appartement ou d'armoire.

Dans d'autres cas, le mode d'action est un peu différent. Dans une observation de Gunther, la fracture se produisit, chez un enfant, au moment où on le soulevait par le bras pour lui faire franchir une flaque d'eau ; probablement par la traction exercée sur l'os par le poids du corps. Dans une autre observation de Malgaigne, la fracture eut lieu par le glissement d'un fardeau placé sur l'épaule, glissement qui entraîna fortement en bas l'extrémité acromiale de la clavicule. Ces fractures par abaissement ne sont pas très rares.

Les vraies fractures par contraction musculaire sont celles qui s'observent sur l'os sain ; souvent aussi elles portent sur un os affaibli par diverses causes : cancer, syphilis, ostéomalacie, etc., qui ont été étudiées en détail au chapitre des fractures spontanées.

Un syphilitique observé par Delpech se brise la clavicule en passant son gilet. Un scorbutique observé par Champollion voit sa fracture survenir au moment où, couché, il ramène sur lui la couverture de son lit. Le rôle de la contraction musculaire est alors tout à fait accessoire.

Les fractures par contraction vraie siègent surtout à droite. Les muscles qui les produisent semblent être le sterno-mastoïdien et le grand pectoral ; le deltoïde agit plus rarement. Aussi siègent-elles principalement sur le tiers interne et le tiers moyen. Sur 31 cas de fractures par contraction musculaire, recueillis par Delens, on trouve 11 cas ayant pour siège le tiers interne, 19 ayant pour siège le tiers moyen. Dans un seul cas le tiers externe était fracturé. La direction du trait de fracture est d'ordinaire transversale ; le déplacement des fragments minime.

Parmi les variétés d'efforts qui peuvent produire les fractures par contraction musculaire, les auteurs citent surtout les efforts faits pour donner un coup de cravache (Parkes), monter à cheval (Whitehead), soulever de lourds fardeaux, jeter un objet pesant soit de bas en haut, soit de haut en bas, donner un coup qui manque son but (Bardenheuer).

Dans nombre de cas, ainsi que le fait très justement remarquer ce dernier auteur, l'effort musculaire se complique d'une véritable violence indirecte, portant sur l'extrémité externe de la clavicule. Au moment de l'effort pour soulever un lourd fardeau, pour retenir un objet prêt à s'échapper, la clavicule se transforme en un levier prenant son point d'appui sur la première côte, et c'est souvent en ce point que la rupture se produit, quand l'effort exercé sur le levier se trouve trop considérable (Leroy).

Dans quelques cas, la fracture se produit en deux temps. Après un premier effort, le malade éprouve dans l'os une douleur plus ou moins persistante. Puis quelques jours plus tard, à l'occasion d'un nouvel effort, la déformation apparaît (Polaillon).

**Division des fractures.** — Les fractures de la clavicule offrent un assez grand nombre de variétés. Elles peuvent être incomplètes ou complètes. Elles peuvent occuper la partie moyenne, le tiers externe ou le tiers interne de l'os. Elles peuvent présenter diverses complications : fractures comminutives, fractures avec plaies des téguments, des lésions des nerfs et des vaisseaux. Mais il y a, au point de vue clinique, intérêt à réunir l'anatomie pathologique de chacune de ces variétés avec les symptômes, de façon à présenter pour chacune d'elles une étude d'ensemble.

**Fractures incomplètes.** — Les fractures incomplètes sont assez fréquentes à la clavicule. Hamilton croit qu'elles représentent près du quart des observations (21 fractures incomplètes sur 89 cas, dans sa statistique). D'après lui, la clavicule serait de tous les os celui où cette variété de fracture se rencontrerait le plus souvent.

La fracture incomplète est ordinairement transversale. Le déplacement est nul. La partie non fracturée de l'os est souvent très petite. Ce qui caractérise surtout la fracture incomplète, c'est l'intégrité totale ou presque totale du périoste.

Cette fracture s'observe surtout dans l'enfance. Les observations chez des sujets âgés de plus de vingt ans sont rares.

Les symptômes sont souvent si peu marqués, que c'est la formation du cal qui seule rend le diagnostic certain. Pourtant, dans quelques cas, la déformation angulaire des fragments est très nette.

Cette déformation tend parfois à se corriger d'elle-même, plus ou moins complètement. Hamilton, dans ses 29 cas, a vu 6 fois cette réduction spontanée.

La réduction chirurgicale d'ailleurs rarement nécessaire peut être rendue difficile par l'engrènement des extrémités irrégulières des fragments. Bardenheuer pense que, à la longue, l'élasticité de l'os doit corriger, en grande partie, la difformité qui persiste après une réduction incomplète.

L'absence de déplacement peut rendre le diagnostic difficile. L'existence d'un point douloureux limité à la pression, recherchée avec grands ménagements, constitue le signe principal. Parfois, quand la fracture a été méconnue, le gonflement qui survient par la formation du cal simule une ostéite ou une exostose syphilitique. Inversement, en présence d'exostoses survenues peu après un traumatisme, on peut se demander si l'on n'a point affaire au cal d'une fracture méconnue. L'analyse des commémoratifs est le seul moyen de diagnostic différentiel.

La consolidation est extrêmement rapide, surtout dans l'enfance; il n'est pas rare qu'en une quinzaine de jours elle soit tout à fait complète.

**Fractures complètes de la clavicule. — Partie moyenne.** — Ces fractures représentent le type clinique le plus ordinaire des fractures de la clavicule. Leur anatomie pathologique, leurs symptômes et leur diagnostic doivent donc être étudiés en détail. Leur traitement seul sera renvoyé à la fin de ce chapitre.

**Anatomie pathologique.** — Le *trait de fracture* est ordinairement oblique; il se dirige de haut en bas, de dehors en dedans et d'avant en arrière;

le déplacement est, comme nous le verrons plus loin, sous la dépendance de cette direction. Exceptionnellement la direction est inverse, le déplacement est alors très faible.

La direction de l'obliquité est parfois telle que le trait passe dans presque toute la longueur de la clavicule, formant une fracture vraiment longitudinale. Chez un malade observé par Chassaignac l'os semblait dédoublé.

Les fractures transversales sont plus rares ; elles ne s'observent guère que sous l'influence de traumatismes directs et chez les jeunes sujets (voy. fig. 99). Des fractures obliques peuvent d'ailleurs résulter de chocs directs. Richet, dans ses expériences, aurait plusieurs fois obtenu des fractures très obliques par un coup frappant droit sur la partie moyenne de la clavicule.

Le *déplacement*, quand le trait de fracture a sa direction oblique en bas, en dedans et en arrière, se produit de la façon suivante. Le fragment externe est attiré en bas par le poids du bras, en dedans par les muscles adducteurs. A cette dernière action s'est souvent ajoutée l'action même du traumatisme qui, elle aussi, a refoulé le fragment en dedans. Le fragment interne tend au contraire à se poster en haut en avant, subissant surtout l'influence du sterno-mastoïdien. Le poids du membre opposé agissant par l'intermédiaire du ligament sterno-claviculaire concourt aussi à ce déplacement (A. Guérin).

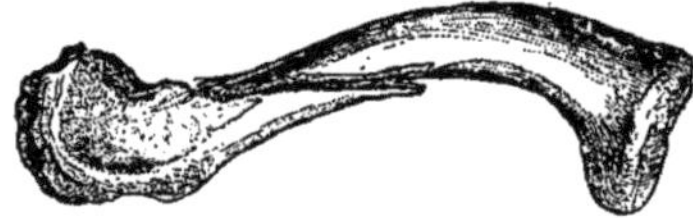

Fig. 144. — Fracture oblique de la clavicule.

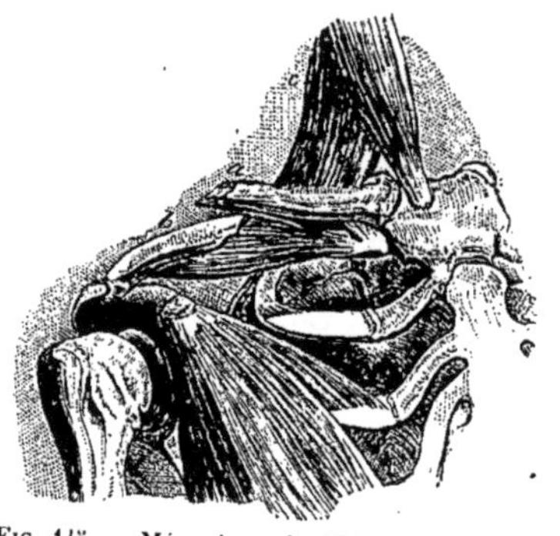

Fig. 145. — Mécanisme du déplacement dans les fractures de la clavicule à la partie moyenne.

Quand le trait de fracture est par hasard inverse de la direction précédente, les mêmes forces continuent à agir, mais le fragment externe ne peut s'abaisser, soutenu qu'il est par le fragment interne. L'extrémité acromiale subit seule le mouvement indiqué et la partie fracturée forme un angle plus ou moins accusé en haut et en avant.

Le fragment externe peut offrir aussi un mouvement de marche en avant, que Gerdy attribue à la pression du lit dans le décubitus dorsal. Dans les fractures transversales le déplacement se trouve de même limité souvent par les esquilles. De là encore la production d'un angle au point de fracture.

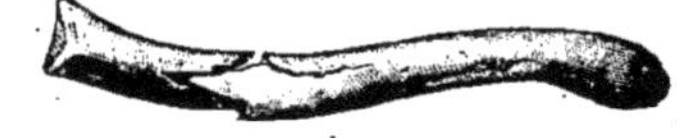

Fig. 146. — Fracture dentelée et engrenée.

Enfin, s'il existe des dentelures, le déplacement peut être nul (fig. 146).

Produites ordinairement par conclusion directe, les fractures transversales offrent des déplacements parfois très étendus et très irréguliers, l'un des fragments ayant été refoulé par l'action même du traumatisme. Dans quelques cas de violences très fortes, la production d'esquilles, l'existence d'un double trait de fracture, contribuent avec l'intensité du choc à rendre le déplacement anormal et impossible à préciser exactement.

**Symptômes.** — L'*attitude* du malade avait été regardée par Desault comme caractéristique. La tête est penchée du côté blessé, l'épaule de ce côté est abaissée, le coude ou l'avant-bras sont soutenus par la main du côté sain. Le blessé cherche ainsi à éviter tout effort musculaire. Mais cette attitude se retrouve dans trop d'autres traumatismes du bras et de l'épaule pour être pathognomonique.

La *douleur* spontanée est rarement très grande, après les premières minutes qui suivent l'accident. Mais elle est facilement exagérée par la pression au point fracturé. Les mouvements et surtout les mouvements d'élévation de l'épaule la reveillent également. Aussi, comme l'a remarqué Boyer, le malade peut-il très rarement porter la main à sa tête. Les exceptions à cette règle nous ont paru moins fréquentes qu'on ne l'a dit. Elles ne se rencontrent guère que chez quelques sujets particulièrement durs au mal ou sous l'influence de l'excitation et de l'insensibilité alcooliques. L'impotence semble en effet plutôt due à la douleur qu'à la destruction du levier claviculaire.

La *déformation* est constatée par la vue et le toucher. On l'apprécierait si l'on a soin d'examiner comparativement le côté sain. A la vue, ce qui frappe tout d'abord est la déformation générale. L'épaule est abaissée, portée en avant en dedans, la région claviculaire est gonflée, souvent ecchymotique. Chez les sujets maigres, se voit souvent la saillie du fragment interne.

Cette saillie, même chez les sujets gras, est presque toujours très facilement perceptible au toucher. La sensation qu'elle fournit est d'ordinaire si nette, qu'il est inutile de rechercher la mobilité anormale et la crépitation. Souvent, d'ailleurs, les mouvements involontaires du malade suffisent à montrer l'existence de ces signes; mais leur recherche voulue est douloureuse et presque toujours superflue, pour le diagnostic.

**Pronostic.** — La consolidation est d'ordinaire rapide et exige rarement plus de vingt-cinq jours. La production d'une pseudarthrose est rare. Souvent cette pseudarthrose n'entraîne qu'une gêne fonctionnelle nulle ou presque inappréciable. La difformité du cal, plus difficile à éviter, constitue un inconvénient un peu plus sérieux, que d'ailleurs va d'ordinaire en s'atténuant, grâce à la résorption. Elle n'entrave pas les mouvements; c'est surtout au point de vue plastique, chez les jeunes filles ou les jeunes femmes, qu'on doit faire des efforts pour la combattre.

**Diagnostic.** — Le diagnostic dans les fractures complètes n'offre pas de difficultés. Les résultats de la palpation sont en général des plus caractéristiques. L'existence de la difformité produite par le cal d'une fracture antérieure peut, à la simple vue, faire croire à une fracture récente, mais ne saurait en imposer à la palpation. La déformation est trop nette pendant la formation du cal, pour que le diagnostic avec les exostoses, diagnostic indiqué plus haut lors des fractures incomplètes, puisse lui-même se poser.

**Fractures du tiers externe. — Fractures extra-coracoïdiennes.** — Les fractures de l'extrémité externe de la clavicule sont assez rares, surtout si on les sépare avec soin des fractures fréquentes, situées à l'union du tiers externe et du tiers moyen. La statistique de Gurlt ne donne que 55 de ces fractures contre 180 de la partie moyenne. Hurel indique une proportion un peu plus forte, 14 contre 45. Ces fractures sont produites par violences soit directes, soit indirectes. La statistique d'Hurel comprend 4 fractures directes pour 10 indirectes.

Le trait de fracture est presque toujours transversal, sa direction est souvent même exactement perpendiculaire à l'axe de l'os. — Exceptionnellement il est oblique. Une pièce du musée Dupuytren en offre un bel exemple. Le déplacement est presque toujours minime, car le périoste, très épais et très résistant dans cette région, les insertions musculaires du deltoïde et du trapèze, les ligaments coraco-claviculaires concourent à maintenir les fragments.

Dans les fractures directes, la violence du choc peut, en rompant ces moyens de soutien, amener un déplacement. Ce déplacement se fait principalement en épaisseur, plus rarement suivant la direction avec léger déplacement angulaire. Malgaigne a cependant vu du chevauchement dans une fracture ancienne de sept mois, et siégeant à 1 centimètre de l'extrémité acromiale. Le fragment interne était de 3 centimètres au-dessus de l'autre. Sans la mensuration on aurait cru à une luxation de la clavicule. Le malade d'ailleurs n'avait point été soigné.

D'après Gurlt, quand la fracture a lieu en dedans du ligament coraco-claviculaire, il serait assez fréquent de voir les deux fragments se déplacer en formant entre eux un angle droit, le fragment externe se relevant perpendiculairement sur le fragment interne.

**Symptômes et Diagnostic.** — Les symptômes sont souvent à peine marqués. La difformité manque dans bien des cas, soit à la vue, soit à la palpation; la mobilité anormale et la crépitation sont encore plus rares et plus difficiles à constater. Le signe principal consiste le plus souvent dans une douleur à la pression, en un point très limité. La palpation peut parfois faire reconnaître une légère dépression linéaire; mais, dans certains cas ce n'est que l'apparition du cal qui permet de faire le diagnostic avec une contusion simple.

S'il y a déplacement, la fracture pourra être confondue avec une luxation de l'articulation acromio-claviculaire. Dans le cas de fracture, la clavicule est moins longue que celle du côté opposé. Mais des différences de 1 centimètre, comme celle qui existait dans l'observation de Malgaigne, ne pourront être appréciées que par une mensuration très rigoureuse. L'extrémité fracturée offre souvent à la palpation une forme irrégulière et des aspérités qui permettent de la distinguer de l'extrémité mousse et arrondie de la clavicule luxée.

**Fractures du tiers interne.** — Les fractures du tiers interne sont les plus rares de toutes. Hamilton dans sa statistique donne 4 fractures internes contre 18 externes et 112 moyennes; Gurlt, 6 sur 55 externes et 180 moyennes.

Cette fracture paraît résulter moins souvent de chocs directs que de causes indirectes. Une cause fréquente est la contraction violente du sterno-cléidomastoïdien. C'est à cette contraction qu'était due la fracture dans 11 des 28 cas recueillis par Delens.

Les *lésions anatomiques* sont assez variables. D'après Delens, le trait de fracture est très rarement transversal, il est presque toujours oblique et pénètre assez souvent dans l'articulation sterno-claviculaire. Le déplacement se trouve limité tant par la présence du sternum et de la première côte (Blandin) que par la résistance du périoste épais en ce point, et dont la destruction n'est d'ordinaire que partielle (Malgaigne). Malgaigne fait de plus jouer un rôle important à l'engrènement des fragments.

Quand le déplacement a lieu, son mode paraît assez irrégulier. Dans un cas de Gurlt, le fragment sternal avait été repoussé en bas et en arrière. D'après Malgaigne, dans la position la plus commune le fragment externe ferait saillie en avant et en bas; ce serait l'inverse pour Nélaton. Polaillon, sur 31 cas qu'il analyse, a trouvé 14 fois le déplacement typique de Malgaigne et 5 fois le déplacement inverse. Dans 5 cas le déplacement était nul, dans 7 autres il n'était point spécifié.

La fracture de l'extrémité interne de la clavicule ne serait parfois qu'une disjonction épiphysaire et on en a signalé quelques exemples (Londasle, Legros, Clark). Polaillon, se fondant sur l'apparition tardive et le peu de développement de l'épiphyse de l'extrémité interne de la clavicule, rejette, avec raison, cette interprétation.

Quand il n'y a pas déplacement, les *symptômes* ne consistent guère que dans le gonflement et la douleur limitée. Delens a fait observer que dans les fractures par contraction musculaire le gonflement était considérable par suite de la rupture fréquente des faisceaux musculaires et de l'épanchement sanguin qui accompagne cette rupture. — Ce gonflement est dur et s'étend le long du sterno-mastoïdien. — On ne trouve point ici les signes de contusion de la peau qui s'observent dans les fractures par causes directes.

La mobilité anormale et la crépitation sont d'ordinaire assez difficiles à constater. Elles manquent presque toujours dans les fractures par contraction musculaire. — Mais quelquefois une palpation attentive révèle, malgré le gonflement, l'existence d'une légère dépression, d'une rainure le plus souvent oblique.

Les difficultés du *diagnostic* sont surtout marquées dans les fractures par contraction musculaire. Ces difficultés seront d'autant plus grandes que la fracture portera plus près du sternum. Bien souvent, on croit à une subluxation de la clavicule, la mensuration comparative avec la clavicule du côté opposé, la palpation qui fait reconnaître l'irrégularité de l'extrémité fracturée, permettent d'éviter cette erreur.

Parfois aussi, quand le malade n'insiste pas sur la brusquerie de l'apparition des accidents et ne vient consulter qu'après plusieurs jours, on peut croire soit à une ostéite, soit à une arthrite sterno-claviculaire. La forme du gonflement qui s'étend vers le sterno-mastoïdien, le siège exact des points douloureux, l'ecchymose, sont les principaux signes différentiels. Dans les fractures de cause traumatique, le déplacement rend d'ordinaire le diagnostic plus facile. Si léger qu'il soit, il est bien rare qu'il échappe à la palpation. L'ecchymose qui se montre dans les jours qui suivent l'accident, a également une grande valeur.

Fractures des deux clavicules. — Les fractures des deux clavicules sont assez rares; Polaillon n'a pu en réunir que 14 cas, tous observés chez l'homme.

Le mécanisme est assez variable. Tantôt il y a d'un côté fracture par cause directe et, de l'autre, fracture par cause indirecte. Un malade de Dupuytren avait eu la clavicule gauche cassée en tombant, et avant de pouvoir se relever la clavicule droite fracturée par le passage d'une roue de voiture. — Inversement, un malade de Renault avait reçu sur l'épaule une pièce de bois qui lui cassa la clavicule droite et le renversa; en tombant, il se fractura l'autre clavicule.

Parfois les clavicules sont rompues toutes deux par des violences directes (coups de crosse de fusil chez un malade de Gerdy). Elles cèdent toutes deux indirectement dans quelques cas où le blessé a les épaules serrées transversalement entre un mur et une roue de voiture par exemple. Ce mécanisme se rencontre 4 fois dans les 14 cas de Polaillon.

Comme siège, les fractures portent, ordinairement toutes les deux, sur la partie moyenne. Dans un cas de Roux, la fracture portait d'un côté sur le tiers moyen, de l'autre sur le tiers externe.

Parmi les symptômes il faut tout d'abord citer l'attitude spéciale du blessé. Les deux épaules sont abaissées, portées en avant et en dedans, les omoplates sont écartées. Chez un malade de Malgaigne, quand les mouvements en avant amenaient cet écartement à son maximum, « les omoplates s'appliquaient sur les côtés du tronc, et le dos paraissait arrondi d'un côté à l'autre presque comme un squelette dépourvu de membres supérieurs ».

De plus, ces fractures s'accompagnent d'une gêne notable de la respiration. Hurel explique cette gêne par le poids des membres supérieurs et des épaules qui viennent prendre point d'appui sur le thorax, et de plus par la perte du point d'appui d'un certain nombre de muscles inspirateurs : sous-clavier, pectoraux, grand dorsal, grand dentelé. — Cette gêne disparaît dans le décubitus dorsal.

La consolidation paraît un peu plus lente et plus difficile que dans les cas de fracture d'un seul os. Elle a exigé trente-six et trente-sept jours dans les cas de Cloquet et d'Hurel. Elle a manqué dans trois observations de Velpeau, Gerdy, Malgaigne.

Fractures comminutives. — Les fractures comminutives de la clavicule sont rares, exception faite, bien entendu, des fractures compliquées produites par les projectiles de guerre. Elles résultent toujours de traumatismes directs et violents.

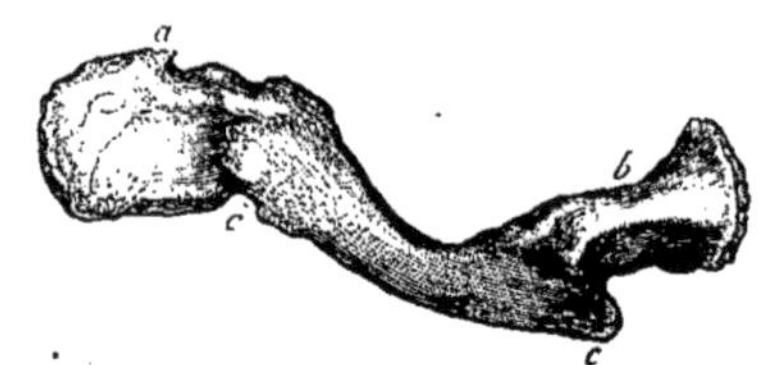

Fig. 147. — Fracture double de la clavicule.

Le siège de ces fractures est presque toujours la partie moyenne de la clavicule. Bardenheuer a cependant vu une de ces fractures occupant le tiers interne. Deux fragments complètement détachés étaient à plus d'un demi-pouce du corps de l'os.

Ces fragments peuvent être fort irréguliers, prendre des positions tout à fait anormales et devenir même perpendiculaires à la direction primitive de l'os. — Les téguments sont souvent alors perforés par l'ulcération consécutive, s'ils ne l'ont point été au moment même de l'accident.

Les fractures doubles d'une clavicule avec fragment intermédiaire ne sont qu'une variété des fractures comminutives. Leur rareté est extrême. — Le fragment intermédiaire, d'après Malgaigne, se déplace souvent en se redressant perpendiculairement à l'axe de l'os. La réduction en est très difficile. Cette fracture est presque toujours produite par une violence directe. — Les fractures indirectes doubles pourraient cependant s'observer et seraient même, d'après Bruns, un peu moins rares sur la clavicule que sur les autres os.

On conçoit que, dans ces fractures comminutives, le cal soit particulièrement volumineux et difforme. La consolidation est aussi plus lente. — La gêne des mouvements est quelquefois très marquée et très persistante.

Fractures compliquées. — *Fractures compliquées de plaie.* — Les fractures compliquées de plaie sont rares, malgré la situation superficielle de l'os et la fréquence des violences directes comme agent fracturant. Polaillon attribue la rareté relative des plaies à la grande mobilité de la peau au niveau de la clavicule. Grâce à cette mobilité, la peau se déplace au moment du traumatisme. Elle peut aussi résister à l'action perforante des fragments irréguliers. Bardenheuer n'a pu en recueillir que 9 observations, en dehors des fractures produites par projectiles de guerre. — Sur 191 fractures de la clavicule, observées en dix ans à l'hôpital de New-York, 2 seulement étaient compliquées.

Ces fractures succèdent surtout aux violences directes. La réduction est d'ordinaire assez facile même sans débridement. Les suites paraissent avoir été d'ordinaire fort simples.

*Lésions des nerfs.* — La blessure des nerfs par un fragment au moment même de l'accident, semble fort rare malgré le voisinage du plexus brachial. Bardenheuer n'en rapporte que deux observations paraissant incontestables et dues à Earle, à Gurlt. Un autre fait de Jacquemier semble également certain. Alors même que la paralysie apparaît aussitôt après l'accident, cet auteur croit qu'il s'agit d'une contusion du plexus brachial par le traumatisme; contusion indépendante de la fracture. Dans diverses observations (Gurlt, Desault, Gibson, Bardenheuer), un choc violent portant sur la clavicule a pu produire une paralysie durable du bras, l'os restant intact.

Les lésions consécutives des nerfs au moment de la formation du cal sont plus fréquentes. Ces lésions peuvent porter sur les nerfs du plexus cervical superficiel, leur inclusion au milieu du cal donne lieu à des névralgies, parfois très violentes et nécessitant une intervention. Tillaux en a rapporté un remarquable exemple. Sur le plexus brachial la compression est plus fréquente que l'inclusion. Les accidents de paralysie augmentent graduellement d'intensité, et l'on est ordinairement forçé de pratiquer la résection du cal douloureux. L'amélioration n'est point d'ordinaire immédiate; elle ne se fait que lentement et progressivement, mais il est exceptionnel de ne point l'obtenir. — Dans un cas de Delens, il y avait, en même temps que la compression des nerfs, compression des vaisseaux.

Nous avons observé, à la Salpêtrière, un malade qui, à la suite d'une fracture de la clavicule datant de deux ans, avait présenté des troubles divers de sensibilité, tels que fourmillements, engourdissement, douleur passagère dans le bras; il avait en outre une faiblesse marquée des fléchisseurs des doigts et une atrophie manifeste des muscles interosseux. Un cal volumineux et irrégulier existait à l'union du tiers interne et du tiers moyen de la clavicule. Après avoir fait la résection sous-périostée de ce cal, nous pûmes constater qu'une apophyse irrégulière et saillante s'en détachait en arrière et en dedans et plongeait derrière la première côte. Les suites opératoires furent des plus bénignes, les troubles de sensibilité disparurent les premiers, et deux mois après l'intervention, après des séances régulières d'électrisation faites dans le service d'électrothérapie de la Salpêtrière, l'amélioration du côté des muscles était encore relativement minime quoique réelle, et indiscutable au dire du malade. Dans un autre cas que nous avons également observé et traité dans le même service, les phénomènes de compression nerveuse étaient beaucoup plus intenses. Il s'agissait d'un maçon qui reçut, sur l'épaule droite, un madrier qui, tombant de 12 mètres de haut sur un plancher, avait rebondi et lui avait frappé violemment l'épaule. Le malade fut transporté de suite à l'Hôtel-Dieu, où l'on put constater une fracture avec enfoncement très marqué de la clavicule en bas et en dedans. La sensibilité du membre supérieur était à ce moment abolie, sauf à la face interne du bras, innervée par les branches perforantes des nerfs intercostaux, tous les muscles étaient incapables de se contracter volontairement. Le pouls radial avait la même force que celui du côté gauche et la circulation veineuse était absolument normale; il était évident que les fragments avaient comprimé et contusionné le plexus brachial, en respectant les vaisseaux sanguins.

Six mois après le malade vient à la Salpêtrière : on constate que la sensibilité existe dans le bras jusqu'au niveau du coude. Mais le membre est très atrophié, et tout mouvement volontaire est absolument aboli. L'intervention nous a montré qu'il s'agissait d'une fracture comminutive de la clavicule dont un des fragments n'était pas consolidé, mais dont les autres étaient réunis par un cal volumineux englobant l'apophyse coracoïde dans sa partie inférieure. Cette apophyse avait été elle-même fracturée, ainsi que l'examen de la pièce permit de le constater. Le malade quitta l'hôpital très rapidement, dès que la plaie opératoire fut guérie. Son état ne s'était nullement amélioré, au point de vue de la sensibilité et de la contractilité musculaire.

Les lésions des vaisseaux sont plus rares que celles des nerfs. Malgaigne disait n'en point connaître d'exemple. — Un petit nombre d'observations, la plupart sans vérification anatomique, en ont été rapportées. Dupuytren aurait, à la suite de fractures de la clavicule, observé deux ou trois exemples d'anévrysme. Blandin aurait vu dans une fracture, par coups de bâton, une déchirure de l'artère sous-acromiale. Le ministre anglais Peel succomba aux suites d'une fracture de la clavicule, avec épanchement sanguin dû probablement à un anévrysme par rupture artérielle. — Quelques faits de blessures des veines sous-clavières ont été observés par Ogle, Gurlt, Erichsen; un fait de blessure de la jugulaire interne a été rapporté par Holmer. Maunoury enfin a donné une observation particulièrement intéressante de blessure de la veine sous-clavière; au cours de l'opération tentée pour faire la ligature, le malade succomba par entrée de l'air dans la veine.

La blessure du cul-de-sac pleural et du poumon est également fort rare.

Polaillon en a réuni trois cas, dus à Vigarony, Velpeau et Huguier. Aucune côte n'ayant été brisée en même temps que la clavicule, l'origine de la blessure pulmonaire ne pouvait être douteuse. Tous ces malades présentèrent de l'emphysème sous-cutané, emphysème qui fut énorme dans le cas de Vigarony. Le malade de Huguier eut de plus une hémoptysie. A ces faits ajoutons ceux que rapporte Bardenheuer, quatre cas de Gurlt et un cas de Bardeleben.

En même temps que la fracture de la clavicule, on peut enfin observer des lésions des os et des articulations voisines. — Parmi ces lésions concomitantes, les fractures de côtes sont surtout fréquentes. On a signalé aussi quelques cas de luxation de l'extrémité sternale et plus rarement acromiale de la clavicule. — Les faits de fracture de l'humérus ou de luxation scapulo-humérale sont plus rares. Le malade, dont l'observation a été rapportée plus haut présentait en même temps qu'une fracture comminutive de la clavicule une fracture de l'apophyse coracoïde et de la première côte, fractures qui s'étaient consolidées par un cal unique.

**Pronostic.** — Le pronostic des fractures de la clavicule est sans gravité. Sur 609 fractures observées dans les hôpitaux de Paris, il n'y eut que 9 décès, soit 1/47 pour 100 (Polaillon), décès dus d'ailleurs à des complications accidentelles.

La consolidation est d'ordinaire rapide. Elle demande 15 à 20 jours chez les enfants, 20 à 40 chez les adultes. Wallace aurait même vu une fracture consolidée en 8 jours. Pitha regarde la consolidation en 10 ou 15 jours comme la règle dans l'enfance.

Le point le plus fâcheux du pronostic est la difformité ordinaire du cal. Il est très rare que la consolidation se produise sans raccourcissement, et ce raccourcissement peut atteindre jusqu'à 3 centimètres 1/2. D'après Bardenheuer, quoi qu'on fasse pour tenter la réduction, on peut compter sur un raccourcissement à peu près identique à celui qui existe au moment de l'accident. — C'est surtout dans les fractures du tiers moyen que le raccourcissement sera considérable ; les fractures obliques y sont particulièrement exposées. Le cal est souvent aussi volumineux. Sans parler du cal parfois énorme des fractures comminutives, les fractures obliques par suite de la disjonction des fragments donnent lieu à un cal presque toujours exubérant. La difformité semble d'autant plus choquante que le cal fait saillie directement sous la peau. Cet inconvénient, minime en lui-même, peut devenir chez les femmes et les jeunes filles un véritable souci. Nous avons signalé plus haut la possibilité de compressions nerveuses.

D'ordinaire l'exubérance du cal s'atténue à la longue, et la difformité ainsi que les phénomènes de compression diminuent. Cependant la résection n'en est pas moins assez souvent nécessaire.

L'absence de toute consolidation est fort rare malgré les difficultés de réduction et de maintien des fragments. Gurlt n'en a réuni que 19 cas. Les pseudarthroses se voient presque exclusivement sur le tiers moyen (17 cas sur les 19. Les 2 autres cas portaient sur le tiers externe). Il est à noter que dans 4 cas les pseudarthroses occupaient les deux côtés. L'absence de consolidation peut être absolue, les fragments restant complètement isolés au milieu des tissus. Le plus souvent cependant les fragments sont unis par des liens fibreux plus ou moins solides.

La gêne fonctionnelle dans la pseudarthrose est d'ordinaire fort minime. Dans quelques cas où elle est plus marquée, elle dépend plus de l'atrophie musculaire concomitante que de la pseudarthrose elle-même. Les cas où l'intervention chirurgicale sera nécessaire seront donc assez rares.

**Traitement.** — Le nombre des bandages et appareils préconisés pour les fractures de la clavicule est considérable. Les décrire tous serait aussi fastidieux qu'inutile. Nous étudierons simplement : 1° les indications du traitement et les appareils les plus simples et les plus usuels des fractures ordinaires de la partie moyenne; 2° les appareils dans les fractures plus rares des extrémités, les fractures doubles ou comminutives.

1° Dans les fractures de la partie moyenne accompagnées d'un très faible déplacement, une simple écharpe, empêchant les mouvements trop violents du bras, suffit à obtenir une bonne consolidation. Il serait tout à fait inutile d'imposer au malade un appareil compliqué et gênant.

Dans les fractures avec le déplacement le plus ordinaire, c'est-à-dire celle où le fragment externe est porté en bas, et avant et en dedans, la première indication doit consister à réduire, autant que possible, ce déplacement. La réduction du déplacement en bas s'obtient, en refoulant le moignon de l'épaule en haut par une pression douce et prolongée sur le coude; la réduction du déplacement en avant s'obtient en refoulant autant que possible ce moignon en arrière; cette dernière manœuvre corrige aussi un peu le déplacement en dedans, mais cette correction n'en reste pas moins d'ordinaire la partie la moins parfaite de la réduction.

Le déplacement du fragment interne en haut, en arrière et en dehors est d'ordinaire peu considérable. Il est fort difficile d'ailleurs de corriger ce déplacement. Alors même qu'on obtiendrait, en agissant sur l'épaule saine, une réduction partielle du déplacement en arrière et en dehors, le déplacement en haut ne saurait être corrigé que par une pression directe, impossible à maintenir.

Le maintien de la réduction est difficilement obtenu par pression directe. Faible, cette pression ne sert souvent de rien. Assez forte pour donner une contention réelle, elle déterminera, à bref délai, des douleurs et des eschares. L'usage des appareils à pelotes appuyant sur un des fragments nous semble donc devoir être entièrement abandonné. La compression digitale, assez efficace, doit être trop longtemps prolongée pour être admise dans la pratique habituelle.

Les appareils destinés à maintenir indirectement la réduction, appareils de Chassaignac, de Velpeau, de Récamier, d'Heister, de Boyer, de Dauvergne, de Moose, de Sayre, etc., etc., sont décrits dans tous les traités de petite chirurgie. La plupart remplissent d'ailleurs assez mal le but proposé. Nous emprunterons encore à Polaillon la description du plus célèbre d'entre eux, le bandage de Desault.

« Le bandage de Desault, écrit-il, est tellement célèbre, son usage est encore si fréquent soit dans les fractures, soit dans les luxations de la clavicule, que nous devons en donner ici une description détaillée. Il se compose : 1° d'un coussin cunéiforme fait avec du vieux linge usé, long comme le bras, large de 4 à 5 pouces, épais à sa base de 3 pouces environ ; 2° d'une première bande de 7 à 8 mètres, destinée à fixer le coussin au tronc ; 3° d'une seconde bande de 8 à 10 mètres, destinée à fixer le bras au tronc ; 4° d'une troisième bande de même longueur que la précédente, destinée à fixer l'avant-bras et à agir sur le coude et sur la clavicule ; 5° d'un peu de charpie et de quelques compresses graduées pour remplir les vides autour de la clavicule et pour rendre la pression des bandes plus uniforme et plus facile à supporter.

Le blessé étant debout ou assis sur un tabouret, un aide élève le bras du côté affecté et le soutient à angle presque droit avec le corps, tandis que le chirurgien place sous l'aisselle la base du coussin, dont une des faces latérales s'applique sur le côté de la poitrine. Pour le fixer dans cette position, il fait passer sur lui deux circulaires de la première bande qui embrassent en même temps la base de la poitrine. Ensuite il conduit la bande au-devant de la poitrine sur l'épaule saine, derrière celle-ci, sous l'aisselle du côté sain ; il la ramène horizontalement par-devant la poitrine sur le coussin, d'où il la fait remonter obliquement par derrière la poitrine sur l'épaule saine au-devant de celle-ci, puis sous l'aisselle ; il la conduit ensuite par derrière la poitrine sur le coussin, la fait remonter obliquement par-devant la poitrine et continue de semblables tours horizontaux et obliques, jusqu'à ce que toute la bande soit employée. Une fois le coussin solidement fixé, le chirurgien procède à la réduction de la fracture. Il abaisse le bras, le place le long du coussin, pousse fortement contre la poitrine son extrémité inférieure, qu'il relève en même temps, en dirigeant un peu en arrière son extrémité supérieure. Agissant alors comme un levier du premier genre, l'humérus entraîne l'épaule en dehors, à proportion qu'en bas on le rapproche de la poitrine. Entraîné avec lui, le fragment scapulaire qu'on dirige en même temps en haut et en arrière, se met en contact avec le sternal. Le bras étant ainsi situé et l'avant-bras horizontalement placé sur le devant de la poitrine, on applique la seconde bande. On en porte le bout sous l'aisselle saine ; elle est ramenée devant la poitrine sur la partie supérieure du bras malade derrière la poitrine et sous l'aisselle. Deux circulaires couvrent le premier, puis on descend jusqu'à la partie inférieure du bras par des doloires qui doivent être appliquées avec la précaution essentielle de serrer très peu supérieurement et d'augmenter d'autant plus la constriction qu'on arrive plus près de l'extrémité inférieure. La troisième bande part de l'aisselle saine, passe devant la poitrine, sur la clavicule fracturée, descend derrière l'épaule et le long de la partie postérieure du bras, vient passer sous le coude, monte obliquement par-devant la poitrine jusque sous l'aisselle, puis derrière le dos, sur la clavicule brisée, redescend au-devant de l'épaule et le long du bras, repasse sous le conde, remonte obliquement derrière la poitrine, jusque sous l'aisselle où ce premier jet de bande est couvert et d'où l'on part pour parcourir encore une fois le chemin que je viens de tracer. Il en résulte un second tour, qui entoure en partie le premier et une espèce de double triangle placé au-devant de la poitrine sur les circulaires. Le reste de la bande, ramené de derrière en devant, est employé en circulaires sur le bras et autour de la poitrine, destinés à prévenir le déplacement des autres jets de bande.

Une écharpe est ensuite passée sous la main et attachée supérieurement aux tours ascendants et non aux circulaires, que le poids de la main ferait glisser en bas. »

L'appareil de Desault offre deux inconvénients. La compression qu'il exerce sur la poitrine est, chez beaucoup de malades, si gênante pour la respiration, qu'elle est difficilement tolérée. Enfin les bandes se relâchent et glissent souvent après quelques jours. On peut éviter ce dernier inconvénient soit en les faisant coudre ensemble, soit en se servant de bandes légèrement silicatées.

La majorité des chirurgiens applique simplement aujourd'hui, même dans les fractures avec déplacement assez considérable, l'écharpe de Mayor, modifiée par Gosselin. Voici la description très claire qu'en donne M. Tillaux [1] :

« Prenez une serviette, de préférence un foulard de soie ou de coton suffisamment large pour que, repliées en sautoir, les deux extrémités puissent venir se croiser derrière le dos du malade. Pliez-le donc en sautoir, introduisez le bras, mis à angle droit, entre les deux lames du sautoir. Portez les deux pointes latérales directement en arrière et fixez-les solidement l'une à l'autre. Prenez alors les pointes supérieures et portez-les en haut. Faites-en passer une sur l'épaule gauche. Ne les fixez pas entre elles derrière le cou, surtout par un nœud : vous faites ainsi souffrir le malade et perdez à peu près le bénéfice de l'appareil, qui ne remplit plus son but. A l'extrémité de chaque pointe attachez un bout de bande de toile solide, portez ces bandes en forme de bretelles derrière le dos en les croisant, et unissez-les aux deux extrémités transversales de l'appareil. »

Dans l'application, on tend les deux chefs verticaux jusqu'à ce que le coude soit bien relevé et que le malade ait le sentiment d'être bien soutenu sans efforts, ce dont il se rend compte d'ailleurs en éprouvent un soulagement immédiat. Quand le déplacement est considérable, il est utile de placer un coussin d'ouate dans l'aisselle. Richet consolide souvent l'appareil au moyen d'une ceinture et de bandes de diachylon.

2° Le déplacement dans les fractures de l'extrémité externe et interne de la clavicule étant d'ordinaire peu considérable, l'écharpe suffit le plus ordinairement. Dans quelques fractures de l'extrémité externe pourtant il est difficile de combattre le déplacement en haut du fragment interne. Les moyens à essayer sont les mêmes que dans la luxation acromio-claviculaire. Le tourniquet de Petit, modifié par Laugier, est l'appareil le moins défectueux. Encore les résultats sont-ils souvent bien imparfaits.

M. Le Dentu a préconisé pour l'immobilisation de l'épaule, dans les cas de fractures de la clavicule, de l'acromion, du col de l'humérus, un appareil à claire-voie dont voici la description.

Les pièces nécessaires pour l'application de cet appareil sont : 1° un petit coussin axillaire capitonné donnant attache par deux de ses angles à un bout de ruban de fil ; 2° deux bandes d'ouate de faible épaisseur, larges de 15 centimètres environ et longues de $1^m,60$ à 2 mètres ; 3° une bande plâtrée de $6^m,50$ de long sur 10 centimètres de large, faite avec huit épaisseurs de tarlatane. Application de l'appareil : 1° on place le coussin axillaire, en nouant les deux

[1] *Chirurgie clinique*, t. I, p. 526.

bouts de ruban sur l'épaule du côté opposé; 2° le bras étant rapproché du corps et l'avant-bras placé à peu près à angle droit par rapport au bras, on dispose les bandes d'ouate suivant une direction qu'il est important de bien préciser. Il faut partir du bord postérieur de l'aisselle du côté sain, couvrir transversalement le dos, contourner le bras du côté blessé juste au-dessus du coude, garnir en avant l'avant-bras, le bord cubital de la main, en laissant libre l'extrémité des doigts, et rejoindre le commencement de la bande d'ouate dans l'aisselle du côté sain.

De ce point la bande d'ouate monte vers l'épaule blessée, en traversant obliquement le dos, contourne la clavicule, descend verticalement en avant de

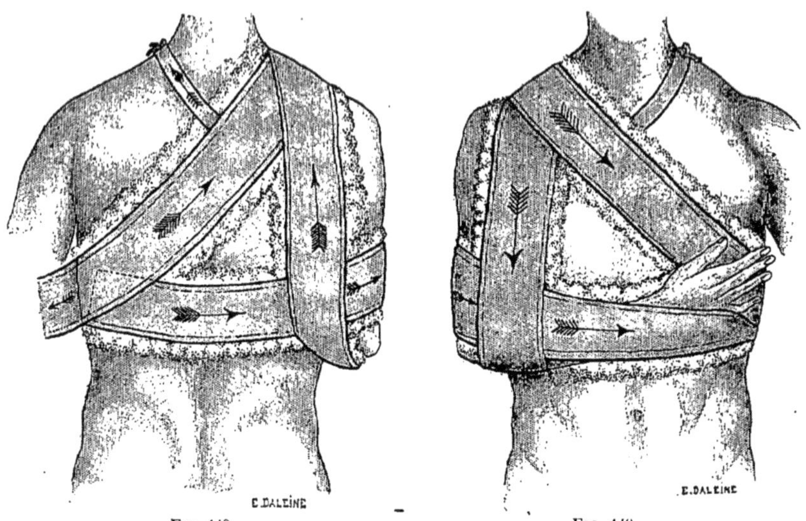


Fig. 148. Fig. 149.

Fig. 148 et Fig. 149. — Appareil de Le Dentu.

l'aisselle et du bord interne du bras, jusqu'à l'avant-bras, contourne ce dernier immédiatement en dedans du coude, de haut en bas et d'avant en arrière vers l'aisselle et l'épaule, contourne cette dernière par un croisé qui l'amène en avant de la clavicule, croise alors obliquement la poitrine en passant entre cette dernière et la main qui reste libre, et rejoint finalement l'aisselle du côté sain.

Une seule épaisseur d'ouate suffit. Par-dessus l'ouate, on place la bande de tarlatane plâtrée, lui faisant parcourir exactement le même trajet qu'aux bandes d'ouate, mais la longueur de cette bande plâtrée a été calculée de manière à ce qu'elle suive deux fois le parcours tracé plus haut. Grâce à cette précaution, le second tour recouvre entièrement le premier et donne, à l'appareil entier, une solidité telle qu'il peut rester en place au moins deux semaines sans se relâcher. Il ne faut pas craindre de serrer un peu, à cause du tassement de l'ouate, surtout au moment du croisement sur l'épaule. Il est souvent utile de changer l'appareil tous les quinze jours.

Dans les cas de fractures des deux clavicules, le moyen le plus simple et le plus efficace consiste dans l'immobilisation du bras contre la poitrine et le décubitus dorsal avec un coussin entre les deux omoplates.

La suture osseuse des deux fragments, préconisée par Langenbuch, est un moyen trop périlleux, malgré l'antisepsie, pour pouvoir être accepté. Il est seulement applicable à quelques fractures compliquées de plaie, dont les fragments enfoncés compriment les vaisseaux et les nerfs sous-claviers.

## II

## FRACTURES DE L'OMOPLATE

Fréquence.— Les fractures de l'omoplate ne sont pas fréquentes; Malgaigne n'en a trouvé que 4 cas sur 2358 blessés entrés à l'Hôtel-Dieu. D'autre part, Gurlt a relevé 45 fractures de l'omoplate sur 4310 fractures. Si l'on s'en rapporte aux différentes statistiques qui ont été publiées, il faut évaluer à 1 pour 100 environ le nombre des fractures de l'omoplate, comparativement à toutes les fractures prises en totalité. Il est facile d'expliquer la rareté relative des fractures de l'omoplate. Cet os, par sa situation, par sa mobilité, est bien disposé pour échapper aux violences extérieures.

Les chiffres démontrent que la fracture de l'omoplate est plus souvent observée chez l'homme que chez la femme. Le maximum de fréquence est de vingt à cinquante ans.

Bien que toutes les parties du scapulum puissent être brisées, les fractures les plus fréquentes sont celles qui atteignent le corps, le col et l'acromion.

### FRACTURES DU CORPS DE L'OS

Le corps de l'omoplate peut présenter plusieurs degrés de fractures. Malgaigne admet les variétés suivantes : fractures incomplètes, complètes, transversales et obliques, enfin multiples ou comminutives. Il existe cependant des fractures verticales. Les fractures *incomplètes* sont très rares, leur diagnostic n'est pas facile, et on les confond le plus souvent avec une simple contusion.

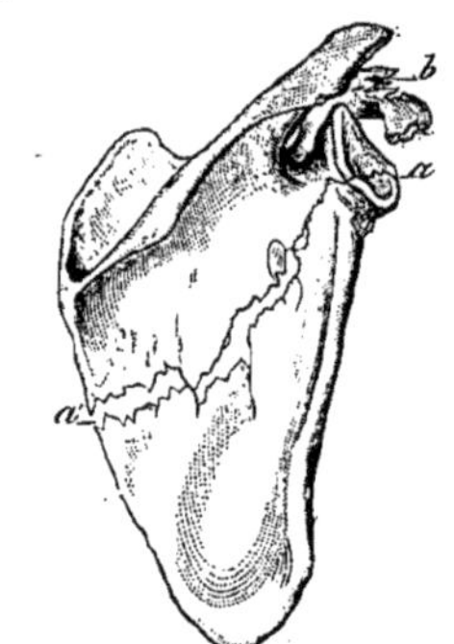


Fig. 150. — Fracture du corps de l'omoplate.

Les fractures *complètes* du corps ont pour siège habituel la fosse sous-épineuse et ont une direction oblique ou à peu près transversale. Les fragments peuvent ne subir aucun déplacement, par suite des groupes musculaires qui prennent sur eux leurs insertions, mais cependant il n'est pas rare d'observer des déplacements réels. Tantôt c'est le fragment inférieur qui se porte en avant, et consécutivement en haut et en dehors. Mais le déplacement peut se faire en sens inverse. Il est certain que les différentes positions prises par les fragments dépendent : 1° de la direction de la solution de continuité; 2° de l'action des muscles qui prennent leurs insertions à ces fragments; 3° du sens dans lequel s'est exercé le traumatisme.

Enfin les fractures sont quelquefois multiples et accompagnées d'un nombre plus ou moins considérable d'esquilles. Les différentes parties du corps peuvent être atteintes. Dans certains cas, le traumatisme a porté sur la partie la plus mince de l'os. Dans d'autres cas, l'un des bords seul est brisé. Dans d'autres circonstances, l'angle inférieur de l'omoplate est détaché, en même temps que se produit une fracture, dont la direction est parallèle au bord externe du scapulum.

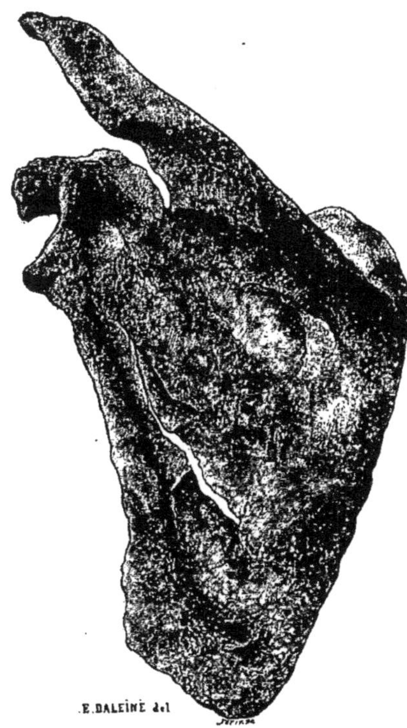


Fig. 151. — Fracture du corps de l'omoplate, avec intégrité des bords de l'os.

Les plaies par arme à feu déterminent le plus souvent des fractures multiples et esquilleuses. Les fractures produites par les balles cylindro-coniques s'accompagnent le plus souvent de fissures très longues. Aux lésions osseuses se joignent des complications plus ou moins graves, dues à la blessure des parties voisines : comme l'ouverture de l'articulation scapulo-humérale ou la pénétration de l'agent vulnérant dans la cavité thoracique.

**Étiologie.** — La fracture est directe dans la grande majorité des cas. La solution de continuité est due soit à un coup violent sur l'omoplate, soit à une chute en arrière sur un corps dur ou au passage d'une roue de voiture. Il est inutile d'ajouter que d'autres lésions sont souvent produites, en même temps que la fracture, par ces traumatismes considérables.

**Symptômes.** — Les symptômes varient un peu suivant la variété de la fracture. Existe-t-il un enfoncement de la portion centrale de l'os, on constatera une dépression au point même où siège la solution de continuité. La douleur spontanée est accrue par la pression directe et les mouvements imprimés au bras correspondant. Dans un certain nombre de cas, l'ecchymose apparaît quelques jours après l'accident. Mais ce n'est pas là un phénomène constant.

Les fractures transversales et obliques se reconnaissent assez aisément; la pression, les mouvements du bras et la toux exaspèrent la douleur. D'après Jarjavay, les malades n'élèveraient qu'au prix de vives souffrances le bras correspondant dans le plan horizontal, et il leur serait presque impossible de le porter en avant.

Enfin, on a signalé l'inclinaison de la tête du blessé vers l'épaule fracturée et on a insisté sur la rareté de l'ecchymose, qui n'apparaît dans tous les cas que tardivement.

Quant à l'emphysème rapporté par J.-L. Petit, il doit être attribué à une complication du côté de la cavité thoracique.

La crépitation n'est pas toujours perçue; pour la sentir, on peut essayer d'agir directement sur les deux fragments en les saisissant avec les doigts, mais les résultats obtenus sont ordinairement négatifs. Il est préférable d'agir sur le moignon de l'épaule et sur le bras pour produire le frottement des surfaces osseuses. On a conseillé de porter le bras sur la tête, en avant, en arrière, tandis que l'une des mains du chirurgien est appliqué à plat sur le corps de l'omoplate. Certains auteurs recommandent d'imprimer au bras correspondant des mouvements de torsion en arrière et en avant. Si l'on parvient à saisir l'extrémité du scapulum, on peut essayer de la mouvoir dans différents sens. Toutes ces manœuvres peuvent et doivent être employées, car la crépitation bien et dûment constatée suffit pour faire le diagnostic. Mais il importe de se défier des fausses crépitations, dues soit à des épanchements de sang, soit à des frottements tendineux.

Il faut rechercher avec le plus grand soin la déformation et surtout la mobilité anormale. Ce n'est pas chose toujours aisée que de se rendre compte nettement de la déformation produite par la fracture de l'omoplate. La mobilité anormale est aussi perçue avec difficulté. Pour atteindre ce but, il faut imprimer au bras et à l'épaule les différents mouvements mentionnés plus haut. On peut obtenir de bons résultats en disant au malade de croiser ses bras sur sa poitrine, ou au contraire en portant ses avant-bras en arrière et en élevant aussi haut que possible les deux mains.

Les fractures *verticales* échappent le plus souvent au diagnostic. En effet, la douleur locale que détermine la pression peut exister dans les cas de simple contusion. Pour reconnaître la fracture, il faut produire une douleur nette en portant en sens inverse les deux fragments, ou bien reconnaître la déformation, qu'on peut exagérer, dans une certaine mesure, par quelques manœuvres du bras et de l'épaule. Or ces constations ne sont pas faciles et l'on en est réduit assez fréquemment à soupçonner la fracture verticale.

Les fractures multiples s'accompagnent souvent de phénomènes graves, quand le traumatisme a été considérable. Dans un certain nombre de cas, le diagnostic est évident. Il existe de la crépitation et les fragments peuvent être saisis avec les doigts et déplacés dans un sens ou dans l'autre.

Si la fracture esquilleuse est due à une plaie par arme à feu, on voit assez souvent apparaître des phénomènes de septicité et de suppuration. En dehors de toute ouverture de la cavité thoracique, des symptômes graves peuvent alors s'observer et la mort survient. Mais il arrive fréquemment que la fracture de l'omoplate, causée par les balles et les fragments d'obus, se complique de plaie de poitrine.

Dans ces cas, la fracture n'a qu'une importance secondaire dans la gravité du traumatisme. La blessure de l'articulation scapulo-humérale, la lésion d'une artère importante peuvent nécessiter une intervention spéciale. Mais, le plus souvent, les hémorrhagies même abondantes, proviennent de petits vaisseaux. L'infiltration sanguine se propage très loin et peut déterminer de véritables anévrysmes diffus susceptibles de s'accompagner des accidents les plus sérieux. L'inflammation septique de ces vastes épanchements constitue une complication des plus redoutables.

**Diagnostic.** — Parfois le diagnostic est évident. La crépitation, la mobilité anormale, la déformation, la douleur vive localisée dans un point et exagérée par des mouvements du bras, se trouvent réunies. Mais, dans d'autres circonstances, le chirurgien est obligé de se tenir sur la réserve. Pour différencier la contusion de certaines fractures sans déplacement, il n'y a aucun signe précis. Force est donc de rester dans le doute. Au reste, le traitement est le même, dans ces cas incertains.

**Pronostic.** — Les fractures simples du corps de l'omoplate guérissent aisément, dans l'immense majorité des cas, et ne produisent aucun trouble dans les fonctions ultérieures du membre correspondant.

La consolidation exige quatre ou cinq semaines environ.

Ce qui a été dit plus haut explique assez la gravité des fractures multiples esquilleuses, surtout quand elles sont produites par des armes à feu. En dehors de toute complication pleurale ou pulmonaire, la fièvre apparaît parfois, et des phénomènes graves peuvent survenir par suite de l'infection de la plaie. Mais aujourd'hui, les blessés échappent souvent à ces complications et en somme, la guérison est très souvent observée.

**Traitement.** — S'il n'existe pas de déplacement, il faut simplement immobiliser l'omoplate pendant quatre semaines environ. Si l'on constate l'existence d'un déplacement, on doit procéder à la réduction avant de pratiquer l'immobilisation. Mais il faut avouer que la réduction et surtout le maintien des fragments dans une bonne position sont extrêmement difficiles. Les auteurs ont imaginé les positions les plus variées, les appareils les plus compliqués et les plus ingénieux pour obtenir une bonne coaptation et maintenir les deux fragments en bonne situation, d'une façon définitive. On se borne maintenant à choisir, autant que faire se peut, une position qui mette les fragments en contact. On fixe le bras et l'épaule dans la situation favorable à la bonne consolidation, en ayant soin toutefois de ne pas imposer au patient un supplice souvent intolérable, d'un appareil trop lourd et trop compliqué. On emploiera les appareils plâtrés, ouatés ou silicatés pour immobiliser l'épaule et le bras. Le chirurgien adoptera l'appareil plus approprié à la variété de la fracture et le plus propre à maintenir la réduction.

Lorsqu'on est en présence d'une plaie, qui communique avec le foyer de la fracture, on devra suivre les règles générales qui ont été posées dans le chapitre consacré au traitement des fractures ouvertes. La désinfection de la plaie est de rigueur. Puis on fixera le bras dans une bonne position. S'il y a déjà de la suppuration, on se comportera dans ce cas, comme dans toutes les fractures qui se compliquent d'abcès, en se souvenant que la présence du pus autour de la cage thoracique peut donner lieu à des accidents du côté de la séreuse pleurale.

**Fractures de l'angle inférieur.** — Desault fit en 1798 une étude particulière de cette variété de fractures de l'omoplate, mais avec raison Malgaigne et Follin ne la distinguent pas de la fracture du corps de l'os.

**Anatomie pathologique.** — Un trait de fracture plus ou moins transversal détache une portion variable de l'angle inférieur du scapulum, qui, entraîné en avant, en haut et en dehors par le grand dorsal, s'écarterait toujours du fragment supérieur suivant Desault; mais le déplacement est loin d'être constant.

**Étiologie.** — Ce sont presque toujours des causes directes qui déterminent cette fracture. Cependant on cite partout un cas de Gensoul où la contraction musculaire fut suffisante pour rompre l'os. Le même malade, quatorze ans après, se fit une fracture de l'angle inférieur de l'omoplate du côté opposé, à la suite d'une chute sur le dos. On doit se demander, malgré l'opinion contraire de Gensoul, s'il n'y avait pas chez ce malade une prédisposition, soit anatomique, soit pathologique.

Le *diagnostic* est souvent facile, à cause du déplacement, de la mobilité anormale et de la crépitation. D'ailleurs il est en général possible de sentir, entre les doigts, l'angle inférieur de l'omoplate.

Le *pronostic* est bénin, bien que parfois la réduction et surtout la contention soient difficiles. Mais la guérison n'en a pas moins lieu, malgré la persistance d'une légère difformité.

**Fractures de l'angle supérieur.** — Ces fractures sont plus rares que celles de l'angle inférieur, mais incontestables. Nous en représentons un exemple des plus nets, dû à Hamilton. On voit donc que Malgaigne avait tort d'en nier l'existence. Gurlt d'ailleurs en avait déjà fait représenter un cas (fig. 152).

On admet que le déplacement, lorsqu'il existe, est constitué par l'élévation du fragment supérieur entraîné en haut et en dedans par le faisceau supérieur du rhomboïde.

**Fractures de l'épine.** — D'après Malgaigne, il n'existerait aucun exemple probant de fracture réelle de l'épine de l'omoplate, et les seuls cas décrits auraient été diagnostiqués d'après les faits cliniques seuls; il n'y a en effet aucune pièce anatomique de cette fracture, il est par conséquent impossible de faire l'histoire de ces lésions. Une saillie anormale de l'épine, sa réductibilité facile, la crépitation qui se produit au moment de cette réduction, sont des signes suffisants pour faire admettre que cette apophyse est fracturée, mais il est bien difficile d'affirmer que la lésion est exactement limitée et ne s'étend pas sur l'une ou les deux fosses sus et sous-épineuses. Dans d'autres cas, l'épanchement considérable qui existe fait croire, à tort, à une simple contusion.

**Fractures de l'acromion.** — Bien connues depuis le mémoire de Desault, ces fractures sont plus fréquentes que les autres, ce qui se comprend si l'on envisage la situation superficielle et la saillie de cette apophyse au-dessus de la tête humérale. L'acromion, par sa face supérieure, est directement exposé aux traumatismes externes; par sa face inférieure, il peut recevoir le choc de la tête humérale dans les chutes sur le coude ou la paume de la main, et se fracturer; mais le plus souvent ce sont les chutes directes sur le moignon de l'épaule qui produisent la rupture de l'apophyse. Ces fractures constituent à elles seules près de la moitié des fractures de l'omoplate, puisque Lonsdale en relève 8 cas sur 18 fractures de l'omoplate. Pour Hamilton, beaucoup de ces fractures sont des décollements épiphysaires.

Le trait de fracture divise l'apophyse en général perpendiculairement à sa direction, rarement obliquement; il siège le plus souvent à 2 ou 3 centimètres du sommet, et quelquefois à la jonction de l'apophyse avec l'épine de l'omoplate.

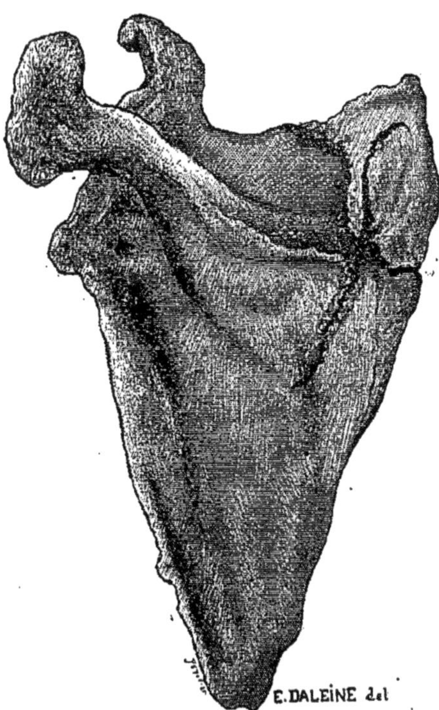


Fig. 152. — Fracture de l'angle supérieur (d'après Hamilton).

Le fragment externe ou petit fragment conserve presque toujours des adhérences solides avec le reste de l'os, auquel il est maintenu par un périoste épais, et des faisceaux ligamenteux résistants. Le gonflement est en général modéré, mais l'ecchymose peut être assez étendue. La *douleur*, localisée au point fracturé et réveillée par la pression directe, constitue le véritable signe caractéristique de cette fracture. Elle est aussi accrue par les mouvements du bras et surtout par le mouvement d'abduction et d'élévation.

On a décrit une déformation particulière du moignon de l'épaule, une chute de la tête humérale du côté de l'aisselle. Mais c'est là chose exceptionnelle, même dans les cas où les faisceaux fibreux sont rompus; car alors le gonflement est considérable et ne permet de constater qu'une simple tuméfaction du moignon de l'épaule. Dans ces cas, si ce déplacement existe, il est facile de le réduire en remontant l'humérus directement en haut, le coude étant appliqué le long du corps. En écartant le bras du tronc, la tête humérale s'éloigne de l'acromion, ne le soutient plus, et l'on peut à la palpation reconnaître une mobilité et une dépressibilité anormale du sommet de l'apophyse. Avec la douleur locale, c'est le seul signe important au point de vue du *diagnostic*, car la crépitation n'existe pas, si le périoste est conservé. Mais lorsqu'elle se manifeste, elle se perçoit aisément par la main, placée à plat sur la région blessée.

Le *pronostic*, envisagé au point de vue du fonctionnement du membre, est d'une grande bénignité. En effet, les mouvements de l'articulation de l'épaule, d'abord douloureux et diminués, reprennent rapidement leur étendue normale. Mais il faut savoir que la consolidation osseuse est relativement rare, et que la pseudarthrose fibreuse est plus fréquente. Ce défaut dans la formation du cal, tient-il à une contention difficile à obtenir, ou bien est-il dû au peu de vitalité du fragment détaché, il est difficile de le dire.

**Fractures de l'apophyse coracoïde.** — Ces fractures sont des lésions rares et même exceptionnelles. L'apophyse, profondément cachée, offre peu de prise aux traumatismes; d'autre part, sa brièveté et sa solidité la protègent encore efficacement contre la rupture. Aussi ce ne sont que des traumatismes violents et directs qui déterminent cette fracture. Cependant Gurlt cite un cas d'arrachement de l'apophyse coracoïde dans un mouvement de supination forcé, et Holmes signale un deuxième cas de fracture par cause indirecte. Ce sont là des exceptions.

C'est, en général, vers la base de l'apophyse que siège le trait de fracture; au niveau du cartilage de conjugaison, chez les enfants. Le déplacement est rare, et en tous cas léger et réduit à un simple mouvement de bascule, même dans les cas de fractures comminutives, car de puissants ligaments relient la face supérieure de l'apophyse à la clavicule et l'immobilisent.

On peut dire que l'histoire clinique de cette fracture n'existe pas. La violence du traumatisme, nécessaire pour la déterminer, occasionne, en général, des dégâts considérables, soit du côté des parties molles profondément contuses et déchirées, soit du côté des os, clavicule, côtes ou omoplate, dont la fracture complique celle de l'apophyse coracoïde. Aussi cette fracture n'est-elle reconnue qu'à l'autopsie ou à l'occasion d'actes chirurgicaux.

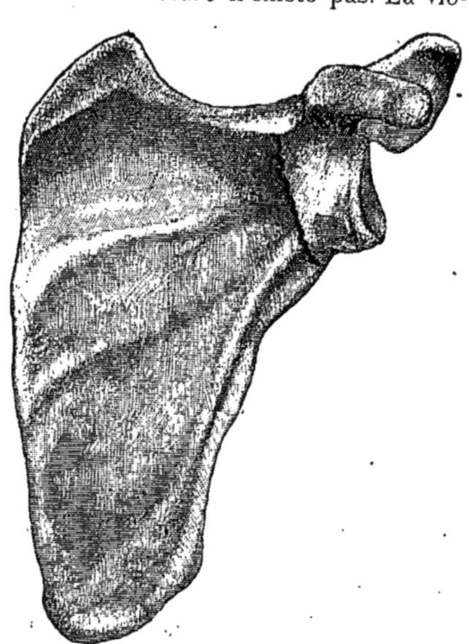


Fig. 155. — Fracture du col de l'omoplate (d'après A. Cooper).

Chez un malade dont nous avons rapporté l'histoire plus haut, et qui présentait un enfoncement considérable de la clavicule avec paralysie du plexus brachial, des examens multiples et répétés par plusieurs chirurgiens, n'avaient pu reconnaître la lésion de l'apophyse coracoïde que nous avons constatée au moment où, quelques mois plus tard, nous pratiquions la résection des fragments claviculaires.

On peut donc dire que le diagnostic est impossible, et que tout ce qui a été jusqu'ici écrit à ce sujet, est purement théorique.

Ces fractures sont graves, Malgaigne relève 6 morts sur 6 cas. Cette gravité tient aux lésions articulaires et thoraciques qui accompagnent fréquemment la fracture de l'apophyse coracoïde. Cependant la guérison est possible. Dans ces cas, c'est surtout un cal fibreux qui réunit les fragments. Gurlt a trouvé 5 pseudarthroses sur 6 pièces.

**Fractures du col chirurgical.** — La plupart des auteurs décrirent ces fractures avec celles de la cavité glénoïde; mais, avec Gurlt et Chauvel, nous pensons qu'il y a intérêt à séparer l'étude de ces fractures. Le trait de fracture siège au col chirurgical, c'est-à-dire à une certaine distance de la cavité glénoïde; il est en général transversal, et, dans un grand nombre de cas, détache en même temps l'apophyse coracoïde. Exceptionnellement il est très oblique et peut empiéter sur une portion de la cavité articulaire. Ce sont des fractures rares, et surtout rares à l'état de simplicité; souvent elles sont accompagnées de luxation de l'épaule, d'écrasement de la tête humérale, ou d'éclatement de l'omoplate.

Les pièces conservées dans les musées sont peu nombreuses, et c'est surtout sur les observations cliniques que l'on a édifié l'histoire de cette lésion.

Le mécanisme intime de ces fractures est encore douteux. Ce sont de grands traumatismes qui les produisent, et il est difficile d'analyser quelles étaient l'étendue, l'intensité, la direction et la nature des chocs qui ont eu lieu. Rappelons toutefois que Gurlt a mentionné une fracture par contraction musculaire (?).

**Symptômes.** — Les anciens disaient que dans cette fracture le bras tombait le long du corps et entraînait le fragment glénoïdien. Voici, d'après Chauvel, comment A. Cooper décrivait les signes de cette fracture : « La cavité glénoïde se sépare du corps, et se porte avec la tête de l'humérus dans l'aisselle; l'épaule s'affaisse; *il se forme une excavation au-dessous de l'acromion*, par la dépression du deltoïde, et la tête humérale peut être sentie par l'aisselle ». Il faut, pour que ce déplacement existe, que le ligament coraco-glénoïdien soit complètement rompu, sans quoi la cavité glénoïde ne pourrait pas s'abaisser. Pour Malgaigne, ces signes ne sont nullement pathognomoniques; ils appartiennent aussi à la luxation incomplète de la tête humérale avec rupture du bord glénoïdien.

On a dit que dans les cas de fractures, l'apophyse coracoïde suivait les mouvements du bras, que le fragment axillaire était irrégulier et tranchant; il faut avouer que ce sont là des signes bien difficiles à apprécier au milieu du gonflement et de l'épanchement sanguin considérable qui accompagne toujours les grands traumatismes de l'épaule.

Un des signes les meilleurs est encore celui sur lequel insistaient J.-L. Petit et les anciens. La déformation se réduit facilement par le soulèvement du coude, mais se reproduit immédiatement dès que le coude est abandonné à son propre poids. Dans ces mouvements, toujours douloureux, une grosse crépitation se produit.

Gurlt ajoute deux autres signes : 1° l'allongement du bras; 2° la possibilité des mouvements passifs, et l'abolition complète des mouvements volontaires.

En réalité, le siège profond des lésions, le gonflement des parties, l'absence de signes pathognomoniques, rendent le diagnostic des plus délicats et des plus incertains. Aussi est-il fréquent de voir ces fractures confondues soit avec des luxations, des fractures de la tête ou du col huméral.

Le *pronostic* de cette lésion est toujours sérieux. Mais il convient de dire que les cas de mort, crus si fréquents par les anciens, appartiennent aux fractures compliquées de plaies. Le plus souvent la réunion a lieu par un cal osseux. Mais des troubles fréquents persistent dans le fonctionnement de l'articulation de l'épaule. Les adhérences suites d'arthrite, de péri-arthrite, l'atrophie considérable des muscles péri-scapulaires, gênent pendant longtemps, sinon toujours, les mouvements de l'articulation.

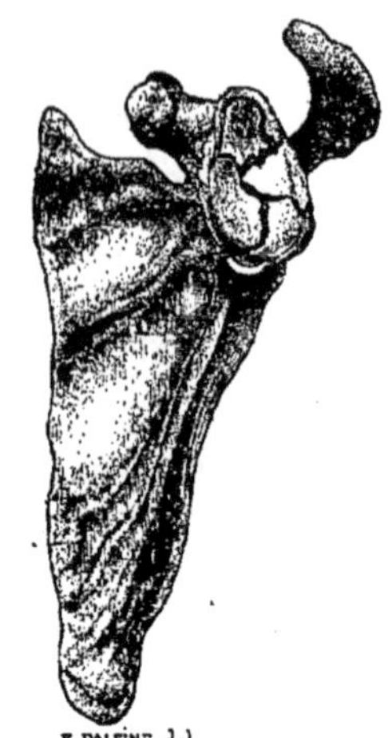

Fig. 154. — Fracture de la cavité glénoïde (Hamilton).

**Fractures de la cavité glénoïde.** — Contrairement à l'opinion de J.-L. Petit, qui croyait impossible la coexistence de ces fractures avec une luxation, Malgaigne croit que presque toujours les fractures de la cavité glénoïde s'accompagnent de luxation.

Ces fractures peuvent être limitées à l'un des bords de la cavité glénoïde, mais souvent le trait de fracture est multiple, et il y a un véritable écrasement de la cavité. Récemment, Assaky et Farabeuf ont étudié les rapports de la tête humérale et de la cavité articulaire, et ils ont démontré que le contact de la tête avec la cavité de réception n'était qu'un contact purement *polaire*, limité à un simple point. Il s'ensuit que dans les chocs directs sur le moignon de l'épaule, lorsque la tête résiste, la violence se transmet en un point précis de la cavité glénoïde, et la fait éclater. Aussi voit-on la fracture prendre une forme étoilée et les brisures multiples converger vers un point central.

Le diagnostic est à peu près impossible sur le vivant, et malgré la crépitation, la luxation est seule nettement reconnue dans la plupart des cas, sans qu'on puisse spécifier où siège la fracture. Il convient ici, plus que dans les autres lésions du squelette de l'épaule, de bien réduire avant de pratiquer la contention; mais, bien souvent, malgré tout le soin apporté par le chirurgien pendant le traitement, la mobilité de l'articulation reste à jamais compromise.

**Traitement des fractures de l'omoplate.** — Dans certaines fractures limitées à l'un des angles ou à l'une des apophyses, ou lorsqu'il n'existe pas de déplacement, il est sage de s'en tenir, pour tout traitement, à l'application d'une écharpe solidement fixée et d'un large bandage de diachylon, immobilisant l'angle inférieur de l'omoplate.

Mais, s'il y a déplacement et s'il faut maintenir en place des fragments qui ont une tendance à se désunir, il convient d'avoir recours à des appareils plus compliqués, semblables à ceux que nous avons décrits à l'occasion des fractures de la clavicule, ou analogues à ceux dont nous conseillerons l'emploi pour les fractures du col de l'humérus.

## III

# FRACTURES DE L'HUMÉRUS

Gosselin, *Gaz. des hôpit.*, 1869. — Hutchinson, *The Lancet*, 1871. — Le Dentu, Soc. de chir., 1876. — Bennet, *Brit. med. journ.*, 1880. — Bellajow, *Centr. f. Chir.*, 1880. — Trélat, *Gaz. des hôp.*, 1881. — Symonds, *The Lancet*, 1882. — Gouery, Thèse de Paris, 1883. — Oger, Thèse de Paris, 1884. — Hennequin, *Revue de chir.*, 1887. — Decamps, Thèse de Paris, 1888.

Tous les points de l'humérus sont susceptibles de se fracturer; mais ces fractures présentent de notables différences dans leurs causes, leurs symptômes et leur évolution, suivant qu'elles portent sur la diaphyse ou sur l'une des extrémités de l'os. Aussi les a-t-on divisées, avec juste raison, en trois variétés, suivant qu'elles siégeaient sur l'extrémité supérieure, le corps de l'os ou bien l'extrémité inférieure.

Fréquence. — Sur 100 fractures, Gurlt croit qu'on en rencontre 7,3 siégeant sur l'humérus. — Bruns arrive à une proportion à peu près la même, 7,48 pour 100.

Envisagées par rapport à leur siège, on trouve, d'après Bruns, que, sur 866 fractures de l'humérus :

| | | |
|---|---|---|
| 192 siégeaient à l'extrémité supérieure, soit | 21 pour 1000 |
| 460 | — la partie moyenne | 53 — |
| 214 | — l'extrémité inférieure | 25 — |

D'après l'âge :

| | Fractures. | Sur l'extrémité supérieure. | Sur la diaphyse. | Sur l'extrémité inférieure. |
|---|---|---|---|---|
| De 1 à 10 ans cet auteur a observé | 109 | 7 | 45 | 57 |
| 10 à 20 — | 83 | 21 | 29 | 33 |
| 20 à 30 — | 61 | 12 | 39 | 10 |
| 40 à 50 — | 50 | 9 | 33 | 8 |
| 50 à 60 — | 44 | 16 | 27 | 1 |
| 60 à 70 — | 51 | 27 | 22 | 2 |
| 70 à 80 — | 38 | 14 | 23 | 1 |
| 80 à 90 — | 24 | 14 | 10 | 0 |

Ce tableau très instructif nous montre de la façon la plus nette que les fractures de l'extrémité inférieure s'observent surtout dans l'enfance et l'adolescence, qu'elles sont rares chez l'adulte, exceptionnelles chez le vieillard.

### FRACTURES DE L'EXTRÉMITÉ SUPÉRIEURE DE L'HUMÉRUS

Jusqu'au milieu du siècle dernier, les auteurs ne faisaient aucune distinction entre les fractures de l'extrémité supérieure et les fractures de la diaphyse de l'humérus. C'est à ce moment que Ledran publia dans les *Mémoires de l'Aca-*

*démie de chirurgie*, son observation sur la fracture du col de l'humérus. Boyer, décrivit bientôt la fracture « de la rainure même du col anatomique »; mais il faut arriver au livre de Malgaigne pour voir nettement établies la division des fractures en *intra et extra-capsulaires*.

**Étiologie.** — Les fractures de l'extrémité supérieure de l'humérus sont, de même que celles qui siègent sur le col fémoral, plus fréquemment observées chez les gens âgés. C'est ce qui résulte de toutes les statistiques anciennes et modernes. Malgaigne dit n'avoir observé ces fractures que chez les vieillards, et que son plus jeune blessé avait cinquante-trois ans.

Ces fractures peuvent cependant s'observer même chez des jeunes gens. Toutefois, ainsi que le remarque Decamps [1], à la thèse duquel nous ferons de nombreux emprunts, chez les sujets jeunes, les observations relèvent l'existence de violents traumatismes qui auraient occasionné simultanément plusieurs fractures. Voici la statistique de cet auteur :

| | |
|---|---|
| De 60 à 78 ans | 19 |
| 50 à 58 ans | 12 |
| 30 à 40 ans | 3 |
| 15 à 20 ans | 3 |

Ce qu'on peut traduire en disant qu'au-dessus de quarante ans, ces fractures sont cinq fois plus fréquentes qu'à un âge moins avancé.

Comme dans presque toutes fractures, c'est l'homme qui est le plus fréquemment atteint, quoique cependant il n'y ait guère à invoquer ici les grands traumatismes, puisque, nous venons de le voir, c'est chez le vieillard que s'observe surtout cette variété de fracture. Dans la statistique de Decamps, sur 37 fractures, il y a 35 hommes et 2 femmes seulement. Cependant, pour Trélat, les chutes occasionneraient plus souvent cette fracture chez la femme que chez l'homme; cela tient, dit ce chirurgien dans l'une de ses cliniques, à ce que l'homme tombe les bras étendus en cherchant à se retenir, tandis que « la femme tombe comme si elle s'écroulait. » Si, dans le jeune âge, de grands traumatismes sont nécessaires pour produire cette fracture, chez le vieillard il suffit d'un traumatisme léger.

De l'avis de tous les auteurs, ces fractures seraient presque toujours de cause directe. Ce n'est pas l'avis de Decamps, qui, sur 21 cas, en relève 11 produits par des causes indirectes : mouvements de torsion, chutes sur les mains, le coude, etc.

Étudiées au point de vue anatomique, les fractures du tiers supérieur de l'humérus peuvent se diviser en quatre variétés :

1° Fractures du col chirurgical;
2° Fractures du col anatomique;
3° Fractures des tubérosités;
4° Fractures de la tête humérale.

(1) DECAMPS, *Étude sur les fractures de l'extrémité supérieure du bras*. Thèse de Paris, 1888.

## FRACTURES DU COL CHIRURGICAL

Si l'on croit ce qu'enseignent les auteurs les plus compétents, Desault, Malgaigne, Nélaton, Gosselin, Hamilton le déplacement pourrait, dans les fractures du col chirurgical de l'humérus, se faire dans tous les sens. D'après Decamps, et à moins d'un traumatisme violent qui sépare brusquement les fragments, le déplacement est variable et obéit à certaines règles. Malgré la rareté des autopsies, cet auteur a pu, dans sa thèse, étudier 7 pièces anatomiques.

Il s'est aussi aidé de l'examen minutieux et attentif du membre fracturé, et des renseignements que la clinique a pu lui fournir. Mais on sait combien est délicate et sujette à l'erreur l'appréciation exacte du déplacement d'extrémités osseuses fracturées, surtout lorsque la lésion siège près des extrémités articulaires d'un os.

Pour Malgaigne, « généralement la fracture divise l'os à l'endroit où la diaphyse se sépare nettement de la partie spongieuse, et qui, par cela même, offre moins de résistance à une violence extérieure. » Pour Hennequin, dont la compétence en pareille matière est aujourd'hui bien connue, il existe dans le tiers supérieur de l'humérus deux points plus faibles que les autres, « l'un est compris entre la base des trochanters et les insertions des muscles grand dorsal et grand pectoral, l'autre entre ces dernières insertions et l'attache inférieure du deltoïde » (1). Cependant les fractures sont plus fréquentes au-dessus qu'au-dessous des insertions du grand pectoral.

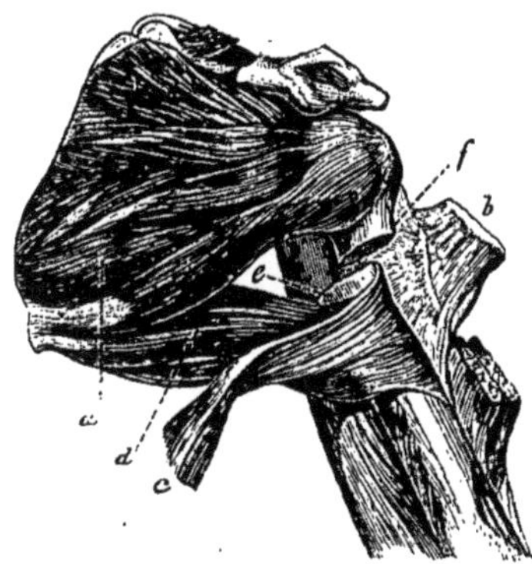


Fig. 155. — Fracture du col chirurgical de l'humérus.

*a*, muscle sous-scapulaire. — *b*, grand pectoral. — *c*, grand dorsal. — *d*, grand rond. — *e*, fragment inférieur attiré en dedans. — *f*, fragment supérieur.

Le trait de ces fractures peut être irrégulièrement transversal et dentelé, ou présenter une direction d'obliquité variable.

Les *fractures transversales* sont très voisines de la tête humérale, et peuvent empiéter sur elle. Il est même de règle de constater qu'à la partie interne le trait de fracture divise le col anatomique, de sorte que, comme pour le fémur, il serait bon de reconnaître des fractures mixtes, c'est-à-dire extra-articulaires en dehors, intra-articulaires en dedans. La pénétration du trait de fracture dans la cavité articulaire n'est pas un des moindres caractères de ces fractures.

Pour peu que le trait de fracture soit abaissé de 1 ou 2 centimètres, cette pénétration n'existe pas. Cependant M. Nicaise (2) signale des cas, exceptionnels d'ailleurs, où une fissure spiroïde ouvrait l'articulation. Comme Malgaigne l'a

(1) *Revue de chirurgie*, 1887, p. 425.
(2) *Dict. encyclop. des sc. méd.*

fort judicieusement fait observer d'une façon générale, le trait de fracture n'est pas régulièrement et complètement transversal, et des dentelures nombreuses hérissent la surface des fragments. Ces dentelures sont variables, petites et faibles; fortes et résistantes, dirigées par les crêtes osseuses qui constituent des colonnes solides elles ne se brisent que sur un point plus élevé; elles sont alors épaisses et pointues, et il n'est pas rare de les voir pénétrer la tête humérale et la faire éclater.

On comprend aisément l'importance de ces dentelures qui, par leur engrènement, maintiennent la continuité des fragments, diminuent la crépitation ou la rendent plus difficilement perceptible, et s'opposent à un grand déplacement.

Le *déplacement* peut donc manquer complètement ou être très faible. Le fragment supérieur, bridé par le tendon de la longue portion du biceps qui se réfléchit sur lui, maintenu par les puissants prolongements de la capsule articulaire, ne subit en général que peu ou point de déplacement; mais quand il se déplace, il présente avec une fréquence marquée une tendance au renversement en dehors de son extrémité inférieure.

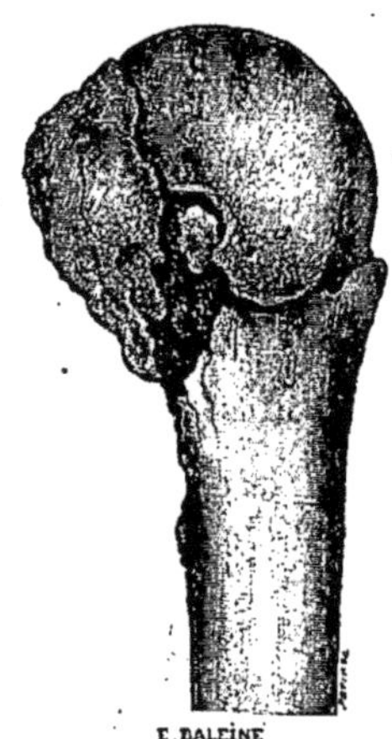


Fig. 156. — Variété de fracture mixte. — Fracture du col chirurgical et du col anatomique.

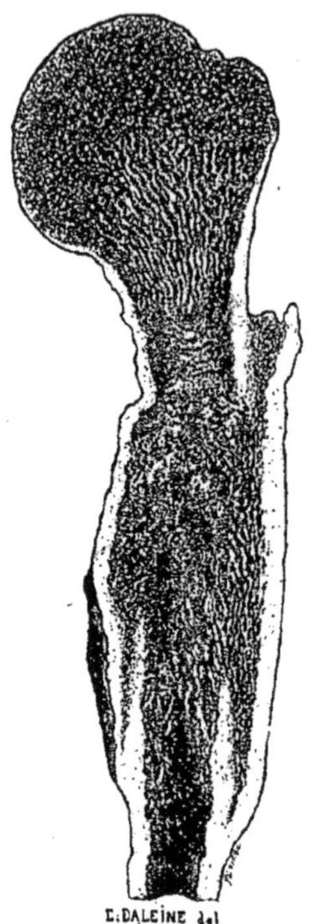


Fig. 157. — Fracture siégeant un peu au-dessous du col chirurgical et complètement indépendante de l'articulation.

Le fragment diaphysaire est en général plus souvent déplacé; il présente de la rotation en dedans, facile à constater sur les pièces par les rapports qu'affecte la coulisse bicipitale avec les tubérosités; il se porte légèrement en avant et peut présenter un léger degré de chevauchement, surtout si le trait de fracture n'est pas absolument transversal. En réalité, les fragments ne s'abandonnent guère dans les fractures transversales, à moins d'un traumatisme d'une grande violence.

Nélaton et Malgaigne admettent que le déplacement se fait sous l'influence des muscles, et surtout des muscles sus-épineux, sous-épineux et petit rond qui font exécuter au fragment supérieur un mouvement qui dirige son extrémité inférieure en dehors.(Nélaton). Dans son article plus récent, Nicaise tient surtout compte de l'action du traumatisme. Decamps croit que le déplacement primitif est sous la dépendance du traumatisme initial, le déplacement secondaire seul est dû à l'action des muscles; toutefois ceux-ci seraient incapables d'agir s'il y avait engrènement des fragments.

*Fractures obliques.* — Le trait de fracture peut être très oblique ou présenter tous les degrés entre cette obliquité extrême en bec de plume et la direction transversale; il peut alors, surtout si la fracture a succédé à un mouvement de torsion, s'accompagner de fissures remontant dans l'articulation de l'épaule, ainsi que Anger a pu le reproduire, dans ses expérimentations cadavériques. Les dentelures sont en général petites, toujours moindres que dans les fractures transversales. Les extrémités osseuses plus ou moins acérées et piquantes s'engagent et se fixent dans les masses musculaires.

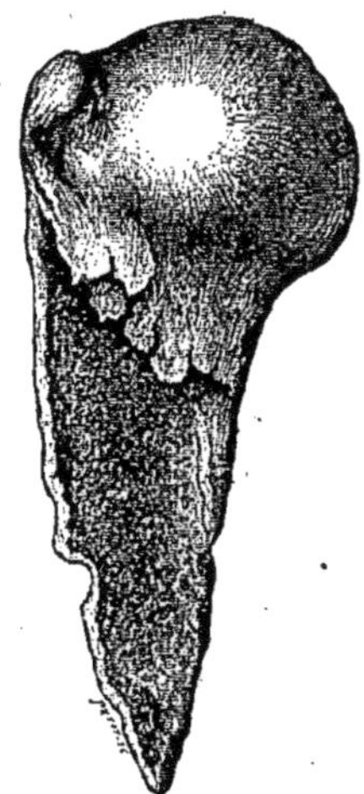


Fig. 158. — Fracture en bec de plume.

Si l'on en croit les renseignements fournis par les quelques pièces anatomo-pathologiques, et par les nombreux cas cliniques, l'obliquité se dirigerait de préférence de haut en bas, d'avant en arrière et de dedans en dehors. Cependant, il convient de ne pas attacher une foi aveugle aux notions fournies par l'examen clinique, puisque Malgaigne rapporte un cas où l'autopsie lui montra l'existence d'un trait de fracture oblique dans une direction que la clinique lui avait fait croire impossible.

Mais cette obliquité n'est pas la seule, elle paraît seulement plus fréquente que les autres. Fort souvent la fracture, horizontale en un point, n'est oblique que sur une autre partie de son étendue.

Le *déplacement* de ces fractures serait exceptionnel pour Malgaigne, qui ne l'aurait pas rencontré une fois sur dix. Gosselin, dans ses cliniques, confirme cette opinion : « Pour moi, dit-il, je ne me rappelle pas avoir vu une seule fois ce déplacement en dedans, qui nous a été donné comme habituel. C'est qu'en réalité ce déplacement n'existe pas ou n'existe que très exceptionnellement. Je présume qu'il a dû être observé par les auteurs qui en ont parlé sans s'être aperçus qu'ils avaient eu affaire à une exception ».

Mais, malgré l'autorité d'auteurs aussi compétents, il faut admettre que le déplacement dans ces fractures est la règle ordinaire et que rarement les extrémités fragmentaires restent coaptées. Dans la statistique la plus récente que nous possédions, celle de Decamps, on voit que sur 36 observations, 15 fois le déplacement est noté, et, dans les 22 autres, il n'est pas parlé du déplacement, ce qui ne veut pas dire que ce déplacement n'existait pas, mais bien qu'il n'a pas été recherché ou signalé.

L'examen clinique permet de se rendre compte du degré et de la nature du déplacement. La déformation et la crépitation sont sans grande valeur, et c'est à l'exploration de la douleur au palper, et à la mensuration qu'il faut demander les renseignements principaux.

La *pression* faite sur les fragments y détermine une douleur bien localisée, qui permet de les reconnaître et de comparer leurs rapports; la *palpation* fait constater la saillie de l'un ou des deux fragments en un point anormal. C'est surtout du côté de l'aisselle que le palper reconnaîtra une saillie à surface irrégulière et rugueuse, mobile avec l'humérus par l'extrémité fracturée duquel elle se trouve constituée.

La *mensuration* montre, dans les cas de chevauchement ou de déplacement angulaire, qu'il y a un déplacement manifeste.

Le déplacement existe donc fréquemment; mais si l'on recherche dans les auteurs quelle est sa forme la plus habituelle, il devient difficile de se faire une opinion bien ferme et bien précise.

Moscati et Ledran, dans les *Mémoires de l'Académie de chirurgie*, Boyer, dans son *Traité des maladies chirurgicales*, pensent que le fragment inférieur se porte en dedans. Desault croit qu'il s'incline en arrière, tandis que Dupuytren l'a vu se porter habituellement en dehors, et faire une saillie marquée à la région externe de l'épaule. Parfois même l'extrémité de ce fragment inférieur embrochait le deltoïde et y restait adhérente. Dans le *Journal de chirurgie* de 1845, Debrou (d'Orléans) rapporte trois exemples observés en moins d'un an, dans lesquels le fragment inférieur se dirigeait en dedans et faisait saillie vers l'apophyse coracoïde. Ses observations viennent donc à l'appui de l'opinion primitivement émise par Ledran et Boyer.

Malgaigne, tout en proclamant la rareté du déplacement dans ces fractures, admet que, lorsqu'il existe, il est plus souvent constitué par la projection en dedans et un peu en avant du fragment inférieur qui fait saillie sous le grand pectoral. Nicaise, dans son article du *Dictionnaire encyclopédique*, se rapproche de l'opinion de Malgaigne et de Debrou. Le fragment inférieur fait saillie habituellement dans l'aisselle, dit-il; mais on peut le trouver, quoique rarement, porté en arrière, en avant ou en dehors.

Hamilton, dans son *Traité des fractures*, admet, comme déviation la plus fréquente, le transport du fragment inférieur en haut et en avant.

Il n'est pas d'ailleurs aussi facile qu'on le penserait *à priori* de bien reconnaître la nature, l'étendue et la variété du déplacement. Nous avons vu, plus haut, l'opinion de Malgaigne à cet égard. Hennequin, dans un cas où l'épanchement sanguin était considérable, avait cru trouver l'extrémité supérieure du fragment inférieur portée en « dedans ». A un deuxième examen, pratiqué douze jours après, alors que le gonflement avait diminué, on reconnut que l'extrémité du fragment inférieur était portée *en haut, en avant et en dedans*.

L'examen des pièces des musées permet de constater que c'est là le déplacement le plus fréquent. Les observations de Decamps montrent que, sur 12 cas où le déplacement était noté, il existait 6 fois en haut, en avant et en dedans, 4 fois en dedans et 2 fois en arrière et en dehors.

D'après Hennequin, le déplacement en dedans n'est qu'une étape du déplacement plus complexe en haut, en avant et en dedans. Dans une de ses observations, le fragment inférieur est situé tout d'abord « en luxation sous-coracoïdienne », puis, son mouvement ascensionnel s'accentuant, il se met en luxation intra-coracoïdienne.

Le déplacement du fragment supérieur est presque constant et a lieu presque toujours par la bascule en *dehors* de son extrémité inférieure. C'est l'opinion de Boyer et de presque tous les auteurs; quelques-uns pensant que, dans certains cas, le fragment ne se porte pas directement en dehors, mais seulement en arrière ou en avant, suivant l'obliquité du trait de fracture; d'autres croyant à tort que le deltoïde coiffant cette extrémité supérieure s'oppose à tout déplacement.

Malgaigne a bien défini le déplacement de la tête humérale dans les fractures du col chirurgical en disant : « Le fragment supérieur est dans une position qui répond à la plus grande élévation du bras à l'état normal. »

Il faut conclure de tout ceci que le déplacement, quoique affectant plus volontiers une direction particulière, n'en est pas moins variable; qu'il peut même se modifier facilement par des mouvements du blessé ou les explorations du chirurgien. Une série de causes agissent sur sa production. Tout d'abord, c'est le traumatisme initial qui a le plus d'action par le fait de sa direction et de sa violence. Plus tard, c'est l'action musculaire, due à la contraction réflexe des muscles qui viennent converger sur la tête humérale.

Parmi les muscles qui entourent l'extrémité supérieure de l'humérus, le deltoïde, le biceps, le coraco-brachial, le triceps, sont parallèles à l'axe de l'os. Si leur contractilité est mise en jeu, ils auront une tendance à faire monter le fragment supérieur jusqu'à ce qu'il soit arrêté, soit de suite, par son engrènement avec le fragment supérieur, soit par son enclavement dans les parties molles, soit parce qu'il va buter contre une saillie osseuse, le rebord de la cavité glénoïde ou la base de l'apophyse coracoïde.

A ce mouvement ascensionnel s'ajoutera un mouvement en dedans, doublé d'un certain degré de rotation, de par le fait des muscles huméro-thoraciques ou huméro-scapulaires à insertion oblique, par rapport à l'axe de l'os.

Enfin, il ne faut pas oublier que la direction du trait de fracture joue un rôle prépondérant dans la direction et l'étendue du déplacement.

Quand la fracture siège au-dessus de l'empreinte deltoïdienne, mais au-dessous des tendons du grand dorsal et du grand pectoral, il est classique, d'admettre que le fragment supérieur bascule fortement en dehors, entraîné par la puissante action des muscles scapulo-huméraux qui viennent converger sur la grosse tubérosité. Pour Hennequin, il n'en est pas ainsi : c'est qu'ici le principal rôle revient à la cause vulnérante, qui, frappant le membre le plus ordinairement du dehors en dedans, pousse devant elle les fragments, et particulièrement l'inférieur, qui est plus mobile que le supérieur. Aussitôt après la rupture de l'humérus, les fragments, l'inférieur surtout, qui est le plus libre, accentue son mouvement dans ce sens et devance le supérieur. Alors interviennent les muscles scapulo-huméraux à fibres parallèles, qui impriment au fragment inférieur un mouvement d'ascension. Comme il est placé au côté interne du fragment supérieur, celui-ci, tout en étant soumis à l'action du grand dorsal et du grand pectoral, ne pourra se porter en dedans sans y entraîner l'inférieur.

## FRACTURES DU COL ANATOMIQUE

Avant d'entrer dans l'étude de ces fractures, il faut être d'accord sur ce qu'il faut entendre sous le nom de col anatomique. C'est le sillon circulaire qui circonscrit la tête humérale, dit Cruveilhier ; c'est également l'opinion de Sappey, qui la formule ainsi : c'est le sillon qui sépare la tête humérale des tubérosités. Mais, pour Malgaigne, le col anatomique passe au-dessous des tubérosités. Cependant l'usage a prévalu, et avec raison, de reconnaître comme col anatomique le sillon qui circonscrit la tête.

La fracture de l'humérus siégeant à ce point précis est relativement rare; elle ne s'observerait, d'après Hennequin, qu'une fois sur 10 des fractures de l'extrémité supérieure. Les auteurs reconnaissent que, comme pour le fémur, c'est une fracture de la vieillesse. Toutefois il est bon de faire quelques réserves.

Le trait de fracture est rarement la reproduction exacte du sillon qui circonscrit la tête; il est fréquemment plus oblique et, à la partie interne, il descend au-dessous des insertions capsulaires, de sorte que la fracture est intra-capsulaire en dehors et qu'elle est extra-capsulaire en dedans.

Le déplacement suivant la direction est nul ou presque nul, le chevauchement est très fréquent mais très limité, et presque toujours accompagné de déplacement du fragment inférieur en dehors, ce qui explique la direction et l'obliquité du trait de fracture.

Le fragment supérieur ne bouge pas, car, en effet, il est contenu dans l'intérieur de la capsule et échappe sous l'acromion à l'action directe du traumatisme. Les signes de cette fracture sont ceux de toutes les fractures de l'extrémité supérieure de l'humérus. Toutefois, les caractères différentiels sont fournis par le palper, qui permet en général de constater au-dessous du bord externe de l'acromion une saillie arrondie qui soulève le deltoïde. La douleur est bien nettement située *directement* au-dessous de l'acromion; enfin la crépitation est fine et se produit par bouffées (Decamps).

## FRACTURES DE LA TÊTE HUMÉRALE

Cette fracture isolée est fort rare; elle se complique habituellement de fracture du col anatomique ou des tubérosités, constituée le plus souvent par un véritable broiement ou éclatement de la tête. Le trait de fracture échappe à toute description. On peut cependant envisager plusieurs cas.

Il peut y avoir *pénétration* de la tête par l'extrémité supérieure de la diaphyse. Dans ce cas, la déformation n'est pas considérable, la mensuration ne donne aucun renseignement; on constate un raccourcissement insignifiant; il y a alors espoir d'obtenir une consolidation suffisante. Mais le cal est, en général, formé d'une couronne irrégulière et volumineuse d'ostéophytes qui, toutes ou presque toutes, prennent leur origine sur le fragment inférieur. Il arrive parfois, dit Hamilton, que ce cal engaine le fragment supérieur comme la boîte d'une montre enferme le verre.

Si l'on examine attentivement les cals volumineux, on reconnaît que la fusion osseuse est rarement complète entre les deux fragments. Souvent il y a par place réunion fibreuse, parfois même absence complète de travail répara-

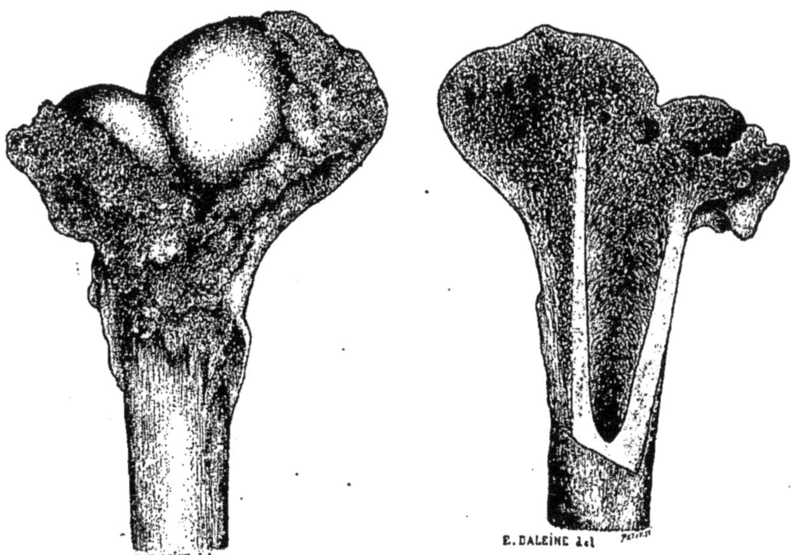


Fig. 159. — Fracture de la tête humérale par pénétration. Fig. 160. — Coupe de la pièce précédente.

teur, c'est-à-dire une pseudarthrose. Mais, dans la plupart des cas, quel que soit le mode d'union, la solidité est suffisante.

Lorsque la tête *a conservé sa mobilité*, on observe souvent des déplacements et des changements dans ses rapports très fréquents et très variables. Nélaton rapporte un cas, observé par Dubled, où la tête a été trouvée complètement renversée, de telle sorte que la surface cartilagineuse, tournée en bas, reposait sur l'extrémité supérieure du fragment diaphysaire (fig. 162). Malgaigne a figuré dans son atlas un cas où la tête était placée perpendiculairement et sur le fragment inférieur, la surface articulaire tournée directement en dehors. Il existe encore une série d'autres déplacements (fig. 162 et 163), parmi lesquels les plus importants sont constitués par la luxation de la tête en dehors de la capsule. Ces luxations ont lieu presque toujours en avant; elles constituent une complication grave de la fracture, aujourd'hui bien étudiée depuis la thèse d'Oger en 1884, mais dont la description trouvera sa place dans le livre suivant, au chapitre des Luxations de l'épaule.

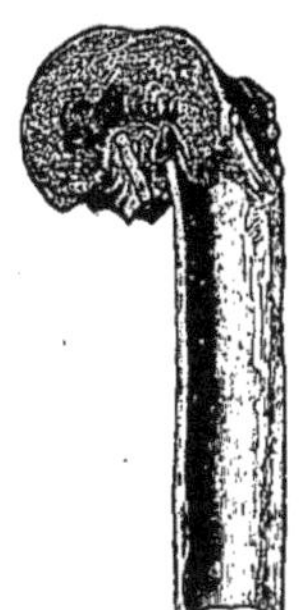

Fig. 161. — Fractures par pénétration d'un des bords de la diaphyse.

On a beaucoup discuté pour savoir ce que devenait la tête non détachée de son centre de nutrition diaphysaire. Parfois il se produit une ostéite raréfiante, amenant peu à peu l'usure et enfin la disparition graduelle de la tête qui se résorbe complètement. C'est surtout dans les cas d'arthrite que ces phénomènes de résorption se manifestent; et l'on a vu, alors, des cas où l'extrémité supérieure du fragment inférieur adhérait et se soudait à la cavité glénoïde. Parfois les phénomènes de résorption sont limités : la tête est diminuée de volume, elle s'aplatit, devient discoïde et rugueuse, et prend la forme d'un corps étranger articulaire. Hamilton a recueilli trois cas de ce genre de lésions.

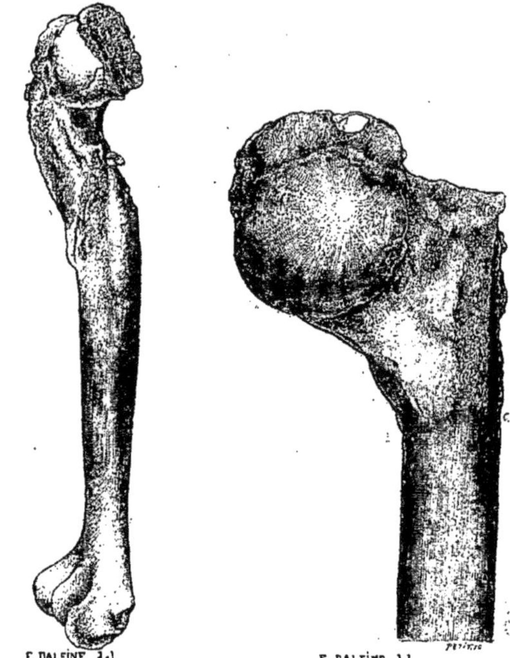


Fig. 162 (1). Fig. 163.

Fig. 162 et Fig. 163. — Déplacements de la tête humérale à la suite de fracture.

On croyait autrefois que cette tête, complètement séparée de la diaphyse, devait fatalement se nécroser, déterminer des phénomènes d'arthrite purulente qui facilitaient son élimination. Une telle pathogénie de l'arthrite purulente n'est guère admise aujourd'hui, les cas anciens sont sujets à caution à cet égard, et, en dehors des cas de fracture compliquée, nous croyons qu'une telle terminaison est au moins exceptionnelle.

Les phénomènes de contusion articulaire et d'arthrite dominent dans les fractures limitées à la tête humérale. C'est là ce qui aggrave et assombrit le pronostic.

## FRACTURES DES TUBÉROSITÉS

Ces fractures ne sont souvent qu'une complication d'une autre fracture du col anatomique, de la tête ou du col chirurgical de l'humérus. Parfois cependant elles peuvent exister isolément, que la fracture siège sur l'une ou sur les deux tubérosités. Mais ces fractures isolées sont exceptionnelles, et la configuration de ces tubérosités, leur base large, leur peu de saillie en donnent facilement la raison. De plus, recouvertes par la voûte acromio-coracoïdienne,

(1) Pièce du docteur Pope (d'après Hamilton).

protégées par d'épaisses parties molles, elles sont dans de bonnes conditions pour éviter les traumatismes directs.

Fréquemment, ces tubérosités sont fracturées par *pénétration* de la diaphyse humérale dans leur épaisseur; leur lésion complique alors la fracture du col chirurgical.

Dans d'autres cas, c'est l'*écrasement* qui constitue le mécanisme de la fracture; exceptionnellement on a noté l'*arrachement* dû à la contraction violente des muscles de l'omoplate. Il est probable que l'arrachement peut agir pour compléter une fracture déjà commencée; mais il est à croire, en considérant le mode d'insertion des extrémités tendineuses, que la contraction musculaire seule est insuffisante pour arracher des apophyses si peu saillantes et aussi largement implantées.

**Symptômes communs aux fractures de l'extrémité supérieure de l'humérus.** — Ces fractures offrent les signes habituels des différentes fractures des extrémités des os longs. La crépitation, sauf dans les cas de pénétration parfaite, est généralement facile à percevoir; l'impotence du membre est absolue. La déformation est marquée par un gonflement souvent considérable, qui permet difficilement de retrouver la mobilité anormale, dont la recherche est déjà rendue si difficile par le voisinage de l'articulation scapulo-humérale. Mais il existe un signe qui, à lui seul, dans ces fractures, prend l'importance d'un signe pathognomonique; nous voulons parler de l'ecchymose.

L'*ecchymose* de ces fractures est considérable. Elle est constante, dit Malgaigne, mais cette constance n'est pas la seule particularité qu'elle présente; elle est toujours très étendue, descend fort loin sur le bras et sur l'avant-bras, elle gagne aussi le moignon de l'épaule, la partie latérale du thorax et atteint souvent même la partie correspondante de l'abdomen jusqu'à la crête iliaque.

Quelques heures se sont à peine écoulées après l'accident, qu'elle apparaît déjà à la face interne du bras et à l'aisselle, et pendant les jours suivants elle s'accroît, s'étend progressivement et gagne toutes les régions que nous venons d'indiquer; souvent elle dessine en éventail les insertions thoraciques du grand pectoral.

Un tel épanchement sanguin prend sa source dans l'extrémité spongieuse si vasculaire de l'humérus.

Lente dans son apparition et son développement, l'ecchymose est plus longue encore à disparaître. « Un fait assez important pour le pronostic, dit Malgaigne, c'est que l'ecchymose persiste au delà du temps requis pour la consolidation, de telle sorte que les blessés sont plutôt guéris de la fracture que de l'ecchymose. » Ce phénomène se présente surtout chez les vieillards. Si nous avons insisté sur les différents caractères de cette ecchymose, c'est qu'ils ont une valeur diagnostique des plus importantes.

La consolidation de ces fractures a lieu le plus fréquemment par un cal osseux, mais d'autant plus irrégulier et difforme que la fracture siège plus haut.

La *pseudarthrose* est rare à l'extrémité supérieure de l'humérus. Hennequin ne l'a jamais rencontrée. C'est un fait important à noter, étant donnée la fréquence des pseudarthroses de la diaphyse. La complication la plus à redouter est, sans aucun doute, l'arthrite et l'ankylose fibreuse de l'articulation.

Les *complications* de ces fractures, si l'on met de côté des luxations de l'épaule, sont relativement rares. — On cite cependant des blessures des vaisseaux et nerfs axillaires par le fragment inférieur. — Le musée de l'hôpital Saint-Barthélemy possède une pièce de fracture du col de l'humérus avec oblitération de l'artère axillaire par la pression du fragment inférieur sur ce vaisseau. Mais ces complications sont rares. Rappelons toutefois un cas présenté par Berger à la Société anatomique, où le nerf radial fut comprimé dans l'aisselle; il en était résulté la paralysie du triceps et des extenseurs de la main.

**Diagnostic.** — Le diagnostic est souvent fort difficile et comporte la solution de différentes questions que nous essaierons de résoudre les unes après les autres.

1° *Y a-t-il fracture?* Il y a des cas où le diagnostic s'impose; c'est, par exemple, lorsqu'il y a une saillie indiscutable d'un des fragments ou que la crépitation est des plus manifestes et que l'ecchymose fort étendue témoigne d'une lésion certaine du squelette; mais, pour affirmer la fracture dans les cas où les signes sont moins éclatants, il faut examiner avec soin son blessé de la façon suivante :

Après avoir constaté l'aspect du moignon de l'épaule, l'attitude et la direction du membre, son impotence absolue ou relative, on passe à la palpation et à l'examen méthodique. On recherche d'abord, avec soin, s'il y a élargissement du moignon de l'épaule dans le sens antéro-postérieur; on explore ensuite le sillon pectoro-deltoïdien pour se rendre compte s'il est soulevé et quelle est la nature de la saillie qui le soulève.

La pression, faite méthodiquement, déterminera de la douleur immédiatement au-dessous de l'acromion dans les cas de fracture du col anatomique, quelques centimètres au-dessous dans la fracture du col chirurgical. Du côté axillaire, les renseignements fournis par la douleur sont plus obscurs, car il y a presque toujours ascension du fragment inférieur, ce qui porte le siège de la douleur au-dessus du siège réel du trait de fracture.

Pour examiner la mobilité anormale et produire la crépitation, on fléchit l'avant-bras malade, on saisit le coude d'une main, et l'on imprime des mouvements pendant que l'autre main placée à plat sur le moignon de l'épaule analyse ce qui se passe au niveau du siège présumé de la fracture. — Le mouvement provoqué d'abduction détermine souvent un aspect particulier du membre dit « en coup de hache », et l'on se rend souvent compte, lorsque la main est placée à plat sur le moignon de l'épaule, que ce mouvement se passe au-dessous de l'interligne articulaire.

Sauf dans les cas de pénétration, il est rare que de telles manœuvres, même douces et prudentes, ne déterminent pas une crépitation des plus franches, bien différente de la crépitation sanguine ou du frottement de surfaces osseuses déplacées.

La *mensuration* fournit quelquefois des renseignements utiles, mais en réalité on peut la négliger souvent. Pour la pratique, il est indispensable de mettre les deux membres droit et gauche dans une position bien symétrique. Le ruban métrique est appliqué sur le point saillant formé par le coude de l'acromion; en bas, on peut l'appliquer sur l'épicondyle, comme le recommande Nicaise. Mais la difficulté que présente la détermination de cette saillie souvent minime, a fait choisir par Gosselin le sommet de l'olécrâne; en ayant soin de fléchir l'avant-bras à angle droit. Dans ces conditions, le point de repère devient net et facilement accessible, et, d'après Hennequin, la mensuration pratiquée alternativement sur les deux membres permet d'apprécier un 1/2 centimètre de variation dans la longueur.

Un examen méthodiquement conduit permettra de reconnaître une fracture de l'humérus et de la distinguer d'une *contusion* simple du moignon de l'épaule. La contusion s'accompagne de gonflement de la région deltoïdienne, le bras est également impotent et douloureux, mais il n'y a ni crépitation, ni déformation, ni douleur fixe, ni changement à la mensuration, ni ecchymose diffuse. L'épanchement abondant qui accompagne les traumatismes de l'épaule peut souvent gêner et retarder le diagnostic, car il est fréquemment nécessaire d'attendre sa disparition pour se prononcer.

Le diagnostic important doit se poser avec la luxation de l'épaule en avant. C'est, à vrai dire, le diagnostic seul difficile, et en tous cas le plus important. Sa discussion sera mieux placée, lorsque l'étude des luxations de l'épaule nous aura fait connaître les signes de ces déplacements articulaires.

La *disjonction épiphysaire* ne s'observera que chez les jeunes sujets. C'est là un des éléments d'autant plus importants de diagnostic que la véritable fracture de l'extrémité supérieure ne s'observe guère au-dessous de vingt ans. Le fragment inférieur subit d'ailleurs le même déplacement que dans la fracture, mais au lieu d'offrir à la palpation une saillie aiguë et pointue, il présente une surface légèrement convexe en imposant quelquefois pour la tête de l'humérus. La crépitation est plus voilée, rugueuse, elle diffère de la crépitation sèche de la fracture.

Quant au diagnostic d'avec la fracture de la cavité glénoïde, il n'est guère possible que si d'autres lésions de l'omoplate permettent de localiser sur cet os l'action du traumatisme.

2° Le diagnostic de fracture une fois posé, il faut se demander *quel est son siège?* Bien des chirurgiens regardent encore aujourd'hui le diagnostic de ce siège comme impossible. — Voici l'opinion de Nélaton bien nettement formulée : « Il n'est peut-être pas possible de distinguer entre elles la fracture du col chirurgical et du col anatomique. » C'était d'ailleurs l'opinion de Boyer. Gosselin dit dans ses cliniques : « L'anatomie pathologique nous donne des notions très exactes, mais la clinique n'a pas, du moins pour le moment, la possibilité d'appliquer ces notions au diagnostic. Elle ne les utilise que pour le pronostic et l'explication des phénomènes ultérieurs de la maladie ». Et plus loin : « Attendez-vous à ne pouvoir presque jamais arriver à une précision plus grande que celle-ci : fracture de l'extrémité supérieure de l'humérus, plus ou moins près de la tête, mais vous ne trouverez pas de signe positif pour distinguer la fracture intra-capsulaire de l'extra-capsulaire. » Decamps, dans sa thèse souvent citée, essaye ce diagnostic. Il est d'ailleurs fort bien résumé dans la *Revue de chirurgie* de 1887 par Hennequin, qui fait de la façon suivante le parallèle entre les fractures du col anatomique et celles du col chirurgical :

| FRACTURES DU COL ANATOMIQUE | FRACTURES DU COL CHIRURGICAL |
|---|---|
| Ecchymoses occupant le bras, souvent l'avant-bras, puis les régions thoraciques antérieure et externe, le flanc correspondant jusqu'à la crête iliaque. L'étendue de l'ecchymose, l'abondance du sang épanché sont en rapport avec la débilité du blessé et la violence du choc. | Ecchymoses occupant le bras, souvent l'avant-bras, puis les régions thoraciques antérieure et externe, le flanc correspondant jusqu'à la crête iliaque. L'étendue de l'ecchymose et l'abondance du sang épanché sont en rapport avec la débilité du blessé, le déplacement du fragment inférieur et la violence du choc. |
| Crépitation fine, abondante, d'une tonalité élevée, éclatant fréquemment sous la simple pression, sans imprimer de mouvement au bras. | Crépitation plus grave, plus rude, se produisant moins fréquemment sous la pression qu'en faisant exécuter des mouvements au bras. |
| Raccourcissement nul ou peu étendu. | Raccourcissement variant de 1/2 à 3 1/2 centimètres. |
| Soulèvement et bombement du deltoïde, qui est très peu dépressible. | Soulèvement du deltoïde plus dépressible, absence de résistance à partir de 2 ou 3 centimètres au-dessous de l'acromion. |
| Effacement du sillon pectoro-deltoïdien, mais sans grande résistance à la pression. | Effacement du sillon pectoro-deltoïdien, soulèvement dur et résistant formé par l'extrémité du fragment inférieur, en luxation sous- ou intra-coracoïdienne. |
| Pas d'allongement marqué de la ligne antéro-postérieure du moignon de l'épaule, allant de l'apophyse coracoïde à la base de l'acromion. | Augmentation plus ou moins considérable de ce diamètre, en rapport avec l'étendue du déplacement antéro-externe du fragment inférieur. |
| Pas de changement de direction de l'axe du bras. | Changement plus ou moins accusé de l'axe du bras, qui est dirigé en dedans. |
| Le fragment inférieur n'a subi aucun déplacement appréciable, ou bien il est porté directement en haut et un peu en dehors. | Le fragment inférieur est porté en dedans, en haut et souvent en avant. |
| Le foyer de la douleur se trouve immédiatement en dessous du bord externe de l'acromion. | Deux foyers de douleurs, dont l'un siège à un ou deux travers de doigts en-dessous de l'acromion, et l'autre dans le voisinage de l'apophyse coracoïde. |
| La cause de la fracture est plus souvent indirecte que directe. | La cause de la fracture est directe ou indirecte. |
| En cas d'éclatement de la tête humérale, un ou plusieurs fragments sont sentis autour de l'articulation. En les rapprochant, on éprouve une sensation semblable à celle que donne la pression exercée sur un sac de noix. | Mêmes symptômes. |
| Le bras est pendant le long du thorax. | Souvent le bras reste un peu écarté du thorax, et ne peut être amené au contact qu'en provoquant des douleurs. |
| La région du moignon de l'épaule, correspondant à la tête humérale, est plus proéminente en dehors et plus globuleuse après la résorption de l'épanchement et l'atrophie du deltoïde. | La même région est plutôt un peu aplatie après la résorption de l'épanchement et l'atrophie du deltoïde. L'aplatissement est sensible à un, deux ou trois travers de doigt en dessous de l'acromion. |

Théoriquement, la fracture isolée des tubérosités peut se reconnaître. Si les mouvements communiqués au coude se propagent à la tête humérale et si la palpation du moignon de l'épaule fait en même temps percevoir une crépitation manifeste, c'est qu'il y a fracture des tubérosités. La transmission des mouvements à la tête humérale exclut, en effet, la possibilité d'une fracture dans la continuité de l'os.

**Traitement**. — Lorsqu'il n'y a ni déformation ni déplacement l'appareil doit se borner à immobiliser et dans ces cas un bandage de corps, une écharpe de Mayor suffisent pour mener à bien la guérison; mais, dans les cas plus fréquents où la déformation existe et témoigne d'un déplacement étendu des fragments, il faut non seulement immobiliser, mais auparavant réduire et maintenir ensuite la réduction pendant le temps nécessaire à la guérison.

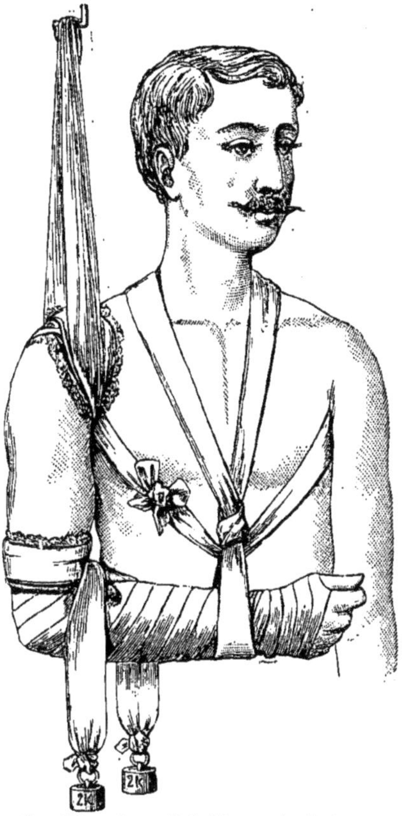

L'appareil d'Hennequin remplit exactement toutes les indications. Il ne faut procéder à son application que lorsque le gonflement et l'épanchement sanguin seront en décroissance. On recouvre la main, l'avant-bras et le coude d'une même couche d'ouate de 3 centimètres d'épaisseur environ. Au niveau du pli du coude, sur le bord interne de l'avant-bras, on place un petit rouleau d'ouate assez serré, gros comme l'index, et on le fixe avec la bande qui fixait la première couche d'ouate; sur le bord externe, on place et on fixe de même un petit rouleau semblable. Ces deux petits rouleaux, distants l'un de l'autre de deux travers de doigt, sont recouverts par la bande et forment une arcade sous laquelle passent les vaisseaux et les nerfs du pli du coude.

Le creux de l'aisselle est garni d'une compresse longuette doublée d'ouate qu'on fixe sur le sommet de l'épaule.



Fig. 164. — Appareil de Hennequin. 1er temps, extension.

L'avant-bras, étant ainsi préparé, est fléchi à angle droit et maintenu dans cette position par une bande de 2 mètres environ. Le milieu de cette bande embrasse le poignet, et se trouve transformé en boucle par la réunion de ces deux chefs, au moyen d'un nœud. Ces deux chefs sont ensuite dirigés l'un sur l'épaule droite, l'autre sur l'épaule gauche; le droit, assuré derrière le cou, est dirigé à gauche pour passer sous l'aisselle de ce côté, tandis que le chef gauche gagne l'aisselle droite. L'un de ces deux chefs est passé dans la bande qui soutient le poignet et vient se nouer au deuxième chef. La disposition de cette bande est bien expliquée par la figure 164. On pratique alors la contre-extension à l'aide d'une bande, passée sous la compresse axillaire et qui va se fixer à un point solide et fixe au-dessus du malade.

L'extension se fait à l'aide d'une bande dont le milieu est placée à la partie postérieure et inférieure de l'humérus, garni du bandage ouaté, les deux chefs sont ramenés au-devant du pli du coude et se croisent obliquement sur l'avant-bras; à chacune des extrémités de la bande on attache un poids variant de 2 à 2 kilogrammes 1/2.

L'extension et la contre-extension étant installées, on s'occupe de la préparation de l'appareil plâtré ; pendant ce temps les muscles se fatiguent, et la réduction s'obtient en un temps variant de 1/4 à 3/4 d'heure. La circulation du membre est souvent, pendant ce temps, considérablement gênée; le membre est bleuâtre, violacé. Le malade est tourmenté par des picotements et s'inquiète souvent. Le chirurgien doit le rassurer, cet état passager ne présente aucune inquiétude.

La figure rend bien compte de la forme de l'appareil. Pour le confectionner, on prend une pièce de tarlatane épaisse de 12 à 16 feuilles, longue de 1 mètre,

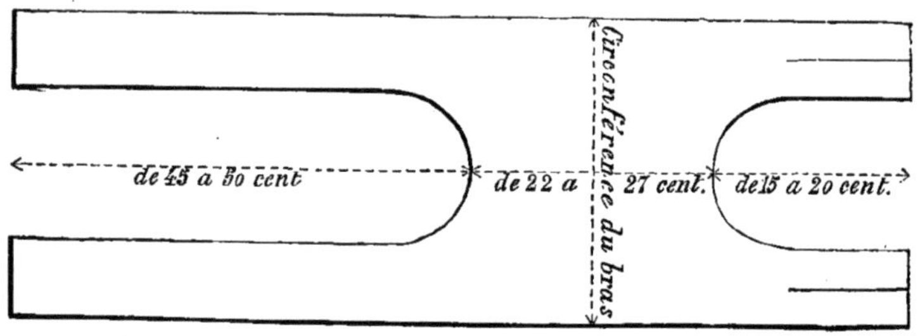


Fig. 165. — Pièce plâtrée de l'appareil de Hennequin.

et ayant comme largeur la circonférence de la partie moyenne du bras. Cette bande étant étalée sur une table, on trace en son milieu, et d'un bout à l'autre, une ligne sur laquelle on marquera la longueur correspondant :

1° Au volume du moignon de l'épaule, soit 18 à 20 centimètres;

2° A la longueur du bras, soit 22 à 27 centimètres. On mesure le bras du bord inférieur du tendon du grand pectoral, à la face supérieure de l'avant-bras fléchi, en y ajoutant toujours 4 à 5 centimètres pour qu'après le retrait que subira l'appareil, après avoir été placé dans le plâtre, sa longueur soit suffisante non seulement pour couvrir le bras, mais pour permettre aux bords de l'échancrure inférieure de l'appareil de se modeler, en s'inclinant sur l'avant-bras, au lieu de tomber perpendiculairement sur lui.

3° Aux chefs inférieurs, qui doivent entourer l'avant-bras, soit 40 à 45 centimètres, on retranche alors l'excédent de longueur. A la jonction de ces longueurs on tire un trait transversal. Du trait transversal supérieur on fait partir une courbe en fer à cheval dont les bords bientôt parallèles sont à 6 ou 7 centimètres des bords de la bande et gagnent son extrémité supérieure.

Du trait transversal inférieur on décrit une courbe semblable à la première, mais dirigée en sens inverse. Avec des ciseaux on retranche les parties comprises entre les lignes, et d'après la nouvelle modification recommandée par

Hennequin, on divise les chefs supérieurs en deux suivant leur longueur. Quelques points de couture maintiennent ensemble les différents feuillets de l'appareil.

Au moment d'appliquer l'appareil plâtré, on s'assure que la réduction est parfaite, sinon on la complète par la traction manuelle.

Voici comment Decamps décrit l'application de l'appareil : Le chirurgien se place en face du bras fracturé, réunit les chefs supérieurs de l'appareil dans une seule main qu'il tient soit en avant, soit en arrière du bras, un peu au-dessous du bord postérieur de l'aisselle, passe la main libre entre le bras et le thorax, saisit un des chefs bifides et l'attire en avant. Élevant alors simultanément les deux mains, dont l'une est en avant, l'autre en arrière du moignon de l'épaule, il tire mollement sur les chefs, de manière à faire coïncider le centre de l'échancrure avec le creux de l'aisselle et le milieu de la bande contre-extensive. Puis il s'occupe de la portion interne et externe des chefs bifides en commençant par la portion interne. Chaque chef est amené en dedans de la bande contre-extensive, et appliqué sur la face supérieure de l'épaule. Il prend ensuite la portion externe, dont chaque chef est dirigé en dehors de la bande contre-extensive, et vient s'entrecroiser à son tour sur le moignon de l'épaule. Un aide exerce alors une pression au niveau de ce double entre-croisement pour le maintenir.

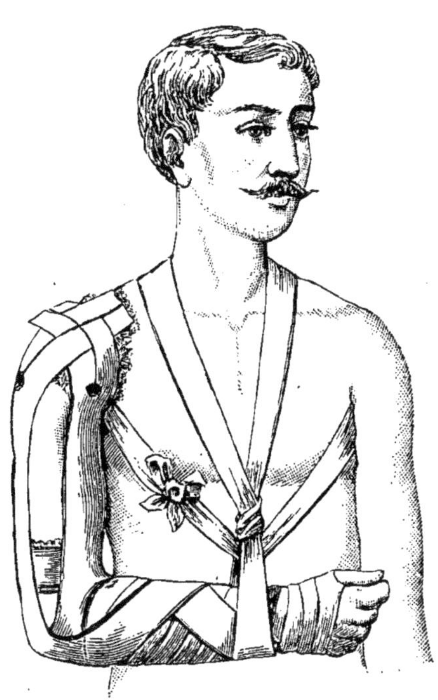

Fig. 166. — Appareil de Hennequin appliqué.

Libre alors de ses deux mains, le chirurgien moule sur le bras la partie pleine de l'appareil, et amène au pli du coude l'échancrure inférieure qui se met à cheval sur la face antéro-supérieure de l'avant-bras. Les deux chefs, tombant l'un en dedans, l'autre en dehors de l'avant-bras, sont dirigés obliquement vers la face postérieure du bras, à l'union de son tiers moyen avec son tiers supérieur où ils s'entre-croisent; puis, changeant de côté, ils gagnent la face antérieure, à l'union du tiers moyen avec le tiers inférieur, où ils se croisent une deuxième fois, et enfin vont se réunir au niveau de l'apophyse styloïde du cubitus. S'ils empiétaient sur la main, on en retrancherait une partie.

Le chirurgien s'occupe ensuite des bords libres de la partie humérale. Il exerce des tractions sur eux pour les rapprocher, ce qui fait prendre à l'appareil la forme d'une gouttière enveloppant les trois quarts du membre, puis il applique une bande sèche en toile; l'enroulement commence par l'extrémité supérieure du bras et remonte vers l'aisselle. Cette bande doit être serrée faiblement, son but n'est que de mouler le plâtre sur les régions qu'il recouvre. Une pression trop forte déterminait des troubles circulatoires et nerveux.

Arrivée au niveau de l'aisselle, la bande est conduite obliquement sur la face supérieure de l'épaule, en la faisant passer plusieurs fois dans l'écartement de la bande contre-extensive, afin de bien fixer l'entre-croisement des chefs supérieurs. Quand tout l'appareil est bien recouvert par la bande, on s'assure que le bras ne présente aucune courbure anormale, que les fragments ne forment aucun angle, sinon on ferait disparaître l'un et l'autre en maintenant pendant quelques minutes le bras dans une bonne attitude au moyen de mains appliquées sur les points convenables, pendant la dessiccation de l'appareil. Cette précaution est très utile, car, dans les fractures de l'extrémité supérieure de l'humérus, avec déplacement du fragment inférieur en avant, en haut et en dedans, qu'il y ait ou non éclatement de la tête humérale, la coaptation ne se fait pas toujours très bien. On placera donc, pendant la dessiccation, une main en arrière du moignon de l'épaule sur l'épine de l'omoplate et le talon de l'autre dans le sillon pectoro-deltoïdien, un peu au-dessous de l'apophyse coracoïde. On exercera une pression à ce niveau pendant quelques minutes, au moment de la prise du plâtre.

Les phénomènes de gêne circulatoire du côté de la main, que nous avons déjà indiqués au moment où nous avons traité de l'extension et de la contre-extension, s'accentuent encore pendant que le plâtre dessèche, et le chirurgien effrayé pourrait être tenté de supprimer l'extension avant la dessiccation complète de l'appareil. Ce serait compromettre le succès de l'opération. Quelques minutes après la suppression de l'extension et de la contre-extension, les troubles circulatoires et nerveux disparaissent. Il arrive parfois qu'ils reparaissent quelques jours après.

Après quinze ou vingt minutes en général, le plâtre a assez de consistance pour s'opposer au déplacement des fragments. On enlève alors la bande roulée avec soin, sans imprimer de secousses au membre en décollant les tours de bande, un peu fixés dans le plâtre, on coupe les chefs de la bande extensive, puis de la bande contre-extensive au ras de l'appareil plâtré sous lequel une partie reste emprisonnée. Puis, dégageant de dessous les chefs supérieurs de l'appareil plâtré les extrémités libres de la bande contre-extensive qui restent dans l'aisselle, on exerce alternativement sur chacune de ces extrémités une traction lente dirigée vers le thorax. La bande, en se dégageant, renverse en dedans l'échancrure supérieure de l'appareil, encore malléable. Alors ce bord ne présente plus aux points d'appui de la contre-extension un bord tranchant, mais une surface convexe qui a moins de tendance à irriter le creux de l'aisselle. »

L'appareil est enlevé lorsque après une exploration pratiquée par la fenêtre, on juge le cal suffisamment résistant. L'atrophie des muscles et les raideurs articulaires réclameront là, comme ailleurs, un traitement complémentaire.

Enfin, nous ne devons pas oublier de mentionner la méthode du massage qui tend à s'implanter dans nos mœurs chirurgicales. Si l'on en croit les observations rapportées par Cadet, dans sa thèse (Paris, 1889), le massage appliqué dès le début aux fractures du tiers supérieur de l'humérus, et convenablement pratiqué, non seulement prévient les raideurs articulaires et l'atrophie du deltoïde, mais abrège de plus de moitié la durée du traitement. Vu le petit nombre de cas traités jusqu'ici scientifiquement par cette méthode, il est difficile encore actuellement de porter sur elle un jugement définitif.

**Décollement de l'épiphyse humérale supérieure.** — Entre la cinquième et la sixième année, la tête et les tubérosités humérales se confondent et la masse ainsi formée s'unit à la diaphyse vers la vingtième année. La *disjonction de cette épiphyse* s'observe assez souvent; nous en avons plus haut (p. 346) rapporté une observation bien nette.

Foucher vit une disjonction de l'extrémité supérieure de l'humérus chez une fille de treize ans qui cherchait à descendre un cadre accroché au mur. Mais un abcès se forma et la mort survint en quelques semaines. A la simple lecture de l'observation, on voit qu'il s'agit là d'une ostéomyélite de l'adolescence et non pas d'une disjonction traumatique.

Bruns regarde la disjonction épiphysaire de l'humérus comme assez fréquente, un peu plus rare pourtant qu'au fémur et au radius.

Il en a observé cinq cas, presque tous entre dix et vingt ans. Hamilton en mentionne 11 observations dont 6 personnelles.

Le déplacement est ordinairement très peu considérable, le périoste étant presque toujours conservé. Cependant il n'en est pas toujours ainsi. Il ne faut

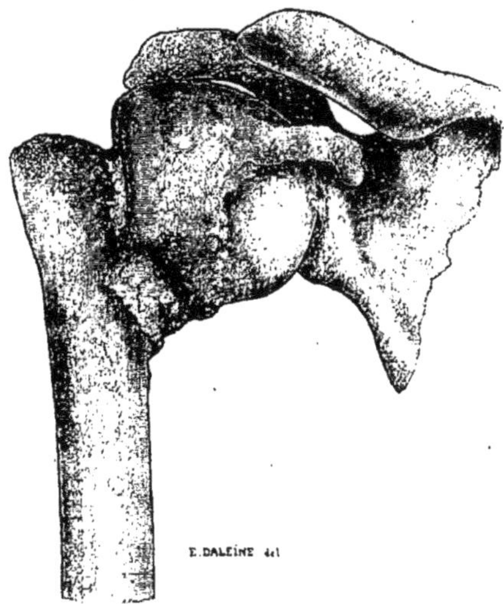


Fig. 167. — Disjonction de l'épiphyse humérale supérieure.

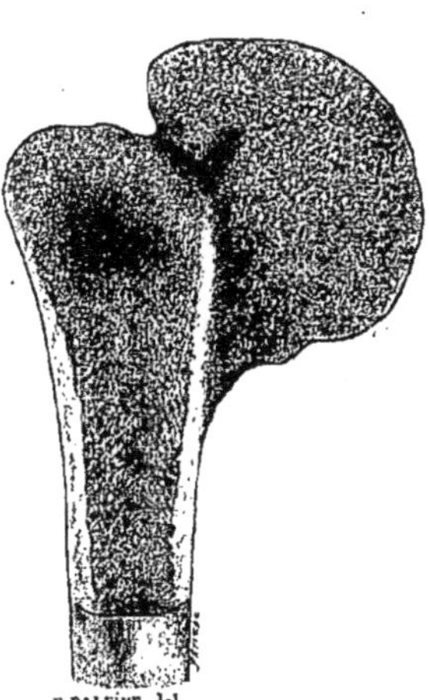


Fig. 168. — Coupe de la pièce précédente.

pas oublier, en outre, que la disjonction de l'épiphyse humérale supérieure, laisse réunies la tête et les tubérosités, c'est-à-dire qu'au point de vue anatomique elle ressemble à une fracture du col chirurgical, et que comme celle-ci, elle présente un déplacement des fragments, caractérisé par l'ascension en dedans et en avant du fragment inférieur, et la bascule en dehors de l'extrémité fracturée du fragment supérieur. Toutefois le déplacement représenté ci-contre s'observe également.

Toutes les *causes* susceptibles de produire une fracture de l'extrémité supérieur de l'humérus suffisent pour déterminer une disjonction épiphysaire. Nous avons rapporté un exemple où la torsion peut être seule incriminée.

Les *symptômes* de ce décollement épiphysaire tiennent des symptômes de la fracture et de ceux de la luxation de l'épaule. Cependant, dans la plupart des cas, la confusion avec la luxation peut être évitée par l'exploration de la cavité sous-acromiale, comblée par la tête humérale restée en place et l'aspect arrondi du moignon de l'épaule.

Le fragment inférieur dont l'extrémité est plus large que dans les fractures communes, fait en général une forte saillie en avant. C'est ce qui existait dans le cas que nous avons observé, et dans tous les cas qui sont rapportés par Hamilton. Cette saillie qui fait corps avec l'humérus et en suit les mouvements a pu en imposer pour la tête humérale. Mais son exploration attentive montre qu'elle n'offre pas le volume et la régularité de l'extrémité articulaire. Sa réduction est en générale facile et détermine une crépitation sourde, toute particulière, qui permet en général de confirmer un diagnostic que le jeune âge du malade avait déjà rendu probable.

Le professeur Moore (de Rochester) pense que le déplacement des fragments est rarement complet dans la disjonction de l'épiphyse supérieure de l'humérus, et que certaines inégalités des surfaces disjointes retiennent les os en contact bien que le fragment épiphysaire ait complètement basculé. Pour rétablir le rapport normal et obtenir une bonne coaptation, Moore propose de relever le bras jusqu'à la verticale, de la sorte, le fragment diaphysaire vient se coapter exactement avec le fragment épiphysaire entraîné par les muscles de la grosse tubérosité, et qui, comme l'avait déjà dit Malgaigne, « a pris une position qui correspond à la plus grande élévation du bras à l'état normal ».

Grâce à cette attitude, la coaptation devient parfaite et il suffit d'abaisser doucement le bras et de le fixer le long du tronc pour avoir une contention dans une bonne attitude.

Cependant la guérison s'obtient souvent avec un léger degré de déplacement. Bruns signale un cas où, à la suite, il se manifesta un arrêt de développement de l'humérus; le raccourcissement atteignit 14 centimètres. En dehors de cas exceptionnels, le pronostic est en général bénin.

## FRACTURES DU CORPS DE L'HUMÉRUS

Nous avons vu que les fractures de l'humérus siègent le plus souvent sur la diaphyse de l'os, chez l'adulte, les fractures des extrémités étant surtout observées aux âges extrêmes de la vie, l'extrémité supérieure chez le vieillard, l'extrémité inférieure chez l'enfant.

**Étiologie.** — Les fractures du corps de l'humérus reconnaissent pour cause le plus souvent des violences *directes*, des coups, des chutes sur un corps saillant, le passage d'une roue de voiture, etc.

Cependant les causes *indirectes* telles que chutes sur le poignet ou le coude, torsion du bras, etc., sont encore fréquemment observées. Hamilton rapporte trois cas où l'humérus se fractura chez des nouveau-nés par le seul fait du travail de l'accouchement.

La contraction musculaire, et surtout les efforts de projection, l'action de lancer une pierre, une boule de neige, ont pu dans certains cas, bien nettement observés, produire une fracture de la diaphyse humérale.

En dehors des efforts de projection, et des mouvements brusques de torsion qui ont été plus spécialement incriminés, dans la production de la fracture par cause musculaire, on doit citer des cas où la contraction lente, mais intense a déterminé cette fracture. Nous avons pu observer un cas de cette nature chez un gymnasiarque qui montait à la corde lisse, et H. Smith rapporte le cas d'un jeune homme qui se rompit l'humérus en faisant des efforts pour s'élever à force de bras sur le sommet d'un mur.

Sur 57 fractures par contraction musculaire :

| | |
|---|---|
| Occupaient le tiers supérieur de l'humérus | 14 |
| — le tiers moyen | 24 |
| — le tiers moyen. } union<br>— le tiers inférieur. } | 6 |
| — — | 9 |
| — un siège indéterminé | 10 |

Dans un de ces cas la fracture était double.

Dans 2 cas il y avait des traces de syphilis antérieure, dans 6 des douleurs indiquaient un travail inflammatoire.

Dans 53 cas, les contractions étaient volontaires et dans 4 cas convulsives.

Sur un relevé de 36 cas de fracture humérale, Hamilton note 21 fois une cause directe, et 9 fois une chute sur le coude; mais « les exemples les plus singuliers sont ceux où l'os a été fracturé, dans un essai de force, entre deux personnes qui, se saisissant les mains paume contre paume, avec le coude reposant sur une table, essayaient chacune de renverser l'avant-bras de son adversaire, quand l'humérus a brusquement cédé un peu au-dessus des condyles » (Hamilton). Hamilton réunit 8 cas dus à cette cause, dont 5 cités par Malgaigne.

**Anatomie pathologique.** — Tantôt l'os n'est atteint que dans une partie de son épaisseur et, chez des enfants, on peut rencontrer ces fractures *incomplètes*; elles sont exceptionnelles chez l'adulte. Chez l'enfant, les fractures sous-périostées sont également fréquentes; à un âge plus avancé, le périoste est toujours en grande partie déchiré.

La direction de la fracture est très variable, quelquefois transversale ou en rave. Elle est le plus souvent oblique et dentelée, elle peut présenter quelquefois la forme en V bien connue au tibia.

Le siège de la fracture peut occuper tous les points du corps de l'os. Halmiton, divisant la diaphyse humérale en trois parties, a trouvé que la fracture siégeait 14 fois dans le tiers moyen, 14 fois au-dessous et seulement 7 fois dans le tiers supérieur. Les chiffres fournis par Norris donnent à peu près les mêmes proportions : sur 13 fractures du corps de l'humérus, 4 étaient au-dessus de la partie moyenne, 9 siégeaient au-dessous. Mais ces petites statistiques n'ont guère de valeur, puisque sur 13 fractures observées par Gosselin, 9 siégaient en haut et 4 dans le tiers inférieur de la diaphyse.

Le *déplacement* est variable. Certains chirurgiens l'ont subordonné à l'action musculaire, et, d'après eux, lorsque le trait de fracture siège au-dessous de l'empreinte deltoïdienne, le fragment supérieur serait toujours entraîné en abduction, c'est-à-dire en haut et en dehors par la contraction du deltoïde, alors que le fragment inférieur était attiré en arrière et en haut par le muscle triceps.

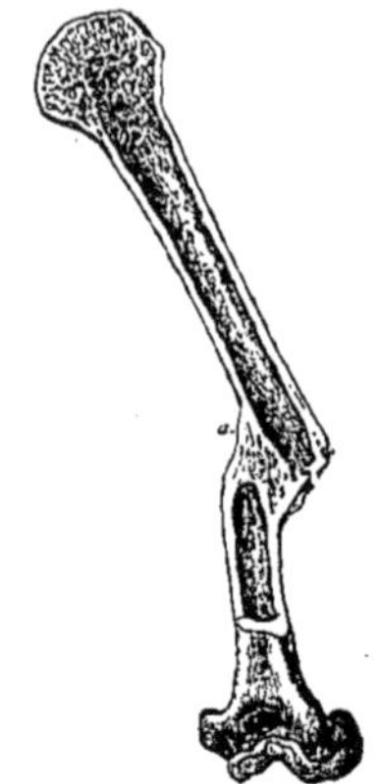
FIG. 169. — Fracture avec déplacement angulaire.

Le déplacement des fragments dans les fractures du corps huméral, suivant Follin, n'est soumis à aucune règle, il dépend de l'intensité et de la direction du traumatisme initial et surtout de la direction et de l'obliquité du trait de fracture.

On a avancé sans preuves que dans les fractures de la diaphyse humérale dues à la contraction musculaire, il n'existait aucun déplacement, et que les fragments conservaient leurs rapports normaux. Malgaigne rapporte un fait de Dupuytren où ce déplacement existait; mais il le cite comme une exception remarquable. Follin signale le fait d'un vieillard qui, à peu de jours de distance, s'était fracturé successivement les deux humérus à la suite de contraction musculaire. Des deux côtés il y avait un déplacement manifeste.

La *symptomatologie* de ces fractures n'offre rien de particulier. C'est le type de la fracture des os longs, qui nous a servi de description dans l'étude des fractures en général. Ce n'est qu'exceptionnellement que des fractures sous-périostées peuvent mettre le chirurgien dans l'embarras.

Les complications spéciales aux fractures du corps huméral sont rares, en dehors de celles qui tiennent aux lésions du nerf radial. Rarement les fractures de la partie moyenne de l'humérus s'accompagnent de luxation. Cependant J. Packard en rapporte deux cas; dans l'un, observé par Syme, le blessé était tombé, par une trappe, dans une cave et, dans sa chute, s'était pris le bras dans une échelle.

Les blessures artérielles sont rares dans les fractures simples de l'humérus, cependant Richet en rapporte un cas chez un enfant de dix ans.

Les lésions du nerf radial sont plus fréquentes. Trélat cite le cas d'un jeune homme qui, à la suite d'une fracture de l'humérus gauche, présentait un cal exubérant accompagné de paralysie des muscles innervés par le radial. Le cal fut réséqué en partie, et le nerf dégagé. Deux mois après les mouvements commencèrent à revenir et les fonctions du membre se rétablirent peu à peu. Un fait semblable a été rapporté par Tillaux, et deux autres par Gross (de Philadelphie).

Agnew signale un autre fait où la simple électrisation permit le rétablissement de la motilité.

Il ne faut pas croire que les choses se passent aussi simplement que dans les cas que nous venons de rappeler; le nerf est souvent dégénéré à la suite de la compression violente et prolongée dont il a été le siège, et lorsqu'il a été désenclavé, il faut, comme dans le cas de Trélat, plusieurs mois avant que le courant nerveux puisse se rétablir. Une observation de Terrier est bien probante à cet égard. Un homme de cinquante-trois ans, qui avait eu l'humérus droit rompu par une violence directe, présentait, à la suite, une paralysie des extenseurs avec fourmillement et douleurs névralgiques. Le chirurgien fit sauter, à la gouge, le pont osseux qui recouvrait le nerf, agrandit le canal où il était comprimé et constata que le nerf était réduit à la moitié de son volume; aplati et grisâtre. Aussi l'amélioration fut lente, et dix-neuf mois seulement après l'opération, on pouvait espérer que la guérison serait bientôt complète. Ces faits sont fort bien exposés dans la thèse de Boularan (1).

La possibilité d'une *pseudarthrose* assombrit encore le pronostic. Ces consolidations défectueuses sont fréquentes sur l'humérus plus que partout ailleurs, puisque nous avons vu que sur onze pseudarthroses Malgaigne en notait quatre siégeant sur l'humérus. Peut-être faut-il, pour expliquer cette fréquence, incriminer la difficulté de bien réduire et d'immobiliser rigoureusement les fragments ou bien, comme le prouverait un cas de J. Bœckel, le manchon d'insertions musculaires qui entoure complètement la diaphyse, en facilitant l'interposition de parties charnues entre les fragments, constituerait-il une prédisposition anatomique à la pseudarthrose de l'humérus.

Sur 167 cas de pseudarthrose de l'humérus où le siège est indiqué, Agnew a trouvé qu'elle siégeait 17 fois au tiers supérieur, 1 fois sur le condyle externe, et dans 149 cas sur la diaphyse. Ces chiffres démontrent bien le siège de prédilection des pseudarthroses pour le corps de l'humérus.

Muhlenberg a, dans ses tableaux statistiques, réuni 656 cas de pseudarthrose dont 219 siégeaient sur l'humérus.

13 fois on employa le frottement des fragments; il y eut 4 guérisons, 9 insuccès.

10 fois on eut recours à des moyens mécaniques; il y eut 6 guérisons, 3 améliorations, 1 insuccès.

42 fois on employa le séton; il y eut 12 guérisons, 24 insuccès et 1 mort.

13 cas furent traités par l'immobilisation simple; on enregistra 5 guérisons et 6 insuccès.

83 fois on fit la résection des extrémités fragmentaires; on nota 43 guérisons, 31 insuccès, 6 améliorations et 2 morts.

35 cas furent traités par la perforation avec 21 guérisons, 2 améliorations, 11 insuccès.

Le *pronostic* est bénin pour les fractures simples. Toutefois, nous venons de le voir, le contact intime du nerf radial explique la fréquence relative des cals douloureux, s'accompagnant de paralysie des extenseurs de la main, et maintes fois il a fallu une intervention pour désenclaver le nerf radial, emprisonné et contus. Enfin, il faut toujours redouter la formation d'une pseudarthrose.

Le *diagnostic*, sauf dans certains cas de fracture incomplète ou sous-périostée

(1) BOULARAN, *De la compression des nerfs du membre supérieur à la suite des fractures* Thèse de Paris, 1884.

des enfants, ne présente en général aucune difficulté. La consolidation a lieu en trente-cinq ou quarante jours chez l'adulte.

Nous n'insisterons pas longtemps sur le traitement. Nous nous bornerons à mentionner les appareils de Bonnet, de Velpeau, de Desault et de Boyer, aujourd'hui à peu près généralement abandonnés.

S'il n'y a pas de déplacement, on peut, à la rigueur, enfermer le bras et l'avant-bras dans un bandage de corps solidement fixé. Mais l'appareil de Le Dentu, que nous avons décrit pour les fractures de la clavicule, l'appareil de Hennequin que nous venons d'étudier à l'occasion des fractures du tiers supérieur de l'os, constituent les deux appareils les plus recommandables, surtout s'il y a déplacement des fragments.

## IV

## FRACTURES DU COUDE

On comprend sous le nom de fractures du coude les fractures de l'extrémité inférieure de l'humérus et celles de l'extrémité supérieure des deux os de l'avant-bras. Malgré des variétés anatomiques nombreuses, toutes ces fractures sont reliées par des caractères communs, qui tiennent surtout au voisinage de l'articulation, à la pénétration du trait de fracture dans la cavité articulaire et à ses conséquences.

Desault, Mémoire sur la fracture de l'extrémité inférieure de l'humérus, t. VI, œuvres posthumes. — Granger (B.), *Edinb. Med. and Surg. Journal*, XIV, p. 196. — Malgaigne, Traité des fractures. — Coulon (A.), Des fractures du coude chez les enfants. Thèse de Paris, 1861. — Gurlt (E.), Handbuch der Lehre von den Knochenbrüchen. Hamm, 1862. — Goyenecke, Fracture du coude chez les enfants. Thèse de Paris, 1872. — Dauvergne, Du diagnostic des fractures et des luxations du coude. In *Bull. de thérapeutique*, LXXXV, 1873. — Senès, Les fractures de l'olécrâne. Thèse de Paris, 1874. — Berthomier, Fractures du coude chez les enfants. Thèse de Paris, 1875. — Denucé, art. Coude. In *Dict. de méd. et de chir. pratiques*. — André, Des fractures de l'olécrâne. Thèse de Paris, 1875. — César (A.), Essai sur la fracture de l'épitrochlée. Thèse de Paris, 1876. — Pingaud, art. Coude. In *Dict. encyclop. des sc. méd.* — Farabeuf, De l'épiphyse inférieure de l'humérus et de son décollement traumatique. Soc. de chir., 1886. — Austric, Des fractures expérimentales de l'épicondyle. Thèse de Paris, 1889.

**Anatomie pathologique**. — A. Fractures de l'extrémité inférieure de l'humérus. — 1° *Fractures sus-condyliennes* (Malgaigne). — On désigne sous ce nom les fractures transversales de l'extrémité inférieure de l'humérus, fractures à deux fragments seulement, dont l'inférieur comprend les deux tubérosités, le condyle et l'épitrochlée.

Le *trait* de fracture siège juste au-dessus des surfaces articulaires. Il est transversal, et s'étend horizontalement du bord externe au bord interne de l'humérus, en passant au travers ou au-dessus de l'échancrure coracoïdienne. Mais il n'en est pas toujours ainsi; le trait de fracture est parfois oblique et l'obliquité se manifeste en même temps dans le sens transversal et dans le sens antéro-postérieur..

Parti du bord interne de l'os, au-dessus de l'épicondyle, le trait se relève en dehors, sur le bord externe, sans toutefois dépasser les insertions du long supinateur. Cette obliquité en haut et en dehors serait, au dire de Gurlt, la plus fréquente. D'autres fois la disposition inverse s'observe, l'obliquité se fait en dehors et en bas. Enfin l'obliquité se fait dans deux sens différents en dedans et en dehors; le trait décrit une concavité supérieure, plus ou moins arrondie, plus ou moins angulaire; dans tous les cas, le sommet de l'angle ou le maximum de la convexité correspond aux limites du condyle et de la trochlée.

L'obliquité se manifeste aussi dans le sens antéro-postérieur; les deux fragments ne sont pas plans, l'inférieur est généralement taillé en biseau aux dépens de sa face antérieure, et cette disposition facilite singulièrement le déplacement parallèle.

Le *déplacement* n'est pas constant. Il fait absolument défaut si la fracture est partiellement incomplète, c'est-à-dire si une simple fissure s'ajoute à la fracture pour l'étendre aux deux bords de l'os. Mais dans les conditions ordinaires, les rapports des fragments sont modifiés par la contraction musculaire, elle-même favorisée par l'obliquité des fragments.

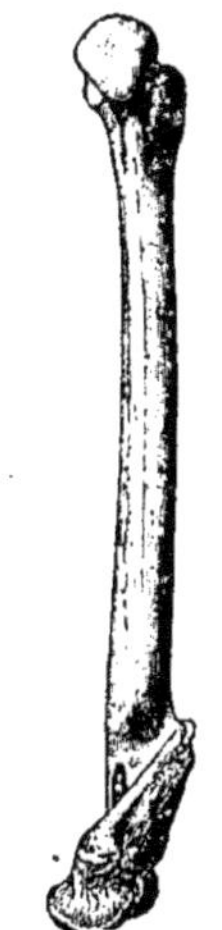
Fig. 170. — Fracture de l'extrémité inférieure de l'humérus. Le fragment inférieur a subi son déplacement habituel de bascule en arrière.

Le déplacement se fait dans deux sens différents : il se fait parallèle ou perpendiculaire à la direction générale du membre.

*a.* Le déplacement parallèle consiste dans le simple glissement du fragment inférieur en arrière du supérieur; c'est un chevauchement que facilite le biseau des fragments, et que détermine la contraction des muscles postérieurs et surtout du triceps. Au lieu de se faire en arrière, le chevauchement, guidé par une obliquité différente des fragments, se fait en avant. Il convient d'ajouter que dans les deux cas le parallélisme des deux fragments ne reste jamais parfait; il y a toujours un angle, souvent peu marqué, et qui est dû à la prédominance d'action des muscles.

*b.* Que la contraction du triceps s'accentue et prédomine, l'olécrâne attire à sa suite le fragment inférieur qui bascule; c'est alors le déplacement perpendiculaire. La surface articulaire regarde en arrière; le bord supérieur du fragment inférieur se dirige en avant, faisant sous les téguments une saillie marquée. Tout rapport de contiguïté est dès lors perdu entre les surfaces fracturées. A un degré de plus, la bascule du fragment inférieur peut être complète : sa surface de fracture regarde en bas; il en résulte une saillie d'autant plus marquée du fragment supérieur, dont la pointe ou les aspérités perforent la peau distendue.

2° *Fractures bi-condyliennes.* — Ces fractures sus-condyliennes avec fractures inter-condyliennes, ou encore fractures en T ou en Y, ne sont qu'un degré de plus des précédentes. Un trait vertical divise le fragment inférieur en deux parties, c'est une fracture à trois fragments.

Le *trait* de fracture horizontal présente les mêmes caractères que dans la fracture sus-condylienne; le trait vertical, surajouté, présente dans son siège et sa direction quelques variétés.

Il siège au milieu à peu près du fragment épiphysaire : le fragment interne comprend alors la trochlée et l'épitrochlée; l'épicondyle et le condyle composent le fragment externe. Mais cette régularité n'est pas habituelle; le trait passe au milieu de la trochlée, dont chaque partie appartient alors à des fragments différents, ou bien s'étend obliquement de la trochlée vers le condyle. D'autres fois enfin, on l'a vu ne détacher du fragment inférieur que la trochlée.

Le *déplacement* est peu marqué dans la fracture en T; si au contraire la diaphyse humérale se termine en pointe au niveau de la fracture, comme cela se voit dans la fracture en Y, la pointe s'enfonce comme un coin entre les deux fragments inférieurs et vient au contact du bec de l'olécrâne. Sur des pièces de Huguier, sur d'autres du musée de Brunswick, on note aussi une tendance des fragments inférieurs à former avec le supérieur un angle obtus ouvert en avant.

3° *Fractures isolées du condyle interne* (*de la trochlée*). — Un trait de fracture naissant un peu au-dessus de la trochlée et se terminant au bord inférieur

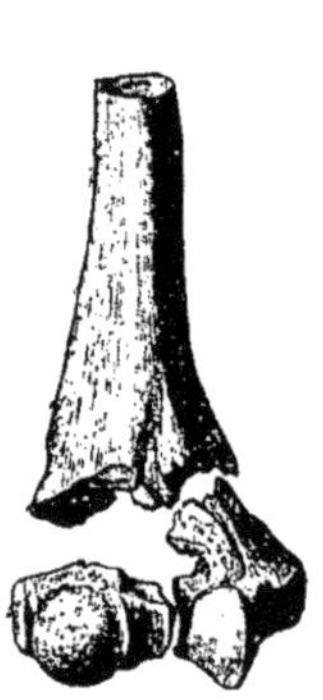

Fig. 171. — Fracture bi-condylienne en T.

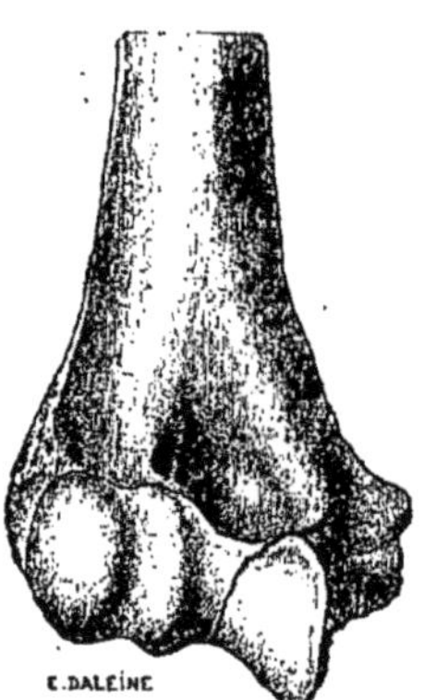


Fig. 172. — Fracture du condyle interne.

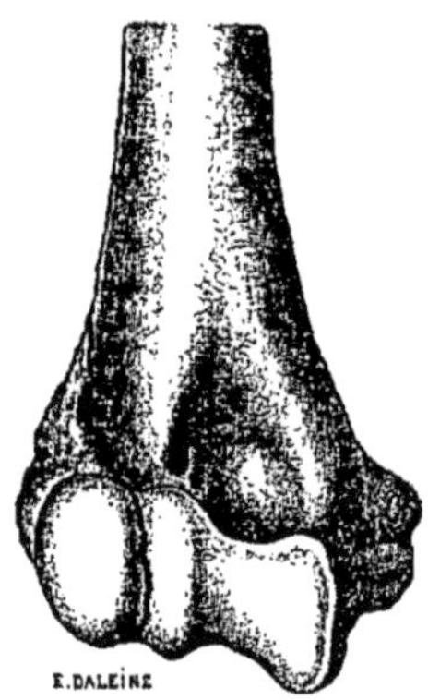


Fig. 173. — Fracture du condyle externe.

de l'humérus, après avoir traversé les cavités coronoïdienne et olécrânienne et suivi la gorge de la poulie : telle est la caractéristique de cette fracture, que Denucé appelle *fracture trochléenne oblique interne*.

Le fragment trochléen détaché se porte en haut et en arrière et entraîne dans son déplacement le cubitus et quelquefois le radius. Les observations de Markoe, celles de Hugo Senftleben sont formelles sur ce point. Le déplacement du fragment se fait quelquefois, quoique plus rarement, en dedans.

4° *Fractures isolées du condyle externe*. — Beaucoup plus fréquente que la précédente, cette fracture se comporte à l'égard du condyle externe comme la première par rapport à la trochlée.

La direction générale du trait de fracture se fait de bas en haut et de dedans en dehors : il part du milieu du condyle et remonte vers le bord externe de l'os, qu'il atteint à 3, 4, 5 et 6 centimètres au-dessus de l'épicondyle. Le fragment comprend alors une portion du bord de l'os, l'épicondyle et tout ou partie du condyle. D'autres fois le fragment est plus étendu; le trait traverse la trochlée au niveau de sa gorge, et toute la moitié externe de celle-ci fait alors partie du fragment inférieur. De là, pour cette fracture condylienne, les deux variétés que Malgaigne avait bien établies.

Le fragment a tendance à se porter soit en haut, soit en dehors, quelquefois en arrière; il entraîne avec lui le radius seul, parfois les deux os.

5° *Fractures de la trochlée et du condyle articulaire.* — Laugier le premier a affirmé, sans en fournir la preuve, la possibilité d'une fracture portant seulement sur la trochlée. D'autre part, il résulte des recherches de Hahn (de Stuttgard) que le condyle huméral peut aussi se fracturer isolément. Enfin, on a vu trochlée et condyle réunis se séparer du reste de l'os : il existe deux pièces aux musées de Vienne et de Breslau sur lesquelles se voit consolidée cette variété de fractures. Sur l'une d'elles, le fragment s'était porté en avant et en haut et s'était ultérieurement fixé dans la cavité coronoïde.

6° *Fractures isolées de l'épitrochlée.* — L'épitrochlée est séparée à sa base, ou son sommet seul est détaché. D'autres fois elle est comme écrasée et réduite en plusieurs fragments. Le trait de fracture pénètre souvent jusque dans l'articulation en séparant une faible lame de la trochlée.

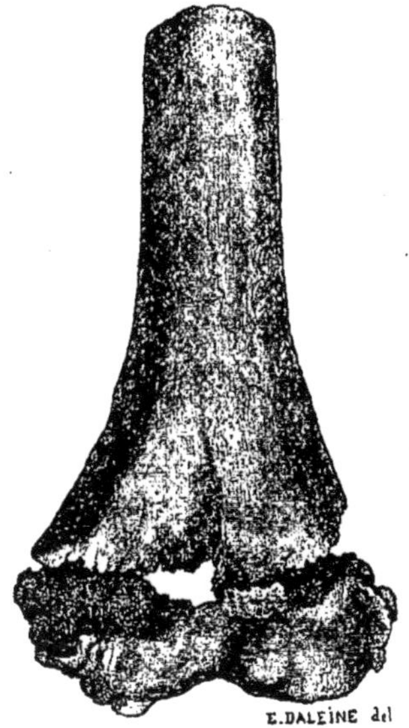

Fig. 171. — Décollement de l'épiphyse inférieure de l'humérus. (D'après Hamilton.)

Le fragment est attiré en bas et en avant par les muscles qui y prennent insertion. Il vient au contact de la trochlée, et, sur une pièce de Gurlt, sur une autre de Hamilton, la consolidation s'est opérée dans cette situation. Paulet a trouvé une autre fois le fragment épitrochléen en dedans de la grande cavité sigmoïde.

7° *Fractures de l'épicondyle.* — Cette fracture n'est point admise par tout le monde : elle est en effet très rare. Deux observations de Bardenheuer, deux autres faits rapportés par Charvot et Franchet, sont les deux seuls exemples probants de la fracture de l'épicondyle, dont Austric (1889) a essayé de démontrer la réalité par l'expérimentation.

8° *Décollement de l'épiphyse inférieure de l'humérus.* — On a confondu longtemps, avec la divulsion de l'épiphyse inférieure, des fractures sus-condyliennes chez l'enfant. Smith, dès 1850, avait déjà remarqué que la ligne interdiaphyso-épiphysaire ne passe pas au-dessus des éminences latérales de l'humérus. Farabeuf a montré en 1886, à la Société de chirurgie, que le véritable décollement était beaucoup plus rare qu'on ne l'avait cru : l'épiphyse inférieure de l'humérus, à quatorze ans, formé par la soudure des trois points condylien, épicondylien et trochléen, constitue une seule pièce encore séparée de la diaphyse par le cartilage interdiaphyso-épiphysaire, obliquement dirigé de haut en bas et de dehors en dedans.

Dans le décollement vrai, le fragment est épais en dehors de toute la hauteur du condyle, et même en dedans, puisque la diaphyse osseuse pénètre la trochlée jusqu'au-dessous de cette partie. Le point épitrochléen reste séparé de l'épiphyse articulaire par une grande partie de la face interne de la trochlée qui dérive de la diaphyse.

Le fragment épiphysaire bascule en arrière comme dans la fracture sus-condylienne ; dans son déplacement, il entraîne le radius, tandis que le cubitus ne change pas de place.

B. Fractures de l'extrémité supérieure des os de l'avant-bras. — 1° *Fractures de l'olécrâne.* — Ces fractures, presque inconnues des auteurs anciens, ont été étudiées par Duverney, à la fin du siècle dernier et par Camper (1781), qui établit leur analogie avec les fractures de la rotule. Depuis Haighton et Desault, Malgaigne, Gurlt et Hamilton s'en sont spécialement occupés ; parmi les plus récents travaux, nous citerons encore la thèse de Senès (1874) et celle d'André (1875).

La fracture siège *à la pointe, à la base* ou *à la partie moyenne* : à la pointe, c'est le plus souvent l'arrachement du bec de l'apophyse, le fragment varie d'étendue. A la partie moyenne, la fracture se fait au point de jonction de l'épiphyse et de la diaphyse : le trait est parfois horizontal et nettement transversal, plus souvent, il présente une obliquité soit en dedans, soit en dehors. C'est là la fracture la plus commune. Enfin, la fracture de la base, rare, puisque Malgaigne n'en a vu que deux cas, dépasse ordinairement les limites de l'apophyse : le trait est oblique de haut en bas, et d'avant en arrière. Le fragment supérieur comprend non seulement l'olécrâne, mais encore la portion triangulaire de la diaphyse, due à l'élargissement en haut du bord postérieur de l'os. Le fragment a dans ce cas la forme d'un V, dont la pointe inférieure menace les téguments et les perfore souvent.

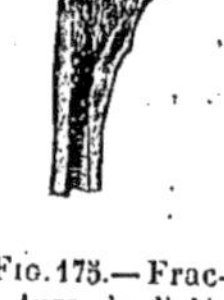

Fig. 175. — Fracture de l'olécrâne à la base.

Dans la majorité des cas, et quelle que soit la variété de fracture, le déplacement est nul ou insignifiant, tant que le membre reste dans l'extension. Dans cette attitude, la contraction du triceps ne peut élever le fragment olécrânien, fixé par les fibres musculaires, qui s'insèrent jusque sur ses bords, fixé aussi par les fibres capsulaires et plus spécialement par le ligament de Bardinet. Il n'en est plus de même dans la flexion de l'avant-bras ; si toute connexion fibreuse ou périostique a été détruite entre l'olécrâne et la diaphyse cubitale, le déplacement se fera proportionnel à la flexion du coude. Si au contraire les deux fragments sont reliés encore entre eux par quelques brides fibreuses, la flexion déterminera d'abord un certain écart entre ces deux fragments, mais au delà, les faisceaux fibreux conservés maintiendront l'écart aux seules limites acquises, et quel que soit le degré de flexion, le déplacement restera le même suivant les cas ; il y a donc un écart *variable* et proportionnel au degré de flexion, ou un écart *constant* à partir d'un certain degré de flexion du membre.

C'est encore la flexion qui règle le déplacement dans la fracture en V, fracture de la base. Dans la flexion, le corps du cubitus suit seul le mouvement de l'avant-bras : le prolongement en pointe du fragment supérieur ne suit pas, ou ne suit que faiblement le mouvement du cubitus; il soulève les téguments et les perfore.

2° *Fracture de l'apophyse coronoïde.* — Rare et coïncidant le plus souvent avec la luxation du coude en arrière; cette fracture présente deux variétés, suivant que le sommet seul de l'apophyse est détaché ou que le trait passe au contraire à la base. Dans le premier cas, le déplacement est insignifiant : le cubitus, il est vrai, peut glisser en arrière de l'humérus. Dans le second, le fragment coronoïdien est entraîné par le brachial antérieur en haut et en avant; et l'humérus s'insinue entre les deux fragments.

3° *Fracture de l'extrémité supérieure du radius.* — La fracture du *col* a été observée quelquefois : elle est transversale, plus souvent oblique; le ligament annulaire maintient les fragments en contact.

La fracture *verticale* de la tête est également très rare; elle serait toujours, au dire de Pingaud, accompagnée de la fracture de l'apophyse coronoïde. Le trait de fracture part du plateau supérieur et vient aboutir au niveau du col en détachant un segment plus ou moins étendu du pourtour de la tête.

C. Fractures comminutives. — L'extrémité inférieure de l'humérus, aussi bien que l'extrémité supérieure du radius et du cubitus, peuvent être fracturées en même temps. Ces fractures comminutives succèdent le plus souvent aux grands traumatismes, tels que des chocs violents, l'écrasement, les plaies par armes à feu. Le siège, la forme de ces fractures, présentent au point de vue anatomique des variations multiples, qui échappent à toute description d'ensemble.

**Étiologie et mécanisme.** — Envisagées dans leur ensemble, les fractures du coude sont beaucoup plus fréquentes chez l'enfant que chez l'adulte. Les fractures des extrémités supérieures des deux os de l'avant-bras, celles de l'olécrâne par exemple, échappent à cette règle; elles se voient bien plus souvent chez l'adulte que chez l'enfant.

Quant aux fractures de l'extrémité inférieure de l'humérus, leur préférence pour le jeune âge est prouvé par cette statistique de Gurlt : sur un total de 80 fractures, Gurlt en relève 65 sur des sujets âgés de moins de vingt et un ans, et sur ces 65 dernières, 44 portent sur des enfants de moins de onze ans. Senftleben rapporte de même que sur 26 cas de fractures de l'extrémité inférieure de l'humérus, qui dans l'espace de dix-huit mois se présentèrent à la policlinique de la Charité de Berlin, il y en eut 19 chez les enfants au-dessous de dix ans; le plus âgé des 7 sujets restants avait vingt-quatre ans. Ce serait donc surtout de un à dix ans que ces lésions atteindraient leur maximum de fréquence.

On les rencontre plus fréquemment chez les garçons que chez des filles. Sur les 65 sujets de Gurlt, 13 seulement étaient du sexe féminin.

Envisagées à un point de vue particulier, les fractures du coude, comme fréquence, se répartissent ainsi : en première ligne viennent les fractures du condyle externe, puis les sus-condyliennes, les fractures de l'épitrochlée, et les bi-condyliennes, enfin les fractures de l'olécrâne. Les autres ne sont que des raretés.

Toutes ces fractures sont produites par des causes directes ou indirectes : elles succèdent à des coups portés sur la région du coude; beaucoup plus souvent elles sont la conséquence de chutes sur la main ou sur le coude. Suivant l'attitude du membre au moment de la chute, le traumatisme agira par pression, par inflexion ou par arrachement; le mécanisme varie ainsi pour chaque variété, pour chacune il doit être étudié à part.

1° *La fracture sus-condylienne* succède à une chute sur le coude fléchi à angle droit ou à une chute sur la main. Dans les deux cas, la fracture a lieu par *arrachement*; dans la chute sur le coude, l'humérus bascule en dehors ou en dedans autour du crochet cubital fixé sur le sol; c'est tantôt le ligament interne et tantôt le ligament latéral externe qui produit l'arrachement. Ou bien la chute a lieu sur la main, et l'avant-bras arc-bouté sur le sol bascule en arrière; dans leur mouvement d'hyperextension, les ligaments latéraux arrachent encore l'extrémité inférieure de l'humérus.

2° Le même mécanisme suffit seul à produire *les fractures bi-condyliennes*; et sur le cadavre, il suffit de forcer l'hyperextension du coude pour l'obtenir. Les ligaments latéraux et surtout le faisceau huméro-coronoïdien arrachent transversalement le cylindre articulaire au-dessus de ses tubérosités interne et externe, pendant que la pression exercée d'arrière en avant par l'olécrâne sur le cylindre articulaire le fait éclater de haut en bas, comme se brise un bâton sur le genou. Le mécanisme de l'arrachement explique comment le fragment inférieur est toujours taillé en biseau aux dépens de la face antérieure. Il est vraisemblable que, sur le vivant, le mécanisme de la fracture en T est le même; mais on observe aussi des fractures de ce genre, dont la branche transversale, au lieu de siéger au-dessus de la ligne tubérositaire, est reportée plus haut sur la diaphyse même de l'os. Le mécanisme de l'arrachement ne peut ici expliquer cette fracture : celle-ci résulte de *la double pression* aux extrémités de l'axe huméral.

Dans une chute sur le coude, l'humérus se trouve pressé entre le point d'appui sur le sol et le poids des parties supérieures, qui agissent en sens contraires : il y a *inflexion* de l'os et fracture en un point donné de la diaphyse. En même temps, la crête sigmoïdale presse de bas en haut sur l'extrémité articulaire, elle tend à s'y enfoncer à la manière d'un coin; ainsi se produit le trait vertical de la fracture, entre les deux condyles.

Cette interprétation s'adresse sans doute aux fractures en T; en est-il de même pour les fractures en Y? Au dire de Gurlt, cette variété de fracture serait le résultat de la pression que la pointe du fragment supérieur en V viendrait exercer sur l'angle rentrant du fragment inférieur, jusqu'alors indivis. Ce serait le même mécanisme que Gosselin invoquait pour les fractures en V du tibia. Cette interprétation est sérieusement attaquée par Madelung: ce dernier n'est point arrivé dans ses expériences à produire cette irradiation épiphysaire de la fracture en V de l'humérus. Il a obtenu la fracture en Y aussi bien que la fracture en T en frappant à l'aide d'un marteau, d'un coup sec, la face postéro-externe du cubitus, de manière à agir sur la crête sigmoïdale, comme avec un coin, introduit dans la gorge de la trochlée.

La chute sur la main aurait, on le conçoit, les mêmes conséquences que la chute sur le coude : seul, le point d'appui serait changé. Mais cette idée n'est que théorique : dans tous les cas observés, la fracture bi-condylienne a été la conséquence d'une chute sur le coude plus ou moins écarté du tronc (Ruger, Busch, Hamilton), ou d'un choc porté directement sur cette région (Denucé).

3° *La fracture du condyle interne* est encore produite presque exclusivement par une cause indirecte, par *pression* surtout et accessoirement par *arrachement*. On l'observe presque exclusivement chez l'enfant et, dans tous les cas, elle est la conséquence d'une chute sur le coude. La face postéro-interne du cubitus fléchi à angle droit forme le point d'appui ; et la crête sigmoïdale, pressant sur la gorge de la trochlée, la fait sauter suivant un trait de fracture dirigé en haut et en dedans. A cette pression s'ajoute aussi l'arrachement : l'humérus, dans la chute, a tendance à basculer en dehors ; il s'ensuit une tension du ligament épitrochléo-coronoïdien, qui contribue pour sa part à achever le détachement de l'épitrochlée et de la partie correspondante de la trochlée.

4° La *pression* et l'*arrachement* jouent un rôle identique dans la production de la *fracture du condyle externe*. Cette fracture peut être produite sur le cadavre par la flexion latérale interne du coude. Le faisceau des muscles épicondyliens arrache le sommet épicondylien du condyle, tandis que la crête sigmoïdale pressant de dedans en dehors la lèvre externe de la poulie achève la fracture, dont le trait passe ainsi au milieu de la trochlée.

La réalité de ce mécanisme sur le vivant a été mise en évidence par une observation de Champenois, où la fracture du condyle externe, accompagnée d'une luxation incomplète des os de l'avant-bras en dedans, avait été produite sur un enfant de neuf ans par une chute de cheval sur le côté gauche, l'avant-bras étant engagé derrière le dos.

Il en est presque toujours ainsi : cette fracture, qui s'observe surtout dans l'enfance, succède à une chute sur le coude, le bras se trouvant rapproché du tronc (Malgaigne) ou au contraire placé en abduction (Bernard, Denucé). L'extrémité inférieure de l'humérus bascule en dehors ; les os de l'avant-bras s'inclinent en dedans, et le mécanisme de l'arrachement par les muscles et les ligaments épicondyliens se trouve ainsi combiné à la pression de la crête sigmoïdale.

5° On connaît peu le mécanisme *des fractures isolées de la trochlée et du condyle*. Dans le cas de Laugier, la fracture de la trochlée s'était produite dans une chute sur la main, le coude à demi fléchi ; on s'explique comment, dans ce cas, le crochet cubital a pu, en résistant, entraîner la trochlée. Hahn attribue au même mécanisme la fracture condylienne de sa malade. Gurlt enfin, envisageant les fractures combinées du condyle et de la trochlée, pense qu'elles sont possibles seulement dans l'extension complète du coude, alors qu'une violence agissant directement sur la face postérieure de l'olécrâne fait sauter en avant une partie du cylindre articulaire ; il cite à l'appui de cette manière de voir une pièce du musée de Vienne, sur laquelle on voit une petite fracture de l'olécrâne coïncider avec une fracture de la trochlée.

6° *La fracture de l'épitrochlée* est plus fréquente et a été mieux observée. Elle se voit le plus souvent sur des enfants, ou sur des jeunes gens ; sur les 14 cas que César rassemble dans sa thèse, il y a seulement 4 adultes ; les dix autres appartiennent tous à des sujets au-dessous de seize ans. Et comme l'épitrochlée ne se soude à la diaphyse que vers dix-sept ans, on voit qu'il s'agit presque toujours de décollements épiphysaires.

La fracture de l'épitrochlée est presque toujours de *cause directe*, exceptionnellement elle se produit par *arrachement*. Elle succède à une chute sur la partie interne du coude, ou à un choc porté dans la même région; la saillie très évidente que forme, chez certains sujets, l'épitrochlée, constitue pour ceux-ci une prédisposition évidente à ce genre de fracture. D'autres fois la chute à lieu sur la main et l'épitrochlée est arrachée par les ligaments internes. Exceptionnellement enfin la contraction du faisceau des muscles épitrochléens serait susceptible de fracturer l'apophyse : il existe un cas de E. Hirtz pour lequel aucune autre interprétation ne peut convenir.

7° De même la fracture *de l'épicondyle* succède à une cause directe le plus souvent, très rarement à une cause indirecte. Dans le premier cas, elle succède à une chute sur la région externe du cou, alors que l'avant-bras est fléchi, c'est-à-dire alors que l'épicondyle est dépourvu de la protection qu'exerce sur cette apophyse le muscle long supinateur (Charvot et Franchet). Enfin, dans un cas où la fracture de l'épicondyle coexistait avec une luxation du coude en arrière, on a pensé qu'il y avait eu un véritable arrachement.

8° Pour déterminer *la divulsion de l'épiphyse inférieure de l'humérus* il faut, d'après Farabeuf, un choc rétro-huméral, pendant que l'avant-bras est fléchi et la main appuyée sur une table ou sur le sol. Le radius, fixé par la main, ne peut suivre le mouvement en avant imprimé par le choc à l'humérus : la tête du radius fait sauter l'épiphyse condylienne, qui se détache suivant la ligne oblique interdiaphyso-épiphysaire. L'action du cubitus est dans cette circonstance toute différente de celle du radius; le crochet coronoïdien accroche la partie diaphysaire de l'os et ne peut contribuer au décollement de l'épiphyse.

L'épiphyse ainsi décollée est le résultat de la soudure des trois points condylien, épicondylien et trochléen.

9° *La fracture de l'olécrâne* est assez rare. Hamilton n'en a vu que 17 cas, et Gurlt, en 1862, pouvait tout au plus en rassembler 75 cas.

Sans préférence d'âge, cette fracture est plus fréquente chez l'homme que chez la femme; sur 35 observations rassemblées par Malgaigne, 13 seulement avaient été observées sur des femmes.

Les fractures de l'olécrâne sont directes ou indirectes. Directes, elles sont la conséquence d'un choc porté sur l'olécrâne ou d'une chute sur le coude, le coude étant fléchi et l'olécrâne appuyant sur le sol. Indirectes, elles se produisent à la suite de chutes sur la main, ou par le fait seul de la contraction musculaire. Dans une chute sur la main, il faut qu'il y ait hyperextension de l'avant-bras sur le bras, pour que la fracture se produise : en effectuant ce mouvement sur le cadavre, on obtient facilement la fracture de l'olécrâne à sa base. La réalité de ce mécanisme, toutefois, n'est point démontrée sur le vivant.

La fracture de cause musculaire a été observée par Richerand et Blandin, par Monteggia et Bottentuit. La contraction du triceps produit ou l'arrachement du sommet (Richerand, Blandin), ou la fracture de l'olécrâne à sa base (Monteggia, Bottentuit). La contraction musculaire agirait aussi, d'après Pingaud, dans les fractures, qui succèdent à une chute sur le coude. En effet, sur le cadavre, les traumatismes directs n'arrivent jamais à produire le type classique observé sur le vivant; on obtient, suivant les cas, un écrasement, une fissure, une fente verticale : On comprend, au contraire, comment, dans la chute sur le coude, l'avant-bras étant fléchi à angle droit, le triceps agit sur le cubitus pour résister au mouvement de flexion que le poids du corps imprime au coude. L'olécrâne se fracture à sa base par le mécanisme de l'inflexion : ainsi s'explique la pointe inférieure en V détachée parfois de la face postérieure de la diaphyse.

10° *La fracture verticale de la tête du radius, la fracture de l'apophyse coronoïde*, accompagnent les luxations du coude en arrière : tout leur mécanisme réside dans la *pression* que le cylindre articulaire vient exercer sur l'extrémité supérieure des deux os de l'avant-bras au moment où la main touche le sol. La disposition architecturale des colonnes osseuses de la coronoïde expliquent bien comment l'apophyse est peu faite pour résister aux pressions de l'humérus, et comment les fractures par *arrachement* doivent être très rares, si tant est qu'elles existent.

**Symptômes.** — Les signes qui caractérisent les fractures du coude sont, les uns, communs à toutes les variétés : ce sont surtout les signes subjectifs; les autres, spéciaux à chacune d'elles; ce sont les signes objectifs.

1° *Signes communs.* — A peu d'exceptions près, les conditions dans lesquelles se présentent les malades atteints de fracture du coude sont toujours les mêmes.

A la suite d'une chute, d'un coup, est survenue l'*impotence* du membre. Les adultes ont ressenti avec le traumatisme causal une *douleur* vive et déchirante dans la région du coude; tout mouvement est devenu extrêmement douloureux, le membre devient plus lourd, et les malades soutiennent de la main saine l'avant-bras malade. Les enfants traduisent par des cris la douleur, que le moindre mouvement provoque; l'avant-bras, dans la demi-flexion, reste pendant le long du corps et sans aucun mouvement.

Le *gonflement* se produit très rapidement; en quelques heures, il peut acquérir des proportions énormes, en rapport d'ailleurs avec l'abondance de l'épanchement sanguin intra et extra-articulaire. Le gonflement prédomine toujours en un point, qui correspond au siège de la fracture; son intensité est souvent un obstacle au diagnostic.

L'*ecchymose* est également un signe constant; elle apparaît dans les quelques heures qui suivent l'accident. Ordinairement limitée au côté lésé, elle indique par son siège et le point où le choc a porté, dans le cas de traumatisme direct, et le point lésé, si la lésion est par cause indirecte.

La *douleur* des premiers instants se calme quelque temps après; mais elle se réveille aux moindres mouvements, et au contact. Tous les mouvements de la jointure sont douloureux; il en résulte une contracture musculaire, qui fixe l'avant-bras dans une attitude demi-fléchie. Grâce à cette contracture du coude, on peut, chez les tout petits enfants, mouvoir tout le membre tout d'une pièce et sans modifier aucunement l'attitude de l'avant-bras par rapport au bras. Chez les adultes, la contracture musculaire se réveille à chaque mouve-

-ment provoqué par les soubresauts, qui surprennent le malade, font mouvoir l'articulation et réveillent la douleur.

En explorant la région du coude, on provoque également une douleur, qui devient toujours maxima en un ou plusieurs points, qu'il est important de rechercher avec soin, parce qu'ils sont l'indice de la fracture.

L'exploration du malade révèle encore l'existence de la *crépitation* et de la *mobilité anormale*; mais les circonstances qui permettent de percevoir ces signes varient avec chaque fracture.

2° *Signes spéciaux.* — *Dans la fracture sus-condylienne*, le gonflement est général. Le coude est très augmenté de volume, son diamètre antéro-postérieur est élargi. En explorant la région, on perçoit, en dedans comme en dehors, les deux saillies condyliennes; l'olécrâne en arrière a conservé ses rapports normaux avec l'épicondyle ou l'épitrochlée.

Le fragment supérieur fait sous la peau et en avant une saillie appréciable, quelquefois à la vue, toujours à la palpation.

Les mouvements de flexion sont impossibles, au delà d'un certain degré au moins, parce que les os de l'avant-bras viennent au contact du fragment supérieur. Les mouvements d'extension sont au contraire possibles au delà des limites naturelles.

Les mouvements d'avant en arrière de l'avant-bras, fléchi sur l'humérus, se produisent facilement; il est rare que, pendant ces manœuvres, on ne perçoive pas la crépitation. Pendant que ces mouvements s'exécutent, on se rend compte d'ailleurs qu'ils ne se passent pas dans l'articulation, mais immédiatement au-dessus; les mouvements de celle-ci restent indépendants.

La mensuration du bras, pratiquée de l'acromion à l'épitrochlée, dénote toujours un raccourcissement variant de quelques millimètres à 1 centimètre, et en rapport avec l'étendue du chevauchement.

Ce raccourcissement, la déformation qui l'accompagne, et le déplacement des os qui en est la cause, disparaissent par une traction énergique exercée sur l'avant-bras fléchi et dans la direction de l'axe prolongé de l'humérus. La réduction s'opère, mais elle cesse aussitôt qu'on abandonne la traction.

*La fracture condylienne* détermine généralement un énorme gonflement du coude. Le diamètre transversal est très élargi; les autres signes sont les mêmes; la mobilité anormale, la crépitation, sont faciles à percevoir. Lorsque le gonflement n'est pas encore très prononcé, on peut, en cherchant à produire des mouvements antéro-postérieurs de l'avant-bras, sentir que les deux tubérosités humérales se meuvent indépendamment l'une de l'autre; c'est là le seul signe vraiment spécial de cette fracture.

Lorsque le *condyle externe* est seul fracturé, le gonflement reste le plus souvent limité à la région externe du coude; de plus le radius suit le fragment dans son déplacement en dehors, il s'ensuit une déformation spéciale de la région, qui ressemble, à première vue, à la luxation du radius en dehors. Cependant, en explorant méthodiquement la jointure, on se rend facilement compte que la tête du radius se meut librement dans ses mouvements de rotation et qu'elle a conservé ses relations avec le condyle et l'épicondyle.

En exerçant de haut en bas une légère pression sur le bord externe de l'humérus, on arrive sur un point douloureux, au niveau duquel on sent quelquefois comme une saillie angulaire, correspondant à l'extrémité supérieure du fragment condylien. La douleur à la pression est également très vive sur la partie antérieure et postérieure du condyle; elle l'est beaucoup moins au niveau de l'épicondyle.

Il est rare qu'on ne perçoive pas la crépitation, en faisant exécuter à l'avant-bras des mouvements alternatifs de pronation et de supination.

Lorsque tous ces signes s'observent à la région interne du coude, il s'agit d'*une fracture du condyle interne*. Ici, même gonflement limité, ou maximum à la région trochléenne, même déformation spéciale du coude, donnant l'apparence d'une luxation du cubitus en dedans. La douleur à la pression est très vive sur le trajet d'une ligne allant du bord interne de l'humérus jusque vers l'articulation.

Les divers mouvements du coude ne sont pas impossibles, mais ils sont très douloureux.

La crépitation et la mobilité anormale se perçoivent dans ces mouvements. Si l'ascension du fragment supérieur est notable, et le gonflement peu marqué, on sent sur le bord interne de l'humérus l'arête supérieure du fragment; une traction modérée suffit le plus souvent à corriger le déplacement, qui se reproduit dès que les fragments sont abandonnés à eux-mêmes.

*La fracture de l'épitrochlée* donne lieu à un gonflement localisé ou prédominant à la partie interne du coude; l'ecchymose est fréquente, elle est peu étendue. L'avant-bras n'est pas déformé, le cubitus non déplacé. La douleur est très vive à la pression au sommet de l'apophyse; si les fragments sont en contact, l'exploration fait souvent percevoir la crépitation. D'autres fois le fragment est déplacé, la crépitation ne se produit que dans les mouvements de l'avant-bras qui déterminent le rapprochement des fragments.

*La fracture de l'épicondyle* serait caractérisée par le siège et la localisation externe du gonflement à la région postéro-externe du coude, et la douleur.

Dans le cas de Bardenheuer, on pouvait mobiliser d'avant en arrière le fragment non déplacé.

*La fracture isolée du condyle articulaire* est d'observation trop rare, pour que ses signes soient connus : sur un malade de Hahn, dont l'autopsie permit ultérieurement de vérifier la fracture condylienne, on trouvait une crépitation manifeste au-dessous de l'épicondyle. Au-devant, existait une saillie anormale, que l'on aurait prise pour la tête du radius, si, dans les mouvements de pronation et de rotation, elle n'était restée immobile.

*La fracture isolée de la trochlée* est tout aussi peu connue : une seule observation de Laugier donne comme caractéristique la possibilité de déterminer des mouvements anormaux de latéralité, en même temps que de produire la crépitation; les apophyses restaient immobiles et leurs rapports normaux. Dans l'extension, l'avant-bras faisait avec le bras un angle ouvert en dedans et dont le sommet correspondait à la partie inférieure de l'épitrochlée.

Les signes du *décollement de l'épiphyse inférieure de l'humérus* se rapprochent beaucoup de ceux de la luxation du coude en arrière. Le diamètre transversal du coude n'est pas modifié, seul le diamètre antéro-postérieur est élargi. L'épicondyle, dont la partie inférieure seule s'est détachée, et l'épitrochlée restent sur la même ligne. En arrière, l'olécrâne s'est éloigné de l'épitrochlée, fait une saillie évidente, tandis qu'on sent en arrière et au-dessous de l'épicondyle la tête du radius. La crépitation, lorsqu'on la perçoit, serait moins sèche, plus fine que dans la fracture vraie.

*Les fractures de l'olécrâne* se présentent sous un aspect un peu différent. L'avant-bras est en flexion; les mouvements d'extension sont absolument impossibles, il en est souvent de même des mouvements de flexion. En explorant la région olécrânienne, on trouve à la base de l'olécrâne une fente, une dépression dont l'étendue varie avec le déplacement. Le fragment supérieur, isolé, jouit d'une mobilité dont il est facile de se rendre compte en le saisissant entre les doigts; quelquefois cependant il est en partie fixé au fragment diaphysaire par des tractus fibreux : sa mobilité est alors nulle, la dépression interfragmentaire inappréciable ou peu marquée, et les mouvements de flexion en partie conservés. Dans ces cas seulement, où les fragments restent au contact ou peu éloignés, on perçoit facilement la crépitation. Ces signes sont toujours nets d'ailleurs dans les premiers instants qui suivent la fracture; mais le gonflement considérable qui se produit rapidement dans la région, masque l'olécrâne, en rend l'exploration très difficile et gêne le diagnostic de la fracture.

*Les fractures de l'apophyse coronoïde* coexistent toujours avec les luxations du coude en arrière; un seul signe leur est spécial, c'est la facilité avec laquelle la luxation se reproduit après sa réduction. Tous les autres signes se confondent avec ceux de la luxation concomitante et masquent la fracture, qui reste le plus souvent méconnue.

**Marche et complications.** — Les fractures du coude sont, en général, consolidées dans un laps de temps qui s'étend entre dix-huit et trente jours. Toutefois leur évolution peut être retardée ou modifiée par l'existence de certaines complications, dont les plus importantes sont : *les plaies*, *les lésions vasculaires et nerveuses*, *les complications articulaires*, *la consolidation vicieuse ou fibreuse*.

1° *Les plaies* des téguments sont quelquefois la conséquence du traumatisme qui a déterminé la fracture. Plus souvent, elles sont dues à l'obliquité d'un des fragments, taillé en pointe à son extrémité, et venant perforer la peau de dedans en dehors. On les voit surtout dans les fractures sus-condyliennes, c'est alors le fragment supérieur qui fait hernie à l'extérieur, et dans les fractures olécrâniennes, surtout celles de la base, qui ont détaché une partie triangulaire du bord postérieur du cubitus, en haut. Dans les mouvements de flexion, la pointe inférieure du fragment olécrânien soulève la peau et la perfore. L'accident est de peu d'importance, lorsqu'on peut lui appliquer de bonne heure le traitement des fractures compliquées. Mais l'issue à l'extérieur d'une pointe osseuse, surtout dans les fractures sus-condyliennes de l'humérus, peut faire obstacle à la réduction et nécessiter la résection de la saillie osseuse.

*Les lésions vasculaires et nerveuses* sont produites par le même mécanisme. C'est encore dans la fracture sus-condylienne que l'on voit l'artère humérale et le nerf médian soulevés et tendus par le fragment supérieur. De même dans les fractures de la trochlée ou de l'épitrochlée, on a vu des troubles périphériques survenir dans la sphère du nerf cubital, comprimé ou irrité. Mais il faut aussi faire la part de l'irritation que le traumatisme causal a développée sur le nerf, et ne pas attribuer un rôle prépondérant à la compression du nerf par le fragment déplacé. Sur un malade observé par Senftleben, on vit, à la suite d'une fracture du condyle interne, survenir des phénomènes paralytiques du côté des muscles, innervés par le cubital; de violentes manœuvres de réduction avaient été la cause de l'altération nerveuse. Il en était de même sur les malades de Hilton et de Swaen. Au contraire, dans trois faits observés par Granger, il semble bien que l'irritation ou la compression déterminées sur le nerf par le fragment déplacé aient été la cause de l'insensibilité et des troubles trophiques observés.

*Les complications articulaires* sont très fréquentes; la pénétration du trait de la fracture dans l'articulation entraîne dans celle-ci des épanchements hémorrhagiques, ou des altérations inflammatoires, qui ont une grande importance au point de vue du rétablissement ultérieur des fonctions du membre. L'*arthrite du coude* s'observe surtout dans les fractures de l'extrémité inférieure de l'humérus; elle complique très souvent la fracture de l'olécrâne. Elle est souvent modérée, mais elle suffit néanmoins à déterminer pour un temps les raideurs articulaires, quelquefois même l'ankylose.

L'*ankylose* du coude est une des conséquences les plus redoutables des fractures du coude; elle est souvent incomplète, les raideurs articulaires tiennent alors beaucoup à l'immobilisation et disparaissent avec le fonctionnement de la jointure. L'ankylose vraie, complète, s'observe encore comme conséquence d'une arthrite plastique; elle se voit surtout à la suite des fractures de l'olécrâne, des fractures bi-condyliennes et chez les sujets âgés ou rhumatisants. Cependant l'ankylose, lorsqu'elle est traitée de bonne heure, peut ne pas rester complète et laisser au membre quelques mouvements; un cas d'Hamilton est très curieux sous ce rapport; sept mois après une fracture bi-condylienne de l'humérus, un malade avait une ankylose complète du coude. Six ans plus tard, tout avait disparu et le fonctionnement du membre était parfait.

Les raideurs articulaires ne sont pas toujours étendues à la totalité de l'articulation du coude; elles peuvent être partielles, et limitées à l'articulation huméro-cubitale. Il en était ainsi sur un blessé observé par Lallemand; il y avait ankylose de l'articulation huméro-cubitale, mais le radius avait conservé sa mobilité. Un fait de Hamilton est absolument semblable; malgré une ankylose du coude à angle droit, les mouvements de pronation et de supination étaient conservés.

Dans d'autres conditions, on a vu survenir, et surtout chez des enfants, une *arthrite tuberculeuse*, véritable tumeur blanche, se greffer à la longue sur une articulation, qui avait été autrefois le siège d'une fracture. Wright observe un fait de ce genre à la suite d'une fracture du condyle externe, et nous-même avons vu récemment une tumeur blanche du coude se développer deux mois après une fracture du condyle, qui avait paru parfaitement guérie.

En dehors de ces complications articulaires on voit survenir des troubles graves dans le fonctionnement du membre, qui sont la conséquence directe *d'une consolidation vicieuse* ou *retardée*.

La difficulté que l'on éprouve parfois à maintenir la réduction, ou d'autres fois l'impossibilité de l'obtenir, permettent au fragment déplacé de se consolider dans une attitude vicieuse pour le fonctionnement du membre. Hunter a observé une fracture du condyle externe, dont le fragment s'était interposé aux deux os de l'avant-bras; la réduction fut impossible. On a vu d'autres fois ce même fragment condylien externe remonter sur le bord de l'humérus et de souder à l'os dans cette nouvelle situation (Pick).

Le cal, par ses proportions ou son développement excessif, a contribué dans quelques cas à gêner les mouvements. Packard cite une pièce du musée de l'hôpital de New-York, sur laquelle on voit une fracture en T de l'humérus dont les fragments sont réunis entre eux par une masse osseuse volumineuse, englobant l'extrémité supérieure des deux os de l'avant-bras.

La pseudarthrose est fréquente dans les fractures du condyle externe; celles du condyle interne, au contraire, donnent bien plus souvent lieu à l'ankylose. Pingaud cherche la raison de cette différence dans la difficulté évidente que l'on éprouve à maintenir réduit le fragment condylien externe qui s'articule avec le radius très mobile : le cubitus, plus fixe, permet de mieux maintenir le fragment condylien interne. La pseudarthrose s'observe encore dans les fractures sus-condyliennes : Malgaigne l'a vue sur une petite fille de deux ans.

Les *fractures de l'olécrâne* sont de toutes les fractures du coude celles qui sont le plus souvent suivies de troubles de consolidation : à ce titre, elles se rapprochent encore beaucoup des fractures de la rotule.

Le cal d'une fracture de l'olécrâne est parfois osseux, le fait n'est pas douteux : des exemples probants sont cités par Malgaigne et par Gurlt. Richet en a vu quatre cas; toutefois le cal osseux est rare, c'est une exception; il résulte d'une coaptation parfaite des fragments, d'une réduction maintenue intacte pendant toute la durée de la consolidation. Or ces conditions s'observent très rarement pour les fractures de l'olécrâne : tout au contraire, lorsque toute connexion fibreuse ou périostique est perdue entre les deux fragments, et que le déplacement est prononcé, il y a pseudarthrose ou cal fibreux.

L'absence de toute réunion entre les fragments est chose exceptionnelle. On cite un cas de Laborie, concernant une pseudarthrose de l'olécrâne de dix-huit ans de date; les mouvements du bras et de l'avant-bras étaient suffisamment conservés pour que l'individu pût continuer son métier de jardinier : les fragments étaient restés absolument libres.

Le cal fibreux est le mode de consolidation à peu près constant des fractures de l'olécrâne. Mais un cal fibreux n'est pas forcément un obstacle au fonctionnement du membre. Tout dépend de la longueur du cal et de sa résistance.

Lorsque le cal est court, lorsque sa longueur ne dépasse pas 1 centimètre, lorsque sa résistance ne lui permet pas de se distendre sensiblement sous l'influence des divers mouvements, le fonctionnement du membre peut se faire dans de bonnes conditions, l'extension n'a presque rien perdu de sa force et la flexion a conservé toute sa vigueur, pourvu que la cavité articulaire ne présente pas d'adhérences pathologiques.

Il n'en est plus de même si le cal fibreux est long, au delà d'un travers de doigt, s'il est formé d'un tissu lâche et peu serré, ou s'il est réduit à quelques fibres ligamenteuses, étendues entre les deux fragments; dans ces conditions l'extension ne peut se faire au delà d'une certaine limite, et les mouvements du membre ont perdu leur assurance et leur fermeté. Il est pourtant des faits, tels que ceux rapportés par Camper, Capiomont, Thierry, Boyer et autres, qui démontrent que des cals fibreux, même longs, ne s'opposent pas toujours à la perfection de l'extension; tous ces faits s'expliquent par les suppléances musculaires en rapport avec la lésion; ils ne sont d'ailleurs que des exceptions. On leur oppose les cas beaucoup plus nombreux des malades que l'on revoit, longtemps après une fracture de l'olécrâne, incapables de résister au moindre mouvement de flexion de l'avant-bras, et dans l'impossibilité de produire une extension suffisante pour le fonctionnement régulier du membre.

A. Cooper était donc bien près de la vérité, quand il disait que la faiblesse des mouvements était en raison directe de la longueur du cal.

Le cal fibreux et l'ankylose seront donc les deux écueils du traitement.

**Diagnostic.** — En présence d'un traumatisme quelconque du coude, le chirurgien doit répondre aux deux questions suivantes : 1° Y a-t-il fracture? 2° Quelle en est la variété?

1° *Y a-t-il fracture?* — La solution de cette question est souvent, en clinique, une des plus difficiles à résoudre : le gonflement énorme, qui survient rapidement à la suite d'un traumatisme, les sensations vagues que donnent à l'exploration les saillies normales de la région, et la douleur très vive que le moindre mouvement cause au malade, sont autant de raisons qui obscurcissent le diagnostic et facilitent les erreurs. Le chloroforme, il est vrai, rend à ce point de vue les plus grands services : mais parfois, même avec l'aide du chloroforme, le gonflement est tel, qu'il est impossible de se prononcer, et que le diagnostic doit être retardé de quelques jours, jusqu'à disparition du gonflement.

Il est pourtant des cas simples; soit que l'on observe le malade immédiatement après l'accident, soit que le gonflement soit moins marqué, on reconnaît à l'œil nu une déformation, une attitude caractéristique, et l'exploration ne sert qu'à confirmer les probabilités fournies par l'inspection.

Chez les enfants tout jeunes, il est très fréquent d'observer une variété spéciale de traumatisme du coude, dont le résultat est la luxation incomplète du radius en avant et dont les signes pourraient à première vue en imposer pour une fracture. Cette luxation de la tête du radius se produit dans une circonstance à peu près unique, elle est la conséquence d'une traction brusque exercée sur l'avant-bras dans le but d'éviter à l'enfant une chute, ou de l'aider à monter un escalier. Cette lésion se caractérise par de la douleur, de l'impotence fonctionnelle; le bras reste pendant le long du corps et les enfants crient dès qu'on le touche. Le diagnostic de cette lésion se fait facilement; le gonflement est nul, les mouvéments sont en partie conservés; en cherchant à produire ces mouvements, on sent quelquefois un choc, un ressaut, une crépitation : c'est la luxation qui se réduit d'elle-même. Il n'y a ni ecchymose, ni déformation spéciale; rien en un mot qui rappelle les caractères d'une fracture.

La *contusion simple du coude* avec ou sans entorse ressemble beaucoup à la fracture. L'ecchymose, le gonflement, la douleur, l'attitude même du bras malade, tous ces caractères sont en effet communs. Seul l'examen minutieux des diverses éminences permet de faire le diagnostic : il est quelquefois matériellement impossible de se prononcer, on doit attendre; la contusion simple disparaît en quelques jours, les signes de la fracture persistent toujours plus longtemps.

Le diagnostic *avec la luxation du coude* présente de tout autres difficultés. C'est pour les cas de traumatisme grave que l'on doit faire usage de l'anesthésie chloroformique : celle-ci aura un double avantage, faciliter d'abord le diagnostic de la lésion, et permettre de faire, séance tenante, la réduction.

C'est à l'exploration attentive et méthodique de la région que l'on doit demander de préciser la lésion. On doit toujours se rappeler que, à l'état normal, l'épicondyle et l'épitrochlée sont sur une même ligne transversale; l'olécrâne, dans l'attitude de légère flexion de l'avant-bras, est situé par son sommet un peu au-dessous de la ligne épitrochléo-épicondylienne; de sorte qu'en réunissant les trois apophyses par des traits tracés à l'encre, on aurait sur un membre sain un triangle, dont le sommet inférieur correspondrait à l'olécrâne, mais serait très rapproché de sa base.

En dehors de l'olécrâne, on doit toujours, à l'état normal, sentir la tête du radius; dans les mouvements de pronation et de supination, elle se dénote sous la forme d'une saillie lisse, régulière, roulant sous le doigt.

La connaissance de ces dispositions anatomiques doit être constamment présente à l'esprit du chirurgien; elle est la condition indispensable du diagnostic. On doit, au besoin, comparer le membre malade au membre sain, ou marquer à l'encre les points de repère trouvés, afin de ne pas s'égarer au milieu des saillies osseuses.

Dans la luxation, quelle qu'elle soit, les rapports normaux des saillies osseuses sont toujours perdus. Dans la luxation en arrière, l'olécrâne s'élève sensiblement au-dessus de la ligne réunissant l'épicondyle à l'épitrochlée. Dans la fracture sus-condylienne, celle qui de toutes ressemble le plus à la luxation du coude en arrière, alsrs même que l'olécrâne est sur un plan postérieur, la distance qui la sépare des tubérosités interne et externe est la même, parce que le fragment inférieur, celui qui contient l'épicondyle et l'épitrochlée, a basculé en arrière, entraîné par l'olécrâne.

De plus, lorsqu'on a affaire à une fracture, on constate une mobilité très évidente; cette mobilité n'existe jamais, à un pareil degré, dans la luxation.

Dans la luxation enfin, lorsque la traction sur l'avant-bras a opéré la réduction, le déplacement ne se reproduit pas, si l'on vient à abandonner le membre à lui-même. C'est l'inverse qui s'observe dans la fracture : à peine libres, les fragments chevauchent à nouveau, et la déformation réapparaît.

Le bras mesuré de l'acromion à l'épicondyle a conservé sa longueur normale dans la luxation : il est presque constamment raccourci dans la fracture au-dessus des condyles.

Les variétés de luxation du coude, autres que la luxation en arrière, ne sont pas fréquentes; les déformations qu'elles déterminent sont telles, qu'il est souvent impossible de les confondre avec des fractures du coude : et la seule erreur possible en ces circonstances est de méconnaître une fracture compliquant une luxation. Ce détail sera traité d'ailleurs plus explicitement à propos des luxations du coude.

2° *Quelle est la variété?* — Dans bien des cas, la localisation systématique des signes objectifs est telle que la variété de la fracture se reconnaît facilement. Il en est ainsi pour les fractures du condyle interne, du condyle externe, celles de l'épitrochlée et de l'épicondyle.

Un gonflement modéré localisé à la partie interne de la région du coude, avec ou sans ecchymose, appelle de suite l'attention de ce côté. En pressant de bas en haut sur la crête du cubitus en arrière et jusqu'à l'olécrâne, la douleur devient d'autant plus sensible qu'on se rapproche de l'articulation. La même manœuvre est exercée sur le bord interne de l'humérus : à 2 centimètres au-dessus de l'épitrochlée, on trouve un point douloureux très-évident; la même douleur se retrouve à la pression sur la face antérieure de la trochlée et sur sa face postérieure. Dans ce cas on a affaire à *une fracture du condyle interne*; le diagnostic sera confirmé, si l'on perçoit dans les mouvements du cubitus la crépitation, et par les mouvements d'avant en arrière, la mobilité du fragment trochléen. En exerçant une traction sur l'avant-bras de manière à abaisser l'extrémité supérieure du cubitus, on réduit une partie du déplacement; la pointe supérieure du fragment trochléen ne se sent plus sur le bord interne de l'humérus.

Dans d'autres circonstances, le gonflement prédomine encore ou reste localisé à la partie interne : mais le maximum de la douleur existe au niveau de l'épitrochlée. Le cubitus conserve sa situation normale : son axe prolongé en haut ne s'écarte nullement du radius; les mouvements de l'articulation sont douloureux, mais ne produisent point la crépitation. Il s'agit d'*une fracture de l'épitrochlée*; deux signes seulement sont pathognomoniques de cette variété, c'est la douleur maxima à la pression, à la pointe de l'épitrochlée, et surtout la crépitation. Celle-ci ne se perçoit pas toujours; quelquefois le fragment est déplacé en avant ou en arrière, on le sent, on peut parfois même le mobiliser et le remettre en place.

Lorsqu'au lieu de se manifester à la région interne du coude, tous les signes objectifs qui caractérisent la fracture du condyle interne se retrouvent dans la région externe, on a de grandes chances de se trouver en présence d'*une fracture du condyle huméral*. Ici, même localisation du gonflement autour de l'articulation huméro-radiale; même déplacement, léger il est vrai, de l'extrémité supérieure du radius s'écartant du cubitus. La douleur se trouve très vive, sur le bord externe de l'humérus, à un point situé à 2 centimètres au plus au-dessus de l'épicondyle; à ce niveau on sent parfois comme une saillie, c'est l'arête du fragment supérieur. En saisissant d'avant en arrière, le condyle entre le pouce et le médius, on réveille une douleur également très vive, et qui, sur les parties voisines, ne se présente point avec les mêmes caractères d'acuité. Dans les mouvements d'exploration, on arrive parfois à sentir la crépitation ou la mobilité anormale.

La *fracture de l'épicondyle* se reconnaîtrait à la douleur au niveau de l'épicondyle, à la crépitation; le fragment détaché, s'il est déplacé, se retrouve plus bas, et, dans ce cas, la saillie normale de l'épicondyle fait défaut.

La *fracture sus-condylienne* ressemble beaucoup à première vue à la luxation du coude en arrière; nous avons signalé les principaux éléments de diagnostic entre les deux affections. L'olécrâne, bien que déplacé, n'a pas perdu ses rapports; le chevauchement des fragments augmente beaucoup le diamètre antéro-postérieur du coude, on sent en avant la saillie dure du fragment supérieur. La crépitation dans les mouvements antéro-postérieurs, la mobilité anormale, le raccourcissement de l'humérus, sont autant de signes qui, bien qu'inconstants, sont d'une grande valeur lorsqu'on les observe réunis.

La *fracture bi-condylienne ou en* T présente toutes les déformations de la variété précédente; le diamètre transversal du coude est plus élargi, mais le seul signe qui permette d'en faire le diagnostic, c'est la mobilité indépendante des deux condyles, mobilité qui ne se produit guère sans déterminer la crépitation.

Le *décollement de l'épiphyse inférieure de l'humérus* ne se distingue de la fracture sus-condylienne que par un seul point. Les tubérosités, dans le cas de décollement épiphysaire, ont perdu leur rapport avec l'olécrâne, et la cupule radiale est loin en dehors et au-dessous de la région olécrânienne, loin du sommet de l'olécrâne.

La *fracture de l'olécrâne* se reconnaît plus facilement que les autres : la situation superficielle de l'olécrâne permet de sentir la dépression interfragmentaire; celle-ci diminue par le rapprochement des fragments, elle augmente au contraire dans la flexion. La fracture cependant peut être masquée par un gonflement énorme, ayant envahi la région; le diagnostic doit alors rester en suspens.

Quant aux autres variétés de fractures, telles que la fracture de l'apophyse coronoïde, celles de la tête du radius, elles sont très rares et d'un diagnostic le plus souvent impossible.

**Pronostic.** — Les fractures du coude doivent toujours être d'un pronostic réservé : la crainte des roideurs articulaires persistantes, de l'ankylose, doit toujours être présente à l'esprit du chirurgien, et on ne doit jamais manquer de prévenir le malade, ou les parents, s'il s'agit d'un enfant, des complications qui sont à craindre. A ce point de vue, les fractures de l'extrémité inférieure de l'humérus et celles de l'olécrâne sont les plus graves : les fractures des tubérosités guérissent souvent plus rapidement et sans accidents.

**Traitement.** — Le traitement des fractures du coude se résume pour toutes les variétés aux deux indications suivantes : il s'agit de réduire les fragments et de combattre les complications articulaires afin d'éviter l'ankylose.

Cependant, quoi qu'on fasse, les roideurs articulaires persistantes ou temporaires sont souvent la conséquence d'une fracture du coude : cette éventualité doit toujours être présente à l'esprit du chirurgien au moment de l'application de l'appareil et pour l'attitude à donner au membre. On doit également prévenir toujours le malade ou les parents, s'il s'agit d'un enfant, des conséquences ultérieures de la fracture au point de vue du fonctionnement du membre.

Quelle que soit la variété que l'on ait à traiter, l'immobilisation est de rigueur; l'immobilisation de la jointure doit être appliquée le plus tôt possible. Si elle est immédiate, elle parvient à éviter le gonflement, elle prévient l'arthrite; tardive, elle est encore le meilleur antiphlogistique de l'articulation. Lorsqu'on voit pour la première fois le malade deux ou trois jours après la fracture, le gonflement est à cette période si développé, qu'il y a souvent avantage à laisser le membre dans une gouttière métallique, avant d'appliquer un appareil définitif plâtré.

En général, le premier appareil plâtré devient au bout de quelques jours trop lâche pour le membre dont le gonflement a disparu : l'immobilisation n'est point assurée, et il faut ou resserrer l'appareil, ou en appliquer un autre.

Enfin, il est un point de la pratique qui a une extrême importance à la région du coude; les appareils ne doivent pas être serrés : il faut, à ce point de vue, les surveiller souvent, car on a noté la compression de l'artère humérale par l'appareil, et des accidents gangréneux en furent la conséquence.

En dehors de ces règles générales, il existe soit dans la manière de réduire les fragments, soit dans l'attitude à donner au membre, les indications spéciales à chaque variété.

Pour la fracture sus-condylienne, on appliquera encore une gouttière plâtrée après avoir exercé une forte traction sur l'avant-bras en flexion à angle droit. Quelquefois la réduction est difficile à obtenir; on se servira alors avec avantage du procédé d'Hennequin pour pratiquer l'extension et la contre-extension; on maintiendra les tractions pendant toute la durée de la dessiccation du plâtre.

L'avant-bras doit être placé à angle droit à partir du vingtième jour chez l'enfant, un peu plus tard chez l'adulte; on enlèvera l'appareil en se basant surtout sur le degré de solidité et de résistance du cal.

Lorsque la fracture est bi-condylienne, le traitement sera le même; la difficulté de fixer les fragments est ici telle, qu'on doit surveiller avec attention l'appareil et pendant la durée de la consolidation se rendre compte de l'état de la fracture.

Le décollement de l'épiphyse inférieure de l'humérus sera traité de la même façon.

Dans les fractures des condyles interne et externe, dans les fractures de l'épitrochlée ou de l'épicondyle, le déplacement est marqué. Le chirurgien d'ailleurs reste sans prise sur le fragment, et les divers procédés employés par certains chirurgiens pour repousser le fragment (tampons d'ouate, etc.) dans le sens opposé à son déplacement restent sans utilité. Tout au plus pourra-t-on, dans les fractures de l'épitrochlée, mobiliser et ramener des doigts le fragment abaissé ou rejeté en arrière.

Il suffit en général d'appliquer sur la face postéro-externe du coude une gouttière plâtrée : l'avant-bras est mis à angle droit et dans une situation intermédiaire à la pronation et de la supination, le pouce en haut et en avant.

Après quinze ou dix-huit jours chez l'enfant, vingt à vingt-cinq jours chez l'adulte, l'appareil est enlevé d'une manière intermittente d'abord. On commence les frictions, les massages, les mouvements provoqués; l'appareil est supprimé définitivement, au bout de quelques jours et le bras reste libre.

Dans les fractures de l'olécrâne, il y a deux écueils à éviter : le cal fibreux et l'ankylose. Suivant que les chirurgiens redoutaient plus l'un ou l'autre, ils ont employé des méthodes de traitement différentes; elles se résument à trois.

*a.* La *méthode de demi-flexion* était employée de préférence par les anciens chirurgiens : elle a pour but de conserver l'utilité du membre, dans le cas où l'ankylose viendrait à se produire. Lorsque le déplacement est faible, peu marqué, elle reste sans sérieux inconvénient, mais lorsque les fragments sont très écartés, l'attitude de demi-flexion ne fait qu'exagérer le déplacement.

*b.* La *méthode de flexion légère* a été proposée par Duverney et recommandée par Desault et Boyer. Elle a tous les inconvénients sans les avantages des deux autres méthodes; elle laisse le membre dans une situation déplorable au point de vue de son fonctionnement, s'il y a ankylose, et ne permet que très faiblement le rapprochement des fragments, lorsque ceux-ci sont primitivement très écartés.

*c.* La *méthode d'extension complète* est préconisée par les Anglais. Après Haigton, Sheldow, A. Cooper en fut l'initiateur; elle est aujourd'hui encore d'application courante en Allemagne et en Angleterre. En France, malgré l'autorité de Dupuytren et de Roux, qui la défendaient avec enthousiasme, elle ne compte que peu de partisans. Depuis quelques années cependant une réaction s'est faite en sa faveur; on reconnaît que pas plus qu'une autre elle ne favorise l'ankylose, elle a l'avantage de permettre le rapprochement des fragments.

En dehors de la méthode de *flexion légère*, qui est presque universellement proscrite, chaque méthode a ses indications spéciales.

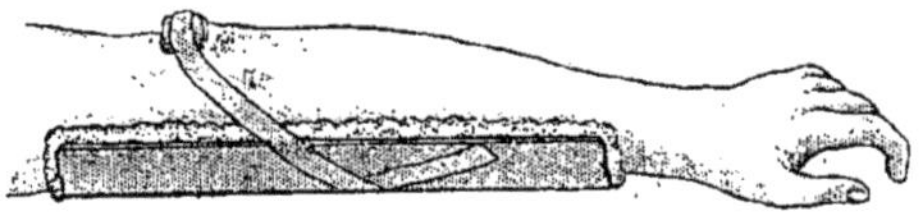

Fig. 176. — Fracture de l'olécrâne traitée en extension complète.

Lorsque, sur un sujet âgé ou rhumatisant, on a de sérieuses raisons de craindre l'ankylose, on doit mettre le membre dans la demi-flexion. Il en sera de même lorsque la violence de l'inflammation articulaire qui accompagne la fracture est telle qu'on ne puisse de bonne heure mobiliser la jointure.

Lorsqu'au contraire on n'a pas lieu de croire à l'imminence d'une ankylose, et si par ailleurs le déplacement des fragments est tel que la flexion de l'avant-bras les éloignerait considérablement, on doit avoir recours à l'extension complète. Ce sera la seule manière d'éviter un cal fibreux trop long.

Quelle que soit la position adoptée, l'appareil sera placé à la partie antérieure du membre; de la sorte, on se rend plus exactement compte de l'état des fragments. L'appareil consiste dans une attelle de gutta-percha, ou mieux dans une gouttière plâtrée.

Si le membre est dans l'extension, les fragments viennent au contact, et il n'est pas toujours besoin d'exercer une action directe sur eux, pour les rapprocher. Dans la position fléchie, ils sont écartés, et on a recours à certains moyens pour diminuer l'écartement.

Des bandes de diachylon, avec ou sans tampons d'ouate, passent sur l'olécrâne qu'elles abaissent, et viennent par leurs extrémités se fixer à la partie antérieure de l'avant-bras. Des bandes de tarlatane plâtrée rempliront encore le même but et avec plus de fixité, à condition que, pendant toute la durée de leur dessication, la réduction soit maintenue aussi parfaite que possible.

Enfin on a employé encore la griffe de Malgaigne.

Dans tous les cas, la mobilisation de l'articulation devient une préoccupation pour le chirurgien. Lorsque la fracture a été traitée par la flexion, l'appareil sera enlevé du vingt au vingt-cinquième jour et des mouvements progressifs seront journellement imprimés à l'articulation.

Après l'extension complète, il faut également mobiliser de bonne heure; on doit agir, en tous cas, avec une extrême prudence et en fixant des doigts le fragment olécrânien, afin d'éviter la rupture du cal. En même temps que par les mouvements, on réveillera par le massage et l'électricité la nutrition des muscles et l'on combattera l'atrophie du triceps.

Enfin, lorsque la consolidation de la fracture ne s'est pas opérée, et que son absence entraîne *des troubles sérieux* dans le fonctionnement du membre, une dernière ressource est offerte par la *suture des fragments*. Cette opération déjà pratiquée par Lister, Mac Cormac et d'autres chirurgiens anglais a donné entre leurs mains des résultats heureux, qui ne peuvent qu'encourager à l'avenir à en tenter à nouveau l'essai.

## V

## FRACTURES DES OS DE L'AVANT-BRAS

Ces fractures se subdivisent en *fractures des deux os* ou *fractures de l'avant-bras* proprement dites et en *fractures isolées*, soit du *cubitus*, soit du *radius*. Ces dernières, nous le verrons, comprennent elles-mêmes plusieurs variétés, suivant le siège de la lésion, qui peut porter sur la diaphyse de ces os ou au niveau de leurs extrémités.

Ces fractures sont très fréquentes, surtout au-dessous de quinze ans, et, de la combinaison des diverses statistiques de Flower et Hulke, d'Agnew et de Packard, prises à l'hôpital de Middlesex, à l'hôpital de Pensylvanie et à l'hôpital des enfants de Philadelphie, il résulte que sur un total de 11 688 fractures on n'en trouverait pas moins de 3049, soit environ 26 pour 100, intéressant les os de l'avant-bras.

Nous verrons plus loin dans quelle proportion ces os ont été respectivement lésés.

## FRACTURES DES DEUX OS DE L'AVANT-BRAS

MALGAIGNE, Traité des fractures et luxations. Paris, 1847-1855. — NÉLATON, Pathologie chirurgicale. Paris, 1844. — VOILLEMIER, art. AVANT-BRAS. *Dict. encycl. des sc. méd.* — DEMARQUAY, art. AVANT-BRAS. *Dict. de méd. et de chir. prat.* — PACKARD, art. FRACTURES. *Encyclopédie internationale de chirurgie.* — FOLLIN et DUPLAY, Traité de pathologie externe. — FLOWER, Fractures of the bones of the fore-arms. In *Holme's system of Surgery.* London, 1851. — *Bullet. Soc. Anat.*, observat. dir.

**Causes.** — Sur 100 fractures des os de l'avant bras, 27 fois environ les deux os sont rompus simultanément. Cet accident, qui est la *fracture de l'avant-bras* proprement dite est donc loin d'être rare. C'est presque toujours une cause directe qu'il faut incriminer, choc violent, coup de bâton, chute contre un corps dur. Parfois le traumatisme est plus violent encore et c'est, par exemple, une roue de charette passant sur l'avant-bras. Les fractures par cause indirecte s'observent également. C'est ainsi qu'une chute sur la paume de la main en est fréquemment l'origine. Il est probable, dans ce cas, que le radius supportant tout le choc, mais résistant à son extrémité inférieure, cède le premier et se rompt au niveau de sa diaphyse; le cubitus, que rien ne soutient plus, fléchit à son tour et se brise presque immédiatement après. Enfin on a vu cette fracture produite par la simple contraction musculaire. Malgaigne en cite un cas observé chez un aliéné de Bicêtre et Gurlt en a publié deux autres exemples.

**Variétés.** — Nous n'insisterons pas sur ces *fractures incomplètes* qu'on a observées quelquefois chez de jeunes enfants. Il s'agirait plutôt dans ces cas d'une exagération de la courbure, d'une véritable *flexion des os.*

Dans les fractures complètes, la solution de continuité peut siéger à une hauteur quelconque et on l'a observée partout; mais c'est surtout à la partie moyenne et dans la moitié inférieure qu'on la rencontre d'ordinaire. Dans cette région, les os sont, en effet, beaucoup moins protégés que dans la moitié supérieure, où ils sont recouverts par les masses musculaires de l'avant-bras.

Les deux os peuvent être brisés au même niveau ou à des hauteurs différentes. C'est alors presque toujours sur le radius que siège le trait de fracture le plus élevé. Cela tient à ce que le diamètre du radius est d'autant plus faible qu'on s'approche davantage de l'extrémité supérieure, tandis que le cubitus, au contraire, s'amincit par en bas. Les traits de fracture, plus ou moins nets, plus ou moins obliques, quelquefois dentelés ne présentent aucun caractère particulier.

Les fragments peuvent être déplacés dans tous les sens, suivant la direction de la violence primitive. Mais l'un d'entre eux, le fragment supérieur du cubitus, solidement enchassé dans la poulie humérale, ne peut se déplacer que dans le sens antéro-postérieur. Il est donc relativement fixe et les autres fragments se déplacent par rapport à lui. La déviation de ces fragments, commandée non-seulement par la direction de la violence, mais encore par l'action des muscles qui s'insèrent sur eux, peut présenter de grandes différences suivant la situation du trait de fracture.

C'est ainsi qu'on peut observer le déplacement du fragment supérieur du radius en avant et en dehors, sous l'influence du biceps qui tend à le fléchir et à le porter en supination, ou l'élévation et le chevauchement plus ou moins considérables du fragment inférieur du même radius entraîné en haut par le rond pronateur et par le long supinateur. La rotation de la partie inférieure de l'avant-bras autour de son axe, la flexion avec angle ouvert en avant, en arrière ou sur les côtés, tout a été vu ou peut se rencontrer. Mais il est un déplacement particulier qui est presque absolument constant, et qui, depuis que J.-L. Petit a appelé sur lui l'attention, est l'obstacle principal qu'on cherche à vaincre pendant le traitement. C'est la tendance qu'ont les fragments à se rapprocher l'un de l'autre en diminuant la largeur de l'espace interosseux. C'est surtout entre les fragments inférieurs que s'opère ce rapprochement, sous l'influence du muscle carré pronateur qui les entraîne directement l'un vers l'autre. Quelquefois les deux fragments inférieurs accollés viennent s'enclaver entre les deux fragments supérieurs qui s'écartent. Tous ces déplacements ne vont pas sans une déchirure plus ou moins étendue du ligament interosseux.

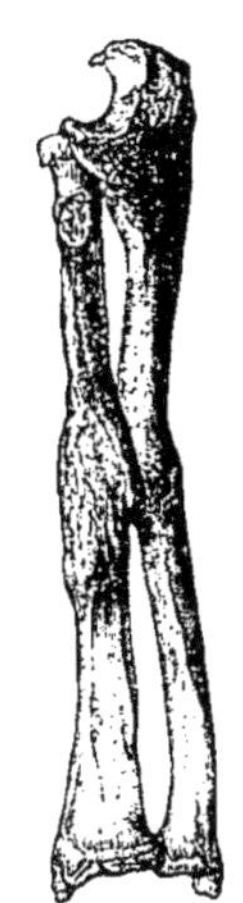

FIG. 177. — Fracture des deux os de l'avant-bras, soudure des fragments du radius avec ceux du cubitus.

Disons enfin qu'il peut y avoir des fractures multiples, comminutives, avec lésions des parties molles, et il n'y a pas de comparaison à établir entre les fractures dont nous avons parlé jusqu'ici et le broiement qui succède, par exemple, au passage sur l'avant-bras d'une voiture pesamment chargée.

**Symptômes.** — Les signes habituels des fractures, la douleur localisée, une ecchymose en général peu étendue, la mobilité anormale, la crépitation presque toujours facile à obtenir, mais qui ne doit être recherchée que quand les autres signes font défaut, suffisent dans la grande majorité des cas à affirmer le diagnostic. Quelques symptômes cependant sont particuliers à cette région. Par suite du rapprochement des fragments vers l'axe de l'avant-bras, celui-ci, perdant un peu de sa largeur, devient à peu près cylindrique. Dans quelques cas, lorsqu'il y a chevauchement, l'avant-bras peut être raccourci, mais les fibres restées intactes du ligament interosseux viennent limiter cette ascension du fragment inférieur. Les mouvements de pronation et de supination sont spontanément impossibles et si on les provoque en agissant sur la main, on peut voir s'exagérer sur l'avant-bras des saillies anormales, dans un sens ou dans l'autre, suivant les mouvements de rotation qu'on imprime à la main. Enfin si le gonflement n'est pas trop considérable, un ressaut plus ou moins brusque, une solution de continuité plus ou moins nette peut être directement constatée en suivant l'os avec le doigt.

**Pronostic.** — En général bénin, le pronostic des fractures de l'avant-bras peut être aggravé par diverses complications, en dehors, bien entendu, des complications septiques qui peuvent survenir, ici comme ailleurs, dans les fractures ouvertes. Les pseudarthroses portant soit sur un os, soit sur les deux, ont été observées plusieurs fois et les cals vicieux ne sont pas très rares. Dans certains cas, un cal volumineux limitera la pronation; parfois il pourra y avoir soudure complète des fragments du cubitus avec ceux du radius à travers l'espace interosseux. Les mouvements de pronation et de supination sont alors complètement abolis. D'après Ramonet, ce dernier mouvement pourrait être limité ou même supprimé par le retrait du ligament interosseux pendant une immobilisation un peu prolongée en demi-pronation.

Enfin dans ces fractures, plus souvent que partout ailleurs, on a pu voir, à la suite de l'application d'appareils défectueux, survenir la gangrène du membre.

Mais tous ces malheurs sont, en somme, exceptionnels et le plus ordinairement, on voit la fracture se consolider sans encombre en trente ou trente-cinq jours.

**Traitement.** — La réduction se fait, en général, sans difficulté. Pendant qu'un aide, tenant le coude en demi-flexion, pratique la contre-extension, le chirurgien, saisissant le poignet ou la main du blessé, exerce une traction douce et régulière, en exécutant, s'il le faut, de petits mouvements de rotation et repoussant avec la main restée libre les fragments en saillie. Il faut surtout veiller à la reconstitution normale de l'espace interosseux qui doit être, autant que possible, obtenue. C'est la condition nécessaire d'une bonne coaptation.

On a longuement discuté sur la position à donner au membre. Le coude doit être dans la demi-flexion, tout le monde est d'accord sur ce point. Mais faut-il mettre l'avant-bras en demi-pronation ou en supination? C'est ici que les divergences commencent. Certains chirurgiens recommandent la supination, parce que l'espace interosseux acquiert ainsi sa plus grande largeur, et les chances de soudure des deux os sont moins considérables. Dans certains cas, lorsque le radius, par exemple, est fracturé assez haut et porté en supination par l'action du biceps, peut-être serait-il, en effet, préférable de mettre l'avant-bras en supination, au moins pendant les premiers jours. Mais la supination est passible de fortes objections : d'abord elle est intolérable et si, par malheur, il s'établit une soudure entre les deux os, l'avant-bras reste alors immobilisé, dans une position telle, qu'il peut à peine servir. Aussi est-il préférable de placer l'avant-bras en demi-pronation, *le pouce en l'air*. C'est la position la plus simple, la plus naturelle, la moins fatigante, et l'espace interosseux est suffisamment large pour qu'on ait toutes les chances d'éviter un cal vicieux, qui serait, en tous cas, moins préjudiciable au malade que s'il survenait dans la supination complète. Ramonet, pour éviter la rétraction problématique de la membrane interosseuse, recommande, au bout de quinze jours d'application, d'enlever l'appareil et de faire exécuter à l'avant-bras de légers mouvements de supination. N'est-ce pas courir, sans nécessité, au devant d'une pseudarthrose?

Quant à la pronation complète, elle est presque aussi insupportable que la supination, et a le défaut capital de supprimer l'espace interosseux. Personne ne songe à la recommander.

Pendant longtemps, on se servit, pour le traitement de cette fracture, de l'appareil de J.-L. Petit, modifié par Duverney et par nombre de chirurgiens, mais reposant toujours sur le même principe. Des compresses graduées en nombre suffisant sont appliquées sur l'avant-bras, en avant et en arrière, au niveau de l'espace interosseux. Deux attelles, l'une antérieure, l'autre postérieure, viennent presser sur les compresses et les enfoncer, en déprimant les parties molles, dans l'espace interosseux qu'elles maintiennent béant en écartant les os. Une bande roulée ou des bandelettes de diachylon fixent cet appareil en place.

Cet appareil a de graves inconvénients : il se desserre, il se déplace, et exige une surveillance constante. En outre, et c'est là le fait le plus grave, la compression exercée sur la face de l'avant-bras a quelquefois suffi pour arrêter le cours du sang dans les artères radiale et cubitale aplaties sur les os profonds. Une gangrène plus ou moins étendue en a été la conséquence.

Aujourd'hui, le plâtre a détrôné cet appareil. La coaptation étant obtenue, le bras mis à angle droit et l'avant-bras mis en demi-pronation, on appliquera sur le membre une demi-gouttière plâtrée. Mais il est nécessaire de la faire remonter jusqu'au tiers inférieur du bras, car le coude doit rester immobile, sous peine de voir les fragments coaptés se déplacer de nouveau sous l'influence de la contraction musculaire. La gouttière descendra de même jusqu'au niveau de la base des doigts. Leurs mouvements, tout en permettant d'éviter les raideurs articulaires par immobilisation prolongée, seront cependant assez faibles pour ne compromettre en rien la formation du cal.

## FRACTURES DU CUBITUS

Moins fréquentes que les fractures des deux os et surtout que celles du radius, les fractures du cubitus n'entrent guère que pour 13 pour 100 dans l'ensemble des fractures des os de l'avant-bras. Tel est le chiffre que l'on obtient en examinant la statistique des 11 688 cas, dont nous avons déjà parlé.

Il est nécessaire d'étudier successivement à propos de cet os, les *fractures de l'olécrâne* et celles de l'*apophyse coronoïde*, et les fractures de la *diaphyse du cubitus*. Les fractures de l'extrémité inférieure, qui consistent généralement en un *arrachement de l'apophyse styloïde*, sont presque toujours consécutives à la fracture de l'extrémité inférieure du radius et ne peuvent en être séparées. Il nous sera permis de ne point consacrer un chapitre spécial aux fractures isolées de cette saillie osseuse qui existent cependant quelquefois, ainsi que Macleod en a observé un exemple chez un malade qui, en donnant un coup de poing, s'était brisé cette apophyse. Quant aux *fractures de l'olécrâne* et de l'*apophyse coronoïde*, nous les avons déjà décrites avec les fractures du coude.

Fractures du corps du cubitus. — La situation de cet os placé, sur toute son étendue, presque immédiatement sous la peau, l'expose aux violences directes, causes presque constantes de sa rupture. C'est ainsi qu'il n'est pas rare de la voir survenir après une chute, lorsque la partie interne de l'avant-bras aura porté sur un corps dur, l'arête d'un trottoir, par exemple. Très exceptionnellement, et Bellamy et Voisin en rapportent chacun un cas, on a vu cet os se rompre après une chute sur la paume de la main. Enfin Labatt parle d'une jeune fille qui, en tordant du linge, s'était brisé le cubitus. Il s'agissait, dans ce cas, d'une fracture par simple contraction musculaire.

La fracture siège le plus souvent sur le tiers inférieur de l'os, moins épais et moins résistant que dans les deux tiers supérieurs. Il peut cependant se briser dans tous les points de sa hauteur.

Le trait de fracture, en général assez net, est transversal, ou plus ou moins oblique. Cependant, on a plusieurs fois observé des fractures incomplètes.

Il est tout à fait rare de trouver de l'engrènement des fragments, et absolument exceptionnel de les voir chevaucher l'un sur l'autre, à cause de l'intégrité du radius qui s'oppose au raccourcissement de l'avant-bras.

Le fragment supérieur étant invariablement fixé dans sa position par les ligaments de l'articulation du coude, ne peut se déplacer qu'en avant ou en arrière, sous l'influence soit de la cause vulnérante, soit de l'action du triceps ou du brachial antérieur. Le déplacement transversal s'effectue uniquement par la déviation du fragment inférieur attiré par le carré pronateur vers l'espace interosseux qu'il comble plus ou moins. Mais parfois le fragment supérieur, taillé en biseau aux dépens de sa face interne, s'oppose à la déviation du fragment inférieur qui vient alors buter sur lui.

La fracture du cubitus, en raison de la proximité de la peau, est souvent compliquée de l'ouverture du foyer.

On observe aussi assez fréquemment une luxation de la tête du radius en avant ou en dehors. Le mécanisme en est des plus simples. Le cubitus étant fracturé, le radius est le seul intermédiaire solide entre la main et l'humérus. Que le malade, inconscient de sa fracture, vienne à s'appuyer sur ses mains, pour se relever, par exemple, s'il a fait une chute, la pression exercée par le radius sur l'épicondyle sera suffisante pour produire la luxation.

**Symptômes et pronostic.** — A moins de gonflement extraordinaire, cette fracture est, en général, des plus aisées à reconnaître. La douleur, la crépitation, la mobilité anormale sont des indices suffisants. Pour préciser ces symptômes, il faut saisir le cubitus au-dessus et au-dessous du point supposé rompu, et opérer, avec autant de douceur que possible, des mouvements en sens inverse. Un autre procédé, excellent en ce sens qu'il est moins brutal et expose moins à produire un déplacement, consiste à saisir à pleine main, paume à paume, la main malade et à lui imprimer de légers mouvements de pronation et de supination, pendant que la main restée libre immobilise la partie supérieure de l'avant-bras. Il est alors presque toujours facile de constater soit une douleur bien localisée, soit un peu de crépitation ou de mobilité anormale suffisantes pour préciser le siège et la nature de la lésion.

En vingt-cinq ou trente jours, la fracture se consolide, en général sans incidents, et le pronostic est sans gravité.

Cependant, quelquefois un cal trop volumineux ou irrégulier peut limiter les mouvements ou provoquer de la douleur.

Une pseudarthrose peut aussi s'observer, et le traitement ultérieur qu'elle nécessite ne parvient pas toujours à en triompher.

**Traitement.** — L'indication à remplir est ici la même que dans les fractures des deux os de l'avant-bras. Il faut que l'espace interosseux reste libre, et l'on doit, s'il est nécessaire, comprimer fortement et malgré la douleur les masses musculaires, pour insinuer ses doigts entre les deux os et repousser le fragment inférieur du cubitus dans l'axe du fragment supérieur. L'avant-bras sera placé en demi-pronation. L'appareil de J.-L. Petit composé de deux attelles, une antérieure, l'autre postérieure, peut alors être appliqué. Mais, comme dans les fractures des deux os, et pour les mêmes raisons, nous lui préférons une demi-gouttière qui, remontant jusqu'au tiers inférieur du bras pour immobiliser le coude, s'étend d'autre part jusqu'aux articulations métacarpo-phalangiennes, en laissant exécuter aux doigts de légers mouvements.

Avec l'appareil plâtré, l'avant-bras peut être soutenu par une écharpe ordinaire, mais avec l'appareil à attelles, il est préférable de ne faire porter l'écharpe qu'au niveau du poignet, afin que la pression ne repousse pas le cubitus vers l'espace interosseux.

Il va sans dire que s'il y a une luxation de la tête du radius, on la réduira sans retard.

## FRACTURES DU RADIUS

De tous les os du corps humain, le radius est celui qui se rompt le plus fréquemment. Il fournirait à lui seul environ 15 pour 100 du nombre total des fractures et par rapport aux fractures des os de l'avant-bras considérées isolément, le chiffre ne serait pas inférieur à 59 pour 100. Cette énorme proportion est due à la très grande fréquence des fractures de l'extrémité inférieure qui, seules, entrent pour les 9/10 environ dans le chiffre total des fractures du radius.

C'est sur ces *fractures de l'extrémité inférieure* que nous insisterons surtout, passant rapidement sur les *fractures de la diaphyse*. Nous avons déjà étudié, avec les fractures du coude, les *fractures de l'extrémité supérieure*. Nous n'y reviendrons pas.

Fractures du corps du radius. — Entrer dans tous les détails à propos de cet accident serait répéter presque mot pour mot ce que nous avons dit à propos des fractures du corps du cubitus. L'anatomie pathologique seule présente de réelles différences.

La cause en est presque toujours directe, mais on les voit rarement succéder à une chute. En effet, si le malade tombe sur la paume de la main, c'est, à de très rares exceptions près la partie inférieure de l'os qui se fracture. Des cas ont cependant été observés, dans lesquels, l'extrémité carpienne ayant résisté la rupture s'est faite plus haut, et jusque dans le tiers supérieur. Si au contraire c'est l'avant-bras qui porte, c'est, en ce cas, presque toujours le cubitus qui reçoit le premier choc et qui cède. Le radius peut céder aussi, mais alors les deux os sont rompus. Aussi la fracture isolée du radius par ce mécanisme est-elle chose rare. Dans le choc direct par coup de bâton, coup de poing, il n'en est pas de même. Enfin Malgaigne et O'Brien ont rapporté chacun un cas de fracture pendant un violent effort, par contraction musculaire.

**Variétés et déplacement.** — La fracture peut siéger sur toute la hauteur de l'os, puisque la violence peut évidemment porter en un point quelconque. Packard attribue une grande importance à la situation du trait de fracture par rapport à l'insertion du rond pronateur. Les symptômes et le déplacement pourront être, en effet, fort différents suivant que la rupture siègera au-dessus ou au-dessous de l'insertion radiale de ce muscle. Si la solution de continuité se trouve au-dessus, c'est-à-dire entre l'insertion du rond pronateur et celle du biceps, le fragment supérieur sera fléchi par le biceps et entraîné en supination par ce muscle, aidé du court supinateur. Le fragment inférieur, au contraire, sera entraîné en dedans par le carré et le rond pronateurs, et en haut, par ce dernier muscle et par le long supinateur. Que la fracture siège au-dessous du rond pronateur, et les choses seront tout autres. Ce muscle, antagoniste du biceps et du court supinateur, maintiendra le fragment supérieur dans une position à peu près normale, tandis que le fragment inférieur, toujours attiré par le carré pronateur vers l'espace interosseux et le bord externe du cubitus, n'aura que peu de tendance à remonter sous l'action du long supinateur. Dans ce cas, beaucoup plus favorable, le déplacement sera, en somme, presque nul, et le contact des extrémités fragmentaires facile à rétablir. Cependant, si l'on n'y prend garde le déplacement peut devenir permanent, ainsi que le montre la figure ci-contre.

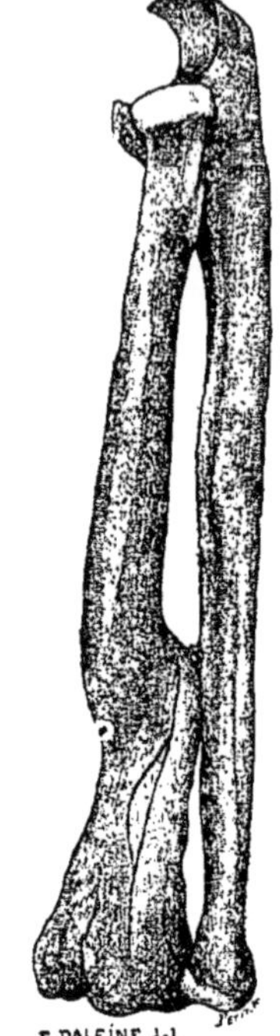

Fig. 173. — Fracture du radius. Soudure du fragment inférieur au cubitus.

Les *symptômes* sont à peu près semblables à ceux de la fracture du cubitus et doivent être recherchés de la même manière, en faisant décrire à la main malade et au fragment y attenant de légers mouvements de pronation et de supination. Quelques signes un peu particuliers pourront ici servir à éclairer le diagnostic. L'avant-bras pourra être très légèrement raccourci, — signe fort infidèle à cause des erreurs matérielles que l'on commet fatalement dans la recherche d'aussi faibles différences de longueur entre les deux avant-bras; — plus souvent on constatera l'élévation de l'apophyse styloïde du radius, remontée au même niveau que celle du cubitus. Un signe précieux et absolument particulier à cette fracture est celui qu'on obtient en étudiant avec un doigt placé sur la tête radiale, au-dessous de l'épicondyle, la persistance ou la suppression du mouvement de rotation de la cupule sous l'influence de la pronation et de la supination de la main. Mais il faut aussi se garder d'une cause d'erreur d'ailleurs facile à apprécier, et éviter de prendre pour une crépitation véritable la fausse crépitation qu'on obtient parfois dans cette manœuvre, et qui tient au frottement des surfaces plus ou moins rugueuses de la cupule radiale et de l'épicondyle.

En général tout se termine bien; mais il faut cependant compter avec la gêne, la difficulté, parfois même l'impossibilité des mouvements de pronation et de supination, qui peuvent survenir à la suite de quelque cal vicieux.

**Traitement.** — Une gouttière plâtrée bien faite est encore préférable ici, à notre avis, à tous les appareils avec attelles, compresses graduées, matelas et tampons de tout genre. Disons seulement que si, par suite de la disparition du gonflement, au bout de quelques jours, la gouttière vient à jouer et à ne plus s'appliquer exactement sur le membre, il ne faut pas hésiter à la remplacer par une autre. La seule difficulté consiste ici dans la position à donner au membre. Lorsque la fracture siège au-dessus de l'insertion du rond pronateur et que le fragment supérieur vient naturellement se placer en supination, il est évident que la meilleure position à donner à l'avant-bras pour placer le fragment inférieur dans le prolongement du fragment supérieur est la supination. Mais on sait que cette position devient rapidement intolérable. Aussi vaut-il mieux employer la demi-pronation. Mais dans ce cas, on fera bien d'adjoindre à une bonne gouttière plâtrée antérieure allant de la base des doigts au tiers inférieur du bras, afin d'immobiliser complètement le coude, une attelle postérieure bien matelassée destinée à maintenir en place le fragment supérieur et à déprimer en même temps l'espace interosseux pour écarter les deux os l'un de l'autre.

Quand le trait de fracture coupe l'os au-dessous de l'insertion du rond pronateur, c'est-à-dire dans sa moitié inférieure à peu près, la demi-pronation pure et simple est parfaitement suffisante.

Ainsi traitées, ces fractures se consolident généralement sans incident en vingt-cinq ou trente jours.

## FRACTURES DE L'EXTRÉMITÉ INFÉRIEURE DU RADIUS

*Mêmes indications que pour fractures de l'avant-bras.* — Pouteau, Œuvres posthumes. Paris, 1783, t. II. — Goyrand, Mém. sur fract. ext. inf. rad. *Gaz. méd.*, 13 octobre 1832 et 9 avril 1836. — Malgaigne, Mémoire sur les luxations des poignets. *Gaz. méd.*, oct. nov. 1832. — Dupuytren, Leçons orales de clinique chirurgicale. Paris, 1833. — Voillemier, Th. Paris, 1842. — Nélaton, Path. chirurg. Paris, 1844. — Smith, Treatise on fractures in the vicinity of joints, 1847. — O. Lecomte, Rech. nouv. sur les fract. indir. de l'ext. inf. du rad. Th. Paris, 1860. — Trélat, Jour. de méd. et de chir. prat., 1877. Thèse de Schmidt, 1878. — Lucas, On Colle's fracture. *Guy's Hosp. Rep.*, Lond., 1883, XLIII, p. 375-392. — Falhrson, Zur Ætiologie der indirekten Frakturen des Radiusschaftes. *Centralbl. f. Chir.*, Leipzig, 1885, XII, 913. — Power, A neglected point in the pathology of Colle's fract. *Tr. Path. Soc.* Lond., 1887, XXXVIII, 250. — Klein, Ueber die Behandlung der typischen. Radiusfractur. Bonn, 1887.

Il est étrange que ces fractures, d'observation journalière, les plus fréquentes de toutes, si l'on en croit les statistiques, aient si longtemps passé inaperçues. Il faut en venir en effet jusqu'à la seconde motié du XVIIIe siècle, jusqu'à Pouteau, pour voir parler pour la première fois de ces fractures « généralement prises pour des entorses, des luxations incomplètes ou des disjonctions entre le cubitus et le radius. » Desault les connaissait aussi, mais après lui le silence se fit en France et ne fut rompu que par Dupuytren. Cependant en 1814, Colles, à Dublin, en donnait le premier une description claire, mais son travail, inconnu en France, oublié même en Angleterre, n'attira l'attention qu'en 1847 lorsque Smith procéda à son exhumation. Aussi le nom de *fracture de Colles* est-il adopté maintenant par les Anglo-Saxons d'Outre-Manche et d'Outre-Océan. Dupuytren, dans ses cliniques (1820-1834). Goyrand (d'Aix) dans deux mémoires (1832 et 1836), Diday, Voillemier, Smith, Malgaigne, Nélaton, Lecomte ont depuis lors poussé très loin l'étude clinique, critique, anatomo-pathologique et expérimentale de cette question, aussi bien connue aujourd'hui qu'elle l'était mal il y a un siècle à peine.

**Causes. Mécanisme.** — C'est une chute sur la paume de la main qui, dans l'immense majorité des cas, produit la fracture. L'influence de cette cause est tellement prépondérante, la fracture qui en résulte est si nette, si bien limitée, si typique qu'il serait presque permis de ne pas tenir compte des autres accidents dans lesquels elle se produit. Cependant, dans quelques rares exceptions, on a pu observer cette fracture dans d'autres circonstances, telles que chute sur le dos de la main ou extension forcée de la main sur l'avant-bras. Chose remarquable, ces fractures sont beaucoup moins fréquentes chez les enfants que chez les adultes, bien que, chez les premiers les chutes soient infiniment plus communes. Il faut sans doute invoquer en faveur de cette immunité relative, le poids plus faible des enfants et la longueur moins considérable des bras de levier constitués par l'avant-bras et par la main.

Des discussions sans nombre ont eu lieu sur le mécanisme intime de ces fractures. La théorie de Pouteau ne compte plus aujourd'hui. Il pensait que la contraction subite des muscles pronateurs et supinateurs, celle du carré pronateur en particulier, avait pour effet de redresser la courbe que forme le radius en s'appuyant sur le cubitus par ses deux extrémités et de le briser au niveau de sa partie inférieure. Une telle idée ne saurait résister à l'analyse. Il n'en est pas de même de deux autres théories, qui, basées sur la clinique et l'expérimentation, rendent parfaitement compte des phénomènes observés. L'une et l'autre semblent, il est vrai, un peu trop exclusives, mais il est facile de les concilier, et c'est certainement ainsi qu'on peut se faire l'idée la plus fidèle du mécanisme de la lésion qui nous occupe.

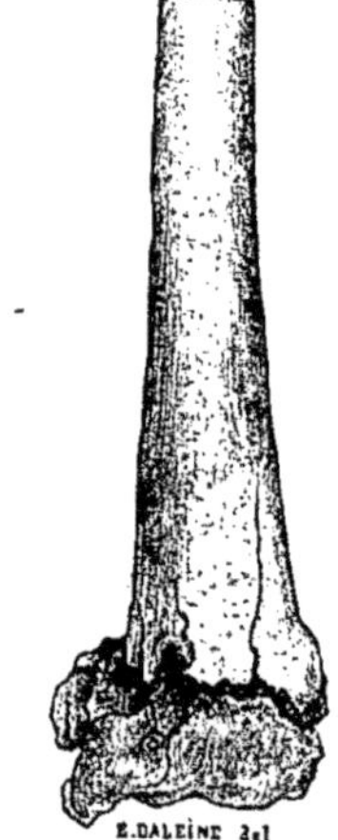


Fig. 179. — Fracture du radius par pénétration.

Dans la première théorie, la fracture serait due à la transmission directe du choc à l'extrémité inférieure du radius. C'est là un fait que l'étude de l'anatomie normale de l'articulation du poignet permet facilement de comprendre. La facette articulaire du radius s'appuie, en effet, directement sur les facettes correspondantes du scaphoïde et du sémilunaire qui forment le point le plus saillant du condyle carpien. La facette du pyramidal est, au contraire, légèrement oblique, fuyante, et est séparée de l'extrémité inférieure du cubitus par toute l'épaisseur du ligament triangulaire qui forme entre les deux comme une sorte de tampon. Dans une chute sur la paume de la main, la résistance du sol est transmise directement au carpe. Le cubitus, à cause de la disposition particulière de son articulation inférieure, entrera à peine en contact avec le pyramidal, sur la face inclinée duquel il tendra plutôt à glisser, en distendant le ligament triangulaire dont la résistance sera parfois suffisante pour arracher l'apophyse styloïde du cubitus, en la brisant au niveau de sa base. Le radius, au contraire, directement en contact avec la convexité du condyle scapho-lunaire, recevra seul le poids du corps. Pour peu que la chute soit violente, cette extrémité osseuse, composée de tissu spongieux, sera pour ainsi dire écrasée et cèdera au point le moins résistant, le moins épais, à la jonction des aréoles spongieuses avec le tissu compact. Nélaton par de nombreuses expériences cadavériques a vu qu'il en était ainsi. En frappant violemment avec un corps pesant sur l'extrémité supérieure de l'avant-bras, après avoir scié l'olécrâne et placé verticalement le membre, dont la main, coudée à angle droit reposait à plat sur une table, il a reproduit maintes fois la fracture de l'extrémité inférieure du radius. Voillemier avait déjà vu qu'il s'agissait non d'un simple chevauchement des fragments, ainsi que le croyait Goyrand, mais d'une véritable pénétration du fragment supérieur, compact, dans le fragment inférieur spongieux. La pénétration, ainsi que nous aurons l'occasion d'y revenir, se fait en général à la partie antérieure du fragment, la pression au moment du choc s'exerçant surtout le long du bord postérieur de la facette articulaire du radius et au niveau de son extrémité externe. Dans ces conditions, le fragment inférieur tend à basculer en arrière, sa partie postérieure s'éloigne de l'axe de l'os, et le fragment supérieur, solide, qui représente à peu près cet axe s'enfonce dans le tissu spongieux de la tranche antérieure du fragment inférieur.

Telle est la théorie qui a joui pendant un certain temps de la faveur universelle. Cependant divers chirurgiens, Bouchet, en 1834, Bonnet, Voillemier lui-même, avaient vu que dans certains cas la fracture ne pouvait être rapportée qu'à une extension forcée. Aussi Malgaigne émit-il l'idée que dans un certain nombre de faits, après une chute sur la paume de la main, la lésion qui se produit est une véritable fracture par arrachement, sous l'action des ligaments antérieurs du poignet. Lecomte se fit le champion de cette idée et, cédant à l'exagération contraire, voulut que toutes les fractures de l'extrémité inférieure du radius fussent des fractures par arrachement.

Jamais, dit-il, dans la chute sur la paume de la main, la première rangée des os du corps ne porte sur le sol. Ce sont les éminences thénar et hypothénar, quelquefois la deuxième rangée du carpe, qui supportent le choc. Il est donc impossible, dans ces conditions, que la violence soit directement transmise à la facette radiale. Mais l'extension de la main sur l'avant-bras tend à s'exagérer, le ligament radio-carpien antérieur, violenté, se distend de plus en plus, et, ne pouvant ni se rompre, ni s'allonger, arrache l'extrémité inférieure du radius, en produisant une fracture au niveau de son insertion.

Il est certain que les choses se passent souvent ainsi, et si l'on vient à répéter l'expérience de Nélaton, après avoir sectionné le ligament antérieur, on n'obtient pas la même fracture. Mais il est bien évident que sur le vivant, dans la chute sur la paume de la main, il y a presque toujours, sinon toujours, combinaison intime des deux mécanismes. Avec la théorie exclusive de l'arrachement on ne saurait comprendre comment se produit la pénétration des fragments. D'ailleurs les fractures par chute sur le dos de la main ne peuvent se produire par ce mécanisme, le ligament radio-carpien postérieur étant moins résistant et incapable de déterminer l'arrachement. Il faut donc invoquer dans ces cas, la seule transmission du choc, qui, si elle suffit dans une chute sur le dos de la main, doit suffire parfois dans une chute sur la paume. D'autre part, avec la théorie exclusive de la simple transmission du choc, on ne saurait expliquer la régularité de ces fractures presque toujours semblables à elles-mêmes, car les désordres consécutifs à l'écrasement de l'extrémité radiale devraient varier en raison directe de la violence du choc.

Il semble donc qu'il y ait le plus souvent association de ces deux mécanismes, et que l'on soit autorisé à dire, en manière de conclusion générale : la fracture de l'extrémité inférieure du radius commence par arrachement et se termine par pénétration.

**Variétés et déplacement.** — Avant les travaux de Voillemier, on pensait que le trait de fracture était en général oblique de haut en bas et d'arrière en avant. Aussi attribuait-on la plupart des symptômes, déformation, raccourcissement, au chevauchement des fragments. Voillemier a démontré que le trait de fracture est presque toujours transversal, rarement oblique en bas et en avant, plus rarement encore en bas et en arrière. Il siège presque toujours très près de l'articulation à 1 centimètre, 1 centimètre 1/2, 2 centimètres au plus ; il correspond à peu près au point d'insertion du ligament radio-carpien antérieur, qui n'est pas elle-même très bien limitée, ce ligament se confondant avec le périoste sur une certaine étendue. Très souvent il y a pénétration du fragment supérieur dans le fragment inférieur. et l'on peut, suivant la direction

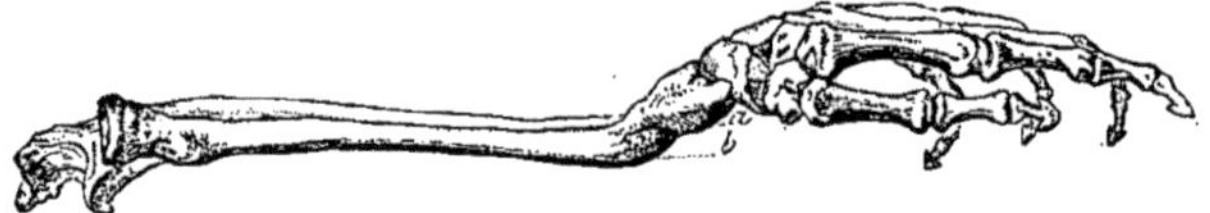

Fig. 180. — Fracture de l'extrémité inférieure du radius.
Les rapports des fragments *a* et *b* expliquent bien la position de la main en dos de fourchette.

de la violence au moment de la chute, observer quelques variétés dans le mode de pénétration. Dans le cas le plus ordinaire, le fragment inférieur est plus ou moins dévié vers la face dorsale et forme avec le corps de l'os un angle à sinus postérieur. Le fragment supérieur, compact, s'enfonce dans le tissu spongieux qu'il traverse en diagonale en se dirigeant vers le bord antérieur de la facette articulaire radiale. Celui-ci, par suite du mouvement de bascule du fragment inférieur tout entier, se trouve en effet à peu près dans le prolongement de la face postérieure de la diaphyse du radius. Quelquefois le fragment inférieur glisse légèrement en se portant en arrière, de sorte que l'extrémité du fragment diaphysaire se trouve en avant sur un plan plus antérieur, et qu'il y a une sorte de pénétration de la face antérieure du fragment carpien dans le canal médullaire ; mais, le plus souvent, au dire de Nélaton, le fragment supérieur pénètre seul, et sur la face palmaire, les deux lèvres de la fracture restent en contact.

Dans quelques cas beaucoup plus rares, le fragment inférieur bascule, au contraire, en avant et c'est aussi en avant que se fait la pénétration du fragment supérieur.

Parfois il y a une véritable fracture par divulsion. Le fragment supérieur, entrant comme un coin dans le fragment inférieur, le fait éclater. La surface articulaire peut être ainsi divisée en plusieurs pièces inégales. Cette lésion survie, vraisemblablement à la suite d'un choc violent transmis au radius, dans la direction même de son axe.

L'ascension du fragment inférieur détermine quelques modifications au niveau de l'articulation radio-carpienne. A l'état normal, l'interligne articulaire est légèrement oblique en bas et en dehors, le radius descendant un peu plus bas que le cubitus. Après la fracture, l'interligne devient à peu près horizontal, l'apophyse styloïde du radius est remontée, et comme le ligament externe de l'articulation radio-carpienne est en général intact, la main est entraînée à sa suite et plus ou moins déviée en dehors.

L'articulation radio-cubitale inférieure est aussi plus ou moins disjointe. Assez souvent la traction exercée par le fragment inférieur du radius sur le ligament triangulaire au moment de son ascension est assez violente pour le déchirer en partie et même, lorsque le ligament résiste, ce qui est le cas ordinaire, pour arracher l'apophyse styloïde du cubitus en la fracturant au niveau de sa base.

Trélat pense que la déformation est variable suivant l'âge du blessé. Pour lui, chez les vieillards la fracture a lieu tout à fait à l'extrémité inférieure de l'os, les fragments se pénètrent et il n'y a pas de déformation. Chez les jeunes sujets, le trait de fracture passe près de l'union de la diaphyse avec l'épiphyse et la déformation classique est presque constante. Chez la femme (Schmidt) la déformation serait plus rare que chez l'homme.

**Symptômes.** — Lorsque la fracture de l'extrémité inférieure du radius se présente avec ses caractères les plus nets qui sont d'ailleurs les plus ordinaires, elle peut être reconnue à distance; c'est dire que la déformation qui s'attache à cette lésion est absolument typique. Velpeau lui a donné le nom déformation en « *dos de fourchette* » et l'on ne pouvait trouver comparaison meilleure. La main tout entière se trouve reportée sur un plan un peu postérieur au plan de l'avant-bras, mais qui lui reste cependant à peu près parallèle. Les faces dorsale et palmaire de la main ne sont donc plus dans le prolongement des faces correspondantes de l'avant-bras, mais en sont séparées par un plan incliné concave du côté dorsal et convexe du côté palmaire. Le squelette de ce plan incliné est constitué par l'extrémité inférieure du radius fracturée et déviée du côté dorsal.

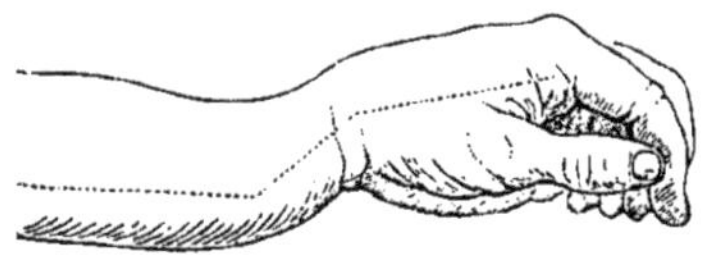

Fig. 181. — Déformation du dos de fourchette, dans la fracture de l'extrémité inférieure du radius.

La main est aussi plus ou moins inclinée du côté externe. Dans certains cas, il y a un déplacement en masse, plus souvent une simple déviation angulaire. On peut parfois sentir à 1 ou 2 centimètres au-dessus de l'articulation, sur le côté externe, le sommet de l'angle formé par les fragments. Le déplacement de la main vers le bord radial exagère sensiblement la saillie normale du cubitus au poignet. Cette saillie peut devenir énorme, presque choquante à l'œil, et on sent au-dessus d'elle une dépression plus ou moins marquée, qui s'accentue lorsque l'apophyse styloïde a été fracturée.

Telle est la déformation ordinaire et caractéristique. Mais il ne faut pas s'attendre à toujours la rencontrer. Dans les cas exceptionnels où le fragment inférieur bascule en avant, elle ne saurait évidemment exister. Dans les cas plus nombreux où il y a pénétration totale du fragment supérieur sans mouvement de bascule du fragment carpien, elle n'existe pas non plus. Ces cas sont surtout fréquents chez les femmes, les enfants et les vieillards, chez tous ceux enfin dont l'extrémité inférieure du radius, friable ou peu solide se laisse facilement pénétrer en masse ou se déplace peu, la violence qui a produit la fracture pouvant être relativement très légère. Aussi est-ce chez les hommes de vingt à quarante ans que la déformation atteint son maximum de fréquence. On la rencontrerait alors 95 fois sur 100.

La pointe de l'apophyse styloïde du radius, qui normalement descend à un centimètre plus bas que celle du cubitus, se trouve remontée à peu près au même niveau par suite de l'ascension du fragment inférieur. Tillaux attache une grande valeur diagnostique à l'exagération des plis de la région palmaire du poignet.

Tels sont en général, les seuls signes physiques, la mobilité anormale et la crépitation n'existant que très rarement à cause de l'engrènement des fragments. Il faut d'ailleurs se garder de les rechercher avec insistance.

Quand ces divers symptômes font défaut, ce n'est ni sur le gonflement, ni sur l'ecchymose, ni sur les troubles fonctionnels de la main dont les mouvements peuvent être conservés qu'il faut s'appuyer pour reconnaître la fracture : c'est sur les caractères de la douleur. Quand il y a fracture, en effet, elle est parfaitement localisée à une ligne presque transversale située à 10 ou 15 millimètres au-dessus de l'interligne articulaire.

**Diagnostic.** — Le diagnostic de cette fracture n'offre en général aucune difficulté. Il n'y a pas d'hésitation possible quand on constate la déformation classique. Quand celle-ci n'existe pas, on ne pourrait confondre cet accident qu'avec une entorse du poignet. Mais ici, les mouvements de l'articulation radio-carpienne sont moins faciles et surtout la douleur, bien que très intense, est vague, diffuse, mal limitée, au lieu d'être nette, précise et parfaitement localisée comme dans la fracture.

On ne confondra pas non plus cette fracture avec une luxation du poignet. La saillie arrondie du condyle carpien, l'intégrité de la face restée libre des os de l'avant-bras, la persistance dans les rapports de hauteur des deux apophyses styloïdes, la réduction brusque, sont des signes assez nets pour reconnaître la luxation. Il suffit d'y penser. Enfin l'interrogatoire le plus superficiel, permettra de distinguer, d'une fracture récente une fracture ancienne, consolidée avec persistance de la déformation.

**Pronostic.** — Le pronostic est presque toujours sans gravité et en dix-huit ou vingt jours chez les jeunes sujets, vingt-cinq à trente jours chez les adultes, la fracture se consolide. Mais encore faut-il qu'elle soit bien traitée et surtout bien réduite, sous peine de voir persister la déformation avec tous ses caractères. On observe aussi assez souvent un gonflement qui siège au niveau des gaînes des fléchisseurs, à la partie inférieure de l'avant-bras, et qui ne se dissipe qu'avec le temps. Très exceptionnellement on a vu une névrite du nerf médian, avec paralysie et troubles trophiques, survenir à la suite de l'irritation de ce tronc nerveux par la saillie exagérée du fragment supérieur.

Mais une des conséquences les plus fréquentes et les plus fâcheuses de ces fractures, consiste dans les raideurs articulaires, qui persistent parfois indéfiniment au niveau du poignet, et peuvent même s'accompagner, surtout chez les sujets âgés, chez les vieux rhumatisants, de rétractions fibreuses et tendineuses, qui peuvent compromettre et même abolir complètement les fonctions de la main.

**Traitement.** — Il faut avant tout réduire la fracture et la bien réduire, de crainte de voir persister la déformation. Toute la manœuvre consiste à repousser, en avant et en dedans le fragment inférieur, qui est, dans le cas ordinaire, porté en arrière et en dehors. Les aides pratiquant l'extension et la contre-extension sont presque toujours inutiles, et le chirurgien suffit seul à la besogne. Pendant que d'une main il tire sur le poignet en déviant la main malade vers le bord cubital, il exerce avec le pouce de l'autre main une pression directe sur le fragment inférieur qu'il repousse en avant, tandis que les autres doigts maintiennent le fragment supérieur en appuyant sur sa face palmaire. La réduction est en général très facile, mais fort douloureuse pour le patient. Si le chirurgien ne pouvait l'obtenir ainsi, il confierait le poignet à un aide, et, embrassant à deux mains l'extrémité inférieure de l'avant-bras, appuierait avec ses deux pouces sur la face dorsale du fragment déplacé.

La réduction obtenue, il faut la maintenir. Nous ne décrirons point tous les appareils imaginés dans ce but. Celui de Nélaton est, au moins en France, le seul qui ait survécu et c'est lui qu'il faut employer quand on n'a pas de plâtre sous la main. Sur la face dorsale du carpe et sur le fragment inférieur du radius on applique transversalement quelques compresses graduées. Sur la face palmaire de l'avant-bras, au niveau de l'espace interosseux et parallèlement à l'axe du membre on applique d'autres compresses qui s'arrêtent à 1 centimètre au-dessus de l'extrémité plus ou moins saillante du fragment supérieur. A ce niveau, ces compresses sont repliées et forment un petit coussinet appuyant sur la saillie osseuse. Deux attelles, l'une dorsale, l'autre palmaire, appuyant sur les compresses et maintenues par une bande roulée ou des bandelettes de diachylon complètent l'appareil. Si la main est trop fortement renversée vers le bord radial, on peut placer, comme le faisait Dupuytren une attelle cubitale contre laquelle on maintient la main par une bande en huit de chiffre. Mais cet appareil n'est qu'un pis-aller. Il exige une surveillance constante. S'il n'est pas suffisamment serré, il se déplace; s'il l'est trop, il provoque de la douleur et même expose à la gangrène de la main par compression des artères de l'avant-bras. L'appareil le plus simple, le plus solide, le plus efficace et le moins dangereux est l'appareil plâtré. La réduction obtenue, il faut la maintenir pendant la solidification de l'appareil qui fixe immuablement les fragments en bonne position. Mais il est nécessaire que la gouttière recouvre plus de la demi-circonférence du membre, afin de maintenir le fragment inférieur.

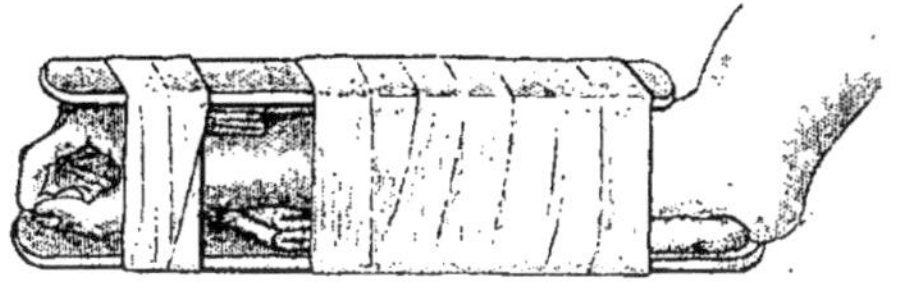

Fig. 182. — Appareil de Nélaton pour la fracture de l'extrémité inférieure du radius.

La gouttière plâtrée remédie en outre mieux que tout autre appareil à la déviation latérale de la main qui doit être immobilisée au moins jusqu'à la base des doigts avec le reste de l'avant-bras. Il suffit d'ordinaire de faire remonter l'appareil jusqu'au coude sans prendre l'extrémité inférieure du bras. L'avant-bras sera mis dans sa position la plus naturelle, en demi-pronation, et la main sera laissée dans le prolongement de l'avant-bras ou en très légère extension. Les fléchisseurs et les extenseurs sont dans cette attitude, dans un même état de tension ; c'est l'attitude de repos. Dans ces conditions, la consolidation se fait régulièrement et ce n'est qu'exceptionnellement, pour remédier à une difformité trop choquante ou trop incommode provenant d'une consolidation vicieuse, qu'on sera conduit à pratiquer l'ostéotomie linéaire, ou quelque résection partielle de la saillie osseuse, dans les cas de compression du nerf médian par exemple.

Mais ce sont là des exceptions et l'inconvénient le plus fréquent contre lequel on ait à lutter dans la suite consiste dans les raideurs articulaires et les rétractions fibro-tendineuses, si gênantes et si graves au niveau du poignet. Nous possédons heureusement contre elles, surtout au début, dans les premiers temps qui suivent la fracture, une arme puissante. Nous voulons parler du massage. Mais c'est une arme à deux tranchants. Autant le massage violent, brutal, les fortes pressions, les mouvements brusques communiqués à la jointure provoquent de douleurs et peuvent causer d'accidents, autant le massage doux et progressif, exécuté par une main instruite et rompue à cet exercice, sans violence aucune de la part du chirurgien et sans la moindre souffrance de la part du malade, donne d'excellents résultats.

# VI

# FRACTURES DES OS DE LA MAIN

Les trois groupes osseux qu'on trouve dans la main, carpe, métacarpe et phalanges, sont susceptibles à des degrés divers d'être atteints de fractures. Nous aurons donc à étudier successivement les *fractures des os du carpe*, les *fractures des métacarpiens* et les *fractures des phalanges*.

## FRACTURES DES OS DU CARPE

Le petit volume de ces os, leur forme plus ou moins globuleuse, les nombreuses articulations qui les entourent, les ligaments interosseux qui les unissent, d'autres causes encore amortissent et brisent les chocs, divisent les efforts qui s'exercent sur eux. Aussi les fractures simples de ces os sont-elles extrêmement rares, et, cliniquement, n'existent pour ainsi dire pas. Ils ne sont guère rompus que dans les grandes lésions du poignet, les vastes écrasements, les larges plaies contuses. Les fractures qui les intéressent sont donc presque toujours compliquées, et ne peuvent faire, à ce titre, l'objet d'une étude spéciale.

Les fractures simples ont cependant été observées. Elles peuvent succéder à un choc direct ou à une chute sur la main fortement infléchie. Bouchet en a produit sur le cadavre en essayant de luxer le poignet. J. Cloquet a trouvé à l'autopsie des fractures des os du carpe chez deux individus tombés d'un lieu élevé. Jarjavay a observé une fracture du scaphoïde. Robert a diagnostiqué sur le vivant une fracture des os du carpe chez un jeune homme qui s'était jeté du haut d'un second étage. Enfin Delbey rapporte dans sa thèse (1881) quelques exemples de fractures simples des os du carpe ; le mécanisme le plus fréquemment enregistré est la torsion et la flexion forcée.

Le seul signe qui ait une valeur quelconque et permette d'affirmer la fracture est la crépitation. Encore faudra-t-il se garder de la confondre avec la crépitation qui peut se rencontrer dans la fracture de l'extrémité inférieure du radius. Cette lésion a peu de gravité à moins de complications du côté des synoviales articulaires et tendineuses. Une immobilisation d'une quinzaine de jours, dans une petite gouttière plâtrée, et quelques séances de massage conduiront à la guérison.

## FRACTURES DES MÉTACARPIENS

Ces fractures sont peu communes. De la réunion des statistiques de Malgaigne et de Polaillon portant sur un ensemble de 7894 cas, il résulte qu'on les aurait rencontrées 80 fois, soit presque exactement 1 fois sur 100. Bien entendu ces chiffres laissent de côté les fractures accompagnant les larges écrasements de la main, lesquelles sont relativement fréquentes. Comme toujours, ce sont les hommes et surtout les adultes soumis aux travaux manuels, qui apportent le plus fort contingent au chiffre des blessés, et la main droite, la plus exposée, serait prise à peu près dans les trois quarts des cas.

Le premier et le cinquième métacarpien, malgré leur position, sont le plus rarement brisés, 8 et 9 fois sur 102 cas (Polaillon), puis vient le deuxième métacarpien — 16 fois sur 102. — Enfin le troisième et le quatrième sont de beaucoup le plus fréquemment atteints — 34 et 35 fois. — Cette énorme différence tient certainement à leur plus grande longueur. C'est leur tête qui reçoit le choc dans une chute sur le poing fermé.

Telle est, en effet, la cause la plus ordinaire de ces fractures. La rupture se fait dans ce cas par suite d'une inflexion exagérée de l'os en avant. On a pu également la voir survenir par un mécanisme inverse, inflexion exagérée en arrière, par exemple après une chute sur la face palmaire de la tête des métacarpiens. Les fractures par causes directes, coup de pied de cheval, coup de marteau, etc., sont aussi assez souvent observées. D'après Polaillon, elles se rencontreraient plus souvent que les causes indirectes dans les fractures du deuxième et du cinquième métacarpien, tandis que ces deux mécanismes se partageraient à peu près également les fractures du premier os.

**Déplacement et variétés.** — On observe assez souvent, surtout à la suite des causes directes, des fractures multiples. Dans les fractures directes le trait de fracture est en général transversal, plus ou moins rugueux et dentelé; dans les fractures indirectes, il est plutôt oblique en bas et en avant. Il peut siéger sur toute la hauteur de l'os. Il n'y a, à cet égard, rien de bien fixe ni de bien précis.

Parfois le déplacement est nul. Mais en général, il affecte une forme particulière. Le fragment supérieur, immobilisé par le carpe et la tête des métacarpiens voisins, ne peut guère bouger, mais le fragment inférieur, suivant le doigt entraîné par les fléchisseurs, bascule en avant en remontant légèrement. Le sommet du fragment peut ainsi faire saillie sur la face dorsale de la main, où il peut être facile à sentir sous la peau. Il chevauche en même temps légèrement sur le fragment supérieur, surtout lorsque le trait de fracture est oblique. Enfin la tête du métacarpien brisé s'incline fortement en avant. Le déplacement inverse, la saillie du fragment inférieur vers la face palmaire, est rare. Plus fréquemment, on constate une déviation latérale vers un espace interosseux.

**Symptômes.** — Le doigt qui correspond au métacarpien fracturé est en général un peu raccourci, plus ou moins recourbé en crochet, à peu près impotent. La saillie du fragment sur le dos de la main, saillie qu'on peut voir, toucher, et qui témoigne, lorsqu'on vient à appuyer sur elle, de la mobilité anormale et de la crépitation, est un signe excellent et qui suffit lorsqu'il existe. Il ne saurait y avoir de difficultés, à moins de gonflement extrême, que dans les cas où le déplacement est nul et la déformation inappréciable. Dans ce cas, on recherchera la mobilité et la crépitation en saisissant avec les deux mains les fragments du métacarpien au-dessus et au-dessous du siège supposé du trait de fracture et en leur imprimant des mouvements. Mais c'est là un moyen brutal, douloureux, et qui risque de produire le déplacement qui n'existait pas. Mieux vaut saisir le doigt à sa base et lui imprimer des mouvements de rotation sur son axe; on peut ainsi sentir à moins de frais la mobilité et la crépitation. Mieux vaut encore s'en rapporter à la douleur. Si, en appuyant sur la tête du métacarpien au moyen du doigt correspondant que l'on repousse suivant son axe directement en haut, on provoque une douleur vive, mais surtout fixe, limitée, invariable, on peut affirmer qu'un trait de fracture siège au point où la douleur est perçue.

C'est avec de simples contusions que, lorsqu'il n'y a pas de déplacement, ces fractures sont surtout confondues. On évitera de tomber dans cette erreur en recherchant avec soin la douleur à distance par le procédé sur lequel nous venons d'insister. On pourrait confondre une fracture haut placée avec une luxation de l'extrémité carpienne de l'os. Mais, outre que cette dernière lésion est très rare, elle ne présente pas de crépitation, et la mensuration comparée très attentive des deux os sur la main saine et sur la main malade permettra d'éviter l'erreur. La fracture incomplète de l'os ne peut qu'être soupçonnée.

**Traitement.** — S'il n'y a pas de déplacement, l'appareil le plus simple sera le meilleur. Un petit bandage ouaté, recouvert au besoin d'une bande silicatée et laissant les doigts libres, sera suffisant. S'il y a du déplacement, on le réduira en tirant sur le doigt, tout en pressant sur le fragment qui fait saillie. Une foule d'appareils ont été employés pour maintenir la réduction; chacun convient au cas particulier pour lequel on l'a construit, aucun n'est l'appareil parfait, répondant à tous les besoins. En général, on se trouvera bien d'attelles en gutta-percha ou en bois bien matelassées, appliquées l'une sur le dos de la main, l'autre dans la paume, et solidement maintenues par une bande en toile. Dans quelques cas rares, on pourra être conduit à exercer sur le doigt, au moyen de bandelettes agglutinatives, une extension assez forte pour s'opposer au chevauchement des fragments. Ces bandelettes iront se fixer sur une attelle quelconque, de préférence en fil de fer, qui sera elle-même immuablement fixée à l'avant-bras en se recourbant au besoin au niveau du coude.

L'appareil sera laissé en place pendant vingt ou vingt-cinq jours au plus.

## FRACTURES DES PHALANGES

Malgré leur petitesse relative et leur très grande mobilité qui leur permet de fuir et de se dérober devant les chocs, les phalanges sont assez souvent fracturées. C'est qu'elles sont plus que toutes les autres pièces du squelette exposées à tous les accidents. Les mécaniciens saisis par leurs machines, les maçons écrasés par leurs pierres en présentent fort souvent. Aussi ces fractures, toujours produites par des causes directes, sont-elles très souvent compliquées de déchirures des parties molles et de plaies plus ou moins contuses.

La phalangette, que sa position expose avant les autres aux violences de toute sorte, est aussi le plus souvent brisée, malgré sa petitesse. Après elle, la première phalange, plus longue et moins mobile que la seconde, fournit le plus grand nombre de fractures.

Il y a souvent, surtout pour la phalangette, plutôt écrasement que véritable fracture. Mais sur ce petit os lui-même on peut trouver un trait transversal très net sur l'étranglement qui sépare la tête de l'extrémite aplatie. Sur la première et la seconde phalange on trouve d'ordinaire un trait de fracture sans caractères particuliers, siégeant en un point quelconque de l'os, à l'endroit où s'est exercée la violence.

Les *symptômes* sont des plus simples. Souvent le déplacement est nul ; mais parfois, sous l'influence du tendon fléchisseur, les deux fragments s'inclinent l'un sur l'autre et forment un angle saillant à la face dorsale du doigt. Il peut aussi y avoir une déviation angulaire latérale, en général peu accentuée, ou encore une rotation du doigt sur son axe, rotation qui a pour effet de diriger la pulpe du doigt dans un sens anormal.

La mobilité, la crépitation, sont le plus ordinairement très faciles à constater, et l'erreur est bien difficile. Il faudra cependant se garder de prendre pour une fracture juxta-articulaire la crépitation qu'on obtient en frottant les surfaces de la jointure dénudées par une vieille arthrite. L'interrogatoire le plus succinct permettra d'éviter cette erreur.

Quand il n'y a pas de plaie ou de désordres articulaires, la fracture guérira le plus souvent sans incidents, en une quinzaine de jours. Les fonctions du doigt sont bien rarement compromises, mais il faut éviter une consolidation vicieuse, surtout la torsion du doigt sur son axe qui est extrêmement gênante au point de vue de ses fonctions.

Le *traitement* est facile. Quand il y a du déplacement, la réduction se fait pour ainsi dire toute seule, et rien n'est plus facile que de la maintenir. L'appareil qui nous semble le meilleur, est une petite gouttière en gutta-percha enveloppant plus ou moins, suivant les cas, le doigt mis en demi-flexion, et remontant jusque dans la paume de la main, où elle s'élargit, afin de pouvoir être solidement fixée. A défaut de gutta-percha ou de plâtre, de petites attelles en bois ou en carton un peu dur, bien maintenues par des bandelettes en diachylon ou une bande roulée très étroite, donnent un appareil suffisant.

# CHAPITRE II

## FRACTURES DU MEMBRE INFÉRIEUR

De toutes les fractures, celles du membre inférieur sont certainement les plus fréquentes et parfois les plus graves. La multiplicité de leur siège, leur fréquence, le trouble considérable qu'elles apportent aux fonctions du membre, à la marche et à la station, rendent leur histoire particulièrement intéressante. Elles sont aujourd'hui bien connues en ce qui concerne leur étiologie, leur anatomie pathologique et leurs symptômes; l'avènement de l'antisepsie a notablement amélioré leur pronostic. Deux points restent encore parfois dans l'ombre : leur mécanisme, que de nombreuses expériences cadavériques ont élucidé en partie, et leur traitement, qui, malgré la fâcheuse multiplicité des appareils, laisse encore quelques indications à satisfaire. Les considérations qui précèdent légitiment la description parfois un peu longue que nous avons consacrée à ces fractures.

### I

### FRACTURES DU FÉMUR

La situation profonde du fémur, l'épaisse couche musculaire dont il est entouré, la mobilité des deux grandes articulations auxquelles il prend part, sa puissante résistance, sont autant de raisons anatomiques qui peuvent faire présumer la rareté de ses fractures; mais d'autre part sa longueur, la saillie de son trochanter, la gracilité de son col et sa médullisation, presque physiologique chez les vieillards, augmentent la prédisposition aux fractures, et font que les fractures du fémur interviennent à peu près au même titre que celles de l'humérus dans le bilan général des fractures et constituent environ 15 pour 100 de la totalité des fractures.

Lés diverses portions de l'os entrent pour une part inégale dans la statistique : sur 236 fractures du fémur (les fractures par armes à feu mises à part), Hamilton a trouvé :

| | |
|---|---|
| Siégeant au tiers supérieur | 114 |
| — moyen | 86 |
| — inférieur | 36 |

Il y a donc là une exception remarquable à la règle posée par Hamilton que dans les os longs c'est le tiers inférieur qui se fracture le plus souvent.

Sur 322 cas de Hyde portant sur des sujets de dix-neuf à quatre-vingt-cinq ans, cet auteur a trouvé :

| | | | |
|---|---|---|---|
| Siégeant au tiers supérieur, dont | 61 au col donnaient | 14 intra-capsulaires<br>17 extra-capsulaires<br>30 non spécifiées | 95 |
| | 34 au tiers supérieur | ? | |
| Au tiers moyen | | | 169 |
| Au tiers inférieur, dont 31 au tiers inférieur et 7 au condyle | | | 38 |
| Dont le siège n'était pas indiqué | | | 20 |
| TOTAL | | | 322 |

La statistique de Malgaigne porte sur des chiffres plus considérables encore. Des 2328 fractures dont il a relevé l'observation, 316 intéressaient le fémur et se décomposaient en :

| | |
|---|---|
| Fractures du col | 104 |
| — de la diaphyse | 207 |
| — de l'extrémité inférieure | 5 |

L'hiver donne d'ailleurs un accroissement du nombre de fractures qui peut être évalué à un cinquième environ.

On trouvera à propos de chaque variété de fracture les considérations d'étiologie qui lui sont propres.

Nous résumons seulement ici les fractures du fémur suivant leur siège :

- FRACTURES DU CORPS
  - à la partie moyenne.
  - sous-trochantériennes.
- FRACTURES DES EXTRÉMITÉS
  - supérieure
    - du col
      - intra-capsulaire.
      - extra-capsulaire.
      - mixte.
    - du grand trochanter.
    - intra-trochantérienne.
    - arrachement de l'épiphyse du grand trochanter.
  - inférieure.
    - sus-condylienne.
    - des condyles.
      - uni-condylienne.
      - intra-condylienne.
    - arrachement de l'épiphyse inférieure.

Il y a lieu enfin de décrire séparément les fractures comminutives, les fractures compliquées, et les fractures par armes à feu.

## FRACTURES DE L'EXTRÉMITÉ SUPÉRIEURE DU FÉMUR

Disjonction de l'épiphyse supérieure du fémur. — Cette lésion, dont le mécanisme est encore peu connu, est étroitement liée à l'entorse dite juxta-épiphysaire décrite par Ollier, dont elle peut être considérée comme le degré le plus avancé. Hamilton et Poinsot déclarent que cette disjonction est très rare ; elle survient dans les premières années de la vie, à l'occasion de tous les traumatismes capables de provoquer un arrachement d'origine musculaire ou ligamenteuse. Les signes spéciaux en dehors de ceux qui s'attachent à toute fracture n'ont pas été spécialement étudiés. Le pronostic est le même que celui de l'entorse juxta-épiphysaire, et l'on doit craindre chez les sujets prédisposés la coxalgie consécutive.

Il y a lieu aussi de tenir compte du raccourcissement et de la claudication qui succèdent souvent à cette affection. Quant au traitement, c'est celui des fractures de l'extrémité supérieure du fémur.

Fracture de l'épiphyse du grand trochanter. — C'est une variété fort rare de fracture du grand trochanter, puisqu'un seul fait bien authentique a été rapporté par A. Key : il concernait un sujet de seize ans, et l'âge même du malade indique que l'on est en droit de penser à un arrachement d'épiphyse bien plutôt qu'à une fracture.

D'autres faits rapportés par J. Clarke, Bransby Cooper, Poland et Bryant (1 cas), semblent au premier abord se rapporter à ce genre de lésion, mais ils sont mis en doute par Hamilton, bien que Malgaigne admette celui de Clarke comme appartenant à la catégorie dont nous nous occupons.

Devant une lésion aussi rare nous ne saurions insister. Nous ferons remarquer seulement qu'il y a lieu de rapprocher ces faits, au point de vue des considérations générales d'étiologie de symptomatologie et de traitement, des autres fractures du grand trochanter dont nous nous occupons plus longuement.

Fracture du grand trochanter. — La cause unique de cette lésion est une chute sur la hanche. Sans lésion concomitante du col, c'est une affection très rare ; bien décrite par Cooper, elle a été signalée par Desault et Boyer, qui n'avaient pu en citer aucun exemple ; Stanley et Key en ont cité chacun un cas ; Clarke a pu observer un malade chez lequel le grand trochanter avait été réduit à l'état de bouillie osseuse ; enfin Hargrave a donné la relation de l'autopsie d'un cas ancien de fracture du grand trochanter.

Nous venons de voir qu'elle existe rarement seule : elle est ordinairement compliquée de fracture extra-capsulaire du col et s'accompagne de phénomènes de contusion grave, car elle exige ordinairement pour se produire un traumatisme violent.

Il peut y avoir conservation ou rupture du revêtement fibreux du grand trochanter, et l'on conçoit l'influence de la conservation de cette enveloppe fibreuse sur la production du déplacement. Celui-ci peut être nul, ou si les attaches fibreuses sont rompues, le fragment trochantérien est entraîné *en haut en arrière* par les muscles ; très rarement, presque exceptionnellement *en avant.*

A côté du cas de Clarke où le grand trochanter était dans un tel état d'attrition que sa forme était méconnaissable, il faut placer les cas de fractures comminutives, le plus souvent esquilleuses, du grand trochanter.

L'âge ne paraît pas jouer un rôle bien efficace dans les causes prédisposantes, et nous voyons que de dix-huit à trente-deux ans l'accident a été à peu près également observé.

Les *signes* de cette fracture consistent dans une vive douleur locale avec gonflement variable; la flexion de la cuisse et la rotation en dedans, mouvements qui tendent à écarter les fragments, réveillent les phénomènes douloureux.

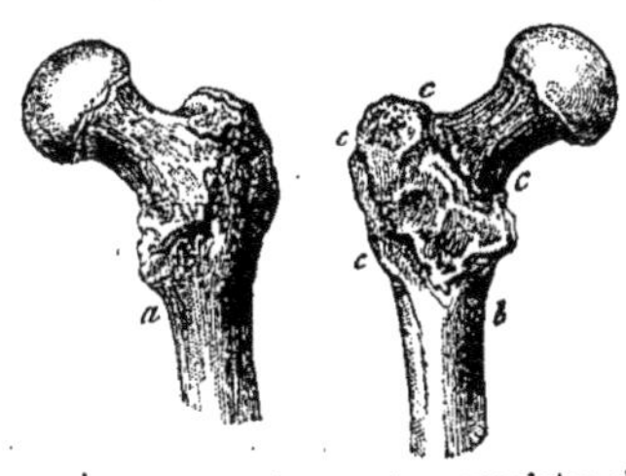


Fig. 183. — Fracture extra-capsulaire du col, avec séparation du grand trochanter. *a*, fémur, vu par devant. — *b*, le même, vu par derrière. — *c c c*, trait de fracture, isolant le grand trochanter.

L'impotence est fréquente, mais non constante, et A. Key cite le cas d'une jeune fille de dix-huit ans qui put encore effectuer en marchant un assez long trajet.

Parmi les signes physiques, on constate, dit Cooper, le renversement du pied en dehors avec raccourcissement du membre, opinion que rejette Malgaigne; B. Cooper conseille de faire mettre le malade debout sur le membre sain, attitude qui permettrait de constater la saillie noueuse des muscles trochantériens rétractés; enfin l'on pourra chercher à saisir le fragment pour lui imprimer des mouvements anormaux, et si après réduction de ce fragment, qui, nous l'avons dit, est ordinairement entraîné en haut, on cherche à imprimer au membre des mouvements de rotation en dehors ou en dedans, on pourra percevoir la crépitation : l'ecchymose n'a point dans ces deux cas de grande valeur, car la fracture nécessite pour se produire un traumatisme violent qui laisse de nombreuses traces de contusion.

Le *diagnostic* est en général difficile, car il faut se tenir en garde, si le gonflement devient considérable, contre l'erreur qui consisterait à confondre la lésion avec une fracture intra-trochantérienne, une disjonction de l'épiphyse supérieure (diagnostic presque impossible) ou une fracture extra-capsulaire du col à la description de laquelle nous ne pouvons que renvoyer.

Le *pronostic* est meilleur que celui des fractures du col : c'est même, au dire de Malgaigne, une affection peu grave dont le traitement consistera soit dans le repos avec abduction et rotation en dehors avec légère flexion (Malgaigne), soit dans l'emploi des moyens de contention appliqués aux fractures du col. L'abduction du membre qui rapprochera les fragments, l'application d'un bandage qui les maintiendra au contact et qui sera levé au quarantième jour, sont, en somme, les principaux agents des différentes méthodes de traitement employées.

Fracture intra-trochantérienne. — On désigne sous ce nom une fracture dont le trait est compris dans le plan passant par le petit trochanter et la cavité digitale. Elle a été signalée et étudiée par Robert, Malgaigne et Hennequin.

Ce sont des fractures de cause directe, et l'on peut dire que leurs signes sont peu spéciaux : elles établissent pour ainsi dire la transition entre les fractures extra-capsulaires et les sous-trochantériennes et, participant des unes et des autres, elles sont exposées à être confondues avec elles et à passer ainsi souvent inaperçues.

Nous retrouvons dans leur symptomatologie les signes ordinaires des fractures, douleur, ecchymose, gonflement, impuissance, crépitation et mobilité anormale. Les uns et les autres n'ont rien de caractéristique; tout au plus le siège de la douleur, plus haut que dans la fracture sous-trochantérienne, plus en dehors que dans les fractures extra-capsulaires, pourrait donner quelques indications. Hennequin rapporte à ces fractures la déformation dite en crosse de la région supéro-externe de la cuisse, déformation qui est caractéristique d'une fracture à ce niveau, mais qui se retrouve aussi dans la fracture sous-trochantérienne; enfin il y a une sorte de bombement de la face antérieure de la cuisse dans sa région supérieure.

Presque constamment on trouve un raccourcissement qui peut atteindre 3 et 4 centimètres : il n'est pas le résultat du chevauchement des fragments puisque celui-ci n'existe pas, mais, suivant un mécanisme déjà démontré par Malgaigne pour les fractures du corps de l'os, il est surtout produit par l'inclinaison des fragments.

On distinguera la fracture intra-trochantérienne de la fracture extra-capsulaire, par les signes propres à cette fracture, à la description de laquelle le lecteur devra se reporter. Quant au diagnostic avec les sous-trochantériennes, il sera souvent difficile, suivant que le gonflement sera plus ou moins marqué.

Cependant, d'une manière générale, on peut dire que dans la fracture sous-trochantérienne, qui donne lieu aussi à la déformation en crosse, le défaut de dépressibilité de la région interne du triangle de Scarpa siège plus bas que dans la fracture dont nous nous occupons.

Le *traitement* participera suivant les cas de celui des fractures du corps au tiers supérieur et de celui des fractures extra-capsulaires.

Hennequin préconise l'extension continue effectuée à l'aide d'un poids de 2 à à kilogs.

## FRACTURES DU COL DU FÉMUR

A. Cooper, On dislocations and fractures of joints. *Mém. de l'Acad. de chir.*, 1768, t. IV. — Dupuytren, *Clin. chir.*, t. II, p. 81. — Rodet, *L'Expérience*, mars 1844, et Thèse 1844. — Bigelow, *The Hip.*, 1869. — Riedinger, Ueber Grund und Einheilung der Schenkelthalsebrüche. Würzburg, 1874. — Hyde, Analyse de 322 cas de fractures du fémur. *Med. record*, 1865. — Linhart, Deutsche Gesellschaft f. Chir., 1875. — Nicaise, *Rev. de méd. et de chir.*, 1877, p. 296. — Gosselin, *Clin. chir.*, t. I, p. 368. — Riedinger, *Centralblatt für Chir.*, 1875, p. 817. — Hennequin, Traité des fractures du fémur, 1877. — König, *Verhandlung der deutschen Gesellschaft für Chir.*, Bd. VII, 1878, p. 93. — Trendelenburg, *Ibidem*, p. 94. — Hamilton et Poinsot, Traité des fractures, 1884. — Stimson, Ibid., 1883. — Chassaignac, Thèse de Paris, 1835. — Brun, 1841. — Kerguistel, 1872. — Damian, 1876.

Les fractures de l'extrémité supérieure du fémur peuvent intéresser le col, ou les trochanters, enfin le col et les trochanters.

Étudiées par A. Cooper, Dupuytren, Chassaignac (thèse de 1835), Bonnet, Brun (thèse de 1840), Robert, Rodet, Hervez de Chégoin, Smith, Van Kerguistel (thèse de 1872), Hennequin (thèse de 1877), les fractures du col du fémur ont de tout temps été divisées en fractures extra-capsulaires, et fractures intra-capsulaires, suivant qu'elles intéressent l'os en dedans ou en dehors du ligament *orbiculaire*.

Si l'on se rappelle la disposition oblique de l'insertion de la capsule ligamenteuse, on ne sera pas étonné que bien souvent le trait de fracture, né intra-capsulaire, franchisse les limites de la capsule et s'étende sur la portion extra-capsulaire du col : d'où les fractures *mixtes* dont l'étude tend aujourd'hui à prévaloir sur l'ancienne division. Cependant il ne faut pas rayer à leur profit les variétés intra et extra-capsulaires, et nous nous conformerons à l'usage en décrivant les unes et les autres, dans des chapitres distincts.

Bigelow avait proposé une autre classification qui n'a pas prévalu ; il divisait les fractures en *fractures avec ou sans engrènement*.

Malgaigne croit qu'on doit rapprocher les fractures mixtes des fractures intra-capsulaires ; Stimson pense, au contraire, que ce sont des extra-capsulaires.

## Étiologie. — Considérations générales.

La situation profonde du col fémoral semblerait le dérober aux traumatismes, ainsi que son peu de longueur ; mais, d'autre part son peu de grosseur, sa direction oblique, le peu d'épaisseur de la couche compacte qui le recouvre et la saillie externe du grand trochanter qui semble s'offrir aux traumatismes constituent un ensemble de dispositions anatomiques qui font des fractures du col une fracture fréquente, puisque, sur 395 fractures, 61 fois le col du fémur était brisé (Hyde, 1875).

Les *causes prédisposantes* des fractures du col dépendent principalement de l'âge et du sexe du blessé.

En ce qui concerne le *sexe*, on remarque que les fractures du fémur surviennent avec une égale fréquence chez les hommes et les femmes dans l'âge adulte ; pendant l'enfance et l'adolescence, le nombre des garçons l'emporte sur celui des filles ; pendant la vieillesse, au contraire, la femme est plus spécialement prédisposée et nous en verrons les causes.

Il est rare que la fracture du col se produise avant l'âge de 50 ans ; avant 20 ans, il n'y a pas fracture, mais simple décollement épiphysaire, et c'est sans doute à cette variété qu'on peut rapporter le cas de Stanley, qui dit avoir observé une fracture intra-capsulaire à l'âge de dix-huit ans ; cependant on peut observer des fractures extra-capsulaires à un âge moyen (au-dessous de 50 ans), et l'on cite de nombreux cas chez des sujets de 20, 25 et 30 ans.

Sur 84 faits réunis par Hamilton le blessé le plus jeune avait 29 ans, le plus âgé 84 ans, 35 fois le sujet était du sexe masculin, 39 fois c'était une femme. De ces 84 fractures, 42 étaient probablement extra-capsulaires, 30 intra-capsulaires, les autres non déterminées.

Nous avons donc à rechercher quelles sont les causes qui favorisent la fracture si fréquente du col, et la prédisposition marquée chez la femme pour cette variété de fractures.

Or, nous la trouvons dans le phénomène physiologique, à peu près constant, qu'on pourrait appeler *la médullisation du col*. A partir d'un certain âge en effet, à la suite de lésions d'arthrite sèche, disent quelques auteurs, par la simple dénutrition sénile pour la plupart, il se produit, du côté des os, et principalement du col du fémur, un travail de régression qui aboutit à une fragilité extrême du squelette. Il semble prouvé aujourd'hui que c'est un phénomène physiologique, qui se traduit à la fois par l'atrophie de la substance corticale et la résorption de la substance spongieuse : cette raréfaction des tissus osseux est toujours plus marquée chez la femme.

On n'en connaît pas encore le processus intime et quelques auteurs pensent qu'il ne faut voir dans l'absorption interstitielle du col du fémur de B. Bell, qu'un travail de dégénérescence graisseuse du col.

Merkel, qui a étudié avec soin l'architecture du col du fémur et les rapports de la substance compacte et spongieuse, croit que la fragilité sénile du col est surtout due à l'absorption de la travée étendue du petit trochanter au-dessous de la tête à la partie antérieure du col (*calcar femorale*).

Sous l'action de ce travail d'absorption les aréoles du tissu spongieux s'élargissent au point qu'il se forme une sorte de canal médullaire, la coque compacte se résorbe et devient d'une minceur extrême, et l'extrémité supérieure entière peut souvent être sectionnée au couteau. On comprend aisément qu'un tel tissu manque de résistance et se brise au moindre effort; c'est ce qui avait fait dire à Nélaton qu'il n'y avait en réalité que deux causes de fracture du col : l'âge et le sexe.

L'absorption interstitielle n'est pas la seule modification que subisse le col par les progrès de l'âge.

L'angle d'insertion du col sur la diaphyse tend aussi à diminuer avec l'âge (131 degrés chez l'adulte; 128 degrés chez le vieillard, selon Rodet), et cet *abaissement de l'angle* est une cause fâcheuse de diminution de la résistance. Mais l'obliquité du col, qui peut varier de 2 à 2 degrés 1/2 suivant l'âge, de 2 degrés suivant le sexe, varie de 25 degrés suivant les individus : il n'y a donc pas là une cause prédisposante aussi importante qu'on l'avait cru longtemps, et qui faisait expliquer la prédominance du chiffre des fractures dans le sexe féminin par la grande obliquité du fémur et l'exiguïté de l'angle qu'il formait avec le col, puisque l'écart entre un fémur d'homme et de femme n'est que de 2 degrés environ. On a incriminé aussi la longueur du col qui serait plus grande chez la femme, disait Dupuytren; par des mensurations exactes, Rodet a fait justice de cette assertion et démontré qu'en réalité le col est même plus court que chez l'homme. Enfin on a pensé que plus la distance qui sépare le col du centre du bassin est grande, plus le grand trochanter, et par suite le col, est exposé. On ne saurait nier que telle soit la disposition qui existe chez la femme, et si les fémurs paraissent chez elle plus obliques, c'est parce que le bassin est plus déjeté en dehors et non parce que le col est plus long.

L'altération sénile du col est donc la principale cause prédisposante : elle est plus marquée chez la femme; le redressement presque jusqu'à angle droit du col s'il doit être incriminé existe au même titre dans l'un et l'autre sexe; mais la saillie des hanches est une des causes prédisposantes qui appartient surtout à la femme.

La situation anatomique du col du fémur rend peu probables les fractures directes autres que celles par armes à feu. Ses causes sont donc ordinairement indirectes. Parmi les *causes déterminantes*, nous mentionnons tous les traumatismes qui viennent violenter le col (point faible sénile de Bousquet), chute sur les pieds, les genoux, les grands trochanters.

Un violent effort pour se rejeter en arrière a pu suffire pour produire la fracture : il y a alors fracture de cause musculaire ou *arrachement par le ligament de Bertin* (Linhart, Riedinger, Stetter).

Le fait capital de tous ces mécanismes, c'est la prédisposition sénile du col que vient mettre en jeu un traumatisme en apparence insignifiant.

Mais ces diverses causes interviennent pour une part bien inégale dans la production des différentes variétés de fracture du col, et il est nécessaire de scinder l'étude des fractures extra et intra-capsulaires du col.

**Étiologie des fractures intra-capsulaires du col.** — Les fractures intra-capsulaires sont celles qui divisent le col en dedans des limites de la synoviale (Malgaigne).

L'altération sénile joue ici le rôle prédominant. C'est dans la vieillesse, au delà de soixante ans, que l'on observe ces fractures, et nous avons vu qu'on pouvait incriminer dans une certaine mesure la saillie des trochanters; Rodet, le premier, a cherché à établir une corrélation entre la nature du choc et la variété de fracture produite et il arrive aux conclusions suivantes :

1° *Une chute sur les pieds, les genoux ou la partie antérieure du trochanter donne lieu ordinairement à une fracture intra-capsulaire;*

2° *Un choc sur la partie postérieure du trochanter donne une fracture mixte;*

3° *Un choc sur le côté externe du trochanter donne lieu à la fracture extra-capsulaire.*

Ces règles, qui sont vraies en général, comportent de nombreuses exceptions, cependant on ne peut toujours invoquer un choc même lorsqu'il y a eu chute. Stetter, Riedinger, ont rapporté formellement des cas où la fracture a eu lieu du côté opposé à la chute; il faut alors faire intervenir l'action musculaire ou l'arrachement par le ligament de Bertin (Linhart), mécanisme bien mis en évidence par le fait de Cooper et celui de Powel, où le simple enclavement du pied suffit à déterminer une fracture intra-capsulaire chez une femme âgée. Rodet pense aussi que la contraction musculaire ne doit donner lieu qu'à la fracture intra-capsulaire. Boyer fait remarquer que c'est aussi dans la production de ces fractures que l'altération sénile du col joue le plus grand rôle.

Bien que Morgagni ait pu rencontrer la fracture intra-capsulaire à l'âge de quarante ans et Stanley à dix-huit ans (probablement l'arrachement épiphysaire), il est rare que la fracture intra-capsulaire se produise avant soixante ans et elle existe plutôt chez la femme. Nous retrouvons là les conditions d'altération sénile. Malgaigne attribue ces fractures surtout à l'adduction, l'abduction, la rotation en dehors ou en dedans, lorsque ces mouvements sont portés au delà des limites naturelles; la tête tend constamment à sortir de la cavité articulaire : si la capsule résiste, il y a fracture; si elle cède, il y a luxation.

J. Cloquet et Bérard ont vivement discuté la part qu'il fallait attribuer à la chute dans la production de la fracture. On conçoit en effet qu'elle puisse être cause ou effet : s'il y a fracture par arrachement, la chute est la conséquence inévitable de la fracture ; d'autre part, au début d'une chute, il peut intervenir une traction considérable qui aboutit à l'arrachement par cause musculaire comme on en possède deux exemples où la fracture eut lieu du côté opposé à la chute. Dans certains cas par conséquent (fractures extra-capsulaires surtout), il n'est pas douteux que la chute directe sur la hanche cause la fracture ; dans d'autres (arrachement), elle n'en est que l'effet ; enfin, dans des cas plus complexes, la chute provoque la contraction défensive des muscles et la fracture résulte de l'une et de l'autre (Follin, Malgaigne). La chute sur les pieds ou les genoux agit avec d'autant plus d'énergie que le col est plus abaissé.

**Étiologie des fractures extra-capsulaires.** — Ainsi que nous l'avons déjà dit les fractures extra-capsulaires du col peuvent survenir à un âge moins avancé que les fractures intra-capsulaires et la part qui doit être faite à l'altération sénile du col est considérablement moindre, puisqu'on a fréquemment observé ces fractures à l'âge de cinquante ans. On peut les rencontrer à l'âge adulte et même chez les jeunes gens ; malgré Smith, Hamilton croit avec Cooper que la fracture intra-capsulaire se rencontre plutôt chez les vieillards que l'extra-capsulaire. Sont-elles plus ou moins fréquentes que les fractures intra-capsulaires? Nous ne savons si la question a reçu une solution satisfaisante, car les deux opinions ont été également soutenues. Malgaigne pense que les fractures intra-capsulaires sont plus nombreuses dans le rapport de 61 intra-capsulaires pour 42 extra-capsulaires.

Nélaton et Basset ne sont point de cet avis.

Hamilton pense aussi que les fractures extra-capsulaires sont plus fréquentes et il fonde son opinion sur les chiffres suivants : le musée de Mutter (Philadelphie) contient 3 fractures intra-capsulaires et 7 extra-capsulaires. Reuben D. Mussey (de Cincinnati) possède 12 fractures extra-capsulaires et 10 intra-capsulaires ; mais ces chiffres ne sont pas suffisamment démonstratifs et la solution n'est pas encore parfaite. Peut-être tendrait-on à admettre que la fracture extra-capsulaire est plus fréquente, malgré l'opinion contraire de Cooper et Malgaigne.

Une chute sur les pieds, les genoux ou une région quelconque du grand trochanter peut provoquer une fracture extra-capsulaire, mais le commémoratif le plus constant qu'on retrouve 24 fois sur 30 observations, c'est la *chute directe sur le grand trochanter*, à tel point que quelques auteurs ont prétendu qu'il suffisait pour affirmer la fracture extra-capsulaire. Sabatier, Jeziersky (1835), Bonnet (1840), Brun (1841), Laugier, avaient déjà fait cette remarque. Mais c'est surtout Rodet (1844), qui insista sur son mécanisme et qui démontra que la chute sur la région externe du trochanter aboutissait presque toujours à la fracture extra-capsulaire. Cette opinion se trouve confirmée par Bigelow, qui a décrit dans l'épaisseur du col fémoral, une cloison de tissu compact, qui se dirige vers le grand trochanter. La fracture extra-capsulaire du col ne serait souvent qu'une fracture du grand trochanter par pénétration de cette cloison osseuse dans son tissu spongieux (fig. 184).

« Sur trente observations recueillies à la clinique de Desault, vingt-quatre fois la fracture avait succédé à un accident de cette nature ; quatre fois sur cinq, par conséquent, la lésion reconnaîtrait pour origine une chute semblable : aussi Sabatier a-t-il pu la considérer avec raison comme une forte présomption en faveur de l'existence d'une fracture. A. Cooper a avancé qu'à Londres la rupture du col se produit fréquemment au moment où le pied, abandonnant le bord d'un trottoir, glisse brusquement sur le pavé. Mais, dans cette circonstance, il arrive souvent que la verticale qui passe par le centre de gravité du corps tombe hors de la base de sustentation, alors l'équilibre est rompu, et il survient une chute. Cette chute est-elle le résultat ou la cause de la fracture? L'auteur que nous venons de citer croit qu'elle en est le résultat. J. Cloquet et A. Bérard pensent au contraire qu'elle en est la cause. »

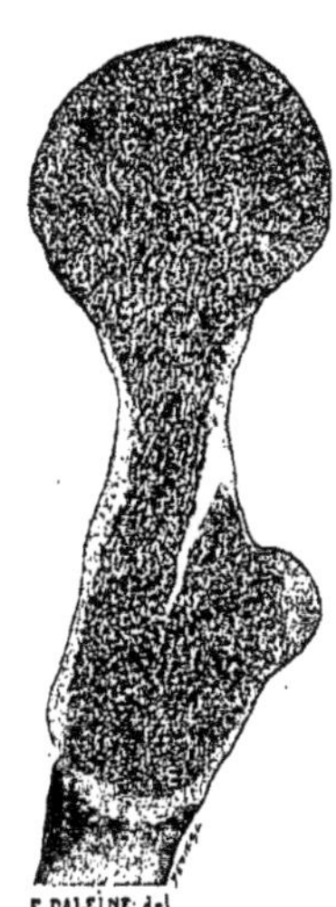


Fig. 184. — Section oblique du col et du grand trochanter (d'après Bigelow).

Nélaton n'hésite pas à partager l'opinion émise par les deux auteurs que nous venons de nommer. On voit donc que la plupart des fractures qui succèdent à une chute, que la direction de celle-ci soit horizontale ou verticale, dépenderaient d'un choc sur le grand trochanter.

Le mécanisme des fractures du col est simple à comprendre : sans revenir sur la prédisposition qui existe du fait de la fragilité sénile du col qui est telle qu'un simple mouvement peut provoquer la fracture, on peut rapporter les fractures extra- et intra-capsulaires du col à deux causes : 1° la tendance à l'effacement de l'angle fémoro-cervical qui aboutit à la fracture extra-capsulaire ; 2° la tendance à l'exagération de cet angle qui donne la fracture intra-capsulaire.

« Les chutes sur les genoux ou sur la plante des pieds pendant l'extension de la cuisse ou de tout le membre abdominal sont une cause extrêmement rare de fracture. Au moment de cet accident, le col représente encore un levier inter-résistant, obliquement situé entre le col du fémur, sur lequel il repose, et la puissance qui repose sur lui. Mais ici la solution de continuité, loin d'être le résultat d'une tendance à l'agrandissement de l'angle fémoral, succède à une tendance contraire. Les fractures occasionnées par ce mécanisme sont les seules dans lesquelles l'abaissement du col qu'on observe chez quelques vieillards puisse jouer le rôle d'une cause prédisposante ; si l'on cherche à les produire sur le cadavre en imitant les conditions qui les déterminent accidentellement, on échoue presque toujours ; M. Brun n'a pu y parvenir en frappant sur les genoux d'un cadavre solidement fixé sur une table immobile, soit durant l'extension de la cuisse, soit pendant qu'elle était fléchie à angle droit sur le bassin ; cependant M. Brun avait eu soin de choisir le cadavre d'un vieillard de plus de quatre-vingts ans. M. Rodet, après avoir dépouillé de leurs parties molles des fémurs appartenant à des sujets âgés de moins de cinquante ans, a dirigé sur la tête de chacun de ces os des chocs : 1° obliques de haut en bas et de dedans en dehors, relativement à l'axe du corps ; 2° parallèles à cet axe ; 3° obliques de haut en bas et de dehors en dedans : il lui a toujours été impossible de briser le col. Si l'on répète cette expérience sur des sujets âgés de plus de cinquante ans, la fracture est encore impossible par des chocs obliques de haut en bas et de dedans en dehors, ou parallèles à l'axe du corps de l'os, mais elle devient possible à cet âge, par des chocs obliques de haut en bas et de dehors en dedans. De ces expériences, M. Rodet conclut que, pour qu'une pression verticale puisse produire une fracture du col, il faut en général : 1° que le sujet soit âgé de plus de cinquante ans; 2° que le membre soit surpris dans un état d'extension et d'abduction. Cette dernière condition nous paraît en effet importante, puisqu'elle donne à la puissance qui tend à déprimer le col une direction qui s'éloigne moins de la perpendiculaire. Ce chirurgien aurait en outre observé que les fractures consécutives aux chutes verticales occupent toujours les parties articulaires du col, et se dirigent de haut en bas et de dedans en dehors. » (Nélaton.)

La *contraction musculaire* suffit à elle seule pour produire une fracture du col fémoral. On a beaucoup discuté autrefois pour élucider le mécanisme de cette variété de fracture. On invoquait la rencontre brusque du col sur l'un des rebords des sourcils cotyloïdiens. La connaissance exacte des mouvements de l'articulation empêche de faire admettre cette hypothèse. La capsule inextensible est trop courte pour permettre un tel contact. Cependant les exemples suivants rapportés par Nélaton démontrent suffisamment la réalité de cette variété de fracture, par contraction musculaire.

« Powel a rapporté l'observation d'une femme de quatre-vingt-trois ans qui se fractura le col du fémur à la suite d'un faux pas ; la chute fut prévenue par l'assistance de personnes placées près d'elle ; la solution de continuité, constatée par l'observation clinique et par l'autopsie, avait son siège à l'union du col et du grand trochanter. Dupuytren a donné des soins à une femme de cinquante-quatre ans qui s'était brisé le col fémoral en dedans de la capsule, en montant sur son lit; nous avons observé, à l'hôpital Cochin, une femme de soixante-deux ans chez laquelle une rupture semblable s'était effectuée, au lit, à la suite d'un simple changement de position. » (Nicaise.)

Mais, ainsi que l'a très bien vu Nélaton, la cause efficiente joue un rôle très accessoire dans la production de ces fractures, la raréfaction sénile du col en est réellement la cause essentielle. En jetant un coup d'œil sur les observations, nous voyons, en effet, que l'une des malades avait atteint le dernier terme de la vie; celle de Dupuytren était affectée d'un cancer au sein; la troisième était âgée et chargée d'embonpoint, et c'est surtout chez les vieilles femmes, qui offrent une prédominance notable du système adipeux qu'on a observé la raréfaction du col. La contraction musculaire ne semblerait donc constituer une cause réelle de rupture que dans l'âge le plus avancé; chez les adultes, la résistance du col est telle, que, malgré leur énergie plus grande, ces contractions paraissent impuissantes à produire une semblable lésion : aussi Nélaton pense que le fait suivant, extrait de l'ouvrage de S. Cooper, commande la plus grande réserve. « Pouppée Desportes a raconté qu'un nègre, âgé de douze à treize ans, éprouva des contractions spasmodiques des muscles des extrémités inférieures si violentes, que les pieds furent tournés en arrière; le col du fémur était fracturé aux deux cuisses, et les extrémités des os passaient à travers la peau, sur le côté externe du membre; la guérison fut effectuée après l'exfoliation des portions d'os dénudées. »

Le mécanisme de ces fractures semble d'ailleurs avoir été complètement élucidé par les recherches de Riedinger et de Linhart. Ces auteurs, après un grand nombre de recherches expérimentales, admettent que la contraction musculaire, ou le renversement du tronc en arrière détermine un véritable *arrachement* par tension du ligament de Bertin. Le siège habituel de la fracture au niveau de la ligne intertrochantérienne, c'est-à-dire à l'insertion du ligament de Bertin, constitue un puissant argument en faveur de l'opinion de ces auteurs.

**Anatomie pathologique.** — Fractures intra-capsulaires. — On nomme fractures intra-capsulaires celles qui divisent la synoviale en dedans des limites de la capsule. Le trait de fracture divise par conséquent le col près de la tête et entame même la tête quelquefois; il est ordinairement très rapproché de la tête; la tête elle-même peut être fendue (fracture spiroïde de Bigelow) et fait alors, par une portion plus ou moins notable, partie du fragment inférieur. Enfin, dans quelques cas, on a pu constater un arrachement de la tête au niveau de l'union diaépiphysaire : il y a alors simple décollement épiphysaire, bien observé par Liston, Hamilton, Hutchinson, Johnson, Stetter; South et Green en rapportent aussi un exemple chez un enfant de dix ans, et Post chez un adolescent de seize ans. Le malade de Stetter avait quatorze ans, celui de Vardner quatorze ans, et Hamilton pense que l'on doit rapporter à ce décollement épiphysaire la soi-disant fracture intra-capsulaire observée chez ces sujets. La *direction du trait de fracture* dans les fractures vraies est variable, il peut être perpendiculaire ou oblique par rapport à l'axe du col : il est ordinairement un peu oblique, dirigé de haut en bas et de dedans en dehors : il peut occuper tous les points compris entre la tête et l'insertion de la capsule; si le trait est très oblique, il franchit les limites de la capsule et donne alors lieu à une fracture *mixte*; s'il est transversal, il affecte d'ordinaire la partie moyenne; très rarement, il se compose de deux traits de direction inverse, se croisant à angle ouvert en dedans : le fragment interne a alors une disposition cunéiforme.

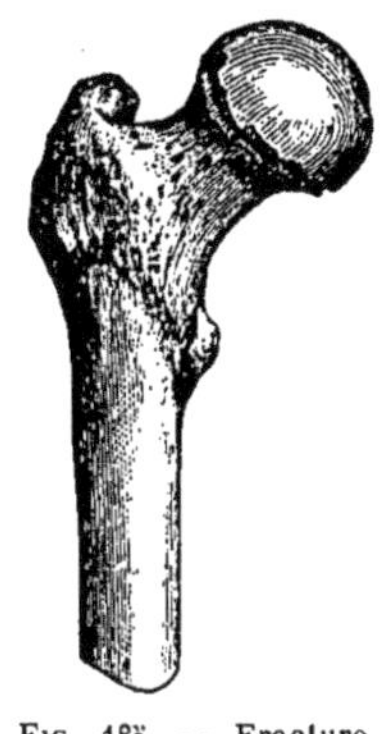

Fig. 185. — Fracture intra-capsulaire.

Tous les éléments du col, os, périoste, synoviale, peuvent être divisés, mais on sait que la réflexion de la capsule fibreuse vient notablement renforcer le périoste cervical. Aussi Stanley, Mayor, Cooper, ont-ils pu voir le périoste et la synoviale intacts, la portion réfléchie de la capsule n'ayant pas été divisée.

Mais l'os lui-même peut être incomplètement divisé, et l'on a alors la variété de fracture incomplète dite *infraction* où les adhérences ligamenteuses et périostiques viennent encore augmenter la résistance de l'os.

Colles a observé trois cas de fractures incomplètes en arrière; Wilkinson King en a observé une où le col n'était point intéressé en haut et en avant.

Dans le cas de fracture complète, quelques auteurs avaient admis que la tête était retenue dans le cotyle par le ligament rond : on sait aujourd'hui que la pression atmosphérique suffit pour expliquer cette particularité.

Ordinairement le trait de fracture présente des dentelures larges et solides qui peuvent se rompre et former des esquilles. On a cité comme possible la pénétration de la tête et l'engrènement des fragments : cette pénétration peut sans doute exister, mais elle est fort rare.

Le fragment inférieur se déplace en haut et en arrière et de dedans en dehors.

Outre la fracture on peut observer des lésions surajoutées :

1° Le col peut être brisé en plusieurs points, *fracture comminutive;*

2° Il peut y avoir écrasement de la tête fémorale, fracture du grand trochanter, *fracture extra-capsulaire;*

3° Il peut exister une arthrite violente;

4° Une rupture du rebord cotyloïdien, un enfoncement de la cavité cotyloïde (Dupuytren);

5° La *disjonction* de Ludwig.

Telles sont les lésions concomitantes que l'on peut rencontrer.

Les auteurs ne sont pas d'accord sur le *mode de consolidation* des fractures intra-capsulaires du col du fémur.

Tandis que Dupuytren croit la réparation par cal osseux possible, Astley Cooper affirme qu'elle est rare. Poulet et Bousquet se rangent à l'avis de Cooper, et Stimson, qui la croit possible, n'est pas très loin de s'entendre avec ces auteurs, car il pense que, pour qu'il y ait consolidation osseuse, il faut qu'il y ait engrènement, et nous avons vu que cet engrènement devait être regardé comme rare.

On a cherché à expliquer ce défaut de consolidation osseuse par la présence de la synovie, le défaut de nutrition du fragment supérieur, qui reçoit cependant des vaisseaux assez importants par l'intermédiaire du ligament rond.

Nous pensons que l'altération sénile du col, jointe à la difficulté d'une bonne immobilisation des fragments, doit surtout être incriminée.

Telles sont les principales considérations que comporte l'anatomie pathologique des fractures dites intra-capsulaires ou intra-articulaires du col du fémur.

Fractures extra-capsulaires. — Elles sont encore désignées sous la dénomination défectueuse de fractures extra-articulaires ou de fractures du col chirurgical. Si l'on veut en effet identifier les fractures du fémur et de l'humérus, il faut rapprocher des fractures du col chirurgical de ce dernier os les fractures situées immédiatement au-dessous du petit trochanter, et non pas les fractures extra-capsulaires.

Les fractures extra-capsulaires intéressent ordinairement le col au niveau de la ligne inter-trochantérienne ; le trait de fracture se fait au-dessous des insertions antérieures du manchon fibreux : il peut quelquefois comprendre le petit trochanter, mais jamais le grand ; cependant, dans quelques cas, le trait a été observé presque transversal et le grand trochanter faisait partie du fragment supérieur, on l'a vu également constituer un troisième fragment ; la fracture est alors dite comminutive; enfin des fractures à quatre fragments ont été observées, le petit trochanter constituant à lui seul le quatrième fragment. Hamilton croit même que le fragment externe est presque toujours divisé en fragments multiples, et de belles figures, empruntées à R. Smith et Erichsen, semblent confirmer cette opinion. Malgaigne admet aussi que les fractures multiples sont les plus communes. Parmi les auteurs qui ont décrit le grand trochanter comme pouvant faire partie du fragment supérieur, nous citerons Nivet, R. W. Smith, Mercier, Michon.

Le trait de fracture est oblique de dehors en dedans et de haut en bas; il suit en arrière la lèvre interne de la ligne inter-trochantérienne postérieure et il entoure l'os de telle façon que, restant toujours situé entre la base du col et l'insertion de la capsule fibreuse, il détermine la formation d'un fragment supérieur à surface de section convexe qui joue contre le fragment inférieur ou externe dont la surface est excavée.

Bien rarement la fracture extra-capsulaire du col du fémur a été vue incomplète; cependant cette variété de fracture pourrait exister, au dire de Tournel, Adams, Cooper et Hervez de Chégoin; c'est ordinairement en bas que manquerait le trait de fracture : les exemples cités par Adams peuvent être discutés; il n'en serait pas de même du fait de Tournel consécutif à une chute sur les fesses.

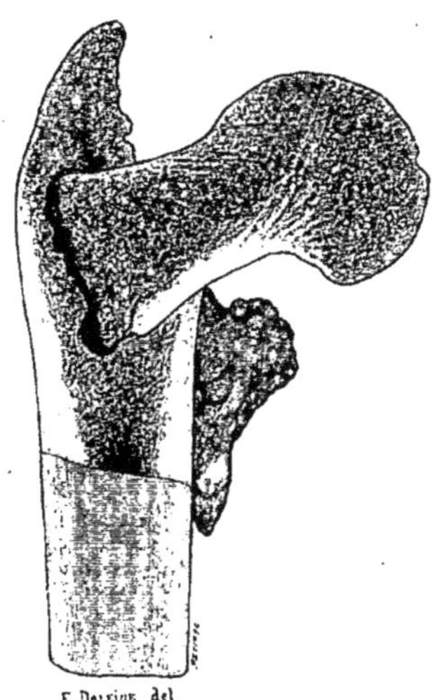

Fig. 186. — Fracture par pénétration du col dans le grand trochanter.

Le déplacement du fragment inférieur, le seul mobile, a lieu le plus souvent *en haut et en arrière;* il subit en même temps une *rotation de dedans en dehors* (Denonvilliers), en sorte qu'il tend à présenter en avant sa surface fracturée; l'angle formé par le corps et la tête est moins prononcé qu'à l'état normal et les surfaces fracturées font saillie dans le triangle de Scarpa.

L'anatomie pathologique des fractures extra-capsulaires est d'autant mieux connue que c'est des deux variétés de fractures du col celle qu'on peut reproduire le plus facilement par l'expérimentation. Mais ce qui donne à ces fractures un caractère tout spécial, c'est la fréquence, on pourrait presque dire la constance, de la *pénétration.* Le degré de cette pénétration peut varier : elle se fait quelquefois en masse; d'autres fois, elle est bornée à quelques millimètres de la partie inférieure du col.

Le plus souvent (constamment au dire de Malgaigne) le fragment interne fait éclater le grand trochanter, dont l'augmentation de volume antéro-postérieure correspond à une diminution transversale; la partie postérieure du col est plus enfoncée que l'antérieure, le bord inférieur du fragment interne s'enfonce plus profondément dans le trochanter que le supérieur. C'est donc en bas et en arrière qu'a lieu surtout la pénétration; il en résulte que les fragments qui se pénètrent en arrière s'écartent au contraire en avant, en laissant entre eux à ce niveau une fissure béante. Quelquefois cependant il y a pénétration réciproque.

Enfin, dans un cas de Travers, le grand trochanter, ayant éclaté en deux portions, simulait une fourche au milieu de laquelle le col était enclavé.

Les fractures extra-capsulaires du col du fémur se consolident d'autant plus ordinairement par un cal osseux que la pénétration est fréquente. Aussi l'on cite comme une exception le cas de Neill où il y avait néarthose au niveau d'une semblable fracture : il n'y avait aucune consolidation et les deux fragments étaient polis comme de l'ivoire.

Quelques auteurs, à l'exemple de S. Laugier, ont réuni à l'étude des fractures extra-capsulaires les fractures isolées du grand trochanter sans lésions du col; nous croyons qu'il y a avantage à les en séparer et à les décrire dans un chapitre spécial (voy. p. 505).

Quant aux fractures *mixtes*, qui sont le plus souvent des fractures intra-capsulaires dont le trait très oblique a franchi les limites de la capsule, nous avons vu que quelques auteurs les rapprochent des fractures extra-capsulaires; nous n'y reviendrons pas. Si elles participent des unes et des autres, leurs signes se rapprochent plutôt de ceux des fractures extra-capsulaires et leur traitement de celui des fractures intra-capsulaires. Leur diagnostic est en tout cas très difficile, pour ne pas dire impossible, sur le vivant. Elles sont susceptibles de consolidation osseuse.

**Symptômes.** — Les divers signes qui caractérisent les fractures du col sont, à la vérité, communs aux deux variétés de ces fractures; mais ils sont très inégalement accusés dans l'une et l'autre, et cette différence même nous semble légitimer une description spéciale de chaque variété.

Fractures intra-capsulaires. — Les *commémoratifs* ne varient guère : le malade tombe et ne peut se relever : tel est le cas le plus ordinaire. Impuissance, éversion, raccourcissement, déplacement du grand trochanter, parfois crépitation et déformation, tels sont les signes qu'on doit successivement envisager.

L'*impotence* est constante : que la chute soit cause ou effet, le malade est tombé et n'a pu se relever; s'il est placé debout, il ne peut s'appuyer sur le membre malade et marcher; s'il est couché, il ne peut détacher le talon du plan du lit; il se joint même à l'impotence, dans les quelques heures qui suivent l'accident, des contractions spasmodiques et douloureuses; le malade ne peut porter le membre en abduction si on l'a porté en adduction, et inversement. S'il fait de notables efforts pour élever le pied, il peut tout au plus arc-bouter le talon sur le lit, et les efforts continuant et se joignant à la flexion du genou, il arrive à rapprocher le talon de la fesse correspondante (Boyer) par une sorte de mouvement de glissement, mais sans que le talon quitte jamais le plan du lit. La jambe et la cuisse étant soulevées par le chirurgien, retombent lourdement dès que le chirurgien les abandonne, manœuvre imprudente qui réveille de vives douleurs au pli de l'aine.

Quelquefois cependant l'impotence peut faire défaut : le fait est rare dans le cas de fracture intra-capsulaire; on a vu le malade continuer à marcher et pouvoir détacher le membre du lit. Cette conservation des fonctions indique soit la conservation des tissus fibreux péricervicaux (Boyer), soit l'engrènement des fragments (Desault). Hamilton conseille, lorsqu'il y a doute, de faire lever le malade et de constater l'impossibilité d'appuyer sur le membre : la manœuvre est bonne, mais la prudence réclame de ne point la pratiquer. La *douleur* existe rarement au repos; mais elle est réveillée par la pression directe et les mouvements communiqués. Deux mouvements semblent l'exagérer tout particulièrement : ce sont l'adduction (Louis) et l'adduction jointe à la flexion (Cooper) : elle siège au pli de l'aine, au niveau du foyer de la fracture, au niveau des attaches musculaires du petit trochanter, au dire de Cooper. Elle serait moindre que dans les fractures extra-capsulaires, au dire de cet auteur, opinion que Malgaigne contredit formellement.

Cette douleur doit être rapportée plutôt à l'inflammation articulaire (Malgaigne) qu'au déplacement, et dans un cas de Swann elle faisait totalement défaut. Enfin elle peut être réveillée par un choc à distance : une pression sur le grand trochanter, par exemple, ou des percussions au niveau du talon. L'impuissance serait en relation avec la douleur et pourrait ne pas exister dans les cas où la douleur elle-même fait défaut (Malgaigne).

La *mobilité anormale* n'existe guère; sa constatation est absolument exceptionnelle : elle peut être facilement confondue avec le glissement des parties molles, ou avec les mouvements qui se passent dans l'articulation. Maisonneuve cependant parle de faire coucher le malade à plat sur le ventre, et de provoquer l'extension de la cuisse sur le bassin; non seulement le mouvement est possible, mais on peut porter le membre en hyperextension. Ce signe a été admis par Foucher, mais on n'en doit pas exagérer la valeur; c'est une recherche dangereuse et les causes d'erreur que nous avons signalées font de la mobilité anormale un signe négligeable.

La *crépitation* est excessivement rare : elle pourrait à la rigueur être obtenue par la palpation directe du foyer de la fracture, pendant que l'on imprime au membre des mouvements de rotation, mais il est toujours dangereux de faire cette recherche, puisqu'on ne peut obtenir la crépitation qu'en détruisant l'engrènement favorable à la consolidation. L'absence de crépitation dénoterait pour Boyer une fracture intra-capsulaire; nous verrons plus loin que cette opinion est en contradiction avec celle de la plupart des auteurs.

Le *gonflement* est ordinairement peu marqué et l'*ecchymose* fait défaut. La fracture intra-articulaire détermine rarement une saillie dans le triangle de Scarpa, que nous retrouverons, au contraire, parmi les signes propres aux fractures extra-capsulaires.

Il nous reste à étudier deux des principaux signes des fractures du col du fémur, la rotation en dehors et le raccourcissement.

La *rotation en dedans* est fort rare; elle a été attribuée soit à la présence d'une autre fracture concomitante, soit à l'intensité du traumatisme et à la direction de l'impulsion donnée au membre par le corps vulnérant, soit à la contracture active des muscles rotateurs du fémur en dedans. A. Paré et J.-L. Petit ont formellement indiqué cette rotation comme possible, Guthrie en nie l'existence. Mercier pense au contraire qu'elle serait beaucoup plus fréquente si, au moment du relèvement du blessé, le membre n'était pas arrêté dans son inversion par le pied du côté opposé qui empêche cette attitude de se produire. Il n'en est pas moins vrai que l'attitude caractéristique consiste dans la *rotation en dehors*, qui est presque constante et qui se reproduit après qu'on l'a corrigée, si on ne la maintient pas par un appareil. Gerdy avance même qu'on peut forcer ce renversement en dehors au point de porter la pointe du pied directement en dehors et même quelquefois en arrière, le talon du membre blessé répondant soit à la malléole interne, soit même à la partie moyenne du bord interne du pied opposé.

Lorsqu'on exagère ce mouvement de rotation en dehors, il peut se produire une saillie du col en avant et l'on pourrait alors constater le rétrécissement, porté quelquefois à l'extrême, de la gouttière comprise en arrière entre la tête et le grand trochanter (Malgaigne).

Il y a lieu encore de distinguer cette rotation en dehors en *primitive* et *consécutive*. Celle-ci est ordinairement plus marquée, et se produit dans les deux jours qui suivent. On a longtemps attribué cette exagération consécutive de l'éversion à la puissance contractile des muscles pelvi-trochantériens. Mais on a fait remarquer avec raison que la rotation externe est l'attitude naturelle vers laquelle tend à se porter le membre inférieur. La rupture de l'arc osseux qui relie la cuisse au bassin laisse le membre libre d'obéir aux lois de la pesanteur, sans qu'il soit besoin de faire intervenir, pour l'expliquer, la contraction hypothétique des muscles rotateurs en dehors. Nous ferons d'ailleurs remarquer, conformément à cette opinion, que sur le cadavre la rotation en dehors du membre inférieur est constante, dès que la rigidité musculaire a disparu.

Le *raccourcissement du membre* est un des phénomènes qui ont le plus attiré l'attention des chirurgiens; il devient un excellent signe de fracture du col s'il se reproduit spontanément après avoir été corrigé. Boyer pense qu'il est plus accusé dans les fractures intra-capsulaires. Mais pour qu'il ait toute sa valeur, il faut qu'il soit réel, et l'on aura soin de ne pas le confondre avec le raccourcissement apparent qui peut se produire dans la plupart des affections douloureuses de la hanche.

Il est d'autant plus accusé qu'il n'y a pas pénétration; quelquefois nul au début, il s'accuse dans les jours qui suivent, et a été attribué à la contracture du moyen et du petit fessier.

Le raccourcissement réel ne dépasse guère 5 centimètres, à cause de la résistance de la capsule; il augmente parfois par la rupture des liens fibreux, à l'occasion de mouvements intempestifs, par exemple, ou d'une exploration brutale ou maladroite. Son étendue est intimement liée à la conservation ou à la destruction des tissus fibreux voisins de la fracture. Brun a montré en effet, expérimentalement, que par l'incision de la capsule on peut augmenter de beaucoup ce raccourcissement, qui peut alors atteindre de 6 à 8 centimètres.

Boyer, Earle et Smith ne croient pas d'ailleurs que le raccourcissement primitif puisse jamais atteindre 5 centimètres, et, bien que Cooper soit d'un avis contraire, Smith persiste à regarder ce degré de raccourcissement comme une rareté clinique.

D'après Brun, le raccourcissement n'est pas seulement lié à l'étendue de la pénétration, mais encore au degré de rotation en dehors. Cet auteur a démontré, en effet, qu'il faut un effort considérable pour corriger le raccourcissement par l'extension seule, tandis que la simple rotation en dedans, faite sans violence, suffit, la plupart du temps, pour ramener les malléoles au même niveau.

Du fait du raccourcissement et de la rotation en dehors, on trouve encore quelques signes intéressants : le grand trochanter est moins saillant que celui du côté opposé. Il est de plus remonté et rejeté en arrière; enfin, il y aurait diminution de l'arc de cercle qu'il décrit, dans les mouvements de rotation du membre; signe bien dificile à constater et qui en réalité a bien peu de valeur.

Du fait de l'ascension du grand trochanter, quelques auteurs ont pensé que son sommet devait se rapprocher de l'épine iliaque antéro-supérieure, et Malgaigne a même avancé que ce rapprochement était constant au moins dans les fractures intra-capsulaires. Nélaton fait remarquer avec raison que le grand trochanter subit il est vrai un mouvement d'ascension, mais qu'il ne s'ensuit pas nécessairement qu'il se rapproche pour cela de la crête iliaque. En même temps qu'il monte, il se porte en arrière, et comme la crête iliaque s'élève elle-même au fur et à mesure qu'on l'envisage sur un point plus éloigné de l'épine iliaque, il en résulte que la distance ilio-trochantérienne peut ne pas varier, et même, loin de diminuer, subir un accroissement notable.

Quoi qu'il en soit, Bryant a fondé sur ce fait du déplacement du grand trochanter un procédé de mensuration que nous ne pouvons passer sous silence. Voici ce que dit à ce sujet, Hamilton.

« M. Th. Bryant a appelé, en 1875, l'attention de ses collègues de la Société royale de médecine et de chirurgie de Londres sur un moyen de mensuration auquel il attache la plus grande valeur diagnostique dans tous les cas de traumatisme de la hanche, mais en particulier dans les fractures du col du fémur avec pénétration. Ce moyen consiste dans la figuration, sur le blessé, d'un triangle rectangle, auquel Bryant donne le nom de *triangle ilio-fémoral*, et qui est formé de la façon suivante : une ligne verticale est abaissée de l'épine iliaque antérieure et supérieure, le blessé étant dans le décubitus horizontal; sur cette ligne vient tomber perpendiculairement une seconde ligne partant du sommet du grand trochanter; l'hypoténuse du triangle est représentée par la ligne réunissant l'épine iliaque antérieure et supérieure au sommet du grand trochanter. C'est la longueur de la base du triangle, c'est-à-dire de la ligne tombant du sommet du grand trochanter sur la ligne verticale, qui détermine l'existence et l'étendue du raccourcissement. En effet, à l'état normal, les deux triangles ilio-fémoraux étant exactement semblables, il suffit de comparer la longueur des deux bases pour apprécier exactement de combien le membre se trouve raccourci. L'objection principale à faire à ce procédé, d'ailleurs ingénieux, est la difficulté qu'on éprouve le plus souvent à déterminer la situation exacte du sommet du grand trochanter. »

Nous nous associons pleinement à cette dernière phrase d'Hamilton et nous pensons que si théoriquement ce procédé de mensuration donne des résultats exacts, bien des causes peuvent faire varier les résultats pratiques dans de notables proportions au point de rendre très hypothétique l'opinion qu'on pourrait fonder sur ce procédé de mensuration.

Fractures extra-capsulaires. — Comme dans la variété précédente le malade tombe et ne peut se relever : mais nous devons noter dès maintenant, ainsi qu'on pourra s'en convaincre en se reportant à l'étiologie, que bien plus souvent la chute aura eu lieu sur le grand trochanter.

Si nous nous en rapportons à Boyer la description de la variété extra-capsulaire n'exigerait pas de longs développement. Pour lui, en effet, les signes seraient absolument les mêmes que dans la variété intra-articulaire, sauf le raccourcissement qui prédominerait dans les fractures extra-capsulaires. Boyer fils et Cooper pensent, au contraire, que le raccourcissement est moindre dans les fractures extra-capsulaires et de cette contradiction nous pouvons induire qu'il y a lieu de rechercher dans la symptomatologie des fractures extra-capsulaires des éléments de diagnostic autres que la similitude de signes exagérée par Boyer.

S'il y a engrènement ou pénétration, le malade a pu marcher (Sabatier, Desault, Boyer, Hamilton). En général, il y a *impotence* caractérisée, comme nous l'avons dit, par l'impossibilité de se relever, de se tenir debout sur le membre malade, de marcher, de détacher le pied du lit. Mais néanmoins la conservation relative des fonctions du membre est bien plus fréquente dans la variété qui nous occupe, et Hamilton l'a souvent signalée.

Robert regarde l'impotence comme toujours moins accusée que dans les fractures intra-capsulaires.

La *mobilité anormale*, comme l'impotence, est naturellement liée au degré d'engrènement ou de pénétration, et avec la mobilité anormale la *crépitation*. Celle-ci n'existe qu'autant qu'il n'y a pas engrènement et, si l'on se reporte à ce que nous avons dit de l'anatomie pathologique de ces fractures, on pourra en conclure que la crépitation est un signe fort improbable.

Cependant Brüninghausen avait signalé la mobilité plus grande du trochanter qu'à l'état normal; c'est là un signe très douteux et même en contradiction avec ce que nous enseigne l'anatomie pathologique.

Aussi est-on étonné d'entendre quelques auteurs affirmer que la crépitation et la mobilité anormale existent au même titre que dans les fractures intra-capsulaires. Boyer fils va même jusqu'à dire que la crépitation y est plus fréquente que dans les fractures intra-capsulaires.

Nous rapprocherons de la mobilité anormale ce fait signalé par tous les auteurs, que l'arc de cercle décrit par le grand trochanter dans les mouvements de rotation en dehors et en dedans est moins grand qu'à l'état normal : le grand trochanter ne tournerait, par suite de la solution de continuité, que sur son axe propre, c'est-à-dire sur un rayon très court. Brun fait justice de ce signe, qu'il regarde comme trop peu évident pour avoir quelque valeur. Poulet et Bousquet ne lui reconnaissent également qu'une valeur théorique. Contrairement à ce qu'on observe dans les fractures intra-capsulaires, il existe dans les fractures extra-capsulaires une *ecchymose*, ordinairement étendue, survenant tardivement, bridée qu'elle est par les plans aponévrotiques de la région; elle est fréquente, quoique au dire de Malgaigne elle manquerait assez souvent.

La *douleur* est aussi constante. Robert disait qu'elle était de siège plus externe que dans la variété intra-articulaire : elle existe ordinairement au niveau du grand trochanter ou dans le creux inguinal, mais son siège précis est en *dehors* des vaisseaux fémoraux : elle est réveillée par la pression directe, les mouvements, la pression à distance, choc talonnier ou trochantérien.

Il existe dans les fractures extra-capsulaires du col une déformation qui est assez caractéristique : le gonflement est ordinairement peu marqué; mais il y a *diminution de l'espace ilio-trochantérien* par rapprochement du trochanter et de l'épine iliaque; en outre, il y a effacement de la fosse crurale au niveau du triangle de Scarpa, et, dans quelques cas même, il peut y avoir saillie à ce niveau.

La diminution de l'espace ilio-fémoral résulte de l'élévation du grand trochanter, et la saillie inguinale du renversement en dehors du fragment externe.

Outre son déplacement, la palpation du grand trochanter nous fait encore percevoir son *augmentation de volume* dans le sens antéro-postérieur (Hervez de Chégoin, Robert, Guérin, Kerguistel), signe absolu pour Guérin et qui indique à coup sûr la pénétration. Mais il faut que cet accroissement de volume soit primitif pour qu'il ait une aussi large signification; quand il apparaît au bout de plusieurs jours, il indique alors non plus l'éclatement du grand trochanter, mais le début du processus de réparation (Hennequin).

En même temps qu'il augmente de volume dans le sens antéro-postérieur, le grand trochanter s'aplatit transversalement; il est courbé en dedans, sa face externe devenant supérieure, d'où il apparaît alors écrasé et diminué de hauteur (Malgaigne); quelquefois il se rapproche de l'échancrure sciatique, et simule alors une tête de fémur brisée. Ordinairement, le grand trochanter se porte en haut et en arrière, et ce fait coïncide avec deux symptômes importants : le raccourcissement du membre et sa rotation en dehors.

Le *raccourcissement primitif* peut être considérable et atteindre de 7 à 8 centimètres, le raccourcissement secondaire peut être plus grand encore.

Ce raccourcissement reconnaît plusieurs causes :

1° Il peut être dû à l'angle formé par le fragment supérieur et la diaphyse ;

2° Il peut provenir de la pénétration;

3° Il peut reconnaître cette double origine, inclinaison de la tête (Malgaigne), et pénétration du col;

4° Enfin, le renversement du membre en dehors ne lui est peut-être pas tout à fait étranger.

On a signalé l'*allongement possible* et on l'a rapporté à la paralysie des muscles (Lallemant), à l'arc-boutant du fragment externe contre la partie inférieure du fragment interne (Lisfranc). Cet allongement n'est ordinairement qu'apparent et résulte très probablement d'une mensuration défectueuse; cette mensuration, sur laquelle nous ne saurions trop insister, doit être faite avec soin, et nous citerons, à ce propos, ce passage du traité de Follin :

« Le *raccourcissement du membre*, qui paraît si facile à constater *de visu*, en comparant d'un côté à l'autre la position relative du genou, des malléoles et du talon, mérite cependant, lorsqu'on veut apprécier rigoureusement son étendue, qu'on y regarde avec soin. En effet, on verra plus tard comment les affections douloureuses de la hanche ont souvent pour effet de modifier la position normale et symétrique du bassin par rapport aux deux membres inférieurs, en sorte que l'élévation, la flexion en avant d'un côté du bassin déterminent un raccourcissement très apparent du membre abdominal correspondant, tandis que le raccourcissement réel est quelquefois à peine sensible. Il faudra donc, pour reconnaître l'étendue du raccourcissement réel, se mettre en garde contre ces causes d'erreur. Pour cela, les membres inférieurs seront tenus parallèles autant que possible, les épines iliaques étant placées sur un plan exactement transversal. Malgaigne recommande, pour plus de sûreté, de tendre un ruban d'une épine iliaque à l'autre ; puis, au milieu de ce ruban correspondant à la ligne médiane du corps, d'en faire descendre perpendiculairement un autre jusqu'aux talons, et de disposer ceux-ci à égale distance du ruban médian.

Si l'un des membres est dans une adduction ou une abduction forcée et ne peut être ramené au parallélisme, on placera l'autre dans une adduction ou une abduction correspondante en prenant le ruban médian pour guide. Il faut enfin que l'extension ou la flexion du bassin sur la cuisse soit égale des deux côtés, et pour cela il faut que la région lombaire repose à plat sur le lit, et qu'en explorant cette région on ne constate aucune courbure exagérée de la colonne vertébrale, indiquant une flexion du bassin. »

Nous avons vu que le raccourcissement était un bon signe, puisqu'il offre dans la variété de fracture qui nous occupe quelques caractères spéciaux. Outre qu'il y est constant, il y est plus accusé que dans les fractures intracapsulaires, celles-ci ne donnant guère lieu à un raccourcissement de plus de 3 centimètres.

Il nous reste enfin à étudier un des signes des fractures du col : c'est l'*éversion*, signe presque constant, puisque, d'après Smith, il existerait dans 53 cas sur 60 observations.

Cette *rotation en dehors* est ordinairement très prononcée, à tel point que le talon touche la malléole interne et que le pied repose sur le lit par son bord externe ; elle peut d'ailleurs présenter tous les degrés, le degré de rotation étant comme celui du raccourcissement en raison de la conservation des parties fibreuses ; la rupture du faisceau de Bertin porte l'éversion au maximum (Brun).

Dans les fractures par pénétration, il est impossible d'expliquer l'éversion du membre par les simples effets de la pesanteur et par le siège externe du centre de gravité du membre, car ici le levier osseux, quoique déformé, est, grâce à la pénétration, en partie conservé. La véritable cause de la rotation du membre en dehors tient ici à ce que sa pénétration a surtout lieu à la partie postérieure du col, et qu'en avant les deux fragments, comme nous l'avons vu, ont une disposition angulaire qui se traduit par une saillie dans le triangle de Scarpa.

Le *renversement en dedans* est d'ailleurs possible quoique rare. Il a été signalé par Paré, J.-L. Petit, Desault, Dupuytren, Mercier, Michon, Cooper, Sanson, Hervez de Chégoin, Goyrand, Hellion ; dans un cas de renversement extrême en dedans, Pierre d'Aberden l'a attribué à la conservation du ligament ilio-fémoral, plus épais et plus résistant qu'à l'ordinaire.

Cependant l'opinion des auteurs n'est pas faite à l'égard de cette inversion, et tandis que quelques-uns l'attribuent à une erreur de diagnostic ou à la coexistence d'une autre fracture méconnue, d'autres tendent à établir que le renversement peut se faire indifféremment en dehors et en dedans ; que cela dépend du mode de pénétration et de l'attitude du membre au moment de la pénétration qui fixerait le membre dans l'attitude où elle l'a surprise. Enfin Guthrie pense que la rotation en dedans est inévitable si le grand trochanter fait partie du fragment supérieur, puisque dans ce cas les muscles rotateurs en dehors n'agissent plus; nous savons que cette opinion est contredite par Malgaigne et Brun.

Tels sont les principaux signes des fractures extra-capsulaires du col du fémur.

**Diagnostic.** — Le diagnostic des fractures du col du fémur doit répondre à une double question : 1° y a-t-il fracture du col ; 2° quelle en est la variété?

Nous ne reviendrons pas sur les moyens de mensuration que nous avons déjà mentionnés. Nous ajouterons seulement que M. le professeur Verneuil utilise un procédé à la fois simple et pratique. Les talons du malade étant sur la même ligne, les deux membres inférieurs maintenus parallèles, si l'un des membres est plus court, il est nécessaire, pour amener les deux talons au même niveau, que le bassin, c'est-à-dire l'épine iliaque, s'abaisse du côté raccourci. Or, si l'on applique une attelle sous les deux talons, et une autre sur les deux épines iliaques antérieures, cette dernière dessine l'obliquité même du bassin, et, en mesurant la distance qui sépare les attelles, on a l'étendue du raccourcissement avec des chiffres suffisamment exacts.

Nélaton pense qu'il suffit de mener une ligne droite partant de l'ischion et aboutissant à l'épine iliaque et de déterminer ensuite la situation du sommet du grand trochanter par rapport à cette ligne, pour savoir s'il est ou non déplacé : s'il y a fracture, le grand trochanter serait constamment situé en arrière de cette ligne.

Enfin, rappelons qu'on ne devra pas rechercher la crépitation et que l'âge du malade, le commémoratif de la chute, l'impotence, parfois la déformation, le raccourcissement, le renversement en dehors, devront suffire pour établir le diagnostic, surtout si l'on y joint les signes physiques observés du côté du grand trochanter, son élargissement par exemple. Quelques auteurs ont conseillé aussi de mesurer l'étendue qui séparait la symphyse pubienne de la face externe du grand trochanter : nous croyons que le gonflement s'opposera bien souvent à ce qu'on puisse tirer des indications précises de cette mensuration, que l'on pourra essayer cependant.

1° Diagnostic différentiel. — On ne pourra guère confondre la fracture du col du fémur qu'avec la contusion simple de la hanche, la fracture double verticale du bassin, la luxation ilio-pubienne, la fracture du cotyle, quelques affections de l'os iliaque ou de l'articulation coxo-fémorale, la coxalgie par exemple.

Le diagnostic de la fracture du col du fémur et de la *contusion simple*, bien que facile au dire des auteurs, offre pourtant de nombreuses difficultés. La douleur, le gonflement, la gêne, l'abolition des fonctions, la paralysie des muscles, la rotation en dehors, le raccourcissement, existent dans l'un et l'autre. Mais, dans la contusion, l'impotence est relative et bien rarement absolue; le malade peut, avec quelques efforts, corriger lui-même la rotation en dehors; quant au raccourcissement s'il existe, il est purement apparent et une bonne mensuration en fait promptement justice. Souvent même nous avons constaté un allongement apparent. D'ailleurs le jeune âge du malade peut déjà fournir quelques indications; la guérison surviendra rapidement à la suite de la contusion et, au lieu d'avoir une marche progressive, les trois signes cardinaux, impotence, rotation, raccourcissement, tendront à disparaître de jour en jour.

La *fracture double verticale du bassin* ne saurait guère être confondue qu'à la suite d'un examen insuffisant : il faudra faire l'épreuve du rapprochement des épines iliaques et surtout pratiquer, comme le conseille Laugier, le toucher vaginal ou rectal, qui ne révélera aucune déformation, saillie ou douleur s'il s'agit d'une fracture du col.

Le diagnostic avec la *fracture du cotyle* ou l'enfoncement de l'acétabulum nous paraît bien difficile à établir, pour ne pas dire impossible : d'ailleurs l'erreur est sans préjudice pour le malade, puisque le traitement ne varie pas : le toucher rectal ou vaginal pourra permettre de constater l'intégrité de l'arrière-fond de la cavité cotyloïde.

Dans *la luxation ilio-pubienne*, il faudra chercher à sentir la tête et constater sa présence en imprimant au membre des mouvements de rotation; la déformation sera difficile ou impossible à corriger, alors que dans la fracture il y aura réduction facile, mais maintien spontané de cette réduction impossible. Enfin Malgaigne conseille, dans le cas de luxation en haut et en dehors, de chercher la crépitation *par tous les moyens possibles!*

Nous n'insisterons pas sur le diagnostic avec le ramollissement rachitique du col et de la tête, car l'examen complet du malade devra mettre le chirurgien en garde contre une erreur assez grossière.

2° Diagnostic de la variété. — Les auteurs qui se sont occupés des fractures du col du fémur se sont de tout temps efforcés d'établir le diagnostic différentiel de la variété extra-capsulaire et intra-capsulaire. Cependant Follin et Nélaton le croient impossible : Cooper, Smith, Hervez de Chégoin, Malgaigne pensent que la différenciation est possible, et Laugier cherche à l'établir d'après le siège de la crépitation perçue à la base du col et d'après l'arc de cercle décrit par le grand trochanter. Nous avons vu déjà vu quelle était la valeur minime de ces signes.

Rodet, enfin, pensait que la connaissance exacte de la cause avait un rapport intime avec le siège de la fracture, et attribuait exclusivement la production de la fracture extra-capsulaire au choc direct sur le trochanter. En admettant que le fait soit démontré, il y aurait lieu de savoir si l'on peut établir avec assez de précision les commémoratifs pour leur attribuer la responsabilité du diagnostic.

Cooper établit ce diagnostic d'après l'étude de huit signes :

1° Age (au-dessous de cinquante ans, la fracture est extra-capsulaire);

2° et 3° Sexe et violence du traumatisme?

4° Raccourcissement (contredit par Brun et Rodet) pour qui ce serait un signe commun.

5° Manière de percevoir la crépitation;

6° Diminution de l'arc de cercle décrit par le grand trochanter (extra-capsulaire);

7° Douleur plus vive (extra-capsulaire);

8° Mécanisme suivant lequel s'est produite la fracture.

En réalité ce diagnostic différentiel, très difficile faute de signes nettement tranchés, est possible cependant, au moins dans un certain nombre de cas.

Voici d'ailleurs comment s'exprime Bouilly à ce sujet :

« La fracture du col en dedans de la capsule n'a pas de signe propre et son diagnostic ne peut être fait que par exclusion : on devra tenir compte de l'âge avancé du malade, de son sexe, de la nature de l'accident, de l'existence de la rotation en dehors, du raccourcissement peu prononcé, ne dépassant pas 2 centimètres 1/2, de l'absence de signes dans la région trochantérienne, du rapprochement du sommet du grand trochanter qui s'est élevé vers une ligne transversale étendue de l'une à l'autre épine iliaque antéro-supérieure.

La fracture extra-capsulaire du col possède des signes un peu plus positifs; le raccourcissement est plus prononcé et, s'il dépasse 4 centimètres, appartient sûrement à la fracture située en dehors de la capsule; l'agrandissement du diamètre antéro-postérieur du grand trochanter est une forte présomption en faveur d'une pénétration du col fémoral dans sa base et d'une fracture par éclatement de cette éminence, donc d'une fracture extra-capsulaire. Le défaut de dépressibilité du triangle de Scarpa, coïncidant avec un agrandissement du diamètre antéro-postérieur du fémur, et, à plus forte raison, le bombement de la même région, sont de bons signes de cette même fracture.

Il sera nécessaire, dans un certain nombre de cas, de suspendre son diagnostic, de laisser le membre dans l'immobilité et de ne porter un jugement définitif que lorsque la résorption du gonflement, la diminution de la douleur ou l'apparition de nouveaux signes permettront une appréciation plus exacte des phénomènes. »

Malgaigne a voulu faire plus, et il a donné du diagnostic différentiel de ces fractures le tableau suivant, que nous lui empruntons :

| FRACTURES INTRA-CAPSULAIRES | FRACTURES EXTRA-CAPSULAIRES |
|---|---|
| *1° Fractures récentes.* | |
| Chute sur les pieds ou les genoux écartés en dehors; chute sur les fesses. | Choc direct, comme un coup de pied de cheval sur le grand trochanter. |
| Peu de gonflement; pas d'ecchymose. | Forte ecchymose à la hanche. |
| Douleur siégant vers l'insertion du muscle psoas, s'irradiant parfois jusqu'au genou. | Douleur vive à la pression sur le grand trochanter. |
| Raccourcissement quelquefois nul d'abord, survenant subitement au bout de quelques jours ou de quelques semaines. | Raccourcissement immédiat, à peine susceptible d'augmenter un peu les jours suivants. |
| Raccourcissement limité au plus à 3 centimètres. | Raccourcissement variant de 1 à 6 centimètres. |
| Le grand trochanter intact est rapproché de la crête iliaque d'une étendue égale au raccourcissement. | Le grand trochanter est écrasé à son sommet, moins élevé par conséquent, et à peine rapproché de la crête iliaque. |
| Le grand trochanter est effacé en apparence. | Le grand trochanter est plus saillant et décrit des arcs de cercle moins grands que du côté sain. |
| Le fémur entre le sommet du trochanter et le condyle externe conserve sa longueur normale. | Le fémur paraît raccourci, si on le mesure du condyle externe au sommet du trochanter. |
| Jamais de déplacement ni de mobilité isolée du grand trochanter. | Le fragment trochantérien, quelquefois déplacé en arrière ou en avant, tantôt fixe et simulant la tête du fémur luxée; tantôt mobile et pouvant être porté en tous sens. |

| FRACTURES INTRA-CAPSULAIRES | FRACTURES EXTRA-CAPSULAIRES |
|---|---|
| *2° Fractures anciennes.* | |
| Marche longtemps gênée et impossible sans support étranger. | Marche promptement sûre et solide. |
| Raccourcissement augmentant à la longue, et pouvant ainsi doubler d'étendue. | Raccourcissement à peine susceptible d'augmenter légèrement dans quelques cas, et demeurant en général toujours le même. |
| Saillie du trochanter accrue en apparence, diminuée en réalité. | Saillie du trochanter toujours plus considérable. |
| Amaigrissement progressif du membre. | Nutrition du membre conservée. |
| Mouvements volontaires nuls dans l'articulation coxo-fémorale, et se passant tous dans la région lombaire. | Mouvements volontaires presque entièrement exécutés dans l'articulation coxo-fémorale. |

Nous croyons intéressant de rapprocher de ce tableau comparatif de Malgaigne, celui qu'a établi Hamilton : le lecteur pourra ainsi se rendre compte de l'importance variable que ces deux auteurs ont attachée aux principaux signes sur lesquels ils basent le diagnostic différentiel.

| FRACTURES INTRA-CAPSULAIRES | FRACTURES EXTRA-CAPSULAIRES |
|---|---|
| Produite souvent par une violence légère. | Produite d'ordinaire par une violence plus considérable. |
| Chute sur les pieds ou les genoux; le sujet s'est entravé dans un tapis, etc. | Chute sur le grand trochanter. |
| Plus fréquente chez les femmes. | Sans indication de fréquence relative dans les deux sexes. |
| Douleur, sensibilité à la pression, gonflement moindres et plus profonds. | Douleur, gonflement et sensibilité plus marqués et plus superficiels. La douleur est surtout vive quand on presse au niveau et aux environs du grand trochanter. |
| Ecchymose rare. | Ecchymose superficielle et étendue très fréquente. |
| Au début, raccourcissement moindre que dans les fractures extra-capsulaires, et souvent pas de raccourcissement du tout. | Au début raccourcissement plus marqué et presque constant. |
| Au bout de quelques jours ou de quelques semaines, raccourcissement plus étendu que dans les fractures extra-capsulaires. Quelquefois ce raccourcissement se produit brusquement quand on remue le membre ou que le malade cherche à s'appuyer dessus. | Au bout de quelques jours ou de quelques semaines, raccourcissement moindre que dans les fractures intra-capsulaires, pourvu qu'on ait eu recours à une extension convenable. En un mot, l'étendue du raccourcissement ne se modifie que peu, si même elle se modifie; quand la pénétration ne persiste pas, le membre peut se raccourcir davantage. |
| En mesurant du sommet du trochanter aux condyles et aux malléoles, on voit que le membre n'est pas raccourci. | En mesurant du sommet du trochanter aux condyles et aux malléoles, on peut trouver que le membre est un peu raccourci. |
| Le grand trochanter exécute ses mouvements suivant un rayon relativement plus long que dans la fracture extra-capsulaire, le siège des mouvements est plus rapproché du cotyle. | Le grand trochanter exécute ses mouvements sur un rayon relativement plus court; le siège des mouvements est plus éloigné du cotyle. |

| FRACTURES INTRA-CAPSULAIRES | FRACTURES EXTRA-CAPSULAIRES |
|---|---|
| Quand le malade recouvre l'usage de son membre, les fonctions de celui-ci ne se rétablissent qu'après bien des mois ou même bien des années. | Le malade recouvre l'usage de son membre plus promptement. |
| Après la guérison on ne constate aucune augmentation de volume, aucun élargissement du trochanter, consécutifs à la formation d'un cal osseux. | Augmentation de volume, élargissement irrégulier du trochanter qu'on peut quelquefois sentir distinctement à travers la peau et les muscles et qui sont surtout manifestes au bout de quelques mois. |
| Amaigrissement progressif du membre pendant plusieurs mois après la guérison. | Le membre conserve d'une façon plus complète sa forme et son volume normaux. |
| Boiterie très marquée avec mouvement particulier du bassin, analogue à celui qu'on observe chez les personnes marchant avec un membre artificiel. | Boiterie relativement légère; mouvements de la hanche plus naturels. |

**Pronostic. — Marche. — Suites. — Complications.** — Hamilton pensait que la consolidation des fractures du col du fémur était plus rapide que celle des fractures de la diaphyse, et Brulatour a démontré qu'au trentième jour il existait un cal cartilagineux.

Boyer pense que la terminaison d'une fracture du col peut se faire de plusieurs manières : 1° par non-consolidation; 2° par consolidation; 3° par articulation contre-nature. Enfin nous ajouterons que, outre cette variété de pseudarthrose signalée par Boyer, il existe souvent une pseudarthrose fibreuse.

Dans les fractures extra-capsulaires, il n'y a guère de divergence d'opinion et le cal osseux est la règle surtout lorsqu'il y a pénétration : c'est même en parlant de ces fractures qu'on a pu dire que la consolidation des fractures du col pouvait être plus rapide que celle des fractures de la diaphyse. S'il n'y a pas un cal osseux, il se forme un dépôt parfois difforme de produits osseux très abondants, (Malgaigne, Manzini), revêtant les aspects les plus bizarres et souvent disposés en couronne, véritables jetées osseuses étendues comme un pont du trochanter au fragment articulaire. A moins d'exubérance notable, ce cal ne saurait avoir une très grande solidité. En somme, la consolidation osseuse des fractures extra-capsulaires se fait souvent régulièrement, mais elle peut être vicieuse : il en résulte une grave altération des mouvements de l'articulation coxo-fémorale.

Cooper croyait que c'étaient les seules fractures du col capables de se consolider, soit par un cal direct, soit par des stalactites osseuses.

Longtemps on a pensé que les fractures intra-capsulaires étaient incapables d'avoir une consolidation osseuse (Cruveilhier, Colles, Lonsdale, Bransby Cooper), et Cooper avait tour à tour incriminé, pour expliquer cette absence de consolidation, l'ascension du fragment externe, l'écartement des fragments par un abondant épanchement de synovie, le peu de vitalité du fragment interne trop petit.

Nous avons vu que les troubles nutritifs qui ont préparé la fracture ne sont pas sans influence sur l'absence de consolidation. Bien plus, ils peuvent encore s'accroître après l'accident, et l'on assiste alors à une véritable résorption du fragment cotyloïdien, qui a pu présenter à l'autopsie un volume minime et une forme méconnaissable. Cette résorption ne porte d'ailleurs que sur le fragment cotyloïdien et non sur le fragment trochantérien comme le croit Cooper. L'envahissement du col par les dépôts osseux lui donne une épaisseur qui fait contraste et l'observateur le juge raccourci ; en réalité son épaisseur n'a souvent pas varié (Malgaigne). C'est surtout dans ces cas où il n'existe qu'un soupçon de col, des brides et des tractus fibreux, qu'il peut se produire une fausse articulation entre les deux fragments, parfois la fixation de la tête au pourtour de la cavité cotyloïde, ou enfin, ainsi que l'a observé Malgaigne, une indépendance absolue des fragments sans aucune trace de réparation.

Cependant quelques auteurs ont signalé la possibilité du cal osseux (Chassaignac, Richelot, Amesbury, Van Hout, Stanley), Brulatour, Nélaton et Astley Cooper le croient rare, mais possible. La consolidation fibreuse par des ligaments périphériques ou interosseux est la règle ordinaire. Cependant il existe au musée Dupuytren trois cas de consolidation osseuse. On serait étonné de la longue énumération des possesseurs de pièces ayant trait à cette consolidation, si l'on ne savait que des déformations de l'arthrite sèche ont pu à ce point user la tête et déformer le col, que, même à la coupe, cette extrémité déformée semble avoir été fracturée et consolidée, alors qu'il s'agit d'une simple déformation, sans qu'il y ait jamais eu rupture du squelette (fig. 187).

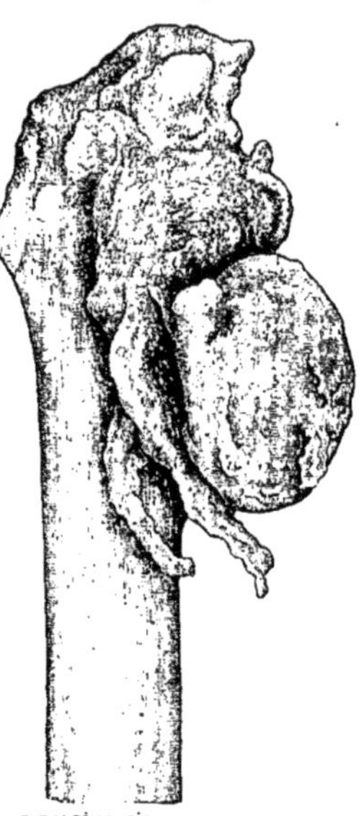

Fig. 187. — Déformation de la tête et du col fémoral dans l'arthrite sèche.

Quoi qu'il en soit Langstaff, Brulatour, Stanley, Swann, Chorley, Field, Van Hout, Adams, Jones, Sömmering, Bryant, Faweington, Harris, Tilanus, Édouard Zeiss (de Dresde) (pièce dont l'authenticité est niée par Newmann), Reuben D. Mussey (de Cincinnati), Will. Parker (de New-York), le collège d'Albany, le collège de médecine Haward (de Boston), le docteur Pope (de Saint-Louis), Sands (de New-York), Adler (de Philadelphie), prétendent posséder chacun une ou plusieurs de ces pièces.

Quoi qu'il en soit et en admettant que le membre reprenne une partie de ses fonctions, le *pronostic* n'en reste pas moins grave.

En ce qui concerne le fonctionnement du membre, il faut reconnaître, quoi qu'en dise Bryant, qu'il existe presque toujours un raccourcissement rarement moindre de 1 à 2 centimètres. C'est aussi l'opinion de Robert Smith, qui croit le raccourcissement et par suite la claudication inévitable. Il ne faut pas oublier que le raccourcissement peut encore augmenter, dans la suite, du fait de l'usure et de la résorption des fragments. Sans compter l'arthrite coxo-fémorale, si fréquente dans les fractures intra-capsulaires, l'atrophie des muscles de la hanche et de la cuisse, la déformation du col qui tend à se rapprocher du type huméral, la claudication qui en résulte, la difficulté de la marche qui ne peut plus se faire qu'à l'aide de béquilles, de béquillons, bien rarement d'une canne, la semi-ankylose qui rejette les mouvements dans les articulations de la colonne lombaire (Malgaigne), rendent très fâcheux le pronostic de ces fractures au point de vue fonctionnel.

Si le pronostic est moins grave, pour les fractures extra-capsulaires, il n'en reste pas moins sérieux, même chez les jeunes sujets : la consolidation osseuse, souvent vicieuse, s'accompagne de claudication, d'ankylose coxo-fémorale, d'abduction du membre que la pénétration n'a pas permis de corriger.

Dans les cas les plus favorables, il faut de deux à cinq mois pour obtenir la consolidation, qui se fait parfois attendre plus d'un an et laisse souvent après elle une infirmité difficilement curable. Chez les vieillards, le pronostic est bien plus grave encore, parce qu'il s'y joint deux complications qui entraînent souvent la mort.

Ce sont d'abord des eschares de décubitus, qui surviennent si fréquemment que Cooper préférait faire lever ses malades au bout de trois semaines, au risque d'obtenir une consolidation défectueuse. Ces fractures nécessitant un repos prolongé mettent la vie en danger, et la mort peut arriver par plusieurs mécanismes (Stimson). Le fait est fréquent, puisque sur 60 cas Smith n'a pas relevé moins de 24 morts.

Tantôt il survient une réaction vive avec fièvre et délire qui emporte le malade; tantôt au contraire c'est une adynamie profonde, avec marasme, gâtisme, quand une pneumonie (dite à tort hypostatique) ne vient pas terminer la scène. Il est inutile de dire que ces accidents, attribués autrefois au décubitus, surviendraient même plus rapidement si l'on fait lever et marcher le malade prématurément.

Avec ces complications, dont la fréquence est extrême, on comprend combien le pronostic s'assombrit. Le tableau suivant, emprunté à Malgaigne, montre la gravité des fractures du fémur.

95 fractures du fémur ont donné :

| | |
|---|---|
| Morts le jour même de l'accident. | 3 |
| Du 4ᵉ au 6ᵉ jour. | 4 |
| Du 9ᵉ au 12ᵉ jour. | 2 |
| Du 21ᵉ au 37ᵉ jour. | 7 |
| Du 45ᵉ au 60ᵉ jour. | 5 |
| Du 70ᵉ au 187ᵉ jour. | 9 |

Quant à la mortalité en rapport avec l'âge, elle est consignée dans les chiffres suivants :

| | | | | |
|---|---|---|---|---|
| Avant 50 ans | 11 | fractures ont donné | 2 | morts. |
| De 50 à 60 ans | 15 | — | 7 | — |
| 60 à 70 ans | 38 | — | 12 | — |
| 70 à 80 ans | 27 | — | 6 | — |
| 80 à 90 ans | 4 | — | 3 | — |

Ces chiffres démontrent assez la gravité du pronostic pour que nous nous dispensions d'insister.

**Traitement.** — Les indications du traitement des fractures du col du fémur sont multiples et Malgaigne les résume ainsi : corriger le raccourcissement et le renversement en dehors, assurer l'immobilité, appuyer les fragments l'un contre l'autre, en d'autres termes réduire la fracture, la maintenir étroitement réduite.

Théoriquement, le traitement est donc des plus simples, mais dans l'application il devient très difficile; à tel point, que l'appareil idéal n'est pas encore trouvé; cela résulte surtout du peu de prise que le chirurgien a sur le fragment supérieur.

C'est en effet l'échec contre lequel tous les praticiens se sont butés, à tel point que Dupuytren et Nélaton, Harris, Mussey, Wakelee (qui traita ainsi sa mère), pensèrent que l'on pouvait se dispenser d'appliquer un appareil principalement dans le traitement des fractures intra-capsulaires et les beaux résultats qu'ils obtinrent engagèrent quelques chirurgiens à les imiter, tandis que d'autres crurent devoir mettre en doute l'exactitude de leur diagnostic.

Il ne faut pas se dissimuler en effet, que bien souvent les procédés de contention employés sont absolument inefficaces; aussi Malgaigne conseillait-il l'expectation lorsque la fracture se maintenait d'elle-même, c'est-à-dire quand il y avait engrènement, ou avait-il recours à une faible extension, jointe au repos, l'extension s'opposant au raccourcissement progressif et obviant aux contractures musculaires douloureuses.

Nous ne parlerons pas de l'intervention chirurgicale : elle est possible puisque Howe a extirpé la tête fracturée neuf mois après l'accident initial, que Kœnig a voulu la fixer par des tiges d'ivoire; que Lister et Langenbeck ont préconisé la suture. D'une façon générale, ces tentatives opératoires ont donné de mauvais résultats et, sans vouloir conclure dès aujourd'hui, on ne saurait les conseiller.

C'est donc encore aux appareils, et aux appareils les plus simples qu'il faut avoir recours, mais il faut, en tous cas, cesser le traitement local dès que le traitement général l'exige. Il faut un *minimum* de cinquante jours d'immobilisation, période pendant laquelle il faudra redouter les douleurs et les eschares qui pourraient provenir de l'extension et du décubitus.

La *réduction de la fracture* est facile, s'il n'y a ni pénétration ni engrènement mais on ne saurait trop répéter qu'il ne faut pas chercher à réduire toujours et quand même, sous peine de s'exposer à rompre les seuls liens par lesquels on peut agir sur le fragment supérieur et à supprimer les chances d'un cal osseux. Que dire alors du traitement préconisé par Foubert, qui, sous le nom d'extension répétée, conseille de ne pas appliquer d'appareil, mais de corriger par des tractions quotidiennes et répétées autant de fois qu'ils se reproduisent le raccourcissement et le renversement en dehors!

Pour réduire, on devra ramener doucement le membre dans la rectitude et la dépasser même pour atteindre un léger degré de rotation en dedans; pendant ce temps, il faudra avec une main soutenir et diriger le grand trochanter; il est capital d'obtenir cette direction du pied en dedans, et c'est pour y arriver que Bruninghausen liait étroitement les deux pieds l'un à l'autre.

On peut diviser les divers procédés de contention employés en trois catégories :

1° Les procédés simplement contentifs;

2° Ceux qui exigent une réduction fréquente;

5° Les procédés à extension permanente.

Disons dès maintenant que, ce sont ceux de la troisième catégorie qui sont de beaucoup le plus fréquemment employés.

Deux méthodes contraires sont en présence : 1° la méthode dite de la demi-flexion ou *méthode anglaise*, dite encore de Pott, défendue et adoptée par Cooper, Dupuytren, Delpech, Mayor, Malgaigne. — Nélaton lui reproche d'exagérer le déplacement, de mal fixer les fragments, de produire le raccourcissement;

2° La *méthode française* ou d'extension dans la rectitude, instituée par Desault et défendue surtout par Boyer, Bonnet et Ferdinand Martin.

Parmi les appareils les plus simples, nous pourrons citer l'accolement des deux membres de Bruninghausen à l'aide de quelques liens, ou les appareils de Hagedorn et Dzondi qui procèdent de cette idée.

La longue attelle externe simplement appliquée fait encore partie de ces appareils simples, au même titre que la fixation du membre au pied du lit, faite déjà par Hippocrate et imitée par Rogerus et Guy de Chauliac.

Puis vint le lien extensif de Vermandois et Desault, et l'on peut dire que ce fut là l'origine des appareils dits à contre-extension, bientôt imités par Petit et Heister.

Les traitements anciens, le vieux spica à dix-huit chefs, les attelles de bois ou de fer-blanc, les écussons de carton ou de buffle pour faire de l'extension soit dans la rectitude, soit dans la demi-flexion, sont complètement abandonnés. Nous pourrions citer, comme pour les fractures du corps du fémur, une foule d'appareils divers, les appareils à attelles sur lesquels on fait l'extension avec contre-extension sur le bassin, l'appareil trop compliqué et dispendieux de Martin (*voy.* Gaujot, p. 211), l'appareil à attelle, semelle, et sous-cuisse de Boyer. Pour les fractures intra-capsulaires principalement, Crosby, Bürck décrivent des appareils que modifie Hamilton; Hagedorn conseille l'attelle qui porte son nom et dont Gibson modifie l'application, enfin Hartshorne applique une attelle droite à extension.

En ce qui concerne les fractures extra-capsulaires, Müller applique aussi une attelle suivant un procédé spécial : tous ces appareils ont un lien commun, c'est l'extension.

Parmi les appareils où le membre est traité par la flexion, l'antique double plan incliné de Sauter est passé au dernier rang et les partisans mêmes de la demi-flexion de Pott, Adams, Mussey, Chorley, n'admettent plus que la demi-flexion jointe à l'extension. Les deux appareils principaux qui résument tous ceux qui font partie de cette catégorie sont les appareils de Gibson et d'Hennequin [1], où la cuisse est tenue en abduction et la jambe en quart de flexion.

A côté de ces appareils, nous devons une mention spéciale à certains appareils immobilisateurs, la gouttière de Bonnet par exemple, qui est trop connue pour que nous essayions d'en donner une description, ainsi que le lit à fracture d'Earle. Pour éviter le raccourcissement consécutif, on a préconisé le port d'une ceinture de cuir rembourrée et serrée avec des boucles autour du bassin, ce qui empêche l'ascension du grand trochanter.

Enfin Malgaigne croit qu'il ne faut pas chercher à corriger un raccourcissement qui n'excède pas 2 à 3 centimètres.

Voici du reste, d'après Follin, la description de l'appareil qu'il emploie : « Malgaigne accorde la préférence au double plan incliné muni d'une semelle

(1) Voir pages 538 et suivantes.

solide. Il recommande de coucher le blessé sur un plan bien horizontal, afin que le poids du tronc ne refoule pas le bassin vers la cuisse, et en conséquence, il dispose une large planche sous le matelas et ne laisse sous la tête qu'un traversin ou un simple oreiller. Le membre est ensuite placé sur le double plan incliné garni, le pied soigneusement ramené à la direction verticale et fixé contre la semelle. Le bassin, glissant par son propre poids sur le plan supérieur, exerce une extension continue, mais légère. Une cravate assujettit la cuisse sur l'appareil; une deuxième cravate est appliquée par-dessus la jambe ; enfin, si l'étendue du raccourcissement fait sentir la nécessité de le combattre, on passe sous l'aine du côté malade une alèze dont les chefs vont s'attacher au chevet du lit et exercer une extension sur le bassin. »

Quoi qu'il en soit de l'efficacité douteuse de ces appareils, il faudra dans bien des cas renoncer au décubitus dorsal pour en revenir à la méthode de Harris, Mussey, Wakelee, et faire lever les malades.

S'il ne survient pas de complications de décubitus, il faudra assurer la tranquillité et le repos du malade et surveiller étroitement l'appareil ; on le supprimera du soixantième au soixante-dixième jour, et quelques jours après on tentera de faire lever le malade; mais s'il souffre encore, il faudra qu'il reprenne le lit.

Plus tard, on pourra obvier au raccourcissement par le port d'un appareil, bien rarement d'un simple soulier à haut talon; plus souvent les pauvres infirmes ne pourront que se traîner péniblement avec des béquilles ou des béquillons, exposés ainsi par l'inhabileté de leur membre à un nouvel accident.

## FRACTURES DU CORPS DU FÉMUR

Desault, *Journ. de chir.*, 1791 et Œuvres chirurgicales, t. I, 1815. — Dupuytren, Leçons orales, t. V. — Bonnet, *Gaz. méd. de Paris*, 1839. — Baudens, *Gaz. des hôp.*, 1844. — Gurdon Buck, *New-York Med. Record*, 1867. — Adams, *The Lancet*, 1865. — Le Fort, *Bull. de la Soc. de chir.*, 1868. — Volkmann, *Arch. de Langenbeck*. Bd. XV, p. 1. — Koch und Filehne, *Ibid.*, Bd. XV, p. 689. — Guéniot, *Gaz. des hôp.*, 1872. — Beau, *Arch. de méd. nav.*, 1872. — Cooper Forster, *Guy's Hospital Reports*, 1876. — Hennequin, Des fractures du fémur. Paris, 1877. — Hyde, *New-York Med. Record*, 1875. — Lossen, *Deutsche Chir.*, Lief, 65. — Genzmer et Volkmann, *Sammlung klin. Vorträge*, nos 117, 118 et 121. — Tillaux, Pseudart. du fémur. *Congrès de chir.*, 1888. — Karg, *Arch. de Langenbeck*, 1885, t. XXIX, p. 351. — Delthil, Thèse de Paris, 1869. — Alison, Thèse de Paris, 1871. — Berger, Thèse de Paris, 1873. — Dasté, Thèse de Paris, 1879. — Eléonet, Thèse de Paris, 1878. — Raullet, Thèse de Paris, 1880. — Soularue Séguy, Thèse de Paris, 1881. — De Lacroix, Thèse de Paris, 1882-1883. — Aramé, Thèse de Paris, 1883-1884. — Jezierski, Thèse de Montpellier, 1855.

Ce sont les fractures les plus fréquentes après celles de jambe, dit Boyer, car si le fémur occupe une situation profonde qui le soustrait aux traumatismes, cette situation est compensée par la longueur de son corps, par la fragilité du col, par l'étendue de l'os d'une façon générale. La proposition est donc à peu près vraie si l'on envisage les fractures du fémur, celles du col y compris; elle serait exagérée si l'on ne comprenait que les fractures du corps.

Nous comprendrons sous le nom de fractures du corps du fémur toutes celles qui intéressent la continuité de l'os dans l'espace compris entre une ligne qui passerait à deux travers de doigt au-dessous du petit trochanter et une autre ligne qui passerait à quelques centimètres au-dessus de la trochlée fémorale. Nous en retrancherons donc les fractures dites sus-condyliennes, mais nous décrirons dans un chapitre spécial, et comme faisant partie des fractures du corps, les fractures dites sous-trochantériennes.

Si l'on se reporte aux statistiques des auteurs, on reconnaît que ces fractures du corps sont fréquentes : pour Malgaigne elles le seraient deux fois plus que celles des extrémités supérieure et inférieure réunies; les statistiques de Malgaigne et de Gürtl donnent les chiffres suivants : sur 2 328 fractures simples, 308 se rapportaient au fémur et 207 à la diaphyse; sur 40 277 fractures, Bruns en trouva 2576 du fémur. D'une façon générale, les rapport des fractures du corps et du col sont dans le rapport de 70,52 du corps pour 29,48 du col. Elles surviennent surtout à l'âge adulte qui expose l'homme aux grands traumatismes, et affectent particulièrement le sexe masculin, puisque, sur 187 fractures, 52 seulement s'étaient produites chez des femmes; la proportion est donc, au point de vue du sexe, tout à fait inverse de celle que l'on observe dans les fractures du col du fémur.

**Étiologie.** — On peut diviser ces fractures en fractures de causes directes et de causes indirectes. Nélaton soutient que les fractures du corps du fémur de causes directes sont rares : l'épaisseur du revêtement musculaire, la mobilité extrême des deux articulations polaires du fémur, ne laissent guère place qu'aux traumatismes directs très violents ou aux lésions par armes à feu, et l'on est souvent étonné de n'observer sur la cuisse que des signes de contusion, après le choc d'un corps très pesant, le passage d'une voiture chargée, etc.

Messerer a fait à cet égard des expériences d'où il résulte que si la pression porte suivant l'axe du fémur, il faut une force de 756 kilogrammes pour le rompre; la pression latérale, exercée au milieu du corps de l'os, exige 400 kilogrammes chez l'homme, 263 chez la femme; la torsion avec un bras de levier de 16 centimètres exige un déploiement de force qui n'est pas moindre de 90 kilogrammes environ; le trait est alors spiral ou oblique. Un coup de pied de cheval, le choc d'un corps pesant ou animé d'une forte impulsion, la chute d'une plaque de fer, le passage d'une roue, sont autant de causes directes.

Une chute sur les pieds ou les genoux tend à exagérer la courbure de l'os et le rupture au-dessus de sa partie moyenne; une chute sur le côté tend à redresser la courbure normale et constitue encore une cause indirecte de fracture.

On a admis aussi, pour expliquer certaines fractures (les fractures sous-trochantériennes principalement) l'action musculaire (Gurlt, König, Malgaigne, Beauchêne). Boyer ne pense pas que l'action musculaire soit capable de produire la fracture. Pour lui, elle intervient seulement dans la production du déplacement.

**Anatomie pathologique.** — Ces fractures peuvent être simples, multiples ou comminutives.

Les fractures multiples sont assez communes; le musée Dupuytren contient une pièce de fracture triple du fémur. Lorsque la fracture est double, le fragment médian est ordinairement formé par une longue et large esquille qui n'occupe pas toute la circonférence de l'os.

Enfin on a cité (Smith) des cas de fractures itératives. Gosselin rapporte un cas où il y eut 6 fractures du fémur en vingt mois. C'est ordinairement un peu au-dessus de la partie moyenne que le fémur est fracturé. Sur 24 cas, Müster a trouvé 19 fractures à la partie moyenne, 3 au tiers supérieur, 2 au tiers inférieur. Follin croit les fractures du tiers moyen plus rares : que celles du tiers inférieur, ou du tiers supérieur.

Elles peuvent être, dans des cas rares, incomplètes chez les enfants ou complètes, mais avec conservation du périoste. Même chez le vieillard, Debrou et Valette ont signalé des faits de fracture incomplète. Quelquefois même on a pu observer des fractures fissuraires.

Au tiers supérieur et dans les fractures sous-trochantériennes, le trait est très rarement transversal; ce trait transversal se rencontre plus souvent au tiers moyen, surtout dans la première enfance, mais il est bien rare qu'il présente la direction transversale type, à laquelle on a donné le nom de fracture *en rave*. Il est en général oblique, et si son obliquité s'accentue, il prend alors le nom de fracture *en bec de flûte* ou bec de plume. Les fractures longitudinales (J. Cloquet, Norris, Hunt), et les fractures héliçoïdales (Gerdy, Ferret, Raulet) constituent en somme une exception au même titre que la double fracture diaphysaire.

Lorsque la fracture est presque transversale ou dentelée, il n'y a pas de déplacement très marqué, mais celui-ci se prononce avec l'obliquité du trait. Comme l'obliquité est habituelle, le chevauchement est presque constant. La direction de cette obliquité se fait *de haut en bas et d'arrière en avant*, et un peu en dedans, si la fracture siège au tiers moyen; au tiers inférieur, elle est oblique en bas et en avant.

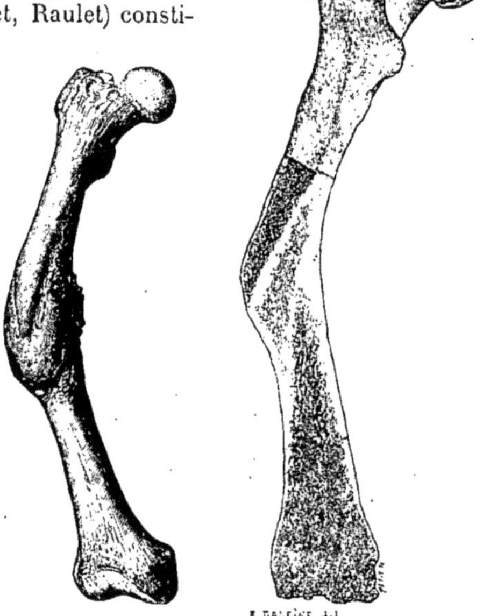

Fig. 188. Fig. 189.

Fig. 188 et Fig. 189. — Fractures du corps du fémur, avec le déplacement habituel.

Le déplacement, quoique susceptible de varier, lorsque la fracture siège sur le corps de l'os, est cependant le même dans la plupart des cas. « L'extrémité du fragment supérieur passe le plus souvent en avant du fragment inférieur, d'où résulte un premier déplacement suivant l'épaisseur; à celui-ci vient s'ajouter presque toujours un déplacement angulaire dont le sommet regarde en dehors et en avant; enfin un dernier déplacement consiste dans la rotation en dehors du fragment inférieur déterminé par le renversement du pied dans le même sens. » (Follin.)

Il y a de plus déviation angulaire saillante, en avant et en dehors et rotation du fragment inférieur; il y a donc, en somme, un quadruple déplacement suivant l'épaisseur, la direction, la longueur, la circonférence.

Il en résulte un raccourcissement très marqué, qui est bien plutôt produit par la déviation angulaire des fragments (Malgaigne, Le Fort) que par le chevauchement, celui-ci intervenant cependant, mais pour une part souvent minime, dans le raccourcissement. Quant au déplacement angulaire, il est surtout produit par les adducteurs qui forment la corde de l'arc décrit par le fémur; cet arc étant brisé, les muscles tendent à en rapprocher les extrémités. La rotation en dehors du fragment est consécutive à celle du pied dans le même sens et soumise à cette tendance du membre inférieur à reposer sur le bord externe, lorsqu'il est abandonné à lui-même.

La saillie en avant du fragment supérieur peut être très accusée; il peut embrocher le triceps et même perforer la peau.

Les fractures dentelées sans déplacement s'observent surtout chez les enfants et les rachitiques, et l'absence du déplacement comporte des degrés suivant que :

1° Il n'y a pas déchirure du périoste;

2° Il y a déchirure du périoste sans déplacement;

3° Il y a rotation, mais le déplacement est faible et les fragments se correspondent encore par un point de leur circonférence.

**Symptômes**. — Les signes des fractures du corps du fémur peuvent différer dans de notables limites, suivant qu'elles surviennent chez l'adulte ou chez l'enfant. Dans ce dernier cas, si la fracture est dentelée, le périoste conservé, il peut y avoir *déplacement* faible ou nul; on remarque alors une déformation légère, on constate de la mobilité anormale, et ce sont les seuls signes apparents.

Chez l'adulte, au contraire, il y a mobilité, crépitation, déplacement, tuméfaction et douleur, ordinairement raccourcissement avec renversement du pied et de la jambe en dehors.

La *déformation* du membre résulte : 1° du déplacement des fragments; 2° du gonflement des parties molles; 3° de l'épanchement sanguin. La cuisse paraît tordue sur son axe à sa partie inférieure, si la fracture siège bas sur la diaphyse. Elle est volumineuse, raccourcie en arc de cercle si c'est à la partie moyenne; au tiers supérieur il se manifeste une saillie externe, volumineuse, qui contraste singulièrement avec la hanche du côté sain et a reçu le nom caractéristique de *déformation en crosse.*

Le *raccourcissement immédiat* varie de 1 à 4 centimètres; il est ordinairement de 2 centimètres 1/2. Desault a observé un cas où il était de 18 centimètres; Hennequin ne pense pas qu'il puisse dépasser 9 centimètres. Il est d'autant plus accusé que la fracture siège plus haut; nous avons vu qu'il provient bien plus du déplacement angulaire que du chevauchement des fragments. C'est ordinairement par la mensuration du milieu de la ligne bi-iliaque au niveau de l'interligne articulaire du genou pris à vol d'oiseau si le gonflement est considérable, déterminé par une ficelle rasant la pointe de la rotule s'il y a peu de gonflement, que Hennequin propose de le rechercher. Il est d'ailleurs variable, et l'on peut avec Hennequin lui reconnaître plusieurs origines : il peut être *immédiat* ou traumatique; *médiat*, c'est-à-dire se produire pendant le traitement, il est alors de cause musculaire; enfin *consécutif*, il provient de l'inflexion d'un cal trop faible. Cette classification en raccourcissement traumatique, de cause musculaire et par inflexion, mérite d'être conservée.

Nous ferons encore remarquer que pour que le raccourcissement du membre ait toute sa valeur séméiologique, le chirurgien doit constater qu'il existe, sans que le grand trochanter ait changé de rapport avec la crête iliaque.

On peut, dans la plupart des cas, et sauf peut-être le fait un peu hypothétique de la pénétration, percevoir la *mobilité anormale* qui se joint ordinairement à la *crépitation*, facile à sentir. Mais il faut dans cette recherche procéder avec modération, et même, si elle n'intéresse pas directement le diagnostic, s'en abstenir : on devra pour la percevoir glisser doucement la main sous le foyer présumé de fracture et, presque sans soulever le membre du plan du lit, imprimer à la jambe quelques mouvements de rotation, sans jamais insister.

On peut encore chercher à sentir le fragment inférieur en dedans et en arrière du fragment supérieur, mais il faut se rappeler que l'état d'impotence absolue du membre est un bon signe, et que la douleur exaspérée par toute tentative de mouvement spontané ou communiqué, est un des derniers signes qu'on doive rechercher.

On pourra rarement retrouver dans les commémoratifs la sensation de craquement violent perçue par le patient.

J.-L. Petit, et après lui Rouge (de Lausanne 1870), puis successivement Gayet (de Lyon), Malgaigne, Gosselin, Berger, Hennequin, ont insisté sur l'*épanchement dans l'articulation du genou* qui serait presque constant. Il a été interprété différemment; on a dit qu'il pouvait résulter soit de la rupture des veines périostiques et de la gêne de la circulation en retour qui en résulterait (Alison), soit de la transsudation du sang à travers la synoviale (Gosselin, Berger), soit enfin du traumatisme du genou par contre-coup (Verneuil, Lannelongue, Bouilly). Ces derniers auteurs font avec raison remarquer que cet épanchement existe dans certaines fractures du tibia où l'on ne saurait invoquer la gêne de la circulation. Il n'a manqué que 4 fois sur 44 cas (Hennequin), 1 fois sur 7 (Spillmann). Il est plus hâtif chez les enfants et la date de son apparition aurait quelque relation avec le niveau auquel s'est produite la fracture. C'est ainsi qu'au premier jour, il indiquerait peut-être une fracture du tiers inférieur; au deuxième, une fracture du tiers moyen; du troisième au huitième jour, une fracture du tiers supérieur. Il disparaît ordinairement spontanément, quoiqu'il persiste longtemps même après la consolidation de la fracture.

Il pourrait dans quelques cas apparaître après la levée de l'appareil et résulterait alors de la distension ligamenteuse après immobilisation (Volkmann, Hennequin), ainsi que le prouvent les expériences sur les animaux de Reyer de Dorpat. C'est à cet épanchement tardif que Hennequin donne le nom d'*hydarthrose fonctionnelle*.

**Diagnostic.** — Le diagnostic des fractures du corps du fémur n'offre pas ordinairement de grandes difficultés; pour rechercher la mobilité anormale, nous avons dit qu'il faut glisser une main sous la cuisse comme pour la soulever; la déformation devient ainsi évidente; si la main, restant placée sous le lieu présumé de la fracture, avec l'autre main on porte le pied alternativement en rotation externe et interne, on peut alors percevoir la crépitation.

Les procédés de mensuration divers, celui de Hennequin et Giraud-Teulon, par exemple, seraient encore mis en usage et il n'y aura guère lieu de commettre d'autre erreur que de prendre une contusion pour une fracture, l'erreur inverse étant beaucoup moins probable sauf chez les enfants où le déplacement, on doit se le rappeler, peut être à peu près nul (fracture transversale sous-périostée).

Il faudra encore déterminer le siège et diagnostiquer, s'il est possible, la forme et la direction du trait de fracture; la difficulté de maintenir la réduction fera penser à son obliquité. Malgaigne pense que les fractures du corps ne sont pas plus communes que les sous-trochantériennes, et que les fractures obliques sont moins communes à la partie moyenne qu'au tiers supérieur; si la fracture siège très haut, le membre tendra à se déformer en crosse; si elle siège bas, elle pourra simuler les signes de la fracture sus-condylienne et être confondue avec cette variété.

**Pronostic**. — Nous ne parlerons pas ici des fractures par armes à feu dont le pronostic a été regardé pendant longtemps comme si grave que Ribes et Larrey croyaient l'amputation inévitable. Les fractures directes comportent un pronostic plus grave que les fractures indirectes, car elles s'accompagnent d'ordinaire d'attrition considérable des tissus.

Pour obtenir le retour complet des fonctions du membre, il faut que le traitement ait été judicieusement et rigoureusement conduit. Hippocrate, Celse, Avicenne, Chelius, J. et B. Bell, pensent que le raccourcissement est fatal et que les moyens de contention irréprochables sont encore à trouver.

Nélaton croit aussi le raccourcissement inévitable, et Boyer conseille de prévenir l'entourage de la fatalité de ce raccourcissement. Laugier subordonne le raccourcissement à l'obliquité de la fracture; dans les fractures obliques, il est fatal. C'est encore l'opinion de Desault et des chirurgiens américains Detmold, J. Mason Warren, Bigelow.

Pour Holthouse, le raccourcissement existe 90 fois pour 100. Lente lui attribue une étendue moyenne de 2 centimètres.

Hamilton et Bousquet pensent que l'absence de raccourcissement est l'exception, bien que Scott ait publié 7 guérisons sans raccourcissement. Hennequin et Bouilly pensent qu'il peut être nul ou presque nul; Celse avait déjà dit qu'il n'existait jamais, et ses idées avaient trouvé quelques confirmations : Amesbury avance que le raccourcissement n'est pas fatal, Soutle qu'il peut être très peu marqué, Hunt (de Birmingham) qu'on peut l'éviter par l'emploi raisonné de l'appareil de Seutin; Burggræve, Crocq, Velpeau, Salvagnoli, Manchetti, ont publié des cas de guérison sans raccourcissement bien autrement probants que ceux du docteur Sayre qui dit, à tort, avoir fait contrôler ses résultats par Hamilton! Dorsey et Desault disent éviter la déformation.

Hamilton a soumis divers faits publiés comme très démontratifs à une sévère critique, et il en a conclu que les fractures du tiers supérieur guérissent avec un raccourcissement moyen de 2 centimètres; que les fractures du tiers moyen guérissent avec un raccourcissement moyen moindre de 18 millimètres; les fractures du tiers inférieur avec un raccourcissement moyen de plus de 18 millimètres.

Bien rarement, d'ailleurs, on peut incriminer la résorption des extrémités des fractures pour expliquer ce raccourcissement; il résulte surtout de la déformation angulaire et du chevauchement.

Puisque ce raccourcissement existe presque toujours, il est intéressant de savoir quelle influence il peut exercer sur la marche : or les opinions sont encore des plus diverses. Pour Velpeau, il n'y a claudication que si le raccourcissement dépasse 2 centimètres, car, jusqu'à cette limite, il est compensé par l'inclinaison du bassin.

Buck (de New-York) admet qu'on peut ne pas boiter même avec un raccourcissement de 3 centimètres, et Malgaigne, qu'un raccourcissement de 1 centimètre entraîne la claudication. Enfin Knight fait remarquer que la non-claudication est possible chez les enfants, même lorsqu'il y a un certain raccourcissement. Le port de chaussures élevées peut d'ailleurs remédier en partie à ces déformations de peu d'étendue.

Cette question de la consolidation des fractures du corps du fémur, avec ou sans raccourcissement, intéresse à un haut point la chirurgie orthopédique et nous transcrirons intégralement les conclusions d'Hamilton en ce qui concerne ce point particulier du pronostic de ces fractures.

« Comme conclusion, je désire établir brièvement ce dont les documents rassemblés devant moi m'ont réellement convaincu, à savoir :

1° Que, dans le cas d'une fracture oblique de la diaphyse du fémur, chez un adulte dont les muscles ne sont pas paralysés et opposent la résistance ordinaire aux forces extensive et contre-extensive, si les extrémités des fragments ont une fois subi un déplacement complet, on n'a point encore trouvé de moyens qui permettent d'empêcher d'une façon générale le chevauchement et le raccourcissement consécutif;

2° Que, dans une fracture du même genre, si le sujet est un enfant ou tout au moins n'a pas atteint quinze ou dix-huit ans, on peut très souvent obtenir la consolidation avec un raccourcissement assez peu marqué pour qu'il échappe à la mensuration; mais il ne faut pas oublier que, chez les enfants surtout, il est extrêmement difficile de faire des mensurations très exactes;

3° Que, dans les fractures transversales, ou obliques et dentelées, observées chez les adultes, et où les fragments ont subi un déplacement complet, on éprouve en général les mêmes difficultés pour empêcher le raccourcissement, parce qu'il est d'ordinaire impossible de mettre les surfaces correspondantes en contact suffisamment exact pour qu'elles se fournissent un point d'appui réciproque;

4° Que, chez les adultes comme chez les enfants, dans toutes les fractures où le déplacement n'a jamais été complet, ou même a été nul, ce qui ne constitue qu'une très petite proportion du nombre total des fractures de cuisse, on peut toujours espérer une consolidation sans raccourcissement;

5° Que, par suite du déplacement des fragments, ceux-ci viennent à chevaucher, le raccourcissement moyen des fractures simples chez l'adulte, pour les cas où l'on a mis en usage les meilleurs appareils et fait preuve de la plus extrême habileté, est de 1 à 2 centimètres. »

Mais pour pouvoir décider si la guérison a été obtenue ou non sans raccourcissement, il est indispensable d'avoir sur les différents modes de mensuration du membre des notions précises.

L'existence ou l'absence de boiterie à la suite d'une fracture ne révèle en rien l'étendue et le degré du raccourcissement. Tel malade avec un raccourcissement appréciable, aura une boiterie à peine visible, tel autre, au contraire, avec un chevauchement minime, aura une boiterie manifeste. Il est indispensable de recourir à la mensuration pour apprécier l'étendue du raccourcissement.

Les points de repère fournis par les plis cutanés, par l'ombilic par exemple, sont incertains et variables; il en est de même de celui que donne le bord supérieur du grand trochanter qui, dans bien des cas, ne peut pas être nettement déterminé. Giraud-Teulon a imaginé un procédé qui, à l'aide de constructions géométriques, paraissait susceptible de fournir des résultats précis. Mais on reconnut vite, à la pratique, que sa rigueur n'était qu'apparente, et que, comme les autres, il était sujet à l'erreur.

Toutefois, grâce aux remarques de Carlet, à une ingénieuse simplification que Hennequin a fait subir à ce procédé, on peut dire qu'il mérite d'entrer davantage dans la pratique. Cependant l'obligation de construire une figure géométrique arrêtera le chirurgien, qui préférera longtemps encore la méthode usuelle qu'Hamilton décrit ainsi :

« Cette méthode consiste à mesurer le membre, depuis la saillie arrondie de l'épine iliaque antéro-supérieure jusqu'à la malléole interne ou externe. Disons tout d'abord qu'elle est loin de mettre à l'abri de toute erreur. Il est, en effet, extrêmement difficile de déterminer exactement un point absolument identique des deux côtés, et, avec cette méthode de mensuration, une erreur de 12 à 15 millimètres n'est pas rare.

Le malade doit être placé dans le décubitus dorsal, sur un plan horizontal, avec les membres inférieurs autant que possible dans le sens de l'axe du corps, les deux ailes de l'ilion étant dans le même plan (transversal). On doit préférer le mètre en ruban, souple mais solide, au mètre de métal. Le pied étant maintenu par un aide, le chirurgien place l'ongle du pouce sur le ruban, au point où il s'attache à l'anneau, et appuie cet ongle sur la peau, juste au-dessous de l'épine iliaque antéro-supérieure, en pressant fortement en haut et en arrière, le plat de l'ongle reposant sur la peau. De cette façon, il a un point fixe et peut retrouver le point correspondant sur le côté opposé. En bas, le point de repère choisi peut être l'une ou l'autre des deux malléoles, mais la malléole externe est celle dont on délimite le mieux l'extrémité, et pour ce motif il convient en général de la préférer. Dans la plupart des cas, plusieurs mois après le traitement, il reste encore au niveau du cou-de-pied un gonflement qui oblige à de grandes précautions pour retrouver la pointe de la malléole. L'ongle du pouce de l'autre main peut servir à cet égard ; on l'appuie perpendiculairement sur la peau, le plat reposant contre l'extrémité inférieure de la malléole. On peut employer, pour mesurer la jambe, le même procédé que pour la mensuration de la cuisse. »

Il ne faut pas perdre de vue d'ailleurs, que chez les sujets sains les deux membres ne sont pas toujours d'une longueur rigoureusement égale. D'après Hamilton, Gorson (de Londres) aurait examiné soixante-dix squelettes de sujets âgés de plus de vingt ans, et n'aurait trouvé que sept cas où les os fussent rigoureusement de la même longueur. Toutefois ces différences de longueur sont habituellement légères et négligeables dans la pratique.

Outre le raccourcissement, diverses autres circonstances interviennent pour charger le pronostic de ces fractures : la difficulté d'une réduction parfaite à cause du spasme musculaire existe ici à un degré développé, il peut rester longtemps de la raideur du genou et de la hanche; on a constaté encore de la mobilité latérale de l'articulation du genou soit par altération de nutrition des ligaments, immobilité prolongée, distension ligamenteuse par l'épanchement articulaire. Le terme de la consolidation ne dépasse guère trente-cinq jours chez les enfants, mais il est de cinq à huit semaines chez les adultes (Bousquet), et cette consolidation peut aboutir à de véritables complications tardives, la pseudarthrose, l'absence de cal, ou le cal vicieux.

Enfin Hammick a cité un cas de tétanos, Travers a vu un anévrysme poplité, Bürr une oblitération de la fémorale et Weinlechner un anévrysme artério-veineux, complications sur la gravité desquelles il serait superflu d'insister et qui ont parfois nécessité l'exérèse du membre.

**Traitement des fractures du corps du fémur.** — Le traitement des fractures du corps du fémur comprend trois temps bien distincts : 1° le relèvement du blessé ; 2° la réduction de la fracture et l'application de l'appareil ; 3° les soins à prendre pendant la convalescence.

*Le relèvement du blessé*, ordinairement revêtu de ses vêtements, doit être fait avec un soin tout spécial : il exige la présence de deux aides au minimum qui soutiendront le tronc et le membre sain du patient, le chirurgien se chargeant exclusivement du membre blessé dont il cherchera à assurer l'immobilisation la plus parfaite : du brancard sur le lit, il faudra prendre ces mêmes soins encore, joints aux précautions infinies avec lesquelles on devra déshabiller le blessé, retirer ses chaussures (temps dangereux et douloureux) en ayant pris soin de couper les vêtements pour avoir sous les yeux le foyer de fracture. Ajoutons enfin que le lit sur lequel il faudra déposer le malade doit remplir certaines conditions : il aura 3 pieds de large environ, pas de dossier au pied, pas de lit de plume, ni de matelas trop récemment cardé, le traversin sera supprimé et il n'y aura qu'un simple oreiller. Le chirurgien doit veiller lui-même à ces détails en apparence minutieux. On se rappellera aussi avec avantage que, chez les gens prédisposés par leurs habitudes d'intempérance, les fractures du fémur sont de toutes, celles qui provoquent le plus facilement l'explosion des accidents de délirium et qu'il faudra parer à cette éventualité par l'administration de potions alcooliques et opiacées.

Lorsqu'il s'agit de la *réduction* d'une fracture aussi grave que celle de la cuisse et de lutter contre le spasme de corps musculaires aussi puissants, il ne saurait y avoir de doute, et, pour peu qu'on éprouve quelques difficultés, on devra recourir à l'anesthésie chloroformique qui, tout en soulageant le malade, facilitera singulièrement les manœuvres de réduction et d'application de l'appareil, en supprimant la contracture musculaire.

Volkmann, Esmarck, Billroth, Kœnig ont inventé des tiges métalliques flexibles capables d'assurer la contre-extension pendant les manœuvres de réduction.

Une traction lente, modérée, mais continue de la jambe dans l'axe du membre pour les fractures du tiers moyen, le refoulement direct du fragment supérieur, sont les deux procédés généralement employés pour obtenir cette réduction : ajoutons que la contre-extension est faite par un aide, le chirurgien faisant l'extension. Il dispose d'un deuxième aide, qui assure l'extension, il fait lui-même la réduction des fragments.

La réduction obtenue, le problème se pose de maintenir la fracture ; pendant longtemps c'est à l'appareil de Scultet, dont l'emploi semblait réservé aux fractures de cuisse, que les chirurgiens se sont adressés.

Mais on remarqua que le déplacement étant produit par la force musculaire qui est constante, il fallait lui opposer une résistance constante, et c'est pour obéir à cette indication que la plupart des chirurgiens eurent recours à l'extension continue. Généralement adoptée aujourd'hui, l'extension continue forme la base de tous les appareils actuellement employés.

Les chirurgiens ne sont pas encore d'accord sur l'attitude à donner aux membre fracturé, et l'on peut à cet égard les classer en deux catégories : ceux qui font l'extension dans la rectitude, ceux qui la pratiquent dans la demi-flexion. On va voir par l'énumération qui va suivre combien est longue la liste des appareils recommandés pour le traitement des fractures de cuisse. On remarquera que bien des noms de chirurgiens américains se lient à la description de ces appareils. Nous n'avons fait que les mentionner, pour indiquer avec quel soin l'école américaine s'est occupée de cette question. Pour leur description et les figures qui y ont trait, nous renvoyons au livre d'Hamilton, si complet à cet égard.

Primitivement on traita les fractures de la partie moyenne du fémur dans la rectitude par l'application d'attelles simples avec ou sans extension.

Pott indiqua alors la flexion, acceptée bientôt par Copper, C. Bell, John Bell, Earle, White, Sharp, Amesbury, Dupuytren. L'époque actuelle peut s'appeler celle de « la renaissance de l'extension dans la rectitude ».

Les appareils sans extension sont tous plus ou moins imités de l'attelle de Desault et de Mayor ; c'est encore l'antique Scultet sans extension, appliqué aux fractures simples sans déplacement, avec l'attelle dite immédiate, de Dupuytren contre la tendance au déplacement angulaire.

Puis la vogue fut aux plans inclinés que Sauter employa le premier (Boyer), et que les chirurgiens américains acceptèrent avec enthousiasme. Nathan, R. Smith (de Baltimore), James, Mac Naugthon (d'Albany), Jt. Hodgen (de Saint-Louis) (appareil à suspension), Josiah Nott (de Mobile), James Palmer, G. E. Porter de Lonaconing, enfin l'appareil de Busk, vulgarisé par E. Bœckel, Hamilton, Tillaux, Duplay.

De nombreuses figures de l'ouvrage d'Hamilton représentent encore tous les appareils divers à plan incliné : appareil hyponarthécique de Mayor, glossocome de Dauvergne dont la construction compliquée rend l'emploi presque impossible, l'appareil polydactyle de Roux, de Gaillard (de Poitiers), le double plan incliné de Marcellin Duval, l'appareil de Ferdinand Martin.

Mais, de tous les appareils à extension dans la demi-flexion, un des plus connus et des plus employés est celui de M. Hennequin dont nous donnons la description.

L'appareil de M. Hennequin ayant été très consciencieusement étudié par son auteur dans plusieurs mémoires insérés en 1885 et 1886 dans la *Revue de chirurgie*, a été longuement commenté et discuté par les chirurgiens; généralement apprécié et définitivement adopté par beaucoup, il est devenu le type de l'appareil français, aussi entrerons-nous dans quelques détails à ce sujet, en extrayant du travail de M. Hennequin les considérations les plus remarquables qu'il comporte.

Ce chirurgien, après avoir posé les règles générales qui président à une bonne application de son appareil, donne les préceptes suivants, que nous reproduisons presque textuellement.

L'appareil se compose :

1° D'une petite gouttière crurale (inutile quand la cuisse est laissée en liberté);

2° De deux serviettes quand on emploie une gouttière, d'une quand on ne s'en sert pas;

3° De deux bandes de 10 à 12 mètres chacune;

4° D'une livre et demie d'ouate;

5° D'une cordelette de $1^{m},50$ de longueur;

6° De corps pesants d'un poids connu.

*Gouttières.* — Les gouttières en fil de fer présentent sur le cadre de l'extrémité inférieure, une échancrure pour loger la face postérieure de la jambe (fig. 190, A) et des oreilles qui s'avancent sur les condyles du fémur (fig. 190, C). Des ailettes fixées sous la gouttière la maintiennent en équilibre, l'empêchent de verser à droite ou à gauche, et servent à rectifier souvent le plan inégal, en tout cas dépressible du matelas (fig. 190, D). Une petite attelle attachée transversalement aux mailles d'une gouttière ordinaire remplirait le même but.

Des gouttières improvisées peuvent être taillées dans une feuille de zinc, de fer-blanc ou de tôle, sur le modèle de la précédente, ou peuvent être fabriquées avec des bandes, des pièces de toile et des lattes.

La serviette qui formera le lacs extensif sera pliée en cravate, comme l'indique le dessin de la planche 191. Le corps pesant faisant l'extension sera un poids, une masse métallique, du sable, des pierres, d'une valeur déterminée.

*Dispositions préliminaires.* — Avant l'application de l'appareil, le membre sera mesuré exactement. Pour ne pas interrompre l'opération commencée, tout sera préparé d'avance. Ainsi la gouttière sera recouverte d'une serviette pliée en deux et ouatée dans sa partie qui correspond au fond de la gouttière; l'ouate sera divisée en larges bandes roulées, la serviette pliée en cravate. La mutilation du matelas, bien qu'elle puisse être faite en même temps que l'application du bandage ouaté, doit être faite d'avance.

Il faut découdre le bord du matelas correspondant au membre blessé à partir de son angle inférieur jusqu'à une ligne transversale passant au niveau du pli du jarret, retirer la laine sur une longueur de 30 centimètres en haut et de 20 centimètres en bas, et réunir avec de fortes épingles les deux toiles aux confins de la bourre. Il en résulte un espace vide quadrangulaire, limité par des bords plus ou moins abrupts et destiné à loger la jambe fléchie. Si le matelas est trop mince pour permettre de donner à la jambe le degré de flexion convenable, on se sert de la bourre retirée pour augmenter l'épaisseur de la partie sur laquelle doit reposer la gouttière ou la cuisse laissée en liberté.

*Application de l'appareil.* — L'opération comprend 6 temps, quand on emploie une gouttière, et 4 si la cuisse est libre.

1er *Temps.* — Application du bandage ouaté compressif;
2e *Temps.* — Application de la serviette pliée en cravate ou lacs extensif;
3e *Temps.* — Glissement de la gouttière sous la cuisse;
4e *Temps.* — Flexion de la jambe à 40 degrés;
5e *Temps.* — Fixation de la corde à l'anneau inférieur du lacs extensif;
6e *Temps.* — Fermeture de la gouttière.

Le 3e et le 6e temps sont supprimés lorsqu'on laisse la cuisse en liberté.

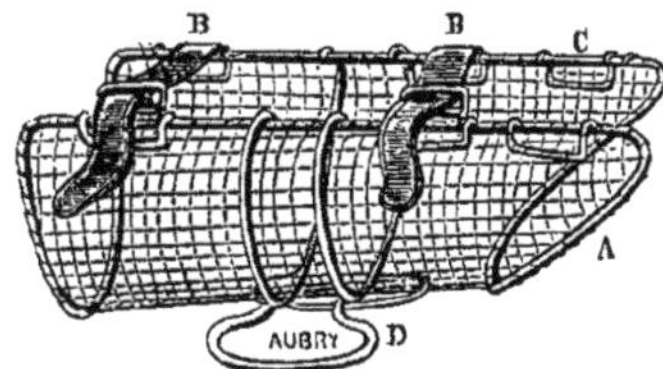

Fig. 190. — Gouttière métallique crurale de Hennequin.

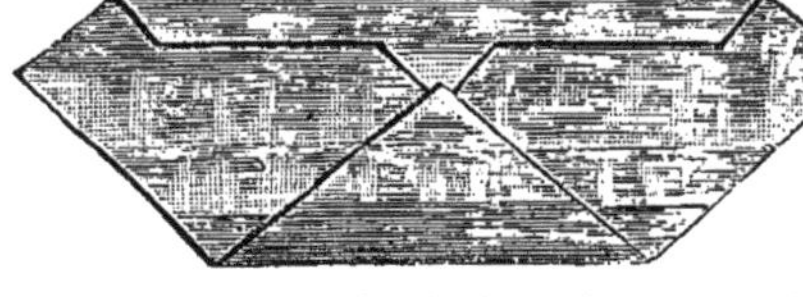
Fig. 191. — Manière de plier la serviette en cravate.

Il importe peu que le lit soit en métal ou en bois, le sommier élastique ou non. Une poulie de réflexion n'est pas indispensable, car une bobine traversée par une tige, un bâton rond fixé aux montants du lit, la barre transversale

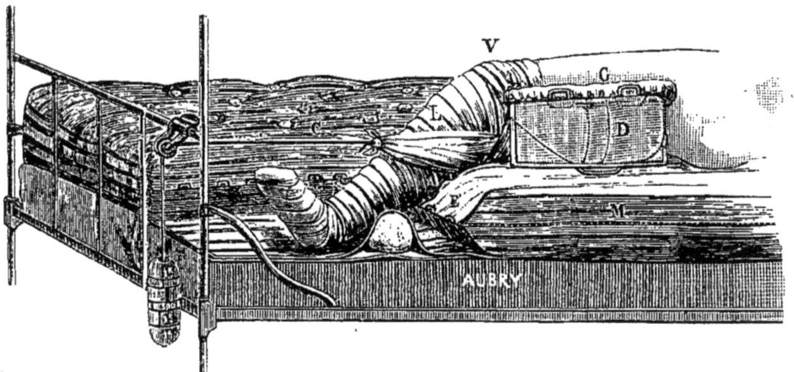

Fig. 192. — Appareil de Hennequin pour les fractures du fémur.

d'un lit en fer, un trou percé dans un lieu convenable du panneau d'un lit en bois, peuvent servir de poulie de réflexion.

Premier temps. — *Bandage ouaté compressif.* — Un aide placé au pied du lit saisit solidement d'une main le calcanéum du membre blessé, de l'autre l'extrémité antérieure des métatarsiens et soulève la jambe tout en exerçant une traction modérée. Le malade immobilise autant que possible les fragments au moyen de ses mains placées le plus près possible de la fracture.

Alors le chirurgien recouvre régulièrement d'une couche d'ouate d'un travers de main d'épaisseur le pied, la jambe et le quart inférieur de la cuisse. Deux bandes, appliquées la première de bas en haut, l'autre de sens inverse, compriment l'ouate et réduisent son épaisseur à deux travers de doigt, tout en conservant à la jambe et au pied sa forme, mais grossie. La pression exercée par les bandes sera modérée; trop forte, elle détermine un engourdissement douloureux du pied et blesse la peau qui recouvre l'arête du tibia et la face dorsale du cou-de-pied; trop faible, elle n'empêche pas l'œdème des parties déclives.

La tête du péroné est-elle très saillante, comme chez certains sujets amaigris et osseux, on la coiffe d'un petit rouleau d'ouate de 10 centimètres de longueur sur 1 1/2 de diamètre, disposé en fer à cheval, dont elle occupera le centre. Elle ne subira alors qu'une pression très faible, incapable de léser la peau qui la recouvre, ou le nerf sciatique poplité externe qui contourne son collet.

2e temps. — *Fixation du lacs extensif.* — L'appareil compressif terminé, on place le milieu de la serviette, pliée en cravate (fig. 191), sur la face antérieure et inférieure de la cuisse protégée par l'appareil ouaté. Les deux chefs dirigés l'un en dedans, l'autre en dehors du membre se croisent obliquement au niveau du creux poplité et de la face supérieure du mollet, puis, changeant de côté après leur entre-croisement, ils embrassent obliquement la partie supérieure de la jambe et sont noués ensemble à l'union du tiers supérieur avec le tiers moyen de l'épine du tibia. Cette disposition représente un 8 de chiffre dont les anneaux infléchis en avant forment un angle saillant en arrière au niveau de leur entre-croisement, et embrassent obliquement : l'anneau supérieur, l'extrémité inférieure de la cuisse d'avant en arrière; l'inférieur, la partie supérieure de la jambe d'arrière en avant (fig. 192).

Devenant lacs extensif, la serviette n'a aucun contact avec les téguments. La cordelette qui est attachée en dedans ou en dehors du nœud, selon le sens de la rotation du membre, communique à l'anneau inférieur une traction que celui-ci transmet sans déperdition à la face postérieure du mollet.

Le rôle de l'anneau supérieur est d'empêcher le glissement de l'anneau inférieur sur la face postérieure de la jambe, mais non de transmettre une partie quelconque de la traction aux condyles du fémur.

3e temps. — *Glissement de la gouttière sous la cuisse.* — On soulève doucement le membre, et on glisse, entre le matelas et la cuisse, la gouttière que la serviette ouatée qui la garnit débordera en haut d'au moins deux travers de doigt. Les ailettes dont est munie la gouttière ont non-seulement pour but de la maintenir en équilibre en l'empêchant de verser en dedans ou en dehors, mais encore de rectifier le plan du matelas. Le fil de fer dont elles sont formées est assez résistant pour ne pas céder sous le poids de la cuisse, mais pas assez pour que l'opérateur ne puisse les modeler de manière à corriger les inégalités du plan du lit.

Avec les gouttières improvisées, ou quand la cuisse sera libre, on aura recours à divers moyens pour corriger les défectuosités du matelas. Le lac extensif, il est vrai, a sur le fragment inférieur une action puissante à laquelle échappe le fragment supérieur, qui obéit surtout aux mouvements du tronc ; aussi aura-t-il besoin d'être surveillé et maintenu, principalement chez les malades indociles.

4e temps. — *Flexion de la jambe.* — La gouttière en place, le membre tout entier est porté en abduction légère, ou bien le malade se rapproche du bord du lit, ou encore il se couche un peu obliquement. La jambe maintenue au-dessus de l'espace vide est abandonnée progressivement à elle-même. Par son propre poids, elle se fléchit jusqu'à ce que le talon repose sur le sommier recouvert du drap et des deux toiles superposées de la partie débourrée du matelas. La face supérieure du mollet s'engage dans l'échancrure de la gouttière, dont les oreilles se prolongent sur les condyles du fémur.

Quoique recouvert d'ouate, le talon ne tarderait pas à être le siège de douleurs plus ou moins vives, si on le laissait porter sur le sommier.

Pour prévenir cet accident, on placera, entre les deux toiles du matelas, au niveau du tendon d'Achille, un rouleau d'ouate serrée de 8 à 10 centimètres de diamètre. Deux fortes épingles placées au-dessus et au-dessous réuniront les deux toiles, qui feront au rouleau une sorte de loge, de laquelle il ne pourra s'échapper. Dans un mouvement de descente vers le pied du lit, le talon rencontrant de nouveau le sommier, deviendra le siège de souffrances qu'un mouvement en sens contraire exécuté par le malade fera disparaître.

La jambe sera fléchie à 40 ou 45 degrés, c'est-à-dire dans une position intermédiaire à la rectitude et à la flexion à angle droit. L'expérience a démontré à M. Hennequin que cette position est celle qui favorise le moins les roideurs du genou.

5e temps. — *Fixation de la cordelette qui supporte le poids.* — La jambe fléchie et en rotation légère en dehors, on attache la cordelette à l'anneau inférieur du lacs extensif; sur le nœud même, quand la jambe n'a aucune tendance à se déplacer; en dehors du nœud, si elle se met en rotation externe exagérée; en dedans, si c'est la rotation interne qui domine. La rotation externe est de beaucoup la plus fréquente. Ce petit artifice suffit dans tous les cas pour maintenir, sans autre secours étranger, la jambe dans la position voulue.

Du lac extensif, la corde tendue horizontalement va se réfléchir sur une poulie, sur une bobine, sur un bâton fixés aux barres du lit de fer, à une hauteur convenable et dans le prolongement de l'axe de la cuisse. A l'extrémité libre de la cordelette, on attache le poids, de manière à ce qu'il pende dans l'espace compris entre le parquet et le fond du lit, assez éloigné de l'un et de l'autre pour qu'il n'arrive au contact ni de l'un ni de l'autre, contact qui aurait pour effet, dans le premier cas, d'imprimer des secousses douloureuses au membre, et, dans le second, d'annihiler la traction.

Au début, lorsque l'appareil est posé en temps opportun, le corps pesant doit être de la valeur de 2 kilogrammes; on l'augmentera de 1 kilogramme tous les deux jours jusqu'à ce qu'on soit arrivé à 4 kilogrammes chez les adolescents et les femmes, à 5 kilogrammes chez les adultes de force moyenne et à 6 kilogrammes chez les individus très vigoureux.

Quand l'application de l'appareil a été tardive, que le cal présente déjà une certaine consistance; quand en un mot il faut regagner le temps perdu, on commencera par 3 kilogrammes, on augmentera de 1 kilogramme tous les jours jusqu'à 5 ou 6; quitte à en retirer 1 ou 2 pour la nuit, pendant quelque temps, si la traction était assez douloureuse pour troubler le sommeil.

6e temps. — *Fermeture de la gouttière.* — Que la gouttière soit fabriquée ou improvisée, avant de la fermer on placera : 1° entre ses bords et les téguments des faces externe et interne de la cuisse, un rouleau d'ouate serrée allant du genou au bord supérieur de la gouttière qu'il dépassera de deux travers de doigt; 2° au niveau de la fracture, un petit tampon d'ouate de la largeur d'une main, perpendiculairement à l'axe du membre; 3° une autre couche d'ouate assez épaisse sur toute la longueur de la face antérieure de la cuisse. Cela fait, on ramènera par-dessus cette dernière couche un des côtés pendants de la serviette; on enfoncera son bord libre entre le rouleau et le bord opposé de la gouttière; on mettra par-dessus une attelle de 30 à 35 centimètres de longueur; puis l'autre côté pendant de la serviette sera ramené sur le tout; les lacs seront bouclés, ou les bandes nouées ensemble. L'attelle transforme la pression circu-

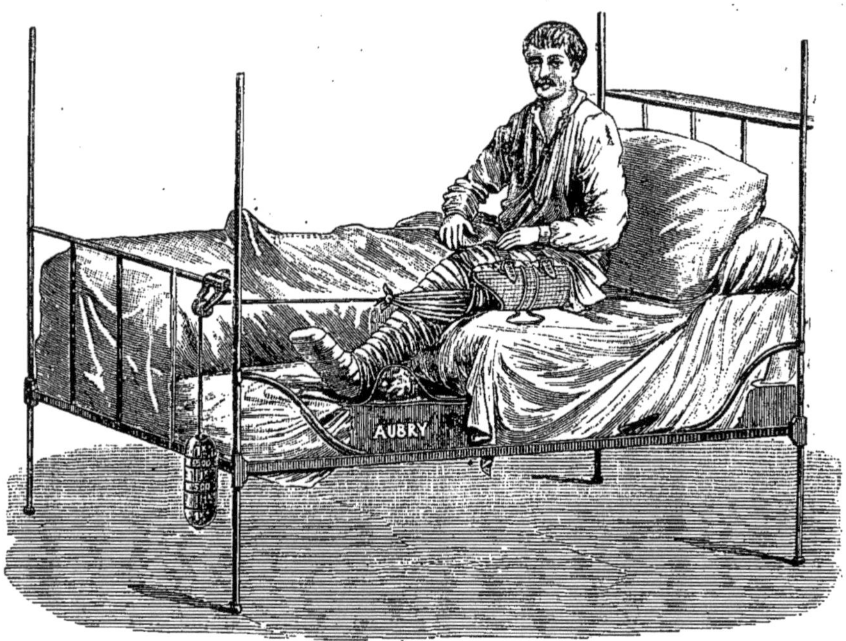


Fig. 195. — Appareil de Hennequin appliqué.

laire des lacs en pression longitudinale, et exerce une pression douce par l'intermédiaire de l'ouate sur l'extrémité saillante des fragments. Le segment supérieur du membre est donc protégé contre les chocs par une sorte d'armure qui, tout en s'opposant au déplacement des fragments, empêche les mouvements du tronc de retentir douloureusement au niveau de la fracture. La pression de l'ouate favorise la résorption des épanchements intra-musculaires ou intra-articulaires, sans entraver les fonctions de la peau.

On a dû remarquer qu'il n'est fait aucune allusion à la contre-extension. C'est qu'étant faite par le poids et les frottements du tronc sur le plan du lit, elle ne demande aucune description, puisqu'il n'y a aucun lac contre-extensif à placer, aucune disposition particulière à prendre. Il n'est nullement nécessaire d'élever les pieds du lit, puisque le tronc oppose une résistance plus que suffisante à la traction. Outre que l'élévation des pieds du lit augmente considérablement les résistances, elle met les malades dans une position toujours pénible et parfois dangereuse. Quand le tronc est soulevé, qu'il ne repose plus sur le lit, le malade est entraîné, mais alors il n'a qu'à se relever en prenant un point d'appui au dossier supérieur du lit. Aussitôt l'appareil appliqué, il peut s'asseoir et rester assis aussi longtemps qu'il le veut. »

L'appareil étant appliqué, le chirurgien doit encore le surveiller, vérifier aussi l'attitude du membre et prendre garde à la rotation externe ou interne.

Quant à la réduction de la fracture, elle est effectuée par le fait même de la mise en place de l'appareil : elle peut parfois être corrigée par l'adjonction de tampons ouatés qui exerceront une douce pression.

Souvent, on constatera à la levée de l'appareil non un raccourcissement, mais un faible excédent de longueur.

Enfin l'auteur pose en principe que : « dans toute fracture du fémur quel qu'en soit le siège, on a huit jours devant soi pour appliquer l'extension, mais que l'on peut, que l'on doit même souvent, suivant le gonflement, prévenir ce terme ».

Quand doit-on enlever l'appareil? Hennequin pense que le terme est compris suivant les cas entre trente-cinq jours minimum et soixante jours, mais que l'appareil une fois enlevé, le chirurgien doit encore porter toute son attention sur le cal, surtout s'il est volumineux ou douloureux, et « le résultat ne doit être considéré comme définitif que quinze jours ou trois semaines après que le membre aura repris ses fonctions, sans subir de déformation ».

A côté de cet excellent appareil et qui clôt la liste des appareils à extension en demi-flexion, il faut placer ceux qui nécessitent la rectitude de la cuisse, appareils de Physik, Dorsey, Gibson, Homes, Crosby, J. et H. Hartshorne, H. H. Smith, R. Coates, Norris, Gross, Ashhurst, Agnew, Packard, Buck, Markœ, Stein, Post, Howe, Ward, Weir, Mason, Sands et Little, la longue attelle droite de Neill, l'appareil de Flagg, les attelles de Warren, Kimmball, Sanborn, Mussey, J.-B. Flint, Armsby, Moore, Potter, la boîte longue de Daniell, la boîte à extension de Dugas à attelle, l'attelle de V.-E. Horner, l'attelle double dont l'une pour la contre-extension, de J.-E. Hartshorne, l'appareil à contre-extension de David Gilbert, celui de Hodge, de Lente, de Burge de Brooklyn, l'appareil à suspension de T. W. Simmons.

A côté de ces appareils américains nous citons la boîte de Baudens, l'appareil mécanique de Burggræve, l'extension simple de Jobert de Lamballe, dont est partisan Swinburn d'Albany. Au milieu de tant de noms, le lecteur est certainement embarrassé : disons cependant que parmi les appareils américains, ceux de Crosby et de Gurdon Buck, perfectionné par Volkmann, méritent la préférence.

White, Pott, James, A. Cooper sont restés les partisans de la demi-flexion; Hamilton préfère la rectitude, car dans la demi-flexion l'extension et la contre-extension ne peuvent qu'être imparfaitement établies : c'est aussi l'opinion de Malgaigne.

Si les appareils à extension sont nombreux, les procédés par lesquels on a assuré la contre-extension ne varient pas moins depuis les tiges métalliques de Volkmann, d'Esmarch, les liens en caoutchouc de Gariel et de Gordon Buck, le lac périnéal extensible, jusqu'à la contre-extension fixée au lit et au gousset en sous-cuisse de Desault et Boyer, uni à l'usage de la vis sans fin.

Nous devons encore une mention spéciale à une foule de modifications qui sont venues améliorer les appareils, l'élévation du pied qu'Hamilton rapporte à L. Vaningen de Schenectady, New-York (1855).

Fabrice de Hilden connaissait déjà l'emploi du poids et de la poulie pour faire l'extension. Gooch, vers 1771, employait les bandelettes agglutinatives.

Citons encore comme appareils spéciaux à la description desquels nous renvoyons le lecteur, les appareils de glissement de Volkmann et Riedel, l'extension de Le Fort et Beau (1869), l'ancien appareil Hennequin, avantageusement modifié et simplifié par l'auteur; l'appareil à attelle d'Hamilton, qui fait d'ailleurs l'éloge de celui de Bück; l'appareil de Nélaton imité de celui de Dupuytren, Nélaton rejetant la demi-flexion que Bonnet, dit-il, a démontré produire le chevauchement.

Quelques auteurs ont enfin pensé qu'il y avait lieu de donner aux appareils de plus grandes dimensions et d'en faire non plus des gouttières, mais des lits dits à fracture, lits de Daniels, d'Earle, de Palasciano, de Coates, de Crosby, de Rhea Barton.

Enfin Rodley et Dudley ont réagi contre cette profusion d'appareils vraiment encombrante, en supprimant tout autre moyen de contention que le bandage roulé, joint à l'extension continue.

La traction ne devra pas dépasser 15 livres (Volkmann), elle pourrait être portée à 14 kilogrammes (Crosby). Ce poids énorme serait légitimé par la diminution considérable que fait subir à l'extension le frottement du membre sur le lit et la réflexion de la corde sur la poulie.

La durée du traitement varie avec l'âge : 20 à 35 jours chez un enfant; 45 à 60 jours chez un adulte.

Mais au bout de ce temps, il n'y aura pas encore de guérison définitive : elle se fait attendre pendant 6 à 8 mois.

Pendant la période de convalescence, le malade ne doit pas encore être abandonné : l'électricité, les douches, le massage, la compression contre l'hydarthrose, devront être mis en usage. En aucun cas on ne pourra permettre au malade de se lever, aussitôt la levée de l'appareil. Il restera quelques temps au repos, puis marchera avec des béquilles, avec une canne et une béquille, et enfin longtemps encore avec une canne seule. Le membre restera entouré d'un bandage roulé pendant une ou deux semaines.

Pour le traitement des fractures de cuisse chez les enfants, Guéniot a préconisé des plaques de gutta-percha reliées en demi-gouttières ; quelques chirurgiens ont conseillé de fixer les deux membres l'un à l'autre. L'appareil restera en place de 4 à 5 semaines. Hamilton pense que jusqu'à l'âge de 20 ans il faut adopter, pour faire l'extension, un chiffre de livres égal au chiffre des années.

Nous ne pouvons dès maintenant parler du traitement des complications des fractures ; il varie avec la nature de ces complications : nous ferons un chapitre à part du traitement des fractures exposées.

## FRACTURES SOUS-TROCHANTÉRIENNES

Bien que, dans les considérations qui intéressent d'une façon générale les fractures du corps du fémur, nous ayions à diverses reprises parlé des fractures sous-trochantériennes, nous croyons nécessaire d'y revenir dans un chapitre spécial, pour donner un aperçu d'ensemble de l'histoire de ces fractures, en priant le lecteur de se reporter aux fractures du corps du fémur, pour l'étude des points communs à ces deux variétés de fracture.

Les fractures du fémur sont dites sous-trochantériennes, lorsqu'elles siègent à 5 ou 6 centimètres au-dessous du petit trochanter (Malgaigne). Fabrice de Hilden les a signalées le premier, puis Cooper a tracé leur histoire et la plupart des traités qui se sont succédé depuis en font une mention spéciale.

**Causes.** — Ce sont des fractures de cause ordinairement indirecte, et on a pu voir (fractures du corps du fémur) qu'il fallait une force considérable pour les produire. Elles peuvent résulter d'une chute sur les pieds, mais on ne saurait nier pour expliquer leur production que la *contraction musculaire* soit une cause relativement fréquente. C'est elle qu'il faut incriminer dans le cas du patineur de Beauchêne, qui eut la jambe subitement fixée dans une anfractuosité et se rejeta violemment en arrière, ou dans celui de Poupée-Desportes, où un jeune négrillon de douze ans se cassa les deux cuisses *au collet* (il ne spécifie pas autrement), pendant des contractions tétaniques et bien qu'il fût alité.

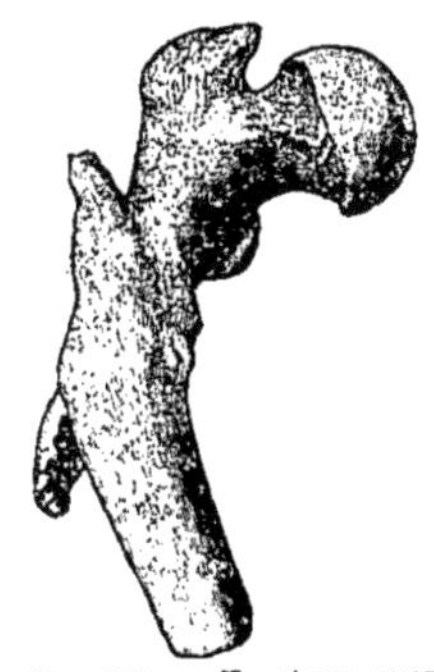

Fig. 194. — Fracture sous-trochantérienne. Déviation angulaire.

**Anatomie pathologique.** — Ces fractures sont ordinairement obliques, quelquefois, mais rarement, seulement dentelées. Si elle est très rapprochée du petit trochanter, la fracture est assez souvent comminutive et peut se compliquer de fracture extra-capsulaire.

Le fragment supérieur est tiré en avant et en haut (Cooper) et prend une direction horizontale, qui peut même apparaître sous forme de saillie inguinale. Les agents de ce déplacement, en dépit de l'opinion de Malgaigne, seraient surtout le psoas et le pectiné réunis (Cooper). Boyer pense que l'action de ces muscles est contre-balancée par les muscles qui s'insèrent au grand trochanter et qui luttent énergiquement.

De l'abduction toujours très prononcée du fragment supérieur, il résulte une saillie des fragments en haut et en dehors, produite par l'action du psoas iliaque (Laugier), qui aboutit au déplacement angulaire, et c'est à ce déplacement angulaire (Malgaigne) bien plus qu'au chevauchement qu'il faudrait attribuer le raccourcissement du membre qui peut varier de 4 à 15 centimètres. Le chevauchement constaté directement peut être de 1 centimètre seulement, alors que la mensuration dénote un raccourcissement de plusieurs centimètres.

Dans la production de ce déplacement angulaire, la tête fémorale bascule en dedans et se porte constamment en bas et en dedans ; elle tend donc à se luxer en bas ; si la capsule ne résistait pas, il pourrait y avoir luxation.

Malgaigne, qui n'admet pas l'action du psoas iliaque pour expliquer la production du déplacement, a cherché à en donner d'autres raisons : il invoqua d'abord le prurit, qui portait les malades à mobiliser eux-mêmes les fragments dans l'action de se gratter, puis la pression de la contre-extension ; il incrimina ensuite l'enfoncement du matelas : en réalité ces causes n'interviennent que

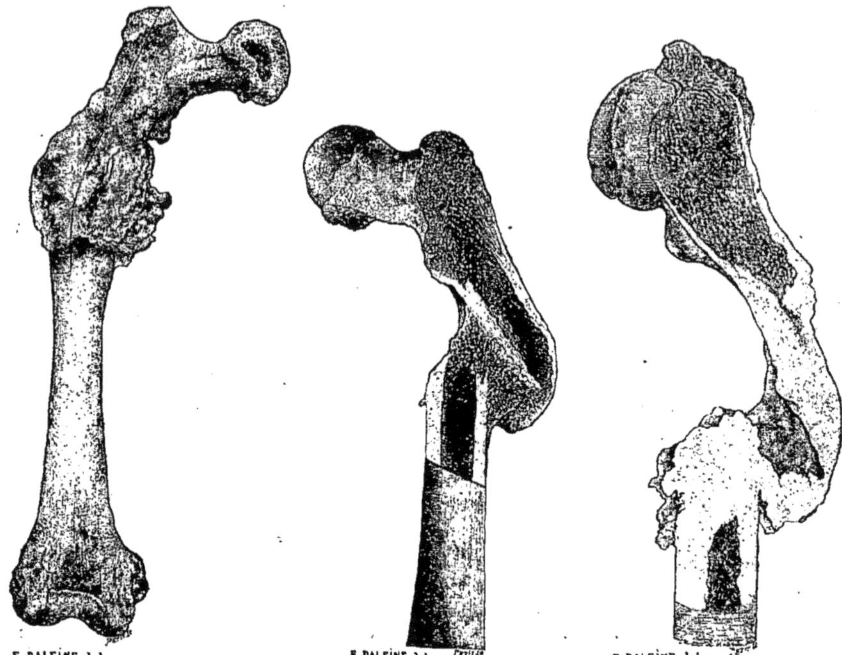


FIG. 195. — Fracture sous-trochantérienne.

FIG. 196. — Coupe de la figure précédente.

FIG. 197. — Coupe antéro-postérieure d'une fracture sous-trochantérienne consolidée.

pour une faible part et il faut surtout incriminer les muscles internes, c'est-à-dire les adducteurs qui font corde et tendent à exagérer la courbure normale du fémur : l'arc osseux est-il brisé, la déviation angulaire se produit sous l'influence de ces muscles ; notons enfin que la saillie en avant du fragment supérieur serait loin d'être constante, au dire de Malgaigne. Cependant elle se retrouve, et très accentuée sur toutes les pièces du musée dont nos dessins reproduisent les types principaux (fig. 196 et 197).

**Signes.** — Douleur, gonflement, impuissance, mobilité anormale, crépitation facile à obtenir, tels sont les signes communs à ces fractures et aux fractures du corps et qui ne diffèrent guère de ceux-ci que par leur siège plus élevé.

Quant à la *déformation en crosse*, elle est presque caractéristique et nous en avons déjà parlé en traitant des fractures du corps du fémur ; elle est telle que l'on peut souvent diagnostiquer à distance la fracture sous-trochantérienne.

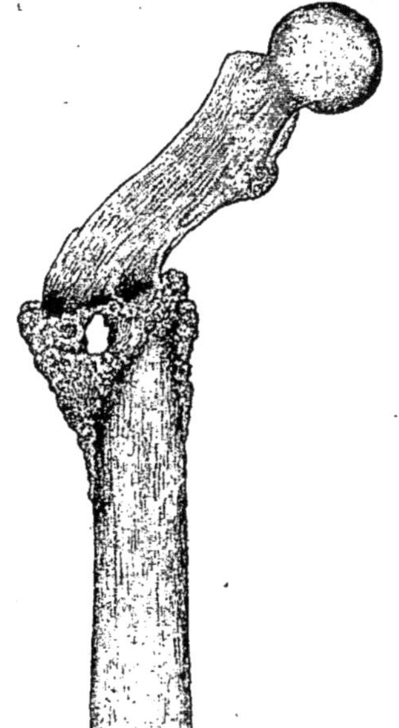


Fig. 198. — Fracture sous-trochantérienne. Déviation angulaire due tout entière à l'inclinaison du fragment supérieur.

Enfin il y a un raccourcissement notable, phénomène que nous avons déjà étudié.

**Diagnostic.** — Le diagnostic est en général facile ; il n'y a guère que les fractures extra-capsulaires qui puissent prêter à la confusion : elles ne présentent pas en général la déformation en crosse ; on peut percevoir la mobilité anormale entre le grand trochanter et le corps du fémur (Malgaigne). Cependant, si le gonflement est considérable, on pourra être obligé d'attendre sa résorption.

Les fractures sous-trochantériennes se consolident comme celles du corps, quelquefois cependant le cal est exubérant. La saillie angulaire est difficile à réduire (Fabrice de Hilden). On voit que le *pronostic* est grave car le raccourcissement est inévitable s'il y a chevauchement ; ce qui fait la difficulté du traitement, c'est le peu de prise qu'a le chirurgien sur le fragment supérieur.

**Traitement.** — Le traitement varie selon les auteurs, et nous engageons le lecteur à se reporter à ce que nous disons du traitement des fractures du corps. Malgaigne applique un coussin spécial pour réduire la saillie en crosse et y joint l'extension.

Cooper emploie le plan incliné qui élève fortement le genou et élève le tronc du malade, qui doit être presque assis dans son lit. Boyer emploie le Scultet.

On peut encore lier les deux pieds et les deux genoux ; le tout est maintenu par une longue attelle externe avec coussin au niveau de fracture.

L'appareil sera supprimé au 40e jour chez les enfants, du 50e au 60e jour chez l'adulte. L'appareil supprimé, le malade gardera encore le repos une dizaine de jours, au bout desquels il pourra se lever avec des béquilles.

## FRACTURES DE L'EXTRÉMITÉ INFÉRIEURE DU FÉMUR

Contrairement à la règle générale posée par Hamilton, et d'après laquelle dans les os longs c'est le tiers inférieur qui se fracture le plus souvent, les fractures de l'extrémité inférieure du fémur sont relativement rares, si l'on en excepte les fractures par armes à feu. C'est ainsi que, sur un total de 236 fractures du fémur, Hamilton en a relevé 36 seulement qui intéressaient le tiers inférieur; sur 322 cas réunis par E. Hyde, 38 siégeaient au tiers inférieur, et parmi ces fractures, 31 seulement étaient des fractures du tiers inférieur proprement dites, les 7 autres étaient des fractures condyliennes; les chiffres de Malgaigne sont encore plus significatifs, puisque sur 2328 fractures, dont 308 du fémur, il n'a relevé que 5 cas de fractures de l'extrémité inférieure du fémur, sous la rubrique : fractures du genou; il est vraisemblable qu'il ne veut parler que des fractures condyliennes proprement dites.

Nous croyons devoir rapprocher des fractures de l'extrémité inférieure et des condyles du fémur, les fractures du tiers inférieur, dites encore sus-condyliennes, non-seulement parce que leurs symptômes se rapprochent de ceux des fractures condyliennes, mais encore parce que le voisinage de l'articulation impose à leur pronostic et à leur traitement des indications analogues, enfin parce qu'elles coïncident souvent avec les fractures des condyles proprement dites et se combinent même avec elles pour former certaines fractures comminutives ou à plusieurs fragments, les intra-condyliennes par exemple.

Sous le titre de fractures de l'extrémité inférieure du fémur, nous décrirons donc successivement :

A. Les fractures qui siègent au-dessus des condyles, *fractures sus-condyliennes*;

B. La séparation d'un seul condyle (*fracture uni-condylienne*).

C. La fracture des deux condyles (*bi-condylienne*) ordinairement jointe à la fracture sus-condylienne, fracture à trois fragments dite *intra-condylienne*;

D. Enfin nous terminerons par l'étude d'une lésion d'étude récente : *la séparation de l'épiphyse inférieure.*

## A. — FRACTURES SUS-CONDYLIENNES

On désigne sous ce nom toute solution de continuité du corps fémoral qui ne siège pas au delà de 3 à 4 centimètres au-dessus de la trochlée fémorale (S. Laugier, Follin), de 5 à 6 centimètres au-dessus de la rotule (Malgaigne); ces limites sont d'ailleurs sensiblement les mêmes. Déjà mentionnées par Bichat, Cooper, Malgaigne, ces fractures, ainsi que toutes celles de l'extrémité inférieure du fémur, ont fait l'objet d'un remarquable mémoire de Trélat (*Archives générales de médecine*, 1854, et thèse 1855), auquel tous les auteurs qui se sont depuis occupés de la question ont fait de larges emprunts.

Nous avons vu que quelques auteurs réunissent leur étude à celle des fractures intra-condyliennes et les divisent alors en : fractures sus-condyliennes extra-articulaires; fractures sus-condyliennes intra-articulaires; suivant qu'un trait de fracture accessoire vient ou non séparer les deux condyles.

**Étiologie.** — Ainsi que nous l'avons dit plus haut, ces fractures sont très rares; elles surviennent surtout chez les adultes du sexe masculin, contrairement à ce qu'on observe pour les fractures du col.

Elles sont ordinairement de cause directe (Malgaigne), tandis que Cooper affirme le contraire, et pour lui les causes les plus fréquentes sont les chutes sur les pieds et les genoux; Bousquet dit qu'elles proviennent presque toujours d'une chute sur les pieds, et Hamilton qui en a réuni 20 cas, enseigne qu'elles résultent de chute sur les genoux et les pieds.

Pour expliquer le mécanisme suivant lequel elles se produisent, on a admis que, dans les chutes sur les genoux, la rotule transmettait au fémur la puissance fracturante, et qu'il se produisait une sorte d'écrasement ou de tassement, enfin que dans d'autres cas il se produisait un véritable arrachement, si la chute avait lieu sur le genou celui-ci étant en flexion; dans les chutes sur les pieds il faut tenir compte aussi de la transmission du poids du corps à l'extrémité inférieure du fémur.

Le mécanisme est encore obscur sur quelques points, et il est besoin de nouvelles recherches jointes à des observations cliniques pour l'établir d'une façon définitive.

**Anatomie pathologique.** — Le trait de fracture peut se rapporter à plusieurs types, suivant que la fracture est oblique ou transversale.

Trélat a signalé la possibilité des fractures transversales déjà mentionnées par Dupuytren, mais ces fractures ne sont pas comparables aux fractures transversales du corps du fémur. Elles sont toujours finement dentelées, quelquefois à plusieurs fragments; elles sont plus souvent simples, car on ne saurait compter comme fragments les petites esquilles insignifiantes qui résultent souvent de l'arrachement d'une dentelure plus ou moins fine. Entre les fractures transversales et les fractures obliques, Trélat a signalé des fractures d'obliquité intermédiaire, mais le type de ces fractures, bien établi par Trélat, consiste dans la fracture oblique de haut en bas et d'arrière en avant : il en résulte que le fragment inférieur qui occupe en bas la largeur des condyles remonte vers la face postérieure de l'os en s'amincissant graduellement jusqu'à 6 et 8 centimètres au-dessus du condyle et se termine là par une pointe ou un bord acéré, lequel est rarement médian, mais plus rapproché de l'un des bords du corps de l'os; la direction des travées fibroïdes du fémur explique la disposition de ce fragment, le trait de fracture suivant l'interstice des fibres et se terminant avec elles. Dans certains cas, cependant, il peut se joindre à l'obliquité antéro-postérieure une obliquité latérale plus ou moins prononcée.

La fracture est donc très oblique (Cooper), et ordinairement de haut en bas et d'arrière en avant : dans quelques cas on a pu observer une obliquité d'avant en arrière.

Lorsqu'il y a obliquité latérale, c'est ordinairement vers le côté interne qu'elle prédomine.

Sauf dans le cas de fracture transversale, ou dans le cas également rare de pénétration mutuelle, il y a glissement des fragments et déplacement, le fragment supérieur se portant en bas en dedans et en avant, pouvant perforer la bourse synoviale sous-tricipitale, et même traverser les muscles, s'arc-bouter à la rotule et faire saillie sous la peau.

Très exceptionnellement le fragment supérieur est passé en arrière du fragment inférieur (3 cas de Amesbury, Marsh, Coural); ce déplacement en arrière a pour résultat de compromettre l'intégrité des vaisseaux poplités.

Quant au fragment inférieur, il subit un déplacement en sens inverse, mais reste en général parallèle au fragment supérieur. Boyer a prétendu que parfois ce fragment se renverse en arrière et vient faire saillie dans le jarret; ce déplacement imaginaire, au dire de Malgaigne, serait dû à la contraction des jumeaux et du plantaire grêle (Cloquet). Le fragment fait saillie dans le creux

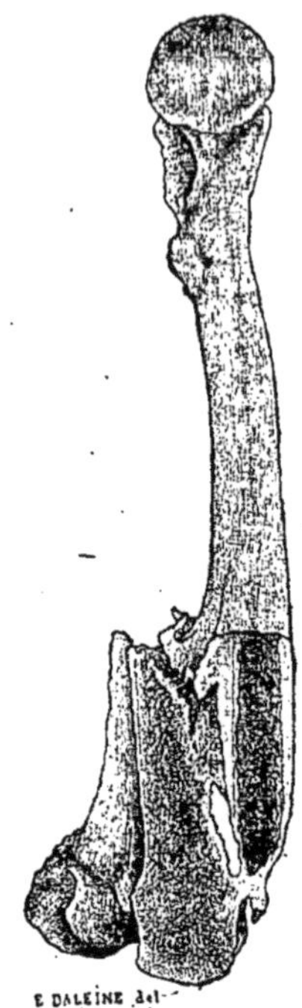


Fig 199. — Fracture du tiers inférieur du fémur. Déplacement parallèle du fragment inférieur. Simple chevauchement.

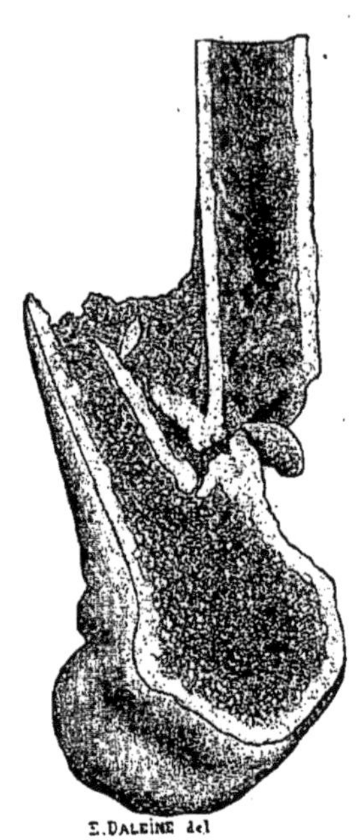


Fig. 200. — Fracture sus-condylienne du fémur. Déplacement habituel du fragment inférieur.

poplité, et comme il est très aigu et acéré, il peut menacer les vaisseaux poplités. Boyer, qui a insisté sur ce déplacement, en a réuni un certain nombre d'observations. Depuis, Follin, Broca, Richet, Trélat, Erichsen, Bryant, Trèves, ont admis la possibilité et la réalité de ce déplacement; Bouilly, tout en l'admettant, le croit rare.

Plus rarement encore, on a noté un déplacement angulaire en dehors; ordinairement le fragment inférieur entraîne le tibia dans son déplacement. Enfin Cooper cite des cas de fracture sus-condylienne indirecte avec plaie, notamment le cas de ce portier qui fut projeté au plafond avec une telle violence, par une explosion de gaz, que « l'empreinte des genoux en fut marquée sur le plâtre! »

**Symptômes.** — Outre les signes classiques applicables à toutes les fractures, les ruptures sus-condyliennes du fémur possèdent un certain nombre de symptômes, assez particuliers. La *déformation* est surtout caractéristique. A travers le gonflement qui ne manque pas de se produire, on peut percevoir la saillie en arrière du fragment inférieur (Boyer, Nélaton) en passant la main dans le creux poplité; le déplacement de ce fragment par les jumeaux donne au genou un « aspect singulier » (Boyer) que Malgaigne n'a jamais rencontré. Les fragments ne s'écartent ordinairement pas complètement et l'on peut percevoir le fragment supérieur en avant arc-bouté sur le dessus de la poulie intra-condylienne. La difformité du membre rappelle celle de la luxation du tibia en arrière; la rotule est saillante et inclinée de haut en bas et d'avant en arrière; pendant qu'on constate cette apparence de luxation en arrière du tibia, on s'aperçoit que le ligament rotulien est relâché, et qu'il existe une dépression sus-rotulienne (Nélaton).

Le *gonflement* est énorme, et s'il est vrai qu'il y a presque toujours un faible raccourcissement, il est difficile sinon impossible de le mesurer. Au gonflement peut s'ajouter un notable épanchement intra-articulaire, qui indique pour Denonvilliers la pénétration de la jointure par le trait de fracture.

Suivant quelques auteurs, on pourrait étendre et fléchir la jambe presque sans douleur, si l'on y apporte quelque précaution; enfin il est possible non seulement d'amener la jambe à l'extension, mais de dépasser même l'extension normale, à ce point que la jambe peut former avec la cuisse un angle ouvert en avant. C'est un des meilleurs signes de cette fracture. On peut en outre imprimer des mouvements de latéralité de la jambe sur la cuisse; le centre du mouvement est manifestement situé au-dessus de la jointure, au tiers inférieur de la cuisse, c'est-à-dire au niveau du foyer de fracture.

**Diagnostic.** — D'après les considérations qui précèdent il sera facile de ne pas méconnaître la fracture sus-condylienne. Tout au plus pourrait-on la confondre :

1° Avec une *fracture intra-condylienne*; celle-ci, qui la complique souvent, est caractérisée par les signes d'épanchement articulaire; par la multiplicité des fragments, l'élargissement du genou, l'enfoncement de la rotule entre les condyles.

2° Avec une *luxation du genou en arrière*. Nous ne nous arrêterons pas sur ce diagnostic qui est facile, si l'on se reporte aux points de repère osseux de la région; l'erreur ne serait excusable que dans le cas de gonflement considérable.

3° Avec une *fracture transversale de la rotule*. Cette lésion a des signes tellement particuliers que l'hésitation ne saurait être de longue durée. L'écartement des fragments, l'absence de mobilité latérale, l'impossibilité de forcer l'extension, la fatalité du retentissement articulaire, sont autant de signes distincts qui mettent en garde contre l'erreur.

4° Avec une *rupture du ligament rotulien* ou du tendon du triceps. Le relâchement du tendon rotulien existe dans l'un et l'autre cas, mais une simple manœuvre indiquée par Nélaton dissipera tous les doutes : il suffit de fléchir l'article : s'il y a rupture, la dépression persistera; s'il y a fracture sus-condylienne, le ligament se tendra bientôt sous l'effort de la flexion.

**Pronostic.** — Bien que les mêmes complications puissent survenir dans les fractures sus-condyliennes et intra-condyliennes, le pronostic est cependant un peu moins graves pour les premières ; il est certain qu'il faut toujours craindre l'ulcération secondaire des vaisseaux par le fragment poplité, ou l'ouverture de l'articulation par le fragment supérieur : mais ce sont là, à vrai dire, des complications assez peu fréquentes.

Il n'en est pas de même du retentissement inflammatoire sur l'articulation qui peut laisser une gêne notable ou une impotence relative du membre ; enfin, il existe souvent après guérison un raccourcissement mais ordinairement modéré et ne dépassant guère 2$^{cm}$,5 (Hamilton).

Le pronostic est cependant sérieux et il y a lieu de leréserver par crainte des complications qui auraient pu être méconnues ou qui pourraient apparaître au cours du traitement.

Lésions des vaisseaux dans les fractures de cuisse. — Les lésions des vaisseaux dans les fractures de cuisse sont, en somme, assez rares. Elles se produisent surtout à l'occasion des fractures du tiers inférieur, aussi nous ne reporterons pas ce chapitre, à l'exemple de certains auteurs, à la fin de l'étude des fractures de cuisse, mais nous lui ferons suivre immédiatement le pronostic des fractures sus-condyliennes, puisqu'il a trait à l'une des plus graves de leurs complications.

La blessure du vaisseau peut avoir pour agent une esquille, le fragment inférieur, mince aigu et tranchant par son bord supérieur déjeté en arrière et faisant saillie dans le creux poplité, ou bien elle peut être le résultat de la chute tardive d'une eschare du vaisseau par compression ou ulcération de sa paroi : dès 1872 Jourdan avait pu recueillir vingt exemples de ces blessures vasculaires.

Dans le cas de plaie primitive du vaisseau, il se forme un anévrysme diffus faux primitif dont les signes sont assez connus pour qu'il ne soit pas besoin d'insister.

S'il y a plaie extérieure, les phénomènes seront différents selon que cette plaie sera largement ouverte, d'où hémorrhagie externe notable, parfois mortelle, ou qu'elle sera petite au contraire ainsi que Gürlt en cite un exemple d'après Bransby Cooper : dans ces cas, il se formera encore un anévrysme diffus faux primitif. On possède quelques exemples de blessure isolée de la veine, l'artère étant restée intacte.

Si les deux principaux vaisseaux sont lésés, il peut se produire la gangrène du membre, comme dans les cas cités par Nepveu et Jourdan.

Autrefois on croyait qu'une lésion aussi grave nécessitait toujours l'amputation : on en est beaucoup revenu aujourd'hui ; s'il y a plaie, on doit faire la recherche des deux bouts artériels divisés ; dans le cas d'anévrysme, on peut tenter la compression ; plus souvent il faudra s'adresser à la ligature par la méthode d'Anel et traiter la fracture comme une fracture compliquée

Enfin il existe de nombreux cas où le fragment supérieur taillé en bec de plume (Hamilton) a perforé le quadriceps, et est resté implanté soit dans le tendon du muscle, soit dans la peau, sans qu'il fût possible de le dégager par les manœuvres ordinaires. Fondant son opinion sur un cas d'intervention malheureuse, Hamilton pense qu'il vaut mieux laisser les choses en l'état que de s'exposer à ouvrir le foyer de fracture; mais la pratique antiseptique a fait justice de ces hésitations, et nous croyons le chirurgien autorisé à pratiquer la résection et la réduction par voie opératoire du fragment égaré dans l'épaisseur des parties molles.

**Traitement.** — Le traitement consistera dans la réduction de la fracture par traction directe sur la jambe, le fragment inférieur étant repoussé par la main gauche placée sous le jarret, puis la réduction obtenue sera maintenue par une des méthodes suivantes : Boyer, préoccupé de la saillie en arrière de fragment inférieur, cherchait à le maintenir réduit par un tampon placé dans le creux poplité; il insistait peu sur l'extension à cause de la largeur des surfaces fracturées qu'il regardait comme transversales; nous avons vu que le chevauchement existe et qu'il faut le corriger.

Les chirurgiens ont abandonné le double plan incliné de Dupuytren; Malgaigne admet le double plan incliné, mais lorsqu'il n'y a pas mobilité considérable des fragments; dans le cas contraire, il a recours aux attelles latérales. De nombreux auteurs recommandent encore la demi-flexion; l'appareil de Hennequin semble avoir donné d'excellents résultats. C'est encore aux appareils à extension que nous donnons la préférence. D'autres auteurs sont partisans de l'immobilisation dans la rectitude; Hodge a préconisé un appareil à suspension auquel il doit des succès. Nous aurons d'ailleurs l'occasion de revenir sur ces appareils à propos des fractures intra-condyliennes.

A l'emploi de ces appareils, quelques chirurgiens ont voulu joindre la ponction de l'épanchement articulaire; enfin la section du tendon d'Achille (Bryant, S. Morris), pour remédier au mouvement de bascule en arrière du fragment inférieur. C'est une pratique peu recommandable.

## B. — FRACTURES UNI-CONDYLIENNES

Cette variété de fracture de l'extrémité inférieure du fémur a été mentionnée pour la première fois par Bichat, mais il n'en avait pas vu d'exemple.

**Causes.** — Si l'on en excepte deux cas dont le mécanisme peut être rapporté à l'arrachement (Cooper et Crosby), les fractures uni-condyliennes simples sont toujours de cause directe (Bouilly) : coup de pied de cheval, passage d'une roue de voiture, etc. Cooper cite un cas suivi de mort où la fracture d'un seul condyle, compliquée de plaie il est vrai, était due à un coup de pierre.

Cependant quelques auteurs admettent qu'il existe aussi des fractures condyliennes de cause indirecte : dans une chute sur les pieds ou les genoux par exemple, les condyles viendraient s'écraser sur le tibia ou seraient arrachés par le corps projeté en avant, la jambe restant fixée, comme cela arriva à un malade de Ph. Boyer qui eut la jambe fixée dans une anfractuosité pendant qu'il courait précipitamment.

Les deux condyles ne sont pas aussi souvent intéressés l'un que l'autre, bien qu'en aient dit quelques auteurs : il paraît incontestable que la fracture siège plus souvent au condyle interne.

Le trait de fracture est ordinairement parallèle au fémur (Trélat), il est situé dans la gorge trochléenne et s'incline un peu en dehors ou en dedans, selon le condyle fracturé : il détache complètement ce condyle; le fragment est plus large en arière qu'en avant, et se termine en pointe au niveau de l'un des bords de l'os, particularité qu'explique la texture du tiers inférieur du fémur ainsi que nous l'avons déjà vu ; la pointe du fragment appartient donc au bord de l'os et peut remonter fort haut, à 6, 8, 12 centimètres de l'interligne sur ce bord (Trélat) (fig. 201) :

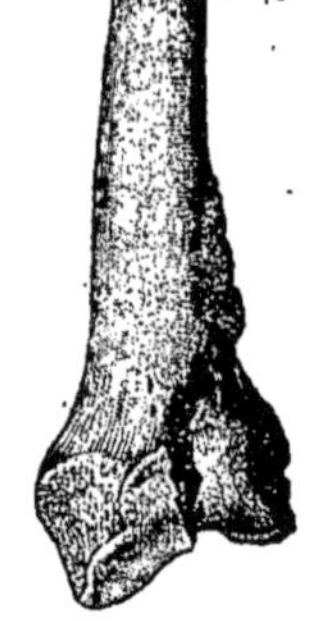
Fig. 201. — Fracture du condyle externe du fémur.

*Le déplacement* existe, et le condyle fracturé peut se déplacer suivant trois types différents (Trélat).

1. Il se porte en dehors ou en dedans (*écartement*);
2. Il remonte le long du fémur (*ascension*);
3. Il se porte en avant ou en arrière (*rotation*).

Mais ce qui fait l'intérêt tout particulier de ce déplacement, c'est ce fait que la plupart du temps le déplacement du condyle commande celui du tibia (Gerdy, Trélat), et que, loin de rester fixé au condyle sain, le tibia subit l'impulsion que lui communique le fragment condylien.

**Signes.** — A l'inspection, on trouve l'extrémité inférieure du fémur augmentée transversalement de volume et la palpation révèle que cette augmentation n'est pas seulement due au gonflement. On peut en effet saisir entre le pouce et l'index les deux condyles et, par une pression qui réveille la douleur, corriger l'écartement : la *crépitation* se produit alors, ou bien on la rend évidente en saisissant seul le condyle fracturé et en lui imprimant des mouvements normaux d'avant en arrière contre la surface de fracture du condyle resté sain.

En général, le condyle fracturé remonte plus haut que l'autre : nous avons vu qu'il attirait fortement le tibia dans son ascension, celui-ci pouvant aller jusqu'à se luxer sur le condyle intact, pour suivre le condyle fracturé.

La *mobilité anormale* du fragment condylien et de la jambe peut manquer, mais si c'est le condyle externe qui est fracturé, il y a renversement en dehors de la jambe et la tête du péroné subit un mouvement d'ascension qui la rapproche du tubercule externe du condyle.

Le doigt peut encore percevoir une *rainure* entre les deux condyles du genou élargi, parfois même une large gouttière; la rotule est alors moins saillante et disparaît en partie.

Le *gonflement* est d'ailleurs considérable et précoce et lorsqu'il masque les signes physiques, qu'il empêche de constater l'élargissement transversal du genou, on peut encore imprimer au membre des mouvements exagérés d'adduction (ou d'abduction, suivant le condyle fracturé). Pour ce faire, il suffit de fixer le corps du fémur sur le plan du lit et d'imprimer à la jambe le mouvement voulu pour voir se former entre la jambe et la cuisse un angle anormal ouvert en dedans ou en dehors et qui contraste avec l'absence des mouvements de latéralité du côté resté sain. La jambe peut quelquefois effectuer sur son axe des mouvements de rotation dans lesquels *la cuisse n'intervient en aucune façon.*

Le *gonflement articulaire* produit à la fois par l'épanchement de sang et de sérosité est fréquent, mais pourrait faire défaut (Laugier), bien que, de fait, la fracture soit nécessairement intra-articulaire.

**Diagnostic.** — La mobilité anormale, la crépitation facile, les mouvements de latéralité étendus imprimés à la jambe, l'épanchement intra-articulaire, sont autant de bons signes sur lesquels le chirurgien devra établir son diagnostic.

Mais il faut le dire, si celui-ci paraît facile en théorie, il devient difficile ou au moins très délicat en pratique, et nous ne sommes pas étonnés de voir dans un cas, la fracture d'un condyle prise pour une fracture du tibia, et dans un autre cas de Prescott Hewett, le condyle externe fracturé fut pris pour un fragment de rotule. Ce n'est donc que par une étude attentive de la région qu'on pourra éviter l'erreur. On devra se rappeler que la fracture de rotule peut s'accompagner de fractures condyliennes (expériences de Chaput). Il faudra rechercher avec soin s'il ne coexiste pas de fracture sus-condylienne, auquel cas on ne s'exposerait pas à méconnaître une fracture intra-condylienne.

Quelquefois le diagnostic scientifique et précis ne sera établi qu'après la disparition du gonflement.

**Pronostic.** — Le pronostic de cette fracture est bénin, si on le compare à celui des autres fractures de l'extrémité inférieure du fémur. La consolidation exige un repos de deux mois environ, mais on peut espérer le retour intégral des fonctions du membre. L'épanchement articulaire, par la lenteur qu'il met à se résorber, constitue parfois une véritable complication.

**Traitement.** — Les auteurs ne sont point d'accord sur la position qu'il convient de donner au membre. Tandis que Gerdy et Travers conseillent la demi-flexion dans une boîte à fracture, Cooper et la plupart des chirurgiens ont recours à l'extension.

La réduction est ordinairement facile sans anesthésie par coaptation directe des fragments ou par traction sur la jambe. Nous admettons qu'il faut traiter la fracture par la rectitude du membre, dont on empêchera la flexion soit par des attelles latérales, soit par une demi-gouttière plâtrée postérieure.

Cooper fait remarquer avec raison que l'attitude rectiligne seule permet au tibia de maintenir le condyle fracturé au même niveau que l'autre.

Kirkbridge a employé avec succès sa boîte à fractures. Enfin, dans deux cas, Cooper chez un enfant, et Crosby chez l'adulte, ont extrait le condyle fracturé; ce dernier tend à préconiser la résection tardive du fragment.

On devra craindre l'ankylose ou les raideurs consécutives. Aussi, quelques chirurgiens impriment de bonne heure des mouvements passifs à l'articulation; dès le quatorzième jour, jamais après le vingt-huitième jour, dit Hamilton; à partir du trente-cinquième (Cooper).

On ne saurait indiquer de date précise à cet égard, mais on n'aurait garde d'oublier cette mobilisation assez précoce de la jointure, si l'on se souvient des excellents résultats qu'elle a donnés à Horner dans un cas où le traitement par les appareils a été réduit à son maximum de simplicité.

### C. — FRACTURES DES DEUX CONDYLES

Pour qu'il y ait séparation des deux condyles, il faut qu'il y ait coïncidence des deux traits de fracture, l'un qui sépare un condyle de l'autre, le second qui sépare les condyles eux-mêmes du corps fémoral. Il y a donc combinaison de la fracture sus-condylienne et inter-condylienne. C'est donc en réalité une fracture à trois fragments provenant de la division verticale ou oblique des deux condyles aboutissant à une fracture sus-condylienne. Cette fracture n'est point extrêmement fréquente; signalée pour la première fois par Boyer, elle fait dans l'ouvrage de Malgaigne l'objet d'une description fondée sur trois cas personnels.

**Étiologie.** — Un coup violent porté sur le genou pendant la flexion, qu'il atteigne latéralement ou non l'extrémité inférieure du fémur, le choc d'une poutre pesante, d'un tonneau, d'une pièce de fonte, un coup de pied de cheval, une chute sur le genou ou encore le passage d'une roue de voiture; dans des cas plus rares, une chute sur les pieds (Bichat); telles sont les causes qui ont été invoquées.

Ce sont donc souvent des fractures directes, mais on ne saurait, pour expliquer un certain nombre de cas, se refuser à admettre le traumatisme indirect. Quel en est le mécanisme? Quelques auteurs ont incriminé la fracture dite par contre-coup au moins pour expliquer la production du trait de fracture sus-condylien, lorsque la lésion que nous étudions résulte d'une chute sur les pieds ou les genoux : la fracture sus-condylienne produite, le fragment supérieur tendrait à pénétrer entre les deux condyles comme pour les séparer, les ferait éclater et ainsi prendrait naissance la fracture à trois fragments.

**Anatomie pathologique.** — C'est en général, sous l'aspect d'une double fracture condylienne que se présente cette fracture; chacun des condyles séparés ayant l'aspect que nous avons décrit aux fractures uni-condyliennes et emportant du bord correspondant de l'os une surface acuminée qui remonte plus ou moins haut au-dessus de l'interligne. Le fragment supérieur a fait éclater les deux condyles, puis, suivant l'effort qu'il exerce, reste entre les deux condyles ou passe au-devant. L'articulation est donc fatalement ouverte: il peut y avoir en même temps fracture transversale de la rotule, blessure des gros vaisseaux poplités, du sciatique poplité externe et gangrène ultérieure du pied.

En résumé, le fragment supérieur se porte ordinairement en avant; le trait supérieur est toujours un peu oblique, rarement transversal; enfin le trait de fracture inter-condylienne est oblique ou vertical, l'ensemble donnant à la lésion de fracture un aspect crucial. Les dessins ci-dessous représentent différents types bien nets de ces fractures à trois fragments signalés par Beach (fig. 202, 203, 204).

**Symptômes.** — Au point de vue symptomatologique, deux faits frappent tout d'abord : le retentissement articulaire, la mobilité des fragments. L'épanchement intra-articulaire est considérable (Malgaigne) et instantané ; aussi sommes-nous étonnés de voir Desault affirmer qu'il y a peu de gonflement. Cet épanchement intra-articulaire primitif se complique bientôt de l'épanchement dû à l'irritation synoviale, et il témoigne alors du développement de l'arthrite. Les phénomènes d'entorse qui coexistent, aggravent encore ce retentissement articulaire à tel point que quelques auteurs ont pu dire que l'arthrite primait la lésion osseuse.

Outre l'épanchement sanguin intra-articulaire, le traumatisme considérable qui a produit la fracture a fortement contusionné la région, d'où ecchymoses et épanchements sanguins péri-articulaires qui s'ajoutent encore au gonflement de l'arthrite, à tel point que le genou peut prendre un volume considérable en même temps qu'il offre plusieurs déformations caractéristiques.

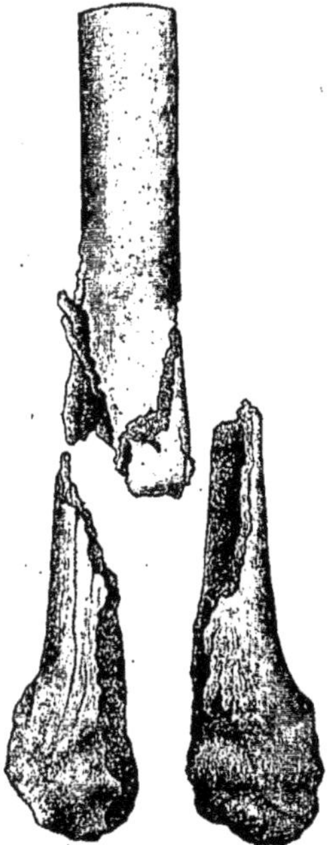


Fig. 202.

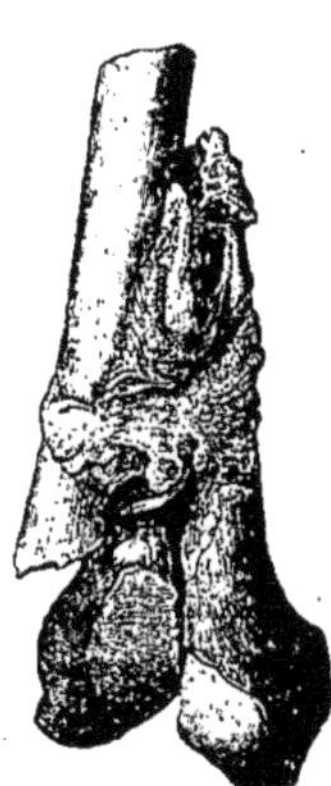

Fig. 203.

Fig. 202 et Fig. 203. — Fractures des deux condyles du fémur, deux variétés de déplacement.

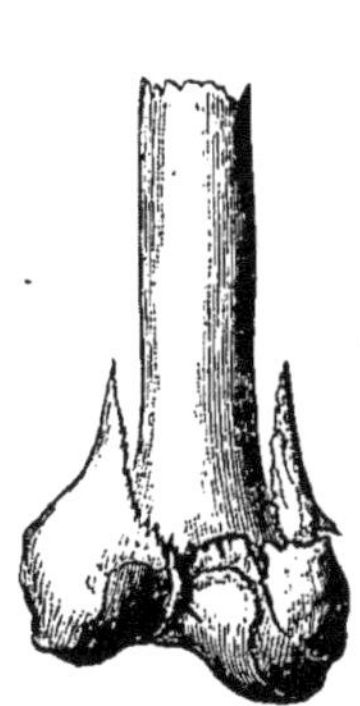

Fig. 204.

Fig. 204. — Fractures par pénétration des deux condyles du fémur.

Le genou paraît élargi transversalement, aplati d'avant en arrière, la cuisse est comme courbée et raccourcie, et dans un cas où la douleur était des plus vives, ce raccourcissement atteignait 4 pouces. Il est en tout cas toujours plus accusé que dans la fracture sus-condylienne.

L'élargissement du genou, outre le fracas osseux, est encore favorisé par la rupture des ligaments; la rotule est très mobile ou fixée suivant le déplacement des condyles; ordinairement il y a relâchement du ligament rotulien; elle peut être fixée par le fragment supérieur; nous avons vu qu'elle était moins saillante et que la pression directe, en même temps qu'elle réveillait la douleur et la crépitation, pouvait la déprimer encore davantage; au contraire, la pression latérale des condyles corrige en partie l'élargissement et l'aplatissement du genou, la rotule redevient saillante et non dépressible.

Enfin, on peut sentir la crépitation soit comme dans la fracture sus-condylienne en passant la main au-dessous du lieu de fracture et en imprimant à la jambe quelques mouvements de rotation, procédé qui met en même temps en relief la mobilité anormale, soit en essayant de déprimer la rotule ou encore en saisissant chaque condyle et lui imprimant des mouvements de va-et-vient sur le condyle opposé : il est à remarquer en effet, que les condyles sont à la fois mobiles l'un sur l'autre et mobiles sur le fémur, ce qui indique nettement la double fracture.

On peut d'ailleurs, à l'égard de ces fractures, tirer en outre toutes les déductions pathologiques exposées au chapitre des fractures sus-condyliennes.

Dans des cas plus graves, on peut observer la comminution des fragments, une plaie des parties molles, l'issue des fragments à travers une plaie ou leur saillie considérable.

**Diagnostic.** — Le diagnostic n'est donc pas très difficile; il faudra saisir successivement chaque condyle et répéter sur lui l'épreuve de la fracture unicondylienne; si l'on établit leur rupture, la fracture sus-condylienne sera par là démontrée.

Follin croit cependant le diagnostic plus difficile en réalité, et il y a lieu d'éviter l'erreur qui consisterait à confondre une fracture intra-condylienne avec une sus-condylienne ou une luxation du tibia en arrière.

Dans le premier cas, le segment inférieur du membre, condyle et tibia, seront déplacés en totalité sans que les condyles présentent l'indépendance caractéristique; la douleur siégera plus haut, les phénomènes d'arthrite seront moins constants et moins graves, la rotule ne sera pas rendue saillante par la pression latérale des condyles.

Dans le second, il suffira de palper avec soin les extrémités déplacées, de mesurer la longueur intégrale du tibia, de percevoir la forme arrondie et matelassée du plateau tibial, qui contrastera beaucoup avec la sensation dure et anguleuse que donnent les fragments osseux; enfin, dans un cas la réduction serait définitive, éminemment temporaire dans l'autre.

**Pronostic.** — On comprend que nous puissions qualifier de très grave le pronostic d'une telle fracture, car il est sérieux non seulement au point de vue de la puissance fonctionnelle du membre, mais encore de la vie du sujet.

Il est surtout aggravé par les complications possibles que nous avons déjà citées; par l'arthrite considérable qui laisse à sa suite de la raideur ou de l'ankylose, cette ankylose devant être regardée comme une terminaison favorable si elle n'a pas lieu en attitude vicieuse; le raccourcissement est de règle; la saillie du fragment supérieur, la possibilité d'un cal volumineux, la persistance de la déviation de la jambe sont autant de circonstances défavorables.

Il faut encore mentionner des accidents possibles de suppuration, la nécrose des fragments (Hamilton dut extraire un condyle entier nécrosé), la comminution des fragments, qui détermina la mort chez deux malades de Louis et de Nélaton qui s'étaient refusés à l'amputation.

Le pronostic est donc très grave. Ce n'est pas que la guérison ne soit possible, et Desault, malgré les accidents mortels rapportés par Cooper, malgré Heister qui exagère en portant un pronostic fatal, croit que la guérison survient fréquemment chez l'adulte, et nous souscrivons à cette opinion, maintenant que la chirurgie actuelle sait traiter les fractures articulaires, esquilleuses et compliquées. Mais cette guérison exige de longs mois, plus de six mois pour la consolidation, disent quelques auteurs, plus d'un an pour la guérison, comme le veut Follin.

**Traitement.** — Le malade sera immobilisé et ce n'est qu'au bout de soixante à soixante-dix jours qu'on pourra essayer d'imprimer quelques mouvements avec une extrême prudence.

Les appareils immobilisateurs pourront être ceux de la fracture sus-condylienne. Outre les antiphlogistiques, on pourra recourir soit au Scultet joint à l'extension (Laugier), soit au repos en demi-flexion dans un appareil approprié (Malgaigne, Hamilton) au plan incliné et au bandage inamovible (Le Fort).

Mais avec la majorité des chirurgiens Brookes conseille l'extension; Kirdrige croit la boîte à fracture indiquée.

Mentionnons enfin la section du tendon d'Achille qui a pu donner quelque succès contre le déplacement du fragment inférieur à Morris de Charlestown; dans deux cas, Canton fit avec succès la résection du fémur, enfin Beach et quelques autres chirurgiens durent amputer. Rappelons-le cependant : aujourd'hui la conservation est de règle et une bonne réduction faite avec l'anesthésie chloroformique permettra souvent d'obtenir un minimum de difformité qui favorisera la reprise complète des fonctions du membre.

## DISJONCTION DE L'ÉPIPHYSE INFÉRIEURE DU FÉMUR

A l'exception de quelques ouvrages récents, les traités de pathologie externe mentionnent à peine cette affection intéressante dont Delens nous a donné une bonne étude dans les *Archives de médecine* de 1884.

*Étiologie.* — C'est une lésion que l'on n'observe jamais chez les sujets adultes. Il ne faudrait pas croire toutefois qu'elle ne puisse exister que dans le premier âge : l'épiphyse inférieure du fémur étant une de celles qui se soudent le plus tardivement (Cloquet) : aussi n'est-on pas étonné de trouver dans les 28 cas réunis par Delens et qui comprennent ceux de Voss, Buck, Trélat, Tapret et Chesnet, etc.., des âges très différents, depuis le cas de Mme Lachapelle qui concerne un mort-né jusqu'à ceux où le patient était âgé de dix-huit, vingt et vingt-deux ans. Cette affection est rare, nous l'avons dit : on l'a observé jusqu'à vingt-cinq ans, il est vrai, mais c'est ordinairement avant vingt ans qu'elle survient et principalement chez les garçons; 11 fois sur 28 son mécanisme a été le même : la jambe était prise entre les rayons d'une roue de voiture et le corps fut entraîné; l'engagement de la jambe dans un câble, dans un trou (comme dans le cas de Coural où la diaphyse fit saillie dans le creux poplité); un coup, une chute sur le genou, enfin la traction exercée sur le membre prolabé d'un fœtus (cas de Mme Lachapelle), sont les causes que nous retrouvons dans la plupart des observations : il en découle un mécanisme presque unique et constant; la jambe étant fixée, le tronc est propulsé et arrache l'union dia-épiphysaire : c'est donc un véritable *arrachement*. La surface de disjonction est courbe, non transversale; elle s'accompagne le plus souvent de petites esquilles osseuses. Le cartilage conjugal reste adhérent à l'épiphyse; du côté de la diaphyse le périoste se décolle sur une longueur variable; il s'y joint souvent une fracture esquilleuse et une fracture intercondylienne. L'articulation du genou n'est pas intéressée le plus souvent.

Le *déplacement* est rare à cause de la largeur des surfaces disjointes au dire de quelques auteurs, cependant nous voyons fréquemment noter le déplacement en bas et en arrière de la diaphyse qui va faire saillie dans le creux poplité (Hawkins, Liston, Bougon, Delens). Quelquefois la diaphyse se déplace en dedans, enfin le fragment inférieur peut subir un mouvement de rotation sur le supérieur. Très souvent la peau a été perforée par la diaphyse, qui a pu également comprimer et ulcérer les vaisseaux poplités, d'où hémorrhagie et gangrène du pied ou de la jambe.

Les *signes* de la disjonction de l'épiphyse inférieure du fémur sont ceux de la fracture sus-condylienne : une vive douleur à laquelle vient se joindre la douleur surajoutée de l'entorse du genou, le raccourcissement, la mobilité normale, la crépitation et l'impuissance se rapprochent beaucoup des mêmes signes étudiés précédemment. Cependant la *crépitation* diffère; au lieu d'être sèche, fine, osseuse, elle est plus molle, plus *douce*, plus onctueuse en quelque sorte, puisqu'elle résulte d'un frottement chondro-osseux. Ce signe pourrait avec l'âge du sujet, dix-huit mois à dix-huit ans, mettre sur la voie du diagnostic. Hawkins, Liston, Bougon ont insisté sur la possibilité de sentir la diaphyse dans le creux poplité, et Bertrandi a signalé une *ecchymose* circulaire, en anneau, située au niveau de la disjonction, qui serait caractéristique.

Enfin, il existe un état de stupeur et de shock qui provient de l'intensité du traumatisme.

En résumé, pas de signe pathognomonique, sauf la crépitation cartilagineuse et la présomption tirée de l'âge du sujet. Très souvent, les signes articulaires n'apparaissent que tardivement et répondent à l'entorse concomitante.

Le *diagnostic* se fondera donc sur ces probabilités et, sur ce fait aussi que dans la fracture sus-condylienne le fragment supérieur est plutôt déplacé en avant qu'en arrière.

D'ailleurs les erreurs possibles sont celles que nous avons déjà énumérées au diagnostic de la fracture sus-condylienne (luxation du genou principalement) et les moyens de les éviter sont les mêmes. Après les avoir donc éliminées, il restera à différencier la disjonction de l'épiphyse de la fracture sus-condylienne en tenant compte de la fréquence variable de l'une et l'autre affection, des commémoratifs, de l'âge du sujet, des caractères de la crépitation et de la nature du déplacement.

La question d'âge interviendra encore comme élément dans le diagnostic de la luxation du genou en arrière et en dehors, qui peut simuler (Canton) la lésion dont nous nous occupons.

Le *pronostic* est sérieux, surtout s'il existe une plaie : il prêterait aux mêmes considérations que le pronostic des fractures sus-condyliennes, mais il nous paraît plus grave encore : sur 28 observations réunies par Delens, il y a eu 14 guérisons, 5 morts, 9 résultats inconnus, 17 sujets ont dû subir l'amputation et 1 la désarticulation coxo-fémorale. Tapret et Chesnet ont dû amputer leur malade. Avec les progrès actuels de la chirurgie, on serait sans doute moins prodigue d'amputations et les malades pourraient guérir, mais il n'en reste pas moins vrai que de nombreuses complications peuvent forcer la main du chirurgien : les plaies contuses, la saillie des fragments, la compression des vaisseaux, révélée par l'absence de pouls tibial et le refroidissement du pied (Fontenelle), le sphacèle de la peau noté 6 fois par Delens, l'hémorrhagie de la tibiale antérieure qui a forcé Little à amputer son malade, l'anévrysme poplité qui a déterminé Bell à amputer le sien, l'état persistant de stupeur et de choc peuvent être cités au nombre de ces complications.

Mais avant d'amputer, on doit tenter la conservation dans un appareil inamovible : le *traitement* sera alors celui de la fracture sus-condylienne par l'appareil ouaté silicaté (Bouilly) par exemple.

Pour bien coapter les fragments, il faudra souvent recourir à l'anesthésie, et si leur réduction est impossible, on n'hésitera pas à réséquer l'épiphyse : ce sera encore la conduite à tenir s'il y a une saillie irréductible, enfin on pourra être amené à réséquer le fragment osseux qui menacerait les vaisseaux poplités.

Trop souvent encore, il n'y aura d'autre ressource que l'amputation, mais nous répétons qu'elle doit être souvent différée et être regardée comme une dernière et extrême ressource.

## FRACTURES EXPOSÉES DU FÉMUR ET FRACTURES PAR ARMES A FEU

Les fractures exposées du fémur intéressent à un haut point la chirurgie militaire, ainsi qu'en témoignent les nombreuses et intéressantes statistiques qui ont été établies par nos confrères de l'armée. Cependant la pratique civile présente souvent aussi cette complication des fractures du fémur, qui accompagne ordinairement les grands traumatismes, chute d'un lieu élevé, écrasement par une roue de voiture, de wagon, éboulement. C'est assurément aux projectiles de guerre que sont dues la plupart de ces fractures, et l'on sait les dégâts considérables que peuvent produire les nouveaux projectiles coniques animés d'une vitesse considérable.

Le *siège* de ces fractures est variable; c'est ordinairement à la partie moyenne que siègent les fractures exposées que nous pouvons observer dans les hôpitaux civils. Elles sont souvent dues à la perforation des muscles et de la peau par le fragment supérieur taillé en bec de flûte : la réduction en est ordinairement très laborieuse, à cause de la contraction des muscles et de leur épaisseur; dans un cas de Malgaigne, elle fut impossible. Les fractures par armes à feu intéressent aussi la diaphyse, mais le plus souvent l'extrémité inférieure où elles ne sauraient nous occuper, car les grands dégâts qu'elles causent retentissent sur l'articulation, et leur description fait alors partie de l'histoire des plaies pénétrantes du genou. Les fractures du col fémoral sont bien rarement accompagnées de plaie des parties molles et ce n'est que dans quelques fractures de l'extrémité supérieure par armes à feu qu'on a pu les rencontrer.

La *symptomatologie* et le *diagnostic* de ces fractures, n'offre pas assez de traits particuliers pour en faire une étude spéciale ; c'est celle de toutes les fractures compliquées ; avec Poulet et Bousquet, nous les diviserons en trois groupes :

1° Fractures exposées simples sans dégâts ou comminution ;

2° Fractures avec plaies, esquilles et lésions étendues des parties molles ;

3° Écrasements, grands fracas produits par des projectiles volumineux ou par les projectiles animés d'une grande vitesse.

Il est indispensable de faire remarquer que la marche peut être des plus simples ou très grave, suivant qu'il y a ou non inoculation septique de la plaie.

Dans le cas de plaie non septique, il y a par la plaie un écoulement de sang, parfois même avec esquilles ; mais si l'on est intervenu à temps, si par des soins antiseptiques minutieux le chirurgien a évité la contamination de la plaie, s'il a assuré le drainage du foyer, la marche de l'affection offre une simplicité remarquable caractérisée par une apyrexie absolue ou tout au plus une fièvre légère, dont Riedel et Volkmann ont cherché à décrire la pathogénie par la résorption des produits non septiques épanchés (*fièvre aseptique*).

Si au contraire le foyer est septique, le tableau change et la marche elle-même peut affecter deux types différents (Poulet et Bousquet) : dans l'un, réaction violente qui fait suite au choc traumatique ; le pouls s'élève et avec lui la température gagne 39 à 40 degrés ; il s'écoule de la plaie une sérosité sanieuse roussâtre, mélangée de gouttelettes huileuses, provenant du tissu médullaire de l'os. Puis, dès le troisième jour, les symptômes augmentent : anorexie, langue sèche, peau jaunâtre ; du sixième au douzième jour le malade est en pleine septicémie aiguë à laquelle il succombe.

Dans l'autre, les phénomènes d'adynamie sont prédominants, la plaie devient blafarde et l'état général du malade contraste singulièrement avec son état de tranquillité ; les oscillations de la température sont les indices fâcheux qui révèlent la pyohémie, et du dixième au vingtième jour survient l'issue funeste. C'était la marche habituelle de ce genre de traumatisme, avant les soins antiseptiques donnés aujourd'hui aux fractures.

La guérison, même dans sa marche normale, peut être assez longue à obtenir : à la phase aiguë succède une période lente de périostite ou d'ostéomyélite avec suppuration, fistules, élimination de séquestres, phénomènes qui peuvent durer des mois et des années. Le malade peut succomber par épuisement, ou si la consolidation est obtenue, elle est produite par un cal énorme et difforme, ou des travées osseuses trop fragiles pour assurer la solidité du membre.

Le *traitement* des fractures compliquées du fémur est une des questions de la thérapeutique chirurgicale qui ont soulevé les plus vives controverses et passionné l'esprit des opérateurs. Aujourd'hui, la question est résolue dans le sens de la conservation.

Au siècle dernier, l'amputation était le seul mode de traitement que l'on crût applicable. Ledran, Ravaton, Percy, Larrey, Dupuytren, Ribes, Bégin, Baudens, ne suivaient pas d'autre conduite. Ribes croyait les blessures du fémur par armes à feu justiciables de l'amputation, sous peine de mort certaine. A peine quelques voix s'élevaient-elles contre une pareille pratique (Bilguer, Fournier-Pescay, Hutin). On signalait 63 cas traités par la conservation observés aux Invalides, et dès 1813 Fournier-Pescay avait signalé la guérison comme possible.

Sommé, Malgaigne, Marjolin, Jobert, Laugier ne partagèrent pas cette opinion des anciens chirurgiens. Dès 1848 Malgaigne avança que l'amputation ne devrait pas être pratiquée aveuglément, toujours et quand même, et qu'elle trouverait des indications et des contre-indications dans le siège et la variété de la fracture, l'état du sujet, le milieu où se trouvait le malade. Legouest condamne aussi l'amputation établie comme règle de conduite et l'on se livre alors à l'étude d'importantes statistiques. En 1853, la réaction contre le sacrifice du membre est vive, et bien que la statistique des chirurgiens anglais en Crimée donne l'avantage à l'amputation, celle des français donne une mortalité de 91 pour 100 pour l'amputation; de 68,59 pour 100 pour la conservation; ainsi, sur 357 fractures par armes à feu, observées pendant la guerre de Crimée et traitées par la conservation, il y eut 117 guérisons et 220 morts.

Déjà d'ailleurs, Desault et Cooper avaient indiqué que les fractures compliquées des condyles eux-mêmes, pouvaient guérir : il est vrai que la plupart des fractures des condyles par armes à feu se compliquent de pénétration articulaire et s'accompagnent de dégâts incroyables, si l'on se rapporte à l'exiguïté de la plaie externe; nous avons dit déjà pourquoi nous n'avions pas à discuter le pronostic et le traitement de ces fractures condyliennes. Les chiffres de Legouest sont du plus haut intérêt. Les voici résumés sous forme de tableau :

| | Tiers supérieur. | Tiers moyen. | Tiers inférieur. |
|---|---|---|---|
| Conservation. . . . . . . . | 31,5 pour 100 | 31,75 pour 100 | 42 pour 100 |
| Amputation. . . . . . . . | 6 — | 6 — | 10 — |

Ces chiffres, indiquant les succès obtenus, se passent de commentaires. Nous y joindrons cependant les chiffres d'Otis, qui portent sur un nombre considérable de cas.

3 474 fractures traitées par la conservation ont donné :

| | |
|---|---|
| Guérisons. . . . . . . . . . . . . . . . . . . . . . . | 2 132 |
| Morts. . . . . . . . . . . . . . . . . . . . . . | 1 242 |
| Résultats inconnus . . . . . . . . . . . . . . . . . | 100 |

9 017 fractures, traitées par l'amputation, ont donné :

| | |
|---|---|
| Guérisons. . . . . . . . . . . . . . . . . . . . . . . | 1 419 |
| Morts. . . . . . . . . . . . . . . . . . . . . . . | 7 049 |
| Résultats inconnus . . . . . . . . . . . . . . . . . | 549 |

Il n'y a plus de doute aujourd'hui dans l'esprit des chirurgiens, et chaque fois que l'état du membre le permettra, il faudra tenter la conservation, d'autant que les méthodes de pansement actuellement mises en usage donneraient un pourcentage de succès bien supérieur encore.

L'amputation sera parfois indiquée cependant; Poulet et Bousquet font remarquer avec raison que le transport des blessés en temps de guerre peut nécessiter parfois le sacrifice de membres que le traitement dans les grands hôpitaux sédentaires eût pu éviter. Pour ces auteurs il y a encore trois indications d'amputer :

1° Étendue des lésions des parties molles;

2° Destruction des principaux vaisseaux ou nerfs *coïncidant* avec des lésions étendues des parties molles;

3° Fractures en fissure ou esquilleuse intéressant l'os sur une grande longueur.

Dans ces cas pour Poulet et Bousquet, mais dans ces cas seulement, l'amputation *primitive* est indiquée.

L'amputation étant jugée nécessaire, quand faut-il amputer? Faure est partisan de l'amputation tardive; Verneuil, sans rejeter l'amputation primitive, pense qu'il ne faut jamais amputer pendant l'hypothermie du shock traumatique; Ledran, Boucher, Ravaton, Larrey, sont partisans de l'amputation primitive. Quoi qu'il en soit, il faut recourir soit à l'amputation primitive, soit à l'amputation secondaire. Mais il y a, pour déterminer l'opportunité de ces interventions, des règles générales qui s'appliquent également aux fractures compliquées de la cuisse.

Pendant la guerre d'Amérique, 6 229 amputations de cuisse ont donné les résultats suivants :

| | | | |
|---|---|---|---|
| Mortalité : | Amputation | primitive. . . . . . . . . . | 49,8 pour 100. |
| — | — | secondaire. . . . . . . . . | 45,9 — |
| — | — | intermédiaire . . . . . . . | 63,7 — |

D'après cette statistique, cette dernière opération serait donc entièrement à rejeter.

Quant à ce qui concerne le traitement des fractures par la conservation, nous n'avons point à ajouter à ce qui a été dit du traitement des fractures compliquées et par armes à feu en général.

L'antisepsie soignée du foyer, la résection des esquilles, lambeaux, etc., l'ablation des corps étrangers, réclament toute l'attention du chirurgien.

En tout cas, il faudra toujours immobiliser le membre, soit par des appareils plâtrés ou à leur défaut, si l'on craint les souillures par les liquides de la plaie, par un Scultet ou les appareils modelés de Merchié, les appareils en toile métallique de Sarrazin, les gouttières en zinc de Raoult Deslongchamps et les appareils métalliques de Schön et de Hartmann.

## CALS VICIEUX DANS LES FRACTURES DU FÉMUR

On désigne sous le nom de cals vicieux les cals osseux qui, par leur volume ou leur disposition, gênent ou entravent les fonctions des membres une fois la consolidation obtenue. Ils sont malheureusement fréquents dans les fractures du fémur, soit qu'ils deviennent énormes, comme dans certaines fractures du col et immobilisent plus ou moins les mouvements de l'articulation, compriment les nerfs ou les vaisseaux, soit qu'ils s'accompagnent d'un raccourcissement considérable pouvant aller à 15 et 18 centimètres (Sabatier), par chevauchement comme dans les fractures du tiers moyen de la diaphyse, ou, ainsi que l'a indiqué Malgaigne, par inclinaison comme dans les fractures du tiers supérieur, les sous-trochantériennes principalement.

Si le chevauchement est faible, la claudication peut être corrigée spontanément par l'inclinaison du bassin ; mais, s'il est considérable, la marche est considérablement gênée, d'autant que ces cals inter-fragmentaires sont en général peu résistants. S'il y a déformation, on peut tenter sous le chloroforme principalement chez les enfants le redressement manuel du cal, manœuvre qui doit être suivie de la correction de la difformité et d'une longue immobilisation.

Chez l'adulte, il a fallu souvent rompre le cal et recommencer le traitement de cette fracture opératoire; c'est alors qu'on peut avoir recours aux ostéoclastes de Louvrier Œsterlen, Blasius, Rizzoli ou bien à l'ostéoclaste de Collin ou celui de Robin (de Lyon).

## DÉFAUT ET RETARD DE LA CONSOLIDATION DANS LES FRACTURES DU FÉMUR. — PSEUDARTHROSES

Les pseudarthroses et les retards de la consolidation de la diaphyse ne sont pas très rares, et bien qu'Hamilton n'ait point eu l'occasion d'en observer dans sa pratique et qu'il pense qu'il faut incriminer le traitement, il n'en est pas moins vrai qu'elles ont été signalées à différentes reprises. Nous ne reviendrons pas ici sur la non-consolidation des fractures intra-articulaires, sur laquelle nous nous sommes déjà suffisamment étendu, et nous nous occuperons surtout du traitement des consolidations défectueuses de la diaphyse.

Des conditions morbides générales (sénilité, rachitisme, etc.) et locales rendent compte de l'existence de ces pseudarthroses de la diaphyse, mais l'on doit incriminer surtout le déplacement du bout supérieur presque constant, circonstance aggravée par le peu de prise que le chirurgien a sur ce fragment, par la profondeur du foyer de fracture qui ne permet d'agir sur les os que par l'intermédiaire d'une épaisse couche de parties molles, par l'interposition possible de ces parties molles difficile à prévoir et à empêcher, enfin par le siège de la rupture en un point qui intéresse le vaisseau nourricier de l'os, hypothèse à laquelle se rattachent les noms de Norris et Curling.

*L'état anatomique* de la pseudarthrose ne nous arrêtera pas, puisqu'il n'a rien de particulier : elle peut se présenter sous trois aspects bien différents : 1° indépendance absolue des fragments ou pseudarthrose flottante; 2° interposition de tractus fibreux, pseudarthrose fibreuse; 3° pseudo-diarthrose.

*Les signes* n'offrent rien de spécial à noter : impuissance, mouvements de latéralité anormaux, rotation facile du segment inférieur.

*Le pronostic* est grave en ce qui concerne les fonctions du membre : bien rares sont les malades qui, comme ceux de M. Le Fort, pouvaient parcourir des distances de 20 et 25 kilomètres par jour avec une pseudarthrose du fémur.

Parfois ce peut être un simple retard de consolidation; mais il ne faut pas s'y tromper, et si dans quelques cas ce défaut de consolidation primitive peut céder à un repos prolongé, il n'est bien souvent que le prélude de la pseudarthrose et devient alors justiciable du même traitement.

Étant donnée une pseudarthrose, le chirurgien a en sa puissance plusieurs moyens d'intervenir. Hamilton, qui ne paraît pas avoir été heureux dans sa pratique, réprouve absolument toute intervention sanglante; il condamne vertement le séton, la résection, la ligature, et entraîne l'opinion d'Agnew. Poinsot avoue avoir eu avec Oré un échec dans un cas de résection suivi de ligature au catgut, et il fallut amputer.

Cependant les tableaux établis si consciencieusement par Mühlenberg doivent être pris en considération.

Voici cè qu'ils apprennent :

Mühlenberg a recueilli 155 cas de pseudarthose qui ont fourni 92 guérisons, 3 guérisons partielles, 47 insuccès, 12 morts et 1 résultat inconnu. Or la résection a été pratiquée 32 fois et a donné 19 guérisons et 8 morts.

De son côté, Bérenger-Féraud a établi sa statistique sur 197 cas qui ont donné 137 guérisons, 6 améliorations, 25 morts, 24 insuccès, 5 résultats inconnus. La résection a été pratiquée 52 fois, et a donné 32 guérisons, 11 morts, 9 insuccès.

Or, si l'on réfléchit que ces statistiques sont antérieures à l'ère d'une antisepsie sévère, si l'on se reporte d'autre part à l'un des tableaux de Mühlenberg qui établit que le traitement par les appareils a donné 22 guérisons, 2 améliorations, 4 insuccès, 1 mort sur 29 cas traités, on ne sera pas éloigné, en faisant la part des circonstances et en fondant quelque espoir sur la renaissance chirurgicale, d'en appeler de l'arrêt d'Hamilton au profit de la résection des pseudarthroses; et le fait est si vrai que, dans 20 cas de résection traitées antiseptiquement, Mathieu n'a relevé qu'un cas de mort.

Nous n'avons point à décrire les procédés opératoires mis en usage; que l'avivement des fragments soit fait en V, en L ou en mortaise, il est ordinairement suivi de la suture osseuse.

C'est Kearney Rodgers qui, en 1826, semble avoir appliqué le premier la résection au traitement de ces pseudarthroses.

A côté de ce mode d'intervention, il y a lieu de citer l'implantation dans les fragments de tiges d'ivoire laissées peu de temps en place (Dieffenbach), de tiges d'ivoire ou d'acier laissées à demeure (Langenbeck), de crampons métalliques (Haine).

Avant ces interventions vraiment chirurgicales, on ne laissait pas les pseudarthroses sans traitement. Déjà White, Hamilton, Smith pensaient que, loin de soumettre le malade au repos prolongé, il fallait le faire marcher avec des appareils pour irriter les fragments.

Les frictions manuelles, la torsion forcée, depuis longtemps employées, avaient donné dans 17 cas 10 insuccès. Sur 44 cas, relevés par Bérenger-Féraud, il y eut 20 guérisons et 24 insuccès.

Enfin, comme procédé intermédiaire et pour ainsi dire préparatoire aux procédés de grande chirurgie, il faut citer la perforation des os au foret, destinée à enflammer le tissu osseux, préconisée par Dieffenbach et Brainard, et qui sur 18 cas avait donné 9 succès, 8 échecs, 1 mort. Sur 8 cas de cette intervention, Bérenger-Féraud relève 4 succès et 4 insuccès.

Si nous nous reportons au chapitre qui traite des pseudarthroses, nous verrons que Berger, dans un cas publié dans la *Revue de chirurgie*, a obtenu un beau succès par l'avivement angulaire des fragments, leur coaptation et la section au fil de platine. Tillaux, pensant que la pseudarthrose du fémur reconnaît pour cause presque constante l'interposition de fibres musculaires entre les fragments, se borne à la résection des parties molles inter-fragmentaires, à l'avivement des fragments, sans résection, ni suture.

Quoique le pronostic des opérations récentes se marque encore d'une mortalité assez élevée, il est à croire que les progrès croissants des méthodes nouvelles de pansement annuleront complètement la mortalité, si les opérations sont pratiquées sur des sujets de bonne santé générale.

Si, pour de multiples raisons qui peuvent se présenter (état général, âge, refus du malade, etc.), le chirurgien ne pouvait intervenir, il y aurait lieu d'avoir recours aux appareils prothétiques de Charrière et de Mathieu.

## II

## FRACTURES DE LA ROTULE

Demarquay, *Gaz. des hôp.*, 1866. — Trélat, *Bull. de thérap.*, t. LXIII, p. 447, 1862. — L. Le Fort, *Gaz. des hôp.*, p. 69, 1869. — A. Poland, A Case of comp. Fract. with an Analysis of 69 Cases of that Injury, et *Med. Chir. Transact.*, t. LIII, p. 49, 1870. — Leisrink, *Arch. de Langenbeck*, Bd. XIV, 1872. — Gerok, Diss. inaug. Tubingen, 1872. — Le Fort, *Bull. gén. de thérap.*, p. 241, 1876. — Schede, *Centr. f. Chir.*, 1877. — *Bull. de Soc. de chirurgie*, 1855, 1860, 1862, 1872, 1875, 1884. — Hamilton, Fract. on the Patella. New-York, 1880. — Poinsot, *Rev. de chir.*, p. 51, 1884. — Ruland, *Centr. f. Chir.*, p. 153, 1885. — Rafin, Note sur un cas de fracture de rotule traitée par le massage et la mobilisation. *Lyon médical*, septembre 1886. — Gosselin, Leçons de clinique chirurgicale, t. I, p. 73. — Jalaguier, Des nouveaux modes de traitement des fractures de la rotule. *Arch. de méd.*, p. 325, 1884. — Guyon, Société de chirurgie, 17 mars 1875. — Chaput, Des fractures anciennes de la rotule. *Arch. de méd.*, janvier et mars, 1886. — Diverneresse, Du traitement des fractures transversales de la rotule par l'arthrotomie et la suture osseuse. Thèse de Paris, 1884. — Desprès, Société de chirurgie, 11 mars et 1er avril 1886. — Lucas-Championnière, Société de chirurgie, 1886. — Tilanus, Congrès de chirurgie, 1885. — Chaput, Des fractures anciennes de la rotule. Thèse de Paris, 1885. — Chaput, Étude expérimentale et clinique sur le mécanisme des fractures de la rotule. Paris, 1888. — Ballue, Du nouveau traitement des fractures transversales de la rotule par la griffe de Duplay. Paris, 1886. — Berger, Livres classiques et article Rotule du *Dictionnaire encyclopédique*. — Cousté, Thèse de Paris, 1805. — Bachon, Thèse de Paris, 1852. — Teinturier, Thèse de Paris, 1855. — Brunet, Thèse de Paris, 1856. — Fleuriot, Thèse de Paris, 1857. — Bouchard, Thèse de Paris, 1863. — Le Coin, Thèse de Paris, 1869. — Tardif, Thèse de Paris, 1873. — Larché, Fiot, Thèse de Paris, 1878. — Tinoco, Thèse de Paris, 1880.

Malgré les nombreux travaux dont les fractures de la rotule ont été l'objet, on peut dire que leur étude est encore inachevée, et chaque année produit de nouveaux mémoires sur ce sujet.

Longtemps méconnues, ignorées d'Hippocrate Celse et Galien, elles ont été soupçonnées et décrites pour la première fois par Soranus.

De nombreuses statistiques ont été faites pour établir la *fréquence* de ces fractures; les cas n'en sont point absolument rares, et déjà la lecture des travaux de Malgaigne, Berger, Le Fort, Chaput, nous fait connaître le détail d'un nombre considérable d'observations. La statistique de Gerock, établie sur les faits de Bretschneider, Chassin, Fückel-Ortalli, est une des plus complètes; enfin, celle de l'Hôtel-Dieu mentionne 45 fractures de rotule sur un total de 2 528 fractures; c'est environ dans la proportion de 2 pour 100 qu'elles se produisent par rapport à la totalité des fractures.

Exceptionnelles chez l'enfant, très rares avant dix-sept ans, elles augmentent de fréquence de vingt à quarante ans pour diminuer ensuite et devenir rares au delà de soixante-dix ans : elles sont ordinairement de cause directe dans la jeunesse et la vieillesse, de cause musculaire chez l'adulte, se rencontrent plus fréquemment chez l'homme (Maydl, Hamilton) dans la proportion de 134/161; plus fréquentes en hiver (1/2), elles siégeraient peut-être plus souvent au niveau de la rotule *gauche*, opinion discutée d'ailleurs.

**Étiologie.** — Existe-t-il des *causes prédisposantes*? Certains chirurgiens sont portés à les admettre. Gosselin et Berger parlent d'une fragilité osseuse spéciale. Malgaigne, Sanson, Trélat et Gosselin lui-même ont signalé dans les antécédents de leurs malades des douleurs rotuliennes, encore mal définies.

Enfin, il ne paraît plus douteux qu'une fracture de rotule ne prédispose soit à une récidive du même côté (Larger) ou fracture *itérative*, soit à une fracture de la rotule du côté opposé (Bromfield, Meuschner, Jarjavay, Camper, Cooper); particularité qui trouve son explication dans la faiblesse du membre antérieurement affecté et dans la nécessité où se trouve le malade de reporter les efforts et le point d'appui du côté sain.

Chaput (1888), dans une excellente monographie sur le mécanisme des fractures de la rotule, les a divisées en :

1° Fractures produites par un choc direct uniquement ou fractures *directes*;

2° Fractures produites par la contraction musculaire uniquement ou fractures *indirectes*;

3° Fractures produites par la contraction musculaire jointe à un choc direct ou fractures *mixtes*.

A chacune de ces divisions correspond une variété anatomo-pathologique comme nous allons le voir, mais disons dès maintenant que les fractures directes sont seules comminutives et longitudinales (sauf quelques exceptions de la 3e division), et que les fractures par cause musculaire sont toujours plus ou moins transversales. Parmi les *causes indirectes*, nous citerons une glissade, l'effort fait pour se rejeter en arrière et éviter une chute, un faux pas, l'action de monter à cheval, la jambe étant en demi-flexion (Agnew), un effort pour soulever un corps pesant (un panier, par exemple, comme dans le cas rapporté par Fielding), certains cas de contractures d'origine tétanique (malade opéré de la taille par Desault qui se fractura les rotules dans son lit), les efforts de la danse, principalement les efforts d'élévation sur la pointe (Hévin, Malgaigne). Les cas du soldat de Bichat, qui essaya de porter un coup de pied à son sergent, du danseur de Hévin, de la femme de Fielding, sont devenus classiques.

Ces fractures indirectes, sans être les plus fréquentes, ont été cependant observées dans la proportion de 88 sur 329 cas de fractures de la rotule.

Aux *causes directes* appartiennent les fractures comminutives et longitudinales de la rotule.

Outre qu'il y a lieu de réserver une place à part pour les fractures par coups de feu, on a pu observer de semblables fractures produites par un coup de pierre ou de bâton, un coup de pied de cheval, de hache, de sabre, une chute sur un corps anguleux ou saillant. On a observé un cas de fracture longitudinale par le passage d'une roue de voiture de haut en bas (Dupuytren). Aux fractures de *cause mixte* se rattachent surtout les fractures qui résultent soit d'un coup ayant déterminé une forte contraction réflexe du triceps, soit d'une chute sur le genou; opinion sur laquelle nous donnerons plus loin quelques détails.

**Mécanisme.** — Le mécanisme des fractures de la rotule est une des questions les plus controversées dont se soit occupée la physiologie pathologique. Encore discutées aujourd'hui, les notions que nous possédons sur ce sujet ont été dans ces derniers temps l'objet d'un contrôle expérimental dû à Chaput.

Déjà d'une façon incidente, Charpy avait mis à l'épreuve la résistance de la rotule à la traction et à la pression et l'avait trouvée considérable; nous avons déjà vu que Gosselin, Trélat et d'autres maîtres considéraient la fracture comme préparée par un état pathologique antérieur de l'os.

Pour quelques auteurs il n'est pas besoin d'invoquer un état pathologique antérieur, il y a là un phénomène purement mécanique; Trélat répond à cette dénégation par l'observation de deux frères qui se cassèrent successivement les deux rotules; il conclut à une sorte de prédisposition héréditaire, et Vrolik admet avec lui la prédisposition morbide.

En ce qui concerne les fractures directes, le mécanisme est facile à concevoir, c'est celui de tout fracas osseux; mais, ainsi que le fait bien remarquer Chaput, par sa situation anatomique même la rotule peut échapper à l'action vulnérante, et peut dans bien des cas glisser sur la surface condylienne, grâce au revêtement cartilagineux de sa face postérieure; dans d'autres, le corps contondant glissera au-devant d'elle, à la faveur des bourses séreuses prérotuliennes. C'est au moins ce qui se produit dans l'extension du membre (station debout ou penchée en avant), si le triceps est relâché; s'il fixe la rotule au contraire, elle peut venir s'écraser au-devant du condyle; dans l'extrême flexion, cachée dans la gorge fémorale, elle est presque inaccessible au traumatisme. Or dans la flexion à angle droit, la rotule est fixée et saillante, dans l'extension elle est relâchée, dans la flexion extrême elle est cachée entre les condyles; ce serait donc surtout dans la flexion à angle droit qu'elle serait vulnérable.

Doit-on rapporter aux traumatismes directs de la rotule les cas de fracture dans la chute sur les genoux?

Pour Malgaigne, cette fracture se produit surtout lorsqu'il y a un minimum de flexion du membre; Sanson en fait une fracture par flexion s'il y a chute à genoux sur un terrain uni, ce qui pour lui exclut l'idée d'une contusion directe par un corps anguleux. Boyer avait cru au contraire que dans ces cas, la fracture avait d'autant plus de chance de se produire qu'il y avait flexion plus prononcée; enfin une ancienne théorie admise par Suë et Hévin, mais contraire aux données anatomiques que nous connaissons aujourd'hui, admettait que la rotule dans ces cas pouvait être considérée comme appuyée au fémur par sa base, au tibia par sa pointe et se fracturait dans l'intervalle où elle portait à faux sur l'espace qui sépare le tibia du fémur. Or, dans la chute sur les genoux, c'est la tubérosité tibiale et non la rotule qui porte sur le sol, ainsi que l'on peut s'en convaincre en passant le doigt dans la région du tendon rotulien, la jambe étant fléchie sur la cuisse et portant sur le sol (Chaput). Quant à la propulsion de bas en haut de la rotule vers la saillie condylienne, c'est une ancienne théorie qui trouverait, pensons-nous, peu de partisans.

Il est nécessaire de faire intervenir alors dans le mécanisme de la fracture de rotule par chute sur les genoux un autre agent de rupture : c'est la contraction musculaire réflexe qui peut être réveillée par le choc sur le sol (*fractures mixtes*) (Boyer). Quelquefois enfin, la chute considérée à tort comme la cause de la fracture n'en est que l'effet, et la rupture osseuse est produite avant que le genou ait rencontré le sol.

De nombreuses observations où il a été bien démontré que la chute avait été secondaire ou s'était faite sur le dos, ont porté à croire qu'elle pouvait être moins souvent incriminée qu'on ne le pensait et qu'il devait exister un mécanisme spécial pour expliquer ces fractures dites indirectes de la rotule.

Si la forme du corps contondant joue un rôle important dans la production, la forme et la direction de la fracture (coup de sabre, coup de hache, donnant lieu à une fracture transversale, roue de voiture, ayant produit une fracture longitudinale), la contraction musculaire intervient d'une façon indiscutable dans la production des fractures dites transversales de la rotule par cause indirecte.

Deux théories sont en présence, qui cherchent à expliquer le rôle de cette contraction musculaire : la théorie de la flexion (Hamilton), celle de la traction, arrachement ou extension (Malgaigne). Pour Malgaigne, en effet, c'est en extension forcée que se produit l'accident : le quadriceps se contractant fortement (mouvement pour lever le pied en avant), amène le membre en extension et tend à dépasser cette extension, mais les parties ligamenteuses voisines résistent, et la rotule, maintenue au tibia par le ligament rotulien, sollicitée de s'élever par le muscle, se brise par traction directe. Or certains faits (fracture de rotule chez un malade alité de Desault après opération de la taille, soldat de Bichat, danseur de Hévin) tendraient à faire admettre ce mécanisme; d'autre part, Henriot a démontré expérimentalement qu'il faut dans l'extension du membre une traction de 350 kilogrammes, chiffre considérable, pour atteindre ce résultat. Les cas dans lesquels ce mécanisme est vraisemblable sont très rares; mais on ne saurait méconnaître l'extrême importance de la contraction du triceps, la fracture transversale une fois produite. En général, les fragments rotuliens s'écartent peu, le surtout fibreux de la rotule étant respecté; mais s'il survient des contractions musculaires intempestives, si le malade cherche à se relever, le triceps non seulement attire à lui le fragment supérieur, mais il rompt ses attaches fibreuses qui le rapprochent de l'inférieur et l'écartement se produit. C'est ce qui résulte d'une expérience de Girdmer : cet auteur sectionne une rotule au ciseau en respectant le tissu fibreux voisin; la traction en sens inverse des fragments produit un écartement insignifiant; si au contraire on vient à sectionner les ligaments latéraux de la rotule, l'écartement devient facile et considérable.

Malgaigne ne nie pas absolument les fractures de la rotule par le mécanisme de la flexion, mais c'est à Boyer que revient surtout l'idée première de cette explication. Boyer donne à l'appui de cette théorie la relation d'un cas où un cocher se brisa la rotule dans le simple effort qu'il fit pour se lever de son siège.

« Lorsque le corps est penché en arrière et que la chute sur l'occiput est imminente, la cuisse étant fléchie sur le bassin, les muscles extenseurs de la jambe se contractant fortement pour ramener le corps à sa rectitude naturelle et l'empêcher de tomber en arrière, la rotule, dont la face postérieure n'appuie alors que par un point sur la partie antérieure des condyles du fémur, se trouve placée entre la résistance du ligament qui la fixe au tibia et l'action des muscles droit antérieur et triceps crural : si cette action est supérieure à la résistance de la rotule, la continuité de cet os sera détruite, d'où l'accident. » Il est nécessaire d'insister sur cette tangence de la rotule aux condyles et sur la traction en sens inverse du triceps et du ligament rotulien qui assimilent alors la rotule au bâton que les deux bras chercheraient à briser en l'appuyant sur le genou.

Il y a donc une différence très nette dans le mécanisme invoqué par Malgaigne et Boyer. Pour le premier, il y a rupture par *extension*; pour le second, la *flexion* est la première condition de la rupture.

Dans l'excellent travail de Chaput (1888) auquel nous avons déjà fait allusion et basé sur les expériences instituées par cet auteur dès 1885, nous trouvons sur le mécanisme de ces fractures quelques conclusions que nous transcrivons *in extenso*.

« A. *Fractures directes :* 1° *Par chute sur le genou.*

La rotule n'est exposée dans une chute sur le genou que si la flexion dépasse un peu l'angle droit. En flexion légère comme en flexion complète la fracture est impossible.

Les fractures ainsi produites sont presque constamment comminutives.

La fracture par chute sur le genou peut s'accompagner de fracture du fémur à la partie moyenne ou inférieure.

2° *Par choc d'un corps contondant ou angulaire.* — Les fractures par choc d'un corps contondant sont toujours comminutives.

Celles par choc d'un corps angulaire (angle dièdre) peuvent être comminutives ou transversales avec ou sans lésions de la peau.

B. *Fractures indirectes ou par arrachement.* — Ces fractures nous paraissent impossibles à obtenir sur le cadavre.

Elles sont vraisemblablement favorisées sur le vivant par une fragilité osseuse qui semble probable, en raison de nos observations (douleurs antérieures persistantes, élargissement de la rotule, etc.) et en raison des cas nombreux de fractures simultanées, bilatérales et itératives.

C. *Fractures mixtes.* — Les fractures mixtes sont probablement favorisées par la fragilité osseuse sénile. La moyenne de la densité du tissu rotulien sur 7 sujets jeunes est de 1,37 ; de 8 sujets vieux, de 1,26. Chez ceux-ci, la fracture par arrachement du radius s'obtient facilement; chez les premiers, difficilement ou pas du tout.

**Anatomie pathologique.** — C'est un des points les plus intéressants de leur histoire, nous la subdiviserons en plusieurs paragraphes où nous étudierons successivement : 1° le foyer de fracture ; 2° la consolidation ; 3° les modifications ultérieures du cal.

On a pu diviser les fractures de la rotule en :

| | | | |
|---|---|---|---|
| Transversales, | Indirectes, | Simples, | Complètes, |
| Obliques, | Directes, | Compliquées ; | Incomplètes. |
| Verticales, | Mixtes ; | | |
| Multiples, | | | |
| Comminutives ; | | | |

Nous savons déjà qu'elles peuvent être unilatérales ou bilatérales (cas de Tinoco, Cooper, Valette, Johnston, Marey), et qu'enfin une fracture récente peut coïncider avec une fracture ancienne.

Les fractures verticales, de beaucoup les plus rares, proviennent d'un traumatisme direct (passage d'une roue de voiture), d'une contusion grave, et peuvent être compliquées de plaies. Le trait de fracture est plus ou moins vertical, parfois bifurqué.

Quant aux fractures comminutives, ce sont ordinairement des fractures dites étoilées, de cause directe, à fragments petits et multiples (fig. 205).

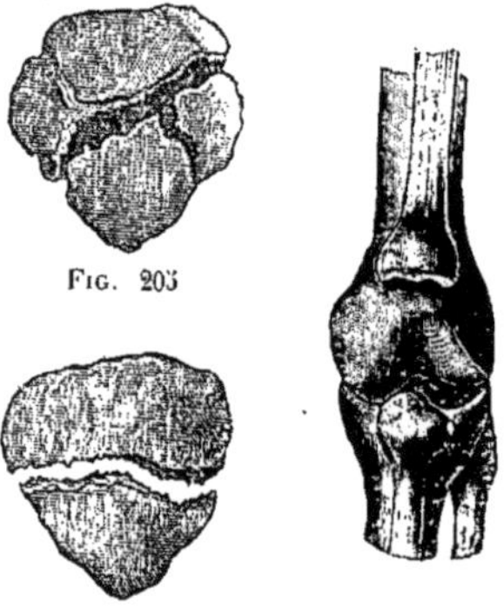

Fig. 205. Fig. 206. Fig. 207.

Fig. 205. — Fracture comminutive de la rotule.

Fig. 206. — Fracture transversale de la rotule.

Fig. 207. — Écartement des fragments dans la fracture transversale de la rotule.

Le siège du trait de fracture lorsqu'il est transversal varierait, au dire de certains auteurs, suivant que la fracture a eu lieu la jambe étant fléchie (mécanisme de la flexion) ou étendue (mécanisme de la traction). Dans le premier cas, il siégerait à la partie moyenne (Malgaigne). Nous ne savons s'il y a lieu de faire cette distinction subtile, mais il est certain que le trait siège presque toujours au-dessous de la partie moyenne (fig. 206), et que dans quelques cas l'arrachement osseux, portant sur le sommet de la rotule est si faible, qu'au premier abord on eût pu penser à une rupture du tendon rotulien.

Quoi qu'il en soit, ce trait est rarement directement transversal; il est plutôt oblique d'avant en arrière et de haut en bas (Hamilton). Il peut se bifurquer en X, en Y; il peut y avoir et il y a souvent, outre les deux fragments principaux, de petits fragments accessoires, si bien qu'on peut dire transversales toutes les fractures de la rotule dont les esquilles ne sont pas suffisantes pour être appelées fragments. Il y a, en somme, une sorte de transition entre la fracture transversale type et la fracture longitudinale ordinairement comminutive : c'est la *fracture transversale à fragments latéraux* ordinairement peu volumineux. Si l'on en croit quelques auteurs, c'est surtout à droite qu'on observerait les fractures de rotule transversales.

Si dans certains cas les fragments peuvent rester au contact, dans d'autres il existe un écartement qui peut varier de 6 millimètres à 15 centimètres (fig. 207). Cet écartement, qui oscille le plus souvent entre 1 et 3 centimètres, est intimement lié dans sa production à l'intégrité de l'appareil ligamenteux péri-rotulien. Nous avons déjà vu comment le fait était démontré expérimentalement.

Dans nombre de cas il ne faut pas exagérer cet écartement, et Malgaigne a formellement démontré que la dissection des pièces anatomiques pouvait l'augmenter dans de notables proportions, puisque dans un cas cité par cet auteur, l'écartement mesurait 6 centimètres, au lieu de 8 centimètres qu'on trouva après la dissection de la pièce. Nous insistons tout particulièrement sur cet état d'intégrité du surtout fibreux péri-rotulien, car il domine l'étude clinique et thérapeutique des fractures de la rotule et cette intégrité des ailerons latéraux est gravement compromise par les efforts qu'a faits le malade pour se relever. En même temps que le triceps attire en haut le fragment supérieur, il se produit dans la cavité articulaire qui se trouve ouverte du fait de la fracture une hémo-hydarthrose qui reconnaît une double origine : la partie séreuse du liquide vient de l'arthrite, l'épanchement sanguin vient des os, comme le prouvent des expériences de Cooper et une autopsie faite par J. Cloquet au huitième jour de l'accident, et dans laquelle il ne trouva aucune trace de consolidation.

L'inflammation articulaire et l'hémo-hydarthrose qui en résulte exercent encore une fâcheuse influence sur le foyer de la fracture : l'épanchement tend à écarter les fragments, et c'est à ce phénomène bien observé par Malgaigne, Bruns, Hutchinson, Guyon, Parisot, qu'on a donné le nom d'*écartement intermédiaire* par opposition à l'écartement *primitif*, produit par la tonicité musculaire et à l'écartement *consécutif* résultat de l'élongation du cal. Les phénomènes d'arthrite disparus, le rapprochement des fragments devient possible ou leur écartement diminue.

Le déplacement des fragments se fait non seulement suivant la longueur (écartement primitif), mais aussi suivant la direction ; en sorte que le fragment inférieur se déjette de telle sorte qu'il présente en avant sa surface fracturée, en haut et faisant face à la surface fracturée du fragment supérieur le revêtement cartilagineux de sa face articulaire.

Les causes de ce déplacement ont été diversement interprétées. Gerok, Bruns ont invoqué la rétraction du ligament rotulien ; Malgaigne a pensé que ce renversement du fragment inférieur en avant était dû à la rétraction des fibres superficielles du ligament rotulien plus longues et par suite plus rétractiles que ses fibres profondes.

Ordinairement la bourse séreuse pré-rotulienne est elle-même déchirée et communique avec la cavité articulaire : on a pu cependant observer quelques cas où cette communication n'existait pas. Elle est liée à l'écartement du fragment osseux et par suite au sort des parties molles voisines de la rotule.

Voici ce que dit Chaput à cet égard :

« Les écartements de 2 centimètres et au-dessous ne s'accompagnent pas de déchirure étendue des tissus fibreux situés au-devant de la rotule ou de ceux situés latéralement (expansions latérales du triceps).

« Quand l'écartement dépasse 2 centimètres, on constate des déchirures latérales et de plus *l'interposition de lambeaux* entre les surfaces fracturées.

« Les fragments présentent constamment un écartement anguleux à sommet articulaire.

« Des écartements considérables de 6, 8, 10 centimètres ne peuvent être obtenus sur le cadavre. Ils ne sont donc jamais primitifs. Par conséquent, ils sont le résultat de la rétraction lente et persistante du droit antérieur de la cuisse. »

**Consolidation de la fracture.** — On conçoit aisément que dans ces conditions défavorables à la formation du cal, la fracture n'ait pas tendance se consolider par interposition de substance osseuse entre les deux fragments.

Qu'est-ce que le cal de la fracture de rotule? de quelle nature est-il, sous quel aspect se présente-t-il, que devient-il dans la suite? Le cal osseux est-il possible? telles sont les questions multiples qui se posent, et que les auteurs ont résolues différemment.

Il est prouvé que le cal osseux peut exister; et, à la lecture des observations, il semble même que le cas soit fréquent. Mais il ne faut pas se laisser tromper par l'apparence du cal chez le vivant et le professeur Le Fort insiste tout particulièrement sur ce fait : 1° qu'une consolidation d'apparence osseuse chez le vivant correspond presque toujours à un cal fibreux après dissection; qu'une rotule disséquée et d'apparence osseuse ne peut être dite réunie par cal osseux que si la section longitudinale démontre que le tissu osseux périphérique de nouvelle formation s'étend bien sur toute la surface de la cicatrice osseuse (clinique du 3 mai 1888). Dans un cas rapporté par Hamilton comme exemple de cal osseux, il y avait 2 centimètres d'écartement (Le Fort) et Le Fort affirme n'avoir vu dans les différents musées qu'il a visités que trois pièces se rapportant à une consolidation osseuse (musée de Hunter, musée de Berlin, musée Dupuytren). V. Bruns mentionne une fracture consolidée par un cal osseux (Tubingen) ; Bousquet dit en avoir réuni douze exemples, et leur extrême rareté confirme l'opinion de Pibrac, qui offrait 100 louis d'or à qui lui montrerait une rotule avec consolidation osseuse, et de Dupuytren, qui voulait acheter à poids égal d'or la rotule d'un de ses malades qu'il croyait présenter un cal osseux. Dans son article du *Dictionnaire*, Panas dit que plusieurs exemples de cal osseux indiscutables ont été montrés par Camper, Sheldon, Boyer, Malgaigne.

Diverses théories ont été émises pour expliquer l'absence de réunion par cal osseux : autrefois c'était la prétendue dilution du suc osseux par la synovie épanchée, puis on incrimina l'interposition entre les fragments du ligament adipeux du genou, le renversement en dehors du fragment inférieur, résultat de la rétraction du ligament rotulien ou de l'épanchement articulaire; enfin Gulliver (1811) prouva expérimentalement que le cal fibreux résultait de l'écartement des fragments, et que toute fracture de rotule pouvait se consolider par un cal osseux si le périoste était respecté : ce qui contredit la théorie qui attribuait l'insuffisance du cal au faible pouvoir ostéogénétique de l'os rotulien.

Pour Le Fort, les fractures intra-articulaires, envisagées en général, ne provoquent ordinairement pas la formation d'un cal osseux, à moins qu'il n'y ait engrènement des fragments.

Quand et comment se produit le cal fibreux? Il y a d'abord coagulation, puis diminution de l'épanchement séro-fibrineux qui favoriserait la formation du tissu fibreux par sa présence et par l'écartement qu'il produit, et ce qui tendrait à le prouver, c'est que les fractures traitées par la suture ne présenteraient pas de cal fibreux (Bousquet), opinion fort discutée.

Au trentième jour de la fracture, on trouve une bande fibreuse réunissant les fragments, épaisse si l'écartement ne dépasse pas 3 centimètres, peu épaisse au contraire si les fragments sont espacés de plus de 3 centimètres. Ce cal fibreux n'est pas encore solide au quarantième jour (Hamilton), il est encore possible qu'il s'allonge; il faut parfois un ou deux ans avant que le malade puisse marcher sans gêne et avoir confiance dans la solidité du membre malade. Ce cal fibreux peut être fort long et sa longueur varie de quelques millimètres (cal parfois méconnu) à 12 centimètres 1/2, chiffre maximum. Étendu d'un fragment à l'autre, il est ordinairement aminci à sa partie moyenne (fig. 208) (voir aussi Malgaigne, dessins de Holmes) et peut présenter dans sa substance des stalactites osseuses en travées, qui témoignent de l'effort de la nature vers la consolidation osseuse. Les bords de la fracture ne sont plus anguleux, ils deviennent épais, arrondis : on a cité aussi l'hypertrophie de chaque fragment, qui peut dans quelques cas devenir (Chaput) une cause de gêne dans la marche. Le fragment supérieur, attiré en haut, peut déterminer la formation d'une néarthrose entre sa face postérieure et la face antérieure du fémur ; le fragment inférieur tend à descendre par la rétraction du ligament rotulien qui peut atteindre 3 centimètres. On conçoit qu'avec un cal fibreux étendu la marche devienne fort difficile, d'autant qu'il s'y joint une atrophie du quadriceps, par inertie fonctionnelle ou par myotrophie nerveuse précoce (Richelot), et qui est une des causes immédiates de l'impotence du membre.

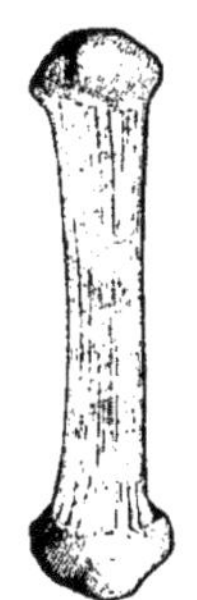
Fig. 208. — Cal fibreux d'une fracture de la rotule.

Nous avons déjà parlé plus haut de la tendance qu'ont les fragments, l'inférieur surtout, à se renverser en avant : il en résulte que le cal fibreux ne s'étend pas d'une surface fracturée à celle de l'autre fragment, phénomène qu'Hamilton rattache à l'insuffisance ou à la mauvaise application des moyens de contention. Voici ce que dit Panas à ce sujet :

« Un changement de direction, non moins instructif qu'étrange au premier abord, est celui subi par le fragment inférieur en vertu duquel la surface cartilagineuse regarde en haut et la surface fracturée plus ou moins en avant. On voit la réunion fibreuse se faire non bout à bout, mais entre la face antérieure du fragment supérieur et la face supérieure du fragment inférieur. Outre ce mouvement de bascule, le fragment inférieur se trouve attiré en bas jusqu'au contact du tibia parfois, c'est-à-dire qu'il peut s'abaisser de plus de 3 centimètres. C'est à la rétraction progressive du ligament rotulien, non moins qu'à l'application défectueuse de certains appareils, que l'on doit attribuer de pareils déplacements. »

Ce n'est pas tout encore, et du fait que par un traitement approprié le chirurgien aura pu obtenir la formation d'un cal fibreux court, il ne s'ensuit pas nécessairement que la consolidation sera définitivement bonne. Le résultat pourra être temporaire, et Coale, sous le nom d'*allongement consécutif* du cal, a montré que l'élongation de ce cal avec amincissement pouvait atteindre jusqu'à 5 centimètres en dix ans (*écartement consécutif*).

Enfin nous étudierons, sous le nom de fracture itérative de la rotule, la rupture de ce cal et les conséquences graves qui peuvent en résulter.

**Symptômes.** — C'est ordinairement à la suite d'un effort brusque, tendant à rejeter le corps en arrière pour éviter une chute, que se produit la fracture transversale de la rotule; une vive douleur, la perception d'un craquement sec, la chute violente sur le sol, suivie d'impossibilité de se relever, tels sont les signes commémoratifs qu'on retrouve le plus souvent : *la chute est primitive*, s'il y a fracture directe; elle est au contraire *consécutive*, si elle accompagne une fracture de cause musculaire : elle se fait ordinairement en avant, et il y a plaie ou excoriation du genou dans le premier cas, sur le dos ou le côté si le malade tombe en arrière, la jambe fléchie sous le corps. Plus rarement le malade a pu rester debout ou marcher : ce qui a permis à quelques fractures de rester méconnues; parfois le malade peut marcher à reculons en traînant le talon sur le sol. Mais souvent il fait des efforts impuissants pour se lever efforts qui n'aboutissent à d'autre résultat que de déchirer les parties fibreuses péri-rotuliennes, c'est-à-dire d'aggraver la situation par écartement secondaire des fragments, les troubles ultérieurs étant en relation directe avec l'état des ailerons de la rotule, comme l'ont bien montré Küchler et Gouget.

Au moment où l'on examine le malade dans son lit, il peut se présenter la jambe fléchie (fracture par action musculaire) ou étendue dans la rectitude (fracture par traction). Ordinairement il y a flexion très légère voisine de l'extension.

Il y a du gonflement du genou, qui présente une forme globuleuse et arrondie; il peut y avoir *une ecchymose*, mais elle fait souvent défaut, parfois une excoriation ou même *une plaie* (fracture directe) siégeant au niveau même de la rotule; une excoriation située plus bas au niveau de la tubérosité du tibia, dépend d'une chute sur les genoux (fracture indirecte ou mixte).

Si la fracture est récente, si l'arthrite et le gonflement ne sont pas violents, on peut parfois apercevoir *une rainure transversale* produite par la pression atmosphérique qui déprime les parties molles vers la cavité articulaire au niveau de la solution de continuité de la rotule; cette dépression peut être sentie par le doigt, sous forme de rainure. La dépression peut être plus ou moins marquée : parfois minime, elle n'est perçue que par l'ongle, d'autres fois elle admet le doigt et à ce niveau on peut sentir la fluctuation de l'épanchement intra-articulaire (Follin), hémarthrose qui se coagule en vingt-quatre heures (Langenbuch). Parfois même le liquide épanché distend l'articulation, fuse jusque sous la peau et dans la bourse séreuse à la faveur de la fracture rotulienne, et peut former une tumeur élastique ou fluctuante surélevée (Nélaton). La flexion du membre augmente l'*écartement* et accentue la rainure; l'extension la diminue ordinairement, et si l'écartement est faible, il est corrigé par la traction sur les fragments qui tend à les rapprocher l'un de l'autre et permet parfois de percevoir la *crépitation*, signe excellent, qui, au dire de Malgaigne, ne lui aurait jamais fait défaut.

La mobilité anormale des deux fragments est en général des plus faciles à constater.

Quant au *déplacement* des fragments suivant la longueur, nous avons vu qu'il pouvait être : 1° *primitif*, c'est-à-dire produit au moment de la fracture; 2° *intermédiaire* ou par épanchement; 3° *consécutif* (allongement du cal). On pourrait, à la rigueur, intercaler entre l'écartement primitif et l'écartement intermédiaire, l'écartement *secondaire* ou produit par les efforts du malade pour se relever (rupture des parties ligamenteuses péri-rotuliennes).

*Les troubles fonctionnels* ne sont pas moins accusés : le malade n'a pu se relever; mis debout, il est retombé, ou a pu marcher à reculons sur un terrain uni.

*La douleur* au repos est très modérée : elle est réveillée par la pression directe, par les tentatives de mobilisation de la jointure, par la contraction du triceps; la flexion de la jambe sur la cuisse est possible, mais le malade est incapable de mettre le membre en extension; il ne peut élever la jambe et malgré les contractions réitérées du triceps, le talon ne peut quitter le plan du lit auquel il semble fixé.

Les phénomènes d'épanchement articulaire et d'arthrite sont le plus souvent très accusés; la fièvre manque quelquefois, et le gonflement lui-même peut varier.

*Dans les fractures longitudinales*, les signes d'épanchement, d'arthrite, de contusion du genou sont les mêmes, mais la contusion siège directement au-devant de la rotule. La direction du trait de fracture est vertical et non transversal; la crépitation est plus facile à produire, puisqu'il n'y a pas écartement des fragments dans l'extension du membre.

Contrairement à l'opinion généralement admise, la demi-flexion écarte les fragments (cas de Lamotte). Il peut y avoir luxation d'un fragment, mais ces fractures n'offrent en général ni l'intérêt ni les particularités de diagnostic, de pronostic et de traitement qui font des fractures transversales de la rotule une des questions les plus intéressantes de la chirurgie.

**Diagnostic.** — Le commémoratif d'une chute suivie d'une impotence totale du membre inférieur, l'épanchement articulaire, l'écartement des fragments, leur mobilité anormale, sont autant de signes qui caractérisent la fracture de la rotule.

Le diagnostic est le plus souvent facile, lorsque le gonflement est faible ou moyen, lorsque la rainure rotulienne est bien marquée; d'autre part, il peut être extrêmement difficile si l'écartement est nul ou si la fracture est incomplète, et l'on possède des exemples de fractures de la rotule qui ont pu passer inaperçues; on conçoit en effet combien il doit être difficile de diagnostiquer une simple fissure de l'os, et l'erreur est presque fatale avec la simple contusion (Malgaigne).

Dans d'autres cas, l'épanchement et le gonflement sont tels que l'examen est impossible, et il faut attendre la résolution avant de se prononcer.

C'est surtout entre une *contusion*, un hématome traumatique de la bourse pré-rotulienne et la fracture que l'on pourra hésiter : s'il y a peu de gonflement, l'écartement des fragments, l'impotence absolue (qui peut faire défaut) feront penser à la fracture, mais nous ne saurions trop insister sur le danger des mouvements ordonnés au malade, puisqu'ils peuvent aboutir à la déchirure de ligaments latéraux non lésés et produire l'écartement secondaire si préjudiciable à la bonne consolidation.

La crépitation sanguine, la sensation toute spéciale de dépression que perçoit le doigt lorsqu'il appuie sur un hématome coagulé (Tillaux), cause l'erreur sur laquelle les auteurs ne nous semblent pas avoir suffisamment insisté : la douleur, quoique moins localisée que dans la fracture, le commémoratif de choc ou de chute, sont autant de causes d'erreur qui feront confondre l'*hématome* et la fracture. Avec un peu d'attention, dit Reclus, il sera facile de faire le diagnostic. Nous croyons que l'erreur est cependant possible, pour en avoir vu de nombreux exemples : les phénomènes de gonflement apaisés, le diagnostic deviendra des plus faciles. Ajoutons enfin que l'hématome de la bourse prérotulienne peut masquer la rainure rotulienne et faire obstacle à la dépressibilité des téguments dans l'articulation, mais on fera surtout la recherche de la solution de continuité vers les bords de la rotule. La marche ultérieure sera d'ailleurs différente suivant qu'il y a ou n'y a pas fracture. Il faut se défier aussi (Sanson) des frottements dus à l'inflammation de la bourse séreuse et qui pourraient en imposer pour la crépitation, et l'erreur est tellement possible qu'on avait proposé de rechercher la solution de continuité de la rotule à l'aide d'une aiguille introduite entre les deux fragments ; il vaudrait mieux pratiquer l'aspiration de l'épanchement, ce qui est un mode de traitement, mais il est plus sage d'attendre.

Une section nette des tissus fibreux anté-rotuliens, produite sans plaie cutanée par cause directe simule à s'y méprendre la rainure rotulienne. Dans un cas traité dans le service du professeur Le Fort, nous avons vu un malade qui présentait cette lésion, et il fallut attendre l'incision d'un phlegmon pré-rotulien circonscrit et l'exploration directe de la face antérieure de la rotule à la faveur de l'incision, pour pouvoir se prononcer sur l'état de la rotule qui n'était nullement divisée contrairement à la sensation nettement perçue de rainure rotulienne le jour de l'entrée du malade.

Mais il est impossible de diminuer ou d'augmenter la largeur de la rainure ainsi perçue par les mouvements imprimés au membre ; il n'y a jamais vraie crépitation osseuse, ou mobilité anormale de la rotule ; l'impotence n'est pas absolue et si elle existe dans de certaines limites, elle est due à une véritable « stupeur du muscle » qui se produit presque instantanément au moment des traumatismes qui intéressent le genou.

Il n'est pas difficile de différencier de la fracture de rotule la *rupture du ligament rotulien*, affection très rare, et la *rupture du tendon du triceps* ; le siège de la douleur diffère, la crépitation est toujours absente : on peut dire que si les troubles fonctionnels simulent ceux de la fracture de rotule, les signes physiques manquent absolument et préviennent l'erreur.

Il faudra encore déterminer avec soin quelle est la *variété* de fracture de la rotule ; l'écartement des fragments en flexion caractérisé par l'ascension du fragment supérieur, le rebord tranchant et transversal du trait de fracture, ne permettront guère de confondre la fracture transversale avec la fracture longitudinale dont les commémoratifs diffèrent et où l'impotence n'est pas complète. Au point de vue de la cause, il ne faut pas s'en laisser imposer par une chute sur le genou et croire à une fracture directe alors que la chute est consécutive à une fracture de cause musculaire et que la rotule n'a pas porté.

Enfin nous avons vu (cas de Malgaigne) que la fracture sans déplacement peut passer inaperçue et que le chirurgien a tout intérêt à ne pas provoquer ce déplacement par une recherche intempestive ou imprudente.

Nous ne parlons pas à dessein des fractures exposées de la rotule. Dans ces cas le diagnostic n'entre même pas en discussion.

**Pronostic.** — Constamment grave au point de vue du rétablissement intégral des fonctions du membre, le pronostic des fractures de la rotule, au point de vue des complications qui peuvent entraîner la mort du malade, varie considérablement, on le conçoit, suivant que la fracture est compliquée ou non de plaie des parties molles. On peut dire que les fractures compliquées de rotule étaient autrefois des plus graves puisqu'elles entraînaient la mort du sujet ou nécessitaient l'exérèse du membre, mais il n'en est plus ainsi depuis la pratique antiseptique. Mais si les fractures simples, c'est-à-dire non exposées, n'entraînent point la mort du malade, elles peuvent donner lieu à une impotence telle que des opérations sérieuses et graves peuvent devenir nécessaires. Le pronostic demande donc à être étudié spécialement.

**Pronostic des fractures simples.** — Ce pronostic varie tellement, non-seulement avec chaque variété de fracture mais aussi avec chaque cas, qu'il est difficile sinon impossible d'en donner une formule générale.

Il semblerait au premier abord que la formation d'un cal osseux fût toujours préférable à celle d'un cal fibreux, celui-ci fût-il solide et court ; qu'un cal fibreux court l'emportât sur un cal plus long, et cependant ces propositions si simples en apparence ne correspondent pas toujours à la réalité.

La marche tardive de la consolidation, l'atrophie du triceps, la gêne considérable qu'éprouvent les malades soit pour marcher sur un terrain inégal ou raboteux, soit pour monter (fait déjà signalé par Paul d'Égine, Ambroise Paré et Fabrice de Hilden), la possibilité d'une ankylose, de raideurs articulaires que Malgaigne attribue à la rétraction des ligaments croisés, l'affaiblissement du membre et le manque de confiance des malades dans la force de ce membre, qui aboutit assez souvent à la fracture de la rotule du côté opposé, la possibilité de la rupture du cal, enfin le défaut de protection de la cavité articulaire, et son ouverture possible par une plaie, ulcère, brûlures profondes, etc., font que le pronostic même des fractures simples est *grave*.

Il est facile de se rendre compte que la longueur du cal fibreux intervient dans la balance du pronostic pour quelques-unes des raisons qne nous venons d'énumérer, mais il n'en est plus de même en ce qui concerne le pronostic fonctionnel.

Le cal fibreux n'est pas aussi défavorable qu'on pourrait le croire, surtout s'il n'excède pas 25 millimètres en longueur et s'il est épais et résistant. Déjà Ruland regardait le cal osseux comme peu propice et pouvant engendrer une fausse ankylose, et malgré Ambroise Paré qui n'aurait pas vu guérir un seul malade sans claudication, malgré Malgaigne pour qui le rétablissement complet des fonctions du membre est impossible même avec un cal de 1 centimètre de longueur, Hamilton affirme (cas de James Little) que 2 centimètres d'écartement ne sont pas une cause d'impotence très marquée, et Velpeau affirme de son côté avoir vu marcher très bien un malade chez lequel il y avait 3 pouces d'écartement des fragments! Le professeur Le Fort aime à citer dans ses cliniques le cas d'un coureur du marché au chevaux qui fait son métier malgré une fracture de rotule dont l'écartement est considérable, et nous avons vu un autre malade dans le service du professeur Verneuil marcher fort bien avec une double fracture de rotule, avec plus de 6 centimètres d'écartement, la jambe étant seulement maintenue par une genouillère. Des expériences de Chaput il résulte, que l'un des inconvénients de la consolidation osseuse consiste dans l'allongement de la rotule, éminemment défavorable au bon fonctionnement de l'articulation, tandis qu'un triceps vigoureux peut corriger par sa contraction l'insuffisance d'un cal fibreux même étendu.

En général, il persiste un état de faiblesse du membre, de défiance du malade, qui interdit les longues marches et provoque rapidement la fatigue même pour des cas légers, inconvénients que l'habitude et un cal solide peuvent diminuer à la longue, mais qui augmentent progressivement par élongation du cal, l'amélioration n'ayant été que passagère.

Chaput, dans un chapitre spécial, a bien étudié le pronostic, et mentionne spécialement comme aggravant ce pronostic : 1° les troubles de l'extension par atrophie musculaire et rupture des parties fibreuses; 2° le défaut de flexion par rétrécissement de la *jugulaire rotulienne* et des bandelettes dites intermédiaires allant du tendon rotulien aux ligaments latéraux, le tout aboutissant à la production des raideurs articulaires et de l'ankylose partielle.

A la faveur d'expériences ingénieuses que nous ne pouvons rapporter, cet auteur étudie le mécanisme fonctionnel du membre suivant la longueur du cal et il en tire, au point de vue fonctionnel et pronostique, les conclusions suivantes, basées sur 37 observations recueillies et suivies par lui pendant longtemps, les malades ayant été revus à longue échéance :

« La rotule, avec ses ailerons, fonctionne sur le fémur comme une jugulaire sous un menton.

« Le raccourcissement, la rétraction des parties fibreuses de la jugulaire rotulienne, donnent lieu aux raideurs fibreuses.

« Le raccourcissement de la jugulaire, par suite de modifications du côté de la rotule, amène des ankyloses partielles.

« La rotule se consolide après fracture de plusieurs façons :

« 1° *Sans augmentation de longueur* (type 1), avec cal osseux (variété osseuse); avec cal fibreux (variété fibreuse). Les mouvements se rétablissent.

« 2° *Avec augmentation de longueur.*

« *a*. Si la rotule est rigide (type 2) et si le cal est osseux (type 2, variété osseuse), si le cal est fibreux (type 2, variété fibreuse).

« Dans le type 2, la flexion est gênée.

« *b*. Les fragments sont articulés par un cal flexible.

« α. Le cal est court moins de 2 centimètres (type 3), bonnes fonctions.

« β. Le cal mesure de 2 à 5 centimètres dans l'extension (type 4), arrêt de la flexion par le fragment supérieur, dont le tubercule d'arrêt vient heurter la crête articulaire.

« x. Le cal mesure 5, 6, 12 centimètres dans l'extension (type 5). La flexion est parfaite, l'extension se fait généralement bien. »

« Nous conclurons de tout ceci que le pronostic doit se tirer en premier lieu de la variété anatomique et du mode de consolidation. Nous avons dit quels sont les modes désirables et ceux qu'il faut craindre.

« En second lieu, de l'âge, les vieillards étant plus exposés aux raideurs.

« En troisième lieu, de la durée de l'immobilisation.

« Les consolidations faites sur le type 4 exposent aux entorses plus que les autres.

« Sur 37 malades, Chaput compte : 19 fonctions parfaites (flexion) ; 9 médiocres (flexion pas tout à fait à angle droit) ; 9 mauvaises (flexion à 45 degrés).

« L'extension n'a été défectueuse que dans 2 cas.

« L'impotence du triceps se répare d'ordinaire spontanément ».

**Complications.** — On ne saurait faire rentrer dans le cadre des complications des fractures de rotule l'ecchymose et l'épanchement articulaire qui peuvent dans quelques cas exercer une influence fâcheuse sur la marche de l'affection.

L'arthrite aiguë, bien que constante, peut acquérir une telle intensité qu'elle devient une complication à rapprocher de l'entorse du genou et de la contusion articulaire; il peut y avoir plus tard hydarthrose persistante. Nous mentionnerons également l'œdème des membres inférieurs, signalé par Morel-Lavallée.

Les complications osseuses ne sont pas absolument rares ; outre l'écrasement des os dans les fractures par coup de feu, Chaput a signalé la fracture possible des condyles fémoraux et du tibia.

Si l'on ne peut compter parmi les complications les plaies superficielles des parties molles qui peuvent être le point de départ de phlegmons, il faut citer comme graves les plaies pénétrantes qui font de la fracture une fracture exposée et peuvent s'accompagner ou non de la pénétration d'un corps étranger de l'articulation.

Mais souvent cette plaie qui communique avec le foyer de fracture n'est pas primitive : elle n'existait pas au jour de l'accident et peut être consécutive à la chute d'une eschare qui témoigne de l'attrition de la peau, ou bien elle peut être le résultat d'une des complications les plus graves et les plus curieuses de la fracture de rotule; nous voulons parler de la fracture itérative de la rotule.

Enfin n'oublions pas de signaler comme étant une véritable complication, si elles sont accentuées, les raideurs pseudo-ankylotiques de l'articulation dues soit à la rétraction passive des ligaments articulaires, soit aux adhérences formées au niveau du foyer de fracture.

On conçoit aussi comment la bilatéralité de la lésion entraîne une gêne fonctionnelle qui équivaut à une complication.

Fracture itérative de rotule. — On décrit sous ce nom la complication qui consiste dans la rupture du cal formé à la suite d'une fracture antérieure.

Nous avons déjà vu qu'après sa formation le cal fibreux était susceptible de s'allonger dans de notables proportions (3 centimètres en dix ans, dans un cas déjà cité). Cet allongement ne va pas sans une gêne notable de la marche et un mouvement violent peut suffire pour rompre ce cal. Si ses fibres résistent en totalité ou en partie, il y a *entorse du cal* (Gosselin), caractérisée par la douleur et l'ecchymose; s'il y a rupture du cal fibreux, la fracture est dite *itérative.*

C'est ordinairement dans les trois premiers mois qui suivent la suppression de l'appareil que se produit la rupture du cal; elle est toutefois rare dans les dix premières semaines. Cet accident n'est pas rare (1/5) et a été observé quatre fois de suite chez le même sujet par Ortalli. C'est une complication grave, car le cal rompu se consolide difficilement et Seutin cite un cas où il fut obligé d'amputer.

Les lésions peuvent même ne pas se borner à la rupture du cal, et si celui-ci était adhérent à la peau, la rupture des téguments peut se produire, ainsi qu'en témoignent des observations nombreuses de Heister, qui fut le premier à signaler le fait, Erskine Mason, Seutin, Bouchard, Malgaigne, Bell, Fleuriot, Oré, Morgagni, Richter, Dupuytren, Velpeau, Roux et d'autres encore.

Cette plaie articulaire offre les symptômes des plaies pénétrantes de l'articulation; mais elle entraîne une aggravation immédiate de pronostic qu'on conçoit facilement et des méthodes de traitement spéciales trop souvent inefficaces.

Post, Ève, Lewitt (de Michigan) et Lewegood (de Pensylvanie) ont signalé des accidents graves de suppuration de l'article à la suite de fracture itérative, accidents qui ont entraîné la perte du membre ou la mort du malade.

**Traitement.** — Lorsqu'on fait l'étude du traitement des fractures de la rotule et qu'on se rappelle les variétés d'aspect sous lesquelles elles peuvent se présenter, on n'est point surpris de la multiplicité des procédés dirigés contre cet accident. Mais en thérapeutique chirurgicale, multiplicité n'est pas richesse et témoigne trop souvent de l'inefficacité ou de l'insuffisance des méthodes employées. C'est ce qui arrive pour le traitement des fractures de rotule, et malgré la très longue énumération que nous allons faire à dessein afin de montrer à quel point cette question a excité la sagacité des chirurgiens, on peut dire que la méthode parfaite n'existe pas et qu'elle est encore à trouver.

Tout d'abord, nous différencierons, au point de vue du traitement, les fractures simples des fractures itératives, et à propos des premières, nous aurons à étudier successivement le traitement des fractures récentes et celui des fractures anciennes ou mal consolidées, qui par la gêne considérable qu'elles apportent aux fonctions du membre nécessitent un nouveau traitement.

**Traitement des fractures récentes non exposées.** — Deux opinions chirurgicales sont en présence: les uns cherchent le cal osseux; d'autres, croyant impossible le cal osseux, recherchent simplement la formation d'un cal fibreux épais et court, mais on peut dire que les uns et les autres courent à un but différent par la même voie. Ravaton pensait qu'un cal fibreux était désirable.

Une première précaution est à prendre lorsqu'on approche le blessé : c'est d'éviter pendant qu'on le relève ou le transporte toute flexion du membre, toute contraction du triceps, qui pourrait augmenter l'écartement, par rupture des tissus fibreux, et, dans une clinique de mai 1888, le professeur Le Fort insistait sur les soins qui doivent présider au relèvement de ces blessés.

Combattre l'arthrite et l'épanchement, corriger l'écartement, c'est-à-dire réduire la fracture, favoriser la coaptation des fragments, c'est-à-dire la maintenir réduite, telles sont les indications du traitement.

M. Panas dit de son côté que le traitement a pour but : 1° d'obtenir la consolidation ; 2° d'éviter les raideurs ; 3° d'éviter la rechute ou l'aggravation, les indications étant surtout remplies par l'extension du membre, le maintien de cette extension et le refoulement l'un vers l'autre des fragments.

Mais avant d'appliquer tout appareil, il est nécessaire que les phénomènes d'épanchement et d'arthrite soient au minimum, et Paul d'Égine qui prescrivait le repos en position étendue réalisait à son insu cette excellente méthode préconisée depuis par le professeur Verneuil, de l'immobilisation comme moyen antiphlogistique.

La première condition de résorption, c'est l'immobilisation qui permettra d'attendre la diminution de l'épanchement avant d'appliquer un appareil contentif (Ravoth, Renz, Hutchinson).

La compression et le massage (Ruland, Metzger, Lapervenche), la compression ouatée de Ravoth et Delorme, la compression par un bandage de caoutchouc (Bouilly), la compression avec gouttière plâtrée postérieure (Le Fort, Bouilly), peuvent amener la diminution de l'épanchement ; nous insistons particulièrement sur l'immobilisation simple avec massage, dite méthode de Camper et Tilanus (1885), qui constituent au dire de ces auteurs tout le traitement des fractures sans grand écartement, méthode de choix, dit Chaput, surtout chez les vieillards. Les succès non douteux obtenus par ce procédé démontrent péremptoirement que nombre de bons résultats obtenus par divers appareils sont étrangers à leur application et procèdent bien plutôt du repos du membre en bonne position.

Si l'hémo-hydarthrose est persistante, on a conseillé les compresses d'eau blanche ; Guyon et Tillaux ont recours au vésicatoire, enfin toute une école adopte la ponction du liquide épanché avec ou sans aspiration (Voillemier, Jarjavay, Broca, Labbé) ; on peut même y joindre le lavage consécutif de l'articulation (Schede (1877), Hamilton, Marcy (de Boston), Macnamara, Dubreuilh, Tardif). Le Fort préfère attendre, Dubreuilh a cité un cas de mort après la ponction, et Dupré, élève de Duplay, fait aussi dans sa thèse le procès de la ponction. Avec la sécurité que donne la pratique de l'asepsie, on peut dire que dans les épanchements qui persistent, ce qui est un fait rare, la ponction articulaire constitue une excellente ressource.

Pour corriger l'écartement et favoriser la coaptation sans être aussi radical que Pearce Gould et Macnamara qui préconisent la section du triceps, on doit par la position donnée au sujet, relâcher le triceps et pour ce faire, pratiquer l'élévation du membre qui est alors placé sur un plan incliné ou suspendu dans un hamac. On asseoit le sujet dans son lit à l'exemple de Sheldon et Cooper, le membre étant dans l'extension, ce qui équivaut à la flexion de la cuisse sur le bassin préconisée d'autre part. Valentin, Richerand, Sabatier, insistent avec quelque raison sur l'élévation du talon, qui seule permet de relâcher le triceps, ces différents procédés ayant pour but de rapprocher la rotule et l'épine iliaque antéro-inférieure points extrêmes d'insertion du triceps.

C'est encore à cette extension que se rapporte la planchette à deux lacs de John Syng Dorsey, longue de 1 mètre, étendue directement de l'ischion au talon et les appareils d'Astley Cooper, de Londsdale, de Lausdale, Fontan, Beach (de l'Illinois), de Turner, Robert Burge, Brooklyn, Wyeth.

Hamilton joignait à l'application de son appareil l'emploi d'un plan incliné semblable à celui de Wood. Boyer, qui recommande aussi l'extension de la jambe sur la cuisse, fait remarquer que les douleurs produites d'abord par cette attitude se dissipent promptement. En ce qui concerne les méthodes d'immobilisation de la jointure et les appareils qui assurent la coaptation des fragments, la classification de Malgaigne est généralement adoptée. Elle divise ces appareils en : circulaires, à pression parallèle, à pression concentrique, enfin il étudie l'immobilisation directe à l'aide des griffes.

*Appareils circulaires.* — Ils sont aujourd'hui un peu délaissés et nous en ferons une simple énumération : attelle perforée d'Albucasis, reprise avec quelques modifications par Gibson, Ève de Nashville, Blackmann (de Cincinnati) ; le cuir perforé de Bassuel, imité de Guy de Chauliac et de Jean de Vigo, le piléolus de Meibom et Ulma, l'anneau de caoutchouc de O'Reilly et Purnanm, la capsule en bois de Kaltschmidt, les uns s'appliquant directement, les autres formés de deux moitiés qu'on articule entre elles après mise en position de l'appareil.

*Appareils à pression parallèle.* — Plus nombreux encore sont les appareils à pression parallèle auxquels Bouilly reproche de favoriser ou de produire le renversement en avant des fragments : appareils de Muschenbröek, Solingen, Blein, de Bücking, Evers, Böttcher, Aitken, Lampe, Græfe, Mayor, gouttières d'Arnaud, bandages de Heister, Larrey, Dupuytren, Richet : les appareils de Pott, Bell, Böttcher, Cooper Amesbury se caractérisent surtout par la pression qu'ils exercent sur le fragment supérieur.

Nous donnerons cependant un court aperçu de trois de ces appareils qu'on applique fréquemment dans les hôpitaux, ce sont ceux de Trélat, Le Fort, Verneuil, dont nous empruntons la description au livre de Poulet et Bousquet.

*Appareil de Trélat.* — « On trempe dans l'eau bouillante deux morceaux de gutta-percha de 12 centimètres de long sur une largeur de 6 centimètres à une extrémité et de 3 centimètres à l'autre. On les applique l'un au-dessus, l'autre au-dessous de la rotule en les modelant exactement sur les faces antérieure et latérale du membre et sur les contours de la rotule, pendant que la jambe est dans une extension complète. On met ensuite des compresses d'eau froide pour durcir la gutta-percha ; on la plonge même, une fois qu'elle a perdu sa mollesse, dans un seau d'eau froide. Puis, pendant qu'un aide tient les fragments rapprochés, le chirurgien place au-dessus du fragment supérieur une des plaques et l'assujettit au niveau de son extrémité supérieure avec une bandelette de diachylon assez longue pour faire deux fois le tour du membre. On en fait autant pour la plaque inférieure. Il ne reste plus qu'à implanter les griffes de Malgaigne dans l'épaisseur de chacune des plaques, et à rapprocher avec les vis les deux pièces articulées de l'appareil à griffes. Celles-ci entraînent et rapprochent l'un de l'autre les deux fragments au bord desquels les plaques correspondent. »

L'*Appareil de Verneuil* et celui de Le Fort sont à peu près semblables. Au lieu de gutta-percha, Verneuil se sert de petites attelles plâtrées, munies d'agrafes.

*Appareil de Le Fort.* — Le Fort enfonce au bord des plaques de gutta-percha de grosses agrafes préalablement chauffées. Après avoir fixé les plaques munies de leurs crochets, « on passe un fil de caoutchouc d'une agrafe supérieure à une agrafe inférieure et ainsi de suite ». Grâce à l'élasticité du fil, les fragments sont maintenus en contact.

En raison de leur application facile et des résultats satisfaisants qu'ils donnent, ces appareils ont une supériorité sur les autres; on leur a reproché leur action parallèle au plan de la rotule qui tend à faire passer la gutta-percha au-dessus du fragment supérieur. Avec une surveillance attentive cet inconvénient peut être évité. »

*Appareils à pression concentrique.* — De nombreux bandages, pour la plupart imités les uns des autres, rentrent dans cette catégorie d'appareils. Nous avons déjà signalé ceux de Türner, Robert Burge, Brooklyn, Wyeth, Lausdale, Londsdale, Fontan, Beach, Mott et Cooper dont nous ne pouvons donner la description. Mais l'idée première en est ancienne, et déjà Heister, sous le nom de « Kiastre », employait ces bandages, bande en 8 de chiffre de Lavauguyon, Gama, J.-L. Petit, Ravaton, bande en diachylon ou courroie de Laugier, Gosselin, Richet, Grynfelt, Labbé, Hamilton, Wood, Buirez, Assalini, bracelet de Cooper, compresse de Pott placée au-dessus du fragment supérieur, courroie de Bell et de Böttcher.

Bouilly conseille l'application du plâtre, qui étend et immobilise le membre et rend supportable la compression par des tours obliques de bande de caoutchouc; Hamilton applique encore une longue attelle de cuir et rapproche avec des tours de bande de *coton* dont la compression est douce et uniforme, enfin Boyer est l'auteur d'un bandage assez simple, très loué par son fils, trop loué peut-être, puisqu'il permet, d'après lui, la consolidation osseuse (fig. 209)!

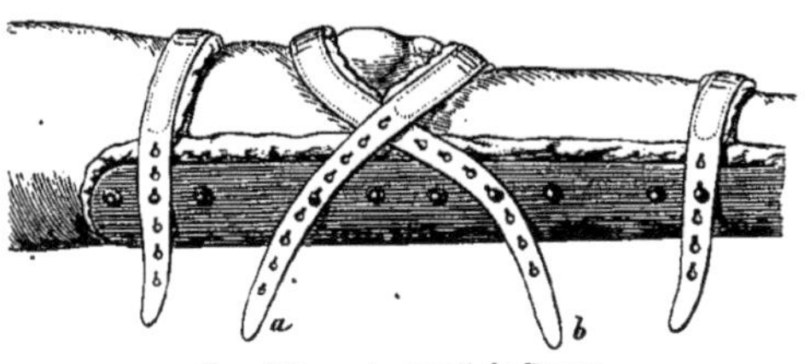

Fig. 209. — Appareil de Boyer.

Signalons avant de terminer le procédé pratique et à la portée de tous, signalé par Malgaigne, pour obtenir à l'instant un plan incliné : il suffit de coucher une chaise en travers du lit et d'y adapter une planche qui vient prendre point d'appui sur le lit au niveau de l'ischion.

Mais tous ces appareils, si bien conçus qu'ils soient, ne permettent pas toujours le rapprochement exact des fragments : ils se desserrent, glissent et se relâchent, et l'écartement se produit de nouveau; ils ne prennent pas assez de points d'appui rotuliens et produisent le mouvement de bascule des fragments par dépression du tendon et du ligament. On a songé alors à rapprocher directement les fragments osseux, soit par l'application d'un appareil à travers la peau (griffes), soit par la suture (suture, ligature).

Les griffes de Malgaigne et l'importante modification que leur a fait subir Duplay sont trop connues pour que nous ayions besoin de les décrire (fig. 210). On peut rapprocher d'elles la vis de Rigaud et Bonnet, implantée directement dans les fragments, la griffe-fourchette de Vallette.

Cette méthode n'est pas sans inconvénients, et bien que l'antisepsie en rende aujourd'hui l'application bénigne, on doit se rappeler qu'autrefois Schule et Lagrange ont cité des cas de mort relatifs à leur application, et que Le Fort a vu dans le service d'Adolphe Richard un malade succomber et un autre subir l'amputation de cuisse à la suite d'une application défectueuse des griffes.

Il faut recommander cette méthode dont nous avons vu encore il y a peu de temps les bons résultats chez un malade du professeur Verneuil, car elle a d'incontestables avantages pour le traitement des fractures avec grand écartement si la griffe est bien appliquée, c'est-à-dire si les griffes supérieures sont placées largement en arrière de la base de la rotule, point sur lequel insiste le professeur Le Fort, qui montre bien que dans ces conditions non-seulement il n'y a pas à craindre la pénétration articulaire, mais que les griffes peuvent encore glisser au-devant de la rotule.

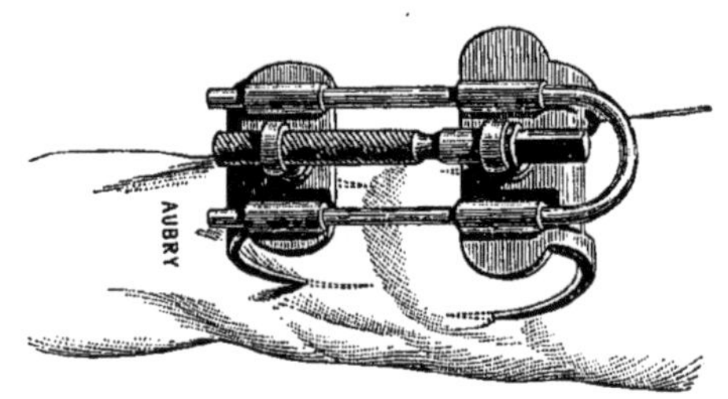

Fig. 210. — Griffe de Malgaigne, modifiée par Duplay.

Dans un travail de Ballue (1886), élève de Duplay, nous relevons quelques points relatifs à l'application de ces griffes :

1° Antisepsie soignée, appareil plâtré assurant l'immobilité et l'extension, anesthésie au moment de l'opération pour supprimer la douleur et abolir la réaction musculaire;

2° Maintien en place des griffes Duplay pendant trente jours environ.

Toujours d'après cet auteur, les griffes de Duplay répondraient à la double indication de produire le rapprochement et d'empêcher la bascule; c'est l'appareil qui offre le plus de force et de fixité dans son application; il faut avoir soin d'attendre la résorption du liquide articulaire avant de l'appliquer.

Il existe cependant quelques contre-indications à leur emploi. C'est l'écartement très faible, la fracture comminutive, la contusion violente des parties molles et l'infiltration sanguine des tissus, enfin l'arthrite violente.

Voici d'ailleurs, d'après le travail de Ballue, quelques règles qui concernent l'application des griffes de Duplay.

« *Application de la griffe.* — Lorsque l'inflammation s'est dissipée et que l'épanchement commence à décroître, c'est alors qu'il convient de procéder à l'application de la griffe.

Le membre malade ayant été placé dans une gouttière plâtrée, on a toujours, pour appliquer la griffe, recours à l'anesthésie par le chloroforme. Les raisons qui militent en faveur de cette manière de procéder ne sont pas sans importance.

Outre le désir d'éviter au malade la douleur causée par l'application profonde dans les tissus des crochets de la griffe, il faut éviter que sous l'influence de cette douleur, des mouvements et des contractions réflexes du triceps ne viennent tirer sur le fragment supérieur de la rotule, et en achevant de briser les parties fibreuses qui unissent encore les fragments, n'augmentent la distance interfragmentaire.

De plus, sous le chloroforme on n'a plus, lorsqu'on va attirer en bas le fragment supérieur, à lutter contre la tonicité musculaire, avec laquelle on aurait toujours à compter, même en l'absence de douleur vive, en dehors du sommeil anesthésique.

Il est nécessaire également, au moment où on va appliquer la griffe, de tirer fortement la peau en haut pour éviter les bourrelets que la peau épaissie par l'inflammation ou soulevée par l'épanchement articulaire ne manque pas de former entre les crochets de la griffe et les plaques qui les supportent.

Saisissant alors à pleine main le manche du porte-griffe auquel est suspendue la pièce supérieure, le chirurgien enfonce avec force dans les tissus les crochets de cette plaque le plus profondément possible, au niveau du bord supérieur du fragment supérieur.

Il faut agir avec une très grande force, et suivant le précepte donné par Malgaigne, il est beaucoup plus à craindre de rester trop à la surface du tendon rotulien que de l'entamer trop profondément. Il faut aller jusqu'à ce que les pointes des crochets arrivent sur l'os et y trouvent un point d'appui.

Pour l'application de la pièce inférieure, même traction de la peau, mais en bas; même manœuvre pour enfoncer les crochets qui viennent saisir dans leur écartement la pointe de la rotule dont ils embrassent l'extrémité inférieure.

Les fragments sont saisis solidement, il reste maintenant à les rapprocher jusqu'au contact parfait.

En exerçant alors sur la pièce supérieure une traction de haut en bas, et sur la pièce inférieure une traction de bas en haut, tout en prenant soin du refoulement de la peau, on rend les deux pièces solidaires au moyen de l'armature métallique en U, qui glisse dans les gouttières situées sur les parties latérales des plaques.

On n'a plus alors qu'à provoquer le rapprochement des plaques au moyen de la vis parallèle aux plaques et qui vient passer dans l'écrou du piton central qu'elle porte.

Le doigt placé sur la face antérieure de la rotule avertit du rapprochement des deux fragments, et l'on cesse de serrer quand ils sont en contact parfait.

L'appareil est alors définitivement installé et va rester en place jusqu'au moment où la consolidation des fragments sera faite.

La durée de cette période a été, dans nos observations, comprise entre vingt-cinq et trente jours. Pendant toute la durée du traitement le membre malade placé dans un hamac, garde la position élevée.

Peut-être trouvera-t-on excessif le soin pris pour éviter la formation des bourrelets entre les griffes et l'inflammation de la peau.

C'est cependant là une des conditions de succès. Toute tension de la peau qui viendrait en quelque sorte s'étrangler sur les plaques, pourrait nécessiter le retrait de l'appareil non seulement par la douleur occasionnée, mais si une phlegmasie venait à se produire, on courrait le danger de la voir se propager par les plaies dues à l'action des griffes à la jointure elle-même ».

Non seulement les précautions antiseptiques en usage actuellement, ont été prises au moment de l'application de la griffe, mais dès que cet appareil a été en place jusqu'au moment de son retrait, il a été d'une manière continue entièrement couvert d'une épaisse couche de vaseline boriquée à 3 pour 100 pour empêcher l'oxydation de l'acier dont il se compose.

Non seulement il n'y a pas d'accidents inflammatoires, mais la douleur causée par la griffe est peu intense; dès le lendemain les malades n'accusent plus qu'une gêne qui ne tarde pas à disparaître également.

« *Retrait de la griffe.* — Lorsque le chirurgien qui a suivi les progrès de la consolidation croit avoir obtenu un cal solide, il procède au retrait de la griffe. La durée nécessaire du séjour de la griffe est de trente jours environ.

Ce retrait est très simple; la vis qui maintenait le contact des fragments et le rapprochement des plaques étant desserrée et l'armature enlevée, chacune des plaques est facilement retirée des tissus.

Mais une surveillance à ce moment est encore nécessaire pour obtenir sans accidents la cicatrisation des plaies occasionnées par les crochets implantés dans les tissus.

Dès que la griffe sera extraite, un pansement antiseptique protégera la plaie pendant plusieurs jours, à moins que le malade n'accuse de la douleur.

*Soins consécutifs.* — La griffe retirée, il est bon de laisser encore quelques jours, huit jours environ, le membre dans la gouttière plâtrée, en supprimant toutefois la position élevée.

Puis le membre étant tout à fait libre d'appareil, on s'occupe de rendre à la rotule sa mobilité, au genou ses mouvements et au triceps sa vigueur primitive.

Quelques légers mouvements de massage, matin et soir, rendent généralement assez vite à la rotule sa course ordinaire. Quant aux mouvements du genou, on engage d'abord le malade à faire de lui-même quelques légers mouvements de flexion; et une fois que ces mouvements ne sont plus pour lui un sujet de crainte et de douleur, on exécute, en augmentant chaque jour leur amplitude, des mouvements de flexion plus étendus.

Quant au triceps, il est nécessaire de pratiquer tous les jours une séance de massage et d'électrisation au moyen des courants faradiques.

Bientôt le malade peut marcher à l'aide de béquilles; puis il s'aide d'une canne, et, comme nous l'avons vu dans nos observations, au bout de trente à quarante jours les malades sont en état de quitter l'hôpital sans appui.

On se trouvera bien de l'emploi du massage pratiqué quotidiennement dans les cas où il existerait de l'empâtement et de la raideur articulaires ».

L'application des griffes établit la transition entre les appareils proprement dits et la véritable intervention chirurgicale, ou suture des fragments. Nous ne parlons que pour mémoire de la ligature de Kocher (de Berne), qui consiste à passer sous la rotule des fils métalliques qu'on réunit par torsion au niveau de sa face antérieure, procédé analogue à celui connu sous le nom de ligature du maxillaire inférieur et qui nous paraît présenter les inconvénients de la suture, sans en présenter les avantages. Le procédé de la suture qui consiste à rapprocher directement les fragments à l'aide de fils métalliques a été l'objet de nombreuses discussions. Institué et souvent employé par Séverin, Rhea-Barton, Maceven, Maclellan, Cameron, Lister, qui en ont fait le procédé de choix, Lucas-Championnière, Beauregard, Pozzi, Logan, Van der Meulen, Rose, Metzler, Socin, Langenbuch, Panas, il a fait l'objet d'un travail de Jalaguier en 1884; Chaput s'en occupe aussi, et nous verrons les conclusions auxquelles sont arrivés ces auteurs.

Mais il est nécessaire d'établir une division et à côté de ceux qui ont pratiqué et recommandé la suture *primitive*, qu'il y ait ou non plaie des téguments, il faut citer Royes Bell, Lister, Henry Smith, Trendelenburg, qui sous le nom de suture *tardive* ont employé la suture pour remédier à une consolidation imparfaite.

Attaquée par Desprès, Le Fort, Verneuil à la Société de chirurgie, grevée des cas de mort rapportés par Langenbuch, Bull, Wood, Mac Cormac, la suture primitive aurait une application plus restreinte qu'on pourrait le penser au premier abord (Chaput), et, dans une récente clinique (28 novembre 1889), le professeur Verneuil faisait remarquer qu'on devait surtout la réserver pour le traitement des fractures compliquées de plaie et des fractures itératives car, dans les sutures primitives, le résultat immédiat est ordinairement très bon, mais la coaptation peut se démentir, et le succès opératoire n'entraîne pas toujours le succès thérapeutique.

Nous n'insisterons pas sur le manuel opératoire de la suture de la rotule; disons toutefois que cette opération ne peut être légitimée que par une antisepsie rigoureuse et une connaissance approfondie de la pratique des sutures.

Cependant nous mentionnerons le procédé dit de suture *intermédiaire antérieure* dû à Van der Meulen, où la suture n'est pratiquée qu'après formation du cal fibreux et ne porte que sur la partie antérieure des fragments, respectant la cavité articulaire, cachée par le cal fibreux. C'est du 10e au 20e jour que Van der Meulen pratique cette opération.

Tous les auteurs n'admettent pas le traitement par l'immobilisation et nous avons déjà parlé de la méthode de Tilanus qui, d'après cet auteur, donnerait d'excellent résultats. Warner, Flajani, Pott, Solinger, Bromfield, B. Bell, Ravaton, Camper, préconisent les mouvements communiqués de bonne heure, en vue de prévenir les raideurs articulaires; ce sont ces raideurs qui ont de tout temps inquiété les chirurgiens, et qui, jointes à l'atrophie du triceps, constitueraient l'élément grave du pronostic de la fracture de rotule; dans les jours qui suivent la levée de l'appareil, dit Mayor, il y a même impossibilité absolue de fléchir la cuisse sur le bassin. On peut marcher convenablement avec un cal long, dit M. Verneuil, dans une de ses cliniques, et mal avec un cal court : cela dépend de l'état du triceps.

Contre cette parésie, il était tout naturel d'employer l'électrisation et les courants continus (Richelot, Verneuil, Le Fort, L.-H. Petit, Duplay, Brun) traitement qui devra, joint au massage de Flajani, être longtemps continué.

En terminant ce chapitre de traitement, nous voulons indiquer seulement le procédé tenté par Ollier, Wyeth et Goujon qui avait proposé d'injecter entre les fragments des cellules de moelle fraîche, procédé théorique, qui n'a jusqu'ici donné aucun résultat.

Nous trouvons quelques dissidences entre les auteurs en ce qui concerne le retrait de l'appareil et la mobilisation du membre. Sans parler de Flajani qui rejette les bandages et conseille de mobiliser rapidement, Warner croit qu'on peut mobiliser au bout de 8 jours; Gosselin, du 30e au 40e jour; Boyer et Dupuytren conseillent d'attendre le 3e mois.

La levée de l'appareil doit avoir lieu : au 25e jour (Bassuel); au 30e ou 40e (Verduc); du 35e au 42e, suivant l'âge (Cooper); du 40e au 50e (Malgaigne); au 50e jour (J.-L. Petit); du 60e au 70e (Boyer); du 3e au 4e mois (Dupuytren).

Il est donc bien certain que l'opinion des auteurs doit se rapporter à des cas bien différents. Hamilton pense qu'on ne doit relâcher la surveillance quotidienne de l'appareil qu'après 6 à 8 semaines.

De ces chiffres si différents nous conclurons qu'il ne faut pas se hâter et que s'il y a intérêt à mobiliser assez tôt la jointure, il ne faut point que ce souci amène le chirurgien à méconnaître le pronostic grave qu'entraîne un traitement intempestif ou précipité.

Ce n'est pas à dire que, l'appareil enlevé, le malade marchera : il lui faudra du repos quelque temps encore, puisque, de l'avis de Boyer, il faut au cal 50 à 60 jours pour s'établir; on remplacera l'appareil primitif par un bandage roulé, une genouillère ouatée ou l'appareil prothétique de Mathieu : ce n'est que lentement que le malade sera amené à marcher avec des béquilles, puis une canne, enfin à la marche libre, lorsqu'il aura conscience de la solidité du membre : ce sera le seul moyen d'éviter : 1° l'allongement consécutif; 2° la rupture du cal.

En cas de mauvaise consolidation ou de consolidation nulle, la thérapeutique est encore incertaine : Dieffenbach proposait alors de sectionner le tendon du triceps ou le ligament rotulien pour permettre la coaptation! On peut se demander ce que deviennent dans la suite les fonctions du triceps.

Rigaud avait aussi proposé pour ces cas la réunion forcée des fragments par la vis qui porte son nom; Malgaigne, Bérenger-Féraud pensaient qu'on pouvait aviver les fragments osseux au ténotome; d'autres, qu'il pouvait suffire plus simplement d'irriter les surfaces fracturées. Cooper et Boyer ont proposé la suture tardive, et si l'on se reporte à ce que nous avons dit plus haut, on verra que la plupart des chirurgiens modernes ont adopté cette opinion.

En tout cas, quel que soit le résultat du traitement, on ne devra jamais tenter la rupture de l'ankylose si celle-ci existe (Hamilton).

Quelle conduite doit tenir le chirurgien en présence d'une fracture itérative de la rotule? Outre les appareils prothétiques de Charrière et de Mathieu, l'appareil trop peu connu, inventé pour lui-même par l'abbé Neill, aumônier de la marine et fort recommandé par le professeur Le Fort, quelques auteurs ont pensé qu'il fallait appliquer de nouveau les mêmes modes de traitement que pour la fracture simple, le mode d'application étant seulement très prolongé; Charles Bell prescrit un repos absolu, tandis que Hunter et Cooper sont d'avis qu'il faut mobiliser la jointure, et chacun de ces auteurs rapporte des succès en faveur de la méthode qu'il préconise. Dans ces cas, presque tous les chirurgiens n'hésitent pas à adopter la suture des fragments.

Tel est le traitement des fractures dites fractures simples de la rotule; on voit qu'il peut souvent se réduire à un minimum d'intervention chirurgicale.

Il en est tout autrement pour les fractures compliquées dans lesquelles l'articulation est ouverte, et où par conséquent le chirurgien n'est plus responsable des accidents imputables à l'ouverture articulaire.

L'asepsie rigoureuse de la plaie, jointe au lavage de l'articulation, s'impose; il faut agir ici comme dans toute fracture compliquée et faire la résection des fragments esquilleux (Baizeau, Gelée); la suture est, pourrait-on dire, de règle lorsqu'elle est possible, et les chirurgiens même qui se sont élevés contre elle pour le traitement des fractures simples, la conseillent si la fracture est compliquée. Pour Chaput, c'est ici surtout que la suture trouve son indication.

A. Poland de Guy's hospital a réuni 60 cas de fractures exposées de la rotule dont un assez grand nombre ont entraîné des arthrites suppurées graves qui ont amené l'amputation ou la mort. L'ankylose est une des terminaisons les plus favorables. Dans ces cas d'arthrites suppurées, il faut recourir à l'ouverture large de l'articulation, en ayant soin d'assurer complètement le drainage articulaire.

Au traitement des fractures exposées se rapporte aussi celui des fractures par coups de feu, fractures esquilleuses, comminutives, compliquées ou non de la présence du corps vulnérant ou des esquilles qu'il a produites dans la cavité articulaire.

Dès 1803, Cousté préconisait pour cette variété grave de fractures la résection totale de la rotule, et il fut suivi dans cette voie par Percy, Larrey, Capiomont. Les expériences pratiquées sur les animaux par Chaput ont donné de bons résultats et prouvé que la restauration fonctionnelle pouvait être très satisfaisante après résection totale de la rotule. Nous terminerons ce long et important chapitre du traitement des fractures de la rotule en donnant les conclusions auxquelles est arrivé Chaput dans son travail :

« **Traitement des fractures récentes.** — Pour les fractures transversales avec écartement et compliquées de plaies : suture osseuse.

« Chez tous les vieillards, pour toutes les fractures comminutives, ou transversales sans écartement et avec mobilité faible, compression, massage, mouvements (traitement de Tilanus).

« Pour les autres cas (fracture transversale, avec écartement, sans plaie), griffe, modifiée par le professeur Duplay.

« **Traitement des fractures anciennes.** — Raideurs de la première année : bains sulfureux, douches, massage, électrisation.

L'extension est impuissante : suture osseuse.

« La flexion est imparfaite à cause du mode de consolidation; s'il s'agit du type 4 (voir page 584), faire l'ablation totale de la rotule.

« A moins de raisons pressantes, ne pas intervenir chirurgicalement, sans avoir attendu qu'une année se soit écoulée depuis la fracture. »

## FRACTURES VERTICALES DE LA ROTULE

Après avoir longuement exposé l'étude des fractures transversales de la rotule, nous serons bref en ce qui concerne l'étude des fractures verticales, renvoyant le lecteur aux divers chapitres précédents où il est parfois fait allusion à ces fractures.

Ces fractures sont rares; mentionnées par Guillaume de Salicet, Van der Wiel, Delamotte, étudiées par A. Cooper, Dupuytren et Malgaigne dans son *Traité des fractures*, elles sont de cause directe (chute ou choc, passage d'un corps pesant).

Tantôt ce ne sont pas des fractures verticales à proprement parler et elles sont seulement obliques; les fragments peuvent être égaux ou inégaux en volume; un cas obscur de Daniel Turner serait peut-être un exemple de fracture verticale incomplète; Cooper cite un cas où la fracture était bilatérale.

La netteté de la plupart des *signes* nous dispense d'insister sur le gonflement, la douleur, l'arthrite, la contusion, et, à l'exemple de Malgaigne, nous décrirons seulement l'écartement latéral des fragments, qui peut être très notable (1 doigt, Van der Wiel; 2 travers de doigt, Delamotte). Diminué par l'extension qui permet de produire la crépitation, il augmente au contraire en flexion et serait dû, selon Cooper, à la propulsion des fragments par les condyles du fémur pendant la flexion; selon Malgaigne, au contraire, à la traction du vaste externe et du vaste interne s'insérant chacun obliquement sur les bords latéraux de la rotule. « L'écartement est d'autant plus considérable que ces muscles sont plus tendus, c'est-à-dire que le membre est en flexion plus prononcée ».

La réunion par cal fibreux est encore la règle, sauf dans un cas dû à Cooper où les tissus fibreux péri-rotuliens étaient d'ailleurs conservés.

Le *pronostic*, sans être grave, doit être réservé.

Quant au *traitement*, il est le même que précédemment dans ses lignes générales : il faudra lutter contre l'action des muscles, immobiliser en extension directe, la flexion de la cuisse sur le bassin étant inutile. Une genouillère lacée, deux coussins latéraux maintenus par des courroies (Cooper), deux compresses graduées, rapprochées par des bandelettes de diachylon (Malgaigne), tel est le traitement simple de ces fractures. Dans le cas où la consolidation se ferait mal, on pourrait se reporter à ce que nous avons dit du traitement des fractures transversales de la rotule.

## FRACTURES MULTIPLES DE LA ROTULE

Elles sont de cause directe, choc ou chute sur le genou : elles se composent ordinairement d'un trait de fracture principal, vertical ou horizontal, d'où s'irradie un trait secondaire, rarement deux (jamais, au dire de Malgaigne, bien que Bell ait figuré une fracture à 5 fragments).

Le gonflement et l'ecchymose, si peu marqués d'ordinaire, atteignent ici un développement considérable; l'écartement est ordinairement peu prononcé, la crépitation est fréquente, la rotule paraît élargie.

Camper, Bell, Gulliver disent que le cal osseux n'y est pas rare. Malgaigne insiste sur ce fait que les fragments supérieurs ont, du fait des insertions du vaste externe et du vaste interne, une tendance à l'écartement qu'on ne retrouve pas du côté des fragments inférieurs. Le traitement consistera à combattre surtout l'écartement transversal; s'il n'y a pas écartement, le repos sous un bandage et l'immobilisation pourront suffire.

## III

## FRACTURES DE JAMBE

JARJAVAY, Thèse de concours, 1851. — VELPEAU, *Gaz. des hôp.*, 1854. — GERDY, *Chirurgie pratique*, 1855. — GOSSELIN, *Gaz. des hôp.*, 1855, et *Clin. chir.*, t. I, 1873. — BÉRENGER-FÉRAUD, *Bull. de l'Acad. de méd.*, 1864. — LERICHE, Thèse, 1873. — RICHET, Leçons cliniques sur les fractures de jambe. Paris, 1875. — DUPLAY, *Gaz. des hôpit.*, 1878. — HEYDENREICH, Thèse, 1877.

On a souvent discuté pour savoir dans quelles limites exactes il fallait restreindre ce qu'il convenait d'entendre sous le nom de fractures de jambe. Suivant la définition classique, il y a fracture de jambe chaque fois que les deux os de la jambe sont brisés. Dans ces conditions, les fractures des deux malléoles doivent être considérées comme des fractures de jambe, la fracture isolée de l'extrémité supérieure du tibia n'est plus une fracture de jambe. Il y a inconvénient à agir ainsi; car il est certain que les fractures bi-malléolaires ne sont pas à proprement parler des fractures de jambe, et que la fracture du plateau tibial ne saurait sans inconvénient être séparée des fractures du tiers supérieur de la jambe.

Pour ces raisons, il nous semble plus logique de dire : *il y a fracture de jambe, chaque fois qu'il y a rupture de la tige osseuse qui transmet normalement le poids du corps au squelette du pied.* D'après cette définition, toutes les fois qu'entre le plateau tibial et l'interligne tibio-tarsien il existera une solution de continuité, il y aura fracture de jambe. La fracture isolée du plateau tibial est donc une fracture de jambe, puisqu'elle interrompt la continuité de la *tige de sustentation*, mais la fracture bi-malléolaire qui la laisse intacte n'est pas une fracture de jambe.

Ainsi comprises, les fractures de jambe forment le tiers (Gurlt) et même plus du tiers (Malgaigne) des fractures de tous les os. Mais pour Bruns, dans son article du traité de Pitha et Billroth, ces fractures, ne seraient guère observées que dans la proportion de 15 à 16 pour 100. Elles sont d'ailleurs beaucoup plus fréquentes à la partie moyenne, et à la diaphyse qu'au niveau des deux extrémités.

### FRACTURES DE L'EXTRÉMITÉ SUPÉRIEURE DU TIBIA

Toutes les fractures siégeant au-dessus du trou nourricier du tibia rentrent dans la catégorie des fractures de l'extrémité supérieure. Ces fractures ont été bien étudiées par Heydenreich, qui leur a consacré sa thèse inaugurale, à laquelle nous ferons de nombreux emprunts.

Le péroné est presque toujours rompu, en même temps que le tibia; et Heydenreich relève 25 cas sur 29 où la fracture des deux os existait, lorsque le trait de fracture siège au-dessous de la tubérosité tibiale antérieure. La fracture du plateau tibial est au contraire généralement isolée. Ces fractures ont été presque toutes observées chez des hommes de trente à cinquante ans; Heydenreich ne mentionne qu'une seule observation où le sujet fût âgé de moins de vingt-deux ans.

Les fractures du tiers supérieur du tibia diminuent de fréquence au fur et à mesure qu'on s'approche de l'articulation du genou. Heydenreich relève 36 observations de fracture de l'extrémité supérieure du tibia, où le siège exact de la fracture est précisé. 12 fois la fracture siégeait à l'union du tiers supérieur et du tiers moyen, 9 fois à l'union du quart supérieur et du tiers moyen, 9 fois à peu de distance au-dessous de la tubérosité antérieure, 5 fois au niveau même de cette tubérosité.

**Causes.** — Les causes de ces fractures seraient *toujours directes*, si l'on en croit Malgaigne. Cependant dans un quart des cas, d'après Heydenreich, elles seraient indirectes.

Marc Sée, Fleury et d'autres ont rapporté des exemples de fractures directement produites par chute d'un bloc de pierre, coup de pied de cheval, etc. Ce sont certainement les cas les plus fréquents.

L'écrasement a été un mécanisme souvent invoqué, et constaté à l'autopsie. Des chutes d'un lieu élevé, sur la plante du pied, sont généralement la cause mentionnée dans ces cas, dont on trouve de remarquables exemples dans nos musées. Legouest a publié un fait reproduit partout depuis, et dont les pièces sont déposées au musée du Val-de-Grâce. Il s'agit d'un aliéné qui sauta d'un deuxième étage dans la cour et qui présentait un véritable broiement de l'épiphyse supérieur du tibia. Legouest amputa et guérit son malade.

L'*arrachement* est après l'écrasement une des causes les plus communes de ces fractures de l'extrémité tibiale supérieure. Dans la thèse de Marie, Marc Sée rapporte le cas d'un maçon qui, sautant de 2 mètres sur un sol uni, tomba sur la jambe droite pliée sous lui et se fractura le tibia au-dessous de l'interligne articulaire.

Follin cite ce fait d'un charretier qui, voulant descendre de voiture, s'embarrassa dans ses guides et fut traîné pendant plusieurs mètres. La partie externe du plateau tibial fut ainsi arrachée. Poinsot a signalé des fractures de l'extrémité supérieure du tibia, consécutives à des tentatives faites pour redresser un genou ankylosé à angle droit.

**Anatomie pathologique.** — Les lésions observées peuvent consister soit en un simple décollement de l'épiphyse supérieure du tibia, soit en de véritables fractures. Tantôt la fracture est limitée; elle peut se borner à détacher de l'os la tubérosité antérieure du tibia. Dans ces cas, voisins, comme mécanisme, de la rupture du tendon rotulien, la cause unique, c'est la contraction musculaire.

Une portion plus considérable, mais encore limitée de l'os, peut être détachée, et l'on peut avoir une fracture isolée de l'un des condyles, comme dans le cas de Follin, que nous rapportions plus haut.

La fracture complète de l'extrémité supérieure présenterait, d'après Heydenreich, trois types bien différents. Dans le premier, la fracture est comminutive et l'extrémité supérieure du tibia est réduite en un grand nombre de fragments. Dans le deuxième, il y a détachement complet du plateau tibial, qui peut ou non être lui-même subdivisé en plusieurs fragments secondaires ; c'est la fracture *sous-condylienne*.

Le troisième type est constitué par la fracture *cunéiforme* ou *bi-cunéiforme*. La fracture cunéiforme est produite par un trait très oblique comprenant une partie de la surface articulaire. La fracture bi-cunéiforme est formée de deux traits analogues détachant deux points symétriques. Ces fractures en coin seraient souvent des fractures par pénétration, s'il faut en croire Gosselin. Dans un cas qu'il présenta en 1857 à la Société de chirurgie, cet auteur fit constater une fracture comminutive du tibia à quatre travers de doigt au-dessous de la tubérosité antérieure. Le fragment inférieur, saillant par la plaie et irréductible, était taillé en un coin saillant et dur. Au-dessus, le fragment supérieur était représenté par 12 ou 15 esquilles, et une division verticale des deux condyles du tibia.

Packard rapporte un fait rare, emprunté au docteur Hutton ; un lutteur dans un violent effort s'arracha l'épine du tibia ainsi que la portion centrale du condyle gauche du tibia, le fragment resta attaché au ligament croisé antérieur.

**Symptômes.** — Ces fractures présentent outre les symptômes habituels, un symptôme qui leur est spécial : l'abondance énorme de l'épanchement sanguin. L'extrémité spongieuse du tibia est parcourue par un riche réseau vasculaire qui la fait ressembler, suivant l'expression de Richet, à un véritable lac veineux. La contusion et l'ouverture de ce réseau sanguin produit une abondante hémorrhagie qui se collecte, ou s'infiltre au loin dans le tissu cellulaire, distend l'articulation du genou, ou sort au dehors si la fracture est compliquée.

Exceptionnellement (1 cas de Poulet et Bousquet); la rupture concomitante de l'artère tibiale postérieure pourrait communiquer à cet épanchement les caractères d'un véritable anévrysme.

L'ecchymose est toujours très étendue, on l'a vue remonter à la région lombaire.

Cet épanchement considérable qui distend la région et envahit le genou, donne au membre fracturé un aspect véritablement caractéristique. Toutefois, il est juste de dire que l'articulation n'est pas toujours distendue immédiatement et que si le trait de fracture n'est pas intra-articulaire, ce n'est que peu à peu et dans les heures qui suivent, que se manifestent dans le genou les signes évidents d'un épanchement, dû alors à une véritable hydarthrose analogue à celle qui se produit dans les fractures du fémur, et dont la pathogénie a déjà été discutée plus haut.

Le *déplacement* peut ne pas exister ; en tous cas, il est fort variable. Heydenreich nous ayant appris que, presque toujours, le péroné était également fracturé, il faut faire justice de cette opinion de Cloquet, de Béraud, opinion reprise par Malgaigne, et d'après laquelle l'absence de chevauchement serait due à la conservation du péroné.

Pour Boyer, c'est surtout l'épaisseur et la largeur des surfaces fracturés qui s'opposeraient à leur déplacement.

Poncet, dans son article du *Dictionnaire de chirurgie et de médecine pratiques*, fait remarquer avec juste raison que la direction du trait de fracture joue un rôle capital dans le déplacement. Dans les fractures comminutives et esquilleuses, il est impossible d'analyser et de décrire les différents caractères du déplacement.

Cependant, tout en décrivant le déplacement comme essentiellement variable, il faut reconnaître que le fragment inférieur se porte le plus souvent en dehors et en arrière, mais quelquefois en avant du fragment supérieur. Le fragment supérieur est fréquemment soulevé par la contraction du triceps crural, et il existe au niveau du trait de fracture un angle à sommet antérieur, angle qui s'exagère dans les tentatives de flexion de la jambe sur la cuisse.

La déformation peut consister en une simple tuméfaction, plus ou moins considérable de la région; mais souvent la jambe est située sur un plan postérieur par rapport à la cuisse, et il existe un peu au-dessous de la rotule une dépression manifeste. Bouilly fait remarquer avec raison que cette déformation n'est pas sans présenter quelque analogie avec la déformation *en dos de fourchette* de la fracture de l'extrémité inférieure du radius, la jambe représentant le manche et la cuisse les branches.

Ces fractures de l'extrémité supérieure du tibia s'accompagnent souvent de plaie, ou de contusion violente aboutissant à la gangrène des téguments.

**Diagnostic.** — Le diagnostic ne laisse pas que de présenter certaines difficultés, à cause du gonflement toujours volumineux qui masque les dégâts et englobe l'articulation du genou dans la déformation. Il faut avouer cependant que si un diagnostic rigoureux sur le siège exact, la variété, le nombre et l'étendue des fragments, sur l'état d'intégrité ou de fracture du péroné ne peut être fait en général; le plus souvent, le diagnostic de fracture et de fracture intra-articulaire s'impose, sans que l'on soit obligé d'imprimer au membre des mouvements dont l'étendue pourrait être dangereuse.

L'entorse simple du genou avec arrachement de parcelles osseuses, les luxations du genou, offrent des signes suffisants pour n'être pas confondus avec la fracture véritable de l'extrémité supérieure du tibia.

**Pronostic.** — Ces fractures constituent des lésions graves, dont le principal inconvénient est une consolidation lente et tardive exigeant en moyenne six à huit mois pour être menée à bien. Cette lenteur dans la consolidation a été difficilement expliquée.

Pour les uns, il faudrait incriminer la pénétration de la synovie, entre les fragments, comme dans toutes les fractures intra-articulaires. Mais une objection ruine de suite cette hypothèse, puisque ce retard de consolidation est observé dans ces fractures alors même qu'il n'y a pas pénétration articulaire. On a prétendu que le trait de fracture, ayant lieu au-dessus du trou nourricier, la déchirure de l'artère nourricière mettait le fragment supérieur dans un état d'ischémie incompatible avec la bonne nutrition nécessaire à une réparation normale. Mais l'examen attentif de la vascularisation de l'épiphyse supérieure du tibia montre combien est peu important le rôle joué par l'artère nourricière. Pour Velpeau et la plupart des auteurs, ce serait la grande quantité de sang épanché qui constituerait le principal obstacle à une consolidation régulière, et la lésion de l'artère et des nerfs nourriciers ne saurait en rien être regardée comme ayant une influence appréciable sur la formation du cal.

Sur 88 cas de pseudarthrose de jambe rassemblés dans le livre de Bérenger-Féraud, 26 fois la pseudarthrose siégeait au tiers supérieur. Cette proportion est très élevée, puisqu'elle constitue près du tiers des faits, et que les fractures du tiers supérieur sont relativement rares.

Les complications articulaires sont également fréquentes, l'arthrite traumatique et l'ankylose sont la règle. Mais la mort arrive souvent, si une plaie cutanée vient exposer à l'infection le foyer de la fracture. Cette terminaison des fractures compliquées de la partie supérieure de la jambe était la règle autrefois habituelle.

Tout en tenant compte de l'époque déjà un peu éloignée de la thèse de Heydenreich (1877) et surtout des observations qu'il a recueillies, ce qui doit évidemment modifier le pronostic alors porté par cet auteur, il n'en est pas moins vrai que ces fractures de la partie supérieure du tibia sont essentiellement graves, et qu'Heydenreich a pu, sur 20 cas, relever 10 morts et 3 amputations.

**Traitement.** — Les principes d'immobilisation qui président au traitement des fractures devront être appliqués ici dans toute leur rigueur. Mais il convient de se demander quelle attitude il convient de donner au membre dans l'appareil. Heydenreich conseille de maintenir le membre dans la flexion légère pendant toute la durée du traitement, afin d'éviter autant que possible la raideur du genou ; mais la crainte d'une ankylose qui souvent ne peut être évitée, fait préconiser l'immobilisation dans la rectitude absolue, afin qu'après guérison, s'il y a ankylose, l'attitude du membre soit favorable à la marche.

Si la fracture est compliquée de plaie, les méthodes modernes de désinfection et de drainage permettront le plus souvent aujourd'hui de conserver un membre dont la lésion autrefois réclamait énergiquement l'amputation immédiate.

## DÉCOLLEMENT DE L'EXTRÉMITÉ SUPÉRIEURE DU TIBIA

Le décollement épiphysaire de l'enfance a été bien étudié dans la deuxième moitié de ce siècle. Rognetta avait révoqué en doute le mécanisme de la divulsion accepté par Monteggia et Bertrandi ; pour lui, quand le genou vient frapper le sol dans une chute, le tibia est étranger à la contusion, qui porte presque en entier sur le fémur, et dès lors la division de l'épiphyse ne saurait avoir lieu par ce moyen.

Blasius cite le cas d'un enfant de seize ans qui eut le pied droit pris dans une machine et à l'autopsie duquel on trouva un décollement de l'extrémité supérieure du tibia, dont la diaphyse était déplacée en arrière et en dedans.

Peulevé présenta à la Société anatomique des pièces de décollement de l'épiphyse tibiale, prises sur un enfant de six ans qui avait eu les jambes prises dans les roues d'une voiture, derrière laquelle il était monté.

Wase et William Smitle ont rapporté un fait de fracture à la suite d'une chute du haut d'un mur. Mme Lachapelle a signalé cette lésion consécutive aux tractions produites sur les pieds pendant les manœuvres de l'accouchement; dans ce cas, l'épiphyse supérieure du tibia et l'épiphyse inférieure du fémur furent simultanément arrachées.

Verneuil, à Lariboisière, a vu l'arrachement complet de la jambe au niveau du cartilage inter-épiphysaire, chez un enfant de six ans qui avait eu la jambe prise entre les rayons d'une roue.

Holmes a communiqué à la Société de chirurgie de New-York l'observation d'un jeune enfant de dix-huit mois, renversé par une voiture et qui eut un décollement de l'épiphyse supérieure du tibia; l'extrémité supérieure de la diaphyse était toute dépourvue de son périoste, resté adhérent au fragment épiphysaire.

Ashurst a présenté un fait plus rare où une divulsion de l'épiphyse supérieure du tibia survint à la suite d'un écrasement.

Mais, en réalité, ces faits sont rares au tibia, et Guéretin, sur 37 cas de décollements traumatiques des épiphyses, n'en a trouvé que 2 pour l'extrémité supérieure du tibia. Au genou, la portion épiphysaire du tibia est si peu élevée qu'elle ne donne pas prise aux actions directes (Poncet).

Le pronostic de cette lésion est grave, car il peut en résulter un arrêt dans l'accroissement des membre par ossification prématurée du cartilage de conjugaison.

L'ankylose et la soudure de l'épiphyse tibiale au fémur ont été observées. La pseudarthrose y a été également rencontrée.

## FRACTURE DE LA JAMBE A LA PARTIE MOYENNE

**Causes.** — La diaphyse du tibia peut être fracturée en un point quelconque de sa longueur. Il n'est pas, en effet, de point qui ne soit susceptible d'être fracturé par une cause directe, car la force qui brise alors les os, agit au point même où elle a été appliquée. Mais lorsqu'il s'agit de fractures indirectes, il y a certains sièges de prédilection qu'il importe de mentionner : tantôt c'est la partie moyenne de l'os qui est rompue, tantôt le trait de fracture passe à l'union du tiers inférieur avec le tiers moyen, au point le plus faible de l'os, tantôt enfin la fracture a lieu un peu au-dessus de la partie moyenne. Malgaigne voulait voir, dans ces trois sièges différents de fractures du tibia, trois mécanismes différents, et en cela il est suivi par Poncet dans son article du *Dictionnaire de médecine et de chirurgie pratiques*. La résistance considérable du tibia au-dessus de sa partie moyenne, rend très rares les fractures par cause indirecte; presque toujours la fracture au-dessus de la partie moyenne est donc due à une cause directe. Les chutes d'un lieu élevé sur les pieds produisent les fractures au tiers inférieur, et, pour que la solution de continuité se fasse à la partie moyenne de l'os, il est nécessaire que la jambe soit prise sous une pression considérable. Suivant Poncet, ces trois mécanismes offriraient une localisation presque constante du trait de fracture. On ne saurait admettre à la lettre une pareille opinion.

Il est cependant hors de contestation que les fractures qui succèdent à une pression, agissant dans l'axe du tibia produisent presque toujours une fracture à l'union du tiers inférieur et tiers moyen de l'os. On a donné de cette localisation des raisons variées. Leriche a fait remarquer que c'est précisément à cet endroit que le tibia mesure son minimum d'épaisseur et que les proportions de tissu spongieux et de tissu compact, étant là ce quelles sont ailleurs, il s'ensuit que c'est véritablement là le point le plus faible de l'os. A cet endroit, l'os perd la forme prismatique et triangulaire qu'il possédait nettement au-dessus, pour devenir cylindrique; or la mécanique démontrerait que, à surface de section égale, de deux corps solides homogènes, l'un de forme triangulaire, l'autre de forme circulaire, c'est ce dernier qui offre la plus faible résistance.

Fayel et Duret ont cru trouver dans la texture de l'os la raison de ce siège fréquent des fractures du tibia. Ces auteurs ont remarqué que le tissu spongieux du tibia était formé de deux systèmes de colonnes verticales entièrement indépendantes. Ces deux systèmes occupent, l'un, les deux tiers supérieurs de l'os, l'autre le tiers inférieur, le point faible de l'os se trouve situé à la rencontre de ces deux systèmes, c'est-à-dire à l'union du tiers inférieur et du tiers moyen.

Le mécanisme suivant lequel se fracturent les os de la jambe est fort variable; sans parler des causes directes, chocs violents, écrasements, passage de roue de voiture, coups de pied de cheval, etc., qui agissent par *pression* et *broiement*, les causes indirectes, suivant Tillaux, produiraient la fracture par deux mécanismes dissemblables, la *flexion* et la *torsion*.

Voici comment Tillaux s'exprime à ce sujet: La fracture par flexion n'occupe pas un lieu de prédilection sur le tibia; elle siège soit en bas, soit au milieu, soit en haut, ce qui tient à la situation différente du point d'appui. Si vous laissez une tige de bois à ses deux extrémités et que vous la fléchissiez en prenant un point d'appui sur le genou, la fracture se produira dans l'endroit qui répond au genou. Un homme est sur une échelle ou sur un marchepied, il tombe à la renverse et une de ses jambes se trouve prise entre deux échelons ou entre les deux branches du marchepied, qui forment point d'appui tandis que le tronc joue le rôle de levier : il se produit une fracture par flexion directe.

La fracture par *torsion* siège au contraire toujours près du tiers inférieur de la jambe. Les expériences de Leriche sont bien démonstratives à cet égard et elles jettent un grand jour sur le mécanisme de ces fractures en V, que Gosselin n'avait jamais pu reproduire sur le cadavre. C'est qu'en effet Gosselin, pour produire ses fractures artificielles, n'avait jamais eu recours qu'à des causes directes.

Pour Tillaux, la flexion et la torsion sont les deux seuls mécanismes des fractures indirectes; il nous semble cependant que, dans les chutes d'un lieu élevé sur les pieds, lorsque les os du pied résistent, il est possible d'observer, sous l'influence de la violente pression de haut en bas qui existe alors, un tassement et un broiement de la substance osseuse, qui se manifesteront surtout au point le plus faible de la diaphyse.

**Anatomie pathologique.** — Le *trait de fracture* est différent suivant le mécanisme qui a effectué la rupture de l'os. Dans les fractures directes, le trait est souvent transversal et dentelé, mais la fracture peut être esquilleuse, comminutive, et nous avons observé un tibia que le passage d'une roue de voiture avait divisé en 17 fragments de dimensions à peu près égales. Le trait de fracture par causes directes échappe donc à toute description réglée; il n'en est pas de même des fractures de cause indirecte. Celles qui sont produites par flexion sont *presque toujours transversales* dans leur direction générale, il existe souvent, sinon toujours, des dentelures plus ou moins volumineuses et parfois même des esquilles, mais qui ne changent en rien la direction générale du trait de fracture. Souvent, cependant, une légère obliquité en bas et en avant vient couper la crête du tibia sous un certain angle et donner au fragment supérieur la forme d'une pointe plus ou moins aiguë; dans ces conditions, on conçoit que le poids du corps tende à faire glisser le fragment supérieur sur le plan incliné que lui présente le fragment inférieur et l'amène ainsi à perforer la peau en avant. Le fragment inférieur chevauche presque toujours et remonte en arrière du supérieur. Plus rarement l'obliquité a lieu en bas et en dedans et découpe sur la face interne de l'os un fragment supérieur en bec de flûte.

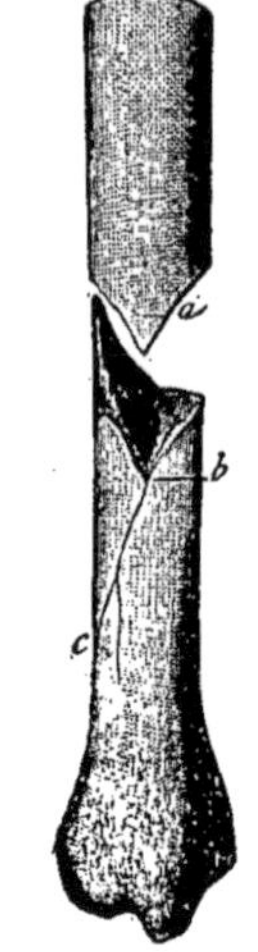

FIG. 211. — Fracture en V du tibia.
a, V du fragment supérieur. — b, fragment inférieur à V ouvert en haut de son sommet par une fêlure en spirale qui contourne le tibia (fig. 212) et pénètre dans l'articulation.

La *torsion* produit la fracture que Gerdy avait appelée *spiroïde* et que Gosselin, dans des travaux restés longtemps classiques, désigne sous le nom de *fracture en* V. Le trait de fracture, dit Gosselin, n'est ni transversal, ni dentelé, ni oblique, mais il présente une direction un peu transversale en arrière, puis très oblique en avant, de telle sorte que les fragments supérieur et inférieur représentent tous deux, sur leur face interne, un V à pointe tournée en bas. Le V du fragment inférieur est ouvert en haut (fig. 211).

Mais, en dehors de cette forme particulière de la fracture, ce qui la caractérise plus spécialement et ce que lui avait valu de Gerdy le nom de fracture spiroïde, c'est l'existence d'une fissure qui, partie de la pointe du V inférieur, descend en contournant l'extrémité inférieure de la diaphyse, et va même pénétrer jusque dans l'intérieur de l'articulation tibiotarsienne. Cette fissure généralement unique peut être quelquefois multiple.

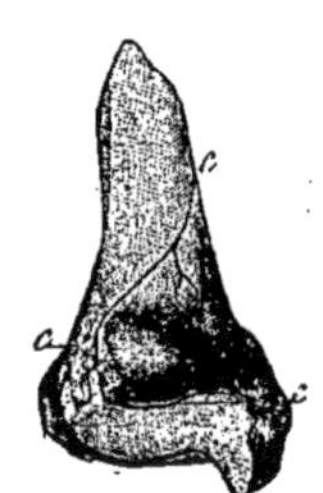

FIG. 212. — Fêlure pénétrant dans l'articulation.

La production de cette fissure a été différemment expliquée : ce serait la pression exercée par le V du fragment supérieur sur le V ouvert du fragment inférieur; le premier pénétrant, à la manière d'un coin, ferait éclater le fragment inférieur et produirait aussi la fissure. Gosselin a expliqué longuement comment cette pointe osseuse du fragment supérieur pouvait produire tantôt une ou plusieurs fêlures, tantôt un véritable écrasement de la moelle et du tissu spongieux. Mais les expériences de Leriche et de Tillaux réduisent à néant les explications que cet auteur a données. Tout d'abord, il est certain que la fissure ne saurait résulter de la pénétration en coin du fragment supérieur dans l'inférieur, parce que les expériences faites sur un sujet, placé dans la position horizontale, déterminent les fissures. Déjà Houël, à propos d'un cas de Ligé, avait démontré, à la Société de chirurgie, que le mécanisme de la pénétration ne devait pas être invoqué dans ce cas, et que l'écrasement ne pouvait pas exister parce que le fragment supérieur était taillé en lame d'épée mince et fragile, incapable de pénétrer le tissu osseux sous-jacent.

Il faut admettre avec Tillaux que, par suite du mouvement de torsion, la pression latérale de l'un des bords du fragment supérieur sur le bord correspondant de l'inférieur suffit pour déterminer le trait fissurique.

Déjà Larrey avait invoqué la torsion du tibia autour d'un axe vertical comme cause de ces fractures. Poncet rend compte d'une pièce déposée au Val-de-Grâce et qui démontre bien ce mécanisme : Le malade ayant eu le pied pris entre deux rails de chemin de fer, était tombé sur le côté. La partie antérieure du tibia présente non plus un V, mais une spire en S. La pointe fort longue et fragile, émoussée par une fissure, se trouve sur la face interne, et à 2 centimètres elle est rencontrée par une autre fissure qui remonte à 15 centimètres plus haut en se croisant avec la première, et forme alors un V supérieur qui s'est brisé. Le bord postérieur de l'extrémité tibiale a été arraché. Une fissure sépare incomplètement la malléole interne. Le péroné est brisé dans une direction parallèle à la fissure tibiale interne, et très bas, à 1 centimètre de son extrémité inférieure.

Pour Leriche et Tillaux, cette fracture oblique n'est pas la conséquence de la chute qui, au contraire, est consécutive à la fracture. Le phénomène se produit de la façon suivante : Un sujet marche, le pied est retenu par un obstacle quelconque, et le tronc imprime à la jambe un mouvement de torsion. Le tibia se fracture et la chute a lieu; il est probable que le péroné ne se fracture que dans la chute, si l'on en juge par ce fait, qui a toute la valeur d'une expérience du laboratoire : Un homme chargé sur le dos d'un lourd fardeau veut se mettre en marche; il perçoit un craquement sec, s'arrête aussitôt et ne tombe pas. Il est amené à l'hôpital, où Tillaux constate une fracture oblique du tibia avec intégrité du péroné. On conçoit cependant que le péroné se brise en même temps que le tibia lorsque le mouvement de torsion est violent, ainsi que cela se produit d'ailleurs sur le cadavre.

Pour Koch et Burmann, il est inutile d'invoquer des questions de structure pour expliquer le siège habituel et la forme hélicoïdale ou spiroïde des fractures en V. D'après leurs expériences, la torsion de tout corps cylindrique détermine une rupture suivant une hélice.

Enfin, signalons comme cause exceptionnelle la contraction musculaire. Hamilton en a rapporté 8 cas, 5 fois au tiers supérieur, 3 fois dans le tiers moyen.

La force nécessaire pour produire une fracture de jambe varie suivant le mécanisme mis en usage. Les pressions susceptibles de rompre et de briser le tibia doivent être considérables puisqu'il faut, d'après Messerer, 700 à 800 kilogrammes, mais en employant un bras de levier de 16 centimètres de longueur, cet auteur produisait la fracture du tibia par torsion à l'aide d'un poids de 48 kilogrammes.

Ce que nous avons dit plus haut de la direction du trait de fracture nous explique comment, dans certaines fractures directes et dans les fractures par flexion, le déplacement est en général peu considérable : un peu de rotation en dehors et de projection en arrière du fragment inférieur, mais jamais de chevauchement véritable. Souvent un angle appréciable, à sommet antéro-externe, signale le siège exact de la fracture. Si le fragment supérieur est tranchant, et l'angle assez aigu, les téguments se trouvent directement menacés par la saillie osseuse.

Quand la fracture revêt la forme de fracture en V, le déplacement est la règle, la contraction des muscles du mollet détermine un déplacement angulaire manifeste qui amène sous la peau la pointe du V supérieur. Ce fragment subit en outre un mouvement de rotation en dehors qui est plus marqué encore sur le fragment inférieur. Il faut, lors du traitement, ne pas oublier cette rotation du fragment supérieur que Gosselin a signalée et contre laquelle il a lutté quelquefois sans succès.

Il s'ajoute en plus de ce déplacement, suivant la direction et la circonférence, un certain degré de chevauchement. Mais ce chevauchement ne peut avoir lieu que si la pointe du V progresse sous la peau, et pour peu qu'il soit accentué, la perforation du tégument est inévitable. Le fragment inférieur, remontant alors en arrière, blesse les vaisseaux tibiaux et péroniers.

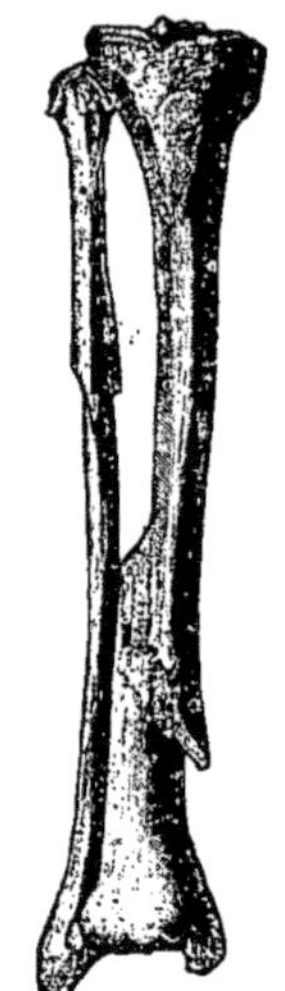

Fig. 215. — Fracture des deux os de la jambe avec déplacement angulaire du tibia.

Une obliquité en sens inverse du trait de la fracture explique les cas, rares d'ailleurs, où le fragment inférieur saillant sous la peau, vient chevaucher sur le fragment supérieur.

Dans tous ces cas, la peau peut être simplement soulevée, embrochée par ses parties profondes ou complètement perforée. Cette perforation peut être primitive et avoir lieu au moment même de l'accident, ou consécutive à la suite de compression et de l'escharification de la peau sur la saillie des fragments non réduits.

Le péroné est presque toujours fracturé dans les fractures du tibia, de sorte que les fractures de ce dernier os peuvent être dans la plupart des cas considérés comme fractures de jambe; le péroné peut se rompre au même niveau que le tibia, surtout si le trait de la fracture est transversal; mais, en général, il se rompt au-dessus et suivant une direction qui est donnée par la direction du trait de fracture tibial. C'est ce qui résulte des recherches de Poncet et des examens auxquels il s'est livré sur les pièces de fractures consolidées, conservées dans nos musées.

L'intégrité du péroné fournit au tibia brisé, une attelle suffisante pour s'opposer à des déplacements étendus. Quand le péroné est rompu, on a reconnu que le déplacement avait d'autant plus de chances d'être considérable, que le péroné était rompu plus haut. Nicaise a étudié, mais sans pouvoir l'élucider, ce rôle d'attelles que peuvent jouer les deux os de la jambe, dans leurs fractures réciproques.

Le déplacement de ces fractures peut être facile à réduire, difficilement réductible ou irréductible; nous verrons au moment du traitement la conduite qu'il convient de tenir.

**Symptômes.** — La symptomatologie ne présente rien de spécial qui n'ait été implicitement contenu dans les détails que nous avons donnés au moment de l'étude anatomo-pathologique de ces fractures. On ne peut guère que soupçonner l'existence de fissures dans les fractures en V, une sensibilité générale de l'os à la pression, un gonflement rapide du cou-de-pied, sont les seuls signes capables de mettre sur la voie du diagnostic. Enfin, une connaissance exacte du mécanisme, d'après lequel s'est produite la fracture, peut venir en aide au clinicien.

**Pronostic.** — Le pronostic souvent bénin, quand la fracture est sous-cutanée, comporte la gravité des fractures compliquées, quand la fracture est ouverte. Gosselin attribuait à l'attrition de la moelle osseuse et à la pénétration du trait de fracture dans l'articulation les phénomènes d'ostéomyélite et d'arthrite purulente qui emportaient, si souvent autrefois, les blessés. Il est reconnu aujourd'hui que la fracture en V ne présente cette gravité que par la facilité avec laquelle elle se transforme en fracture exposée et par l'infection dont elle est alors le siège.

Mais si la vie des malades est aujourd'hui plus à l'abri, il n'en reste pas moins un pronostic souvent grave, si l'on envisage les suites, les complications et les difficultés souvent insurmontables que nécessite une réduction et une contention parfaite des fragments. Or, une obliquité même minime du fragment inférieur, un changement de direction dans l'axe du tibia, suffisent pour donner au pied une attitude vicieuse, incompatible avec son fonctionnement régulier.

De plus, les pseudarthroses sont fréquentes. Agnew, sur 685 pseudarthroses, en trouve 100, soit 15 pour 100 siégeant sur le tibia, dont la plupart sur le tiers inférieur.

**Diagnostic.** — Le diagnostic est en général aisé; l'exploration est facilitée par la situation superficielle de la crête et de la face interne du tibia. Les symptômes classiques qui caractérisent la fracture se retrouvent, en général, au premier examen du membre, qu'on pratiquera suivant les règles que nous avons précédemment exposées.

Le point important à préciser est celui de savoir s'il y a une fracture isolée du tibia ou une fracture complète de jambe. Une fracture isolée du tibia s'accompagne, en général, d'un déplacement minime; la mobilité anormale est plus difficile à constater, la crépitation plus rare, la déformation souvent est nulle, le diagnostic ne peut alors se faire qu'après un examen minutieux et une analyse attentive des symptômes; il est rare que le doute soit longtemps permis, et qu'on soit obligé d'attendre ces spasmes et soubresauts musculaires qui secouent le membre fracturé et qui, pour Malgaigne, seraient caractéristiques d'une fracture.

Si la fracture de jambe est constatée, il conviendra de rechercher également où siège la rupture du péroné, et quelles sont l'étendue et la nature du déplacement; ce n'est, en effet, qu'en possession de ces données que le chirurgien pourra utilement procéder au traitement.

**Traitement.** — Le traitement des fractures de jambe se résume dans la formule générale qui sert de règle au traitement des fractures : réduire et maintenir réduit. Les manœuvres de réduction sont régies par les mêmes règles que partout ailleurs; on constatera que le résultat est satisfaisant, en explorant la crête tibiale et en reconnaissant que le bord externe du premier métatarsien, le bord interne de la rotule et l'épine iliaque antérieure et supérieure sont sur la même ligne. Il est bon de prendre garde à la chute du talon en arrière qui s'observe dans presque toutes les fractures de jambe et de corriger avec soin ce déplacement qu'on néglige trop souvent. Pendant toute la durée de l'immobilité, le pied doit être rigoureusement maintenu à angle droit sur la jambe, le moindre degré d'équinisme rendant la marche douloureuse, sinon impossible, pendant la convalescence de la fracture. L'irréductibilité assez fréquente nécessite souvent l'emploi du chloroforme, mais il est rare qu'avec le concours de l'anesthésie, la réduction ne soit pas obtenue. Il est cependant des cas où le déplacement se reproduit aussitôt; il faut alors, par le choix de l'appareil, s'opposer à cette reproduction. Dans la plupart des cas, l'appareil plâtré de Maisonneuve, avec son attelle postérieure et sa longue attelle latérale, prenant le pied en étrier, est l'appareil de choix qui maintient la fracture jusqu'à consolidation complète.

Mais cet appareil peut être insuffisant; et le chevauchement dû à la contracture et à l'inflammation des muscles, peut se reproduire dans l'appareil. On a conseillé alors une série de moyens dont beaucoup n'ont plus qu'une valeur historique : L'immobilité a été recommandée dans la demi-flexion pour relâcher les muscles postérieurs. Laugier préconisait la section du tendon d'Achille pour supprimer ainsi le principal facteur du déplacement. Percival Pott combinait, avec la demi-flexion, le décubitus latéral. Aujourd'hui, ces pratiques sont abandonnées et l'on demande à des appareils mieux compris, la contention qu'un autre appareil est insuffisant à obtenir.

Gosselin utilisait volontiers pour ces fractures à déplacement récidivant, l'appareil de Scultet, avec petites attelles ouatées *immédiates* qu'il appliquait directement sur le fragment saillant. La pointe de Malgaigne, modifiée par Ollier, constitue une ressource précieuse que le chirurgien ne doit pas négliger.

Le temps nécessaire à la consolidation varie de quarante à cinquante jours, mais souvent l'évolution de ces fractures est troublée par des complications que nous étudierons plus loin.

Comme les autres os, le tibia peut présenter, mais exceptionnellement chez l'adulte, des fractures *incomplètes*. Menzel (de Trieste) rapporte ce cas d'un homme de quarante-huit ans, qui avait été renversé par une voiture. Il existait une certaine mobilité élastique de l'os; le malade mourut de pyohémie. A l'autopsie, on trouva le tibia gauche fracturé incomplètement, entre les tiers inférieur et moyen, les sept huitièmes environ de son épaisseur étaient divisés transversalement, le reste ne présentait même pas trace de fissure.

## FRACTURES DE L'EXTRÉMITÉ INFÉRIEURE DE LA JAMBE

D'après la définition que nous avons donnée au commencement de ce chapitre, nous éliminerons de notre description les fractures des malléoles, qui, n'interrompant pas la continuité de la colonne de sustentation formée par le squelette de la jambe, ne constituent pas à proprement parler des fractures de jambe. Leur histoire trouvera mieux leur place dans le chapitre suivant, avec les fractures du péroné. C'est donc exclusivement des fractures sus-malléolaires que nous aurons ici à nous occuper.

Richet décrit, sous ce nom, les fractures qui siègent dans l'espace compris entre l'articulation tibio-tarsienne et une ligne fictive passant à 4 centimètres au-dessus d'elle.

**Étiologie.** — Les causes de ces fractures sont souvent des *causes directes*, et en particulier la chute d'un corps pesant : bloc de pierre, poutre, plaque de fonte, etc. Mais le plus fréquemment ce sont des *causes indirectes*. On peut alors retrouver les mêmes mécanismes que nous avons invoqués pour les fractures de jambe, au tiers inférieur, la *flexion*, la *torsion*, enfin l'écrasement ou la *pénétration*, dans les chutes d'un lieu élevé.

« Exceptionnellement il faut accuser la contraction musculaire. Un homme de couleur, dit Agnew, cité par John Packard, entra à l'hôpital de Pensylvanie pour une fracture du tibia et du péroné à 10 centimètres au-dessus de cou-de-pied; cette fracture avait été produite par le violent effort musculaire qu'il avait fait pour reprendre son équilibre, après avoir glissé sur une peau d'orange; il était âgé de trente ans, d'une excellente constitution et ne présentant aucun signe d'affection osseuse préexistante, il n'avait jamais eu de fracture antérieure ». Gross mentionne encore un cas de fracture, de la partie inférieure des deux os de la jambe, par action musculaire, chez un homme de quarante-deux ans.

**Anatomie pathologique.** — Ces fractures sont très variables dans l'étendue et la nature de leurs lésions. Elles peuvent siéger plus ou moins près de l'articulation. Le trait de fracture isole quelquefois un mince plateau articulaire, supportant les deux malléoles ; le plus souvent la lésion s'éloigne davantage de l'articulation. Mais la fracture est rarement transversale dans toute son étendue. Très souvent oblique, elle détache un fragment inférieur en forme de coin, dont la base peut être antérieure, postérieure ou latérale, suivant la direction du trait de fracture. L'articulation peut, dans ces cas, être ouverte par la solution de continuité.

Dans les fractures par pénétration, le fragment inférieur est souvent éclaté et subdivisé en plusieurs fragments secondaires. On a vu, dans quelques cas, de traumatismes violents, la diaphyse tibiale continuer sa course et s'enfoncer dans l'astragale, en fracturant cet os.

Le péroné est fracturé dans tous les cas, et les recherches de Poncet démontrent que cet os, de même que dans les fractures à siège plus élevé, est fracturé suivant une ligne qui continue la direction du trait de fracture du tibia.

Ces fractures ne diffèrent des autres fractures de jambe que par leur siège plus inférieur.

Dans les fractures transversales ou à peu près transversales, le déplacement est à peu près constant et se fait presque toujours de la même manière ; le fragment inférieur s'infléchit à angle obtus sur le fragment supérieur et se porte en arrière. Souvent il existe un peu de rotation en dehors. Mais le déplacement angulaire du pied, la chute du talon en arrière, constituent les signes principaux de cette variété de fracture. On doit reconnaître comme cause habituelle de ce déplacement la contraction des muscles du mollet.

Si la fracture est oblique, le déplacement est subordonné à la direction de cette obliquité. Si le trait de fracture, en effet, se dirige de haut en bas et d'avant en arrière, le pied remonte au-devant de la jambe et le talon vient se mettre dans l'axe de la jambe, l'avant-pied paraît allongé et l'arrière-pied raccourci. Mais cette obliquité du trait de fracture et le déplacement qu'elle entraîne sont extrêmement rares.

Le plus souvent l'obliquité se fait en sens inverse, c'est-à-dire de haut en bas et d'arrière en avant. Le déplacement du fragment inférieur et du pied, qui y reste fixé, se fait alors directement en arrière. L'avant-pied paraît raccourci, le talon fait une forte saillie en arrière, le pied paraît en extension, car les orteils sont abaissés et le talon légèrement relevé, le tendon d'Achille est saillant et tendu. L'axe du tibia paraît tomber sur le milieu du dos du pied. La déviation dans ces cas, et ce sont les plus fréquents, se fait en sens inverse que précédemment.

A première vue, on penserait volontiers à une luxation du pied en arrière. Mais l'examen attentif de la région blessée permet facilement de faire le diagnostic, si le gonflement considérable des parties molles ne vient pas masquer les lésions profondes.

Il faut explorer les os de haut en bas — le péroné superficiel à sa partie inférieure, sera facilement reconnu et exploré par une palpation attentive et méthodique — on reconnaîtra dès lors que cet os est brisé au-dessus de la malléole externe et que le fragment inférieur, incliné sur l'axe de l'os, s'est infléchi et porté en arrière. L'exploration du tibia fournit les mêmes renseignements et contrôle ainsi les premiers.

Sur la partie antérieure, on sent, assez difficilement parfois, une saillie inégale et anguleuse formée par le bord antérieur du fragment supérieur du tibia et du péroné, facilement accessible à travers les quelques tendons de la région antérieure; l'exploration de la partie postérieure est, en général, moins fertile en renseignements.

La réduction est le plus souvent facile, mais le déplacement se reproduit aisément; ce qui s'explique par l'action des muscles du mollet et la direction de l'obliquité du trait de fracture.

La mobilité anormale existe, mais est souvent difficile à bien localiser, la crépitation s'obtient très aisément.

Dans les fractures par *pénétration*, on observe un véritable éclatement de l'épiphyse inférieure du tibia.

La région inférieure de la jambe présente dans ces cas un gonflement considérable. Le diamètre transverse est notablement augmenté, ainsi que le diamètre antéro-postérieur. Les malléoles paraissent écartées. L'ecchymose fort étendue envahit tout le dos du pied et presque toute la jambe.

Rarement la crépitation fait défaut, car la pénétration n'est presque jamais solide et les fragments inférieurs sont presque toujours indépendants et nullement engrenés. Dans toutes ces fractures siégeant près de l'articulation, et y pénétrant presque toujours, la mobilité anormale est fort difficile à localiser avec netteté.

En résumé, la déformation, l'ecchymose, la crépitation et surtout l'examen attentif des saillies osseuses, permettront le plus souvent de faire le diagnostic des fractures sus-malléolaires et éviteront la confusion avec les luxations du pied en arrière.

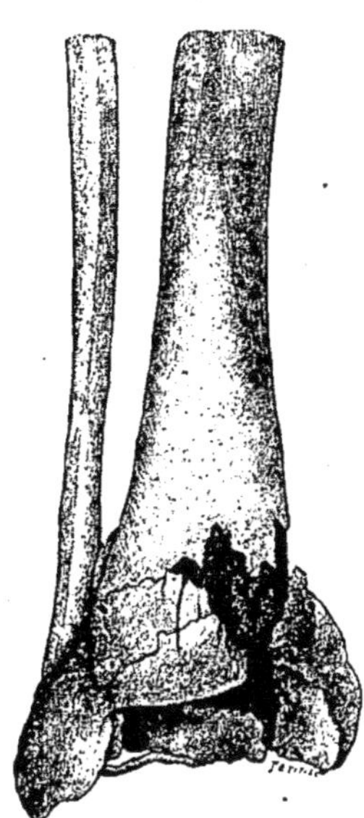


Fig. 214. — Fracture par pénétration de l'extrémité inférieure du tibia.

L'épiphyse inférieure du tibia peut être décollée de la diaphyse par rupture du cartilage de conjugaison, Quain en a rapporté un cas dans le *British medical Journal*, chez un jeune homme de dix-sept ans, qui était tombé le pied plié sous lui.

Martin (de Boston), cité par John Packard, rapporte un fait de disjonction de l'épiphyse inférieure du tibia, avec plaie; le péroné était aussi fracturé à 10 centimètres au-dessus; le sujet, garçon de onze ans, d'origine allemande, était tombé du haut d'un poteau télégraphique. « L'extrémité inférieure de la diaphyse du tibia s'était séparée de l'épiphyse et avait fait issue à travers des téguments. Elle s'était enfoncée dans le sol glacé, dont le frottement avait dépouillé l'os de l'enveloppe fibreuse, recouvrant sa face externe, sur une hauteur de 4 centimètres 1/2. Les radiations étoilées particulières à l'extrémité de la diaphyse sur le point où elle se réunit à l'épiphyse, se montrèrent intactes quand on les eut débarrassées de la terre qui s'y était engagée. L'enfant guérit parfaitement en deux mois. »

**Pronostic.** — Le pronostic, bénin quand l'articulation n'est pas ouverte, devient plus grave si l'articulation est intéressée et si la fracture est comminutive. Dans ces cas, en effet, il est difficile d'obtenir une bonne réduction et de la maintenir parfaite. La restitution de la mortaise tibio-péronière ne peut être assurée, et dès lors, le fonctionnement du pied sur la jambe sera profondément troublé et la marche compromise. L'arthrite qui accompagne fréquemment ces fractures se termine souvent par des raideurs et des ankyloses que les traitements les mieux compris sont parfois impuissants à faire disparaître.

Il est inutile de dire que les plaies tégumentaires, qui compliquent si souvent les fractures, aggravent singulièrement le pronostic.

**Traitement.** — Le traitement présente peu d'indications spéciales que nous n'ayons déjà formulées dans l'étude des variétés précédentes. Nous dirons seulement que dans les cas où la réduction est difficile, on la facilitera par le relâchement des muscles de la partie postérieure de la jambe. On sait que l'attitude demi-fléchie de la jambe sur la cuisse permet d'obtenir ce résultat. Mais quelquefois, tout échoue et l'anesthésie chloroformique est la seule ressource.

L'extension continue, à l'aide de liens en caoutchouc fixés sur une bottine plâtrée, a été préconisée dans ces cas par Richet; mais, en général, aujourd'hui, l'anesthésie et l'application immédiate d'un bon appareil plâtré viennent à bout de toutes les difficultés de réduction.

## COMPLICATIONS DES FRACTURES DE JAMBE

Nous avons jusqu'à présent envisagé les fractures de jambe en elles-mêmes et indépendamment de toute complication, mais l'étude des fractures en général, nous a révélé que les complications habituelles des fractures s'observaient le plus fréquemment dans la fracture des os de la jambe; aussi, il est nécessaire de les étudier ici dans un chapitre distinct.

Les lésions des téguments ne présentent à la jambe rien de spécial. On peut dire cependant que la situation superficielle des os et en particulier de la crête et de la face interne du tibia expose fréquemment la peau à des lésions secondaires, produites de dedans en dehors par les fragments, soit immédiatement au moment de la fracture, soit consécutivement par compression et gangrène.

Nous devons signaler encore les *phlyctènes*, qui, bien qu'observées dans les fractures des autres os des membres, se rencontrent plus particulièrement à la jambe. Leur pathogénie a donné lieu à bien des discussions, mais n'a pas encore été complètement élucidée.

Les *complications vasculaires* peuvent revêtir différentes formes. S'il n'y a pas de plaie, un vaste épanchement sanguin peut être la seule conséquence des lésions vasculaires. Mais, si les artères principales sont lésées, cet épanchement revêtira le type et présentera la gravité des *anévrysmes faux primitifs.* J.-L. Petit, dans un cas d'anévrysme diffus volumineux de la jambe, n'avait pas hésité à inciser, découvrir l'artère, et arrêter directement l'hémorrhagie; la fracture se consolida.

Cette ligature de l'artère, après ouverture de la poche, fut adoptée et préconisée par Boyer. Pelletan avait recours à l'amputation de cuisse. C'est à ce moment, en 1807, que Dupuytren dans un mémoire qui fait époque, proposa la ligature de la fémorale pour les anévrysmes diffus consécutifs aux fractures de jambe. Il exécuta cette ligature pour une fracture par coup de feu ayant lésé les artères de la jambe et son malade guérit. Un cas analogue de Delpech vint étayer sa théorie. White parvint, en 1764, à guérir une hémorrhagie de l'artère tibiale antérieure, accompagnant une fracture compliquée de jambe, en appliquant le tamponnement et le tourniquet sur l'espace interosseux. En 1859, Verneuil rapporta le premier fait d'une lésion vasculaire, compliquant une fracture de jambe, guérie par la compression intermittente de la fémorale sur la branche ilio-pubienne, et au moyen d'un sac de plomb appliqué sur le trajet de la fémorale : il s'agissait d'un malade qui, étant à cheval, s'était heurté la jambe contre un brancard de voiture. Un gonflement considérable du membre, qui survint immédiatement, empêcha pendant quinze jours de reconnaître la fracture. La collection qui distendait la jambe était animée de battements isochrones aux battements du pouls qui cessaient dès qu'on comprimait la fémorale. L'existence d'un souffle ne put être affirmée. La pédieuse battait normalement. A la suite de la compression, la guérison fut complète. Azam (de Bordeaux) a, depuis, publié un cas à peu près analogue. A la suite d'une fracture de jambe, à la partie inférieure, s'était formé un anévrysme diffus, nettement reconnaissable à ses battements et à son souffle; la guérison survint à la suite de compression de la fémorale sur la branche horizontale du pubis, que le malade fit lui-même, à l'aide d'un verre de montre, pendant quinze jours, de sept à huit heures par jour. Depuis, des cas nouveaux ont été publiés, notamment deux, qui ont été rapportés par Vallette.

Malgré l'opinion de Malgaigne qui adopte la conduite de Dupuytren, on peut dire que la compression soit locale, soit à distance sur la fémorale, paraît, dans les cas d'anévrysme diffus de la jambe, être le traitement de choix qui se recommande tout d'abord au chirurgien.

C'est encore au mémoire que Nepveu publia en 1875 à la Société de chirurgie qu'il faut recourir, lorsqu'on veut étudier les blessures des artères dans les fractures de jambe.

Les rapports étroits des artères avec les os de la jambe expliquent la fréquence de leurs lésions dans les fractures de jambe, surtout dans celles qui se produisent par cause directe. Sur 53 faits rapportés par Nepveu, il y avait 34 fractures compliquées et 28 cas de fractures directes. L'artère peut être directement déchirée ou rompue par l'os fracturé ou par l'agent du traumatisme, mais elle peut parfois se rompre à quelque distance du trait de fracture. Nepveu signale un cas où le péroné, fracturé à 10 centimètres au-dessous de sa tête, repoussait en avant le nerf tibial antérieur, qui avait résisté, et l'artère, qui, elle, s'était rompue plus haut au niveau de son passage dans le ligament interosseux. La rupture artérielle peut être complète ou incomplète, et présenter des variétés faciles à concevoir.

La conséquence de ces lésions peut être un anévrysme faux primitif ou consécutif, avec les dangers d'inflammation, d'hémorrhagie secondaire et de gangrène. L'exploration du pouls, derrière la malléole interne, renseignera sur l'état de la tibiale postérieure, les battements de la pédieuse seront un garant de l'intégrité de la tibiale antérieure. Sur les 53 observations rapportées par Nepveu, la tibiale antérieure a été blessée dans près de la moitié des cas : 20 fois elle a été déchirée, 2 fois comprimée, une fois piquée par une esquille. La postérieure a été 9 fois atteinte : 7 fois déchirée, 2 fois comprimée. La péronière 3 fois. Enfin, les jumelles, les interosseuses, le tronc tibio-péronier, les deux artères tibiale postérieure et péronière ont été lésés simultanément.

Nepveu n'a réuni que 14 cas d'anévrysme : 6 sur la tibiale antérieure, 2 sur la tibiale postérieure, 1 sur la péronière; les autres étaient de siège indéterminé.

Il va sans dire que la gangrène du segment sous-jacent du membre peut être observée dans les cas de lésion vasculaire grave. Nepveu n'en a trouvé cependant que 5 cas, et il attribue cette rareté à la richesse de l'irrigation artérielle de la jambe. Il nous semble que le refroidissement du pied, qui accompagne les lésions des gros vaisseaux de la jambe, a souvent commandé l'amputation et a empêché l'apparition de la gangrène dont les exemples eussent été plus fréquents sans cette intervention radicale hâtive.

L'*irréductibilité* du déplacement constitue une des complications graves des fractures de jambe. Les principes hippocratiques recommandaient déjà d'agrandir la plaie des téguments et de réséquer les extrémités des fragments lorsqu'ils ne peuvent facilement se réduire. On sait qu'Ambroise Paré fit appliquer sur lui-même ce précepte.

Ces résections doivent-elles se faire primitivement ou secondairement? On a, à cet égard, beaucoup discuté et invoqué maintes statistiques. Les données actuelles permettent de négliger les opinions anciennes. L'évolution de ces fractures, avec ou sans résection, dépend uniquement de l'infection ou de l'asepsie de la plaie. La résection, qui constitue une méthode de nécessité, doit, en réalité, être employée immédiatement et temporiser ne présente aucun avantage, à côté de nombreux mouvements.

La question est d'ailleurs plus complexe. Il s'agit le plus souvent aujourd'hui, non pas de se demander si l'on réséquera immédiatement ou consécutivement, mais de savoir s'il convient de conserver le membre ou de l'amputer, car la résection est ici une opération essentiellement conservatrice.

Les indications de l'amputation sont ici les mêmes que celles que nous avons posées plus haut dans le chapitre des Fractures étudiées en général; mais elles peuvent également découler de ce fait que la résection, qui permet de réduire, laisse souvent un membre par trop raccourci, et que, dans bien des cas, la consolidation troublée dans son évolution n'aboutit qu'à la pseudarthrose.

La résection ne peut donc être prescrite que lorsqu'elle ne supprime pas une portion trop considérable du squelette. Dans tous les cas où elle est indiquée, il est préférable de l'exécuter immédiatement.

Souvent, en présence d'une fracture grave de jambe, le chirurgien aura à se demander s'il doit conserver le membre ou s'il doit pratiquer l'amputation. Nous ne reproduirons, à cet égard, aucune des statistiques auxquelles on a eu recours si fréquemment jusque dans ces derniers temps. Quel est le chirurgien qui, en présence d'un malade de ce genre, aura recours à ces chiffres pour tracer sa ligne de conduite? Il examinera, comme nous l'avons déjà dit, la nature des lésions, la variété de la fracture, l'étendue de la plaie des téguments, et, surtout, l'état des vaisseaux et des nerfs; il pèsera les chances de réussite que présente la conservation, il fera entrer en ligne de compte les dangers que sa tentative fera courir au malade, il tiendra grand compte de l'état général du blessé, du milieu où il se trouve, et de conditions et circonstances diverses qui pourront influencer son opinion et faire pencher la balance du côté de l'intervention et de la conservation.

Les complications qui suivent les fractures des os longs, ne sont nulle part aussi développées et aussi fréquentes que dans les fractures des deux os de la jambe. C'est surtout dans ces fractures, lorsque le malade se sert pour la première fois de son membre, qu'on voit le membre se gonfler, devenir bleuâtre et cyanosé : un œdème notable apparaît bientôt et persiste, et la douleur survient vite au moindre mouvement des articulations enraidies. Malgaigne a fort bien décrit ces suites immédiates des fractures de jambe. Nous avons vu qu'elles étaient sous la dépendance de plusieurs facteurs : les oblitérations veineuses, l'atrophie des muscles et les raideurs articulaires.

Les oblitérations veineuses ont été depuis longtemps particulièrement signalées dans les fractures de jambe. Les accidents emboliques qui les suivent ont suscité des travaux de la part de Velpeau, Bouchard, Azam, Virchow, etc. On sait que c'est aussi à l'occasion des fractures de jambe et particulièrement des fractures en V que l'embolie graisseuse a été étudiée.

Une complication assez fréquente, mais bénigne des fractures de jambe, est la présence d'un épanchement dans l'articulation du genou. On ne saurait ici invoquer les mêmes théories que celles qui ont été mises en avant pour expliquer l'hydarthrose du genou dans les fractures du fémur, et l'on doit attribuer cet épanchement au retentissement du traumatisme initial sur la jointure qu'il a plus ou moins violentée.

Enfin le cal peut être troublé dans son évolution. Toutes les variétés de *pseudarthroses* ont été observées à la suite des fractures de jambe. Les plus rares sont celles qui appartiennent à la variété fibro-synoviale. Cependant Chassaignac, en 1856, en a fait connaître un exemple remarquable à la Société de chirurgie. Berger en a tout récemment présenté un nouveau cas avec examen anatomique fort complet.

La pseudarthrose est d'ailleurs rare à la jambe. Walker (d'Oxford) évalue la proportion à 3 pour 1000 fractures. Lonsdale, dans l'espace de dix ans, et sur 4000 fractures, n'aurait constaté que 5 à 6 pseudarthroses de la jambe. Cependant Norris en a trouvé 18 sur 1200 fractures. Malgaigne en a recueilli 11 cas. Bérenger-Féraud, dans son travail classique, trouve sur 1005 cas de pseudarthroses, 242 pour la jambe.

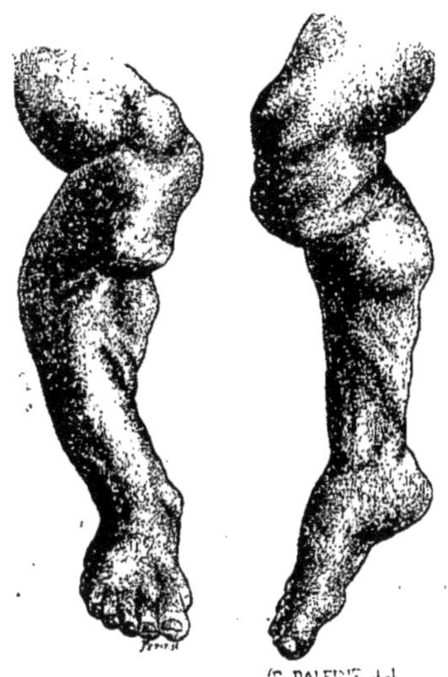

Fig. 215. — Pseudarthrose de la jambe (d'après Bérenger-Féraud).

Nous n'avons pas à revenir ici sur les causes de ces pseudarthroses qui sont à la jambe ce qu'elles sont ailleurs. Nous dirons que souvent la pseudarthrose est incompatible avec la marche et le fonctionnement régulier du membre, mais que, dans quelques cas, le malade n'en est pas trop incommodé. Letenneur (de Nantes) a rapporté un cas où, malgré un écartement des os pouvant atteindre plusieurs centimètres, le blessé se livrait à la profession pénible de portefaix, et était doué d'une grande vigueur; c'est là une exception.

Le traitement de ces pseudarthroses est d'ailleurs soumis aux mêmes règles que celui des pseudarthroses en général.

Les cals difformes fréquemment observés à la jambe sont constitués soit par la consolidation des os dans une position vicieuse, soit par la formation d'un cal, englobant ensemble les quatre fragments, comprimant les nerfs et les vaisseaux. D'ailleurs, toutes les variétés de cals difformes peuvent se retrouver à la suite des fractures de jambe. Ajoutons toutefois que lorsque le péroné n'est pas fracturé, et qu'il existe un certain degré de chevauchement du côté du tibia, on constate soit une luxation de la tête du péroné sur le plateau tibial, soit une incurvation et une hypertrophie totale du péroné qui s'adapte ainsi au raccourcissement du tibia.

Ces cals réclament la même thérapeutique que les cals douloureux ou difformes des autres fractures.

## IV

## FRACTURES DU PÉRONÉ

POUTEAU, Mémoire sur les fractures du péroné. Œuvres posthumes, 1787. — MAISONNEUVE, Recherches sur la fracture du péroné. *Arch. de méd.*, 1840, t. VII, p. 165. — JARJAVAY, Thèse d'agrégation, 1851. — ROUGEDEMONTANT, Fractures indirectes du péroné. Thèse de Paris, 1866. — TILLAUX, Des fractures malléolaires. Acad. de méd., 1872. *Gaz. hebd.*, 1872. — DIDIONOW, Mécanisme des fractures malléolaires. Thèse de Paris, 1872. — DENY, De la fracture du péroné avec déchirure du ligament latéral interne. Thèse de Paris, 1876. — HŒNIGSCHMIED, Expériences cadavériques sur la rupture des lig. de l'articul. tib.-tarsienne et la production des fractures indirectes des malléoles. *Deutsche Zeitschrift für Chirurgie*, VIII, nos 2 et 3, juin 1876. — CLIPPINGDALE, Fracture de l'extrémité inférieure du péroné. Siège, causes, complications. Statistique de Londres. *Med. Times and Gaz.*, t. II, p. 541, 1878. — DURET, *Gazette méd.*, 1886, n° 53. — G. CALLENDER, Note sur les entorses compliquées de fracture. *Philad. med. Times*, 12 octob. 1878. — DUNAND, Thèse de Paris, 1878, n° 217. — MERCIER, Thèse de Paris, 1880, n° 316. — TISSERAND, Thèse de Paris, 1880. — LOMPRÉ, Thèse de Paris, 1883. — TRÉLAT, Leçons sur les fractures du péroné. *Gaz. des hôp.*, 24 mai 1883. — ROUTIER, *Progrès méd.*, 11 oct. 1884. — TILLAUX, Fracture bi-malléolaire par abduction. *Gaz. des hôpit.*, 28 janvier 1886.

**Étiologie.** — Avec les fractures de côtes et du radius, les fractures du péroné sont de toutes les plus fréquentes. Aussi les auteurs qui s'en sont occupés, se sont-ils efforcés d'en établir avec soin le pourcentage, et malgré les résultats très différents auxquels ils sont arrivés, on en peut conclure que c'est une variété de fractures extrêmement fréquente. Le relevé a été fait sur les grandes statistiques de fractures et nous y trouvons les chiffres suivants : pour Dupuytren, il y a une fracture du péroné sur trois fractures observées, chiffre évidemment exagéré; elles se chiffrent par 14 ou 15 pour 100 suivant la plupart des auteurs, 25 pour 100, c'est-à-dire 1/4 pour Malgaigne et Lonsdale. Mais, dans cette évaluation, on comprend toutes les fractures de l'os : les plus fréquentes, c'est-à-dire celles qui siègent au tiers ou au quart inférieur; les plus rares, celles de l'extrémité supérieure; celles d'une fréquence relative, fractures de la partie moyenne du corps de l'os.

Connues de David, qui sous le nom de Bazille les décrivit en 1771, elles ont été étudiées par Pouteau, qui crut à la contraction musculaire comme cause fréquente, par Boyer, qui les classa en fractures par abduction et adduction. Fabre, Pott, après les avoir longtemps confondues avec les entorses, erreur fréquemment commise encore aujourd'hui, entrèrent dans la voie de l'expérimentation. Dupuytren, en 1813, fit des expériences cadavériques; en 1840, Maisonneuve publia un important mémoire enrichi des notions qu'ont établies William Bromfield, Richerand. A une époque plus rapprochée, Tillaux fit des expériences cadavériques sur les fractures tibio-tarsiennes; recherches confirmées par Hönigschmied (1877).

**Étiologie.** — On peut diviser leurs causes en *causes directes* et *indirectes*. Aux premières, correspondent les violences produites par le passage d'une roue de voiture, le choc d'un corps pesant ou projeté, coups de bâton, de pierre, les coups de feu. Hergott signala en 1854, et Duplay, Perrin, Terrier s'associèrent à son idée, une fracture de l'extrémité supérieure par cause directe.

Quant aux *fractures indirectes*, elles reconnaissent presque toujours la même cause : une chute, un faux pas avec renversement du pied en dehors ou en dedans, mais avec un grand nombre de modes pathogéniques, suivant qu'il y a torsion, extension, flexion, adduction, abduction, etc., toutes circonstances que nous étudierons en détail dans le paragraphe suivant. Enfin, il faut souvent incriminer les mouvements anormaux ou exagérés du pied s'il est mobile, de la jambe sur le pied, si celui-ci est fixé.

La fracture du péroné est plus fréquente chez l'homme que chez la femme, dans la proportion de 88/21, elle siège ordinairement à la jambe droite (2/3 des cas pour Dupuytren), elle est aussi plus fréquente en hiver.

Rare et presque inconnue avant 15 ans, peu fréquente de 15 à 25 ans; elle est d'une extrême fréquence de 25 à 50 ans, commence à devenir rare de 50 à 60 et ne s'observe plus guère après 70 ans.

**Mécanisme.** — Le mécanisme suivant lequel se produisent les fractures du péroné est un des points de la pathologie externe qui ont le plus excité la sagacité des auteurs. Aux noms que nous avons déjà cités il faut ajouter ceux de Vidal (de Cassis), Benjamin Anger, Deny (thèse) et de Laugier, Nélaton, Gerdy, Broca, Richet et Trélat, qui dans diverses cliniques ajoutèrent leurs observations personnelles à l'histoire des fractures du péroné.

Pour Boyer, le mécanisme était simple : la fracture se produisait dans le renversement du pied en dehors, la fracture provenant alors soit de l'astragale qui, entraînée en dehors par l'adduction du pied, repoussait la malléole de dedans en dehors, soit par le calcanéum (renversement du pied en dehors), qui pressait sur la malléole de bas en haut (abduction).

Le mécanisme invoqué par Dupuytren était autre : dans l'adduction, la traction exercée sur la malléole externe par les ligaments latéraux péronéo-calcanéen et astragalien produisait l'*arrachement* de la malléole; dans l'abduction, au contraire, le déplacement du centre de gravité faisait porter le poids du corps entier sur la malléole péronière (mécanisme admis aussi par L.-J. Sanson et Maisonneuve). Les idées de Maisonneuve (mémoire de 1840) vinrent tout changer : pour cet auteur, il n'y a pas de fracture par abduction; car celle-ci entraîne seulement la rupture du ligament latéral interne; mais la fracture se produit par rotation de la pointe du pied en dedans (arrachement de Dupuytren) ou en dehors (divulsion); s'il y a d'abord écartement de la malléole péronière ou diastasis, la fracture se produit alors au point de moindre résistance de l'os, c'est-à-dire à l'union du 1/4 supérieur avec les 3/4 inférieurs (fracture par diastase, par contre-coup de David, ou par exagération de la cambrure naturelle (Boyer).

De ses expériences cadavériques, M. Tillaux a cru pouvoir conclure :

1° L'adduction peut produire l'arrachement simple de la malléole externe, l'arrachement avec éclatement de la malléole interne (*fracture bi-malléolaire par adduction* de cet auteur), la fracture du péroné au-dessus des ligaments tibio-péroniers inférieurs avec fracture épiphysaire partielle ou totale du tibia (*fracture sus-malléolaire transversale par adduction*);

2° L'abduction produit ordinairement une fracture des deux malléoles (*fracture bi-malléolaire par abduction* de Tillaux) avec arrachement interne, dite encore fracture de Pott;

3° Dans la divulsion, c'est-à-dire dans la rotation du pied la jambe étant fixée, ou dans les mouvements de la jambe le pied étant fixé au sol dans une rainure ou une excavation par exemple, la malléole interne se rompt la première.

Maisonneuve n'adopte pas cette dernière opinion, et pour lui la malléole externe se fracture d'abord.

Pour Tillaux, par conséquent, l'adduction est la seule cause de fracture isolée du péroné; suivant que cette adduction est plus ou moins prononcée, il y a fracture de la pointe ou de la base; ce qui fait l'une et l'autre fracture, c'est la conservation du ligament péronéo-tibial inférieur.

Poncet professe une opinion mixte, et pour lui l'abduction ne saurait être séparée de la rotation en dehors de Maisonneuve. L'étude approfondie des lésions observées sur le cadavre nous permet de nous rendre compte non seulement du mécanisme de la fracture, mais encore de la production de quelques-unes des complications qui peuvent survenir.

Si nous suivons par étapes les mouvements d'adduction et d'abduction, nous passons par la gradation suivante :

| ADDUCTION | ABDUCTION |
|---|---|
| 1° Entorse. | 1° Entorse du ligament latéral interne. |
| 2° Fracture à 3 centimètres au-dessus de la malléole externe (arrachement). | 2° Arrachement de la malléole interne. |
| 3° Éclatement de la malléole interne, pressée de dedans en dehors par l'astragale. | 3° Divulsion péronéale. |
| 4° Perforation de la peau par le péroné. | 4° Fracture du péroné à 6 où 7 centimètres du sommet de la malléole. |
| 5° Luxation du pied et de l'astragale. | 5° Perforation de la peau au niveau de la malléole interne. |
| | 6° Luxation du pied en dehors. |

En résumé, nous pouvons trouver au point de vue anatomo-pathologique trois fractures indirectes dites classiques :

1° La fracture *par arrachement*. Elle est transversale et offre deux variétés : arrachement près du sommet, arrachement de la base (à 3 centimètres) au-dessous du sommet (adduction);

2° La fracture *par divulsion* dont le trait dirigé de haut en bas et d'arrière en avant, est situé à 4, 5, 6 centimètres au-dessus de la malléole;

3° La fracture *par diastasis*, contestée au point de vue clinique par Malgaigne, reproduite expérimentalement par Tillaux, provenant de la déviation de la pointe du pied en dehors (l'astragale formant levier à point d'appui malléolaire interne, à résistance malléolaire externe). Il y a alors rupture des ligaments tibio-péroniers inférieurs et fracture de l'os à l'union de son quart supérieur avec les trois quarts inférieurs. Nous avons dit que cliniquement cette variété était extrêmement rare.

A côté de ces variétés dites classiques de fracture du péroné, il y a lieu de faire une place à part aux fractures dites de *cause musculaire* (fracture par contraction du biceps), signalées par Hergott dans la flexion de la jambe, et à la fracture marginale vaguement signalée par Wagstaffe et bien décrite par le professeur Le Fort et Leroy (thèse). Cette fracture, dont l'étude est de date récente, fera l'objet d'un chapitre à part.

Quant au mécanisme et au siège des fractures directes, il est à peine besoin

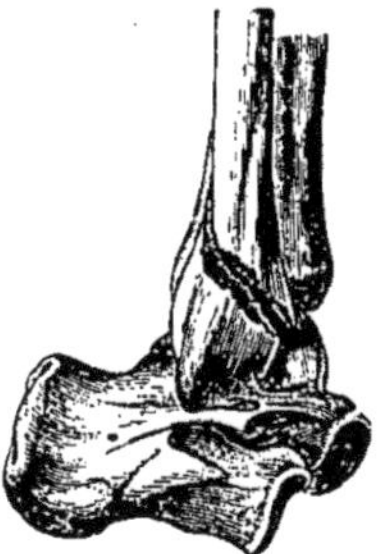

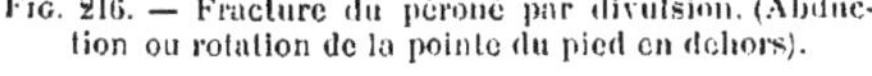

Fig. 216. — Fracture du péroné par divulsion. (Abduction ou rotation de la pointe du pied en dehors).

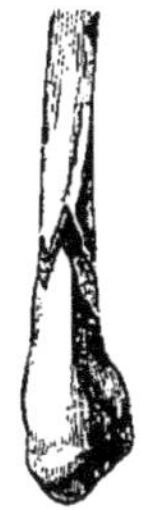

Fig. 217. — Fracture du péroné par arrachement (adduction). Le trait de fracture est ici plus élevé qu'il ne l'est habituellement.

de les mentionner : les fractures de cause directe siègent au lieu du traumatisme, plus souvent à la partie moyenne de l'os.

Enfin, nous devons signaler une variété de fracture du péroné dite *par écrasement* qui, par les lésions du tibia qui l'accompagnent, rentre dans le cadre des fractures de jambe.

Ces fractures du péroné peuvent se résumer sous forme de tableau :

| | | | |
|---|---|---|---|
| Fractures. | *de l'extrémité supérieure* | Arrachement de l'épiphyse. | |
| | | Fracture de cause musculaire. | |
| | *du corps de l'os* | Tiers supérieur. | Diastasis. |
| | | Tiers inférieur. | (5 à 7 centimètres au-dessus de la pointe de la malléole) divulsion. |
| | | Partie moyenne. | Fractures directes. |
| | *de l'extrémité inférieure (malléole externe)* | Arrachement | de la pointe à 1 centimètre du sommet. |
| | | | de la base à 3 centimètres du sommet. |
| | | Marginale antérieure : au bord antérieur. | |
| | | Par écrasement. | |

D'après ce que nous avons dit plus haut, on voit que quelques-unes de ces fractures, fracture par divulsion par exemple, s'accompagnent presque fatalement de dégâts du côté du tibia, à tel point que quelques auteurs (Delorme) n'ont pas cru devoir les décrire à part, « parce que si la simplicité y gagnait, la vérité y perdait ».

Les fractures du péroné sont d'une étude difficile et bien que cliniquement un certain nombre d'entre elles fassent partie de l'histoire des fractures de jambe, nous suivrons l'exemple de Boyer qui les décrit à part, et nous indiquerons comme complications parfois inévitables les lésions concomitantes du tibia :

il sera d'ailleurs facile au lecteur de se reporter au chapitre consacré aux fractures de jambe pour compléter l'étude des fractures du péroné.

Nous conserverons la division classique et nous décrirons successivement dans chaque paragraphe de séméiologie, de diagnostic et de traitement, les particularités qui ont trait aux fractures par arrachement, par divulsion et par diastase, si tant est que ces dernières existent cliniquement.

**Signes.** — Les signes des fractures du péroné varient dans des limites assez notables, suivant qu'on est en présence de l'une ou l'autre des variétés.

Fracture par arrachement. — Les commémoratifs sont ordinairement conformes au type suivant : en marchant, le malade tombe ou glisse; le pied « a tourné », il y a douleur vive, chute, impossibilité de marcher.

Dans la fracture par arrachement elle-même, il y a lieu de reconnaître trois degrés : s'il y a arrachement simple de la pointe de la malléole, il peut n'y avoir pas de déplacement, pas de déviation en dehors; on trouve alors les signes habituels d'une forte entorse; le gonflement est limité, et l'ecchymose qui l'accompagne peu étendue; on peut parfois sentir une petite dépression à 2 ou 3 centimètres du sommet de la malléole : c'est là que siège la *douleur*, elle y est nettement localisée et réveillée par la pression.

La *crépitation* est rare ou n'existe pas; parfois on peut la sentir en faisant porter à faux le pied du malade sur le bord du lit et en cherchant à l'obtenir par la pression des pouces sur les deux fragments. Ce procédé, au moins inutile pour établir le diagnostic, est en général fort douloureux.

S'il est nécessaire de sentir la *dépression* produite par la fracture, il est préférable de la rechercher avec l'ongle, le pied étant en adduction; elle est toujours transversale.

Aubry (de Rennes) et J.-L. Sanson ont signalé dans cette variété le mouvement de translation latérale de l'astragale saisie d'une main, la jambe étant fixée de l'autre, comme pouvant produire (15 fois sur 18 cas) un choc contre la malléole interne (*choc astragalien*).

La *déformation* du membre est alors peu accusée (Nélaton); souvent, elle est nulle; en tout cas, elle est produite par le seul gonflement.

*Dans un second degré*, à l'arrachement de la malléole externe s'est jointe une rupture du ligament péronéo-tibial; le trait de fracture siège plus haut, 2 centimètres environ du sommet de la malléole. La plupart des signes existent comme dans le cas précédent, mais sont plus accentués; le gonflement est encore borné à la malléole externe, le siège de la douleur est au niveau du trait de fracture : elle cesse brusquement au-dessus et au-dessous de ce point précis; l'*ecchymose* est profonde, nette, bien circonscrite et au niveau de la fracture elle apparaît plus foncée; elle existe souvent aussi à la malléole interne.

On peut sentir assez facilement une dépression transversale qui s'accuse si le pied est porté en adduction, l'écartement des fragments devenant considérable. La crépitation dans ce cas encore est rare, mais possible; elle est mise en évidence par la pression directe des fragments, toujours douloureuse; le ballottement de l'astragale n'est pas encore très accusé, mais s'obtient quelquefois, les mouvements de latéralité étant dans ce cas assez étendus.

Le gonflement peut être considérable.

Si la douleur siège à plus de 3 centimètres du sommet de la malléole, c'est qu'il y a obliquité du trait de fracture (Poulet et Bousquet).

*Dans un troisième degré* de cette fracture par adduction, non-seulement la base de la malléole externe a été arrachée, mais les deux malléoles sont fracturées; si la torsion du pied a été considérable, il peut y avoir perforation de la peau par le péroné; dans un cas observé dans le service de M. Polaillon (1887), la malléole externe tout entière, quoique non fracturée, faisait saillie à travers la peau.

L'ampleur des mouvements de latéralité est encore plus grande; le pied est alors dévié, le ballottement astragalien est au maximum, il y a allongement du talon par glissement de l'astragale en arrière (Hamilton), signe de peu de valeur (Reclus), puisqu'il résulterait surtout du gonflement et aurait été constaté dans les fractures de métatarsiens et dans l'entorse.

Les complications immédiates consistent dans la fracture de l'extrémité inférieure du tibia, dans la déchirure des téguments externes avec luxation du pied établissant alors la transition entre les fractures proprement dites du péroné et les fractures dites bi-malléolaires.

Fracture par divulsion. — C'est la fracture bi-malléolaire par abduction de Tillaux : elle existe bien rarement à l'état isolé et s'accompagne ordinairement de lésion du tibia.

Une chute, l'impossibilité de marcher, parfois la sensation ou le bruit perçu par le malade d'un corps qui s'est brisé (Trélat), tels sont les *signes rationnels* de cette fracture.

Nous suivrons dans l'étude des symptômes de cette fracture l'ordre indiqué par Sébileau dans un excellent mémoire sur ce sujet.

A l'inspection, on trouve une *déformation* qui, dans bien des cas, est caractéristique. Notons cependant que pour quelques auteurs la divulsion peut exister par arrachement de la malléole interne, sans arrachement notable de la malléole externe; ce serait là en quelque sorte un premier degré de cette fracture sans déviation; Nélaton donne l'avantage à la difformité, facile à percevoir sur la mobilité et la crépitation difficiles à sentir. Cette déformation, qui a fait donner à la fracture le nom de fracture de Dupuytren en *coup de hache*, est caractéristique, et bien que, comme nous le verrons, elle puisse manquer, elle est considérée comme classique : aussi, nous empruntons une description minutieuse et étendue qui résume la description de Dupuytren à l'ouvrage de Nélaton.

« L'axe du pied, au lieu de se porter directement d'arrière en avant, est légèrement dévié en dehors : cette déviation est telle que la pointe du pied est située à 3 ou 4 centimètres du lieu qu'elle devrait occuper. Le talon a subi une déviation en sens opposé; il s'est porté en dedans. Tout le pied a donc subi un mouvement de rotation; tandis que son extrémité antérieure décrit un arc de cercle qui porte sa pointe en dehors, le talon en décrit un en sens inverse. Ce déplacement du pied est en rapport avec un mouvement analogue opéré par l'astragale. La partie postérieure de la face interne de cet os prend un point d'appui sur la partie postérieure de la malléole interne, tandis que son extrémité antérieure, qui n'est plus retenue par la malléole du péroné, se porte en dehors, et sort en partie de l'articulation. Si l'on examine alors la partie antérieure du membre, l'axe fictif de la jambe, prolongé par la pensée au delà de son extrémité inférieure, ne tombe plus vers le milieu du pied, mais sur un point plus ou moins rapproché de son bord interne. Comme conséquence de ce mouvement opéré par l'astragale et communiqué au pied tout entier, on remarque en outre une saillie de la partie antérieure de la malléole interne, dont le bord postérieur se trouve au contraire en partie masqué par le refoulement des parties molles repoussées en dedans par le calcanéum.

Vers le côté externe de l'articulation, on trouve une dépression située à 5 ou 6 centimètres du sommet de la malléole; cette dépression, souvent perceptible à la vue et toujours reconnaissable par le toucher (coup de hache de Dupuytren), est surmontée par une saillie anguleuse, formée par l'extrémité du fragment supérieur. Pott et Dupuytren attribuaient cette dépression à un mouvement de bascule exécuté par le fragment malléolaire, dont l'extrémité supérieure se porterait en dedans en se rapprochant du tibia, de manière à laisser un vide au-dessous du fragment supérieur qui reste immobile; mais M. Maisonneuve a fait remarquer que la fracture étant toujours située à 5 ou 6 centimètres du sommet de la malléole, le fragment inférieur appuie par toute sa face interne sur le tibia, et que, par conséquent, il ne peut se porter en dedans. Voici comment il explique cette dépression sus-malléolaire : la malléole est repoussée en dehors et en arrière par l'astragale, de sorte qu'elle abandonne le fragment supérieur, qui devient alors saillant sous la peau; de plus, la rainure qui sépare les deux fragments s'élargit par le fait de ce mouvement, et présente un vide, une excavation plus large en avant qu'en arrière, où elle se termine par un angle plus ou moins aigu; telle est la cause qui produit la dépression qu'on remarque immédiatement au-dessous du fragment supérieur. Ajoutons, pour compléter le tableau des déformations que présente l'articulation du pied, que les deux malléoles sont plus écartées que dans l'état normal. Cet écartement est ordinairement de 5 à 6 millimètres, et peut aller jusqu'à 10 ou 15 : on le constate aisément à l'aide d'un compas d'épaisseur (Maisonneuve) (fig. 218).

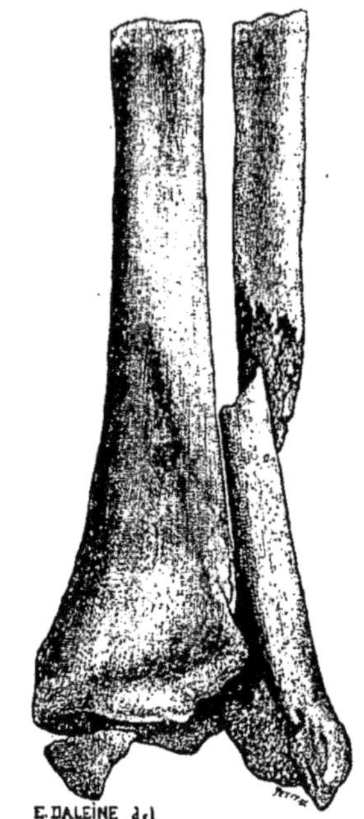


FIG. 218. — Fracture bi-malléolaire type.

En résumé, déviation de l'extrémité du pied en dehors et du talon en dedans, saillie de la partie antérieure de la malléole interne, dépression à 5 centimètres environ au-dessus de la malléole externe, écartement des deux malléoles, tels sont les caractères que présente la déformation du membre ».

Dupuytren ajoute donc à la déformation du coup de hache, la rotation du pied dont la face plantaire regarde un peu en dehors.

Le coup de hache peut exister dans la fracture isolée du péroné, mais elle est toujours moins prononcée.

Si les deux malléoles sont brisées, il y a transport de la totalité du pied en dehors, y compris les malléoles : ce n'est donc plus une luxation du pied, bien que dans ce cas encore le coup de hache soit très net.

La mobilité anormale existe; mais, comme le fait remarquer Velpeau, il faut, en la recherchant, refouler le liquide de l'œdème sous peine de la confondre avec un simple déplacement de la peau. On la perçoit de la même manière que la *crépitation*.

Nous avons vu que celle-ci manque assez souvent. Pour la percevoir, on peut, comme le conseille M. Richet, faire porter le pied à faux, puis, fixant la jambe d'une main, saisir le pied et le porter en rotation externe ou interne, ou comme Nélaton saisir la malléole externe entre le pouce et l'index et essayer de la porter d'arrière en avant, ou encore saisir la jambe à pleines mains, les pouces reposant sur chacun des fragments et s'efforçant par des pressions alternatives de les mobiliser; Maisonneuve recommande encore de porter alternativement la pointe du pied en dedans puis en dehors; mais nous ne saurions trop le répéter, ces diverses manœuvres sont toujours douloureuses, bien souvent inutiles, parfois dangereuses et ne doivent être employées qu'en cas de doute absolu. La *douleur* est sus-malléolaire, bien limitée, siégeant à 6 ou 7 centimètres du sommet de la malléole. Réveillée par la pression directe, elle peut être provoquée par la pression à distance (Nélaton, Reclus), Larrey avait signalé cette douleur à distance et conseillait pour la produire de saisir la jambe par sa partie moyenne « comme une pincette ». C'est un signe que nous considérons comme excellent, pour ne pas dire infaillible, dans le diagnostic de la plupart des fractures; la pression à distance réveille la douleur *au niveau du foyer* de fracture, et nous avons là un précieux moyen de diagnostic : 1° de la fracture; 2° de la variété de fracture (voy. plus loin : *Diagnostic*).

Le *ballottement astragalien*, bien décrit par Nélaton en 1853, existe déjà à un faible degré dans la fracture de la base de la malléole; nous avons déjà étudié ce signe qui résulte de l'écartement des deux malléoles.

Il y a en effet un *élargissement de l'espace bi-malléolaire* (Maisonneuve) pouvant varier de 5 à 6 millimètres (Reclus), ne dépassant guère 4 à 5 millimètres (Sébileau), par disjonction de la mortaise : il est toujours plus sensible à la vue qu'à la mensuration.

Roux a insisté beaucoup (1831) sur la saillie de la malléole interne, saillie qui, suivant le sort des ligaments qui s'y attachaient, peut être lisse (arrachement) ou rugueuse (fracture) ou affecter l'aspect d'une crête tranchante; dans les cas extrêmes, les téguments internes ont pu céder, d'où fracture compliquée.

Nous avons suffisamment insisté sur la dépression sous-malléolaire interne et nous avons vu en quoi elle consistait.

La *tuméfaction* et le *gonflement*, signes de peu de valeur puisqu'ils existent dans l'entorse, sont considérables : ils remontent plus haut et ne sont point aussi limités que dans la fracture par arrachement.

L'*ecchymose* à laquelle le professeur Le Fort accorde une valeur absolue est étendue; elle remonte très haut le long de la face externe de la jambe; elle encadre en bas les deux malléoles : elle est souvent plus foncée au niveau de la fracture. On la distingue en primitive et secondaire, la dernière ayant surtout une signification diagnostique.

Nous n'avons pas à revenir sur la saillie anguleuse du fragment supérieur et externe, le fragment inférieur étant propulsé en dehors et en arrière, mais cette saillie et le coup de hache peuvent manquer, le pied pouvant être porté en dehors ou en dedans (Gerdy, Richet, Sébileau, in *Archives générales de médecine*, 1886).

Fracture par diastasis. — Nous savons déjà ce qu'est le diastasis de l'articulation péronéo-tibiale inférieure. Nous avons vu quel était son mécanisme; la rupture osseuse qui en résulte siège vers le tiers supérieur de l'os.

Nous avons donc en réalité deux sortes de signes à étudier : ceux qui proviennent de la diastase; ceux qui résultent de la fracture.

Ces derniers comprennent la *tuméfaction*, encore plus diffuse que dans la fracture par divulsion, ainsi que l'*ecchymose*, qui est aussi plus étendue. Elle existe surtout au voisinage de la malléole externe et sur toute la région péronéale. La *douleur* est localisée à la partie supérieure. Réveillée par la pression directe, ou par la pression à distance (Larrey), elle se localise constamment à trois travers de doigt au-dessous de l'articulation péronéo-tibiale supérieure. Dans un grand nombre de cas, la *mobilité* du corps de l'os et la *crépitation* sont perçues à ce niveau, quel que soit le point *du corps* de l'os sur lequel porte la pression du chirurgien.

Avec les mouvements anormaux du corps de l'os, Reclus signale la *dépression* que l'on rencontre au lieu de la saillie habituelle de la tête du péroné; de plus, on peut sentir à la partie supérieure et externe du creux poplité une *tumeur osseuse* mobile, se rapprochant du péroné pendant la flexion de la jambe. A cause de la proximité de l'articulation, on trouve souvent de l'*épanchement dans le genou* qui offre une laxité spéciale due à la déchirure de son ligament latéral externe.

Inférieurement, nous trouvons un écartement bien marqué des malléoles que l'on peut réduire en partie par la pression transversale; la pointe du pied est déviée en dehors comme dans la fracture par divulsion.

Mais de toutes les lésions qui accompagnent cette fracture, une des plus fréquentes, qui existerait dans *toutes* les observations (Sébileau) et qui constitue une véritable complication, consiste dans la *blessure du nerf sciatique poplité externe*. Cette lésion entraîne la paralysie des muscles de la région antéro-externe de la jambe, et détermine l'attitude du pied en varus équin, circonstance fort importante pour le pronostic de cette fracture.

Au reste, les auteurs ont différemment interprété cette lésion du sciatique poplité externe; ce peut être une contusion, une élongation, peut-être produite par le raccourcissement du biceps (Thèse de Couette. Paris, 1881). Tardivement le cal peut comprimer ou comprendre le nerf dans son épaisseur, ainsi que G. Marchant en a rapporté un bel exemple à la Société de chirurgie.

Cette lésion a pour résultat une douleur très vive sur le trajet du nerf suivie d'anesthésie plus ou moins marquée; survient ensuite une hyperesthésie irradiée au pied et au talon qui consiste surtout en sensations intolérables de cuisson et de brûlure; simultanément s'observe la paralysie motrice.

**Diagnostic.** — Le diagnostic des fractures du péroné offre des difficultés variables, non-seulement selon la variété qui peut se présenter, mais aussi selon les divers cas appartenant à chaque genre de fractures. La fracture par divulsion « crève les yeux par la grossièreté de ses signes », dit Nélaton *en parlant de la fracture type*; mais souvent cependant, c'est un des diagnostics les plus délicats de la chirurgie que de différencier l'entorse grave de la fracture par arrachement. Aussi n'est-on pas étonné de voir quelques auteurs affirmer que si dans les cas graves l'hésitation n'est pas possible, dans d'autres le doute sera toujours permis.

Plusieurs problèmes se posent alors : 1° le péroné est-il brisé? 2° où et par quel mécanisme s'est produite la fracture, en d'autres termes quelle en est la variété : arrachement, divulsion, ou diastase? 3° y a-t-il des complications?

1° Le *péroné est-il brisé?* Oui certainement, répondent quelques chirurgiens, si l'on peut percevoir la douleur à distance (signe de Larrey, pression au tiers moyen). Nous acceptons volontiers cette proposition et nous dirons plus : ce signe peut indiquer à peu près la variété de la fracture dans les fractures du tiers supérieur et du tiers inférieur : il est difficile à percevoir ou absent dans les fractures par arrachement *lorsque les ligaments péronéo-tibiaux* inférieurs ont résisté. M. Tillaux conseille de rechercher cette douleur à distance, en percutant le corps du péroné avec un petit marteau garni d'ouate.

Cependant, il faut se mettre en garde contre une particularité signalée par Boyer et ne pas prendre pour une fracture du péroné, une simple contusion de la jambe. Le péroné recouvert supérieurement par la masse des péroniers latéraux subit surtout son mouvement de torsion au niveau même où l'os devient sous-cutané; il en résulte une disparition normale du péroné qui, dans un certain nombre de cas, a pu en imposer pour une fracture.

C'est surtout avec l'*entorse tibio-tarsienne* et tibio-péronière que l'on confondra les fractures de l'extrémité inférieure du péroné.

Le Fort donne ici toute la prépondérance comme signe à l'ecchymose qui, lorsqu'elle est bien accentuée, suffit presque à faire le diagnostic. Nous ferons une réserve cependant, en faisant remarquer que, dans quelques cas de fractures de métatarsiens, on a pu observer une ecchymose sous- et péri-malléolaire en tout semblable à celle qui accompagne les fractures du péroné (Thiéry).

Le commémoratif de torsion du pied aura peu d'importance, il existe dans l'un ou l'autre cas; la crépitation est un signe bien inconstant et nous avons vu pour quelles raisons il était le plus souvent raisonnable d'en épargner au malade la recherche toujours douloureuse.

La douleur, si elle est localisée en un des lieux habituels de fracture, est un excellent signe sur lequel s'appuie ordinairement le diagnostic. Suivre avec le doigt de haut en bas le bord tangible du péroné et s'arrêter lorsque le malade pousse un cri, est le meilleur mode d'exploration de la douleur dans les fractures du péroné.

Dans l'*entorse tibio-péronière*, la douleur sera nulle au sommet et à la base de la malléole; elle sera plus antérieure, siégera au niveau de l'articulation tibio-péronière inférieure; peu d'ecchymose, moins de gonflement, pas de douleur à distance; douleur sur l'interligne articulaire plutôt que sur l'os. Les mêmes signes, absence d'ecchymose profonde, de douleur à distance, de point douloureux isolé, différencieront la fracture de la *contusion simple*.

Nous devons avouer que le diagnostic avec l'entorse est parfois impossible et que telle fracture par arrachement de la pointe de la malléole sera souvent confondue avec une violente entorse.

2° A *quelle variété* se rapporte la fracture considérée? Dans la fracture par arrachement, on tiendra compte du sens de la torsion du pied (adduction), de l'absence de déviation en dehors, ou de la déviation en dedans; l'ecchymose, la tuméfaction sont peu étendues; pas de douleur à distance; point douloureux coïncidant parfois avec une rainure transversale à 3 centimètres du sommet de la malléole, on recherchera le ballottement astragalien, qui fera incliner vers l'hypothèse d'une fracture de la base, en sachant toutefois que ce ballottement peut exister dans le diastasis de la mortaise, sans fracture des malléoles.

Dans la fracture par divulsion, les signes seront tout autres; la déviation en dehors, la saillie de la malléole interne, la dépression sus-malléolaire avec le siège élevé de la douleur et de l'ecchymose, la tuméfaction diffuse accusée, le choc d'Aubry par écartement malléolaire, *la douleur à distance* et plus rarement la crépitation, indiqueront le diagnostic; si l'on était tenté de confondre cette fracture avec la contusion, on rechercherait l'absence de douleur fixe, la liberté des mouvements articulaires, l'absence de déformation et, dans les cas très douteux, il faudrait suivre l'évolution rapide des symptômes aboutissant à la guérison (Sébileau).

Dans la contusion, les mouvements articulaires ne s'accompagnent d'aucune douleur.

On ne confondra pas davantage la fracture par divulsion et la fracture par arrachement : chaque fois que les signes sont peu accusés et que l'on peut être dans le doute, c'est à la seconde variété qu'il faut penser (Sébileau).

A la fracture par diastase appartient le gonflement et l'ecchymose diffuse descendant fort bas et remontant à la tête du péroné; ce fait joint à l'absence de dépression et de douleur sus-malléolaire, alors qu'il existe un point douloureux à 7 ou 8 centimètres au-dessous de la tête du péroné, établira le diagnostic.

S'il y a douleur, gonflement, ecchymose très élevés, saillie en haut et en arrière d'un fragment osseux, c'est à la fracture de la tête (Hergott) qu'il faut penser; si enfin il y a paralysie des extenseurs du pied, on peut affirmer la lésion du sciatique poplité externe, qui confirme le diagnostic de fracture.

Nous ne ferons qu'indiquer ici les complications principales qu'il faut rechercher, luxations de l'astragale qui sont rares ou n'existent pas si l'os lui-même n'est pas fracturé. L'entorse coexiste presque toujours, principalement l'entorse tibio-péronière; l'état de la malléole interne doit être aussi nettement apprécié.

Des fractures directes du péroné siégeant à la partie moyenne, nous ne dirons rien : leurs signes sont ceux de toutes les fractures, et le diagnostic est facile.

Il n'en est pas de même du diagnostic de la variété spéciale de fracture du péroné, décrite par le professeur Le Fort sous le nom de fracture marginale. Son étude étant de date récente et le diagnostic délicat, nous nous proposons de la décrire dans un chapitre à part.

Disons en terminant que dans les fractures du péroné, plus que dans toute autre fracture, il y a deux sortes de diagnostic à établir; le diagnostic scientifique et le diagnostic pratique, ce dernier suffisant pour parer aux indications du traitement.

**Pronostic. — Suites. — Complications.** — *Fracture par arrachement.* — Tous les auteurs s'accordent pour dire que le pronostic de la fracture par arrachement n'est pas grave, si peu grave même que dans un certain nombre de cas la fracture a passé inaperçue; il n'en est pas tout à fait ainsi lorsque le trait de fracture siège à la base de la malléole; il y a souvent alors raideur articulaire consécutive, gêne entraînant pendant quelque temps la claudication.

Tout autre est le pronostic, s'il y a plaie des téguments et issue de la malléole. C'est le pronostic des fractures compliquées, en général.

La *fracture par divulsion* comporte un pronostic plus grave; outre que, la fracture siégeant plus haut, et le déplacement étant considérable, il peut persister une encoche à 5 ou 7 centimètres au-dessus de la malléole externe, cette fracture est encore sujette, du fait de son mécanisme et de son traitement, à de nombreuses complications que nous étudierons bientôt.

Nous savons déjà que dans la *fracture par diastase*, la lésion articulaire est seule importante : à côté des lésions banales de l'entorse et de l'élargissement de la mortaise péronéo-tibiale, il faut craindre la subluxation du pied.

Si la fracture siège très haut (fracture d'Hergott), il survient toujours une complication grave qui entre alors en ligne de compte : c'est la paralysie et les phénomènes douloureux qui témoignent de la blessure du sciatique poplité externe (Weber, Müller, Brand, Duplay, Perrin, Perrier), ou plus tard de sa compression par le cal.

Enfin la *fracture par écrasement* est d'une grande gravité, car c'est une fracture comminutive intéressant ordinairement les deux os de la jambe et pouvant nécessiter l'amputation.

Nous empruntons à la classification de Sébileau les considérations suivantes qui ont trait aux suites et complications. Elles sont des plus nombreuses et s'appliquent principalement à la variété de fracture dite de Dupuytren.

« Les éléments du pronostic peuvent être aggravés par les circonstances suivantes :

1° Difficulté de réduction (Bérard, Richet);

2° Difficulté de contention; retour au coup de hache (Sébileau);

3° En l'absence de traitement, il reste une position vicieuse du pied et de l'impotence fonctionnelle (Cooper, Boyer, Pott, Pouteau, Vidal (de Cassis), Deny, Hamilton, Richet);

4° Retour de la déformation, si l'appareil est enlevé trop tôt (Terrillon, Sébileau);

5° Jeu de l'articulation, par élargissement de la mortaise (Nélaton, Broca).

Quant aux complications proprement dites, elles peuvent être divisées en immédiates, primitives, consécutives.

*Complications immédiates :* 1° Fracture compliquée par issue du péroné ou ulcération des téguments internes de dedans en dehors par la malléole tibiale;

2° Luxation qui est plutôt un déplacement en masse du pied et des malléoles, comme nous l'avons vu plus haut;

3° Luxation de l'astragale, rare;

4° Plaie des vaisseaux et des nerfs (Boyer), rare

5° Ouverture de l'articulation;

6° Troubles trophiques (Larcher, 1883), par distension nerveuse primitive.

*Complications primitives :* 1° Épanchement de sang ;

2° Arthrite tibio-tarsienne ;

3° Eschare par ulcération des téguments produite par les saillies osseuses ou l'application irrégulière des appareils ;

4° Gangrène du membre par septicémie (rare depuis les pansements antiseptiques des fractures exposées).

*Complications consécutives :* 1° Raideur articulaire ;

2° Pseudo-ankylose provenant souvent de la pusillanimité du malade qui redoute de mouvoir son pied (Hamilton) ;

3° Arthrite chronique, tumeur blanche ;

4° Troubles trophiques et vaso-moteurs (Maisonneuve) communs à toutes les fractures. »

Si nous avons énuméré avec soin toutes ces complications, c'est que, avec Sébileau, nous sommes convaincu que le chirurgien doit s'habituer à considérer « la fracture de Dupuytren, comme une fracture grave, parce que, sous une apparence de bénignité, elle peut amener l'impotence fonctionnelle pendant toute la vie ». Son pronostic est encore aggravé du fait de l'indocilité des malades : en tout cas, l'accident réclame un bon diagnostic qui seul peut mener à un traitement sérieux et efficace.

**Traitement.** — Nous avons vu que le traitement des fractures du péroné devait être bien conduit, aussi est-il naturel de trouver dans les auteurs la description d'un grand nombre d'appareils, qui remplissent plus ou moins les indications de traitement dictées par le mécanisme qui a présidé à la production de la fracture.

En ce qui concerne le traitement des fractures simples par arrachement, on peut avoir recours soit au simple repos sur un coussin ou un oreiller, soit à la botte ouatée, ouatée silicatée, ou enfin à la gouttière plâtrée si ordinairement employée dans les hôpitaux. On pourra, dans quelques cas encore, appliquer provisoirement l'appareil de Malgaigne à deux attelles et deux coussins latéraux, le petit appareil de Scultet modifié par Boyer (Nicaise).

Quoi qu'on fasse, il sera bon de renverser en dedans le pied dont la pointe sera en adduction (Hamilton, Richet). Nous citerons encore les appareils solidifiés de Velpeau, Laugier, Seutin, applicables aussi à la fracture par divulsion et qui offrent le double avantage d'être légers et solides. Il y a peu de temps (1886), M. Lucas-Championnière a obtenu de bons résultats du massage dans le traitement de cette variété de fracture, procédé déjà employé par Berne (1886) et bien décrit dans les thèses de Maison et Lapervenche (1887) ; il nous paraît applicable surtout aux premiers degrés de cette fracture.

Mais c'est surtout dans le traitement de la fracture par divulsion que naît la double difficulté de réduire et de maintenir la fracture réduite. Reclus propose avec raison de réduire par traction sur le pied, et nous sommes encore de son avis, lorsqu'il fait remarquer que souvent l'anesthésie générale sera nécessaire ; il ne faut pas la refuser au malade, car souvent elle peut seule assurer le succès : il faut rejeter la section du tendon d'Achille proposée par Bérard.

La fracture réduite on peut employer comme mode de contention les appareils de Richet, de Verneuil, de Charles Bell à attelle coudée, de Cooper à deux attelles coudées, le plâtre coulé de Maisonneuve, l'attelle de cuir d'Hamilton, la longue attelle externe de Boyer, les appareils insuffisants de Bromfield, Pouteau et Desault. De tous ces appareils, le plus fameux, sinon le meilleur (Hamilton en fait la critique), est certainement celui de Dupuytren, modifié par Bégin et Maisonneuve. Nous ne pouvons passer sous silence sa description, empruntée à Nélaton.

« Dupuytren pensa qu'on pouvait, en renversant le pied en dedans, exercer sur la malléole externe une traction par l'intermédiaire du ligament latéral externe : c'est alors qu'il proposa son appareil, qui se compose : 1° d'un coussin rempli de balle d'avoine, d'une longueur presque double de la jambe ; 2° d'une attelle inflexible plus longue que la jambe de 10 centimètres environ ; 3° de deux bandes longues de 4 à 5 mètres, et larges de trois travers de doigt environ. Voici comment on l'applique : les muscles ayant été préalablement relâchés par la position demi-fléchie qu'on donne au membre, le chirurgien prend le coussin, le replie à sa partie moyenne, et, après en avoir fait une espèce de coin dont il applique la base un peu au-dessus de la malléole tibiale, il l'étend sur le côté interne de la jambe, qu'il recouvre jusqu'au niveau des condyles du tibia ; l'attelle est ensuite placée sur ce coussin, de manière qu'elle dépasse de 12 à 15 centimètres le bord interne du pied ; un aide maintient dans cette position le coussin et l'attelle que le chirurgien fixe à la partie supérieure de la jambe par plusieurs tours de bande ; ainsi appuyée sur le coussin et fixée à la partie supérieure de la jambe, l'attelle laisse entre

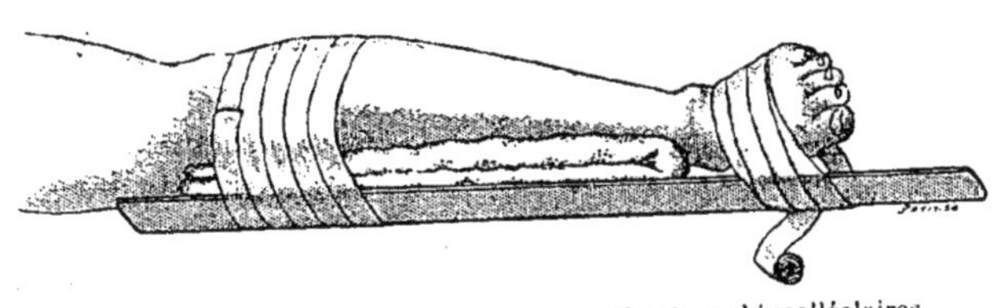

Fig. 219. — Appareil de Dupuytren pour les fractures bi-malléolaires.

elle et le bord interne du pied un intervalle de 6 à 7 centimètres égal à l'épaisseur de la base du coussin ; ce vide est destiné à permettre le renversement du pied en dedans et l'attelle doit fournir un point d'appui aux bandes qui exerceront une traction sur le pied ; pour cela, le chirurgien ayant fixé autour de la partie inférieure de l'attelle le chef de la deuxième bande, dirige celle-ci successivement de l'attelle sur la face dorsale du pied, sur son bord externe, sous sa plante, sur l'attelle, puis de celle-ci sur le cou-de-pied et sous le talon, pour revenir ensuite sur l'attelle et continuer de la même manière jusqu'à ce que toute la bande soit employée. En embrassant ainsi dans les mêmes cercles l'attelle et le cou-de-pied, puis l'attelle et le talon alternativement, il complète la réduction de la fracture (fig. 219).

« Dupuytren se proposait, à l'aide de cet appareil, de remédier au mouvement de bascule, en exerçant par l'intermédiaire des ligaments latéraux externes une traction qui portait en dedans le sommet de la malléole externe ; mais en étudiant l'effet de cet appareil, on voit qu'il a surtout pour résultat d'incliner en dedans toute la partie antérieure du pied; or, nous avons vu que le déplacement des os et la déformation du pied résultent d'un mouvement en sens inverse. Cet appareil remplit donc de la manière la plus satisfaisante toutes les indications; il attire le sommet de la malléole en dedans et en avant, il replace l'astragale dans la mortaise, il relâche les tissus placés à la partie interne de l'articulation, rapproche les extrémités du ligament latéral interne s'il a été rompu, et rétablit le contact entre la malléole interne et le tibia, si cette apophyse a été arrachée.

Comme la bande supérieure et l'inférieure laissent entre elles un intervalle dans lequel on voit à nu l'articulation et le lieu de la fracture dans toute son étendue, on recouvre ces parties de compresses trempées dans une liqueur résolutive, qu'on peut renouveler sans enlever l'appareil; le pansement terminé, on couche le membre demi-fléchi sur son côté externe.

On peut reprocher à cet appareil de se déplacer facilement; les bandes se relâchent, le coussin s'affaisse, l'attelle se porte en avant ou en arrière: aussi serait-il bon de remplacer les bandes sèches par deux bandes enduites de dextrine; on pourrait également, comme le propose M. Maisonneuve, appliquer sur le membre une bande roulée enduite de dextrine et appliquer par-dessus cette bande l'appareil de Dupuytren, qu'on laisserait en place jusqu'à dessiccation complète de la bande dextrinée. Celle-ci conserverait alors la forme que lui a fait prendre l'appareil provisoire et s'opposerait à tout déplacement consécutif. Cet appareil aurait sur le précédent l'avantage d'être plus léger; mais les plis qui existeraient nécessairement vers le côté interne de l'articulation du pied exerceraient peut-être une pression douloureuse ».

Nous avons déjà vu qu'Hamilton critiquait cet appareil, et plusieurs auteurs (Boyer) font remarquer que son principal inconvénient est la pression qu'il exerce sur le membre en deux endroits, d'où œdème et sphacèle possibles.

Boyer préférait le Scultet modifié; mais, il faut bien le dire, la vulgarisation des appareils plâtrés a singulièrement restreint l'emploi de l'appareil de Dupuytren.

Pour traiter la fracture par diastasis, il suffit de rapprocher les malléoles par une bande serrée autour d'elles; les appareils inamovibles sont également indiqués.

Dans le cas de fracture de la tête du péroné, si l'on croit à une élongation du sciatique poplité externe par contraction du biceps, il y aurait lieu de faire la ténotomie de ce muscle.

Dans quelques cas tout à fait graves, la suppression du membre a pu être indiquée (deux cas pour douleur et impotence fonctionnelle, plusieurs cas de fracture par écrasement, fractures compliquées).

Les auteurs ne sont pas d'accord sur le temps pendant lequel l'appareil devra être laissé en place; cela dépend de la variété de fracture et un terme moyen est bien difficile à indiquer.

Dans les fractures sans déplacement, Malgaigne indique le terme de 30 jours. Middeldorpf parle de 57 jours; Wallace, 110 jours; Chélius, 5 à 6 semaines; Pierson, 35 jours; Velpeau, Dupuytren, 25 à 30 jours; Terrillon traite la fracture de Dupuytren pendant 2 mois dans un appareil inamovible. Boyer applique à ses malades un bandage roulé dès le 40e jour.

Hamilton imprime de bonne heure des mouvements à l'articulation pour éviter l'ankylose et regarde l'appareil comme nuisible au delà de 20 à 28 jours.

Poulet conseille d'immobiliser provisoirement le membre et de n'appliquer l'appareil définitif qu'après la résolution du gonflement; il est souvent préférable de ne pas attendre.

Enfin Bonnet conseille l'immobilité comme le meilleur antiphlogistique et le meilleur moyen d'éviter l'ankylose. En réalité, la contradiction n'existe pas et si les chiffres offrent un tel écart (25 à 110 jours), c'est que les auteurs ne se sont point accordés sur le mot de guérison, les uns la faisant dater du jour où le malade marche avec des béquilles, les autres du jour où il se sert régulièrement de son membre fracturé (Sébileau).

## FRACTURE MARGINALE ANTÉRIEURE DE LA MALLÉOLE EXTERNE

Sous le nom de fracture verticale par arrachement de la malléole externe, Le Fort a décrit, en 1886, dans le *Bulletin général de thérapeutique*, une variété non signalée de fracture de la malléole externe.

Cette fracture avait cependant été soupçonnée et imparfaitement décrite avant lui, dans un travail du chirurgien anglais Wagstaffe, sur « une forme insolite de fracture du péroné (1875) » ; son étude a été complétée depuis par la thèse du docteur Le Roy (1887), qui l'a appelée fracture marginale antérieure de la malléole externe.

**Étiologie et mécanisme.** — A cette époque, on ne pouvait encore regarder comme fréquente cette fracture d'étude récente, puisque la thèse de Le Roy s'appuie sur un petit nombre d'observations. Depuis nous avons souvent rencontré cette fracture et nous n'hésitons pas à la déclarer fréquente, un grand nombre de cas ayant été jusqu'ici confondus avec l'entorse tibiopéronière inférieure.

C'est une fracture de cause indirecte, produite par la distension des ligaments péronéo-tibiaux inférieurs, avec arrachement de la portion de malléole sur laquelle ils s'implantent.

Cliniquement l'adduction forcée, l'abduction forcée et l'adduction combinée à la rotation de la plante du pied en dedans lui ont donné naissance ; cette fracture résulte donc plutôt de l'arrachement de la partie antérieure de la malléole, que de la pression exercée de dedans en dehors sur elle par l'astragale comme dans le mécanisme de la divulsion (Le Roy).

L'agent de cet arrachement serait surtout le ligament péronéo-tibial inférieur, mais l'on pourrait incriminer aussi dans une certaine mesure la tension du ligament péronéo-astragalien antérieur, principalement de son faisceau supérieur.

Au point de vue anatomo-pathologique, nous trouvons plusieurs variétés. Le type en est un trait de fracture « qui naît en haut immédiatement au-dessus de l'insertion du faisceau antérieur du ligament péronéo-tibial inférieur et descend à peu près verticalement jusqu'à la pointe de la malléole, emportant à peu près les deux tiers internes de la malléole externe; quelquefois (expériences de Le Roy) le trait de fracture naît du même point, aboutit en dehors à 1 centimètre au-dessus de la pointe et en dedans s'arrête à 3 centimètres de la pointe, se porte alors en arrière et la fracture n'est pas intra-articulaire; il pourrait même exister un trait de fracture verticale postérieure.

Ces lésions ont été déterminées par les expériences de Le Roy et une autopsie due à Wagstaffe.

**Symptômes.** — Dans un certain nombre de cas, les malades après la chute ont pu se relever et marcher, mais la marche est douloureuse et s'accompagne de claudication.

La *douleur* est ordinairement très vive; le gonflement, dû surtout à l'épanchement sanguin, apparaît ensuite, borné surtout à la région malléolaire, mais toujours beaucoup plus accusé à la partie antérieure; la jambe au-dessus du cou-de-pied conserve son volume normal.

L'*ecchymose* remonte à trois ou quatre travers de doigt au-dessus de la pointe de la malléole, mais elle ne « gagne pas le bord externe du pied sous la malléole » (Le Fort).

Elle est caractéristique et constante, apparaît dès le lendemain de l'accident. La douleur à la pression doit être bien déterminée, avec la pointe mousse d'un crayon par exemple : les divers points douloureux réunis dessinent constamment une ligne verticale située sur la face externe de la malléole à l'union du tiers antérieur avec les deux tiers postérieurs et parallèle à son bord antérieur.

La pression du fragment antérieur est plus douloureuse que celle du ligament péronéo-tibial; la pression du péroné à distance n'éveille aucune douleur.

Les mouvements communiqués du pied sont douloureux.

Plus rarement on peut sentir une *rainure* au niveau de la fracture.

La *mensuration* de la malléole externe révèle une augmentation antéro-postérieure qui peut atteindre 5 millimètres.

La mobilité anormale est difficile à constater; Le Roy cite l'absence de *crépitation* quoique nous l'ayions perçue très nettement dans plusieurs cas.

**Pronostic.** — Il n'est pas grave en général, puisque la guérison est ordinairement assurée après un traitement d'un mois; cependant la douleur peut persister assez longtemps.

Si le fragment se consolide en position vicieuse (Wagstaffe), la gêne de la marche peut être notable.

**Diagnostic.** — Le diagnostic avec la *fracture de la base de la malléole* et la *fracture par divulsion* a à peine besoin d'être établi; le siège différent de la douleur, la pression qui réveille la douleur à distance, la déformation ne laisseront subsister aucun doute.

Il n'en est pas de même de l'*arrachement de la pointe de la malléole externe* qui se différenciera par le siège de la douleur, plus limité, et situé plus bas; par l'ecchymose qui tend à gagner le bord externe et non la face dorsale du pied.

L'arrachement de la surface du tibia sur laquelle s'insère le ligament péronéo-tibial antérieur est rare et n'existe d'ailleurs pas à l'état isolé; le siège de la douleur serait différent.

Mais c'est surtout avec l'*entorse tibio-tarsienne* et l'entorse tibio-péronière que peut se faire la confusion.

Pour éviter la première erreur, on recherchera si les points ligamenteux sont douloureux; la pression de la malléole externe dans le cas d'entorse ne réveille pas la douleur; l'ecchymose est différente.

Le diagnostic différentiel avec l'*entorse tibio-péronière* est le plus délicat; la recherche des points douloureux avec l'instrument mousse (crayon-stylet) est, croyons-nous, le seul moyen de diagnostic.

On devra pratiquer la mensuration de la malléole, rechercher délicatement la crépitation; enfin il existe un moyen purement empirique, « le massage n'améliore en rien l'état du malade et c'est ce fait particulier qui a conduit Le Fort à la connaissance de cette lésion de description récente ».

**Traitement.** — Quant au traitement, il est simple; nous venons de voir que le massage est inefficace; le simple repos peut à la rigueur suffire et le malade peut se lever du 15e au 30e jour.

Dans quelques cas, l'immobilisation devra être assurée par un bandage ouaté, et, s'il y a déplacement, il sera nécessaire d'appliquer un appareil inamovible plâtré.

## V

## FRACTURES DES OS DU PIED

*Généralités.* — A ne considérer que la description sommaire que la plupart des auteurs classiques accordent à cette classe de fractures, on serait tenté de les croire ou tout à fait rares ou tout à fait insignifiantes. Quelques-uns d'entre eux en font une courte mention et les passent presque sous silence, sauf celles qui intéressent l'astragale ou le calcanéum; nous avons pensé qu'il convenait de donner à ce chapitre une extension plus considérable, en décrivant avec soin, outre les fractures classiques des deux os principaux du tarse, celles du métatarse qui sont aussi communes qu'intéressantes, en ajoutant aux notions antérieurement acquises plusieurs indications nouvelles.

Les fractures du pied sont-elles en réalité aussi rares que l'avancent les auteurs qui les ont décrites dans les traités généraux? Nous ne le croyons pas, principalement en ce qui concerne celles du métatarse que nous sommes portés à croire relativement fréquentes, plus fréquentes que celles des métacarpiens.

C'est donc avec une certaine réserve que nous considérons les fractures des os du pied envisagées en général comme des fractures rares, à cause du « peu d'étendue, de la conformation, de la structure spongieuse des os et de la solidité de leurs moyens de connexion. » Ce dernier caractère nous porterait au contraire à croire plus fréquentes qu'on ne le pense les fractures par arrachement des petits os du tarse, et le faible volume de ces os explique comment ces fractures sont souvent méconnues et confondues avec les entorses graves.

Ce qui a fait encore négliger l'étude de quelques-unes de ces fractures, c'est qu'elles s'accompagnent souvent d'un ensemble de complications nombreuses luxations, contusions, plaies des téguments, fractures comminutives et ne sont souvent qu'un épisode des grands traumatismes du pied.

Les écrasements, les plaies par armes à feu, les contusions violentes, qu'il y ait ou non lésions des parties molles, en sont la cause fréquente, mais non unique: la chute sur les pieds doit être souvent incriminée pour les os du tarse et aussi pour le métatarse, dont les colonnes osseuses arquées doivent être rebelles au redressement de leur courbure.

Ces diverses considérations nous font prévoir que ces fractures sont plus fréquentes chez l'homme, que souvent de cause directe, elles sont fréquemment aussi de cause indirecte, comme dans le cas de Ledran, qui a rapporté l'observation d'un cocher qui présenta un fracas des os du tarse sans déplacement, par chute de cheval; et dans celui, devenu classique et observé par Marjolin, d'un soldat dont le tarse fut broyé, pour avoir essayé d'arrêter sous son pied un boulet qu'il croyait à la fin de sa course.

## I. — FRACTURES DE L'ASTRAGALE

Malgaigne, Traité des fractures, t. I. — Dureuil, Thèse de Paris, 1864. — Monalian, Thèse de Buffalo, 1858.

Les fractures de cet os n'offrent ni comme fréquence, ni comme symptomatologie, l'intérêt que peuvent présenter les fractures des os voisins, calcanéum et métatarsiens. Boyer ne les mentionne pas; Malgaigne en fait une courte étude qui fait contraste avec l'important mémoire qu'il consacre aux fractures du calcanéum. Elles sont souvent, dit Blum, liées à la luxation et, dans ce cas, perdent le peu d'intérêt qu'elles présentent lorsqu'elles existent à l'état isolé. Dix cas ont été recueillis par Monalian. On peut affirmer que ce sont là des fractures rares, qui sont ordinairement produites par une chute sur les pieds, chute d'une grande hauteur généralement; nous avons vu que, pour Blum, elles sont le plus souvent liées à la luxation du même os (22 fois sur 25); souvent aussi elles seraient compliquées de fracture d'une ou des deux malléoles (Malgaigne). Pour Malgaigne, elles existeraient au contraire à l'état isolé.

**Anatomie pathologique.** — Quoi qu'il en soit des lésions multiples qui peuvent les accompagner, le trait de fracture est variable. Tantôt il partage l'os suivant un trait vertical antéro-postérieur formant alors deux moitiés latérales (Tavignot); le trait peut être presque transversal et situé en arrière ou au niveau du col de l'os; dans ce cas, on dit qu'il y a fracture du col; dans quelques cas rares l'apophyse postérieure seule était détachée. Rumsey et Cooper ont décrit un trait de fracture pouvant séparer l'os en deux moitiés superposées; Lonsdale a vu ce trait prendre deux ou trois directions différentes; enfin, le détachement du col peut s'accompagner d'écrasement.

Nous savons que la fracture coexistante du calcanéum et des malléoles a été observée, que la luxation de l'os est souvent jointe à la fracture. Les déplacements peuvent être multiples, mais le plus souvent ils sont liés à la luxation; cependant Rognetta cite deux cas où le déplacement était nul. Auchsburg a pu observer des fractures multiples avec pénétration, sans déplacement.

La moitié supérieure peut se déplacer (Bryant) et sa facette articulaire supérieure regarder directement en dedans.

Concomitamment on peut observer la luxation de l'os, la fracture du tibia, du péroné, la saillie d'un fragment sous la peau perforée ou non par ce fragment que l'on peut rencontrer également au fond d'une plaie des téguments.

**Signes.** — Les signes de cette fracture sont multiples et la lésion offre l'aspect symptomatologique d'une entorse violente (Malgaigne). Le gonflement peut être considérable : l'ecchymose malléolaire apparaît du deuxième au troisième jour et est ordinairement sous-malléolaire interne.

Simultanément on remarque l'élargissement du tarse et, s'il y a écrasement, l'enfoncement de la jambe et le rapprochement des sommets des malléoles et de la plante du pied; la mensuration montre que les malléoles se sont rapprochées du sol.

Le pied est déjeté en dehors ou en dedans; l'arthrite, presque fatale à la suite de l'écrasement de l'os, laisse cependant possibles les mouvements d'extension et de flexion.

Dans la torsion du pied, on peut percevoir de la crépitation (Richet). Rognetta, probablement dans des cas de fractures comminutives, a signalé la sensation de « sac de noix » qui est devenue classique. Souvent méconnue (Delorme), la fracture de l'astragale peut être confondue soit avec une forte entorse (rechercher les points ligamenteux), soit avec une fracture du calcanéum dont les signes sont assez différents, comme nous le dirons plus loin, enfin avec une luxation simple de l'astragale (Hemming).

Le *pronostic*, sans en être très grave, est cependant sérieux à cause des lésions qui peuvent coexister et des raideurs articulaires qui en sont souvent la conséquence. On n'est donc pas étonné que nombre d'auteurs soient partisans d'un traitement actif et chirurgical tel que l'extirpation.

**Traitement.** — Les méthodes de traitement des fractures de l'astragale diffèrent selon la variété considérée. On peut les diviser en deux classes : celle de l'intervention active, celle de l'expectation après immobilisation.

Dans la première même, il y a lieu de faire une distinction importante : les uns (Hamilton), convaincus de l'inutilité des tentatives de réduction, conseillent l'extirpation comme méthode de choix lorsqu'il y a déplacement; d'autres réservent l'exérèse pour les cas où il y a complication de luxation ou de fracture comminutive avec ou sans plaie. C'est encore la méthode de choix s'il y a ulcération de la peau par des fragments; que l'extirpation soit primitive, ou secondaire (Prescott-Hewet), elle permet ordinairement le rétablissement des fonctions du membre, et sauf dans certains cas complexes, elle n'offre plus guère de dangers; mais elle doit être complète et aseptique si l'on ne veut s'exposer à l'échec que subirent Norris et Parisot, qui « perdirent chacun un malade pour avoir laissé dans le foyer de fracture des portions de l'os fracturé. » C'est encore à l'extirpation qu'on aura naturellement recours lorsque la fracture sera esquilleuse et exposée.

Dans le cas contraire, on pourra tenter l'immobilisation sous le bandage ouaté ou silicaté, ou mieux appliquer l'appareil plâtré de Richet muni de coussins latéraux dont la compression pourra parfois suffire à maintenir les fragments réduits.

## II. — FRACTURES DU CALCANÉUM

Robert, *Gaz. des hôp.*, 1843. — Adel, *Archives de Langenbeck*, Bd. XXII, 1878. Anningson, *Brit. med. journ.*, 1878. — Brissaud, Thèse de Paris, 1830. — Nadal, Thèse de Paris, 1843. — Remond, Thèse de Paris, 1857. — Pradel, Thèse de Paris, 1885.

De toutes les fractures des os du pied ce sont celles qui ont été le mieux étudiées, bien que leur fréquence soit beaucoup moindre que celle des fractures des métatarsiens.

Cet os, situé presque horizontalement au-dessous du point d'articulation de la jambe avec le pied, prolongé derrière cette articulation pour recevoir le tendon d'Achille qui s'y insère à angle droit, éprouvant immédiatement l'action des muscles extenseurs du pied, et balancé entre leur effort, le poids du corps et la résistance du sol par rapport auxquels il fait l'office d'un levier du second genre, réunit les conditions les plus propres à favoriser la production des fractures par action musculaire. Aussi le plus grand nombre de celles qui ont été observées reconnaissent-elles une semblable cause; il est même probable que ces fractures seraient bien plus fréquentes, n'était l'aplatissement transversal de la partie postérieure de l'os, d'où résulte une grande augmentation de force dans le sens vertical, la longueur du tendon d'Achille, qui rend sa rupture assez fréquente, et, plus que tout cela peut-être, la longueur des leviers formés par la jambe et la cuisse, qui, en se fléchissant dans le moment d'une chute sur la pointe des pieds absorbent une partie du poids du corps qu'ils font supporter à tous les muscles de l'extrémité inférieure. Ces fractures ne sont pas absolument fréquentes si l'on en croit Polaillon qui, sur un relevé de 1529 fractures observées dans les hôpitaux de Paris en 1863, n'a pu en relever que deux cas.

Pendant longtemps on n'a connu qu'une variété de fractures du calcanéum : les fractures par arrachement. Ce n'est qu'en 1842-1843 que Malgaigne a décrit, dans un mémoire spécial accompagné de plusieurs planches, les fractures par écrasement. Il y a donc lieu de scinder l'étude de ces fractures suivant le mécanisme qui a présidé à leur production.

### A. — FRACTURES DU CALCANÉUM PAR ARRACHEMENT

On pourrait appeler cette variété de fracture, fracture de Boyer par opposition à la fracture de Malgaigne ou fracture par écrasement.

Fracture rare (Boyer), exceptionnelle (Blum); elle peut être regardée comme une fracture de cause musculaire.

Son *étiologie* se trouve tout entière dans la citation de Boyer que nous lui empruntons ; c'est parfois un faux pas, une chute de voiture, une chute d'une assez grande hauteur se faisant le plus souvent sur la pointe des pieds (Desault) ; une violente extension du pied, ou un violent effort, le pied étant en extension, pourront encore produire cette fracture (Boyer) ; c'est à ces diverses causes que se rapportent la plupart des cas observés par Garengeot, J.-L. Petit (cas de Mme la présidente de Boissise, 1722), Desault, Richerand, Bichat, Lisfranc, Bottentuit, Assalini, Custance. Maydl a pu réunir 18 cas de fractures du calcanéum par chute sur la pointe des pieds; Burggræve ajoute encore une observation personnelle, et Anningson (1878) fait le relevé d'un certain nombre de fractures de ce genre.

La *pathogénie* en est facile à comprendre : elle consiste dans la traction considérable du tendon d'Achille sur son insertion calcanéenne, le pied étant en extension et le poids du corps venant peser entre l'appui sur le sol, et le talon élevé par le triceps sural. Le trait de fracture siège constamment entre l'articulation astragalo-calcanéenne et l'extrémité postérieure du calcanéum : il est vertical et transversal, plus ou moins rapproché de l'insertion tendineuse (Poncelet, Richerand); dans un cas, Hilton a observé un véritable arrachement épiphysaire de la surface d'insertion.

Le plus souvent la fracture est nette, sans esquille; plus rarement, il y a des esquilles (1 cas de Lisfranc) ; le déplacement est éminemment variable; il est souvent médiocre, à cause des gaines et coulisses tendineuses, des parties molles voisines qui peuvent retenir les fragments au contact (Boyer). Il peut être parfois considérable et varie de 1/2 doigt à 12 centimètres 1/2 (cas de Custance). Il varie aussi avec l'attitude donnée au membre, comme nous le verrons plus loin.

*Signes.* — Une chute sur la pointe du pied, l'impossibilité de la marche, une douleur vive du talon, tels sont les signes qu'on observe tout d'abord.

L'impotence est le plus souvent totale : lorsque le blessé veut exécuter des mouvements d'extension, il ne peut ordinairement y parvenir (Polaillon). La douleur siège surtout à la partie postérieure du talon.

Nous avons vu que le déplacement pouvait être nul, que d'autres fois il était facilement appréciable. S'il est faible, il paraît y avoir élévation du talon; la dépression est sensible au toucher; s'il y a ascension du fragment postérieur, l'écartement est variable suivant que le pied et la jambe elle-même sont ou ne sont pas en flexion. En joignant l'extension du pied à la flexion de la jambe sur la cuisse, on peut ramener les fragments au contact, et si la réduction est complète on pourrait (Boyer) percevoir la crépitation, mais le fait est peu probable.

Remarquons en passant combien cette symptomatologie est voisine de celle qu'on observe dans les fractures de l'olécrâne.

Inversement l'écartement s'exagère par la flexion du pied.

Le *diagnostic* est donc des plus faciles; l'ascension du fragment, la douleur, les commémoratifs le feront facilement établir.

Le *pronostic* est grave ; il résulte de la difficulté du traitement et, il faut bien le dire, de l'inefficacité des divers appareils employés.

*Traitement.* — Réduire la fracture par l'extension du pied et la flexion de la jambe sur la cuisse, la maintenir réduite, telles sont les deux indications qui se posent.

Pour obéir à la première on a successivement proposé un bandage fémoro-plantaire (Malgaigne), une attelle dorsale ou plantaire (Monro, Boyer); Malgaigne a conseillé de maintenir le fragment tricipital par une bandelette de diachylon qui le comprime et le ramène en position; Polaillon conseille les appareils plâtrés et silicatés avec le coussinet de diachylon pour comprimer le fragment supérieur. Mais, s'il y a grand déplacement, ces moyens ne suffisent qu'imparfaitement à combattre la tonicité des muscles.

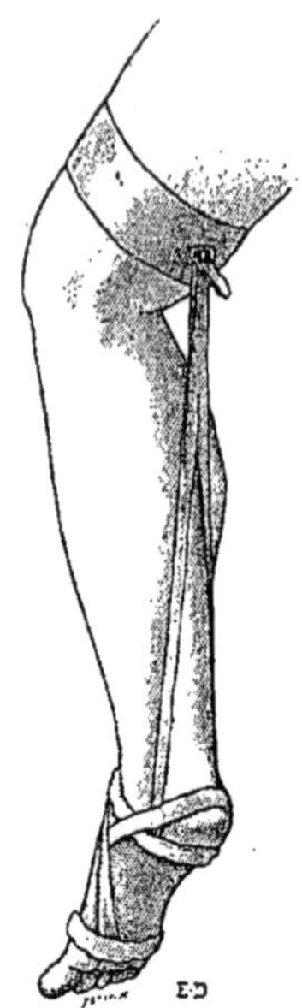

Fig. 220. — Chaussure de Thillaye pour la fracture du calcanéum par arrachement.

C'est dans ce but encore qu'on a successivement employé la pantoufle de J.-L. Petit pour la rupture du tendon d'Achille, le chausson de Thillaye (fig. 220), le bandage unissant de Desault, la guêtre de Monro, et la chaussure de Schneider. Le seul procédé qui ait paru donner quelques résultats, c'est la compresse en 8 de chiffre placée au-dessus du fragment; mais, dans bien des cas, elle est restée inefficace.

Dans les cas où l'écartement était peu considérable, le simple repos et la compression ont suffi ordinairement à donner une bonne guérison en quarante à cinquante jours; mais, au bout de ce temps, le malade ne doit pas encore marcher sans le secours de béquilles.

On n'est pas encore certain du mode de consolidation des fractures du calcanéum avec écartement notable; il est vraisemblable qu'elle a lieu par un cal fibreux solide, car l'on ne sent point le cal au moment de sa production.

## B. — FRACTURES DU CALCANÉUM PAR ÉCRASEMENT

Connues depuis longtemps, mais non décrites et confondues avec le diastasis des os de la jambe et l'écrasement de l'astragale (bien que les fonctions de l'astragale fussent normales après guérison), les fractures du calcanéum par écrasement n'ont bien été distinguées des précédentes que par Malgaigne, qui publia à ce sujet un important mémoire.

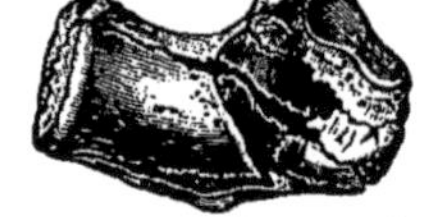

Fig. 221. — Fracture du calcanéum par écrasement.

Elles sont toujours produites par une chute d'un lieu élevé sur le talon supportant directement le choc et le pied appuyant sur le sol soit par sa partie moyenne, soit par sa partie postérieure.

Voillemier et Malgaigne purent vérifier chacun par l'autopsie les lésions jusqu'ici inconnues de ce traumatisme et en publier des figures qui accompagnent le mémoire de Malgaigne.

Le trait de fracture est vertical, antéro-postérieur (fig. 221), sans déplacement (Polaillon). Legouest décrit aussi ce trait vertical, mais avec fissures irradiantes. Malgaigne a vu le calcanéum séparé en deux fragments superposés et inégaux, le supérieur étant lui-même divisé. Le diamètre transversal de l'os est augmenté aux dépens du diamètre vertical, il y a éclatement du fragment inférieur avec pénétration de ce fragment pouvant atteindre plusieurs millimètres.

*Pathogénie.* — Les fractures dites par écrasement sont rares par choc direct.

Plus habituellement il y a chute d'un lieu élevé. Dans ce cas, deux mécanismes peuvent expliquer la fracture. Pour Béringuier, la fracture est due à l'obstacle qu'opposent les ligaments et les muscles à l'affaissement de la voûte plantaire par le poids du corps.

Pour Legouest (théorie de l'écartement), le poids du corps « transmis à l'astragale tend à chasser cet os en avant et à effacer la voûte plantaire. Le ligament calcanéo-scaphoïdien inférieur, qui est très puissant, se rompt et la tête de l'astragale se place plus ou moins en dedans et en avant du scaphoïde. Ou bien ce ligament résiste et il y a rupture de la petite apophyse articulaire interne (*sustentaculum tali*). Dans les deux cas, l'astragale glisse en avant sur le calcanéum, et comme sa partie postérieure a la forme d'une pyramide triangulaire, elle fait éclater la partie antérieure du calcanéum. Quelquefois cependant la petite apophyse seule est fracturée par flexion forcée du pied. Une chute sur les talons, le pied étant en flexion dorsale, amène une fracture du calcanéum à sa partie interne. Une chute s'accompagnant d'un déplacement de l'astragale en dedans et en avant repousse en dehors, en la brisant, l'apophyse cuboïdienne » (Blum).

La fracture débute donc par la fente verticale de l'os, et, comme le fait bien remarquer M. Blum dans son livre sur *la Chirurgie du pied*, l'architecture des trabécules osseuses du calcanéum explique en partie la pathogénie de ces fractures.

Souvent il existe trois fragments, un moyen et deux latéraux; on peut également observer la fissure des surfaces articulaires de l'astragale et du cuboïde.

Les deux calcanéums peuvent être fracturés simultanément (un cas sur quatre):

*Signes.* — La déformation consiste en une tuméfaction englobant les deux malléoles, le cou-de-pied, le dos et la plante du pied; seuls le talon et la région du tendon d'Achille en sont exempts.

Guermonprez et Ballinghien (de Lille) soutiennent cependant que la déformation du tendon d'Achille est la règle. Ce tendon ne fait plus saillie comme à l'état normal au tiers inférieur de la jambe; sur les parties latérales de sa portion malléolaire on ne trouve plus les méplats habituels. Au milieu de la jambe, la terminaison supérieure du tendon n'a plus sa forme hémi-cylindroïde ni sa consistance ferme; elle est étalée, ramollie, comme flétrie; la masse charnue des jumeaux interne et externe ne rebondit plus à ce niveau comme dans la saillie régulière du mollet.

Les auteurs insistent sur la nécessité de *faire agenouiller* le sujet pour bien apprécier le contraste entre les deux talons et les deux jambes, et faire facilement le diagnostic de cette fracture, qui passe encore parfois inaperçue [1].

Il y a élargissement du calcanéum et affaissement de la voûte plantaire

[1] *Société de chirurgie.* In *Bulletins*, 1889, p. 649.

apparents au toucher et à l'œil ; souvent le talon paraît allongé en arrière jusqu'à 1 centimètre (Béringuier). Il résulte de la pénétration une diminution de hauteur du pied qui rapproche les malléoles du sol ; cet abaissement peut atteindre 1 centimètre. Malgaigne appelle l'attention sur la saillie sous-malléolaire interne de la petite apophyse du calcanéum, qui contraste par sa dureté avec le gonflement mou des parties voisines. Cette petite apophyse a été trouvée fracturée (Legouest, Abel). Malgaigne croit la crépitation exceptionnelle, puisqu'il y a pénétration ; elle deviendrait possible par les mouvements de torsion et de latéralité. L'impotence n'est pas absolue et quelques malades ont pu marcher après l'accident, mais en boitant.

La douleur est vive; elle est réveillée par la pression uni et bilatérale ou plantaire (Malgaigne), signe excellent sur lequel insiste avec raison le professeur Le Fort.

L'ecchymose peut remonter jusqu'au tiers inférieur de la jambe; elle est plus accusée sous les malléoles et peut faire songer à une fracture du péroné.

Le *diagnostic* est souvent difficile à cause du gonflement presque toujours considérable, et il ne semble pas douteux qu'un certain nombre de fractures aient été pour cette raison méconnues; mais la persistance de la douleur après la disparition du gonflement différencie la fracture de la contusion du talon.

La douleur vive et plantaire, l'élargissement de l'os, l'affaissement de la voûte plantaire, différencieront la fracture du calcanéum de l'entorse, de la fracture du péroné. L'erreur est facile cependant (Malgaigne, Voillemier, A. Bonnet), et ce diagnostic réclame une observation attentive. La fracture de l'astragale ne coïncide que rarement avec celle du calcanéum, contrairement à l'ancienne opinion des auteurs, mais peut être confondue avec celle-ci (Foucher). L'intégrité de l'articulation tibio-tarsienne écartera le doute.

*La marche* de la fracture du calcanéum par arrachement est lente : l'os reste longtemps douloureux; la flexion éveille particulièrement cette douleur; dans un cas, Malgaigne n'avait point encore vu apparaître de signes de consolidation au quarante-huitième jour de l'accident.

*Le pronostic* est donc ordinairement grave, non seulement à cause de la consolidation, mais à cause des suites éloignées de l'affection : il reste en effet un abaissement du talon et un pied plat acquis, d'où il résulte des troubles dans les mouvements et dans la sustentation.

Parfois encore, des *complications* immédiates ou tardives viennent assombrir ce pronostic, qui contraste singulièrement avec le pronostic moins sévère de la fracture par arrachement.

C'est en premier lieu la commotion cérébrale qui peut amener la mort du malade; ou bien la fracture d'os voisins ou éloignés, fémur, astragale, péroné, enfin l'entorse, l'arthrite ou les plaies des téguments qui retardent la convalescence. On doit craindre également les luxations ou le diastasis qui ont pu se produire au moment de l'accident.

Parmi ces complications, la plus intéressante est sans contredit le pied plat acquis qu'on peut, même à longue échéance, différencier du pied plat congénital. Dans le premier cas, en effet, le pied s'appuie par sa plante tout entière, obliquement d'avant en arrière comme s'il se trouvait appuyé sur un plan oblique en ce sens; dans le second, le pied appuie surtout par sa plante et son bord interne, le bord externe se trouvant relevé, comme le montrent bien les empreintes au noir de fumée.

*Traitement.* — Les diverses méthodes employées pour remédier à cet état, ont surtout pour but de prévenir la formation du pied plat : il n'y a pas de réduction proprement dite, puisqu'il y a pénétration; cependant quelques auteurs ont proposé de réduire en faisant fixer fortement la jambe et en exerçant une forte traction sur le talon.

De nombreux appareils ont été employés; nous signalerons l'immobilisation ouatée, silicatée, les deux attelles latérales de Malgaigne avec coussins pour s'opposer à l'élargissement du calcanéum.

L'appareil ne devra être levé qu'au quarante-cinquième jour, et le malade ne pourra appuyer sur le talon qu'au soixantième; quelques auteurs admettent les mouvements passifs dès la quatrième semaine pour prévenir les raideurs articulaires. Guermonprez [1] préconise les antiphlogistiques et le massage.

Le talon de la chaussure sera élevé pour suppléer à l'affaissement du talon.

Malgré tant de soins, il s'écoulera souvent « de longs mois avant le retour presque toujours incomplet des fonctions du membre ». En terminant l'étude des fractures du calcanéum par écrasement, nous devons ajouter qu'il n'est pas rare d'observer la lésion simultanée de l'un et l'autre membre, et que cette particularité aggrave le pronostic déjà sérieux de la fracture isolée.

Fractures atypiques du calcanéum. — A côté des fractures du calcanéum par arrachement et par écrasement, il est nécessaire de signaler, en un groupe spécial, quelques fractures de cet os qui s'écartent des précédentes :

1° Nous ne parlerons que pour mémoire de la *fracture directe* que peut produire un corps lourd heurtant le calcanéum (Duplay). La violence n'a pas besoin d'être considérable l'os étant exclusivement spongieux;

2° Les *fractures de la petite apophyse du calcanéum* sont produites par arrachement, et s'observent dans l'inversion du pied et comme complication des entorses graves du cou-de-pied (Bonnet, Legouest et Abel). Le siège de la douleur est spécial et localisé à la partie la plus élevée de la voûte calcanéenne. L'empâtement sous-malléolaire est considérable (Legouest). Il y a gêne prolongée (même après guérison) des mouvements de flexion des orteils.

3° Bidder, Stimson ont signalé l'*arrachement de la crête externe* du calcanéum par le ligament péronéo-astragalien;

4° Enfin, nous avons mentionné comme variété de trait de fracture par arrachement, l'*arrachement du point d'insertion du tendon d'Achille* (Hilton).

## FRACTURES DES MÉTATARSIENS

Article Pied des *Dictionnaires*. — Classiques. — Blum, Chirurgie du pied. — P. Thiéry, Valeur séméiologique de l'ecchymose dans les fractures des métatarsiens. Soc. anat., 1888. *Gaz. méd.*, 1889.

**Étiologie. — Fréquence.** — Peu étudiée par la plupart des auteurs classiques, cette variété de fracture a été regardée longtemps comme rare. Malgaigne fait remarquer que dans une pratique de onze ans à l'Hôtel-Dieu,

[1] *Revue de thérap. médico-chir.*, 1889, p. 565.

il n'a pu en observer plus de 3 ou 4 cas. Déjà Delorme les croit moins rares que ne le disait Malgaigne, et nos observations, d'accord avec les siennes, tendent à prouver que sans être d'une extrême fréquence, cette fracture ne doit pas être considérée comme rare.

Elles reconnaissent des causes multiples. Tantôt elles sont de *cause directe* : chute d'un corps pesant, passage d'une roue de voiture, pression d'un étrier; elles peuvent exister encore comme complication des luxations du métatarse et du premier orteil.

Intimement liées aux traumatismes du pied par écrasement, elles sont souvent compliquées de plaies contuses des téguments communiquant avec le foyer de la fracture; elles sont fréquemment comminutives.

Dans des cas rares, ce sont de véritables *fractures indirectes* : c'est ainsi que Laugier cite un cas de fracture du 5e métatarsien par arrachement, et que des observations assez nombreuses attestent la possibilité de la production de ces fractures à l'occasion d'une chute sur les pieds. Peut-être même pourrait-on assimiler les métatarsiens aux autres os, dont la fracture se produit non pas directement au point contus, mais au point où l'effort tend à redresser les courbures de l'os.

**Anatomie pathologique.** — De tous les métatarsiens, dit Malgaigne, le 1er et le 5e se fracturent le plus souvent. Il peut y avoir, suivant la cause, plaie ou intégrité des téguments; il y a presque toujours contusion. La fracture est souvent comminutive (écrasement du pied); elle peut affecter un ou plusieurs métatarsiens.

Elle siège ordinairement à la partie moyenne de la diaphyse (Delorme); nous croyons volontiers qu'elle siège souvent à l'union du tiers antérieur avec le tiers moyen. Dentelée ou transversale, quelquefois oblique en avant si elle est simple, elle présente souvent des fragments taillés en biseau si elle est comminutive.

Le déplacement est insignifiant si un seul métatarsien est fracturé; d'autres fois le fragment antérieur fait à la région dorsale du pied, plus rarement à la région plantaire (Malgaigne), une saillie difficile à corriger. On peut enfin observer les lésions de la luxation que complique la fracture, et Poulet cite un cas de luxation latérale du 2e métatarsien qui s'est accompagnée de fracture de la tête de l'os. Il faut noter aussi comme possible (1 cas) l'arrachement de la base du 5e métatarsien par le tendon du péronier latéral dans un cas de luxation de l'avant-pied.

Quelques auteurs ont proposé la classification de ces variétés en diaphysaire, épiphysaire, simple, comminutive, en bec de flûte avec ou sans plaie.

**Signes.** — Si tant d'auteurs ont regardé les fractures de métatarsiens comme rares, c'est assurément parce qu'ils les ont confondues avec de simples contusions du pied. Dans de nombreux cas, en effet, les signes sont presque nuls, et il faut attendre la disparition du gonflement, avant de se prononcer.

Au premier rang, nous trouvons la *douleur* à la pression, ordinairement bien localisée au lieu de fracture, presque toujours vive et nette; on peut même, ainsi que le fait Verneuil, la réveiller par la pression à distance, principalement en refoulant d'avant en arrière les orteils correspondant aux métatarsiens fracturés.

Le malade accuse lui-même cette douleur, qui rend la marche impossible : l'appui du pied ne peut se faire que sur le talon, et dans cette attitude la marche devient possible (Thiéry).

Des autres signes ordinaires de fracture, il y en a peu qui aient une réelle valeur, parce qu'ils sont inconstants et masqués par le gonflement ordinairement considérable du pied. On devra chercher l'ecchymose, la *mobilité anormale*, la *crépitation* manquera le plus souvent, sauf pour le premier et le cinquième métatarsiens.

Le *déplacement* est souvent nul, les métatarsiens voisins faisant attelle ou le déplacement des fragments étant corrigé par les muscles interosseux.

Dans des cas plus rares on pourra sentir, principalement à la face dorsale du pied, une saillie réductible avec crépitation osseuse. Tous ces signes ont une valeur relative et ne servent bien souvent qu'à faire supposer une fracture des os du métatarse.

Il n'en serait pas de même de l'*ecchymose*, sur laquelle Thiéry a récemment appelé l'attention : pour lui, en effet, il faut distinguer dans cette variété de fracture plusieurs points nettement ecchymosés :

1° Une ecchymose sous-malléolaire externe et une ecchymose sous-malléolaire interne (celle-ci peu ou pas accusée), qui indiquent un traumatisme violent sans être caractéristiques de la fracture des métatarsiens ;

2° Une ecchymose dorsale du pied *précoce* qui indique la contusion ordinairement violente du pied et se joint au gonflement qu'on observe à ce niveau ;

3° Une ecchymose *spéciale, signe pathognomonique* de la fracture des métatarsiens qui apparaît tardivement, de vingt-quatre à quarante-huit heures après l'accident, toujours plus tard que l'ecchymose dorsale, et qui devient principalement apparente dans les plis interdigitaux, sous forme de languettes violacées qui remontent le long du flanc de l'orteil dont le métatarsien est intéressé et des deux métatarsiens voisins; elle apparaît et disparaît après l'ecchymose dorsale du pied ; elle permettrait d'affirmer non seulement la fracture du métatarsien, mais peut-être le nombre et le siège des os intéressés : elle offre la teinte violette alors que l'ecchymose dorsale est déjà jaunâtre; l'ecchymose interdigitale est d'origine profonde, puisqu'elle apparaît tardivement et qu'elle se produit indépendamment de toute contusion directe des phalanges;

4° Une ecchymose plantaire sous forme de bande oblique parallèle à la direction du tendon du long péronier latéral.

**Diagnostic.** — Le diagnostic, facile dans certains cas (Blum), peut dans d'autres n'être possible (Delorme) que lorsque le gonflement a disparu. On devra faire intervenir dans sa discussion l'étude de la localisation de la douleur, de l'époque d'apparition, de l'aspect de l'ecchymose. Celle-ci pourra même indiquer dans une certaine mesure quel est l'os fracturé.

On confondra le plus souvent la fracture avec une *contusion* simple du pied accompagnée de gonflement considérable ; dans ce cas la diffusion de la douleur, la marche de la maladie et l'absence de l'ecchymose caractéristique suffiront souvent à établir le diagnostic.

Delorme cite un cas où la fracture a pu être confondue avec une *luxation tarso-métatarsienne*, mais il fait remarquer que la saillie d'un fragment de métatarsien n'a point le siège juxta-articulaire et la forme régulière d'une extrémité métatarsienne luxée.

Dans les grands traumatismes du pied on ne pourra méconnaître une fracture comminutive ou une fracture compliquée de plaie des parties molles.

**Pronostic.** — Il n'est pas grave dans un grand nombre de cas, surtou lorsqu'il n'y a pas déplacement considérable et saillie plantaire ou dorsale des fragments. Mais il peut y avoir lorsque ce déplacement existe une difformité telle qu'elle gêne considérablement la marche ou nécessite le port de chaussures spéciales.

Le pronostic des fractures esquilleuses doit être réservé au point de vue des fonctions de l'avant-pied, enfin on doit penser à la formation possible d'un cal volumineux ou à la coexistence d'une complication au nombre desquelles nous citerons surtout la luxation de l'os, le déplacement considérable et les plaies des téguments ordinairement septiques qui exposent le malade à tous les dangers d'un phlegmon grave.

**Traitement.** — Dans les cas les plus simples, lorsqu'il y a fracture non compliquée d'un métatarsien, sans déplacement, le traitement se borne au repos et aux applications résolutives; les métatarsiens voisins font office d'attelle, et les muscles interosseux de coussins.

Dans le cas où plusieurs métatarsiens voisins sont fracturés, l'immobilisation dans une gouttière, un appareil ouaté compressif, une semelle plâtrée, seront suffisants.

S'il y a déplacement sans plaie, il faut corriger ce déplacement, et, pour y parvenir, appliquer soit une gouttière métallique spéciale (Delorme), soit une attelle plantaire avec deux tampons ouatés, dorsal et plantaire, qui repousseront en sens inverse les fragments déplacés.

S'il y a fracture compliquée ou déplacement incoercible (Bouilly), il ne faut pas hésiter à corriger la saillie à l'aide d'incisions ou de résections des fragments.

Pour les cas les plus simples, un repos de quinze à vingt jours dans un appareil ouaté compressif permettra au cal de s'établir et au malade de reprendre rapidement ses occupations.

## FRACTURES DES PHALANGES

**Étiologie.** — Bien que fréquentes, les fractures des phalanges n'ont pas été étudiées beaucoup plus que celles des métatarsiens. De cause directe, elles intéressent souvent la première phalange du gros orteil. Simples, elles sont peu fréquentes : elles s'observent surtout à l'état de fractures compliquées, presque toujours par écrasement, souvent comminutives.

Paulet et Hœbeke ont observé trois cas de fractures indirectes.

La chute d'un corp pesant, le passage d'une roue de voiture (Fayrer), sont la cause ordinaire de ces fractures; les écrasements du pied par une meule, un laminoir, donnent ordinairement le contingent des fractures comminutives ou esquilleuses avec plaie. Souvent les articulations sont ouvertes, ce qui est facile à expliquer si l'on songe à l'étendue minime des diaphyses osseuses qui les séparent.

**Signes.** — Dans les délabrements considérables (Malgaigne), les fragments osseux peuvent apparaître au fond de la plaie, parfois être réduits en une sorte de pulpe osseuse.

Dans les cas plus rares où l'on ne peut constater *de visu* la fracture, la mobilité de l'orteil, la crépitation toujours facile à percevoir et qui se produit à l'occasion des mouvements communiqués, la douleur de fracture conduiront facilement au diagnostic. Tout au plus pourrait-on confondre la fracture avec une luxation dont la réduction se fera sans crépitation et sera définitive; de plus, le contour et la saillie de l'extrémité luxée sont arrondis et mousses.

**Pronostic.** — Le pronostic est variable; souvent, en effet, il y a indication d'amputation (Hamilton), et, bien qu'il n'en résulte le plus souvent aucun inconvénient pour le malade, il est des cas cependant où la marche peut être singulièrement gênée par la difformité cicatricielle des orteils.

**Traitement.** — Pour Hamilton, la fracture compliquée d'écrasement comporte une indication formelle d'amputation, intervention que redoutait Malgaigne à cause des fusées purulentes et du phlegmon du pied.

Nous possédons aujourd'hui dans les pansements antiseptiques, et même dans le pansement ouaté, un excellent mode de traitement qui, s'il est bien conduit, dispensera bien souvent de recourir à l'amputation.

La compression ouatée suffira ordinairement pour immobiliser la fracture; une petite attelle en plâtre ou en gutta-percha pourrait devenir utile, afin d'assurer le maintien de la réduction dans les fractures de la première phalange du gros orteil.

# AFFECTIONS NON TRAUMATIQUES DES OS

Par le Dr ANTONIN PONCET

PROFESSEUR A LA FACULTÉ, CHIRURGIEN EN CHEF DE L'HÔTEL-DIEU DE LYON

---

Séparées pendant longtemps des maladies des parties molles, les lésions inflammatoires du squelette leur sont assimilables. Les processus pathologiques s'y développent, en effet, de la même manière et aboutissent au même résultat. Cette notion de pathologie générale que l'anatomie pathologique avait permis de formuler, s'est imposée dans ces dernières années, de par les recherches expérimentales et microbiologiques. N'est-il pas démontré aujourd'hui que la plupart des maladies du tissu osseux, qu'il s'agisse d'affections aiguës, de lésions chroniques, sont de nature microbienne, et que les divers micro-organismes qu'on y rencontre sont les mêmes dans les différents tissus : au milieu d'un poumon tuberculeux comme dans un foyer de carie, dans le pus d'une ostéomyélite infectieuse comme dans celui d'un abcès anthracoïde.

Ces notions pathogéniques d'une haute importance, que l'expérimentation et la microbiologie naissante ont déjà établies, simplifient l'étude des affections osseuses; elles créent entre elles et d'autres maladies des liens qui empêchent de considérer le squelette comme un système à part au point de vue de ses altérations pathologiques.

Cliniquement, les maladies des os n'en conservent pas moins une physionomie particulière, elles empruntent à la structure du tissu osseux une ténacité souvent désespérante. Les troubles fonctionnels qu'elles traînent à leur suite, une marche spéciale, seront souvent d'autant plus à redouter qu'elles auront apparu pendant la période de développement et à une époque plus rapprochée de la naissance.

Au point de vue du pronostic, les affections du squelette, survenues pendant l'enfance et l'adolescence qui sont leur âge de prédilection, doivent, en effet, être complètement séparées des inflammations du tissu osseux se montrant à d'autres époques de la vie. Leur traitement est également différent, et dans le cours de ce travail, en même temps que nous insistons sur les caractères particuliers de l'ostéomyélite de l'enfance, de l'adolescence, etc., nous indiquons nettement quel doit être le rôle du chirurgien, soit qu'il se trouve en présence de lésions aiguës septiques, soit qu'il ait affaire à des lésions chroniques, le plus souvent tuberculeuses.

Aujourd'hui, la thérapeutique des lésions osseuses se présente sous un jour tout autre que celui sous lequel il fallait l'envisager, il y a quelques années seulement. Avec l'application des méthodes antiseptiques, l'innocuité de l'intervention chirurgicale est *complète*, aussi doit-elle être hâtive et radicale. Sous ce double qualificatif, nous entendons une opération sanglante, pratiquée souvent dès les premiers jours, dès les premières semaines, conduisant directement sur la lésion qu'il faut modifier, détruire, et cela toutes les fois que la chose est possible. L'opération précoce est toujours une opération économique par rapport à l'intervention retardée. Elle s'impose par la sécurité que donne au chirurgien une antisepsie parfaite, sur laquelle il doit pouvoir *absolument compter*. Dans un milieu hospitalier où les causes d'infections sont nombreuses, il faut être sûr de son antisepsie. Cette certitude de bien faire ne peut être donnée que par des installations nouvelles où tout se trouve disposé en vue d'une asepsie rigoureuse.

La pratique de chaque jour justifie, entre les mains des chirurgiens antiseptiques, ces opérations hâtives et dans le cours de ce travail, en même temps que nous montrons : *les différences dans l'évolution des inflammations des os, créées par l'âge des malades, les troubles fonctionnels, arrêt de développement et hyperaccroissement*, etc., *qui en sont la conséquence*, en même temps que nous tenons compte *des notions pathogéniques nouvelles fournies par les recherches expérimentales et microbiologiques;* nous indiquons qu'*elle doit être aujourd'hui la conduite du chirurgien. Confiant dans les moyens dont il dispose, il abordera, le plus souvent, la lésion de front et ne perdra pas un temps précieux à essayer des moyens thérapeutiques d'une efficacité douteuse.*

Dans divers chapitres, nous étudions d'abord : les *ostéites de développement* avec leurs diverses formes, puis la *nécrose*, les *lésions tuberculeuses*, les *lésions syphilitiques*, l'*ostéite rhumatismale*, l'*ostéo-périostite à forme névralgique*, la *nécrose phosphorée*. Le *rachitisme*, l'*ostéomalacie*, l'*atrophie des* os, etc., viennent ensuite; il s'agit là plutôt de maladies par troubles de la nutrition que de véritables inflammations, on est convenu cependant de les étudier avec les lésions inflammatoires du squelette, et nous nous sommes conformé à cet usage.

Dans un dernier chapitre, nous nous occupons des *périostites*, nous les décrivons succinctement pour ne pas encourir le reproche d'une omission et pour nous conformer à une tradition généralement respectée. C'est, qu'en effet, les diverses parties intégrantes d'un os : moelle, substance compacte, périoste, forment un tout solidaire au point de vue pathologique comme au point de vue anatomique, elles constituent la substance osseuse, dont les inflammations méritent dès lors le nom d'*ostéomyélite*, d'*ostéo-périostite*, dont nous avons décrit complètement les variétés.

Nous avons eu principalement en vue les ostéites (ὀστέον, os) spontanées, négligeant l'*ostéite traumatique* dont la description appartient aux plaies des os. Elle s'accompagne du reste, de lésions identiques à celles d'autres ostéites.

Quant aux *abcès des os*, nous ne les avons pas séparés de l'ostéomyélite prolongée dont ils sont souvent un dernier écho et de l'ostéo-périostite à forme névralgique dont ils constituent la principale forme.

# CHAPITRE PREMIER

## OSTÉITES DE CROISSANCE — OSTÉOMYÉLITES DE L'ADOLESCENCE

Les ostéites de croissance comprennent les diverses variétés d'inflammations osseuses survenues chez les enfants, chez les adolescents, en un mot pendant toute la période de développement du squelette qui s'étend depuis la naissance jusqu'à l'âge de vingt-cinq ans environ. Cette définition est par trop générale, elle englobe toutes les lésions inflammatoires que l'on observe aussi bien plus tard qu'à cette époque de la vie; nous la compléterons en ajoutant que les ostéites de croissance sont essentiellement liées à l'exagération du travail de nutrition qui se produit à un moment donné dans telle ou telle portion du squelette, alors qu'elles paraissent survenir sans cause appréciable, en dehors de tout traumatisme, de toute cause locale ou générale. Elles se présentent sous des formes cliniques très différentes les unes des autres, et donnent lieu à des accidents de gravité variable, allant depuis la simple congestion des extrémités osseuses jusqu'à la suppuration. Entre les simples douleurs de croissance que l'on rencontre le plus souvent aux extrémités des os longs et l'ostéomyélite franchement infectieuse, s'accompagnant de suppuration diffuse et entraînant parfois la mort dans les premiers jours de la maladie, il existe entre ces deux degrés extrêmes de nombreux intermédiaires que nous étudierons isolément en les rapportant à deux types principaux : la *fièvre de croissance* et l'*ostéomyélite phlegmoneuse diffuse*, qui a reçu des noms divers. Ces différentes affections, qui ne sont très probablement que des manifestations diverses d'une même infection, ont un lien commun : l'âge pendant lequel on les voit survenir, elles lui empruntent tout un ensemble de symptômes et de lésions qui nous permet de diviser les maladies du tissu osseux en deux grandes classes : *maladies survenant pendant la croissance et après la croissance*, *avant et après la soudure des épiphyses.*

Cette distinction, d'une importance capitale, sur laquelle nous aurons souvent l'occasion de revenir, a été bien mise en évidence par les recherches de Gosselin. Dans ces dernières années, les travaux d'Ollier, de Lannelongue et de leurs élèves, etc., nous ont appris à mieux connaître ces affections et à leur réserver une place à part dans la pathologie osseuse.

## I

## FIÈVRE DE CROISSANCE

### OSTÉITE HYPÉRÉMIQUE (NON SUPPURÉE) SE RATTACHANT A LA CROISSANCE

La fièvre de croissance a toujours joué un grand rôle dans les théories populaires; mais jusqu'à ces dernières années on était loin d'être fixé sur ce qu'il fallait entendre sous ce nom. Les descriptions écourtées que l'on rencontrait dans les *Traités des maladies des enfants*, dans les articles des dictionnaires, etc., à propos de la croissance, ne suffisaient pas pour faire de la fièvre de croissance une maladie à part, pouvant prendre rang dans le cadre nosologique. On entendait, en effet, sous ce nom, des manifestations pathologiques variées, n'ayant peut-être entre elles aucune relation, et aujourd'hui encore, malgré les recherches de Bouilly, d'Auboyer, de Reclus, etc., beaucoup de points restent encore à élucider.

Parmi les travaux publiés sur ce sujet et que nous avons plus particulièrement mis à contribution, nous citerons :

Regnier, Des maladies de croissance. Thèse de Paris, 1860. — G. Bouilly, De la fièvre de croissance des enfants et des adolescents. In *Revue mensuelle de méd. et de chir.*, 1881, p. 707-715. — L. Auboyer, De la croissance et de ses rapports avec les maladies aiguës fébriles de l'enfance et de l'adolescence. Thèse de Lyon, 1881. — Agnès Lowry, Thèse de Paris, 1884. — Ollier, *Encyclop. internat. de chir.*, t. IV, p. 275-276. — P. Reclus, Clinique chir. de l'Hôtel-Dieu, p. 137-150, 1888.

Le terme *fièvre de croissance* répond mal aux états pathologiques que nous étudions, il ne s'applique pas à toutes les observations, cependant de même ordre, mais dans lesquelles la fièvre fait défaut. Quoique le conservant, en raison de son origine ancienne et surtout de l'idée qu'il entraîne, idée souvent juste, nous lui préférons la désignation d'*ostéite plastique de la croissance*, qui comprend l'hypérémie passagère, parfois instantanée, caractérisée par une douleur également fugitive, plus ou moins forte, et la tuméfaction des extrémités osseuses qui s'accompagne volontiers de fièvre, d'accidents généraux, dont la gravité apparente a pu égarer le diagnostic.

On rencontre donc deux variétés de fièvre de croissance sans parler d'autres formes que nous envisagerons à propos de la symptomatologie. L'une que l'on pourrait appeler *fièvre de croissance sans fièvre*, et dans laquelle les douleurs osseuses appellent parfois exclusivement l'attention, c'est la variété la plus commune, la seule que nous ayons eu l'occasion de voir, et la *fièvre de croissance* proprement dite, dont les symptômes rappellent quelquefois ceux de l'ostéomyélite suppurée et dont Bouilly nous a laissé une description pleine d'enseignements.

**Anatomie et physiologie pathologique.** — On a eu rarement l'occasion de constater les lésions de l'ostéite de croissance, et l'absence d'autopsie s'explique par la bénignité de l'affection. Nous possédons cependant certaines données anatomiques dont il faut tenir compte dans l'interprétation des accidents présentés par les malades. Ces examens appartiennent à des nécropsies survenues pendant le cours, ou la convalescence, de maladies graves : fièvre typhoïde, fièvres éruptives, tuberculose à marche rapide, etc., dans lesquelles l'accroissement du squelette reçoit parfois un véritable coup de fouet. — Cette augmentation de la taille chez les jeunes sujets, après l'une des maladies dont nous venons de parler, a été signalée depuis longtemps, elle est connue de tout le monde. Sa fréquence n'est cependant pas aussi grande qu'on le supposait; Auboyer ne l'a constatée que dans un sixième des cas environ; il l'a rencontrée 11 fois sur un total de 62 sujets, enfants ou adolescents, dont il a mesuré la taille à plusieurs reprises au cours de leur maladie.

Il semble d'après ces observations, que cet hyperaccroissement se rencontre surtout dans les formes graves. Or l'autopsie de tels sujets révèle précisément certaines altérations de la moelle osseuse que les recherches contemporaines ont bien mises en lumière. Déjà en 1878, Busch ([1]), dans un très intéressant mémoire sur certaines altérations de la moelle des os longs, avait remarqué, qu'après des inflammations expérimentales d'un os long, la moelle osseuse subissait à distance, dans d'autres points du squelette, diverses modifications. Ces altérations étaient constituées au début, par une congestion, une hypérémie médullaire qui donnait à la moelle, normalement jaune chez les chiens, une teinte rouge, due à la disparition, en partie, de la graisse, et à l'accumulation des globules rouges; plus tard le tissu médullaire se transformait en une masse rouge, brune et gélatineuse (moelle lymphoïde). Ces lésions étaient d'autant plus prononcées que l'animal succombait à une suppuration putride. — Cet état hypérémique de la moelle avait été également noté par Newman ([2]) chez quelques sujets morts de leucémie, tandis que Litton et Orth ([3]) avaient trouvé dans huit cas de septicémies, la plupart puerpérales, une moelle rouge, lymphoïde.

Les mêmes remarques ont été faites dans les maladies aiguës fébriles, telles que la scarlatine, la variole, la pneumonie fibrineuse, la fièvre typhoïde (A. Levesque) ([4]). Cette vascularisation de la moelle, sa richesse en globules rouges avec diminution de la graisse normale, ont été également mises en évidence par Auboyer, et nous pensons avec lui qu'on peut rattacher à cette altération médullaire l'augmentation de la taille. Il s'agit d'une ostéomyélite à sa première période, ainsi que permettent de le supposer les douleurs fréquemment observées chez les jeunes malades, au niveau des épiphyses, soit dans le cours de la maladie, soit pendant la convalescence. Les affections osseuses observées à la suite des fièvres continues, et relatées entre autres dans les travaux de W. Keen (de Philadelphie) ([5]), de Maurice Menier ([6]), se rapportent toutes à des enfants ou à de jeunes sujets en pleine période d'accroissement.

La lésion est-elle peu intense, on aura seulement une suractivité de la croissance; à un degré plus élevé, elle donnera naissance à des ostéites, à des ostéomyélites. Cette théorie a été également développée par Bouchard, qui y voit là des faits de la même famille ([7]), et Lucke ([8]), dans son mémoire sur l'étiologie de l'ostéite et de la périostite chronique, place, parmi les causes les plus effectives de ces affections, le typhus abdominal, la scarlatine, la coqueluche, la diphthérie, l'érysipèle, etc.

N'a-t-on point vu encore, dans des cas, il est vrai, exceptionnels (Bouilly),

([1]) *Ueber die Veränderung des Markes der langen Röhrenknochen bei experimentell erregter Entzündung eines derselben.* In *Berl. klin. Wochenschrift*, N° 15.

([2]) *Berl. klin. Wochenschrift*, 1878, p. 152.

([3]) *Berl. klin. Wochenschrift*, 1877, p. 743.

([4]) *De la périostite dans la convalescence de la fièvre typhoïde.* Thèse de Paris, 1879.

([5]) *Complications chirurgicales des fièvres continues, et en particulier de la fièvre typhoïde.* Mémoire lu en 1878, à la Smithsonian Institution de Washington.

([6]) *La fièvre typhoïde et la périostite.* In *Revue mensuelle de méd. et de chir.*, janv. 1879.

([7]) Société clinique, séances du 26 février 1879 et du 13 mai 1880.

([8]) *Étiologie de l'ostéite et de la périostite chroniques.* In *Deutsche Zeitschrift für Chirurgie*, Bd. III, H. 3 et 4, 1880.

ces diverses lésions, réunies sur un même sujet, atteint de lésions osseuses multiples? A côté d'ostéites juxta-épiphysaires suppurées, n'a-t-on pas rencontré des ostéites plastiques, se terminant par résolution, forme atténuée d'une même infection? Il n'est pas rare, d'autre part, de constater chez de jeunes sujets au début d'une ostéomyélite suppurée, des douleurs vives dans d'autres extrémités osseuses. Chez un de nos malades, ces douleurs persistèrent pendant plusieurs jours ; elles disparurent sans avoir révélé leur existence par aucun signe appréciable. Enfin, dans des formes éminemment toxiques, entraînant une mort rapide, les seules altérations médullaires constatées à l'autopsie étaient une congestion intense des extrémités osseuses.

L'état irritatif de la moelle des os dans quelques maladies aiguës qui s'accompagnent d'une augmentation notable de la taille, l'apparition, chez de tels malades, de lésions osseuses suppuratives, nous permet donc d'interpréter anatomiquement les douleurs et la fièvre de croissance. La douleur doit être attribuée à l'état congestif du tissu spongieux qui, dans les os longs, limite le canal médullaire, formant soit en haut, soit en bas, une zone d'épaisseur variable, le séparant des cartilages d'accroissement. Cette zone juxta-épiphysaire, cette région bulbaire de l'os, de par son activité physiologique, est le lieu d'élection des phénomènes congestifs; suivant son intensité, la lésion gagne de proche en proche les cartilages de conjugaison et les irrite, d'où un allongement de l'os plus rapide, et par suite une croissance plus active du jeune sujet. Les mêmes phénomènes s'observeront sur d'autres points du squelette, les douleurs de croissance ne sont pas exceptionnelles sur les os plats, et plusieurs fois nous les avons vues localisées sur les os courts de la main, du pied, deux fois sur les vertèbres de la région cervico-dorsale. Si la douleur s'explique aisément par les poussées congestives qui se produisent dans les portions juxta-épiphysaires, parfois avec un léger gonflement de l'os, il n'en est pas de même des accidents généraux, de la fièvre de croissance. — Sur ce point, nous sommes réduit à des hypothèses que nous examinerons plus complètement lorsque nous nous occuperons de l'ostéomyélite phlegmoneuse diffuse. — Doit-on faire intervenir, comme le voulait Gosselin dans la pathogénie des ostéopériostites juxta-épiphysaires, une *viciation particulière du sang par une croissance trop rapide*, un poison autochtone se formant sur place par la suractivité nutritive de la moelle osseuse; ou bien faut-il, avec Maas et Th. Kocher, admettre une *infection primitive du sang* et chercher la porte d'entrée des germes infectieux du côté des diverses surfaces muqueuses, en particulier du tube digestif? Dans l'état actuel de la science, il n'est pas possible de donner une démonstration rigoureuse du problème; qu'il nous suffise de savoir que la pathogénie de la fièvre de croissance est certainement la même que celle de l'ostéopériostite phlegmoneuse diffuse, dont l'étude comporte de plus amples développements. M. A. Pollosson nous a rapporté l'observation d'un jeune homme de quinze ans, présentant une poussée douloureuse de plusieurs extrémités osseuses avec tuméfaction légère, simulant au premier abord un rhumatisme articulaire, mais le siège précis des douleurs était au niveau des portions juxta-épiphysaires. Il s'agissait très probablement d'accidents infectieux dont la nature fut révélée quelques jours après par une éruption furonculeuse, abondante et de longue durée.

**Étiologie.** — Pendant la période d'accroissement du squelette les os sont comme des points faibles qui ressentent vivement le contre-coup de causes parfois insignifiantes. L'inflammation se localise plus volontiers sur certaines parties où le travail physiologique est le plus actif; les lieux d'élection sont les parties voisines des cartilages de conjugaison, les régions juxta-épiphysaires où des couches osseuses nouvelles se superposent pour augmenter la longueur de l'os, en dehors de tout accroissement interstitiel, puis le périoste, le canal médullaire.

Quelquefois, en effet, les douleurs de croissance siègent sur les diaphyses, mais elles sont avant tout juxta-épiphysaires et non pas épiphysaires, comme on l'écrit encore. Elles peuvent s'irradier dans l'épiphyse, dans l'articulation voisine, mais leur siège d'élection est la portion renflée de la diaphyse que l'on a justement considérée comme le bulbe de l'os.

Les extrémités les plus fertiles sont particulièrement atteintes. Les expériences si concluantes d'Ollier n'ont-elles pas démontré que certains cartilages d'accroissement sont beaucoup plus féconds que d'autres? Il a, du reste, de par des expériences nombreuses qui trouvent chaque jour, dans la clinique, leur confirmation, formulé ces deux propositions fondamentales :

*Au membre supérieur, pour les os du bras et de l'avant-bras, c'est l'extrémité éloignée du coude qui s'accroît le plus.*

*Au membre inférieur, pour les os de la cuisse et de la jambe, c'est l'extrémité éloignée du genou qui s'accroît le moins.*

Le siège d'élection de l'accroissement en longueur est aussi le siège d'élection pour les néoplasmes, les lésions inflammatoires et pour les ostéites de croissance, en conservant à ce mot la signification que nous lui avons donnée au début, d'ostéite congestive, non suppurée, avec ou sans fièvre.

L'extrémité supérieure de l'humérus, les extrémités inférieure du fémur, supérieure du tibia, etc., sont donc le plus souvent prises, mais il n'est pas d'os long ou plat sur lesquels on n'ait trouvé les points douloureux de la croissance. Chez un jeune homme de quinze ans, dont la taille s'était accrue de 7 centimètres en six mois, nous avons rencontré une forme de céphalée avec douleur à la pression en divers points du crâne, que nous avons attribuée à des poussées congestives s'y rattachant. La douleur répondait en effet aux épiphyses marginales; elle siégeait au niveau des sutures osseuses et ne paraissait pas reconnaître une autre cause que celle que nous indiquons. Sur la colonne vertébrale, sur le bassin, particulièrement au niveau des crêtes iliaques, nous avons noté les signes de l'ostéite de croissance, que l'on a dû confondre, quand elle occupe le tarse, le métatarse, avec d'autres affections, telles que le rhumatisme, la tarsalgie des adolescents. Cette dernière affection, d'une pathogénie complexe, mais dont le caractère fondamental est d'être une maladie de la croissance, nous semble chez quelques sujets, reconnaître pour point de départ un certain degré d'ostéite plastique d'un ou plusieurs os du tarse. La pression, la marche, la fatigue provoquent alors des douleurs plus ou moins vives.

Dans bon nombre de cas, la tarsalgie au début est plutôt d'origine osseuse qu'articulaire. Le début de la maladie coïncide en effet souvent avec une croissance exagérée, et après un certain temps, surtout si le sujet garde le repos, l'affection guérit d'elle-même pour ne plus reparaître. Certaines apophyses, tels que le trochanter et la tubérosité antérieure du tibia, sont volontiers le siège de phénomènes douloureux, qui gênent la marche et entraînent de la claudication. Parfois ces poussées d'ostéite plastique aboutissent à des exostoses.

Les ostéites de croissance peuvent éclater à une époque quelconque de l'enfance ou de l'adolescence, depuis la naissance jusqu'à la soudure des épiphyses ; elles surviennent plus volontiers à l'époque de la puberté, c'est-à-dire vers l'âge de douze à quinze ans, où l'on constate généralement une suractivité de la croissance. Bouchut a rapporté l'exemple d'un enfant de vingt-cinq mois qui, dans l'espace de six semaines, grandit de $0^{m},080$ à $0^{m},084$ en présentant une fièvre rémittente qu'il croit liée à cet accroissement exagéré. De sept à quinze ans les douleurs sont plus fréquentes ; Bouilly, Reclus en ont cependant cité des exemples chez des jeunes gens de dix-neuf et vingt et un ans.

Parmi les causes occasionnelles, les exercices pénibles, le surmenage, un coup de froid, un refroidissement local ou général, etc., ont souvent et avec raison été invoqués. Ces diverses causes donnent dans une certaine mesure l'explication de la fréquence plus grande des troubles de la croissance chez les garçons que chez les filles. Quant aux causes pathologiques, telles que le rhumatisme, la syphilis, la scrofule, elles ne jouent aucun rôle appréciable.

Nous ne reviendrons pas sur l'influence des maladies aiguës fébriles, des septicémies, etc. En traitant de l'anatomie pathologique des ostéites de croissance, nous avons montré quelle large part il fallait leur réserver dans l'histoire des lésions du squelette pendant la période de développement. C'est par l'hypérémie du tissu spongieux qui accompagne ces états graves que nous avons expliqué un excès d'accroissement, laissant de côté d'autres interprétations qui ne pouvaient nous satisfaire.

**Symptômes.** — Les ostéites de croissance sont loin de se présenter avec le même cortège symptomatique. Tandis que dans la grande majorité des cas, on note simplement des douleurs osseuses apyrétiques, parfois, au dire de Bouilly et de quelques auteurs, la série s'ouvre par des accidents généraux qui rappellent ceux de l'ostéomyélite suppurée, et l'on se trouve en présence de la *fièvre de croissance* proprement dite, dont l'étude, pour plus de clarté, comporte diverses formes.

Cette dernière partie de notre étude symptomatologique ne repose pas sur un grand nombre d'observations, et l'on chercherait vainement dans la littérature chirurgicale, en dehors des travaux auxquels nous avons fait allusion, une description classique des diverses modalités de la fièvre de croissance. Cette pénurie de documents tient à plusieurs causes.

C'est seulement depuis les recherches contemporaines que ce nom, d'origine populaire, a pris un sens précis, et aujourd'hui encore, des états pathologiques différents attribués à la croissance reconnaissent probablement une autre étiologie. La relation de cause à effet, même dans les faits qui paraissent le mieux contrôlés, n'est pas toujours nettement établie ; d'autre part, quoique l'attention ait été plus particulièrement appelée sur la fièvre de croissance depuis le mémoire de Bouilly, qui remonte à 1881, nous ne trouvons que fort peu d'observations nouvelles. Il appartient aux médecins, aux chirurgiens, qui ont des services d'enfants, de nous éclairer sur cette question. La plupart ont été témoins d'une croissance exagérée coïncidant avec de petits mouvements fébriles, qui ne pouvaient être rapportés à aucune localisation et qu'ils ne savaient à quoi rattacher, mais les observations manquent, les descriptions font défaut.

Ces réserves faites, nous envisagerons la symptomatologie des deux variétés d'ostéite de croissance, suivant que l'affection est apyrétique ou qu'elle s'accompagne de fièvre, d'accidents généraux plus ou moins graves. Une telle distinction est plus théorique que clinique, car, de temps à autre, des mouvements fébriles sont sous la dépendance des douleurs de croissance, mais, comme ils changent peu la physionomie de la maladie, nous maintenons notre division.

Dans le premier cas, la douleur constitue donc, à elle seule, à peu près toute la symptomatologie. Elle est loin de se présenter toujours avec les mêmes caractères; tantôt elle est vague, diffuse, passagère, l'enfant se plaint de souffrir, il accuse une lassitude avec sensation de meurtrissure dans les muscles, au niveau des articulations; on pourrait supposer une manifestation rhumatismale.

Ces douleurs dans les os ont une intensité variable; elles peuvent être assez vives pour condamner le malade à une immobilité absolue, et entraîner, lorsqu'elles se généralisent aux extrémités articulaires, une impotence fonctionnelle complète.

Bouilly nous donne à cet égard une curieuse observation empruntée à la thèse de Regnier[1]. Il s'agit d'un garçon de quatorze ans, resté très petit jusqu'à cet âge et surnommé le Nain, à cause de l'exiguïté de sa taille. Il fut pris tout à coup de douleurs commençant par l'articulation tibio-tarsienne et envahissant successivement toutes les articulations. Les douleurs étaient tellement vives que le malade était condamné à une immobilité absolue, mais elles ne s'accompagnaient ni de fièvre, ni d'autres accidents. En six mois la taille subit un accroissement de 50 à 60 centimètres.

Le plus ordinairement, c'est après une longue course, des exercices violents, une journée de fatigue, que l'enfant se plaint de douleurs dans les membres, qu'il localise de préférence au niveau des articulations. On ne trouve alors ni chaleur, ni tuméfaction locale appréciable, mais la pression au niveau des extrémités articulaires, quelquefois sur un point quelconque de la diaphyse, augmente la douleur. On remarque, en outre, que les articulations sont indemnes, qu'il n'existe aucun signe d'arthrite et que l'enfant ne souffre pas dans l'articulation, mais à une certaine distance au-dessus ou au-dessous. C'est en réalité dans la région juxta-épiphysaire, au niveau de la zone de prolifération physiologique qui préside à l'accroissement des os en longueur, que la pression provoque des douleurs.

Pour certaines articulations, la hanche par exemple, où la portion juxta-épiphysaire se trouve comprise dans l'articulation elle-même, la confusion entre l'ostéite et l'arthrite est inévitable. Quant aux douleurs diaphysaires,

(1) Regnier, *Des maladies de la croissance*. Thèse de Paris, 1860.

elles relèvent au même titre de la croissance que les douleurs juxta-épiphysaires, on n'oubliera pas qu'il se fait sous le périoste un dépôt continu de couches osseuses pour l'accroissement en épaisseur; ainsi, le plus habituellement, localisations juxta-épiphysaires, mais quelquefois aussi, diaphysaires.

Les accidents douloureux varient beaucoup comme durée et comme intensité. Tandis que chez quelques enfants, une nuit de repos entraîne la disparition des douleurs survenues, par exemple après une journée de fatigue, chez d'autres elles persistent pendant plusieurs jours, reviennent à divers intervalles, et disparaissent comme elles sont venues. Leur multiplicité, leur acuité ont pu donner le change et, à un examen superficiel, laisser supposer un rhumatisme articulaire aigu; même en pareil cas, l'enfant peut être apyrétique. Nous avons plusieurs fois rencontré ces douleurs de croissance sans fièvre; nous les avons vues fixées sur une extrémité osseuse, persister pendant plusieurs semaines et, sous l'influence d'un traitement énergique, comme s'il se fût agi d'une ostéo-périostite avec menace de suppuration, disparaître complètement.

En regard de l'ostéite de croissance à forme vague, sans fièvre, avec douleurs erratiques, se place l'*ostéite à forme fébrile*, que nous considérons comme rare lorsque, par suite de sa durée, de son intensité, la maladie peut être confondue avec toutes les pyrexies possibles. Le plus ordinairement, les symptômes de la fièvre légère de croissance sont assez mal groupés et l'on a certainement confondu, sous ce nom, des états relevant de causes différentes.

La santé de l'enfant se trouble, dit-on; il se plaint de maux de tête, d'inappétence; son caractère se modifie, il devient triste, paresseux. De temps à autre, surtout le soir à l'approche de la nuit, la peau est chaude, brûlante; puis tous ces malaises disparaissent plus ou moins vite, et l'on constate un allongement notable de la taille. La relation causale entre cet état pathologique et la poussée du squelette ne nous paraît pas douteuse, lorsque ces symptômes sont corroborés par des points douloureux péri-articulaires constants. Nous n'acceptons, du reste, le diagnostic de fièvre de croissance que dans les cas où les douleurs osseuses présentent certains caractères, alors qu'elles s'accompagnent d'un accroissement rapide de la taille et que, par exclusion, on ne peut songer à une autre maladie.

Bouilly et Reclus admettent trois types principaux de mouvements fébriles, qui répondent bien aux observations qu'ils ont eu l'occasion de faire, mais qui ne trouvent pas encore leur confirmation dans des faits cliniques en grand nombre.

Dans *une forme aiguë rapide*, les accidents éclatent brusquement, comme au début d'une scarlatine ou d'une pneumonie; l'enfant est pris d'agitation, de délire, la température atteint 40 degrés, puis, après un ou deux jours, la fièvre tombe, l'apyrexie devient complète.

Il semble, si ce n'étaient les douleurs juxta-épiphysaires, que l'on ait eu affaire à une synoque, à un accès de fièvre éphémère, etc. D'autres accès semblables survenant bientôt confirment encore parfois le diagnostic et l'on peut en compter plusieurs au cours de la même année.

La *forme aiguë prolongée* a toutes les allures d'une fièvre continue. Nous y trouvons réunis les signes du typhus abdominal : les épistaxis, la température montant à 40, même à 41 degrés, le gargouillement de la fosse iliaque, un état adynamique inquiétant, etc.

Ces symptômes sont également ceux qui se rencontrent chez quelques malades de l'ostéopériostite phlegmoneuse diffuse, et ce n'est certainement qu'après leur disparition que l'on portera, sans arrière-pensée, le diagnostic de fièvre de croissance à *forme aiguë prolongée.*

Si les points douloureux juxta-épiphysaires vont à l'encontre du diagnostic de fièvre typhoïde, il n'est aucun signe qui sépare l'ostéite congestive de l'ostéopériostite aiguë suppurée, en dehors de la terminaison de la maladie. Dans la fièvre de croissance, les accidents s'amendent tout à coup, après quelques jours, et la convalescence est rapide.

Avec la *forme traînante*, nous trouvons les symptômes que nous avons signalés dans la fièvre de croissance la plus commune : accès fébriles fréquents, fièvre peu intense, lassitude, amaigrissement notable, étiolement général, etc.

Ces trois modalités de la fièvre de croissance relèvent à coup sûr d'un empoisonnement septique, dont le degré établit des différences symptomatologiques. Ce fait est si vrai que parfois, au début de l'ostéomyélite aiguë suppurée, les malades se plaignent de douleurs vives au niveau d'autres extrémités osseuses. Ces douleurs, qui sont le fait d'un certain degré d'ostéite infectieuse, disparaissent après quelques jours, sans laisser aucune trace de leur passage. Nous les avons vues plusieurs fois être la cause d'une erreur de diagnostic ; on les a confondues avec des douleurs rhumatismales, et l'on a ainsi méconnu, par défaut d'une interprétation juste des douleurs péri-articulaires, une ostéomyélite grave évoluant en un point du squelette. Nous avons récemment observé un enfant de quinze ans, porteur d'un séquestre intra-calcanéen consécutif une ostéite aiguë juxta-épiphysaire datant de huit mois, chez lequel la nature de l'affection fut méconnue pendant les premiers jours, parce qu'en même temps qu'il accusait une douleur au talon, il se plaignait de la plupart des autres articulations, notamment de celles des doigts, des orteils.

L'accroissement de la taille peut être de plusieurs centimètres dans l'espace de quelques semaines, et sous l'influence de ces poussées de croissance, il n'est pas rare de voir la taille augmenter, chez un enfant, de 12 à 15 centimètres en une année. Les cas d'un accroissement de 8 centimètres en quelques semaines chez un enfant de vingt-cinq mois et surtout de 50 à 60 centimètres en six mois chez un enfant de quatorze ans (Bouchut, Régnier), doivent être considérés comme tout à fait exceptionnels. Nous savons, du reste, que dans la convalescence des maladies aiguës, la poussée de croissance est variable ; elle est d'autant plus grande que la maladie a été plus grave, et elle a lieu moins souvent qu'on ne le supposait avant les recherches d'Auboyer.

Les *vergetures de croissance*, signalées pour la première fois en 1860, par Regnier, à la suite d'un accroissement trop rapide du squelette, ont été bien décrites par Bouchard, dans diverses communications à la Société clinique [1]. Tout à fait comparables aux vergetures de la grossesse, elles reconnaissent un mécanisme analogue, la distension, le craquèlement de la peau. Transversales, perpendiculaires à l'axe du membre, elles siègent au niveau

[1] Société clinique. *France médic.*, février-mars 1879.

des articulations du genou, du cou-de-pied, du coude et du poignet. Elles sont le fait de la déchirure du tissu élastique sous-cutané, qui n'a pu suivre le mouvement d'expansion du squelette, lorsqu'il s'est produit trop rapidement. Ces craquelures cutanées ont été rencontrées surtout après des fièvres typhoïdes graves, s'accompagnant, dans l'espace de quelques semaines, d'un allongement de 3 à 4 centimètres environ; leur existence n'a pas été signalée dans la fièvre de croissance proprement dite, mais ce n'est probablement que par défaut d'observation.

**Diagnostic.** — A quel signe reconnaîtra-t-on la fièvre de croissance? A des accès fébriles de types variés, pouvons-nous répondre, avec douleurs juxta-épiphysaires et accroissement rapide de la taille. Cette trilogie symptomatique permettra le plus souvent d'établir le diagnostic.

Tout au moins songera-t-on, chez de jeunes sujets, à la fièvre de croissance, qui a été prise pour une fièvre typhoïde, une granulie, une méningite tuberculeuse, un rhumatisme, etc. Un diagnostic différentiel complet nous entraînerait à des développements trop étendus; nous pensons, du reste, que la plupart du temps, surtout au début, le diagnostic doit être réservé; on ne se hâtera pas trop de conclure à la fièvre de croissance, que nous considérons comme rare par rapport aux autres états pathologiques dont nous venons de parler. La marche de la maladie fournira surtout des indications précieuses, et par exclusion on sera parfois admis à poser un tel diagnostic. Nous ne nous sommes jamais trouvé aux prises avec ces difficultés, n'ayant pas vu de malades chez lesquels la croissance détermina des accidents fébriles pouvant laisser supposer une pyrexie quelconque.

Nous avons assez souvent, au contraire, constaté chez des enfants des douleurs de croissance sans fièvre.

Ce diagnostic nous a paru très simple, surtout lorsque les douleurs ont pour siège les os longs, lorsqu'elles sont passagères, survenant aujourd'hui pour s'en aller demain, ou reparaissant à divers intervalles pour passer comme elles sont venues. Il est telles circonstances où la douleur se localise sur une ou plusieurs extrémités osseuses, elle dure depuis plusieurs jours, elle occupe l'articulation de la hanche, par exemple, et constitue la seule manifestation pathologique sur laquelle l'attention soit éveillée.

En pareil cas, le diagnostic n'est pas possible : se trouve-t-on en face d'une coxalgie au début, d'une lésion osseuse indépendante du développement? Nous n'essayerons même pas d'apporter tel ou tel argument en faveur de l'une ou l'autre affection, mais nous insisterons sur la nécessité de voir dans la douleur l'indice d'une lésion grave à son début et non pas un phénomène passager de minime importance.

Que de fois des coxalgies ont été ainsi méconnues, la douleur de la hanche, la claudication étant attribuées uniquement à la croissance! Une telle erreur de diagnostic peut avoir les conséquences les plus funestes, et nous avons vu, maintes fois, des coxalgies remontant à plusieurs semaines, à plusieurs mois, abandonnées à elles-mêmes sous prétexte qu'il s'agissait d'une douleur de croissance. — L'erreur en sens inverse a été commise : on a cru à une coxalgie, chez un jeune sujet atteint seulement de douleur osseuse passagère; deux fois, nous avons fait une telle erreur de diagnostic, comme nous l'a démontré une guérison complète après quelques semaines de repos.

Il serait assurément fort intéressant d'attribuer à sa véritable cause la douleur, mais le fait, en lui-même, n'a de l'importance qu'au point de vue du traitement à instituer, et pour les deux cas la thérapeutique doit être la même. Prendre une douleur de croissance siégeant à la hanche pour une coxalgie est une erreur de diagnostic qu'il faut savoir commettre, cette confusion sera au profit du malade, elle entraînera un traitement méthodique dès les premiers jours, et préviendra dans tous les cas des accidents plus graves.

L'ostéite plastique de croissance n'est-elle pas aussi, de temps à autre, le prélude d'un état plus grave, d'une ostéopériostite franchement infectieuse éclatant sous l'influence d'une cause d'irritation quelconque?

Nous avons, également chez des enfants, observé des douleurs vertébrales que la pression augmentait au niveau des apophyses épineuses, et qui disparaissaient spontanément après un temps variable.

Ce pseudo-mal de Pott [1] ne nous a été révélé que par une guérison rapide après quelques semaines d'un traitement institué comme s'il se fût agi d'une tuberculose.

Nous concluons en disant : chez les enfants, chez les adolescents, une douleur siégeant sur un point quelconque du squelette, doit éveiller l'idée d'une douleur de croissance se rapportant à des phénomènes congestifs localisés le plus souvent au niveau des zones juxta-épiphysaires. Si la douleur persiste depuis un certain temps, si l'état général du sujet est déjà entaché de quelque tare pathologique, en un mot, s'il existe le moindre doute sur la nature des accidents douloureux, on se comportera comme s'il s'agissait de la première manifestation d'une lésion grave du squelette.

**Pronostic.** — La définition que nous avons donnée de la fièvre de croissance, les considérations dans lesquelles nous sommes entrés, ont laissé prévoir quel devait être le pronostic de cette maladie.

Il est essentiellement bénin. Tous les auteurs qui ont écrit sur ce sujet, font précisément de la terminaison par résolution de cette ostéiste plastique, de la guérison du malade le caractère le plus important, nous dirions volontiers, la condition *sine qua non*, de cette variété d'inflammation du squelette. — Cet optimisme doit être cependant mitigé par la crainte d'accidents plus graves provoqués par une cause occasionnelle. — Un coup de froid, un exercice violent, un traumatisme, etc., peuvent, en effet, faire éclater les symptômes d'une ostéopériostite maligne.

**Traitement.** — Dans la forme légère, apyrétique, constituée à peu près uniquement par des douleurs siégeant au niveau des régions juxta-épiphysaires,

[1] Sous ce nom Ch. Audry a décrit chez des adultes avec des observations que nous lui avions communiquées une forme de rachialgie hystérique, localisée à quelques vertèbres et confondue, par tout un ensemble de symptômes, avec l'ostéite vertébrale (*Lyon médical*, 1888). Il n'a pas parlé des douleurs de croissance siégeant au niveau d'une ou de plusieurs apophyses épineuses et simulant un mal de Pott, à cette époque nous ne les avions pas encore observées.

le repos, l'immobilisation de la région douloureuse suffiront le plus souvent. Quelques frictions avec un liniment excitant, des applications locales révulsives, etc., hâteront la disparition des accidents douloureux. L'action thérapeutique vise les phénomènes congestifs dont la terminaison par résolution est la règle, mais on ne doit pas perdre de vue que cette inflammation n'est en quelque sorte que le premier degré d'une ostéopériostite suppurative, dont elle représente une forme atténuée, aussi se préoccupera-t-on de l'état général, surtout lorsqu'on se trouvera en présence d'un enfant malingre chez lequel la poussée de développement aura été considérable. S'agit-il d'un convalescent, d'une fièvre grave, c'est encore par un traitement général, par des conditions hygiéniques excellentes : séjour au grand air, au soleil, au soleil du Midi, etc., que l'on s'efforcera de lutter contre une aggravation de l'état local. Nous sommes bref quant à la thérapeutique générale, elle se résume pour nous dans ces trois facteurs : alimentation substantielle, séjour au grand air, au soleil, climat chaud; tous les autres moyens, sans être négligeables, n'ont qu'une valeur très relative et dans l'espèce n'offrent rien de particulier.

Si la douleur, localisée sur une ou plusieurs extrémités osseuses, persiste; si elle est augmentée par la pression, on adjoindra à une immobilisation aussi parfaite que possible, telle que le donnent le bandage silicaté, l'attelle plâtrée, non plus seulement une révulsion mitigée sous forme de badigeonnage avec la teinture d'iode, mais des vésicatoires, des pointes de feu.

Chez un enfant de dix ans qui, après une marche de plusieurs heures, avait ressenti le soir même de la douleur dans l'extrémité inférieure du fémur droit, quelques boutons de feu superficiels *loco dolenti* et une genouillère silicatée laissée trois semaines en place eurent facilement raison de cet état douloureux, qui remontait à une quinzaine de jours. La pression déterminait une douleur vive, au-dessus des condyles, à la partie interne du fémur, qui n'était le siège d'aucune hyperostose.

Dans ces douleurs de croissance l'antipyrine rendrait très probablement des services, mais nous n'avons pas eu l'occasion de l'employer, et nous ne connaissons pas d'observations de fièvre de croissance où l'on y ait eu recours.

Lorsqu'il existe de la fièvre et des manifestations non douteuses d'un état infectieux, la thérapeutique doit s'inspirer des symptômes présentés par le malade, comme dans toutes les intoxications septicémiques : le sulfate de quinine, l'alcool, des purgatifs de temps à autre, etc., sont indiqués. Nous ne pourrions que répéter certaines données utilisables dans tous les états infectieux et qui trouveront mieux leur place à propos du traitement de l'ostéopériostite phlegmoneuse diffuse. Le propre, du reste, de la fièvre de croissance, est de tourner court après un temps variable; n'est-ce pas là son critérium? Les cas où la mort arrive dès les premiers jours, sans que la suppuration ait eu le temps de se produire, appartiennent, eux aussi, à l'histoire des ostéomyélites infectieuses que nous décrirons bientôt.

En terminant, nous formulons cette règle thérapeutique : dans les ostéites de croissance avec ou sans fièvre, ne pas compter sur la résolution spontanée qui en constitue cependant le caractère essentiel, mais agir, dans la plupart des cas, comme si l'on se trouvait en face d'une lésion inflammatoire plus grave.

II

## OSTÉOMYÉLITE AIGUË

**Définition.** — L'ostéomyélite aiguë est l'inflammation des os des jeunes sujets caractérisée par une allure le plus souvent redoutable, avec infection générale de l'organisme et localisation sur certains territoires du squelette.

Cette affection porte une foule de noms qui sont synonymes. Ils ont été inspirés par les idées anatomo-pathologiques, étiologiques, ou cliniques, qu'en avaient les auteurs, parrains de ces baptêmes successifs. Ceux qui se sont placés sur le terrain anatomique l'ont appelée : *périostite diffuse, ostéite aiguë, panostéite, abcès sous-périostiques, périostite phlegmoneuse diffuse, décollement aigu des épiphyses, ostéo-périostite juxta-épiphysaire, ostéomyélite, phlegmon diffus osseux juxta conjugal*, etc. En envisageant les causes, en constatant les coïncidences, on a pu la nommer : *ostéite aiguë spontanée, périostite rhumatismale, ostéite de développement, ostéomyélite infectieuse*. Sur le terrain clinique, c'est l'*ostéite épiphysaire aiguë des adolescents, le typhus des membres*.

Le nom qui répondrait le mieux à la définition de la maladie en tenant compte de tous ses caractères à la fois serait celui-ci : *ostéomyélite infectieuse juxta-épiphysaire des enfants, des adolescents*.

Parmi les principaux travaux à consulter sur l'ostéomyélite aiguë. Nous citerons :

CHAISSAIGNAC, *Mémoire de la Société de chirurgie*, t. IV, p. 281, 1853. — *Gazette médicale*, 1854. — Traité pratique de la suppuration et du drainage chirurgical, 1859, 1er vol., 1859. — GOSSELIN, *Arch. de méd.*, 1858. — GALLAND, art. Os. — GAMET, De l'ostéo-périostite juxta-épiphysaire. Thèse de Paris, 1862. — LANNELONGUE, Académie de médecine, 1878. — OLLIER, *Encyclopédie internationale*, t. IV. — PASTEUR, Académie de médecine, 4 mai 1880. — MAX SCHÜLLER, *Centralblatt für Chirurgie*, 1881. — BECKER, *Deutsche medicin. Wochenschrift*, 1838, n° 46. — THELLIER, Thèse de Paris, 1883. — ROSENBACH, *Centralblatt für Chirurgie*, n° 5, 1884. — KRAUSE, Fortschritte der Medicin, 1884. — RODET, *Revue de chirurgie*, 1885. — JABOULAY, Thèse de Lyon, 1885.

**Historique.** — L'histoire de cette affection appartient tout entière à la seconde moitié de ce siècle. Une innombrable quantité de travaux se sont adressés à elle, l'ont fouillée sous toutes ses faces et ont donné de cette maladie une notion qui peut être considérée comme définitive. S'il faut, en effet, pour qu'une affection soit bien connue, qu'elle se soit révélée dans ses formes, sa marche, ses lésions et qu'elle ait été pénétrée dans son mécanisme pathogénique, nulle mieux que l'ostéomyélite n'a rempli ces conditions : l'*observation* simple en a présenté l'évolution anatomo-pathologique et clinique et l'*expérimentation* a sondé la profondeur de sa nature et fourni la raison de son existence :

1° *Période d'observation*. — Cette période ne remonte véritablement qu'à Chassaignac. Cet auteur, dans différents mémoires, a attiré l'attention d'une façon précise sur cette suppuration des os. Il reconnaissait deux maladies différentes : l'une bénigne caractérisée par des abcès développés au-dessous du périoste, *abcès sous-périostiques*, l'autre plus grave, remarquable par l'envahissement du tissu osseux lui-même, *ostéomyélite proprement dite*.

Schutzemberger, Bœckel observent presque simultanément, une affection analogue qu'ils appellent de par ses coïncidences, *périostite rhumatismale*.

Quelque temps plus tard, Klose (de Breslau) se trouvait en face d'une maladie à allure grave, qui se terminait par la séparation de l'épiphyse de la diaphyse et la suppuration de la jointure voisine. En lui donnant le nom de décollement spontané des épiphyses, Klose était loin de se douter qu'il décrivait simplement une des formes de l'affection sur laquelle Chassaignac avait déjà écrit.

Les travaux de Gosselin ont permis de reconstituer dans son ensemble cette maladie que l'on démembrait par la description isolée de chacune de ses modalités. Cinq formes principales peuvent se montrer, mais toutes sont reliées par ce fait commun, qu'elles apparaissent sur des os en voie d'accroissement et près des épiphyses : de là le nom proposé par ce clinicien, d'*ostéite épiphysaire aiguë*.

La remarque précédente était faite à Lyon par Ollier et son élève Gamet, qui, dans sa thèse inaugurale, appelait le processus morbide : *ostéite juxta-épiphysaire*, terme précis et vrai parce qu'il localise nettement l'apparition des manifestations pathologiques. Ce n'est point, en effet, l'épiphyse prise dans son sens anatomique qui est le siège des accidents inflammatoires, mais bien la portion renflée de la diaphyse, contiguë au cartilage de conjugaison.

2° *Période d'expérimentation.* — Il ne faut pas chercher dans une époque reculée pour trouver sur l'essence de l'ostéomyélite une notion exacte. Cependant à considérer son allure rapide, éclatante, l'idée de maladie générale, infectieuse s'imposait. Lücke, en 1874, invoquant la présence de micro-organismes retrouvés après Klebs et Recklinghausen, dans les foyers de l'ostéomyélite, déclare que des agents pathogènes ont envahi l'économie par la voie vasculaire. Kocher soutient la même idée. Rosenbach qui lui aussi admet l'intoxication générale, pense qu'un traumatisme osseux est nécessaire pour l'apparition d'un abcès. Kostlin essaye de reproduire expérimentalement l'ostéomyélite, mais les produits qu'il injecte à des chiens, sont septiques et produisent des lésions qui ne ressemblent guère à celles qui nous occupent.

Jusqu'ici, la nature exacte de la maladie est simplement pressentie. La précision des recherches bactériologiques va inaugurer une série de recherches qui rapidement donneront la clef de la pathogénie. C'est Pasteur qui ouvre cette ère. Le 4 mai 1880, il annonce à l'Académie de médecine qu'il a trouvé dans le pus d'une ostéomyélite « un organisme pareil à l'organisme du furoncle, par couples de deux et quatre grains et par paquets de ces mêmes grains, les uns à contours nets, accusés, les autres peu visibles et à contours très pâles. Si j'osais m'exprimer ainsi, je dirais, ajoute Pasteur, que dans ce cas tout au moins, l'ostéomyélite a été un furoncle de la moelle ».

Max Schuller, en 1881, Thellier en 1883, dans le service de Verneuil, font des constatations analogues. Depuis une foule d'auteurs ont retrouvé le micro-organisme décrit par Pasteur, qui n'est autre que le *Staphylococcus pyogenes*. On en a même trouvé beaucoup d'autres, ce sont par ordre de fréquence : le *Staphylococcus pyogenes aureus*, le *Staphylococcus pyogenes albus*, le *Strepto-*

*coccus pyogenes*, le *Micrococcus termis*. Tout récemment encore, Lannelongue et Achard présentaient à l'Académie des sciences, le résultat de leurs recherches qui sont conformes aux acquisitions précédentes.

Nous ferons remarquer que la constatation pure et simple de microbes, dans les collections de l'ostéomyélite, si elle permet une présomption, n'équivaut pas à une certitude absolue sur la valeur pathogène de cet organisme dans le cas particulier. La certitude de son aptitude morbide ne sera fournie que par la reproduction avec lui de la maladie qui le décèle. C'est pour cela que les travaux précédents sont loin d'apporter la lumière complète et de valoir ceux dont le but a été précisément la démonstration expérimentale de l'action pathogène du microbe.

Becker, en 1883, inocule les cultures de pus d'ostéomyélite, mais n'arrive à la suppuration osseuse que s'il fracture l'os au préalable. Rosenbach et Fedor Krause font des inoculations de staphylocoque doré et produisent des lésions générales rapidement mortelles, mais ne constatent pas les altérations osseuses.

Rodet (de Lyon), en 1885, arrive le premier à produire l'ostéomyélite expérimentale sur de jeunes lapins, avec lésions juxta-épiphysaires, véritables abcès périostiques, séquestres, pus dans la région bulbeuse, au moyen d'injections du staphylocoque recueilli dans du pus d'ostéomyélite aiguë franche. Comme l'auteur précédent, Jaboulay (de Lyon) obtient les manifestations viscérales et locales de l'ostéomyélite chez le lapin, qu'il injecte avec des staphylocoques venus d'abcès chauds divers et d'anciennes ostéites. Voici les résultats que ces derniers travaux fournissent sur la nature de cette maladie. Pour que l'ostéomyélite apparaisse, il faut : 1° un microbe (le staphylocoque étant le plus fréquent); 2° un organisme jeune. L'agent pathogène doit être introduit dans le sang; installé dans le milieu intérieur, il attaque les viscères et le système locomoteur, en particulier les os vers leurs régions juxta-épiphysaires. C'est donc d'abord une maladie générale, un envahissement du milieu intérieur par les micro-organismes et secondairement une affection des os qui, pour être pris, doivent avoir la constitution de l'état de croissance. Cette dernière condition n'était pas réalisée dans les expériences de Becker, Rosenbach et Fedor Krause, qui d'ailleurs sont restées stériles. C'est elle qui a permis à Rodet et à Jaboulay d'obtenir expérimentalement sur un organisme vivant, une affection identique à l'ostéomyélite de l'homme.

Nature de la maladie. — Ostéomyélite expérimentale. — Les recherches que nous venons de passer en revue nous amènent à la conception suivante de la nature de l'ostéomyélite.

Le microbe pathogène doit pénétrer dans le sang d'un individu encore en voie d'accroissement. Le microbe qui a été l'objet principal des expériences est le staphylococcus. Les deux variétés de microbe en grappe, l'*aureus* et l'*albus*, sont, d'après les recherches de Jaboulay, également aptes à la génération de la maladie. Il est probable que toutes les espèces microbiennes *Micrococcus tenuis*, *Streptococcus*, rencontrées dans le pus de l'ostéomyélite sont aussi douées de ce pouvoir reproducteur. Mais de nouvelles recherches analogues à celles qui ont été poursuivies sur le staphylocoque, sont encore nécessaires pour assurer de leur aptitude; chacun d'eux se montrera vraisemblablement capable de cette reproduction; car tout récemment Jaboulay a obtenu le tableau symptomatique de l'ostéite juxta-épiphysaire, sur un jeune lapin après une injection intraveineuse, d'une culture de streptocoque recueilli dans le pus d'un érysipèle.

A ce point de vue, il n'y a donc pas de microbe spécifique de la maladie. Peut-être démontrera-t-on un jour qu'à chacun des agents parasitaires énumérés plus tard, correspond une forme clinique spéciale.

Pour bien pénétrer l'essence et le mécanisme de la maladie, suivons, à l'aide de l'expérimentation, l'agent morbigène de son entrée dans l'organisme jusqu'à ses voies de sortie, à travers ses moyens de transport. Les détails suivants se rapportent au staphylocoque.

Le microbe doit pénétrer dans le torrent circulatoire. Injecté dans le tissu cellulaire sous-cutané, il ne produit qu'une suppuration locale; sur l'homme, il est difficile de saisir la porte que lui ouvre l'accès du milieu intérieur. On a bien noté des écorchures, des furoncles, des solutions de continuité diverses du tégument externe, mais nous nous demandons si ces voies accidentelles suffisent à amener une invasion microbienne. Nous croirions plus volontiers à la pénétration par la voie digestive, ou la voie pulmonaire lesquelles, plus que les autres, permettent une entrée massive dans le torrent circulatoire. Car, et c'est là encore ce que nous apprend l'expérimentation, le staphylocoque doit être introduit dans les veines d'un jeune lapin, en *quantité* et en *qualité* suffisantes. La quantité doit être employée en raison inverse de la virulence. Plus le microbe est atténué, c'est-à-dire plus la culture est vieille, plus forte doit être sa dose. Peut-être encore faut-il assimiler le milieu intérieur au bouillon de culture et admettre que celui-là ne permet le développement du microbe, c'est-à-dire l'apparition de la maladie, que lorsqu'il présente une constitution spéciale, dont l'apparition accidentelle est l'occasion de la prolifération du micro-organisme.

Le dernier mot n'est donc pas dit sur les occasions de la virulence et la cause de la pénétration du staphylocoque, du moins au point de vue clinique.

Mais l'on connaît mieux ses voies d'élimination. L'organisme a le pouvoir de faire effort pour se débarrasser des agents nuisibles, il les pousse vers ses émonctoires, dont les principaux sont la peau, le tube digestif, le filtre rénal.

De fait les éruptions cutanées, la diarrhée ne sont pas rares et les néphrites sont la règle dans l'évolution de notre maladie; sur le terrain de l'expérimentation, la suppuration rénale est constante.

Pour arriver de ses voies d'introduction à son élimination dans le monde extérieur, le microbe emprunte aux globules blancs ses moyens de transport. Une injection de staphylocoques étant faite depuis quelque temps, la mise à mort de l'animal permet de constater les détails suivants: Les coques isolés sont inclus dans les leucocytes. Y a-t-il eu lutte d'abord entre les deux organismes, victoire ensuite du globule blanc qui est parvenu à enserrer son adversaire dans ses pseudopodes, à le capturer, remplissant ainsi son rôle de phagocyte que Metschnikoff lui a assigné? ou bien le microbe a-t-il tué le globule blanc et se sert-il de son cadavre comme d'un vecteur que le courant pousse dans l'intimité des tissus et des organes? Peu importe, le fait existe curieux et plein d'intérêt.

Au bout de vingt-quatre heures, on peut voir avec Ribbert, les microbes dans le foie, autour des lobules, dans les poumons où les anses capillaires en sont farcies, dans le cœur, dans le rein où ils persistent pendant qu'ils disparaissent dans le reste de l'économie. On dirait que c'est là la vraie voie de sortie, qu'un courant naturel y amène et y maintient les micro-organismes. Aussi avons-nous vu l'intensité de la néphrite expérimentale et constaterons-nous encore plus tard, la néphrite infectieuse du malade.

Telle est la série de pérégrinations que subit notre microbe. C'est par la voie sanguine encore qu'il arrive dans la région juxta-épiphysaire si propice à son développement. Il élit domicile, s'installe et commence le travail de suppuration localisée qui n'est qu'un épiphénomène dans l'infection générale de l'économie. Celle-ci commence et distribue le microbe partout, mais lui ne trouve pas tous les tissus, tous les organes également favorables à son éclosion : quelques-uns par leur constitution propre et par des conditions que nous ignorons encore sont plus que d'autres aptes à sa pullulation : tel le rein, tels les os dans leur région bulbeuse. Dès lors cette localisation devient de plus en plus prépondérante dans l'allure ultérieure de la maladie. L'infection a cessé puisque les microbes n'existent plus dans le sang, mais l'ostéomyélite et la néphrite concomitantes sont nées et vont désormais évoluer seules, au premier plan dans le tableau symptomatique de la maladie.

Il faut donc distinguer de par l'expérimentation deux périodes bien distinctes dans l'évolution de la maladie : l'une initiale, caractérisée par la diffusion dans tout le milieu intérieur de l'agent pathogène, courte, durant chez le lapin vingt-quatre heures ; l'autre secondaire, localisée dans certains viscères et les os à proximité du cartilage conjugal.

L'intoxication générale peut avoir été assez intense pour amener la mort : c'est ce qui arrive sur le lapin qui a reçu une trop forte dose d'une culture trop virulente, c'est ce qui se passe chez le malade qui est emporté rapidement et ne présente que des lésions osseuses insignifiantes. La mort au bout de quatre jours du lapin inoculé est la règle et l'autopsie révèle la suppuration des régions bulbeuses des os, des jointures, des viscères (cœurs et reins). Au contraire le malade atteint d'ostéomyélite résiste plus longtemps et guérit si l'intervention locale a évacué le foyer purulent de l'os. Il est curieux de voir l'utilité de cette intervention et de constater la gravité de l'abstention chirurgicale, qui permet à ce foyer secondaire de devenir à son tour le point de départ d'une nouvelle infection générale plus grave encore que la première.

Nous venons de passer en revue le mode de réaction d'un microbe générateur de l'ostéomyélite sur un organisme vivant de choix, celui du lapin. Nous n'avons pas à nous occuper du rôle joué dans cet épisode par le microbe lui-même ou ses produits solubles : ce n'est là qu'un cas particulier de bactériologie générale, qui ne fait pas exception aux idées habituellement reçues. Nous ne ferons également que soulever la question des infections associées, mixtes, résultant du mélange de plusieurs microbes pour dire que la combinaison du streptocoque et du staphylocoque, par exemple, constatée par Kraske, semble produire une forme différente et plus grave que la simple maladie staphylococcienne.

Mais il est nécessaire de faire remarquer l'action différente des cultures de ces microbes pathogènes à des phases différentes de leur virulence. Des effets intenses correspondent à des degrés élevés dans la qualité du microbe, des lésions minimes sont engendrées par une culture vieillie et à demi éteinte. Le microbe peut même s'endormir complètement et devenir aussi inoffensif que s'il n'existait pas : alors le microbisme est latent; état dangereux parce qu'il n'est que temporaire et qu'un réveil peut arriver.

Expérimentalement comme en clinique, à chacun de ces degrés de virulence sont associées des formes d'infection distinctes les unes des autres par leur intensité et leur gravité. L'échelle de ces infections peut être assez vaste, les étapes extrêmes sont assez éloignées pour qu'aucun lien ne soit visible et que des maladies distinctes semblent être en présence. Telles sont en effet entre elles, la forme aiguë de l'infection staphylococcienne ou streptococcienne qui a seule été décrite, dans cette étude de l'ostéomyélite expérimentale et les formes atténuées ou chroniques de celle-ci, que l'on englobe en clinique sur ce terme générique d'ostéomyélite prolongée.

**Étiologie.** — C'est pendant la période de développement que se montre l'ostéomyélite. Aussi est-elle une affection de l'adolescence et du jeune âge. C'est de quatorze à dix-huit ans qu'elle est la plus fréquente, et dans la dix-septième année qu'elle est la plus rare. De deux ans à six ans (statistique de Sézary), elle apparaît quelquefois. Entre six et dix ans, elle tend à acquérir le second maximum qu'elle atteint entre dix et quatorze. Passé vingt ans, on l'observe rarement. Nous nous sommes cependant trouvé plusieurs fois chez des sujets de vingt à vingt-cinq ans, en présence d'ostéites juxta-épiphysaires développées sur des extrémités osseuses dont les épiphyses se soudent tardivement à la diaphyse. On a vu des nouveau-nés porteurs d'ostéomyélite : peut-être faut-il voir une relation de cette maladie avec une infection de la mère. Lannelongue dit avoir observé une ostéomyélite à streptocoque sur l'enfant d'une femme qui était atteinte d'érysipèle.

Le sexe paraît exercer une influence indiscutable : et sans comparaison, les jeunes garçons sont plus exposés que les jeunes filles. C'est encore ce que démontrent d'une façon irréfutable les statistiques. Il est probable qu'il ne s'agit pas dans ces cas d'une prédisposition tenant au sexe lui-même, mais qu'il faut voir dans cette élection pour le sexe mâle, l'influence du traumatisme, des exercices violents, du surmenage physique dont nous allons démontrer la coïncidence avec les préliminaires de la maladie.

Autrefois on avait eu une certaine tendance à rattacher l'ostéomyélite à la scrofule, on inclinait avec Chassaignac à voir un tempérament délicat chez les individus qui en étaient atteints. Cette opinion est parfaitement fausse, car les enfants les plus vigoureux y sont exposés. Nous ferons les mêmes remarques au sujet du tempérament rhumatismal dont la valeur a été exagérée par les parrains de la périostite rhumatismale (Becker et Schutzemberger). Leur erreur venait d'un fait d'observation mal interprété : l'influence du froid dans l'apparition de la maladie, qui est indiscutable.

Mais c'est le traumatisme dans ses modalités diverses : coups, surmenage physique, exercices immodérés, fatigues prolongées qui est ici la principale cause prochaine : il est en clinique ce qu'est le traumatisme de Becker sur les animaux. C'est le point traumatisé qui s'enflamme et suppure, surtout lorsque les conditions générales adjuvantes s'y joignent : telles les mauvaises conditions hygiéniques, une alimentation défectueuse. Nous ferons remarquer que les fièvres éruptives produisent souvent la suppuration osseuse, mais ces ostéites post-fébriles ne ressemblent que de loin à l'ostéomyélite vraie.

Rappelons en terminant ce paragraphe, que Lannelongue et Verneuil ont depuis quelque temps cherché la porte d'entrée de l'infection et qu'ils ont cru la trouver dans des érosions cutanées, des furoncles, différentes solutions de continuité du tégument externe.

**Siège.** — Les os longs, les os courts et les os plats peuvent être frappés par la maladie. Parmi eux, quelques-uns le sont avec élection et en des points plus spécialement choisis. Les voici par ordre de fréquence, le fémur à son extrémité inférieure, le tibia et le péroné à leur extrémité supérieure; l'humérus en haut, le radius et le cubitus en bas : cependant les deux régions juxta-épiphysaires, les deux pôles de l'os peuvent être simultanément envahis; c'est à ces cas que M. Ollier a réservé le nom d'*ostéites bipolaires*. On remarquera que les extrémités des os longs qui sont habituellement frappées, sont précisément celles qui, d'après les lois formulées par ce chirurgien, sont les plus fertiles, et le théâtre de processus physiologiques plus intenses. C'est au membre inférieur que les manifestations l'emportent par leur fréquence. Mais on notera que s'il est de règle que la maladie ne se localise que sur un seul os, on peut voir aussi plusieurs os simultanément atteints. Tantôt alors les lésions sont symétriques, tantôt elles occupent des points différents du squelette. Un de nos malades âgé de quinze ans présentait dix-sept trajets fistuleux, portant sur des os différents et symptomatiques d'ostéites infectieuses.

Le calcanéum près de son épiphyse, l'astragale, les phalanges, etc., les corps vertébraux surtout vers les faces de leur corps, les apophyses épineuses, la rotule sont les os courts préférés. Et parmi les os plats, il faut citer l'os iliaque, l'omoplate avec son apophyse coracoïde que nous avons vu dans un cas être le point de départ d'une coracoïdite infectieuse, le maxillaire inférieur, les os du crâne.

**Anatomie pathologique.** — Les lésions macroscopiques diffèrent suivant qu'on examine un os long, un os court, un os plat, mais les altérations histologiques sont les mêmes.

Le processus anatomo-pathologique est d'une façon générale, une *panostéite* et non une périostite, une ostéite, une médullite comme on pu le croire à différentes époques. L'os tout entier est pris parce que la maladie attaque les éléments de cet os qui l'infiltrent dans sa totalité : je veux dire les éléments médullaires et que l'os est plongé dans un bain de moelle. Ce n'est donc que par une dissection artificielle qu'on peut décrire isolément les lésions du tissu osseux proprement dit, les lésions de la moelle, les lésions du périoste : tous ces organes sont solidaires.

a. *Lésions du tissu osseux.* — L'os est rose ou violacé, il laisse échapper des gouttelettes de sang par les orifices des canaux de Havers. Ces canaux sont gorgés de sang, et les éléments cellulaires qui y sont contenus prolifèrent en revenant à l'état embryonnaire, se mélangeant à des globules blancs. Les espaces intra-canaliculaires augmentent et présentent les lésions de l'ostéite raréfiante. A une période plus avancée, la suppuration se manifeste : des taches jaunâtres infiltrent la substance osseuse, et arrive à se collecter sous forme d'abcès. Des loges plus ou moins larges, des perforations, des tunnels se produisent sous l'influence de l'ostéite raréfiante et suppurante et contiennent pus, fongosités et séquestres.

b. *Lésions de la moelle.* — Dans le canal médullaire, dans les canaux de Havers ou les aréoles du tissu spongieux (toutes ces portions sont histologiquement identiques) l'inflammation s'annonce par une coloration vineuse, qui rappelle, mais à un degré plus intense, la moelle rouge des enfants. Les vaisseaux se dilatent, les médullocèles prolifèrent, la graisse disparaît et les cellules adipeuses voient leurs noyaux entrer en prolifération. Des leucocytes arrivent en abondance, et, finalement, l'infiltration purulente dont l'étendue varie, est constituée.

c. *Lésion du périoste.* — Il est épaissi, infiltré, hyperémié, facilement décollable. C'est dans sa couche profonde, ostéogénique, que s'opère le travail de l'inflammation qui va aboutir à l'abcès. Le pus une fois fermé, décolle la membrane de la surface de l'os, et peut arriver progressivement à constituer un véritable manchon purulent sur une vaste étendue, quelquefois sur toute une diaphyse. Nous l'avons vu pour le tibia s'étendre à la totalité de l'os et envahir les articulations du genou et du cou-de-pied. La communication peut se faire entre l'abcès sous-périostique et l'abcès intra-médullaire, de même qu'elle peut s'établir avec une cavité voisine, un espace cellulaire placé à proximité.

Tout ce que nous venons de dire se rapporte au processus général de l'ostéite suppurative et n'a rien qui soit spécial à l'ostéomyélite de croissance. C'est là le mode de réaction banale du système osseux en face d'une cause qui le fait suppurer. Aussi ces lésions périostiques, médullaires et osseuses, sont-elles constantes. Elles deviennent pathognomoniques de notre maladie, lorsqu'elles se doublent des caractères suivants que nous allons passer en revue dans les os longs, les os courts et les os plats.

1° *Os longs.* — Les manifestations précédentes se font vers le cartilage de conjugaison : c'est une ostéite *épiphysaire* (Gosselin) ou mieux *juxta-épiphysaire* (Ollier). Elle apparaît dans cette région de la diaphyse qui est comprise d'une part entre la terminaison du canal médullaire et la face proximale du cartilage conjugal : région dite juxta-épiphysaire, par Ollier, bulbeuse ou bulbe de l'os, par Lannelongue. De là elle s'irradie des deux côtés, en haut et en bas, vers la diaphyse et vers l'épiphyse où elle va à la rencontre du cartilage de conjugaison et par où elle pourra pénétrer jusqu'à l'articulation.

La *lésion du cartilage de conjugaison* n'est en effet pas rare. Il peut devenir rosé, par propagation secondaire de l'inflammation; quelquefois, il se ramollit, se perfore, se détruit même largement ou complètement. C'est lorsque la suppuration est considérable, et lorsque l'épiphyse et la diaphyse jouent librement l'une contre l'autre.

Chassaignac compare ces perforations du cartilage à des trous faits à l'emporte-pièce, et Lannelongue qui a suivi leur formation décrit dans un stade préliminaire la déformation en godet au niveau de laquelle le cartilage aminci se montre privé de sa couche profonde calcifiée.

C'est par cette voie de propagation que la suppuration peut arriver à envahir l'*articulation* voisine. L'invasion articulaire peut cependant se faire aussi, et nous croyons plus souvent encore, par l'intermédiaire d'un abcès sous-périostique. Il faut d'ailleurs se rappeler ici les rapports anatomiques entre les cartilages de conjugaison et les capsules articulaires. On comprend facilement que telle région juxta-épiphysaire qui est située tout entière dans l'articulation voisine, comme celle de l'extrémité supérieure du fémur pour l'articulation coxo-fémorale, s'accompagne fatalement d'arthrite à la moindre trace d'inflammation. Sézary (*Gaz. médical*, 1872) dans ses recherches fort intéressantes sur les rapports des synoviales articulaires avec les cartilages conjugaux, rapports qui pour quelques articulations varient suivant l'âge des sujets, a nettement indiqué le mécanisme de ces invasions articulaires.

La suppuration lorsqu'elle est abondante peut produire d'autres accidents dont un des principaux consiste dans le *décollement épiphysaire*. Cette complication se produit à la suite de la disparition du cartilage, après la destruction de tous les liens qui réunissent épiphyse et diaphyse; cette dernière est alors disjointe et luxée par les muscles. C'est par le même mécanisme que s'opère le *décollement des apophyses*, par exemple celui du grand trochanter, qui est le plus fréquent. Mais fait intéressant qui ne peut s'expliquer que par un ramollissement inflammatoire plus complet de l'os à ce niveau, la séparation de l'extrémité et de la diaphyse peut se faire au-dessus du cartilage, dans la région juxta-épiphysaire même. Lannelongue qui relate 5 cas de cette nature signale l'intégrité du cartilage épiphysaire. Est-ce que dans ces faits il ne s'agirait pas de la lésion que nous allons immédiatement esquisser : *la fracture spontanée?*

Cette fracture qui s'opère dans un os atteint d'ostéomyélite, se remarque principalement à la diaphyse, et pendant la convalescence, au moment où le malade commence à marcher, c'est le tiers supérieur ou le tiers inférieur de la région diaphysaire qui est atteinte dans cet accident toujours tardif. Les os fracturés sont par ordre de fréquence, le fémur, le tibia, l'humérus, etc., ils deviennent le siège de déformations souvent assez complexes, lorsque la fracture guérit, ce qui est possible. Si lorsque la solution de continuité s'est produite en plein foyer de suppuration, elle peut exiger une amputation ou une désarticulation. Le trait de fracture siège d'habitude dans un point de nécrose, ou dans une portion en apparence saine, mais qui a été mincée par le travail de l'ostéite raréfiante. Ces altérations diminuent la résistance de l'os qui se rompt au moindre prétexte traumatique (marche, contraction musculaire).

Mais l'accident le plus fréquent de l'ostéomyélite, c'est la nécrose. Elle est engendrée par un double processus : la destruction des vaisseaux existant dans les canaux de Havers, au début, au moment de l'installation de la suppuration, et plus tard, l'ostéite condensante, réactionnelle, qui étouffe l'élément vasculaire. Il en résulte la formation de séquestres dont l'étendue en longueur et en largeur, et le siège sont exactement proportionnels à l'aire du territoire osseux dans laquelle les phénomènes anatomo-pathologiques qui viennent d'être indiqués, se sont développés. Localisés dans la région juxta-épiphysaire sous forme de parcelles, ils peuvent acquérir les dimensions de la diaphyse elle-même qui n'est plus qu'un os mort.

Lorsque le processus ostéomyélitique a épuisé son action, l'os atteint entre dans une nouvelle phase, l'ère de la *réparation*. La moelle sous-périostique, intra-osseuse, médullaire à proprement parler, dont l'activité avait été suspendue, récupère ses propriétés ostéogéniques. Elles semblent même avoir été exaltées pour l'inflammation qui les a un instant troublées; c'est ainsi qu'elles fournissent des couches sous-périostiques suffisamment épaisses, et assez rapidement formées pour inclure et invaginer dans leur sein le séquestre

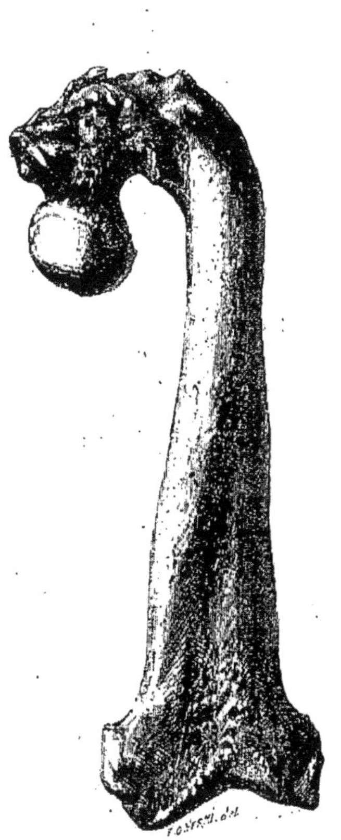

Fig. 222. — Coudure de l'extrémité supérieure du fémur droit par ramollissement inflammatoire.

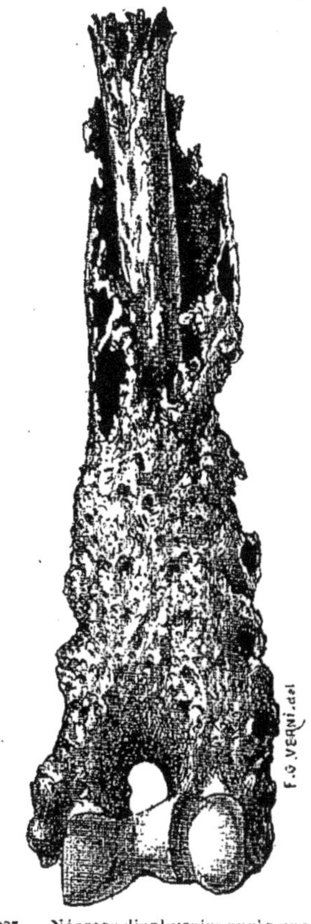

Fig. 223. — Nécrose diaphysaire après une ostéomyélite aiguë de l'extrémité supérieure de l'humérus.

diaphysaire : c'est encore ainsi que la moelle de Havers produit l'ostéite condensante, réparation dangereuse si elle dépasse le but, en ce qu'elle redeviendra elle-même une cause de nécrose, c'est ainsi, enfin, que la substance du canal médullaire peut produire aux confins du canal central un véritable os compact. Mais l'excitation post-inflammatoire des éléments nobles de l'os n'est pas constante : l'ostéomyélite peut avoir été assez intense pour frapper de mort une partie des organes reproducteurs. Alors, dans les points où la réparation est impossible, se trouvent des pertes de substance dont les plus fréquentes siègent dans l'os périostique et conduisent de la périphérie au canal central ou au séquestre invaginé. C'est là ce que Weidmann appelait les cloaques ou les égouts. Et enfin, lorsque la destruction du bain de moelle dans lequel plonge l'os a été totale, la reproduction ne peut se faire : une fois éliminé, le séquestre qui, dans ce cas, représente la totalité de la diaphyse, laisse une place vide, indéfiniment inoccupée.

1° *Os courts et os plats.* — Les considérations précédentes sont en tous points applicables à l'ostéomyélite des os courts et plats qui possèdent une région juxta-épiphysaire : processus histologique, aspect macroscopique, suppuration à la région bulbeuse, séquestres, périostoses : toutes ces lésions peuvent être retrouvées sur des calcanéums, des vertèbres, des maxillaires inférieurs, des omoplates, des os iliaques frappés par la maladie.

**Symptômes.** — Les manifestations de l'ostéomyélite ne peuvent être décrites dans le même cadre, on peut dire que deux individus simultanément frappés différeront l'un et l'autre par quelque symptôme. La distinction peut même être si grande qu'on peut se demander si l'on a bien affaire à la même maladie. C'est qu'il en existe plusieurs formes, et que les symptômes varient suivant la dose et la virulence de l'agent pathogène. C'est ici que doivent trouver place et réminiscence les expériences bactériologiques qui nous ont montré l'échelle de la gravité des inoculations staphylococciennes suivant la valeur de la culture. Il ne saurait être douteux que ce qui se passe dans le laboratoire trouve son homologue dans les réactions microbiennes au sein des organes humains.

Depuis une intoxication générale dans laquelle les viscères sont le siège des désordres principaux, et où les os semblent à peine touchés, jusqu'aux cas cliniques de simple hyperostose, en passant par les abcès limités, sous-périostiques, les séquestres plus ou moins volumineux, ou les fractures spontanées, tout relève d'une infection dont la nature est toujours identique, mais dont l'intensité varie.

Il n'en est pas moins vrai que sur le terrain clinique, l'ostéomyélite n'est pas une, mais qu'elle mérite une description spéciale pour chacune de ses formes. Nous les passerons successivement en revue en décrivant d'abord la manifestation la plus habituelle, puis chacune de ses allures moins ordinaires en allant dans ce dernier groupe, des cas bénins aux faits d'une gravité excessive et si grande qu'ils sont considérés comme des complications.

La douleur et la fièvre ouvrent la scène. L'hyperthermie, et son cortège de symptômes classiques, est parfois telle, que le malade ressemble à un typhique. Si l'élément douleur n'est pas recherché, les malades sont alors dans les hôpitaux, envoyés par erreur dans les salles de médecine. Élévation considérable de la température, pouls petit et rapide, céphalalgie, soif, langue sèche, stupeur, délire même, tout est fait pour induire en erreur.

Mais la douleur qui a été dominée par l'autre symptôme va acquérir de l'intensité. Elle empêchera les mouvements, la pression arrachera des cris, une sensation de brisure accompagnera l'exploration chirurgicale des régions juxta-épiphysaires et sera faite pour mettre sur la voie de la maladie. Là en effet, en ce point particulier, où comme l'a fait remarquer Chassaignac, l'os semble se briser, existe du gonflement, qui d'abord dur et circonscrit, s'assouplit, devient mou en même temps qu'il diffuse en cercle en suivant la longueur de l'os. La peau ne tarde pas à se marbrer, rougir, et acquérir une couleur vineuse. Alors il sera bien rare que le chirurgien n'arrive pas à sentir la fluctuation, car à partir de ce moment le pus est collecté et donne lieu à tous les signes physiques classiques d'une poche liquide. Un bourrelet limite la collection, est-ce une barrière, est-ce plutôt un signe d'agrandissement excentrique; il est plus probable qu'il indique une sorte de tendance à la limitation des phénomènes locaux. Une incision étant faite, ou bien l'ouverture spontanée s'étant opérée, un pus s'écoule, plus ou moins lié, parfois de teinte roussâtre, avec de petits grains osseux, séquestres pulvérulents, dont la présence est moins fréquente que celle de goutelettes de graisse, provenant du canal médullaire. Laisse-t-on reposer le pus dans une éprouvette, dans un verre, ces goutelettes huileuses forment une couche caractéristique. Au fond de la poche une fois évacuée, l'os se révèle dénudé, souvent irrégulier, et rendant au stylet qui le percute un son sec.

Après une période plus ou moins longue de suppuration, la maladie s'apaise, en laissant la prolongation atténuée de ses symptômes locaux : c'est-à-dire une fistule ou plusieurs orifices pour l'écoulement du pus.

Mais voici la forme la plus atténuée de l'affection. Nous empruntons sa description à l'article que M. Gosselin lui a consacrée : « Après une période de fièvre, de douleur et de gonflement diffus profond, qui a duré de quinze à trente jours, on voit les phénomènes s'amoindrir. La résolution se fait et le malade ne conserve qu'une hyperostose, quelquefois avec ankylose, s'il y a eu propagation à l'articulation. » Comme on le voit, il n'y a ni abcès ni nécrose, mais la fracture spontanée est possible, et alors il est parfois fort difficile de ne pas confondre l'ostéomyélite avec l'ostéosarcome.

A un degré plus élevé dans l'infection, la période de réaction générale étant à peu près celle que nous avons suivie plus haut, l'os suppure, mais l'abcès alors est sous-périostique, et la maladie prend le cachet que voulait lui imprimer Chassaignac en la différenciant de son ostéomyélite. Pour la majorité de chirurgiens qui ont eu l'occasion d'observer à des formes de cette nature, la nécrose sous-jacente serait l'exception : le processus qui est resté confiné dans la couche sous-périostique paraît n'avoir pas été assez intense pour détruire toutes les sources nutritives de la portion d'os adjacente à l'abcès. Cependant, il convient de suivre de tels malades un certain nombre d'années après la première manifestation, pour être sûr de l'absence de séquestre.

Gosselin auquel il faut rapporter l'honneur de la dissociation des différents aspects cliniques de l'ostéomyélite aiguë voulait admettre une variété dans laquelle la suppuration se produisait sur la face externe du périoste, l'os n'étant pas dénudé. Je ne sache pas que la périostite externe ait jamais été rencontrée dans une ostéite de cette nature, elle existe sur les côtes, mais elle est alors une maladie tuberculeuse, aussi n'insisterons-nous pas à son sujet.

Nous arrivons à la forme où la suppuration osseuse est accompagnée de nécrose : c'est la *troisième variété clinique* de Gosselin. Les séquestres ont des aspects différents, plus ou moins longs, plus ou moins larges, plus ou moins épais, superficiellement placés, ou invaginés dans la profondeur, ils sont tous durs, et terminés par des aiguilles piquantes qui les font ressembler aux constructions gothiques. C'est leur présence qui entretient les fistules et occasionne les suppurations interminables des os.

En remontant les degrés de cette échelle de gravité locale, nous rencontrons la *quatrième variété*. Elle est caractérisée par l'envahissement du cartilage épiphysaire, sa perforation comme à l'emporte-pièce, sa destruction partielle et totale : état grave à un double titre, parce qu'il compromet l'accroissement ultérieur du membre, qu'il s'accompagne souvent d'un envahissement de l'articulation, et qu'il est doublé de phénomènes généraux de la plus haute gravité.

Enfin l'expression la plus haute de l'intensité de la maladie est fournie par la forme locale à laquelle Klose (de Breslau) a donné le nom suggestif de *décollement aigu des épiphyses*. Destruction du cartilage de conjugaison, comme dans la quatrième variété, et aussi disparition du périoste, disjonction de la diaphyse et de l'épiphyse, souvent luxation de la diaphyse, telles sont les lésions qui caractérisent cette variété d'ostéo-périostite juxta-épiphysaire aiguë.

On a vu que le signe de la fracture spontanée n'a pas été considéré par les chirurgiens comme digne d'établir une étape, et de fixer une période dans l'évolution de la maladie. Elle est, en effet, de toutes les phases et peut se montrer aussi bien dans la forme la plus simple, avec pure hyperostose que dans les suppurations étendues et profondes. Retenons, à ce propos, la différence de leur gravité : susceptible de consolidation lorsqu'elle se fait dans une portion d'os sec, la fracture peut se compliquer d'accidents infectieux mortels si les fragments plongent dans un foyer purulent.

Avec cette dissociation symptomatique empruntée à Gosselin, il s'en faut que nous ayons été complet sur l'évolution de l'ostéomyélite. Il est encore nécessaire de faire remarquer que le plus souvent, un seul os est envahi, mais aussi, il est permis de voir dans le cours de la maladie, des os de différentes régions se prendre successivement, témoignant ainsi de la diffusion générale du virus, et de l'infection de l'organisme.

D'autre part le même os, dont une extrémité a d'abord été touchée, peut être envahi à son extrémité opposée, propagation de l'ostéite à travers la diaphyse entière : cette variété locale porte le nom d'*ostéite bipolaire* que lui a donné M. Ollier (¹).

On vient de voir l'importance que les chirurgiens ont attribuée aux formes locales de la maladie. Mais cette division qui indique une connaissance exacte et approfondie des manifestations extérieures de celle-ci, n'existe plus pour les signes qu'on appelle généraux. Ces derniers sont considérés comme des complications. C'est dire que nous sommes bien moins éclairés et renseignés sur les localisations viscérales, que sur les localisations osseuses de l'ostéomyélite. Il nous semble cependant que l'empoisonnement est général, si nous pouvons employer ce mot, qu'il est constant ainsi que l'atteste l'expérimentation, et pourrait être subdivisé, s'il était mieux connu dans ses manifestations, en autant de modalités que nous en avons décrites localement. Assez faible pour disparaître en quelques jours, et céder le pas aux lésions osseuses, il peut ailleurs con-

(¹) Chez un jeune homme de dix-sept ans, nous avons observé une ostéite infectieuse de la totalité du squelette du pouce gauche, avec décollement de toutes les épiphyses, moins l'épiphyse inférieure du premier métacarpien (*Gaz. hebd.*, 1890).

server une physionomie inquiétante, atteindre profondément le rein, le cœur, le foie. Ce ne sera quelquefois que dans le décours de l'ostéite proprement dite, qu'il se révélera intense et redoutable par de l'albumine dans les urines, des signes de péricardite ou d'endocardite, ou qu'il prendra l'aspect d'une pyohémie, ou d'une septicémie. Ces symptômes qui seront souvent primitifs et initiaux pourront aussi n'apparaître que secondairement et comme complications de la maladie locale ayant servi de foyer d'infection. Primitif et secondaire, l'envahissement microbien du milieu intérieur se traduit par les signes généraux classiques de la maladie, l'intensité de ces signes est en rapport avec le degré de la virulence, la désorganisation d'un organe ou de plusieurs viscères peut lui succéder. Il ne faut pas voir dans ces faits des exceptions, ils constituent au contraire la règle, et ce qui est étonnant, c'est que les maladies du cœur et des reins reconnaissant cette origine n'aient pas été plus fréquemment constatées. Giraldès a signalé des cas de péricardite, Mayor a vu une endocardite ulcéreuse, Campenon une endocardite végétante, Benoît indique la dégénérescence des reins, du foie, etc. Monnet insiste sur la néphrite d'origine ostéomyélitique. Les détails que nous avons donnés plus haut sur les mœurs du microbe pathogène dans ce milieu intérieur et les viscères nous fournissent l'explication nette de ces atteintes profondes.

**Marche et terminaisons.** — D'après les considérations précédentes, il est clair qu'autant de formes, autant d'allures de la maladie. L'infection intense peut foudroyer le malade avant que la localisation morbide ait eu le temps de s'installer. C'est l'histoire du lapin qui reçoit une trop forte dose d'une culture très jeune de staphylocoques : ce microbe est partout, dans le sang et les organes, mais il n'a pas encore fait suppurer la région juxta-épiphysaire. Il est vrai que la marche habituelle est la suivante : symptômes généraux accentués, suppuration établie au bout de trois jours et détente rapide après l'ouverture de la collection, puis continuation de la maladie locale en même temps que l'intoxication générale s'amende.

La mort est possible dans cette dernière forme : la pyohémie, la septicémie, des embolies graisseuses, ces banales complications des plaies peuvent emporter le malade. S'il résiste, il est encore exposé plus tard aux dégénérescences viscérales des individus qui suppurent longtemps. Mais le malade peut se rétablir pour une période temporaire du moins, par arrêt de la suppuration, et fermeture de la fistule qui fait place à une cicatrice. On peut croire à une guérison, mais elle n'est qu'incomplète, la scène recommence souvent : nouveaux abcès, nouvelles fistules, nouveaux séquestres. L'ostéomyélite devient de la sorte chronique ; nous en étudierons plus tard la physionomie.

**Diagnostic.** — Étant donnés les symptômes éclatants de l'ostéomyélite à son début, on comprend que les erreurs de diagnostic soient faciles avec les maladies qui commencent par un cortège bruyant. La fièvre typhoïde, les fièvres éruptives, la méningite sont dans ce cas. C'est pour cela qu'il faudra être prévenu de la possibilité de se tromper. Un seul signe servira à fixer le chirurgien en pareil cas et à cette période. Ce sera la *recherche méthodique de la douleur* dans les régions juxta-épiphysaires des os longs ou sur les os courts ou plats qui peuvent devenir le siège d'une ostéomyélite infectieuse.

Tout adolescent, tout enfant, présentant les signes dits typhiques devra être examiné sous ce rapport. La constatation d'un simple point douloureux aussi restreint qu'il puisse être veut dire ostéomyélite.

Le diagnostic est souvent plus facile. Il devient à peu près certain lorsque l'état actuel du sujet a succédé à un traumatisme d'un segment de membre.

On a souvent pris l'ostéite infectieuse pour une arthrite rhumatismale, mais les phénomènes généraux sont, dans ce dernier cas, moins intenses et plusieurs articulations sont habituellement envahies.

C'est avec le phlegmon diffus que pourrait être confondue l'ostéomyélite arrivée à la phase suppurative, dans laquelle se trouvent réunis les signes cardinaux de la suppuration; mais, sans parler de la localisation dans des couches différentes de ces deux maladies, ni du facies propre au phlegmon diffus, ni de sa consistance, nous ferons remarquer que la propulsion de bas en haut des segments de membre est douloureuse dans l'ostéomyélite et ne l'est pas dans le phlegmon. Enfin signalons un signe propre à l'ostéomyélite sur lequel Lannelongue a appelé l'attention : le développement du réseau veineux souscutané par gêne de la circulation en retour intra-osseuse.

Ce ne sera pas tout d'avoir constaté et reconnu l'ostéomyélite, il faudra aussi faire le diagnostic de ses formes locales, de son étendue possible à divers segments; il faudra aussi se renseigner sur l'état du cœur et des reins, établir en un mot le diagnostic des complications : ce qui exigera une surveillance attentive.

**Pronostic.** — Le pronostic dépendra de deux conditions, de la forme de l'ostéomyélite, et de la rapidité du traitement. Les formes graves traitées à temps rétrocèdent dans la majorité des cas, et ne tuent pas le malade. Il est cependant des ostéomyélites à marche suraiguë contre lesquelles l'intervention semble illusoire; d'ailleurs la maladie osseuse n'est pas encore commencée, et, ce qui domine la scène, c'est l'état général pour lequel la thérapeutique est d'ordre médical et d'effet à peu près impuissant.

Quelle que soit la variété clinique, le pronostic ultérieur sera toujours réservé, en vue des accidents imprévus, des retours locaux aggravés et des manifestations générales qui sont loin d'être rares dans la phase prolongée de l'ostéomyélite.

**Traitement.** — Nous passerons sous silence le traitement à opposer à l'intoxication générale bien qu'elle soit tout et doive au premier rang préoccuper le chirurgien. Nous ne savons pas, en effet, stériliser le milieu intérieur, en faire l'antisepsie, lorsqu'il est envahi par le staphylocoque et le streptocoque. Jusqu'à ce que nous ayons acquis sur ce point capital des notions qui nous manquent aujourd'hui, nous ne pourrons opposer à la maladie qu'un traitement local pour ses diverses localisations.

La conduite du chirurgien, mis en présence d'une région juxta-épiphysaire suppurée, a varié suivant les époques. J.-L. Petit trépanait, mais le plus grand nombre des chirurgiens incisait simplement le périoste. Chassaignac, qui avait vu les formes graves et qui observait à une période où les complications des plaies étaient fréquentes, proposait des opérations rapides, radicales, ayant pour but de délivrer le patient dans les plus brefs délais. A cette époque, la pyohémie était la règle dans les plaies osseuses suppurées; aussi pratiquait-il, dans les cas graves, l'amputation ou la désarticulation. M. Ollier, dès 1876, en traitant de cette question, disait qu'au début de la maladie on pouvait se contenter de larges débridements périostiques, mais qu'il ne fallait pas « hésiter à aller jusqu'à la moelle si l'infiltration du tissu spongieux et l'aspect gris, mat, non vasculaire, du tissu compact baignant dans le pus, indiquent la nécrose de la diaphyse. On trouvera alors, ajoutait-il, du pus dans le canal médullaire et l'issue de ce pus sera le seul moyen de faire cesser les phénomènes infectieux et de prévenir une nécrose plus étendue ».

Lannelongue n'est pas aussi éclectique. Il est partisan de la trépanation à outrance, il la pratique toujours dans la région bulbeuse après l'incision périostique et il la pratique encore dans la diaphyse pour ouvrir le canal médullaire; il fait même au moindre motif un second orifice à ce canal. Deux trépanations au moins, après l'incision des couches superficielles et du périoste; telle est l'intervention qu'il considère comme généralement indiquée.

Les opérations dont nous venons de parler ne s'adressent qu'à la première période de l'affection des os longs. Il nous semble, d'après nos observations personnelles, que l'on ne saurait être absolu. Au début de l'apparition des accidents saisie sur le champ, il faudra se contenter de l'incision du périoste. Si la maladie locale est vieille de quelques jours, il y a des chances pour que les parties profondes aient suppuré et alors une ou deux applications de trépan seront indiquées et serviront dans le doute à assurer de l'état du tissu spongieux. Il vaut mieux en effet faire une trépanation inutile que de ne pas faire une trépanation qui serait utile : c'est là d'ailleurs une opération sans gravité locale et qui ne trouve pas en elle-même des motifs sérieux de réprobation. On ne négligera pas l'emploi de la bande d'Esmarck, qui favorisera l'exploration de l'os et facilitera la reconnaissance des parties malades.

Mais quelle conduite tenir lorsque la suppuration est très abondante, que la diaphyse est dénudée sur une vaste étendue et qu'elle semble même au début frappée de nécrose? En présence d'un état général grave l'indication urgente est de supprimer le foyer qui devient un nouveau centre d'infection. C'est pour les cas de cette nature qu'on a proposé la résection hâtive précoce de la diaphyse. Ce sont ces cas qui ont permis aux chirurgiens d'extraire des tibias dans presque toute leur étendue. Le tibia a été, en effet, l'os de prédilection dans ces variétés malignes. La diaphyse enlevée, le conduit périostique refait l'os, si bien que des régénérations ont été observées à la suite desquelles la longueur du membre paraissait avoir relativement peu souffert. Les greffes osseuses, humaines et animales doivent être essayées. Au Congrès français de chirurgie (1886-1889) j'ai montré le bénéfice que l'on pouvait retirer des greffes osseuses, après une ablation de toute la diaphyse et de l'épiphyse inférieure du tibia.

Enfin lorsque la suppuration s'est étendue à travers les cartilages de conjugaison et les épiphyses jusqu'aux articulations voisines, il faut ouvrir et drainer largement les articulations. Tout en se montrant très économe dans l'ablation des parties osseuses malades, on doit savoir sacrifier les tissus qui par leurs lésions infectieuses peuvent, dans ces formes graves, compromettre la vie du malade. Dans un cas de ce genre, nous avons dû enlever la totalité du tibia, diaphyse et épiphyses chez un enfant de neuf ans.

L'arthrotomie suffit toutefois pour des suppurations articulaires qui dépendent de l'infection générale et ne sont point le fait d'une propagation de voisinage. S'agit-il d'une ostéite bipolaire, s'accompagnant de pandiaphysite et de suppuration des deux articulations adjacentes, on doit être réservé sur la reconstitution du squelette enlevé. Au point de vue fonctionnel, il faut, en effet, établir une grande différence, comme le montrent nos dessins, entre la régénération osseuse, après l'ablation de la totalité de la diaphyse et d'une épiphyse, et

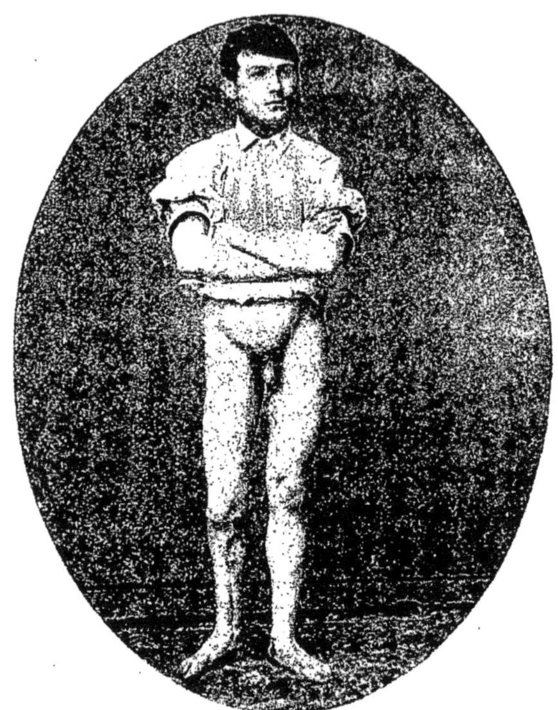

Fig. 221. — Anthelme Fornier, trois ans après l'ablation de la diaphyse et de l'épiphyse inférieure du tibia Tibia de nouvelle formation. Retour complet de la fonction (Congrès de chirurgie. Paris, 1889).

l'ablation de la diaphyse avec ses deux épiphyses. Les faits de cette dernière catégorie sont des plus rares.

Aujourd'hui on réserve les amputations pour les cas où un état général très mauvais s'allie à un état local des plus graves : envahissement de plusieurs os et de plusieurs articulations, décollement des parties molles par des infiltrations purulentes qui tiennent tout le segment du membre. Ces cas sont rares, on peut les voir au membre supérieur où des ostéo-arthrites de la main se combineront avec des ostéo-arthrites de l'avant-bras et du coude ; ils seront justiciables de l'amputation du bras. On les rencontrera encore aux membres inférieurs, dont les os et les articulations du tarse, de la jambe et du genou, pourront être simultanément envahis. L'amputation de cuisse sera alors pratiquée.

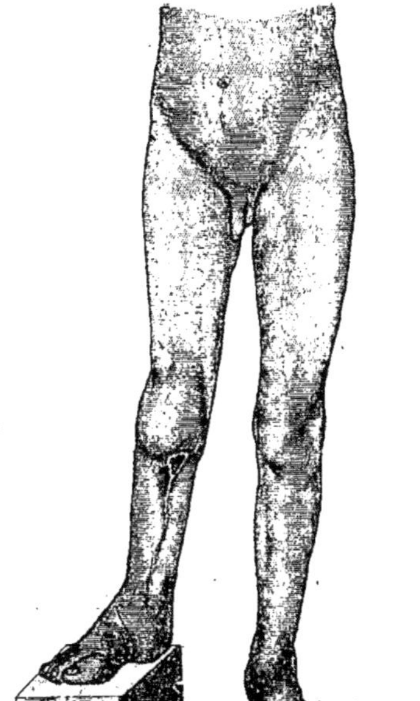

Fig. 225. — Paul Jacob, quinze mois après l'ablation de la totalité du tibia : diaphyse et ses deux épiphyses pour une ostéomyélite infectieuse. — Régénération incomplète de l'os enlevé. — L'enfant marche bien avec un tuteur à point d'appui ischiotique.

Nous désirons, avant de terminer ce paragraphe du traitement, faire remarquer l'importance et la nature de l'intervention dans les ostéomyélites de certains os plats. Nous voulons parler des ostéites des os du crâne, du frontal, du temporal en particulier. Il est à remarquer que la suppuration envahit ici les deux faces de l'os et qu'avec un abcès extérieur coexiste, entre la dure-mère et l'endocrâne, une nappe de pus. On comprend que la trépanation soit la seule opération rationnelle, capable d'ouvrir ces deux foyers et de faire cesser les accidents cérébraux habituels.

Pour l'os iliaque, l'omoplate, des incisions au point atteint suffiront souvent. Cependant pour l'os coxal, on pourra pratiquer des trépanations dans les cas où un abcès de la fosse iliaque interne se serait montré

L'ostéomyélite du calcanéum, de la rotule est facile à ouvrir. Il en est ainsi pour les ostéites de l'arc postérieur des vertèbres, mais il n'en est plus de même pour celles qui atteignent le corps de la vertèbre, surtout si cette dernière dépend de la portion dorsale. L'intervention est dans ces cas le plus souvent impossible.

## III

## OSTÉOMYÉLITE PROLONGÉE OU CHRONIQUE

Aujourd'hui, il est nécessaire de distinguer deux formes principales dans l'évolution symptomatique de l'ostéomyélite prolongée :

1° L'ostéomyélite prolongée consécutive à une attaque d'ostéomyélite aiguë ;

2° L'ostéomyélite chronique d'emblée.

Les principaux travaux publiés sur cette variété d'ostéite sont les suivants.

Lannelongue et Comby, De l'ostéomyélite chronique ou prolongée. *Archives générales de médecine*, 1879. — Reclus, De l'ostéomyélite prolongée. *Gazette hebdom.*, 1882. — Jaboulay

Le microbe de l'ostéomyélite. Démonstration expérimentale de sa présence dans les foyers de l'ostéomyélite prolongée et dans quelques abcès chauds. Thèse de Lyon, 1885. — Expériences avec le pus d'une ostéomyélite prolongée. *Province médicale*, 1887. — TRÉLAT, Congrès français de chirurgie, 1885. — GOLAY, Abcès des os. Thèse de Paris 1887. — DEMOULIN. De l'ostéomyélite chronique d'emblée. Thèse de Paris, 1888.

### 1° OSTÉOMYÉLITE PROLONGÉE CONSÉCUTIVE A L'OSTÉOMYÉLITE AIGUË

Un grand nombre de vieilles ostéites sont de nature ostéomyélitique et doivent être rangées dans une classe à part, à côté des ostéites scrofuleuses ou tuberculeuses, syphilitiques et traumatiques. Il n'y a pas encore bien longtemps que la confusion était complète et que tout os qui suppurait était catégorisé dans les affections tuberculeuses. Grâce à Gerdy, à Gosselin, à Ollier, la distinction s'est accusée, Lannelongue et Comby ont su montrer la fréquence et les formes variées des reliquats du typhus des membres.

Il s'en faut en effet que tout soit fini, lorsque l'ostéomyélite a calmé l'acuité de ses symptômes : l'orage est apaisé, mais il a laissé dans la profondeur de l'os un dépôt virulent qui n'est qu'atténué et peut devenir capable de manifester sa présence à l'improviste.

**Nature et pathogénie des accidents.** — Le microbe pathogène de l'attaque aiguë (staphylocoque, streptocoque) a fini par s'atténuer au point d'être toléré par l'os qui semble guéri, ou par lequel ne coulent plus que quelques gouttes de pus et par les organes, le rein où il se cantonne volontiers.

Si l'on recueille de ce pus et de cette urine et qu'on les cultive, on arrive à retrouver l'agent premier de l'ostéomyélite aiguë et, avec lui, il est possible de reproduire expérimentalement la forme mortelle de cette maladie, c'est ce qu'ont démontré les recherches et les expériences de Jaboulay. Sur trois malades porteurs de vieilles ostéomyélites, dont l'une datait de trente-quatre ans, cet auteur a retrouvé le staphylocoque initial et lui a redonné sa virulence première. Le microbe peut donc rester à l'état latent pendant une période indéterminée, mais tant qu'il existe, le danger n'est pas passé. C'est ce qui nous explique les récidives locales à longue échéance et les accidents généraux qui sont loin d'être rares et dont nous allons analyser les symptômes.

**Symptômes.** — Cette réviviscence microbienne peut se manisfester de plusieurs façons.

Ce sont souvent des accidents douloureux accompagnés d'accès fébriles avec suppuration par une fistule qui n'était qu'incomplètement fermée depuis la première poussée. Ils se montrent à une époque variable et tout à fait indéterminée après elle. Ils peuvent se reproduire indéfiniment et malgré diverses interventions. En vingt-deux ans, un malade de Gerdy eut 7 crises douloureuses et M. Ollier a trépané un vieillard qui avait eu, soixante-deux ans avant, sa première atteinte sur le tibia dans lequel était creusée une cavité contenant un séquestre. Plusieurs fois, je suis intervenu chez d'anciens ostéomyélitiques à tibia, à fémur, etc., hyperostosés chez lesquels la lésion première remontait à trente et quarante ans.

Habituellement les symptômes locaux sont tout dans ces ostéites; cependant accidentellement ont éclaté des complications générales des plus graves, dont rendent bien compte les recherches expérimentales. Des malades porteurs de ces vieilles ostéomyélites, ont été brusquement pris d'infection générale et ont

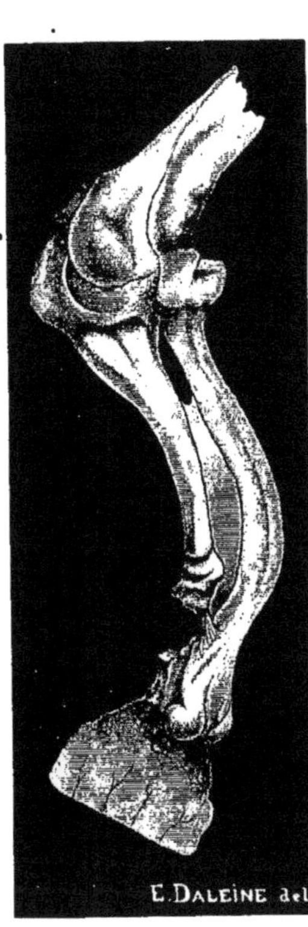


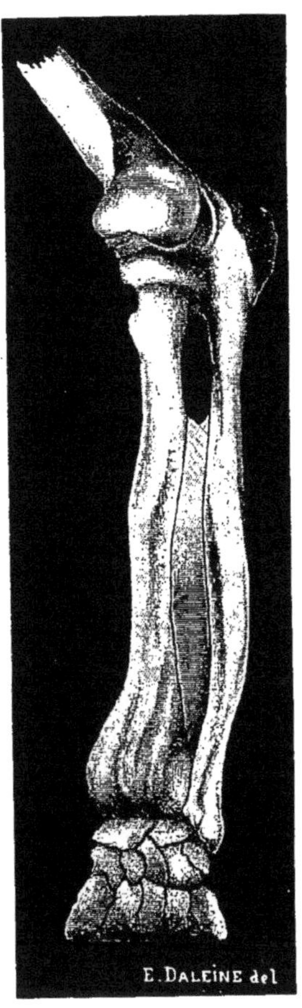


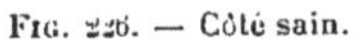

FIG. 226. — Côté sain.

FIG. 227. — Côté malade.

FIG. 225 et FIG. 226. — Arrêt d'accroissement du cubitus, à la suite d'une ostéite juxta-épiphysaire de l'extrémité inférieure de cet os. — Continuation de l'accroissement du radius qui s'est contourné sur lui-même, retenu qu'il était par ses attaches à l'extrémité inférieure du cubitus. (A. Poncet, *Lyon médical*, 1872.)

succombé, avec des suppurations viscérales, principalement rénales, disséminées.

L'ostéomyélite prolongée se montre sous forme d'hyperostose, d'abcès des os, ou de nécrose.

L'hyperostose peut être totale et entourer la diaphyse dans toute sa longueur. Le plus souvent elle est partielle et va s'atténuant d'une épiphyse à la diaphyse. Au lieu d'occuper toute la circonférence de l'os auquel elle donne la forme globuleuse, elle peut n'être localisée que sur un point de celle-ci. Dure et éburnée par places, elle est ailleurs molle et spongieuse; l'ostéite condensante s'y mélange à l'ostéite raréfiante. Cependant l'hyperostose à l'état isolé n'indique pas qu'un travail inflammatoire s'opère dans la profondeur du système osseux, elle est le témoin d'une ancienne ostéo-périostite dont la cause peut être actuellement éteinte; si cette dernière persiste, il se joint à l'hyperostose d'autres signes subjectifs qui mettent sur la voie de nouvelles lésions.

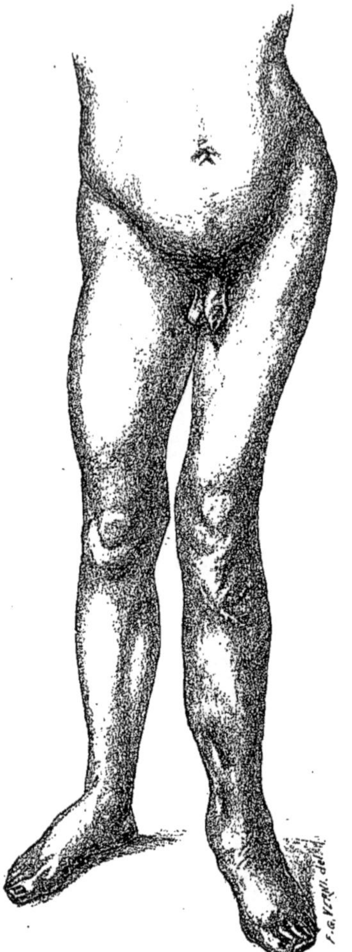

Fig. 228. — Ancienne ostéite juxta-épiphysaire du tibia gauche, ayant débuté à l'âge de douze ans. — Hyperaccroissement du tibia malade de 8 centimètres. (Sujet âgé de trente huit ans.)

L'élément douleur est, dans l'espèce, d'une importance capitale. Il est caractéristique de l'affection appelée : abcès des os, ou ostéite névralgique Ces deux termes doivent en effet être rapprochés, le second indiquant souvent une forme atténuée du premier. Si les symptômes sont à peu près semblables, le traitement est absolument le même. Le plus souvent c'est l'extrémité supérieure du tibia ou l'extrémité inférieure du fémur qui est atteinte, mais les deux régions juxta-épiphysaires de ces os peuvent être en même temps intéressées, l'ostéite peut être, suivant l'expression de M. Ollier, bipolaire. Les lésions atteignent le périoste, le tissu osseux proprement dit, la moelle centrale. La périostite est circonscrite et donne lieu à un épaississement limité, quelquefois cependant il s'y mêle du pus et même des fongosités. L'abcès sous-périostique peut en effet exister là comme dans la forme aiguë, seul, ou associé à des lésions profondes; et souvent il a suffi d'un simple débridement pour guérir les souffrances des malades. Mais c'est dans le bulbe de l'os que se trouvent les principales altérations, elles sont de diverses espèces; c'est l'ostéite raréfiante et médullisante avec friabilité du tissu spongieux, agrandissement de ses aréoles, qui sont pleines d'une moelle rouge, c'est l'ostéite fongueuse avec bourgeonnement de la moelle; c'est l'ostéite raréfiante suppurée, c'est l'ostéite raréfiante nécrotique avec de petits séquestres vasculaires et vivants; c'est enfin le véritable abcès des os avec du pus collecté. Il y a là comme une gamme de lésions qui sont toutes semblables entre elles par leur pathogénie. Quelquefois les abcès se transforment, s'enkystent et leur contour

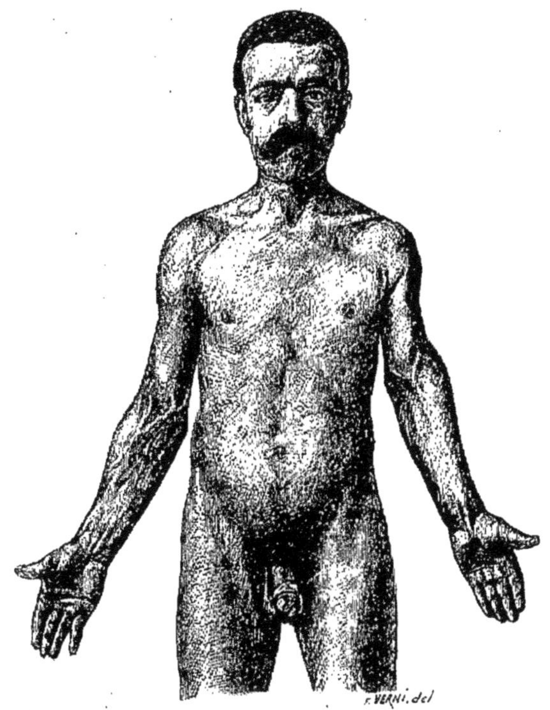

Fig. 229. — Ancienne ostéite juxtaépiphysaire de l'extrémité supérieure de l'humérus gauche, ayant débuté à l'âge de deux ans et demi. — Arrêt de développement de l'humérus de 12 centimètres. (Observation du docteur Forestier, communiquée par M. Vincent.)

devient séreux. On ne trouve parfois qu'une simple altération graisseuse de la moelle, avec raréfaction du tissu spongieux et amincissement du tube diaphysaire, ou bien la moelle présente l'altération gélatiniforme. Il s'agit de lésions variées souvent mélangées, qui sont enserrées dans des bandes de périostoses, blindées par un épaississement du tissu compact, qu'il est nécessaire de traverser pour arriver jusqu'à elles.

Elles engendrent des phénomènes douloureux des plus caractéristiques. La douleur peut être spontanée, elle est profonde, accompagnée d'exacerbations nocturnes, quelquefois périodique avec irradiations dans le membre : dans ce cas elle donne à l'ostéite le nom de névralgique, dont la cause ainsi que l'ont montré Ollier et Perret, tient à l'étranglement des parties enflammées, car le débridement, la trépanation le fait disparaître. La douleur peut être provoquée, il existe habituellement sur l'os une zone limitée où la pression la réveille et l'aggrave. En ce point on constate parfois du gonflement; mais ce dernier peut manquer, alors même que l'indication de l'intervention est urgente et impérieuse. Les parties molles peuvent être de leur côté respectées et normales.

Enfin la fièvre, si elle existe, indiquera que l'on a affaire à la forme suppurative de l'ostéite névralgique.

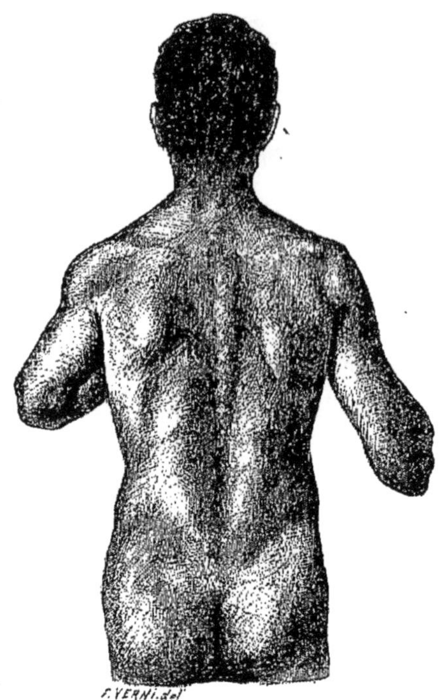

FIG. 230. — Même sujet vu de dos. — L'arrêt d'accroissement du bras gauche est des plus apparents.

Bon nombre de nécroses doivent être aussi rattachées à l'ostéomyélite

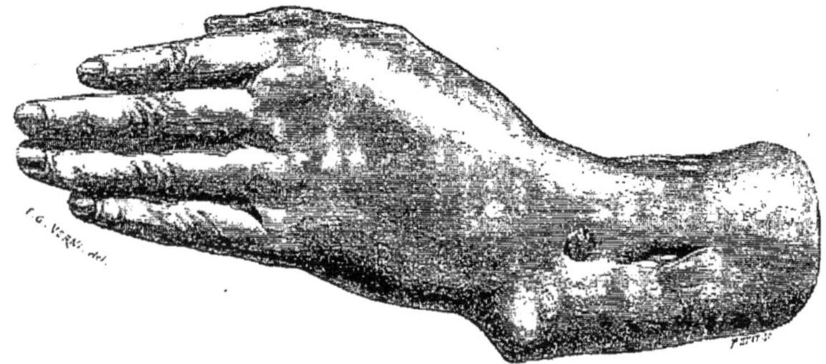

FIG. 231.— Déjettement de la main sur le bord radial par arrêt de développement du radius produit par une ostéite juxta-épiphysaire de l'extrémité inférieure de cet os. Le cubitus, qui s'est accru normalement, a refoulé la main en dehors.

prolongée. On les trouvera aux membres inférieurs, principalement chez des adultes ou des vieillards. Les séquestres sont souvent superficiels : le fait s'observe lorsqu'il n'y a pas une trop grande distance entre la première manifestation et la récidive ; ils sont alors faciles à cueillir, mais les séquestres peuvent être profondément inclus dans l'épaisseur de la diaphyse ; ils exigent dans ce cas de longues tunnellisations à travers des couches épaisses de nouvelle formation.

Il faut être prévenu des modifications que l'accroissement des membres peuvent faire subir à la physionomie de la fin de l'infection aiguë. Les cicatrices

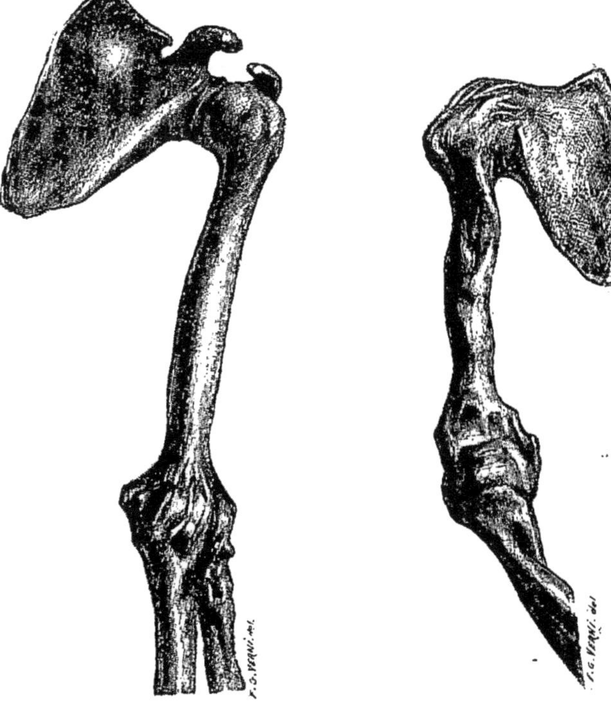

*a*, coté malade. *b*, coté sain.

Fig. 232.— Arrêt de développement de l'humérus, consécutif à une ostéo-périostite juxta épiphysaire de l'extrémité supérieure de cet os, probablement ancienne ostéite bipolaire avec ankylose du coude et de l'épaule. — Reliquat d'une lésion inflammatoire survenue pendant l'enfance.

ou les fistules cutanées, les hyperostoses, les abcès, les nécroses émigrent, au fur et à mesure de l'allongement de l'os, du côté de la diaphyse ; si bien qu'on serait tenté si l'on n'était pas prévenu à les rattacher à une maladie d'une portion autre que la région juxta-épiphysaire.

Nous venons de passer en revue les différentes formes de l'ostéomyélite prolongée. Nous avons vu l'inflammation de l'os sans communication avec l'extérieur, nous l'avons vue ouverte avec des fistules. On rencontrera encore comme des restes d'ostéomyélite, des cas où il ne persiste ni suppuration, ni douleur, mais où le malade est estropié, déformé par la maladie primitive. Voici comment : l'excitation du cartilage conjugal amène l'excès d'allongement, sa destruction l'arrêt de cet allongement. Les expériences de M. Ollier ont bien mis cette propriété en lumière et les observations que nous avons réunies (*Gazette hebdomadaire* et *Lyon médical*, 1872), en donnent la démon-

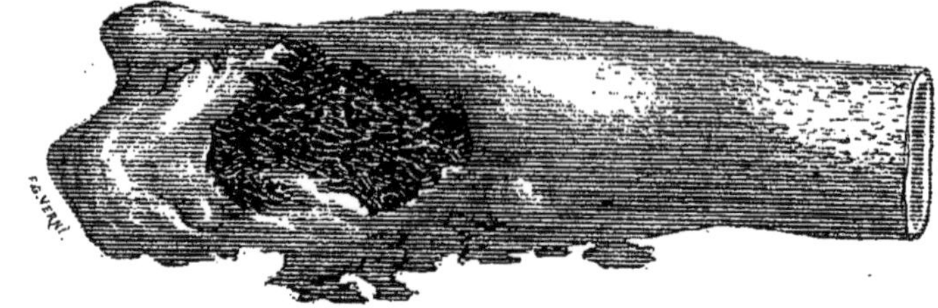

Fig. 233. — Vieux foyer d'ostéomyélite ancienne de l'extrémité inférieure du tibia, ayant donné lieu à un ulcère de la jambe et ayant nécessité l'amputation.

stration sur l'homme atteint d'ancienne ostéomyélite. On constate fréquemment des allongements, ou des raccourcissements qui produisent des différences considérables entre les deux segments de membres analogues. On note

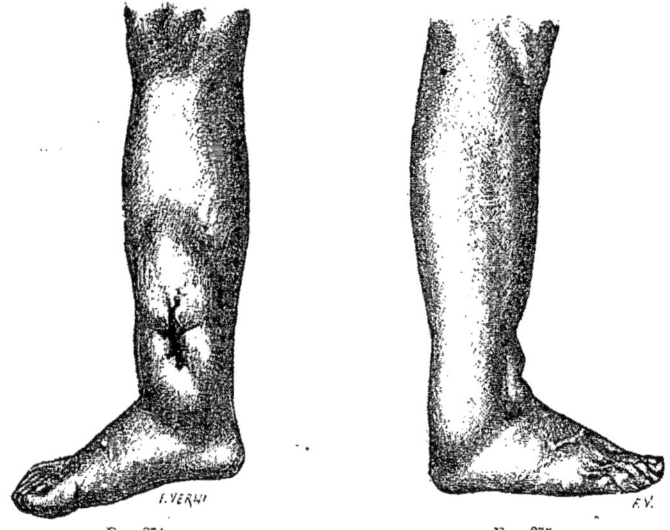

Fig. 234. Fig. 235.

Fig. 234 et Fig. 235. — Jambe droite à laquelle appartenait le tibia représenté par la figure 233. — Vue par sa face interne et externe, elle montre une hypérostose notable en longueur et en épaisseur des os de la jambe.

encore des déviations, des inflexions osseuses, qui tiennent soit à des courbures, soit à des fractures spontanées vicieusement consolidées dans les foyers d'ostéomyélite. Enfin à l'avant-bras et à la jambe, segments de membres dont le squelette est composé de deux os, on observe des courbures engendrées par l'inégale croissance de ceux-ci. Un tibia, par exemple, qui s'est allongé plus que le péroné (lequel est resté en retard par suite d'une ostéomyélite de son extrémité supérieure), sera forcé de s'incurver en dehors. Si le péroné l'emporte par sa croissance sur le tibia, c'est lui qui se portera en dedans. Ce simple exemple suffira à donner une idée de ce genre de difformités, dont les cas sont très variés et parfois complexes. Les déformations dont nous donnons plusieurs reproductions, seront d'autant plus accusées que l'ostéite infectieuse aura débuté pendant la première enfance, c'est-à-dire à une époque éloignée de la fin de la croissance. Mondan dans sa thèse : *Recherches expérimentales et cliniques sur les atrophies des membres dans les affections chirurgicales* (Lyon, 1882), a rapporté un grand nombre d'observations confirmatives de celles que nous indiquons.

**Diagnostic.** — C'est avec les ostéites chroniques, tuberculeuses, syphilitiques, post-fébriles, ou traumatiques que devra être évitée la confusion. D'une façon générale, la recherche des antécédents, l'interrogatoire du malade amenant la découverte d'une maladie aiguë, pendant la période de croissance, serviront à reconnaître la nature infectieuse de l'ostéomyélite. D'ailleurs l'état général est habituellement satisfaisant dans cette forme. Nous n'insisterons pas actuellement sur les signes propres des autres espèces d'ostéites qui trouveront plus tard la description détaillée qui convient à leur importance.

**Pronostic.** — Le pronostic, s'il n'est pas habituellement grave, doit être cependant réservé. Outre qu'il est impossible de prévoir le terme de la maladie, même après une ou plusieurs interventions, nous avons vu que l'affection pouvait être mortelle. Il est bien admis qu'une suppuration prolongée, amène la dégénérescence des viscères et en particulier la dégénérescence amyloïde du rein. D'autre part, nous avons vu que l'organisme restait comme imprégné du germe infectieux et en état de *microbisme latent*. Il peut exister des néphrites infectieuses, qui se révèlent engendrées par le staphylocoque, toujours prêt à redevenir la cause d'une réinfection générale.

**Traitement.** — Quant au traitement il variera suivant la forme symptomatique d'ostéomyélite prolongée en présence de laquelle on se trouvera. Si l'hyperostose non douloureuse n'exige aucune intervention, il n'en est pas de même pour l'ostéite névralgique ou l'abcès des os. Dès que le diagnostic est établi, il faut renoncer au traitement médical et proposer le débridement de l'os et la trépanation. On incisera d'abord le périoste et si rien ne se révèle ici d'anormal, il faudra pénétrer jusqu'au centre du bulbe, d'ou l'on extraira, abcès, fongosités, lamelles suspectes, etc.

Y a-t-il nécrose, il faut à tout prix extraire le séquestre et pratiquer l'opération de la nécrotomie, en sachant toutefois ne pas nuire à la solidité de l'os, et en respectant ce qu'il n'est pas absolument nécessaire d'enlever.

Enfin le chirurgien se trouve en face d'une difformité, d'un membre qui fait d'un ancien ostéomyélitique un estropié, il pourra, selon les cas, proposer un appareil prothétique, ou une opération orthopédique. S'agit-il d'une déviation de l'avant-bras, ou de la jambe, la résection d'une certaine portion de l'os le plus long, lorsque la croissance est achevée, ou l'excision d'une certaine quantité de son cartilage conjugal, s'il n'a pas cessé de s'allonger, trouveront ici leurs applications.

Il est rare, en dehors d'une dégénérescence cancroïdale qui peut se développer dans un clapier osseux, comme sur un vieil ulcère que l'on ait à faire le sacrifice d'un membre atteint d'ostéomyélite rebelle du genre de celle que nous venons d'examiner. Nous verrons qu'il n'en est pas de même dans la forme suivante.

## 2° OSTÉOMYÉLITE CHRONIQUE D'EMBLÉE

Trélat, en 1885, a appelé l'attention sur cette forme spéciale d'ostéomyélite qu'il qualifie d'insidieuse. Il faut remarquer que la tuberculose des os peut aussi avoir une marche insidieuse et que l'ostéite tuberculeuse insidieuse décrite d'ailleurs par Trélat et son élève François (Thèse de Paris, 1886), n'a rien de commun avec l'ostéomyélite chronique d'emblée, nom sous lequel elle est exposée par Demoulin, dans sa thèse inaugurale (Paris, 1888).

Il s'agit ici d'une nécrose éburnée de la diaphyse des os longs, avec formation d'os périostique. Ces nouvelles couches recouvrent la portion qui est morte. C'est là la caractéristique anatomique de cette espèce nosologique.

La nécrose est produite par le mécanisme de l'ostéite condensante ; mais chose curieuse elle n'est pas accompagnée de fongosités ou de pus : il y a, dans l'os atteint, un os mort, et un os vivant, lequel tolère l'autre comme un corps étranger aseptique.

C'est par la douleur que se révèle la maladie. Variable, sans siège précis, elle est accompagnée d'un gonflement diaphysaire considérable. Cependant, malgré la périostose, la fracture spontanée peut être observée. L'état général n'est pas atteint, on n'observe pas d'élévation de la température.

On comprend, d'après l'énumération simple de ces symptômes, combien il doit être difficile de distinguer cette ostéomyélite d'avec les ostéo-sarcomes des membres. De fait, cette erreur a été commise par des chirurgiens éminents. Cependant voici quelques signes différentiels qui pourront servir le cas échéant. Si la douleur, le gonflement, la fracture spontanée appartiennent aussi à l'ostéo-sarcome, la lenteur de l'évolution du mal, l'atténuation des douleurs par le repos, la forme du gonflement qui est celle de l'os, sa consistance uniformément dure, son siège diaphysaire sont caractéristiques de l'ostéomyélite chronique d'emblée. Quelquefois on pourra sentir des stalactites osseuses sur l'os périostique. D'ailleurs on sera toujours autorisé, pour assurer le diagnostic, à faire la trépanation exploratrice.

Ce n'est pas qu'il soit très préjudiciable au malade de confondre sa maladie avec un sarcome ; car, dans les deux cas, le traitement est à peu près le même, le pronostic vis-à-vis de la conservation du segment du membre atteint est aussi grave qu'il s'agisse de l'une ou de l'autre maladie. L'amputation, le sacrifice du membre est presque toujours nécessaire et la plupart des malades de cette nature ont dû subir la désarticulation de la hanche ou la désarticulation du genou.

# CHAPITRE II

## NÉCROSE

La nécrose est la gangrène du tissu osseux, la portion d'os mortifié se nomme séquestre. Cette mortification de l'os ne constitue pas une maladie distincte, mais une lésion qui est l'aboutissant d'affections les plus diverses. Il importe cependant d'en faire une étude générale, car les altérations qui lui sont propres, quoique variées et d'origines très différentes, présentent des caractères communs, certaines lois d'évolution identiques, et doivent par suite être envisagées dans un travail d'ensemble.

L'histoire de la nécrose ne remonte pas au delà du siècle dernier, où elle fut, dans la seconde moitié, l'objet de travaux remarquables; depuis, à la lumière de l'anatomie pathologique et de l'expérimentation, de nombreux points restés obscurs ont été élucidés. Dans ces dernières années, l'emploi des méthodes antiseptiques, en rendant innocente l'action chirurgicale et en justifiant une intervention hâtive dans les lésions qui s'accompagnent de nécrose, a, de plus, modifié le pronostic de cette affection. Nous ne citerons ici que les travaux principaux que nous avons plus particulièrement mis à contribution dans cette étude.

TROJA, Di novorum ossium in integris et maximis ob morbos deperditionibus regeneratione experimenta. Paris, 1775. — WEIDMANN, De necrosi ossium. Francfort-sur-le-Mein, 1793. — MALGAIGNE, Essai sur l'inflammation, l'ulcération et la gangrène de l'os. In *Arch. génér. de méd.*, 1832. — MICHON, De la carie et de la nécrose. Thèse d'agrégation, 1832. — SANSON (L.-G.), De la carie et de la nécrose. Thèse de concours, 1833. — GERDY, Mémoire sur l'état matériel et anatomique des os malades, 1836. — WAGNER, *Arch. génér. de méd.*, 1853. — SÉDILLOT, De l'évidement sous-périosté des os, 1867. — OLLIER, Traité expérimental en clinique de la régénération des os, 1867. — HEINECKE, Volkmann's Sammlung klinischer Vorträge, 1873. — GUTENBOCK, De la nécrose totale des os longs. In *Arch. für klin. Chirurgie*, t. XIV, 1873. — KORTWEG, Over versterving en aseptische beennekrose. Amsterdam, 1879, et *Revue mensuelle méd. et chir. de Paris*, 1879. — DÉPORTE, Traitement de la nécrose superficielle, Thèse de Lyon, 1883.

**Étiologie. — Physiologie pathologique.** — L'os peut mourir de plusieurs manières et à la suite de maladies différentes; mais, si on analyse avec soin ces divers genres de mort et les états pathologiques qui entraînent la mortification, on voit que la nécrose se produit dans trois conditions seulement :

1° *Lorsque les éléments du tissu osseux sont directement détruits*;

2° *Lorsque les éléments ont subi une sorte d'empoisonnement, lorsque leur vitalité a été profondément modifiée;*

3° *Lorsqu'ils meurent par anémie brusque ou progressive à la suite d'un manque de nutrition, d'absence ou d'insuffisance d'irrigation sanguine.*

Toutes les causes particulières, toutes les maladies spéciales qui aboutissent à la mort de l'os peuvent se ranger dans ces causes générales, et agissent d'une de ces trois façons pour produire la nécrose ; parfois, souvent même, leur mode d'action est complexe et une seule et même maladie se sert des trois mécanismes à la fois pour amener la mortification osseuse.

Certaines lésions pathologiques n'agissent que par les troubles d'irrigation sanguine qu'elles déterminent. Ainsi se comportent les *thromboses*, les *embolies*, les *ligatures* des troncs principaux d'un membre, amenant, avec le sphacèle du membre tout entier, la nécrose de son squelette. Ainsi agit la *destruction* ou l'*oblitération des artères nourricières* de l'os. Les expériences de Hartmann, qui enfonçait de longues et fines aiguilles dans les canaux nourriciers et observait ensuite la nécrose, ont démontré la réalité de cette action, sinon au point de vue clinique, du moins au point de vue expérimental. Mais le plus souvent c'est l'obstruction, l'étouffement des réseaux capillaires interstitiels de l'os qui produit sa mortification, et non les troubles circulatoires des vaisseaux de distribution. Les inflammations phlegmoneuses de l'os, alors que le pus sécrété en abondance comprime les capillaires des canalicules de Havers, les vaisseaux des aréoles spongieuses et du canal médullaire, les *ostéites plastiques*, l'*ostéite condensante*, de quelque origine qu'elle soit, celle qui comprime et obstrue à la longue les canaux de Havers, voilà la cause commune des nécroses observées.

Dans d'autres circonstances la cause morbide agit par destruction directe des éléments du tissu osseux, ou par stupeur locale, en créant des troubles moléculaires profonds. Ainsi s'expliquent les effets de certains *traumatismes* de l'os, accidentels ou chirurgicaux, des *caustiques*, ainsi se comportent les *agents thermiques*, les *brûlures*, les *gelures* assez intenses pour détruire l'os en partie ou en totalité.

Enfin les éléments vitaux de l'os peuvent, non plus être détruits directement et brutalement pour ainsi dire, mais subir une sorte d'empoisonnement qui supprime leur fonction de nutrition par rapport au tissu qui les supporte et conduit lui aussi fatalement à la nécrose. Les germes septiques des maladies infectieuses (ostéomyélite du microbe orangé, microbes du tubercule, de la syphilis, de la fièvre typhoïde, de l'endocardite ulcéreuse, etc.), les agents inorganiques toxiques (phosphore, mercure), tels sont les facteurs bien connus aujourd'hui de ce troisième type de nécrose.

Mais, nous l'avons dit plus haut, le mécanisme par lequel une maladie donnée produit la mortification de l'os n'est pas toujours unique ; assez souvent cette maladie agit de façons diverses pour amener la lésion nécrosique. Le tubercule, la syphilis, outre leur influence spécifique sur l'élément osseux, créent à leur voisinage des réactions d'ostéite condensante qui oblitèrent le réseau capillaire intra-osseux, et amènent la mort de l'os par son anémie progressive. C'est ainsi encore que l'inflammation septique du tissu osseux produit sa nécrose par deux moyens différents : l'action du microbe qui intoxique l'élément vital de l'os et la suppuration qui le détruit et l'emporte.

Les données nouvelles ont donc singulièrement modifié la conception pathogénique ancienne de la nécrose. Il n'est plus vrai de dire avec Jobert : « La nécrose est toujours produite par un arrêt de la circulation intra-osseuse ; toutes les causes s'y résument », puisqu'il faut faire une très large part à l'action des microbes pathogènes sur les éléments essentiels à la vitalité du tissu osseux. Les considérations anciennes de moelle et de périoste comme agents indispensables à la vie du squelette perdent aussi de leur importance, et on ne discute plus aujourd'hui si c'est la destruction de la moelle ou celle du périoste qui produit le plus sûrement la nécrose. Un os dénudé, un os privé de sa moelle n'est pas fatalement voué à la mortification, ni même une portion osseuse séparée du squelette. M. Ollier a pu détacher le périoste sur une grande étendue, évider le canal médullaire même, sans produire la nécrose, et les fragments osseux détachés peuvent se greffer secondairement et continuer à vivre; le fait se voit journellement pour les fractures comminutives fermées ou à l'abri de l'infection qui entraîne la suppuration et modifie alors profondément la vitalité du tissu osseux. Même dans les cas où la nécrose s'est produite par arrêt de l'irrigation sanguine ou par toute autre cause, lorsqu'elle est restée à l'abri de l'infection, les caractères de cette mortification aseptique deviennent tout différents de ceux des nécroses septiques. Kortweg a bien étudié ces *nécroses aseptiques* et à montré qu'alors le séquestre, ne réagissant pas sur les parties ambiantes, restait parfaitement toléré au sein de l'os, n'entraînait ni suppuration ni fistules, et passait cliniquement inaperçu.

Quels que soient sa nature et son point de départ, la nécrose présente des lésions anatomiques, des réactions de voisinage et une évolution où on retrouve des caractères communs et dont il est aisé de présenter une étude générale, quitte à faire ressortir, chemin faisant, les particularités propres à tel ou tel type, à telle ou telle variété de nécrose.

Le produit de la nécrose est désigné sous le nom de *séquestre*. Le séquestre est donc la portion plus ou moins étendue d'os mortifié. Il présente les variétés les plus grandes suivant les cas, mais il faut les étudier avec quelques détails, car aux différents séquestres correspondent diverses maladies causales, et telle forme de nécrose renseigne souvent très bien sur la nature de l'affection qui l'a produite.

Et d'abord l'*aspect* du séquestre est très divers. Tantôt il représente exactement la forme, le volume de l'os primitif; ce dernier, surpris rapidement dans sa vitalité, est mort avant d'avoir subi aucune altération, fixé pour ainsi dire dans sa constitution première; tantôt, et c'est le cas le plus fréquent, il est irrégulier, déchiqueté, érodé, et donne l'aspect d'aiguilles finement dentelées, semblables à des stalactites; ou bien au contraire, il est dur, compact, lisse et dense comme de l'ivoire; c'est qu'alors il porte les stigmates de la maladie qui l'a causé, de l'ostéite raréfiante ou condensante dont il dérive. Les ostéites à marche lente, comme les ostéites syphilitiques et phosphorées, donnent lieu à des séquestres lourds, éburnés; ils se distinguent l'un de l'autre par certains caractères. Le séquestre, dans l'ostéite phosphorée, est recouvert d'ostéophytes, celui de la syphilis présente des érosions circinées. Ordinairement, la *couleur* de l'os mortifié est d'un blanc mat, semblable à celle d'un os macéré; le sang n'y circulant plus, l'os perd sa teinte rosée et vivante. Souvent il est d'une teinte grisâtre, parfois verdâtre ou noire. Ces diverses colorations tiennent à l'action de l'air sur l'os nécrosé; les séquestres profonds qui n'ont pas été en rapport avec l'extérieur sont, en effet, d'une coloration blanc mat, quelquefois comparable à l'ivoire : ceux, au contraire, qui ont été exposés à l'air, comme certains segments superficiels du tibia, sont noirs. Suivant certaines conditions qui favorisent les putréfactions, ils exhalent une odeur plus ou moins fétide qui leur a été communiquée par les liquides au milieu desquels ils baignent, par la fermentation des substances grasses de la moelle.

Certains séquestres, ainsi que l'a fait remarquer Ollier, sont encore parcourus par quelques vaisseaux qui les relient à l'os sain; ils peuvent conserver un aspect rosé, vasculaire et vivre, quoique isolés et mobiles, au milieu du reste de l'os. Ces séquestres se voient fréquemment dans la carie; ce sont des *séquestres vivants*, *vasculaires*, des *séquestres d'ostéite*, ainsi qu'on les appelle encore, pour les différencier des séquestres de nécrose proprement dits, qui sont complètement privés de vaisseaux.

Parfois l'*étendue* de la mortification est considérable, ainsi qu'il arrive dans certaines ostéomyélites frappant une diaphyse tout entière et dans tous ses éléments (panostéite, pandiaphysite). Le séquestre représente alors toute la longueur de l'os primitif; parfois au contraire le séquestre est limité à une petite portion de cet os, ou même ne forme pas de véritable bloc distinct; il est formé de fragments minimes ou s'élimine sous forme de poussière osseuse, et constitue une sorte de *nécrose parcellaire*.

Mêmes variétés pour le *siège* plus ou moins profond, pour l'*épaisseur* plus ou moins grande du séquestre. Assez souvent la portion nécrosée est superficielle et forme une lame peu épaisse, reposant sur la surface de l'os. C'est ce qui arrive pour la table externe d'un os plat, comme le crâne par exemple; et dans ce cas particulier, le séquestre est ordinairement adhérent, peu distinct de l'os sain ambiant, dont il met longtemps à se détacher. Cette nécrose superficielle a bien été étudiée dans la thèse de Déporte, faite sous mon inspiration [1], et mérite une place à part par les indications thérapeutiques qu'elle fournit. Fréquemment au contraire, la nécrose est profonde, *centrale*; le séquestre peut même être comme perdu dans la profondeur de l'os, libre au milieu d'une cavité à parois considérablement épaissies (*séquestre en grelot*), fréquents dans l'ostéite tuberculeuse.

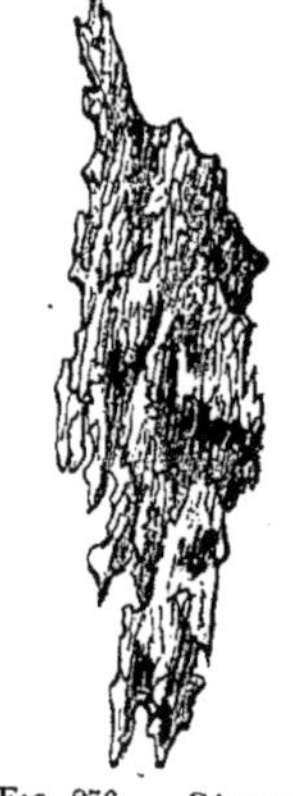

Fig. 236. — Séquestre flottant au milieu d'un abcès. (Séquestre en grelot.)

Enfin les diaphyses présentent un type de nécrose particulier commandé par leur forme, c'est la *nécrose cylindrique*, qui offre elle-même plusieurs variétés. Tantôt le séquestre constitue une sorte d'étui remplissant le centre évidé de la diaphyse, et entouré de toutes parts par l'os vivant (*nécrose invaginée*); tantôt inversement, et c'est le cas le plus rare, le séquestre qui forme un étui invaginant l'os resté sain (*nécrose annulaire*); tantôt enfin, et ce sont ces cas qui correspondent aux panostéites, où tout a été mortifié : os, moelle et périoste, le séquestre représente exactement l'ancienne diaphyse, libre et baignant dans le pus (*nécrose diaphysaire totale*).

La *surface* de l'os nécrosé est intéressante à étudier, car elle varie beaucoup suivant des conditions qui tiennent soit à l'origine même du séquestre, soit à l'épaisseur de l'os comprimé par ce séquestre. Pour les séquestres *consécutifs*,

(1) *Nécrose superficielle*. Thèse de Lyon, 1883.

c'est-à-dire pour ceux qui se sont formés lentement, à la suite d'altérations chroniques du tissu osseux, la surface est toujours érodée, irrégulière, anfractueuse, que le séquestre soit raréfié ou éburné, car il porte fatalement les traces de l'inflammation qui a modifié à la longue le squelette pour aboutir peu à peu à sa nécrose. Mais pour les *séquestres primitifs*, comme les appelle M. Ollier, pour ceux qui sont le résultat de causes très aiguës, les ayant brutalement séparés du reste de l'os et avant que celui-ci ait pu être altéré notablement, les choses se passent bien différemment. L'examen de la surface de l'os nécrosé renseigne exactement sur le déficit qui s'est produit dans le tissu osseux ; si la surface en est lisse et unie, c'est que toute l'épaisseur du tissu compact a été détachée par la nécrose; et dans ce cas, l'os nouveau, quand il existe autour d'un tel séquestre, n'a pu être produit que par le périoste. Si au contraire, la surface est anfractueuse, inégale, semée d'aspérités, chaque dépression correspond à une portion d'os sain respectée par la nécrose et restée adhérente au périoste; l'os nouveau, dans ce cas alors, sera formé non seulement par la prolifération périostique, mais aussi par l'ostéogenèse du tissu compact conservé avec le périoste.

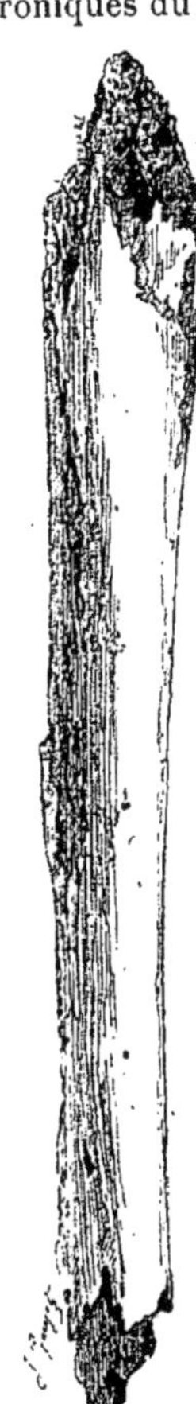

Fig. 237. — Séquestre de 25 centimètres représentant toute la diaphyse du tibia droit. — Nécrose consécutive à une ostéomyélite aiguë. (Observation publiée par M. Poncet. Congrès français de chirurgie, 1886.)

Les séquestres sont souvent *multiples*; çà et là on trouve quelques lamelles nécrosées, et plus loin un fragment plus volumineux. Un séquestre peut se fracturer spontanément; c'est là un fait rare, mais qui ne saurait être mis en doute. Nous ne parlons pas ici d'une fracture de l'os nouveau, trop mince, ni encore d'une fracture portant sur les limites du séquestre et le séparant hâtivement en quelque sorte de l'os sain, mais bien d'une rupture dans le corps même du séquestre.

M. Rochet [1] a rapporté une observation de ce genre chez un malade qu'il opéra dans mon service pour une nécrose diaphysaire totale du cubitus. Le tiers inférieur de la diaphyse nécrosée émergeait seul d'un vaste étui de nouvelle formation invaginant complètement les deux tiers supérieurs de cette diaphyse. Un peu au-dessous de cette émergence existait une fracture oblique complète du séquestre, favorisée par son siège superficiel et due probablement aux mouvements que pouvait exécuter le membre malade.

Les séquestres variés que nous avons passés en revue se forment tous suivant certaines lois générales que nous allons étudier. Elles rappellent, du reste, par plus d'un caractère, celles qui président à la formation des eschares dans la gangrène des parties molles. Une fois morte, la portion osseuse nécrosée se

[1] *Province médicale*, 1889.

sépare des parties vivantes. Et d'abord se creuse le *fossé d'isolement :* sur tout le pourtour du séquestre, les cellules médullaires des canaux de Havers ou celles des aréoles spongieuses prolifèrent rapidement; cette moelle osseuse, redevenue fœtale, corrode, au fur et à mesure de son développement, les trabécules osseuses, qui s'amincissent de plus en plus et disparaissent par un processus identique à celui de l'ostéite raréfiante. Ainsi se forme à la périphérie de l'os nécrosé et aux dépens du tissu osseux mangé par les myéloplaxes, une délimitation nette entre le mort et le vif, un sillon rempli d'éléments embryonnaires accumulés. Plus tard ce tissu jeune s'organise en bourgeons charnus, en une véritable membrane granuleuse qui sécrète du pus et isole encore davantage le séquestre de l'os resté sain. Ce n'est pas toujours seulement aux dépens de l'os vivant que s'est creusée la loge qui contient l'os nécrosé. Les bords du séquestre lui-même peuvent être corrodés, déchiquetés par un mécanisme analogue à celui qui a échancré la surface de la cavité de réception, et qui a son point de départ dans le séquestre lui-même ; ce phénomène se voit surtout pour les séquestres dits vasculaires où la moelle, restée vivante, prolifère et absorbe le ciment osseux qui l'entoure.

Nous touchons ici à une question très intéressante, celle de *l'absorption ou de la résorption possible de l'os nécrosé.* En ce qui concerne l'absorption du séquestre par les éléments de la membrane granuleuse de séparation, les expériences des chevilles d'ivoire enfoncées dans les os et peu à peu entamées, corrodées par les bourgeons charnus ambiants, ne laissent pas de doute à cet égard. La résorption des séquestres donc, quelles que soient leur origine et leur dureté, nous paraît certaine dans des conditions déterminées. Il faut que les bourgeons médullaires soient en contact immédiat avec la partie mortifiée, qu'ils puissent l'envelopper, la pénétrer. Plusieurs fois nous avons greffé dans des bourgeons charnus réparant une brèche osseuse et ayant précisément succédé à une ablation de séquestre, des fragments de ce dernier désinfectés; après quelques semaines cette portion morte transplantée avait perdu de son poids, et nul doute, qu'après un certain temps, sous l'action de ces bourgeons *séquestrophages*, la greffe n'eût complètement disparu. Ces expériences démonstratives sont faciles à répéter. Les conditions si différentes dans lesquelles la portion nécrosée peut se trouver donnent l'explication des divers phénomènes constatés ; c'est ainsi qu'un séquestre peut, pendant de longues années, baigner dans le pus sans subir d'altération notable. Cornil et Ranvier n'ont-ils pas examiné un séquestre qui, séjournant dans un abcès depuis quarante ans, présentait intactes les lamelles superficielles, les strates concentriques qui entourent les canalicules de Havers. Bush admet que la corrosion du séquestre par les myéloplaxes périphériques a lieu tant que ce séquestre n'est pas encore complètement mobilisé et peut fournir un point d'appui à l'action de ces granulations médullaires; plus tard elles n'ont plus sur lui aucune action. Là encore du reste, il s'agit d'une question d'infection, de suppuration. Lister a vu des portions d'os nécrosés entièrement absorbées par la membrane granuleuse qui les enveloppe, et pour lui, quand le foyer de nécrose est à l'abri de l'inflammation septique, le séquestre disparaît, résorbé par les tissus vivants périphériques. C'est aussi l'opinion de Korteweg, qui range ces faits sous le nom de nécroses aseptiques. Le séquestre est absorbé dans la nécrose à l'abri de l'infection, l'infection septique est seule la cause de la production des séquestres vrais. Quant à la résorption interstitielle des parties nécrosées, elle n'est pas douteuse pour les séquestres vasculaires, où la moelle encore vivante prolifère dans le sein même du séquestre et le détruit peu à peu.

Ces considérations jettent un certain jour sur la question, tant discutée jadis, de l'*exfoliation insensible*, de la nécrose sans séquestre. Voici quels sont les phénomènes qui la caractérisent, et comment on peut l'interpréter : un os superficiellement placé, comme le tibia par exemple, était atteint par un traumatisme; la plaie, s'il y en avait une, bourgeonnait, mettait un temps plus ou moins long pour se réparer et enfin, au bout d'un certain temps, la guérison avait lieu, une cicatrice se formait; mais, à la place de l'ancienne blessure, on sentait une dépression très nette, variable de dimensions, et correspondant néanmoins à une véritable perte de substance osseuse. Il y avait eu disparition évidente du tissu osseux à ce niveau, et cependant l'observation la plus attentive n'avait pu déceler, à quelque moment que ce fût, la présence d'un séquestre. Les uns pensaient que le séquestre avait bien existé réellement, mais sous la forme seulement de petites molécules osseuses très ténues qui avaient été entraînées par la suppuration sans qu'on les eut aperçues. Et de fait, plusieurs chirurgiens, dans le but de contrôler cette explication, avaient recueilli soigneusement le pus, et une analyse minutieuse avait permis d'y reconnaître la présence de ces parcelles nécrosées. Mais parfois on ne trouve rien de semblable, et le phénomène s'explique cependant : ou bien le séquestre a été détruit par les myéloplaxes périphériques, ou bien plutôt il a été résorbé par une médullisation interstitielle venue de ses éléments propres. Quoi qu'il en soit, les faits de résorption interstitielle et même d'absorption périphérique du séquestre restent rares, et le plus ordinairement l'os nécrosé peut rester des mois, des années même au milieu du foyer qui le baigne sans éprouver le moindre changement. Les dentelures, les irrégularités qui sillonnent sa surface ne sont pas le plus souvent dues à une corrosion secondaire, mais elles se sont produites d'emblée, en même temps que la nécrose, les pertes de substance correspondant exactement à des portions vivantes restées attachées à l'os sain. Les oblitérations vasculaires et la destruction des éléments osseux ne se sont pas toujours produites sur un même plan, à des hauteurs ou à des profondeurs égales, c'est ce qui explique les irrégularités de la surface du segment nécrosé.

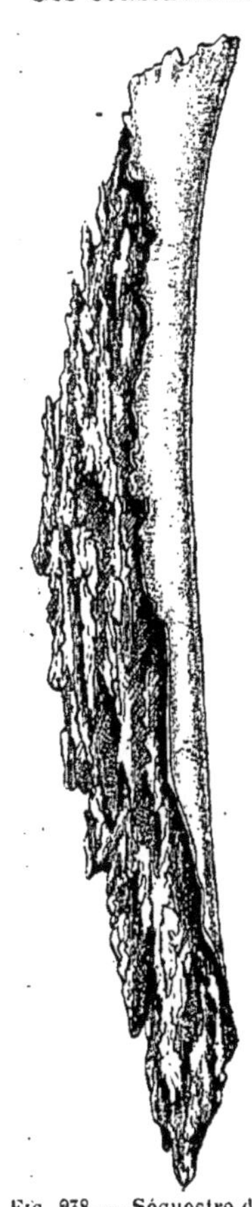

FIG. 238. — Séquestre diaphysaire superficiel du fémur. — Deux portions : l'une lisse, unie, d'un blanc mat; l'autre déchiquetée, rugueuse, enfoncée sous des couches osseuses de nouvelle formation.

Nous venons de voir que si le séquestre est parfois absorbé ou résorbé et disparaît ainsi spontanément, la règle est qu'il persiste longtemps, souvent même indéfiniment. Il amène alors autour de lui et dans son voisinage une série de lésions secondaires, concomitantes, qui prennent en clinique une importance de premier ordre et que nous allons maintenant étudier.

La formation du séquestre entraîne dans l'os ambiant tout un ensemble de phénomènes qui varient du reste avec l'étendue, avec le siège, avec l'origine même du séquestre. Tous les éléments osseux, périoste, moelle, tissu propre, entrent en jeu dans ce travail pathologique qui, en majeure partie, est destiné à renforcer ou à réparer le squelette malade, mais qui dépasse souvent le but et qui, par les lésions secondaires qu'il crée, nuit bien plus qu'il ne sert à la guérison spontanée de la nécrose.

Au voisinage d'un *séquestre central*, d'un séquestre tuberculeux par exemple, inclus dans une épiphyse et en dehors de la membrane granuleuse qui isole l'os nécrosé et tapisse les parois de la caverne, l'os sain devient le siège de *lésions, dites de défense*, qui limitent l'action du microbe pathogène, mais qui enferment davantage le séquestre et s'opposent à son élimination ultérieure. L'irritation de l'os n'est pas assez vive à ce niveau pour produire la médullisation et la suppuration, mais elle aboutit peu à peu aux lésions de l'ostéite condensante qui forme une zone éburnée plus ou moins épaisse autour de la cavité séquestrale. S'il s'agit d'un sujet jeune, chez lequel les propriétés ostéogéniques sont à leur maximum, le périoste, sous l'influence d'une irritation modérée qui a déjà traversé les couches osseuses pour arriver jusqu'à lui, réagit en apposant de nouvelles couches osseuses qui augmentent les dimensions de l'os primitif et éloignent encore l'os nécrosé de l'extérieur. On a alors ces hyperostoses énormes qui doublent, triplent le volume et l'épaisseur de l'os ancien qu'il faut plus tard tunnelliser profondément pour arriver jusqu'à l'os nécrosé. Si le sujet est plus âgé, les productions périostiques n'ont plus cette régularité et ce volume ; çà et là seulement la couche ostéogénique traduit son activité par la formation de stalactites osseuses, d'exostoses plus ou moins étendues qui hérissent la surface de l'os.

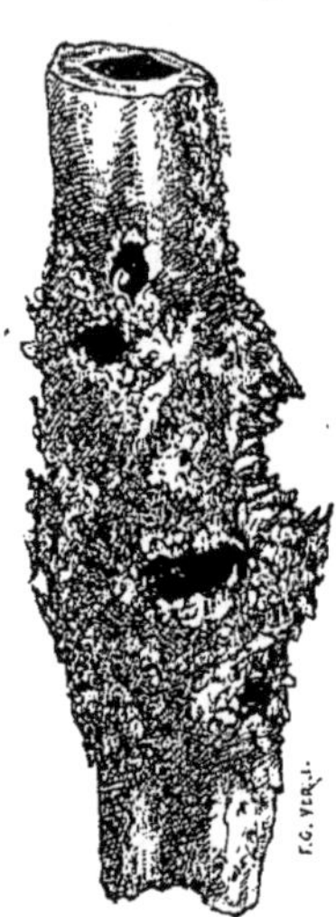

Fig. 239. — Tibia après amputation de la jambe à la partie moyenne pour ostéo-myélite ancienne avec nécrose. — Perforations spontanées conduisant sur un séquestre emprisonné par des couches osseuses de nouvelle formation. — Stalactites périostiques éburnées.

Les mêmes phénomènes se passent pour la *nécrose cylindrique des diaphyses*. Si le séquestre est superficiel et si le périoste n'a pas été détruit par l'intensité de l'inflammation, ses éléments décollés prolifèrent encore et forment à l'os nécrosé un étui plus ou moins complet, interrompu dans la continuité par des orifices (*cloaques* de Weidmann, *foramina* de Troja) qui conduisent sur le séquestre et correspondent aux points où le périoste ulcéré, détruit n'a pu reproduire de l'os. Si le séquestre est plus profond, l'apposition périostique se fait de la même façon et contribue à former une grande partie de l'épaisseur de la gaine invaginante. Mais ici entre également en jeu la portion d'os sain sous-jacente au périoste et extérieure au séquestre. Médullisée en partie pour isoler l'os nécrosé, elle prolifère, dans sa portion la plus externe, restée adhérente à la membrane périostique et contribue largement à la formation de la gaine osseuse nouvelle. La moelle elle-même réagit si le séquestre est volumineux et occupe une épaisseur assez grande de la diaphyse; irritée par voisinage elle peut s'ossifier et, de distance en distance, le canal médullaire ancien est obturé, remplacé par des noyaux osseux de nouvelle formation. Cette ossification par places de la moelle osseuse se constate fréquemment au cours des opérations faites sur le squelette pour libérer des séquestres et diverses pièces recueillies dans notre laboratoire de médecine opératoire montrent très bien la réalité de ces lésions.

Quand la *nécrose diaphysaire est totale et complète*, quand le séquestre occupe toute l'épaisseur du tissu compact, plusieurs cas peuvent encore se présenter : ou bien le périoste conservé forme un étui osseux continu, interrompu seulement en certains points par des foramina ou bien cette gaine osseuse n'existe qu'en certains points, et se trouve interrompue par de larges lacunes; ou bien encore le séquestre n'est entouré que d'une membrane suppurante, plus ou moins épaisse, avec quelques maigres ossifications clairsemées et disséminées à sa surface. Ces variétés s'expliquent par l'intensité plus ou moins grande de l'inflammation première; qui a respecté le périoste en exaltant simplement ses propriétés ostéogéniques, ou au contraire a emporté la membrane détruite partiellement quelquefois en totalité par la violence de la suppuration. Elles s'expliquent aussi par le pouvoir ostéogénique différent suivant les âges, et, toutes choses égales d'ailleurs, l'apposition périostique sera autrement abondante chez l'enfant que chez l'adulte et *a fortiori* que chez le vieillard. Dans ces nécroses diaphysaires totales, la moelle se comporte aussi différemment, suivant les cas; tantôt, complètement détruite, elle fait partie du séquestre, tantôt elle s'ossifie plus ou moins et cloisonne l'ancien canal médullaire.

Sur *certains os plats, les os du crâne en particulier*, la nécrose offre des caractères spéciaux, tenant à la faible vitalité du périoste qui recouvre le tissu osseux. La production d'os nouveau se fait très difficilement dans ces régions, et les phénomènes réparateurs sont peu accusés. L'irritation périostique s'y borne à produire quelques végétations osseuses, mais pas de lame continue véritable.

Les considérations qui précèdent font aisément comprendre quelles sont les *conditions d'élimination spontanée* ou *chirurgicale* des séquestres, et combien cette expulsion naturelle peut être entravée par les lésions secondaires développées autour d'eux. Si le séquestre est superficiel, et que le périoste détruit ou resté stérile ne forme pas de barrière osseuse au-devant de lui, il trouvera un facile accès au dehors par les abcès et les fistules qui l'accompagnent. S'il est plus profond, et si l'ostéogénèse a développé autour de lui des couches nouvelles plus ou moins épaisses, il rentrera dans la catégorie des séquestres invaginés et l'expulsion en sera parfois impossible, en tout cas laborieuse et longue à se produire. Tout dépend, d'ailleurs, dans ces circonstances, de la largeur des cloaques et du volume de l'os nécrosé; un petit séquestre peut s'engager dans un cloaque et peu à peu s'éliminer si l'orifice lui livre passage; mais inversement, comment compter sur l'expulsion naturelle d'un séquestre en grelot, par exemple, inclus dans la profondeur d'une épiphyse considérablement hyperostosée, ou sur celle d'une nécrose diaphysaire étendue, entourée de toutes parts par un étui osseux de nouvelle formation? Certains séquestres sont aussi, il ne faut pas l'oublier, très peu mobiles, et ne se détachent qu'à la

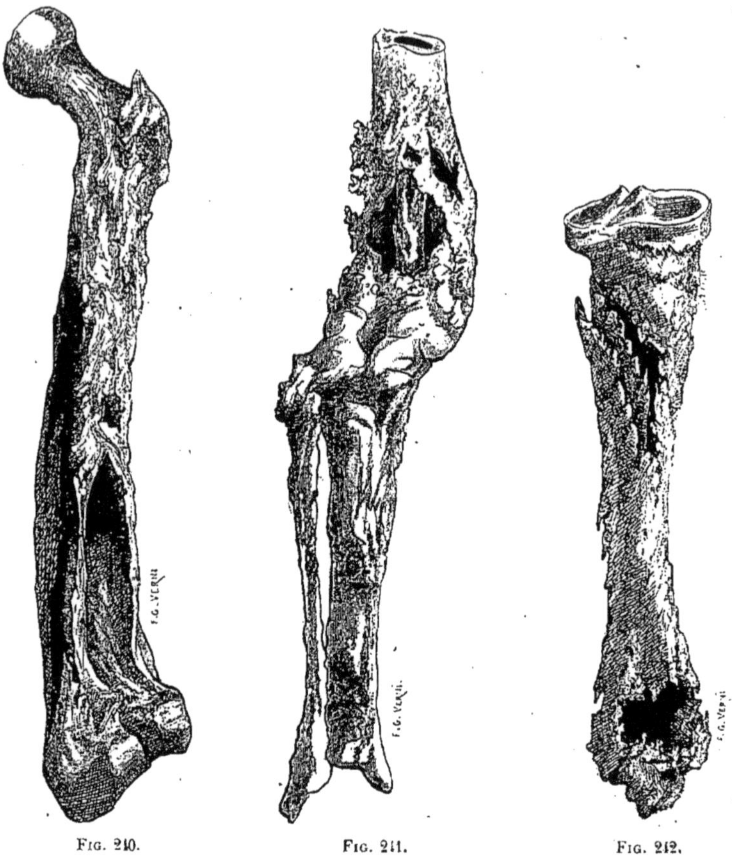

Fig. 240. Fig. 241. Fig. 242.

Fig. 240. — Fémur atteint de nécrose avec larges cloaques qui ont permis l'extraction facile des séquestres.

Fig. 241. — Séquestre inclus depuis quarante et un ans dans une caverne osseuse occupant l'extrémité inférieure du fémur gauche. — Nécrose consécutive à une ostéo-myélite aiguë, s'étant accompagnée d'ankylose osseuse du genou. — Dégénérescence cancroïdale de ce vieux foyer pathologique ayant nécessité l'amputation de la cuisse.

Fig. 242. — Tibia avec séquestre dans la partie supérieure; dans la partie inférieure, cavité séquestrale vide

longue de l'os sur lequel ils reposent; tels sont beaucoup de séquestres de nécrose superficielle, ceux de la voûte du crâne notamment.

Tels sont également les séquestres de la tuberculose osseuse infiltrée, ceux qui siègent sur des corps vertébraux, le calcanéum par exemple, et qui ne se mobilisent que tardivement ou bien encore ne disparaissent que très lentement, rongés et détruits peu à peu par les bourgeons charnus périphériques ou par la résorption interstitielle. Nous avons vu plus haut, en effet, que l'os nécrosé pouvait être dans une certaine mesure absorbé par les myéloplaxes ambiants ou résorbé par la médullisation qui se passe dans son sein. Quelquefois le séquestre n'a pas été constaté, la nécrose moléculaire qui s'est produite a passé inaperçue, et plus tard on constate simplement une perte de substance osseuse aux lieu et place du tissu éliminé. Ce sont ces cas qui correspondent à l'*exfoliation insensible*.

Telles sont les phases diverses de l'évolution des séquestres. S'ils restent en place, la suppuration de la membrane granuleuse, des fistules organisées en trajets définitifs, est interminable. S'ils sont éliminés, le tissu osseux resté sain, bourgeonne activement pour réparer le foyer séquestral; il ne faudrait pas croire en effet que seul le périoste entre en jeu dans la reproduction de l'os. Si la nécrose a emporté toute l'épaisseur du tissu compact, la membrane périostique est alors seule l'origine de l'os nouveau; mais quand une portion de l'os ancien est restée à l'abri de la nécrose, c'est à elle surtout qu'on doit la régénération. Cette régénération est loin d'être toujours parfaite, même chez les sujets jeunes dont la puissance ostéogénique est considérable; elle est souvent irrégulière, incomplète, même quand la gaine périostique a été conservée naturellement ou par la main du chirurgien. L'intensité de l'inflammation peut avoir détruit les propriétés ostéogéniques du périoste, ou bien celles-ci sont restées endormies; c'est ce qui a lieu chez l'adulte quand l'extraction des séquestres a été prématurée et que le périoste n'a pas eu le temps de subir l'irritation prolongée, salutaire qui le fait redevenir jeune quant à sa fonction, et lui rend sa puissance ostéo-formatrice. Il y a donc là une série de considérations tirées de l'âge, de la nature de l'inflammation, de l'opportunité dans l'intervention opératoire qui modifient singulièrement les résultats définitifs. Cela est si vrai, et la réparation est si souvent insuffisante qu'on voit se produire, même à la suite de l'expulsion des séquestres, une série d'accidents tardifs qui témoignent de la régénération incomplète, et qu'il suffit de mentionner : ce sont des fractures de l'os nouveau trop faible pour ses fonctions, ce sont des déformations et des déviations qui frappent les membres autrefois atteints de nécrose, ou même les segments de membre qui leur sont contigus.

Ces déformations lorsqu'elles se produisent sur la jambe, et sur l'avant-bras, à la suite de nécrose résultent souvent de l'inégalité dans la croissance d'os parallèles : radius et cubitus, tibia et péroné. Elles ont été bien étudiées par M. Ollier et ses élèves. J'en ai rapporté quelques exemples [1], mais ces déformations, si communes après les ostéo-myélites aiguës de l'enfance, de l'adolescence, feront l'objet d'une description complète à propos de ces dernières affections. Si, chez un jeune sujet, le cubitus, par exemple, a été le siège d'une ostéite juxta-épiphysaire qui a détruit son cartilage conjugal le plus fertile, celui de l'épiphyse inférieure, le radius, continuant à s'accroître, va repousser la main sur le bord cubital et produire ainsi une abduction permanente. Les mêmes phénomènes

[1] *Lyon médical*, 1872, et *Gazette hebdomadaire*, 1872.

s'observent s'il s'agit du tibia ou du péroné : suivant que l'ostéite aura frappé tel ou tel de ces deux os avant la fin de sa croissance, on pourra avoir ultérieurement un valgus ou un varus par déjettement du pied en dedans ou en dehors, sous l'influence de l'accroissement normal de l'os parallèle. Le membre lui-même s'incurve fortement en concavité interne ou externe, suivant le cas.

**Symptômes.** — Il est difficile de tracer une symptomatologie complète de la nécrose. Les formes sont tellement différentes qu'il faudrait passer en revue toute la clinique des maladies si nombreuses et si diverses qui aboutissent à la mort de l'os. La nécrose tuberculeuse seule offre les variétés symptomatiques les plus grandes; c'est ainsi qu'un séquestre de carie ne ressemble pas du tout, par exemple, à un séquestre d'infiltration tuberculeuse. La nécrose parcellaire, moléculaire de la syphilis gommeuse est également tout à fait distincte des grands séquestres si caractéristiques de l'ostéo-myélite juxta-épiphysaire. Il faut se contenter de signaler les quelques signes très généraux qui permettent de reconnaître ou de soupçonner l'existence d'une nécrose.

Parfois on voit le séquestre; une esquille osseuse vient pointer à travers les parties molles ou se dessine au fond d'une plaie. Dans quelques cas on aperçoit, entouré de pus et couché sur la membrane granuleuse, l'os dénudé, d'une couleur blanc mat ou grisâtre, parfois teinté en noir. D'autres fois, une suppuration interminable au niveau de fistules ou d'une plaie devenue atone fait soupçonner une altération du squelette, et le stylet introduit va buter sur un os dénudé qui donne à la percussion un son clair et sec, et surtout une sensation de contact toute spéciale à la main qui explore. Dans certaines tuberculoses carieuses, au lieu de cette résonance et de cette sensation, on produit par l'exploration une crépitation fine, et l'on sent que le stylet s'enfonce au milieu d'un tissu aréolaire malade dont il brise les mailles. Si le séquestre est mobile, le stylet le déplace, mais il ne faut pas croire à la non-mobilisation de l'os nécrosé, par le défaut de déplacement; certains séquestres sont parfaitement isolés et cependant leur emprisonnement est tel dans une gangue de nouvelle formation, qu'ils sont dépourvus de toute mobilité.

Lorsqu'il n'existe pas de fistules, on ne peut que soupçonner la nécrose par les caractères généraux de la maladie qui a frappé le sujet (ostéo-myélite, syphilis, tuberculose) et par certains commémoratifs. C'est ainsi que les ostéo-myélites infectieuses survenant pendant la croissance s'accompagnent à peu près fatalement de nécrose plus ou moins étendue, parfois de toute une diaphyse, suivant l'intensité des accidents inflammatoires. Certains signes locaux, tels que douleurs profondes, épaississement des tissus parostaux, gonflement de l'os, doivent éveiller l'idée d'un sphacèle de l'os. On ne saurait cependant dans ces cas affirmer l'existence de séquestres, car la douleur, l'hyperostose, l'empâtement profond de la région peuvent être produits par l'ostéite simple, en dehors de toute nécrose à proprement parler.

Le volume, le nombre des séquestres ne sauraient être préjugés, la plupart du temps, d'une façon précise, même après une exploration minutieuse avec le stylet. Nous avons souvent vu de tout petits séquestres répondant à des diaphysites totales du tibia, par exemple, alors que la persistance des accidents inflammatoires paraissait bien plutôt le fait de fongosités abondantes que des séquestres de petite dimension qu'elles englobaient. Quant à la mobilité de la portion nécrosée, elle est également très variable, et le plus souvent il faut que le doigt puisse arriver jusqu'au séquestre, pour permettre d'apprécier son indépendance. Il est telles circonstances encore où l'invagination ne laissant à l'os nécrosé aucune mobilité, on doit s'aider de la vue, lorsque la chose est possible, pour reconnaître le tissu mortifié.

**Traitement.** — Le rôle du chirurgien est des plus actifs dans le traitement de la nécrose confirmée, mais encore faut-il qu'il ne soit pas intempestif, qu'il sache choisir son lieu et son heure pour être vraiment utile. Le traitement préventif trouvera sa place dans les chapitres réservés aux inflammations de diverse nature qui peuvent provoquer la nécrose. Il sera d'autant plus efficace que l'intervention sanglante sera plus hâtive, plus complète.

Les larges incisions périostiques, les trépanations multiples, les tunnellisations de l'os atteint, par exemple, de phlegmon aigu, constituent autant d'interventions opératoires puissantes, capables, sinon de prévenir complètement la mortification, tout au moins d'en arrêter considérablement les effets. — Cet optimisme thérapeutique s'applique à toute lésion osseuse spontanée, devant s'accompagner de nécrose, à la condition que l'opération soit le plus rapprochée possible du début de la lésion.

Dans les cas traumatiques, dans les fractures compliquées notamment, les soins antiseptiques peuvent prévenir absolument la nécrose; des fragments dénudés et contus quoique complètement dépouillés de leur périoste continuent de vivre s'ils sont mis à l'abri de l'infection. Souvent, et alors même que la nécrose paraît exclusivement sous la dépendance d'une lésion spécifique : tubercule, syphilis, etc., on doit se rappeler que surajoutées à ces états pathologiques, il y a des lésions banales de nécrose septique survenue à la suite de l'infection du foyer ouvert au dehors, par les microbes de la suppuration. Ces faits bien mis en évidence par Gouilloud [1] montrent l'importance que l'on doit attribuer à l'asepsie d'une plaie osseuse.

Nous ne parlerons pas du traitement général institué contre la maladie, et qui est destiné à restreindre l'action des agents pathogènes. Qu'il s'agisse de la syphilis, de la tuberculose, nous n'avons en vue que la thérapeutique dirigée contre le séquestre lui-même. Tous les chirurgiens sont d'accord aujourd'hui pour admettre qu'il ne faut pas intervenir trop tôt; on doit attendre, en général, la mobilisation et l'isolement spontanés du séquestre. La nature sépare bien mieux que nous ne pouvons le faire la partie vraiment morte de la portion restée vivante : on s'expose, en agissant trop tôt, à laisser des parties malades, c'est-à-dire à faire une opération incomplète ou, au contraire à trop enlever, ce qui constitue un délabrement inutile pouvant être nuisible pour la réparation ultérieure. En outre, il faut laisser aux tissus ostéogéniques le temps de subir une irritation salutaire qui active leur puissance ostéoformatrice. Ces considérations ont une grande valeur, mais il est des cas nombreux où l'on doit opérer de bonne heure et avant la mobilisation naturelle du séquestre. Si les altérations étendues et profondes entraînent une suppuration profuse, abon-

[1] *Lyon médical*, 1888.

dante qui épuise le malade, on doit chercher à tarir ou à diminuer cette source de cachexie et de dégénérescences viscérales par un évidement hâtif. Dans certaines nécroses superficielles, telles que celles des os du crâne, il y a aussi intérêt à agir rapidement.

Vidal de Cassis admettait déjà l'intervention précoce dans les nécroses du crâne qui entretiennent dans le voisinage des méninges et du cerveau des accidents inflammatoires, dont on doit rédouter la propagation. J'ai observé dans un cas de ce genre [1] des douleurs très aiguës menaçant de devenir l'origine de complications inquiétantes. De petites collections purulentes peuvent se former au-dessous de l'os mortifié, et donner lieu par leur étranglement à de vives souffrances et même à des symptômes de compression cérébrale. Il y a longtemps, que Belloste conseillait d'agir hâtivement pour ces nécroses et de précipiter leur guérison par un procédé spécial. Il faisait sur l'os dénudé une série de petites trépanations au moyen d'un perforatif; « par ce moyen, disait-il, on donne issue à un suc moelleux et calleux » qui vient s'étaler à la surface de l'os et finit par le recouvrir et le guérir. Mieux vaut que les perforations multiples de Belloste qui laissent dans leurs intervalles des portions nécrosées, la rugination, ou le décapage de l'os à la gouge et au maillet que nous conseillons contre ces nécroses. On s'arrête dès que la coloration rosée du tissu qu'on découvre, et dès que le sang qui vient sourdre des canaux de Havers indiquent qu'on est arrivé sur l'os sain. La même opération sera pratiquée plusieurs fois et en diverses séances, si dans une première intervention toute la portion nécrosée n'a pas été enlevée. La guérison est alors rapide et la réparation ne demande pas de longs mois comme l'élimination spontanée.

Ainsi que l'a, du reste, fait remarquer Ollier, les résultats de ces opérations précoces sont bien changés depuis l'antisepsie. Autrefois, loin de hâter la guérison, elles la retardaient, car elles produisaient de nouvelles plaies, aptes à s'infecter et à créer par suite de nouveaux séquestres; aujourd'hui elles précipitent le travail naturel de l'élimination, et évitent une longue suppuration au malade.

Il n'en reste pas moins vrai qu'en thèse générale, et à part les cas rares que nous avons mentionnés, il faut savoir attendre pour intervenir. L'indication d'attendre est plus formelle encore s'il s'agit d'un os, comme le fémur par exemple, unique soutien d'un membre. Si l'on veut avoir un moule qui conserve la forme du membre et reproduise un os suffisamment solide pour le soutènement de ce membre, il faut qu'une longue irritation du périoste par la présence du séquestre l'ait transformé en un tissu épais, plastique, presque cartilagineux et tout préparé pour l'ossification.

Quelle conduite tiendra-t-on, en attendant le moment propice pour une intervention? Les abcès seront ouverts et drainés, les soins antiseptiques éviteront les infections secondaires des foyers de suppuration, et l'on mettra le sujet dans les conditions générales les meilleures. Une fois le moment opportun arrivé, le séquestre bien isolé et mobilisé, on en pratiquera l'extraction. S'il est superficiel et n'est pas incarcéré, rien de plus simple que cette opération : de même encore si, quoique profond, il est peu volumineux et peut être extrait

[1] Cité dans Thèse de Desporte.

par l'orifice d'un cloaque où il vient parfois s'engager. Mais s'il est entouré de couches osseuses de nouvelle formation, si surtout il est vraiment invaginé, des opérations préliminaires sont nécessaires pour arriver jusqu'à lui. Parfois on se contentera d'une simple *trépanation :* c'est ce qu'on doit faire pour un séquestre inclus dans une épiphyse par exemple ; des trépanations multiples peuvent encore être échelonnées tout le long d'une diaphyse, quand les séquestres sont petits et multiples, situés dans l'os à des hauteurs inégales. Mais s'il s'agit de grands séquestres, de nécroses étendues et en masse, il faut recourir à l'*évidement*, détacher soigneusement la gaine périostique et creuser dans l'os nouveau des tranchées réunissant les divers cloaques et mettre à nu le séquestre, sur une longueur et une largeur suffisantes pour qu'on puisse aisément alors procéder à son ablation. C'est là non une résection dans le sens propre du mot, mais une *séquestrotomie*. Quelquefois on est obligé de faire une véritable *résection*, c'est-à-dire d'emporter avec le séquestre une partie des tissus sains. Cette résection trouve sa principale indication dans les nécroses d'extrémités articulaires. Elle est plus bénigne dans ces cas qu'une simple séquestrotomie, car elle draine mieux et pare ainsi aux accidents qui résultent de la stagnation du pus dans l'article : en outre, elle donne plus tard de meilleurs résultats fonctionnels.

L'ablation de séquestres étendus, profondément situés, peut présenter des difficultés opératoires et donner lieu aussi à certains accidents.

L'extraction sera facile à la condition d'avoir un jour suffisant, par de longues incisions, pour creuser avec la gouge et le maillet une brèche osseuse, par où l'os mortifié pourra sortir aisément. La fragmentation du séquestre, sa section avec des cisailles, simplifient parfois les manœuvres. S'agit-il d'une nécrose diaphysaire portant sur un os long, sur le fémur, sur le tibia par exemple, on devra toujours assurer l'exsanguification des tissus par l'application de la bande hémostatique à la racine du membre ou à son voisinage. Si le séquestre est volumineux, si les couches osseuses anciennes et nouvelles sont raréfiées, de faible épaisseur ; on devra particulièrement être prudent dans les manœuvres sur le squelette, et redouter la possibilité d'une fracture qui peut se produire soit pendant, soit après l'opération, lors du pansement, lorsque le malade, incomplètement réveillé, soulève son membre et fait des mouvements intempestifs. Cette fracture presque spontanée constituait autrefois, un danger d'une gravité extrême, aujourd'hui l'antisepsie, en supprimant la suppuration, a transformé le pronostic de cet accident. — Deux fois, nous avons été ou témoin ou acteur dans une fracture de ce genre, qui s'est du reste comportée comme une fracture simple.

Enfin, si le mauvais état général du sujet ne lui permet pas de faire les frais d'une réparation, si la nécrose est très étendue, si les formations osseuses nouvelles sont trop insuffisantes pour permettre le fonctionnement ultérieur du membre, on devra recourir à l'*amputation*, qui est certainement un aveu d'impuissance, mais qui peut malheureusement s'imposer comme *ultima ratio*. Elle est du reste de moins en moins indiquée, maintenant que les ressources antiseptiques rendent si bénignes les brèches osseuses les plus larges, et évitent les complications inflammatoires à distance, les arthrites suppurées, la pyohémie, complication si fréquente autrefois des plaies osseuses. — Chez les jeunes sujets, on ne se décidera qu'exceptionnellement au sacrifice du membre; de larges débridements, l'ablation des tissus malades, un drainage parfait, surtout des articulations voisines qui sont fréquemment envahies par la suppuration, enrayeront les accidents septiques. Au point de vue fonctionnel, malgré l'étendue des tissus détruits et sacrifiés, on peut encore compter sur un meilleur résultat fonctionnel. Chez un enfant de treize ans auquel nous avons dû enlever tout le tibia nécrosé, moins le plateau articulaire supérieur, la réparation par le périoste conservé, par les greffes osseuses a été telle qu'aujourd'hui, trois ans après l'opération, l'enfant ne boite pas et se sert de la jambe malade comme de la jambe saine. — Chez un autre enfant, auquel je dus enlever le tibia dans sa totalité, par suite de sa nécrose, de son infiltration purulente et de l'envahissement par la suppuration de l'articulation du genou et du cou-de-pied, le résultat fonctionnel est moins bon, mais l'enfant opéré, depuis bientôt deux ans, marche facilement malgré un raccourcissement notable, avec un tuteur prenant son point d'appui sur l'ischion (fig. 224 et 225).

Lorsque le séquestre n'a pas de trop grandes dimensions, la réparation de la perte de substance a lieu par le bourgeonnement des diverses parties constituantes de l'os. Elle sera d'autant plus rapide et plus complète que l'opération aura été pratiquée chez un sujet jeune dans de bonnes conditions générales, alors que le séquestre aura maintenu autour de lui une irritation plastique plus accusée. — Chez les gens d'un certain âge, chez les vieillards, le processus réparateur est plus lent, parfois la brèche osseuse est telle qu'elle ne saurait être comblée par du tissu osseux de nouvelle formation.

Pendant de longs mois persiste un ulcère cavitaire qui laissera une cicatrice profonde, constituée par une peau amincie, déprimée en doigt, de gant et adhérente au squelette, lorsque la cicatrisation se produit, ce qui n'arrive pas toujours.

On redoutera surtout semblable éventualité dans les extirpations de séquestres volumineux ayant nécessité une large tranchée osseuse. — Dans des ostéomyélites anciennes du tibia, par exemple, remontant à trente et quarante ans, lorsque les lésions occupaient la presque totalité de l'os, respectant à peine l'épiphyse supérieure, nous avons vu plusieurs fois la cicatrisation demander un temps considérable. — On songera en pareil cas aux greffes osseuses, aux chevilles, aux canules d'ivoire déposées dans le fond de la cavité, au milieu des bourgeons charnus que l'on a préalablement avivés avec la curette et que l'on aura rigoureusement maintenus aseptiques. Quel que soit le sort définitif de ces tissus transplantés, qu'ils soient appelés un jour ou l'autre à disparaître, comme le croit M. Ollier, ils n'en constituent pas moins pendant un temps plus ou moins long des agents ostéogéniques sur le précieux concours desquels il faut compter. — Nous avons mainte fois employé avec succès ces corps étrangers, qui doivent être absolument aseptiques.

Il est un moyen plus simple encore dans certains cas, de combler une large perte de substance du squelette, de niveler une tranchée osseuse, c'est d'emprunter des copeaux osseux de dimensions variables, aux bords de l'os lui-même. Avec la gouge et le maillet, des esquilles maintenues, plus ou moins adhérentes par le périoste conservé, sont détachées avec précaution et couchées dans la brèche osseuse; quelle que soit, du reste, leur continuité immédiate avec les tissus dont elles sont séparées, leur vitalité est assurée par une asepsie parfaite. La perte de substance ainsi comblée, on laisse la cavité osseuse se remplir de sang qui joue vis-à-vis des greffes le rôle d'un véritable plasma et contribue ainsi à une réparation plus rapide.

Comme moyen adjuvant, on songera à la compression qui, pratiquée méthodiquement, permettra le rapprochement des bords de la plaie osseuse, c'est ainsi que pour des os superficiels, le tibia par exemple, après une séquestrotomie diaphysaire étendue, nous nous sommes bien trouvé de la compression, pratiquée avec soin autour de la jambe, à l'aide une bande de caoutchouc.

L'amputation du membre sera la seule opération à proposer pour de vieux foyers nécrotiques qui auront subi la transformation cancroïdale.

Cette dégénérescence épithéliomateuse, sur laquelle M. Ollier a appelé l'attention, est loin d'être rare, nous en avons observé plusieurs exemples dans d'anciennes ostéo-myélites prolongées du tibia, du fémur, du calcanéum, etc. Elle constitue une complication qui prime toutes les autres lésions existantes du tissu osseux, elle nécessite le sacrifice du membre à une époque aussi rapprochée que possible de son apparition.

# CHAPITRE III

## AFFECTIONS TUBERCULEUSES DES OS

La tuberculose osseuse réunit aujourd'hui toutes les formes d'ostéites chroniques désignées autrefois sous le nom de *carie, d'ostéites fongueuse ou scrofuleuse.* Elle comprend des lésions fort diverses au point de vue clinique et anatomo-pathologique. — Ces lésions, qui sont certainement d'origine microbienne, paraissent, à l'heure actuelle, de par les recherches bactériologiques et de par l'expérimentation, relever d'un même agent spécifique : le bacille tuberculeux de Koch. Elles sont le résultat d'une infection locale dont les manifestations différentes sont considérées comme produites par une seule cause.

Sous l'influence de cette irritation de nature infectieuse, le tissu osseux devient le siège d'accidents inflammatoires, remarquables par leur marche lente, leur chronicité et leur tendance à la destruction. — Dans l'os tuberculeux se retrouvent, sous des formes spéciales, les altérations de l'ostéite simple avec ses processus condensant, raréfiant et nécrosique; quelle que soit, en effet, la nature de l'irritation, elle donne lieu, du côté du squelette, à des phénomènes identiques qui sont seulement modifiés dans leur évolution.

En résumé, sous le nom de lésions tuberculeuses des os, nous désignons des accidents inflammatoires provoqués dans le tissu osseux par la présence d'un agent microbien qui est le plus souvent le bacille entrevu par Toussaint, puis complètement décrit par Koch.

**Historique.** — L'histoire de la tuberculose osseuse ne se sépare pas de celle de la tuberculose du poumon. Elle a pris naissance avec elle, au commencement de ce siècle; elle a marché avec elle, suivant pas à pas ses fluctuations et, comme elle, elle a largement bénéficié des découvertes de la bactérioscopie contemporaine.

Après les travaux de Laënnec, Delpech le premier (1816) souleva la question de la tuberculose des os. Il fut suivi dans cette voie par Serres (de Montpellier) et par Nichet (de Lyon), qui eurent surtout en vue dans leurs recherches la nature du mal de Pott. Peu d'années après, en 1836, Nélaton résumait, dans sa remarquable thèse, les travaux de ses devanciers, et développait largement la doctrine de la tuberculose osseuse. Comme Laënnec l'avait fait pour le poumon, il admit dans les os deux formes différentes de tubercules : le tubercule enkysté et le tubercule infiltré. Déjà à cette époque il regardait comme lésions tuberculeuses la carie et le *spina ventosa*.

Les idées de Nélaton ne furent pas admises sans conteste. Elles eurent à souffrir des luttes qui séparèrent si longtemps les unicistes et les dualistes. Tant qu'on chercha seulement dans les lésions anatomiques la caractéristique de la tuberculose, la solution du problème resta en suspens. La granulation grise demi-transparente de Laënnec, le corpuscule tuberculeux de Lebert, firent commettre bien des erreurs. Un instant on crut avoir trouvé un critérium absolu après la découverte du follicule tuberculeux, et les recherches de Köster, Friedlander et Charcot. Mais bientôt les travaux de H. Martin, sur la pseudo-tuberculose, montrèrent qu'on n'avait fait que reculer les limites de la difficulté sans la résoudre.

Il faut arriver aux belles recherches de l'école expérimentale moderne pour avoir enfin des notions précises et une base solide. On doit reconnaître qu'elles n'ont fait que confirmer les idées émises par Nélaton, il y a plus d'un demi-siècle. La méthode des inoculations inaugurée par Villemin et Chauveau, montra que la tuberculose était une maladie spécifique; la découverte du bacille de Koch établit quel était l'agent spécifique.

A la lumière de ces travaux importants, la doctrine de la tuberculose osseuse marcha vite et se constitua rapidement. Nous verrons, en étudiant ses différentes formes, ce que l'histoire de chacune offre de particulier. Nous nous bornons à donner ici la liste des principaux ouvrages publiés sur la matière :

DELPECH, Traité des maladies réputées chirurgicales, 1816. — NICHET, Mémoire sur la nature et le traitement du mal vertébral de Pott. In *Gaz. méd. de Paris*, 1835. — A. NÉLATON, Recherches sur l'affection tuberculeuse des os. Thèse de Paris, 1836. — CHASSAIGNAC, Suppuration tuberculeuse des os. In *Traité pratique de la suppuration et du drainage chirurgical*, 1859. — WIRCHOW, Tuberculose des os. In *Pathologie des tumeurs*, trad. française. Paris, 1871. — OLLIER, art. CARIE. In *Dict. encyclop. des sciences méd.*, 1873. — CORNIL et RANVIER, *Manuel d'histologie pratique*. Paris, 1873. — GŒTZ, Études sur le *spina ventosa*. Thèse de Paris, 1877. — GOSSELIN, art. OSTÉITE. In *Dict. de méd. et de chir. prat.*, 1878. — VOLKMANN, Tuberculose perforante de la voûte du crâne. In *Arch. für Chir.*, 1880, n° 1. — PARROT, Du spina ventosa. In *Gaz. méd. de Paris*, 1880. — LANNELONGUE, Abcès froids et tuberculose osseuse, 1881. — HEYDENREICH, art. Os. In *Dict. encyclop. des sc. méd.*, bibliographie jusqu'en 1881. — CH. NÉLATON, Le tubercule dans les affections chirurgicales. Thèse d'agrég., 1883. — DUBAR, Anatomie pathologique des ostéites. Thèse d'agrégation, 1883. — KIENER ET POULET, De l'ostéopériostite tuberculeuse chronique ou carie des os. In *Arch. de physiol. normale et pathologique*, 1883. — KOENIG, La tuberculose des os et des articulations, trad. franç. de P. Liebrecht. Paris, 1885. — E. VINCENT, Ostéopathies scrofuleuses et tuberculeuses. In *Encyclopédie*, 1885. — OLLIER, Traité des résections et des opérations conservatrices sur le système osseux, 1885-1888.

**Étiologie.** — Une seule cause est capable d'amener le développement, dans un os, des lésions tuberculeuses; c'est la présence du bacille de Koch. Ce bacille introduit dans l'organisme soit par la voie pulmonaire, soit par la voie digestive, soit par toute autre porte d'entrée, est amené par les vaisseaux jusque dans le tissu spongieux. Là, il se fixe, et s'il trouve un terrain favorable, il se développe et évolue.

Nous avons à étudier d'une part les causes qui rendent possible l'implantation et la pullulation du bacille — *causes générales* — et d'autre part celles qui déterminent sa fixation en un point du squelette — *causes locales*.

CAUSES GÉNÉRALES. — Ce sont toutes celles qui affaiblissent la résistance de l'individu et le rendent plus vulnérable aux attaques de l'agent infectieux.

L'*âge* est une condition étiologique importante. Les enfants sont plus prédisposés que les adultes. D'après Nélaton, la tuberculose osseuse commence à devenir moins fréquente vers l'âge de quinze ans. On la rencontre cependant à toutes les époques de la vie et même chez les vieillards.

Les *climats* froids et humides favorisent l'éclosion des tubercules osseux. C'est ainsi que l'affection serait très rare au Bengale, où des médecins d'une pratique longue et étendue comptent les cas qu'ils ont rencontrés dans leur carrière. Le séjour dans une habitation humide, l'*air confiné* constituent un milieu de choix pour leur développement. Aussi les habitants des villes, les ouvriers qui travaillent dans des manufactures ou des chambres mal aérées, sont-ils plus décimés que les paysans et les ouvriers des campagnes.

L'insuffisance ou la mauvaise qualité des aliments, les privations de tous genres, en un mot la *misère physiologique* créent un terrain propice pour le bacille.

Il en est de même des *maladies antérieures*, quelle que soit leur nature. *A fortiori*, le sujet sera-t-il plus exposé si la maladie qu'il porte est déjà de nature tuberculeuse. C'est ainsi qu'il est fréquent de voir éclater les symptômes de la tuberculose osseuse sur des gens atteints de lupus, de phthisie pulmonaire, etc.

L'*hérédité* agit ici, comme pour toutes les autres tuberculoses, en créant une prédisposition, une réceptivité spéciale du sujet pour l'agent infectieux.

Il est possible, dans quelques cas, de remonter à la source de l'infection tuberculeuse. Nous avons vu plusieurs fois des tuberculoses osseuses survenir chez des sujets qui, indemnes de tout antécédent, avaient vécu avec des tuberculeux. Dans cet ordre de faits, nous avons noté deux fois entre autres une tuberculose vertébrale, et une fois une tuberculose pelvienne chez des femmes jeunes qui avaient longtemps soigné leurs maris morts de tuberculose pulmonaire, et alors que l'hérédité ne pouvait entrer en ligne de compte. Il suffit que l'attention soit appelée sur des observations de ce genre pour en voir le nombre augmenter, la transmission de la tuberculose étant aujourd'hui complètement démontrée.

*Causes locales.* — Elles tiennent soit à la structure même du tissu osseux, soit à des conditions accidentelles, au premier rang desquelles se placent les traumatismes.

La structure du tissu osseux joue certainement un rôle important dans la localisation du principe morbide. « Le tubercule, dit M. Charpy (*Variétés chirurgicales du tissu osseux.* In *Rev. de chir.*, 1884), ne s'accommode ni des organes richement vasculaires ni de ceux qui le sont trop peu. Il se tient entre les extrêmes, prospérant sur les terrains moyens, plutôt faibles, sur les organes à activité ralentie, à circulation paresseuse. Ainsi, au poumon, il débute par le sommet, moins hématosé que la base. » Cette préférence du tubercule pour les terrains moyens se retrouve dans les os. Ce n'est pas dans le tissu compact des diaphyses, faiblement irriguées, qu'on le rencontre plus volontiers, ce n'est pas non plus dans la région rigoureusement juxta-épiphysaire à circulation très active, et qui est au contraire l'habitat spécial du *staphylococcus pyogenes aureus.* Son siège de prédilection est le tissu spongieux des os courts et les épiphyses des os longs des membres.

L'action localisatrice du *traumatisme* a été mise hors de doute par la célèbre expérience de Max Schuller. Après avoir rendu des animaux tuberculeux, il traumatisait une de leurs articulations, et voyait se développer à ce niveau une ostéo-arthrite tuberculeuse. Des animaux sains, traumatisés de la même façon, n'ont à souffrir que d'une hémarthrose qui guérit en quelques jours. A ce point de vue, il est une lésion qui est souvent suivie de manifestations tuberculeuses : c'est l'entorse juxta-épiphysaire d'Ollier (*Revue de chirurgie*, 1881). Sous l'influence des mouvements forcés des articulations, « il s'opère, dans le tissu osseux juxta-épiphysaire, des écrasements, des fractures trabéculaires, des décollements du périoste et du cartilage diaphysaire, qui peuvent être le point de départ de toutes les formes d'ostéomyélite. Les noyaux osseux épiphysaires ressentent aussi les effets de ces chocs et de ces mouvements forcés. Ils nous expliquent le développement des ostéites épiphysaires qui sont si souvent l'origine des arthrites aiguës ou fongueuses chez les jeunes enfants » (Ollier, *Traité des résections*). Le rôle du traumatisme, comme point de départ des lésions articulaires et osseuses a, du reste, été de tout temps reconnu et trop souvent, dans l'histoire des tuberculoses osseuses au début, on le trouve signalé pour ne pas lui donner une large place dans l'étiologie des accidents.

**Anatomie pathologique.** — Les lésions anatomo-pathologiques de la tuberculose osseuse offrent des apparences extrêmement variées; on peut dire qu'il n'est pas deux os tuberculeux qui, à la coupe, se ressemblent exactement. Toutes ces lésions, cependant, sont engendrées par les mêmes processus : c'est là un point très important sur lequel il faut insister tout d'abord. En effet, l'implantation du bacille de Koch dans un os détermine là, comme dans tous les autres tissus, la formation du produit nodulaire caractéristique de la tuberculose, le *follicule tuberculeux*, et rien ne distingue ce follicule de celui qui se développe, par exemple, dans le tissu cellulaire sous-cutané. En second lieu, l'os réagit en présence de ce corps étranger à la façon dont il réagit en présence de tous les agents irritants, quelle que soit leur nature, par le mécanisme ordinaire de l'*ostéite condensante*, de l'*ostéite raréfiante* et de la *nécrose*. Dans toutes les formes de tuberculose osseuse il y a donc, à l'origine, des lésions élémentaires, vulgaires, communes à tous les cas : celles-ci n'ont rien de particulier. Ce qui imprime son cachet à la tuberculose osseuse, ce qui en détermine les différentes formes, c'est la façon dont ces lésions élémentaires se répartissent, la rapidité plus ou moins grande avec laquelle elles évoluent, suivant la nature du terrain ou l'intensité de l'affection.

En outre, l'atteinte portée à la vitalité de l'os par l'infection tuberculeuse détermine dans toutes les parties de cet os, même dans les points éloignés du foyer bacillaire, des lésions de nutrition importantes.

Il y a donc lieu d'étudier successivement :

1° *Les lésions élémentaires de la tuberculose osseuse;*

2° *Les formes anatomiques;*

3° *Les lésions à distance, lésions de nutrition.*

I. Lésions élémentaires de la tuberculose osseuse. — Ces lésions, bien décrites par Kiener et Poulet, doivent être étudiées dans la moelle et dans le tissu osseux lui-même.

a. *Médullite tuberculeuse. — Formation du follicule tuberculeux.* — Au niveau du point où le bacille, apporté par les vaisseaux, s'est arrêté, se produit un travail inflammatoire qui aboutit tout d'abord à « la transformation de la moelle adipeuse en tissu muqueux ou en tissu fibreux, avec néoformation vasculaire plus ou moins active et des phénomènes à exsudation plus ou moins intenses suivant les cas » (Kiener et Poulet). Bientôt, au niveau de cette trame muqueuse légèrement hyperhémiée, on voit apparaître des cellules géantes et des follicules. Ces *follicules*, constitués sur le type du follicule de Köster, sont des amas de cellules géantes et de cellules épithélioïdes entourées d'une zone de cellules embryonnaires. Enfin, lorsque tous les vaisseaux ont été oblitérés par la néoplasie tuberculeuse, survient la *caséification* du nodule. Elle débute au centre par une fluidification vitreuse des éléments cellulaires dont les contours disparaissent, et qui s'infiltrent bientôt de granulations graisseuses.

En même temps, le tissu médullaire entre en voie de prolifération et donne naissance à une couche de bourgeons charnus plus ou moins épaisse. Ainsi se forment les *fongosités*. Cette membrane fongueuse est hérissée à sa surface libre de petites saillies villeuses, lamelliformes ou hémisphériques. Elle est souvent farcie de petits corps opalescents, blanchâtres, pareils à des grains de semoule et qui ne sont autre chose que des granulations grises. Les granulations peuvent faire défaut et la fongosité n'en être pas moins tuberculeuse. Leur tissu se compose d'une substance intercellulaire demi-fluide et de quelques fibres conjonctives délicates. Dans cette trame, irriguée par des vaisseaux larges et nombreux, sont répandues en masses des cellules migratrices sorties par diapédèse, des cellules géantes et des follicules tuberculeux. A mesure que ces follicules deviennent plus confluents, les fongosités se caséifient, tombent et se renouvellent. Dans les cas favorables, au contraire, les éléments tuberculeux disparaissent, et la fongosité prend de plus en plus les caractères du tissu fibreux cicatriciel.

Si le foyer communique avec l'extérieur, le processus destructeur s'accompagne de *suppuration*. Cette complication n'est pas rare sous une infection nouvelle venue du dehors, et l'infiltration purulente accompagne souvent certaine variété de fongosités tuberculeuses.

b. *Lésions de la substance osseuse.* — Pendant que ces phénomènes se passent dans le tissu médullaire, le réseau trabéculaire ne reste pas indifférent. En certains points, il se fait une hypertrophie interstitielle du tissu osseux, *ostéite condensante*, en d'autres points une destruction plus ou moins complète de ce même tissu, *ostéite raréfiante*. Ces deux processus ne s'excluent pas l'un l'autre; ils coexistent le plus ordinairement; et empiètent parfois l'un sur l'autre dans le même territoire tuberculeux, la raréfaction envahissant ce que la condensation avait édifié, et inversement. Du mélange des deux processus, l'un productif, l'autre destructeur, résulte pour le réseau trabéculaire une série d'altérations dont le caractère dominant est une extrême irrégularité.

La condensation ou apposition se fait par le dépôt successif, sur les deux côtés de la travée, de rangées d'ostéoblastes, comme dans l'accroissement normal de l'os.

La raréfaction reconnaît un double mécanisme : ou bien les cloisons osseuses sont échancrées par la corrosion lacunaire d'Howship, ou bien il se fait une fonte du ciment calcaire avec retour de la substance osseuse à l'état fibreux. Quant aux corpuscules osseux, ils subissent la dégénérescence graisseuse pour Ranvier; ils disparaissent purement et simplement pour Kiener et Poulet.

c. *Séquestres tuberculeux.* — Les séquestres tuberculeux sont de dimensions très différentes. Leur structure est également variable.

On rencontre souvent au milieu des masses fongueuses ou caséeuses des petits fragments d'os, que l'on sent en broyant ces masses entre deux doigts comme de petits grains durs et résistants. On leur donne le nom de *séquestres parcellaires*. Ce sont de petits fragments du réseau trabéculaire dont le travail d'ostéite raréfiante a rompu la continuité avec le reste du système et qui ont été englobés au milieu des productions pathologiques. Ils peuvent aussi provenir de séquestres primitivement plus volumineux, fournis par un autre mécanisme, et qui ont ensuite été progressivement résorbés.

Les séquestres plus volumineux occupent des loges creusées dans l'épaisseur du tissu spongieux d'une épiphyse ou d'un os court. Ils peuvent remplir complètement ces loges et adhérer encore assez fortement au tissu osseux qui en forme les parois, ou être séparés de cette paroi par une couche plus ou moins épaisse de fongosités. Leur volume varie de celui d'un pois à celui d'une noix, et même plus. Au point de vue de leur structure, on doit distinguer les séquestres durs, condensés, et les séquestres friables, raréfiés. C'est pour n'avoir pas fait cette distinction que certains auteurs ont admis l'une de ces deux formes à l'exclusion de l'autre.

Les *séquestres condensés* répondent à ce que Nélaton a appelé l'infiltration tuberculeuse. D'après Kœnig, ils ont souvent la forme d'un cœur dont la base est dirigée vers l'articulation et le sommet vers la moelle osseuse, quand il s'agit de l'épiphyse d'un os long. Ces séquestres ont une couleur jaune mat. Ils paraissent absolument pleins, et la matière jaunâtre qui remplit leurs cavités, considérablement réduites par rapport aux cavités normales du tissu spongieux, adhère aux parois et ne se détache pas sous l'action d'un courant d'eau. Au microscope, on voit sur leurs cloisons s'insérer des crêtes à bords tranchants ou des aiguilles dentelées, déchiquetées sur leurs bords. On y retrouve d'ailleurs les traces du double travail de raréfaction et de condensation, dont nous avons parlé plus haut. Ici seulement l'apposition a prédominé, et Nélaton l'avait déjà constaté puisqu'il donnait l'hypertrophie interstitielle du tissu osseux comme une des caractéristiques de l'infiltration tuberculeuse. Cet état du tissu spongieux le rend comparable à de l'ivoire ou à du tissu compact, et c'est à tort que Ch. Robin a pensé qu'il était dû à une simple accumulation de sels calcaires. Un autre caractère de ces séquestres est d'être privés de toute communication avec les parties voisines. Ils ne renferment aucun vaisseau et sont complètement morts. Ollier les désigne sous le nom de *séquestres de nécrose*.

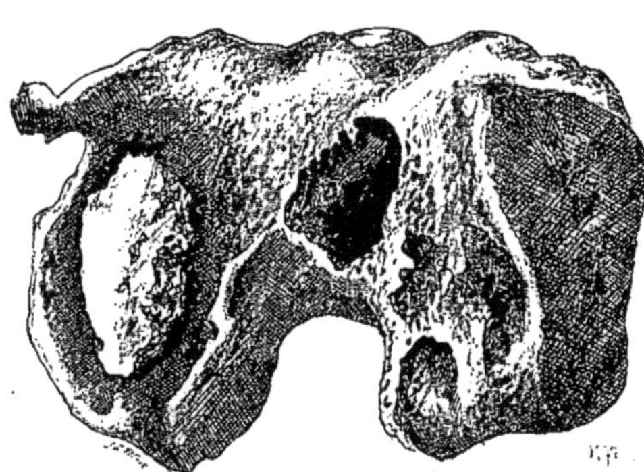

FIG. 243. — Extrémité inférieure du fémur après résection pour ostéo-arthrite tuberculeuse. — Gros séquestre éburné, encastré dans le condyle interne. (Collection de M. Ollier, pièce dessinée par M. Mondan.)

Les *séquestres raréfiés*, friables, au contraire, tiennent encore par des liens vasculaires, faibles à la vérité, avec les tissus avoisinants. Ce sont des îlots de tissu spongieux, isolés du reste de l'os par une médullisation périphérique. Ollier les désigne sous le nom de *séquestres d'ostéite* pour les différencier des séquestres de nécrose. Les séquestres d'ostéite se distinguent des séquestres de nécrose par leur vascularité. Quand on les soumet à un courant d'eau, ils conservent toujours un aspect blanc rosé, tandis que les séquestres de nécrose, une fois débarrassés des granulations qui s'insinuent dans leurs aréoles spongieuses, prennent un aspect jaune verdâtre caractéristique. Ces séquestres, étant vasculaires et continuant à vivre, peuvent disparaître par médullisation, contrairement aux autres qui ne pourraient disparaître que par résorption périphérique. Souvent même ils finissent par se nécroser complètement soit par la condensation de leur tissu, soit par la rupture des liens vasculaires qui les unissent encore à la masse osseuse voisine. On peut ainsi passer de l'une à l'autre forme de séquestre.

En résumé, les lésions élémentaires que l'on rencontre dans l'ostéite tuberculeuse sont :

1° La lésion tuberculeuse spécifique, le follicule tuberculeux, avec ses dérivés : granulations, fongosités, masses caséeuses et purulentes;

2° Des lésions de réaction du tissu osseux : ostéite condensante, ostéite raréfiante;

3° Des mortifications plus ou moins étendues ou plus ou moins avancées de ce tissu osseux : séquestres parcellaires, séquestres d'ostéite ou vasculaires, séquestres de nécrose.

II. Formes de la tuberculose osseuse. — La tuberculose osseuse évolue ordinairement d'une façon lente et continue. Quelquefois cependant elle peut prendre une marche rapide, et elle est alors à l'os ce que la pneumonie caséeuse aiguë est au poumon. Nous décrirons successivement la forme aiguë et les formes chroniques.

1° *Forme aiguë.* — *Ostéite tuberculeuse aiguë* (Kiener et Poulet). — *Tuberculose infiltrante, progressive des os* (de Kœnig). — Kiener et Poulet ont trouvé cette variété sur une tête humérale. Le tiers environ de la surface de section était occupé par une infiltration tuberculeuse jaune affleurant d'une part à la surface articulaire et s'étendant d'autre part jusqu'au voisinage du canal médullaire de la diaphyse. Le reste de l'épiphyse était parsemé de petits foyers tuberculeux du volume d'un pois à celui d'une noisette. Le tissu spongieux compris dans l'intervalle des masses tuberculeuses présentait une couleur rouge sombre uniforme. L'examen histologique permit de reconnaître d'une façon certaine le caractère de cette ostéite.

En somme, cette forme est caractérisée par l'étendue et la diffusion rapide des lésions. Évoluant d'ordinaire dans le tissu spongieux des épiphyses, elle peut envahir le canal médullaire qui se trouve alors criblé de petits foyers tuberculeux tapissés d'une membrane pyogénique et à marche envahissante. Il s'agit donc dans ces cas d'une véritable ostéomyélite tuberculeuse purulente. La substance compacte se résorbe, elle n'est plus représentée que par une couche osseuse de faible épaisseur; ainsi s'expliquent des fractures spontanées, qui constituent une des complications les plus graves de cette variété d'ostéite dont le pronostic est déjà des plus sombres. Cette forme est heureusement beaucoup plus rare que les suivantes. Dans quelques cas on a rencontré une granulie aiguë généralisée du squelette. Le plus souvent, ces tuberculoses miliaires disséminées dans le canal médullaire, dans le tissu spongieux, passent inaperçues. Ranvier, dans des examens d'os de phthisiques, qui avaient succombé sans présenter de lésions tuberculeuses apparentes du squelette, a rencontré 6 fois sur 20 des granulations chez l'adulte. Chez une jeune fille que nous avions amputée de la cuisse pour une ostéo-arthrite tuberculeuse du genou, la moelle osseuse était remplie de petits tuberculomes de la grosseur d'un grain de millet; on les trouvait en abondance dans les muscles et dans le tissu cellulaire intermusculaire. La malade guérit de son amputation sans aucun accident Deux ans après elle revenait dans mon service pour d'autres tuberculoses osseuses et pour des accidents pulmonaires du même ordre auxquels elle succomba bientôt. Pendant ces deux ans, elle n'avait pas souffert du fémur amputé, qui ne présentait, du reste, aucune lésion apparente. A l'autopsie, on ne retrouvait

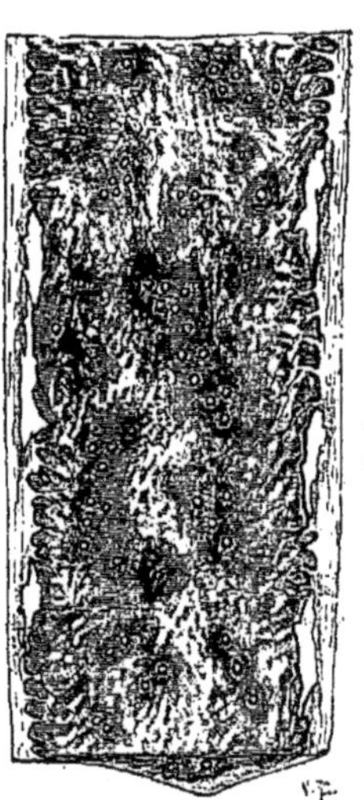

Fig. 244. — Tuberculose miliaire du tibia avec petits séquestres lamellaires, durs, tapissant la paroi interne du canal médullaire. (Collection de M. Ollier, pièce dessinée par M. Mondan.)

plus aucune trace des granulations constatées dans la moelle et dans les parties molles.

2° *Formes chroniques.* — Elles offrent un plus grand nombre de variétés. La lésion, évoluant lentement, a le temps de revêtir des aspects différents suivant la disposition relative et le mélange des processus élémentaires. On peut, à l'heure actuelle, distinguer quatre variétés :

Le *tubercule enkysté;*

L'*infiltration tuberculeuse;*

La *carie;*

Le *spina ventosa.*

a. *Tubercule enkysté.* — Le tubercule enkysté et le tubercule infiltré sont les deux premières formes qui ont été séparées de la carie et rattachées à l'affection tuberculeuse des os, à une époque où la carie n'était pas considérée comme une lésion tuberculeuse. Elles ont été isolées et décrites par Nélaton.

Le tubercule enkysté consiste en une cavité creusée dans l'épaisseur de l'os et renfermant une matière caséeuse. Ces cavités ont une étendue qui varie depuis 5 à 6 millimètres jusqu'à 2 ou 3 centimètres environ de diamètre. Leur surface interne est lisse, arrondie ou bien inégale et anfractueuse, hérissée d'aiguilles osseuses que Nélaton comparait aux papilles de la langue du chat. Les parois sont le siège d'une ostéite raréfiante sur laquelle Lannelongue a beaucoup insisté; au delà de cette forme raréfiée, on peut en trouver une seconde condensée; plus loin enfin, l'os reprend sa texture et sa consistance normales. La petite loge n'est pas toujours close de toutes parts; elle peut s'ouvrir en un point de la surface, soit sous le périoste, soit dans une articulation.

La matière caséeuse qui remplit la cavité est ordinairement d'un blanc opaque, tirant sur le jaune; Nélaton la compare à du mastic de vitrier. Elle se délaye, sans se dissoudre, dans l'eau, de manière à former des grumeaux qui flottent d'abord dans le liquide, mais qui ne tardent pas à se précipiter au fond du vase. Dans la forme absolument pure du tubercule enkysté, cette matière caséeuse ne renferme aucun fragment osseux : il n'est pas rare cependant d'y trouver quelques séquestres parcellaires. Cette matière tuberculeuse est ordinairement séparée des parois par une couche de bourgeons charnus, véritable membrane pyogénique, qui se moule sur les anfractuosités de l'excavation. Cette membrane, de 1 à 2 millimètres d'épaisseur environ, d'abord gélatineuse, molle, peut à la longue acquérir une plus grande consistance et concourir à l'enkystement des produits caséeux. La lésion peut être diffuse, très étendue, occuper par exemple plusieurs corps vertébraux. Dans une autopsie de tuberculose, nous avons trouvé une dégénérescence caséeuse complète, sans suppuration de toutes les vertèbres lombaires et des trois dernières dorsales.

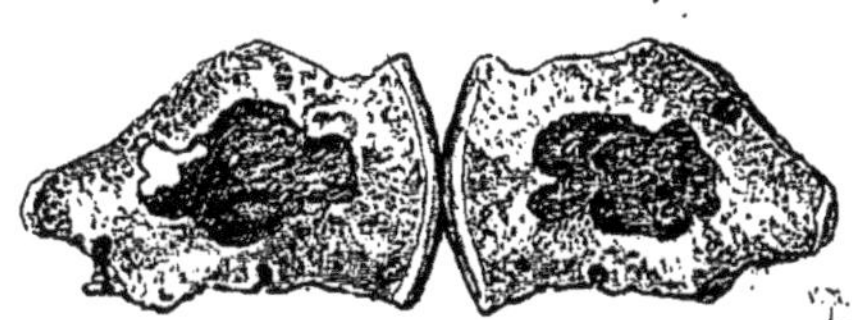

Fig. 245. — Tubercule enkysté du cuboïde. (Collection de M. Ollier, pièce dessinée par M. Mondan.)

Le tubercule enkysté provient du développement, au sein du tissu médullaire, de quelques granulations tuberculeuses isolées. Leur présence détermin autour d'elle un travail de médullisation qui creuse dans l'os la cavité, tandis que la granulation, subissant ses métamorphoses régressives, aboutit à la caséification. Quant à ses destinées ultérieures, outre les terminaisons communes aux diverses formes de tuberculose osseuse, il est une des origines des abcès intra-osseux.

b. *Infiltration tuberculeuse.* — L'infiltration tuberculeuse est caractérisée par la présence de cavités dans lesquelles sont renfermés des séquestres. Elle répond à ce que Kœnig décrit sous le nom de *nécrose tuberculeuse.*

D'après Nélaton, elle se présente sous deux états différents, qui ne sont que deux degrés successifs de la même forme : l'infiltration demi-transparente et l'infiltration puriforme ou opaque. L'infiltration demi-transparente offre des taches d'une teinte grise, opaline, légèrement rosée, formées par le dépôt dans les mailles du tissu spongieux d'une matière analogue, pour l'aspect, à la matière encéphaloïde ; elles sont entourées d'un cercle d'injection peu prononcé. A l'infiltration demi-transparente succède bientôt l'infiltration puriforme. Alors la matière infiltrée prend une teinte jaune mate, complètement opaque, les vaisseaux sanguins en sont totalement absents, et le tissu osseux qui la contient subit une hypertrophie interstitielle. Nous reconnaissons là les caractères que nous avons assignés aux séquestres tuberculeux condensés. Ces séquestres remplissent parfois complètement la cavité

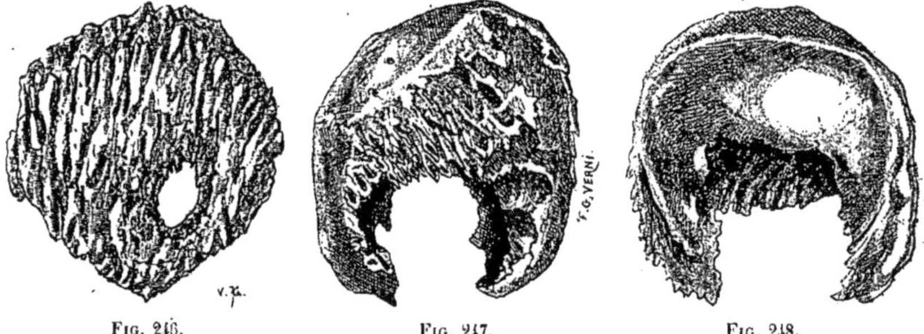

Fig. 246. Fig. 247. Fig. 248.

Fig. 246. — Tuberculose térébrante de la rotule, vue par sa face antérieure, avec stratifications osseuses de nouvelle formation.

Fig. 247 et 248. — Excavation tuberculeuse de la rotule, vue par sa face antérieure et par sa face postérieure.

qui les loge, au point qu'il faut faire effort avec une gouge pour les détacher des parois ; ordinairement ils en sont séparés par une couche de végétations molles, tuberculeuses et ils sont plongés dans une matière caséeuse ou purulente.

L'infiltration ou nécrose tuberculeuse reconnaît pour cause l'apparition confluente de granulations. Avant que la médullisation ait eu le temps d'amener la résorption des parties envahies, les vaisseaux sont oblitérés et tout le territoire osseux correspondant est frappé de mort. Le travail de raréfaction se localise alors sur les limites du séquestre ; un sillon d'élimination se creuse à sa périphérie, où l'on voit apparaître des végétations fongueuses, et bientôt le séquestre est isolé dans sa loge avec tous les caractères décrits précédemment. Il est une forme d'infiltration tuberculeuse dans laquelle les lésions sont essentiellement caractérisées par de l'ostéite condensante, sans nécrose. Nous avons observé cette éburnation du squelette plusieurs fois, chez un enfant entre autres, atteint d'une ostéo-périostite tuberculeuse du premier métacarpien et chez une femme de cinquante ans à qui nous avions enlevé le cuboïde pour une ostéo-périostite tuberculeuse de cet os. Dans les deux cas, il existait des abcès, et la dernière malade présentait des craquements au sommet des deux poumons.

c. *Carie.* — La carie a subi de nombreuses fluctuations avant de venir prendre sa place parmi les formes de la tuberculose osseuse.

Les anciens donnaient le nom de carie à la plupart des lésions spontanées de l'os. Louis en sépara la nécrose. Quand l'affection tuberculeuse des os fut constituée, après les travaux de Delpech, Nichet, Nélaton, le domaine de la carie se trouva diminué d'autant. Elle comprenait cependant encore toutes les variétés possibles d'ostéite chronique, et il restait à savoir si la carie n'était qu'une forme, un mode de terminaison de l'ostéite simple, ou si elle ne possédait pas un caractère propre, distinctif, spécifique. Deux opinions opposées furent soutenues sur ce sujet.

Les uns, partisans des idées de Gerdy et de Malgaigne, ne voulaient voir dans la carie qu'une ostéite chronique suppurée. Gosselin (art. OSTÉITE du *Dict. de méd. pratique*, 1878) a soutenu cette théorie, et défini la carie : l'ostéite chronique et spontanée des os spongieux chez les scrofuleux. Les Allemands avec Volkmann, Otto Weber, Billroth, ne trouvaient dans l'examen histologique des os cariés aucun caractère spécial à cette affection. Pour Billroth (*Éléments de path. chir. générale*, 1868), la carie n'est qu'une inflammation chronique du tissu conjonctif intra-osseux avec fonte et dissolution de l'os.

Les autres, au contraire, avec Bonnet, Nélaton, et les auteurs du *Compendium*, se refusaient à ne voir dans la carie qu'une ostéite chronique simple, sans caractère spécial. Ce caractère distinctif, Ranvier (*Journal de la physiologie*, 1868) crut le trouver dans l'altération granulo-graisseuse des corpuscules osseux. D'après lui, les phénomènes se succéderaient dans l'ordre suivant : altération granulo-graisseuse des corpuscules osseux comme phénomène primitif et essentiel ; modification consécutive des trabécules contenant ces corpuscules osseux, nécrobiosés, et enfin, phénomènes inflammatoires autour de ces trabécules, constituant autant de petits séquestres, c'est-à-dire autant de corps étrangers.

Ollier, tout en admettant la dégénérescence granulo-graisseuse des corpuscules osseux, ne la regardait pas comme le *primum movens* de l'affection caséeuse, mais bien comme une lésion secondaire, effet et non cause. Ce qui, pour lui, imprimait à la carie son cachet spécial, c'était le terrain sur lequel elle évoluait, et il en faisait une ostéite ulcéreuse survenant sur des parties déjà modifiées dans leur texture par une affection diathésique. Sa description macroscopique répondait bien à la réalité des faits. Un seul point l'empêcha de rattacher complètement la carie à la tuberculose des os, c'est qu'à cette époque on ne regardait comme tuberculeuses que les lésions dans lesquelles on rencontrait la granulation grise de Laennec. Cette difficulté n'existe plus aujourd'hui. Les fongosités qui proviennent des os cariés renferment des follicules de Koster, des bacilles de Koch; inoculées, elles reproduisent la tuberculose. La carie doit donc être rangée parmi les affections tuberculeuses, et, comme ses lésions constituent un ensemble anatomo-pathologique et clinique bien net pour tous les chirurgiens, il convient d'en faire une des formes de la tuberculose osseuse.

Augmentation de la vascularité de l'os, dont la surface dénudée est recouverte de fongosités plus ou moins végétantes, raréfaction de son tissu, friabilité des trabécules osseuses, plus ou moins infiltrées de pus, coloration variable du contenu des espaces médullaires, remplis en un point d'un tissu rougeâtre ou lie de vin, en un autre, d'un tissu gélatiniforme grisâtre parsemé de points purulents; ailleurs, enfin, remplis d'un tissu adipeux et pâle, mais encore reconnaissable, et d'autant plus altéré qu'on se rapproche du foyer principal de la maladie; et, au milieu des fongosités, de petites parcelles osseuses complètement détachées, ou des séquestres vasculaires tenant encore aux bourgeons médullaires par de faibles adhérences : tels sont les traits principaux, magistralement exposés par Ollier (art. CARIE, *Dict. encyclopédique des sciences médicales*), auxquels on reconnaîtra la carie tuberculeuse.

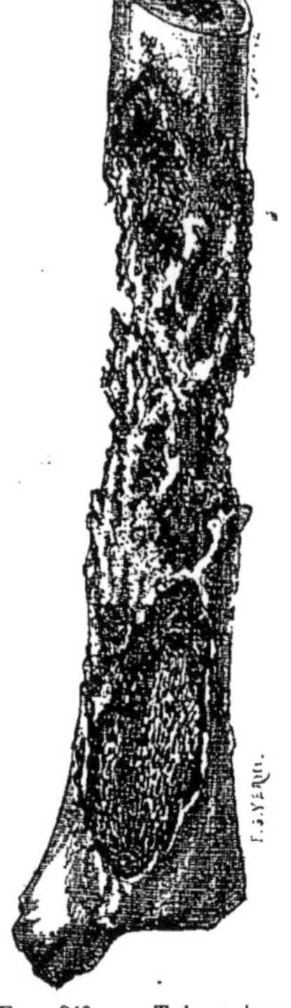

FIG. 249. — Tuberculose diaphysaire du tibia. — Ulcère tuberculeux, forme carieuse.

Sous le nom de *carie sèche*, Virchow signala, il y a plus de vingt ans (*Pathologie cellulaire*) une forme particulière d'ostéite raréfiante caractérisée par l'usure, la disparition progressive du tissu osseux malade. Cette variété d'ostéite, qu'il avait plus particulièrement rencontré sur les os du crâne, peut s'observer en tout autre point de squelette. Ollier l'a vu envahir plusieurs articulations. Dès 1867, Volkmann [1], qui l'avait observée sur les os plats et sur les os longs, en avait donné une bonne description. Il avait insisté sur l'atrophie de l'os, l'absence de suppuration, de toute production ostéophytique, etc.

Plusieurs fois nous nous sommes trouvé en présence d'une affection de ce genre, dans deux résections de la tête humérale et dans une résection de la tête fémorale. Au genou, au poignet, nous l'avons également rencontrée; dans le premier cas, les douleurs étaient extrêmement vives, ni l'immobilisation, ni la révulsion sous ses différentes formes n'avaient pu les calmer. Ce fut une des raisons qui nous décida à pratiquer l'amputation de la cuisse. Il s'agit là d'une forme d'ostéite tuberculeuse caractérisée par l'absence à peu près complète de fongosités, et son peu de tendance à la suppuration. Sous l'influence d'un travail lent de médullisation, l'extrémité osseuse se déforme, s'atrophie, cette résorption est favorisée par la pression des surfaces articulaires l'une contre l'autre.

(1) *Ueber die Caries sicca des Schultergelenkes* In *Berl. klin. Wochenschrift*, 1867.

Cette forme sèche de tuberculose avec disparition plus ou moins complète des extrémités articulaires peut guérir sans suppuration, après un temps plus ou moins long, mais elle laisse à sa suite une déformation et un raccourcissement souvent considérable du membre. L'extrémité supérieure de l'humérus, la tête fémorale, sont le plus ordinairement atteintes, l'ostéite atrophiante ne reste pas limitée à cette portion du squelette, elle s'étend à l'autre extrémité articulaire et donne lieu à une variété d'ostéo-arthrite sèche de nature tuberculeuse qui mérite une place à part. Nous avons vu ces lésions atrophiques occuper également la colonne vertébrale; elles ne se rencontrent guère que chez de jeunes sujets.

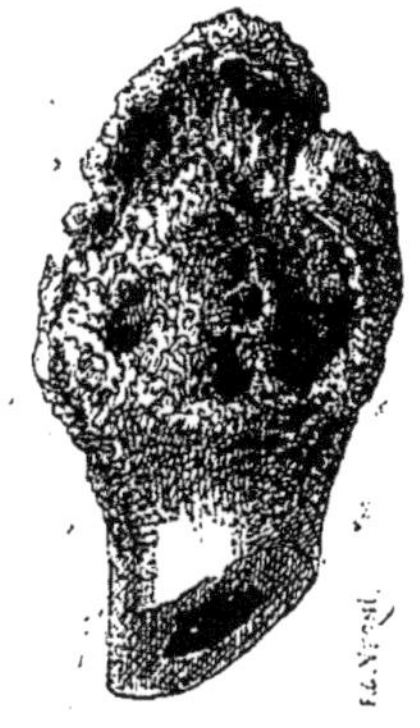

FIG. 250. — Carie sèche de la tête humérale droite résorbée et déformée. — Résection chez une jeune fille de quinze ans.

d. *Spina ventosa.* — Ce mot, qui paraît remonter aux Arabes servit d'abord à désigner toutes les affections où l'os est augmenté de volume. On décrit aujourd'hui sous ce nom un état particulier dans lequel un os, considérablement élargi suivant son épaisseur, est cependant réduit à une mince coque solide, enveloppante, il paraît alors comme boursouflé.

Étudié au point de vue clinique par tous les auteurs qui se sont occupés de la pathologie osseuse, sa nature véritable, comme celle de la carie, a été longtemps méconnue. En 1877, Gœtz (*Étude sur le spina ventosa*, Thèse de Paris) rejetait encore, avec Volkmann, l'origine tuberculeuse de la lésion. Nélaton pourtant l'avait déjà admise, et elle a été démontrée par les examens anatomo-pathologiques et les inoculations de Parrot, Lannelongue, Kiener et Poulet.

Le *spina ventosa* a pour siège presque exclusif les os longs de la main et du pied chez les enfants. La main est plus fréquemment atteinte que le pied, et au pied c'est presque toujours le premier métatarsien qui est pris. A la main, au contraire, la lésion envahit de préférence les phalanges, et surtout la première phalange du médius. Le *spina ventosa* a été observé exceptionnellement sur le cubitus (Volkmann, Parrot) et même sur le crâne (Varranguien, Parrot).

L'os malade acquiert un volume considérable; il est fusiforme. En le sciant suivant son axe vertical, on constate que le canal médullaire est agrandi, en même temps que ses parois sont amincies. Le tissu médullaire a disparu, il est remplacé par un tissu fongueux, gélatiniforme qui présente une teinte jaune générale. Cette masse fongueuse fait parfois hernie à l'extérieur, à travers des perforations de la coque diaphysaire. La gaine périostique, épaissie, congestionnée, est souvent décollée par une nappe purulente, quelquefois sur toute sa longueur; elle ne tient plus alors que par ses deux extrémités fixées aux épiphyses. Périostite ossifiante ou suppurée à l'extérieur, ostéite raréfiante et médullisante à l'intérieur, tel est le double mouvement qui imprime au *spina ventosa* son caractère spécial : c'est ainsi que l'os malade acquiert sa forme boursouflée et bulleuse. Quand le périoste est détruit par la suppuration, il se forme des séquestres ; souvent une phalange entière est ainsi nécrosée.

Les lésions sont le plus ordinairement limitées à la diaphyse. Quand les épiphyses sont atteintes, on peut voir se produire une arthrite suppurée. L'articulation supérieure est beaucoup plus fréquemment envahie que l'articulation inférieure.

III. Lésions a distance. Altérations de nutrition. — La présence des tubercules dans un os détermine dans son mouvement nutritif des modifications profondes, à la suite desquelles on voit apparaître, dans les régions éloignées du siège de la lésion, des altérations diverses qui n'ont rien de spécifique et qu'il faut, au cours d'une opération, savoir reconnaître, car elles sont susceptibles d'un prompt retour à l'état normal, une fois les parties réellement malades enlevées. Ces altérations sont dues à deux sortes de processus : à des processus plastiques et à des processus atrophiques.

Les processus plastiques se traduisent par une augmentation légère du volume de l'os, due à l'hyperplasie des couches sous-périostiques, ou par l'inégalité de sa surface, due à des ostéophytes disséminées. Ce genre d'altération se rencontre dans les formes locales de la tuberculose osseuse, qui évoluent lentement et qui ont de la tendance à la guérison naturelle. Le tubercule enkysté, siégeant au centre de l'os, leur donne surtout naissance.

Les lésions atrophiques sont plus fréquentes. Elles se présentent sous divers aspects :

1° *Ramollissement graisseux.* — A la coupe, on voit sourdre un liquide huileux des mailles du tissu spongieux. Les cavités médullaires, considérablement agrandies, sont remplies d'une moelle adipeuse, quelquefois légèrement hyperhémiée, mais sans altération notable des vaisseaux, d'autres fois complètement pâle. Les corpuscules osseux sont intacts, mais les trabécules sont amincies, quelques-unes réduites à l'état d'aiguilles dont les pointes se fondent, par une dégradation insensible, en un tissu fibreux. C'est à ce mode de dégénérescence que Volkmann a donné le nom de *fonte halistérique.*

2° *Ramollissement muqueux.* — Les caractères de l'os sont les mêmes que dans la forme précédente. La moelle seulement a subi une transformation muqueuse, gélatiniforme : elle est pâle, peu vasculaire, non enflammée.

3° *Ramollissement rouge.* — Ici la moelle est hyperhémiée, en voie d'activité. Les trabécules osseuses sont rongées par une ostéite raréfiante, et les cavités médullaires remplies d'une substance, molle, rougeâtre, comparée à de la gelée de groseille ou à de la lie de vin, et par Bonnet, à la boue splénique.

4° *Fragilité de l'os.* — En raison de ces altérations, la résistance de l'os est considérablement amoindrie, d'autant plus que le tissu compact périphérique est souvent réduit à une coque très mince. Il se brise alors au moindre effort. D'autres fois, quand la matière calcaire a disparu, comme dans la fonte halistérique, l'os devient souple, flexible, et on peut le couper avec des ciseaux.

**Siège, évolution des lésions tuberculeuses.** — Certaines formes sont spéciales à certains os : tel le *spina ventosa* aux os longs de la main et du pied. Les autres variétés se rencontrent dans tous les points du squelette. Elles siègent habituellement dans le tissu spongieux des os à moelle rouge. Nélaton classait ainsi les os au point de vue de la fréquence relative de leurs affections tuberculeuses : 1° vertèbres ; 2° tibia, fémur, humérus ; 3° phalanges, métatarsiens, métacarpiens ; 4° sternum, côtes, os iliaques ; 5° os courts du tarse et du carpe ; 6° apophyse pétrée du temporal. Volkmann (*Centralblatt f. Chir.* 1888) a décrit une tuberculose perforante de la voûte du crâne.

Quand l'affection frappe l'épiphyse d'un os long des membres, son siège a une grande importance au point de vue de la marche ultérieure des lésions. Sous ce rapport, Ollier admet trois variétés :

Le *tubercule central* ou *intra-osseux*, qui occupe le centre du tissu spongieux de l'os ;

Le *tubercule sous-chondral*, qui a son siège dans la couche de l'os sous-jacente au cartilage diathrodial ;

Le *tubercule sous-périostique*, qui occupe la couche de l'os recouverte par le périoste, sur les limites des insertions capsulaires.

Un tubercule central, par son développement progressif, peut gagner les couches sous-chondrales ou sous périostiques et se comporter alors comme les tubercules primitifs de ces régions.

L'évolution des lésions tuberculeuses se fait dans plusieurs sens différents.

1° *Guérison*. — La guérison d'un foyer tuberculeux, après son ouverture avec élimination des masses caséeuses et des séquestres qu'il contient, n'est pas douteuse. Mais peut-il se cicatriser sans passer par une période fistuleuse plus ou moins longue? La chose n'est possible évidemment que s'il n'y a pas de séquestre. Le tubercule enkysté est assurément la forme qui se prête le mieux à ce mode de guérison. Le fait ne saurait être rigoureusement démontré la plupart du temps, cependant les exemples de *spina ventosa* se résorbant sans suppuration apparente, sans trajets fistuleux, ne sont pas rares. Beaucoup de maux de Pott qui guérissent sans abcès appréciable peuvent être, en outre, cités comme preuves à l'appui de cette opinion. Dans une autopsie, chez un jeune enfant atteint d'ostéo-arthrite vertébrale et qui avait succombé à une maladie intercurrente, nous avons noté la destruction complète des trois premières dorsales, sans trouver trace de séquestre et d'abcès ; la lésion était en voie de réparation. Le pronostic des lésions tuberculeuses du squelette varie, du reste, beaucoup, suivant une foule de conditions, mais il est un facteur qui a une importance capitale au point de vue du pronostic, c'est, toutes choses égales, l'âge du sujet.

Dans la première enfance et même plus tard, avant la fin de la croissance, les tubercules des os peuvent guérir spontanément sous l'influence d'un traitement convenable, au premier rang duquel, il faut placer les conditions générales. De gros abcès ossifluents se résorbent, disparaissent après un temps plus ou moins long, sans laisser de trace. Ces cas ne sont pas rares, ils s'expliquent par la vitalité du tissu osseux à cette période de la vie, par sa médullisation facile et par la forme de tuberculose qui, chez l'enfant, ne donne pas lieu à ces séquestres durs éburnés, que nous avons appelés séquestres de nécrose. Chez l'adolescent, chez l'adulte, semblable fait peut également se produire.

2° *Abcès intra-osseux*. — Quand un tubercule enkysté central ne s'accroît pas et ne gagne pas la périphérie de l'os, la matière caséeuse qui le remplit perd peu à peu ses qualités concrètes; elle se ramollit et se liquéfie. En même temps, la membrane qui l'enveloppe s'organise en tissu fibreux, le tissu osseux du voisinage se condense, et il se forme ainsi un abcès intra-osseux qui persistera parfois indéfiniment sans révéler sa présence ou en donnant lieu, quelquefois longtemps après, aux phénomènes douloureux caractéristiques de cette lésion. On a trouvé ces abcès intra-osseux dans les vertèbres, dans les os longs et surtout dans le tibia. C'est encore là une évolution heureuse d'un foyer tuberculeux.

3° *Formation d'un abcès froid.* — Dans l'immense majorité des cas, le tubercule arrive sous le périoste; là, les exsudats pathologiques s'accumulent, déterminent l'apparition d'une collection purulente, qui va suivre la marche ordinaire de ces abcès : envahissement progressif des parties molles, migration, ouverture à la peau, fistules, etc. (voy. *Abcès froids*).

4° *Ouverture dans une articulation.* — L'articulation voisine d'une épiphyse tuberculeuse peut être envahie par deux voies différentes.

Dans un premier cas, il s'agit d'un tubercule sous-chondral qui perfore le cartilage diathrodial et verse son contenu dans l'article. Nélaton a signalé ce mode d'envahissement, et a vu une arthrite purulente aiguë éclater par ce mécanisme. D'après Ollier, l'invasion de l'articulation ne se fait pas en général aussi brusquement. Elle est le plus souvent précédée d'une arthrite de voisinage; il se fait alors des cloisonnements qui opposent une barrière temporaire au processus tuberculeux, et l'articulation n'est prise que lentement, chroniquement.

Dans le second cas, c'est la synoviale articulaire qui est contagionnée au niveau de ses insertions sur l'épiphyse. Un tubercule central ou sous-périostique s'ouvre au voisinage de cette insertion capsulaire; les produits tuberculeux gagnent la synoviale et on assiste alors à l'évolution d'une tumeur blanche.

5° *Généralisation.* — Enfin, la tuberculose osseuse qui est souvent multiple peut se généraliser aux poumons, aux méninges, etc., au même titre que toutes les autres tuberculoses locales.

**Symptomatologie.** — Première période. — *Douleur et gonflement.* — Le début de l'ostéite tuberculeuse est ordinairement insidieux et très souvent les malades ne se présentent à l'observation du chirurgien qu'après la formation des abcès.

La douleur est, dans la majorité des cas, le premier signe par lequel le tubercule signale sa présence. Cette douleur, profonde, plus marquée la nuit que le jour, est accrue par la marche, les mouvements, les pressions. Comme intensité, elle est très variable. Elle peut même manquer complètement. A l'autopsie de sujets morts phthisiques on a trouvé, en sciant les vertèbres, les épiphyses des os longs des membres, des tubercules centraux avec et sans séquestres, qu'on n'avait pas soupçonnés pendant la vie. C'est ainsi que l'invasion d'une articulation peut être le premier symptôme de l'ostéite tuberculeuse. Cette ostéo-arthrite fongueuse reste parfois à peu près complètement indolente, surtout lorsque les fongosités sont molles, abondantes, entraînant une destruction rapide des parties constituantes de l'articulation.

Au niveau du point douloureux, on ne tarde pas à voir se produire une tuméfaction, qui augmente insensiblement. Elle est due soit à une périostite de voisinage, soit à l'ouverture d'un tubercule central sous le périoste. Cette membrane participe alors au processus pathologique, elle est envahie par les follicules tuberculeux. Quand l'os est superficiel, comme certains os courts : phalanges, métacarpiens, etc., etc., le gonflement dur, bien circonscrit, s'étend rapidement à la totalité de cette portion du squelette et donne lieu à des déformations caractéristiques. Si l'os malade est situé profondément, la tuméfaction ne pourra parfois être reconnue, elle sera souvent difficile à apprécier. S'agit-il d'une ostéite épiphysaire, les premiers symptômes seront ceux d'une arthrite fongueuse, d'un abcès ossifluent.

Deuxième période. — *Suppuration.* — Au bout d'un certain temps, la tuméfaction se ramollit et son centre devient fluctuant. A partir de ce moment, on assiste à la formation d'un abcès ossifluent. Ces abcès sont sessiles ou migrateurs. Les premiers évoluent sur place ; les seconds glissent à travers les tissus et vont s'ouvrir parfois très loin de leur lieu d'origine ; leur marche, variable avec chaque région, dépend de la disposition des plans aponévrotiques ou des gaines vasculo-nerveuses qui leur servent de conducteurs.

La membrane, qui les enveloppe, farcie de nodules, de follicules et de bacilles, contribue à l'extension de l'abcès en inoculant de proche en proche le tubercule à tous les tissus qu'elle touche. Par sa face interne, qui subit constamment la dégénérescence caséeuse et purulente, elle alimente le contenu de la poche.

Le contenu est constitué par du pus séreux, grumeleux, mal lié. On y trouve, au microscope, des masses d'éléments granulo-graisseux, des globules rouges en quantité variable. Les bacilles y sont rares, leur habitat de prédilection étant les couches les plus externes de la membrane pyogénique. Ces abcès tuberculeux contiennent un pus plus ou moins caractéristique, au milieu duquel baignent des grumeaux caséeux et parfois de tout petits séquestres, sous forme de lamelles, ou de poussière osseuse. Si la poche est superficielle, si elle a été soumise à des pressions, à des tiraillements, de petites hémorrhagies, provenant des vaisseaux de la paroi, peuvent donner au pus une coloration brunâtre, lie de vin plus ou moins foncée. Le volume de ces abcès varie avec leur ancienneté, avec leur siège et la forme de la tuberculose. Parfois ils ne renferment que des fongosités, constituant une variété d'abcès fongueux, d'abcès sans pus que le clinicien doit supposer, lorsque la tumeur est petite. Rien n'est variable, comme la quantité et l'aspect des fongosités qui tapissent la paroi de ces abcès. Le plus souvent molles, blafardes, d'aspect misérable, analogues à de la chair d'huître avariée, elles forment une couche épaisse qui se détache facilement sous le doigt et la curette. Leur siège de prédilection est le fascia celluleux sous-cutané, les couches lamelleuses inter-musculaires et les couches parostales qui offrent les mêmes caractères de laxité. Après avoir émergé du tissu osseux primitivement atteint, par une perforation du périoste qui permet à peine l'exploration, avec un gros stylet, du foyer malade, les fongosités envahissent les couches celluleuses parostales et lorsqu'elles arrivent dans le tissu celluleux qui sépare l'aponévrose d'enveloppe du membre par exemple, du tissu adipeux sous-cutané, elles forment une nouvelle poche fongueuse dont les dimensions peuvent être considérables. A la cuisse, des ostéites du trochanter donnent ainsi naissance à d'immenses abcès tuberculeux, allant de la hanche au genou en suivant la couche superficielle de l'aponévrose du *fascia lata*.

La peau se laisse distendre facilement par les abcès ossifluents et plusieurs litres de pus peuvent s'y accumuler. Au bout d'un temps plus ou moins long, cependant, elle finit par rougir en un point, s'amincit, se perfore et l'abcès se vide au dehors. A ce moment, si l'antisepsie du foyer de ces vastes abcès n'est pas pratiquée avec soin, il peut se produire des infections secondaires. La fièvre s'allume et les malades succombent parfois rapidement aux progrès de la septicémie. Sinon, on passe à la troisième période.

Troisième période. — *Fistules*. — La suppuration, d'abord très abondante, diminue, mais sans se tarir jamais complètement. L'orifice cutané ne se ferme pas, devient fongueux lui-même et laisse s'écouler continuellement un peu de pus qui présente les caractères signalés plus haut. De temps en temps, un petit séquestre se présente à l'ouverture et est expulsé. Tous les malades, porteurs de semblables fistules, racontent qu'ils ont vu sortir de leur plaie de petits morceaux d'os. Ces séquestres sont parfois plus considérables ; et, dans le *spina ventosa*, c'est une phalange entière qui peut être ainsi éliminée. En introduisant un stylet, dans le trajet de la fistule, on arrive, dans les cas d'abcès sessiles, sur une surface osseuse dénudée qui donne à l'explorateur une sensation caractéristique. Tantôt le stylet heurte une surface dure, irrégulière, anfractueuse; tantôt il enfonce dans un tissu osseux mou, raréfié, brisant facilement les lamelles du réseau trabéculaire. Ce dernier symptôme, la crépitation fine due à la déchirure des lamelles osseuses par le stylet, a, de tout temps, été regardé comme le signe pathognomonique de la carie.

Tels sont les symptômes locaux qu'offre le plus généralement la tuberculose osseuse. De ces symptômes, il en est qui sont plus spécialement attachés à l'une ou l'autre des formes que nous avons décrites.

La douleur en un point fixe, accompagnée de tuméfaction dure, résistante, doit surtout éveiller l'idée d'un tubercule enkysté central.

La présence d'un abcès volumineux est ordinairement le propre de l'infiltration tuberculeuse. On rencontre souvent cette forme dans les vertèbres atteintes du mal de Pott, qui donnent lieu à ces vastes collections purulentes des fosses iliaques et du triangle de Scarpa. Quand l'abcès est ouvert, l'expulsion des séquestres vient parfois lever tous les doutes.

Les fongosités abondantes caractérisent plus spécialement la carie. En même temps l'os est mou, raréfié et le stylet fait percevoir la sensation de craquement et de brisure, signalée précédemment. L'exploration avec le stylet de la lésion osseuse, du trajet fistuleux, est chez quelques malades très douloureuse, parfois il existe une véritable hyperesthésie des bourgeons fongueux, nous l'avons observée surtout dans des cavités tuberculeuses occupant les extrémités de certains os longs : ostéite cavitaire de l'extrémité inférieure du radius, des extrémités du tibia, etc.

Quant au *spina ventosa*, son siège, ses allures tout à fait spéciales, le feront facilement reconnaître.

Il ne faut pas oublier que les formes de la tuberculose osseuse se combinent fréquemment, et on doit être très réservé pour diagnostiquer, d'après les seuls signes cliniques, la forme en présence de laquelle on se trouve. Le diagnostic ne peut être fait que par l'examen anatomo-pathologique des pièces. Dans ces dernières années l'attention a été plus particulièrement appelée sur la périostite tuberculeuse qui n'est le plus souvent qu'une ostéo-périostite et dont la description se confond dès lors avec celle de l'ostéite. Dans un assez grand nombre d'observations cependant, la lésion n'occupe pas primitivement les couches superficielles de l'os et la couche médullaire du périoste, l'abcès, les fongosités, se sont développés dans les couches parostales, d'où le nom de *périostite externe*. Cette dernière variété de périostite dont l'existence a été nettement établie par Gaujot et ses élèves se rencontre surtout au niveau de la paroi thoracique, sur le trajet d'une ou plusieurs côtes, soit sur la continuité de l'os, soit au niveau des articulations chondro-costales, du sternum, etc.; leur étude appartient donc plus volontiers à la description des lésions de la cage thoracique. Même dans ce lieu d'élection, on trouve le plus ordinairement un point osseux malade, si le doigt, si le stylet, ne le rencontrent dans la presque totalité des cas, il faut tenir compte de la profondeur, de la lésion, des difficultés de cette recherche. Sur d'autres parties du squelette, sur les os longs, les os plats, etc., nous n'avons pas rencontré la tuberculose parostale sans altération du squelette, qui doit être alors considérée comme le point de départ de l'affection. L'orifice du trajet fistuleux qui conduit sur l'os est le plus souvent de très petites dimensions; d'où la nécessité d'une exploration attentive, qui souvent, quoïque négative, ne permettra pas de rejeter complètement l'idée d'une lésion osseuse primitive.

Nous avons vu, en étudiant l'anatomie pathologique, l'évolution des lésions tuberculeuses au sein du tissu osseux. Les terminaisons de la maladie résultent de cet exposé. Elle peut guérir spontanément, persister plus ou moins longtemps avec les mêmes caractères, ou enfin emporter le malade :

1° *Guérison spontanée*. — Elle survient soit par la cicatrisation ou la transformation en un abcès intra-osseux bien supporté. Elle peut survenir encore après ouverture à l'extérieur et élimination du pus et des portions nécrosées.

2° *Persistance des fistules*. — On voit des sujets porteurs de fistules osseuses depuis plusieurs années et qui continuent cependant à vivre avec un état de santé relativement bon. Mais il est rare qu'un jour ou l'autre, une affection osseuse, ainsi abandonnée à elle-même, ne soit pas le point de départ de quelque complication grave.

3° *Mort*. — Elle est fréquemment le résultat de l'envahissement d'une grande articulation et de la tumeur blanche qui en est la conséquence. D'autres fois, un abcès ossifluent s'ouvre dans une cavité splanchnique : canal médullaire, plèvre, etc., ou bien détermine l'ouverture d'un gros vaisseau : carie des vertèbres cervicales, du rocher, etc.

La persistance de longues suppurations est fréquemment l'origine d'une dégénérescence amyloïde des viscères, sans parler des complications accidentelles, telles que l'érysipèle, septicémie, infection purulente, etc.

Mais, le plus souvent, la mort est la conséquence d'une généralisation de l'infection tuberculeuse, soit aux poumons, soit aux méninges, soit au péritoine.

La marche de l'ostéite tuberculeuse est ordinairement lente et continue. A ce point de vue, il est un facteur qui joue un rôle vraiment prépondérant ; c'est l'état général du sujet.

La tuberculose osseuse est, en effet, primitive ou secondaire. Primitive, elle constitue le premier et le seul point d'attaque de l'agent infectieux. L'organisme non encore épuisé résiste mieux, il fait souvent, à lui seul, les frais de la guérison. Tout au moins la maladie marche lentement, ne donnant lieu qu'à des lésions circonscrites. En un mot, c'est une tuberculose locale, comme le lupus, l'adénite tuberculeuse, etc. Le *spina ventosa*, certains tubercules enkystés (tubercules primitifs et chroniques de Kiener et Poulet) peuvent être pris comme des types de cette forme lente et circonscrite.

Si, au contraire, la lésion osseuse est secondaire, si le sujet présente ailleurs d'autres manifestations tuberculeuses, la marche est toute différente. Le terrain, mal préparé à la lutte par une nutrition défectueuse, cède rapidement devant la pullulation des bacilles. Il ne donne lieu à aucune réaction défensive : point d'ostéite condensante autour des foyers infectieux, point de tendance à l'enkystement ou à l'élimination des produits pathologiques. Dans ces tissus raréfiés et débilités, la maladie prend une marche envahissante et se montre sous les allures d'une carie à fongosités exubérantes ou d'une tuberculose infiltrante progressive, détruisant rapidement des portions étendues du squelette. On peut dire que la lésion osseuse n'est, dans ces cas, qu'une étape de la généralisation à tout l'organisme du processus morbide.

La douleur provoquée par la pression, les mouvements, en un point déterminé du squelette, a une grande valeur, elle seule, dans les tuberculoses profondes, au début du mal de Pott, par exemple, peut donner l'éveil. L'altération de l'état général qui accompagne presque toujours l'apparition d'un foyer tuberculeux est un autre élément important de diagnostic.

**Diagnostic.** — Le diagnostic de l'ostéite tuberculeuse est ordinairement facile. La douleur à la pression sur un point fixe du squelette, la fluctuation, la marche lente, insidieuse de la maladie, surtout les antécédents héréditaires ou personnels du malade, son âge et souvent la présence d'autres manifestations tuberculeuses, sont les principaux éléments du diagnostic.

C'est au début, alors que la douleur est le seul symptôme accusé par le malade, qu'on peut être embarrassé. La localisation de la douleur, surtout l'état général du sujet, permettront de soupçonner un foyer tuberculeux central, encore inabordable aux procédés d'investigation physique. Pour diagnostiquer les douleurs ostéocopes de la syphilis, on a les exaspérations nocturnes, les antécédents du malade et le traitement par l'iodure.

Quand la tuméfaction est apparue, le diagnostic avec l'ostéo-sarcome est souvent fort délicat. On se fondera sur un ensemble de signes que nous ne pouvons qu'indiquer : marche rapide et continue de l'ostéo-sarcome, douleurs parfois vives et persistantes, malgré le repos et l'immobilité ; développement rapide du gonflement et caractère spécial qu'ont les masses organiques à repousser les tissus et à les écarter, absence de suppuration, résistance absolue aux moyens thérapeutiques employés, intégrité des mouvements articulaires et absence de position vicieuse, quand la lésion siège sur une épiphyse.

La forme du gonflement de l'os sera en faveur d'une lésion inflammatoire, lorsque la tuméfaction osseuse sera relativement régulière, lorsque l'hyperostose sera progressivement décroissante, à partir du foyer pathologique. Un néoplasme, au contraire, donne toujours plus ou moins lieu à une véritable tumeur qui a peu de retentissement sur le reste de l'os atteint, d'où la limitation plus nette de la lésion, l'absence d'hypertrophie à distance. Il est certaines formes d'ostéo-sarcomes mous (variété encéphaloïde), vasculaires dont le diagnostic a donné lieu à de nombreuses erreurs; on croyait ouvrir un abcès d'origine osseuse et l'on se trouvait en présence d'un cancer.

La confusion ne saurait être évitée que par la ponction exploratrice ou l'incision qui, suivant la nature de la maladie, sera le premier temps d'une amputation ou peut-être d'une opération conservatrice.

Les lésions tuberculeuses du squelette ne s'accompagnent pas d'une élévation notable de la température locale. Dans les ostéo-sarcomes, au contraire comme l'a indiqué Verneuil, à propos des néoplasmes en général, la température est plus élevée; nous l'avons vue dépasser de 1 à 3 degrés celle du tégument du côté opposé et nous considérons cette hyperhémie locale ainsi que la dilatation du réseau veineux sous-cutané comme des signes précieux de diagnostic.

L'abcès ossifluent sera différencié du lipome, de la hernie musculaire, de l'anévrysme.

A la période fistuleuse, on n'a guère qu'à poser le diagnostic entre l'ostéite tuberculeuse, l'ostéomyélite infectieuse due au staphylococcus pyogenes aureus et l'ostéite tuberculeuse. Les phénomènes aigus du début, le siège des lésions sur la région juxta-épiphysaire et sur la diaphyse, les troubles bien plus accentués de la croissance du membre quand l'affection remonte à l'enfance ou à l'adolescence, les séquestres diaphysaires étendus, etc., serviront à distinguer l'ostéomyélite infectieuse. L'ostéomyélite syphilitique est caractérisée par les vermoulures de l'os atteint, la couleur jaune d'or des produits gommeux éliminés, la rareté de la suppuration et des nécroses étendues, enfin par les fractures spontanées.

Quant au diagnostic de la variété du tubercule, nous avons vu dans quelles limites étroites on pouvait le poser. A part le *spina ventosa*, le diagnostic restera le plus souvent hésitant.

**Pronostic**. — La tuberculose osseuse n'est jamais exempte de gravité. L'invasion possible d'une grande articulation, de la cavité pleurale, du péritoine, etc., le voisinage d'un organe splanchnique important (cerveau, moelle, etc.), enfin la possibilité de la diffusion, constituent autant de complications redoutables.

La gravité du pronostic varie cependant suivant plusieurs circonstances.

L'*âge* du malade est à prendre en grande considération.

C'est ainsi que les enfants résistent beaucoup mieux que les adultes. Si des complications viscérales ne surviennent pas, des tuberculoses osseuses graves par leur siège, par leur multiplicité, peuvent, sous l'influence d'un traitement général, guérir complètement. La tuberculose des vieillards est ordinairement maligne.

Le *siège* de la lésion a aussi son influence. Les affections tuberculeuses du rachis, du bassin, par exemple, sont plus graves que celles du membre supérieur : l'infection possible du péritoine et des organes pelviens, la difficulté d'aborder et de drainer convenablement les foyers, assombrissent ici le pronostic.

Enfin l'état général antérieur du sujet est certainement le facteur le plus important. Une tuberculose primitive, bien circonscrite, évoluant chez un sujet sain d'ailleurs, placé dans de bonnes conditions hygiéniques et d'un état social qui permet d'entreprendre un traitement régulier et énergique, offre de grandes chances de guérison. C'est dans ces cas d'ailleurs que la guérison survient d'une façon spontanée. La tuberculose secondaire, diffuse, des pauvres gens, revêt au contraire des allures beaucoup plus graves.

De nombreuses distinctions doivent être établies cliniquement au point de vue de la malignité locale de telle ou telle tuberculose osseuse. Il est certains sujets, par exemple, chez lesquels les récidives sont désespérantes et finissent par nécessiter le sacrifice d'un membre; chez d'autres au contraire, la guérison est obtenue après une seule intervention conservatrice. Entre ces deux variétés, il existe des degrés dans l'intensité, la ténacité de l'affection locale.

Ces différences sont individuelles et c'est dans le terrain plus ou moins propice à la culture du bacille tuberculeux qu'il faut en chercher la cause.

Le plus bel exemple que nous puissions citer de tuberculose récidivante est celui d'une jeune religieuse de l'hôpital de Beaujeu, chez laquelle la lésion primitive était une coracoïdite tuberculeuse.

Dans l'espace de quatre ans, sans compter de nombreuses interventions chirurgicales avec anesthésie, ayant pour but la destruction sur place du foyer pathologique par le curage, par des cautérisations avec le fer rouge, nous avons enlevé l'apophyse coracoïde, nous avons pratiqué la résection de la tête humérale, puis la désarticulation du bras, quelque temps après la résection de toute la clavicule correspondante, enfin l'omoplate ayant été envahie à son tour, l'ablation de cet os. Un an après, la malade enfin, guérie de sa tuberculose locale, mourait d'une méningo-encéphalite tuberculeuse.

**Traitement**. — Le traitement de la tuberculose osseuse comporte le traitement général du sujet et le traitement local des lésions elles-mêmes. L'un et l'autre ont une grande importance et doivent la plupart du temps se compléter.

*Traitement général.* — On ne connaît pas encore le remède spécifique de la tuberculose. On ne peut donc espérer qu'une chose : favoriser les moyens de défense naturelle de l'organisme contre le bacille tuberculeux en améliorant l'état général du malade.

Les précautions hygiéniques tiennent la première place dans cette thérapeutique. Il faudra tout d'abord soumettre le malade à une alimentation reconstituante composée principalement de viande, de lait bouilli, de vins généreux. Les amers, vin de quinquina, vin de gentiane, etc., seront employés pour stimuler l'appétit et permettre une alimentation aussi abondante que possible.

Une autre indication non moins importante est de placer les tuberculeux dans un milieu sain, dépourvu de tout germe infectieux. A ce point de vue, le séjour à l'hôpital est éminemment défavorable. Aussi les malades ne doivent-ils y séjourner que le temps strictement nécessaire aux opérations que réclame leur état. Dans l'intervalle, ils seront envoyés à la campagne, au grand air et, s'il est possible, dans les stations de montagnes.

On sait quel rôle important joue l'aération dans la thérapeutique de la phthisie pulmonaire : la tuberculose osseuse comporte les mêmes principes de traitement.

Le séjour au bord de la mer rend, dans certains cas, des services signalés. C'est surtout chez les enfants scrofuleux que l'air marin agit d'une façon efficace. Les petits malades, placés dans ces conditions, engraissent rapidement, leur état général s'améliore, et il n'est pas rare de voir se tarir des suppurations déjà anciennes, et des lésions locales marcher spontanément à la guérison.

A ces moyens hygiéniques, on ajoutera les préparations médicamenteuses employées ordinairement contre la tuberculose. L'huile de foie de morue, les préparations créosotées viennent en première ligne. L'iode, l'arsenic, le fer, rendront aussi des services, sous forme d'iodure de potassium, d'iodure de fer, de liqueur de Fowler. Enfin le vin phosphaté, les solutions de biphosphate de chaux, sont également utilisables dans les diverses formes de tuberculose osseuse.

Mais, nous le répétons, le spécifique de la tuberculose n'existe pas, et ces différents moyens ne peuvent être considérés que comme des adjuvants indispensables, il est vrai, du traitement local. Le grand air, le soleil, une excellente alimentation, forment le trépied thérapeutique de toutes les tuberculoses, et nous ne pouvons, au sujet des lésions tuberculeuses du squelette, entrer dans de plus grands développements, à propos du traitement général qu'on trouvera exposé longuement dans les traités spéciaux.

*Traitement local.* — Le traitement local comporte un grand nombre de moyens, de procédés thérapeutiques, d'une valeur inégale, mais dont l'efficacité dans quelques cas justifie un exposé rapide.

Aujourd'hui, en effet, cette question des lésions tuberculeuses des os a complètement changé de face avec l'emploi de la méthode antiseptique. En donnant aux chirurgiens une sécurité absolue, l'antisepsie leur impose une intervention hâtive, aussi rapprochée que possible du début de l'affection. Elle les place dans l'obligation de recourir, toutes les fois que la chose est possible, opératoirement parlant, à une intervention directe, avec l'instrument tranchant, avec le fer rouge. Il faut savoir ne pas perdre un temps précieux, et laisser de côté toute la série des moyens cependant recommandables pour attaquer de front la lésion du squelette. Au début surtout on délimitera aisément avec l'œil et le doigt les tissus pathologiques qu'il sera dès lors facile de détruire, de modifier profondément.

Les moyens thérapeutiques que nous allons passer en revue avant de parler des opérations sanglantes qui constituent le véritable traitement curatif sont incertains dans leur action, souvent inefficaces, mais ils comptent à leur actif des succès et parfois, dans des tuberculoses profondes, inaccessibles au chirurgien, ils constituent le seul traitement qu'on puisse employer. Dans tous les cas, ce sont des moyens adjuvants qu'on ne saurait négliger, soit qu'ils favosent la résolution, soit, qu'après une opération curative, ils préviennent les récidives.

Au premier rang se placent le *repos et l'immobilisation* dont Bonnet avait fait la base du traitement des affections ostéo-articulaires. On les obtient par divers procédés suivant le siège de la lésion osseuse. Pour les membres, on utilisera les gouttières, les appareils plâtrés ou silicatés, le repos au lit avec ou sans extension; pour le tronc, la gouttière Bonnet, le décubitus dorsal sur un plan résistant. Nous ne saurions trop proscrire, dans le mal de Pott, les diverses variétés de corsets, les corsets plâtrés; ce sont des *cache-misère* qui ne trouvent leur utilité qu'à une période donnée, comme moyen de renforcement, *lorsque la lésion osseuse est complètement guérie.* Le premier effet de l'immobilisation est de calmer les douleurs. Les malades peuvent se reposer, dormir et, de ce fait seul, leur état général reçoit déjà une grande amélioration. C'est surtout dans les formes ostéo-articulaires que le repos combiné avec l'extension continue au moyen des poids, procure un amendement immédiat dans les symptômes douloureux. Un autre avantage de cette méthode de traitement est de soustraire les parties malades aux irritations incessantes dues aux mouvements fonctionnels, et de permettre ainsi aux lésions de marcher vers la cicatrisation. Pour le mal de Pott, qui a son siège sur la face antérieure des corps vertébraux, elle constitue le seul moyen capable de modifier l'évolution de la lésion tuberculeuse.

La *compression circulaire* au moyen de la ouate et des bandes de flanelle est un excellent procédé pour favoriser la résolution des engorgements fongueux. Elle n'est malheureusement pas applicable partout, et ne peut guère être employée que pour les lésions des membres.

La *révulsion* sous ses diverses formes : la teinture d'iode, vésicatoires, pointes de feu plus ou moins profondes, etc., peuvent être utiles. Les cautérisations surtout calment les douleurs. Dans le mal de Pott, ces cautérisations superficielles tout le long de la colonne vertébrale sont le meilleur mode de soulagement. Nous connaissons un pauvre garçon, qui est atteint depuis quinze ans d'une ostéo-arthrite vertébrale avec pachyméningite, s'accompagnant de douleurs extrêmement vives. Couché depuis cette époque dans une grande gouttière, il n'a pas, d'après ses calculs, subi moins de dix mille pointes de feu, pratiquées de temps à autre, lorsque les souffrances sont trop violentes, par les gens qui l'entourent. Ces cautérisations au fer rouge, faites le long de la colonne vertébrale, lui apportaient seules du soulagement.

Quant au massage, si utile dans d'autres affections des os et des articulations, il doit être absolument proscrit dans les affections tuberculeuses; il provoque rapidement le ramollissement et la suppuration des fongosités. Il en est de même de certains traitements hydrothérapiques conseillés sans discernement. Suivant la forme de tuberculose osseuse, ils activent également la production des fongosités et donnent souvent naissance à des abcès. Le traitement chirurgical, à proprement parler, comporte diverses méthodes qui peuvent être divisées en *méthodes de choix et de nécessité.*

Les *méthodes de nécessité* s'appliquent aux lésions tuberculeuses profondes, sur lesquelles le chirurgien ne peut avoir une action directe; telles sont certaines tuberculoses vertébrales et pelviennes. Elles comprennent l'ouverture des abcès ossifluents, les injections modificatrices, etc.

Les abcès d'origine osseuse doivent être ouverts largement avec le bistouri. Aujourd'hui avec l'antisepsie qui permet de se mettre complètement à l'abri des complications par infection secondaire des cavités purulentes, telles que septicémie, pyohémie, etc., l'ouverture large doit être préférée à la méthode des ponctions aspiratrices, et cela va sans dire, à l'expectation, dans laquelle l'abcès est abandonné à lui-même. Elle conduit sur la membrane pyogénique, que l'on peut parfois exciser, détruire soit avec la curette, soit avec un linge rude promené vigoureusement sur les parois et dans les culs-de-sac remplis de fongosités. L'incision permet en outre d'explorer la cavité de l'abcès et quelquefois de remonter jusqu'à la lésion osseuse pour la détruire ou l'enlever complètement.

*Injections modificatrices.* — Les injections modificatrices servent à laver la cavité des abcès préalablement incisés. Les solutions fortes d'acide phénique, les badigeonnages de la paroi avec des tampons trempés dans la solution de chlorure de zinc à 8 pour 100, et surtout l'iodoforme, sont les topiques le plus souvent employés.

Verneuil a préconisé les injections d'éther iodoformé. L'éther, en se volatilisant dans la poche purulente, va déposer sur tous les points de la paroi l'agent modificateur. Quand l'abcès est de petit volume, Ollier se contente de le ponctionner et d'injecter dans sa cavité une solution d'iodoforme dans de la glycérine.

La liqueur de Villate, les solutions de créosote, de chlorure de zinc, peuvent encore rendre des services, notamment dans les trajets fistuleux, fongueux de vieille date.

*Cautérisation.* — Les pointes de feu profondes dans les foyers fongueux ou dans les os cariés agissent d'une part, en détruisant directement une certaine quantité de tissu malade, et d'autre part, grâce au calorique qu'elles abandonnent et qu'elles font rayonner autour d'elle, en modifiant à distance les colonies de bacilles tuberculeux (E. Vincent, *De l'arthrotomie ignée et du chauffage articulaire*, in *Rev. de chirurgie*, janvier 1884).

*Les méthodes de choix*, qui ont pour but la destruction du foyer pathologique, comprennent divers procédés qu'on emploie seuls ou simultanément. Ce sont, en première ligne, toutes les opérations sanglantes, depuis l'incision avec simple grattage ou évidemment d'une lésion tuberculeuse superficielle jusqu'à l'ablation sur une plus ou moins grande hauteur de l'os malade : résections diaphysaires, articulaires, etc., enfin les cautérisations profondes avec le fer rouge.

On donnera, suivant les cas, la préférence à tel ou tel procédé; c'est ainsi que chez les enfants, dans la tuberculose caséeuse des os courts, dans les ostéo-arthrites du carpe, du tarse, par exemple, on aura volontiers recours aux cautérisations interstitielles, aux tunnélisations (Ollier) avec le fer rouge. Ce sont là des opérations plus conservatrices que la résection, que le raclage, par suite de la difficulté où l'on se trouve de différencier les portions du squelette qui devraient être enlevées ou conservées. Nous ne pouvons envisager ici les indications opératoires auxquelles donnent lieu les diverses tuberculoses osseuses. Cette étude nous entraînerait trop loin, elle appartient du reste pour une grande part à l'histoire des ostéo-arthrites tuberculeuses et du traitement qui leur convient. Il nous suffit de formuler quelques règles générales qui dominent la thérapeutique de la tuberculose osseuse.

L'intervention sanglante est, dans le plus grand nombre des cas, lorsque la lésion est abordable, l'opération de choix.

*Il faut intervenir le plus rapidement possible*, avant la formation des abcès, avant l'apparition des fongosités, alors qu'il n'existe aucun signe apparent d'altération osseuse, en dehors d'une douleur fixe, augmentée par la pression et par les mouvements, dès que le diagnostic est, nous ne disons pas *certain*, mais *probable*. On évite ainsi la suppuration, les lésions diffuses, on fait alors une opération économique.

De telles opérations sont le plus souvent atypiques; la conduite du chirurgien est subordonnée à l'étendue, à la profondeur de la lésion, en un mot aux constatations qu'il peut faire aisément sur des tissus exsanguifiés par l'application préalable de la bande hémostatique.

S'agit-il de lésions relativement anciennes, les conditions sont tout autres. Pour les membres, dans les ostéo-arthrites tuberculeuses, on fera chez les enfants de la conservation à outrance, on aura recours aux cautérisations, aux résections qui sont les opérations de choix à cette période de la vie et pendant la jeunesse. Plus tard, chez les adultes, chez les vieillards, on devra souvent amputer, mais ici encore des distinctions devront être établies d'après le siège de la tuberculose, sa forme, son étendue, etc.

Les lésions tuberculeuses diffuses, la forme maligne de la tuberculose osseuse, nécessitent également le sacrifice du membre.

Quant à la cautérisation avec le fer rouge que l'on emploie fréquemment pour compléter l'action de la curette, de la gouge, elle sera surtout réservée aux foyers fongueux, aux os cariés. Elle agit, d'une part, en détruisant directement une certaine quantité de tissu malade et, d'autre part, en modifiant à distance les micro-organismes qui infiltrent les tissus. Dans ces cautérisations interstitielles, alors que le fer rouge traverse de part en part des os malades, enflammés et graisseux, il faut rejeter le thermo-cautère dont le rayonnement est trop faible pour employer les cautères habituels.

Dans les cautérisations transcurrentes du genou, du pied, etc., nous avons toujours la précaution d'inciser la peau au niveau du trajet que doit parcourir le fer rouge. C'est le moyen d'éviter des pertes de substance étendue de la peau qui mettent un temps souvent considérable à se réparer et qui laissent des cicatrices profondes.

Les récidives si fréquentes de la tuberculose osseuse obligent le chirurgien à surveiller pendant longtemps les opérés, à diriger leur traitement jusqu'à la complète cicatrisation et, dans le cas de résection articulaire, à assurer le rétablissement de la fonction du membre réséqué. Le traitement général joue, en pareil cas, un rôle considérable, en même temps que, par les moyens déjà indiqués, on luttera contre les réinoculations possibles et la transformation des bourgeons en fongosités.

# CHAPITRE IV

## LÉSIONS SYPHILITIQUES DES OS

La syphilis, à tous ses degrés d'évolution (*périodes secondaire*, *tertiaire*, etc.), et quelles que soient l'origine et la date d'apparition de la contagion (*syphilis acquise*, *congénitale ou héréditaire tardive*), atteint le tissu osseux.

On peut décrire de deux façons différentes les lésions syphilitiques des os : étudier successivement les lésions qui frappent les différents plans ou parties constitutives du système osseux, périoste, tissu compact, moelle, diaphyses ou épiphyses, sans tenir compte de l'âge, de la forme de la syphilis, quitte à faire remarquer, chemin faisant, que telle ou telle localisation se rencontre de préférence à telle ou telle période et dans telle ou telle forme de la vérole ; ou bien examiner, dans un premier chapitre, toutes les lésions, profondes et superficielles, de la syphilis secondaire d'abord, puis passer à l'étude des altérations diverses de la période tertiaire et enfin terminer par une description générale de la syphilis osseuse héréditaire, précoce et tardive. Cette deuxième méthode est préférable, car elle répond au tableau clinique de la syphilis osseuse, dans laquelle les lésions prennent souvent une physionomie particulière suivant les différents âges et les différentes formes de l'affection et alors que souvent toutes les parties de l'os sont simultanément intéressées. Dans le cours de cette étude, nous indiquerons les principaux travaux dont nous nous sommes inspiré.

### I

### LÉSIONS PRÉCOCES DE LA SYPHILIS ACQUISE

La syphilis peut porter son action sur le système osseux peu de temps après l'apparition des accidents primitifs, et l'histoire de ces manifestations osseuses hâtives de la vérole se résume presque tout entière dans l'étude des *périostites* et des *périostoses*. La syphilis secondaire touche profondément le tissu lymphoïde, et l'on s'explique alors aisément les lésions précoces de l'os qui est en somme baigné de tissu médullaire, de leucocytes. « Quoi de plus rationnel en effet, dit très justement Jullien, que d'attribuer le soulèvement du périoste à la tuméfaction de la couche médullaire qui le tapisse, et qui fatalement, comme la rate, comme les amygdales, ou tout organe lymphoïde, subit l'influence du virus? »

Les *os du crâne*, surtout le frontal, les côtes, le sternum, le tibia, sont les lieux d'élection de ces périostites qui apparaissent d'une façon soudaine. Après des douleurs souvent très prononcées et survenant principalement pendant la nuit (*douleurs ostéocopes*) [1], apparaît dans les régions superficielles une tuméfaction inflammatoire plus ou moins accusée, dure et de la largeur d'une pièce de 1 ou de 2 francs environ. La pression y est parfois fort mal supportée; certains sujets atteints de périostite de l'os frontal ne peuvent tolérer le contact du chapeau par exemple; d'autres fois (Jullien) ces foyers douloureux fixés aux parois de la poitrine doivent entrer pour une certaine part dans les causes de la dyspnée (*asthme syphilitique*) qu'on observe souvent à cette période.

Ces périostites disparaissent parfois sans laisser de traces. Elles ne suppurent et n'aboutissent à la nécrose sous-jacente que dans des cas très exceptionnels, mais elles laissent souvent après elles une ossification localisée assez volumineuse pour former une tumeur; c'est la *périostose.* Les périostoses, dues à l'ossification de la couche ostéogène proliféré, sont longtemps douloureuses spontanément et à la pression; elles peuvent même être le point de départ d'accidents graves, lorsqu'elles siègent par exemple sur la paroi interne de la voute crânienne ou du canal rachidien. « Nous sommes convaincu, dit Jullien, que beaucoup de céphalées ne reconnaissent pas d'autre cause. » Leur présence en certains lieux d'élection (crête des tibias, cubitus, frontal) sert souvent à déceler une syphilis latente.

Peut-être, à cette période hâtive, la syphilis localise-t-elle encore son action, non plus sous le périoste, mais dans la moelle même des os. C'est ce qui expliquerait ces douleurs osseuses profondes, excruciantes, dont se plaignent parfois les malades; le tissu de la moelle proliféré lui aussi serait comme étranglé dans le canal médullaire et deviendrait l'origine de ces phénomènes douloureux, de ces *ostéalgies* où aucun gonflement à l'extérieur ne vient traduire l'action du virus syphilitique et qui doivent néanmoins correspondre à des lésions matérielles de la substance osseuse. La plupart de ces lésions précoces de la vérole non seulement sont merveilleusement réparées et soulagées par le traitement spécifique, mais encore *tendent naturellement à la guérison spontanée.*

## II

## LÉSIONS OSSEUSES DE LA SYPHILIS TERTIAIRE

**Anatomie pathologique.** — A cette période avancée de la syphilis, le virus manifeste son activité dans les os, comme dans les parties molles et les viscères, par la formation de *gommes.* « Ce qui distingue ces affections tar-

[1] Les douleurs ostéocopes sourdes, diffuses et mobiles pendant la journée, deviennent plus intenses la nuit et ne cessent qu'à l'apparition du jour. C'est la chaleur du lit qui donne peut-être lieu à leur redoublement d'acuité; les boulangers qui travaillent et sont levés la nuit, souffrent plutôt le jour, quand ils se reposent, que la nuit, quand ils veillent, et les Kabyles qui couchent sur la terre, sans lit, sont exempts de ces douleurs nocturnes (Rollet).

dives de celles qui sont au contraire précoces, dit Rollet, c'est d'abord leur localisation sur un petit nombre de points du squelette, et, en second lieu, c'est que, loin de tendre naturellement à la résolution, elles sont au contraire très sujettes à modifier profondément la texture de l'os, à le raréfier ou à le scléroser, à en amener la mortification, ou bien à le déformer par des ossifications très préjudiciables aux organes contigus qu'elles peuvent irriter ou comprimer. »

La *gomme osseuse* n'est autre, comme la gomme des autres tissus, qu'une accumulation de tissu embryonnaire, de petits éléments cellulaires, contenus dans un stroma fibrillaire adénoïde et subissant peu à peu une sorte de fonte, de désintégration granulo-graisseuse, qui débute par le centre du syphilome, le ramollit et finit par le rendre caséeux en bloc. La production gommeuse peut rester superficielle, limitée aux couches sous-périostiques (*gommes sous-périostiques, périostite gommeuse*), ou bien s'étendre ou naître profondément dans le tissu médullaire proprement dit (*gommes médullaires, ostéo-myélite gommeuse*). La plupart des auteurs avaient jusqu'à ces derniers temps surtout décrit la gomme sous-périostique; mais de récents travaux ont montré que l'origine de la lésion était souvent centrale; et si Heschl et Birch-Hirschfeld ont prétendu que la gomme était toujours primitivement périostique et ne gagnait les parties profondes de l'os que secondairement et par extension, Ricord, Thierfelder, Hans, Chiari et enfin Gangolphe ont montré au contraire l'origine primitivement centrale, médullaire, du processus pathologique. Les premiers observateurs ont été trompés par ce fait que souvent aucun signe extérieur ne décèle la lésion centrale et que pour la constater il faut ouvrir, fendre les os syphilitiques et examiner leur intérieur.

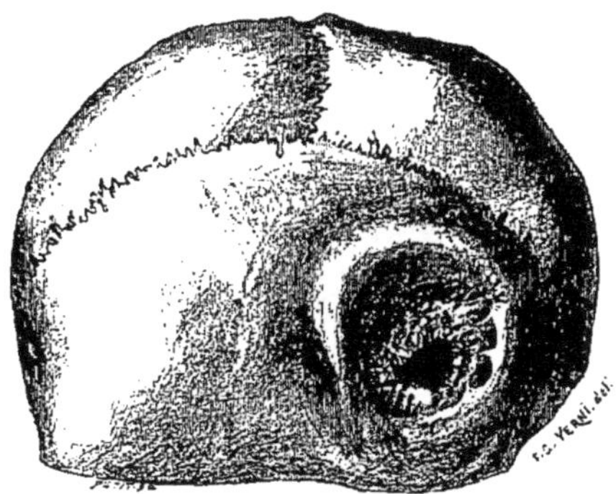

Fig. 251. — Gomme osseuse de la région frontale.

Le syphilome osseux peut être *circonscrit*, nettement limité à une portion bien déterminée de l'os, ou au contraire produire une lésion *diffuse*, une *véritable infiltration* de l'os tout entier par la néoplasie gommeuse.

Dans le premier cas, si la *gomme* est *superficielle*, voici ce que l'on observe (la lésion est surtout fréquente et facile à étudier à la *voûte crânienne*) : Un tissu d'apparence gélatineuse s'accumule entre l'os et le périoste externe, ou entre l'os et la dure-mère, et entame peu à peu le squelette sous-jacent par le mécanisme d'une ostéite raréfiante avec résorption progressive des trabécules et envahissement des mailles osseuses par les éléments cellulaires proliférés; il peut même *perforer* l'os de part en part. Si le néoplasme gommeux guérit, il subit peu à peu la transformation fibreuse, lardacée, et à sa place persiste une dépression cicatricielle plus ou moins étendue de *forme stellaire*. L'évolution de la gomme s'accompagne, du reste, d'une irritation de voisinage, variable d'intensité, qui peut aboutir à la production d'*ostéophytes périostiques* concomitants. A côté d'une gomme guérie ou non peut en apparaître une deuxième, puis une troisième, qui arrivent à produire des érosions ou des perforations dont les limites se fusionnent et donnent à l'*ulcération osseuse* un *aspect polycyclique* caractéristique.

Quand la *gomme est profonde*, on trouve disséminés, au sein des *os longs* par exemple, une série de petits foyers plus ou moins dégénérés, remplis d'une substance ocreuse et entourés de tissu scléreux avec éburnation de la coque diaphysaire ambiante, véritables lésions de défense du tissu osseux, comme on le voit pour certains tubercules circonscrits. Ces foyers gommeux peuvent également se rencontrer au sein des *épiphyses*, ou dans le *tissu spongieux* des *os*

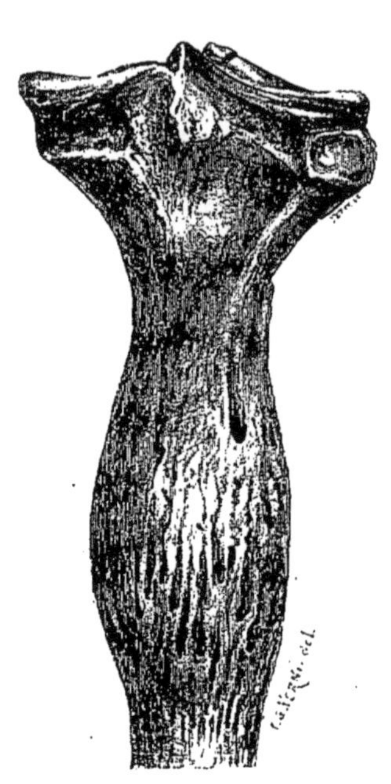

Fig. 252. — Ostéomyélite gommeuse circonscrite du tibia (M. Gangolphe).

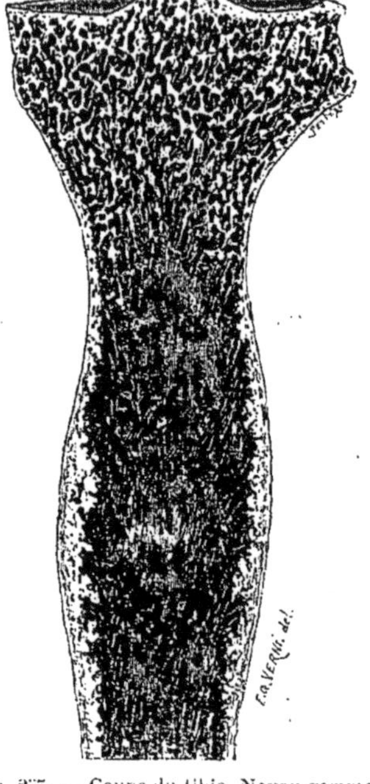

Fig. 253. — Coupe du tibia. Noyau gommeux central (M. Gangolphe).

*courts* et des *os plats*, dans le *diploé* du crâne par exemple. Les deux lames compactes sont alors refoulées au dehors par la gomme centrale, et l'os, considérablement augmenté de volume en un point donné, donne exactement l'aspect du *spina ventosa*.

Ces gommes centrales peuvent, nous l'avons dit, n'être décelées par aucune réaction à la périphérie de l'os, mais souvent l'os est hypérostosé au niveau de la lésion et recouvert d'un périoste épaissi ou ostéophytique. Disons enfin que la présence de ces foyers pathologiques au sein des os longs explique la possibilité de fractures spontanées.

L'*infiltration gommeuse diffuse* a des caractères différents et des symptômes d'une plus haute gravité que ceux de la gomme circonscrite. Si nous prenons un *crâne frais* atteint de ces lésions, nous voyons, en soulevant le péricrâne et en le détachant des parties sous-jacentes, partir de sa face profonde une série de fongosités, formées de vaisseaux embryonnaires et de jeunes cellules, qui pénètrent l'os, corrodé et troué dans tous les points qui correspondent à ces fongosités. De semblables bourgeons partis de la dure-mère peuvent marcher à la rencontre des précédents, les rejoindre et perforer ainsi l'os en des points

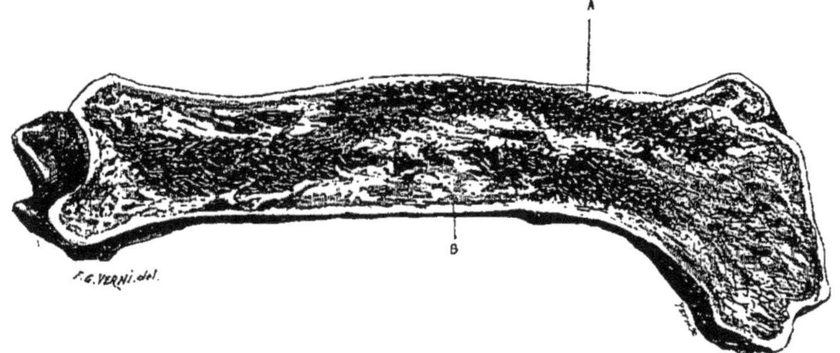


Fig. 254. — Ostéomyélyte gommeuse diffuse du tibia (M. Gangolphe).

multiples; ils s'insinuent même au sein du diploé adjacent et y creusent des galeries plus ou moins étendues, aussi l'*os macéré* revêt-il un aspect des plus caractéristiques. Au voisinage des lésions il est d'abord fortement épaissi et le diploé ossifié est devenu complètement éburné. Au niveau même de la lésion, l'os est troué en différents endroits *comme une écumoire*, ou bien il est comme

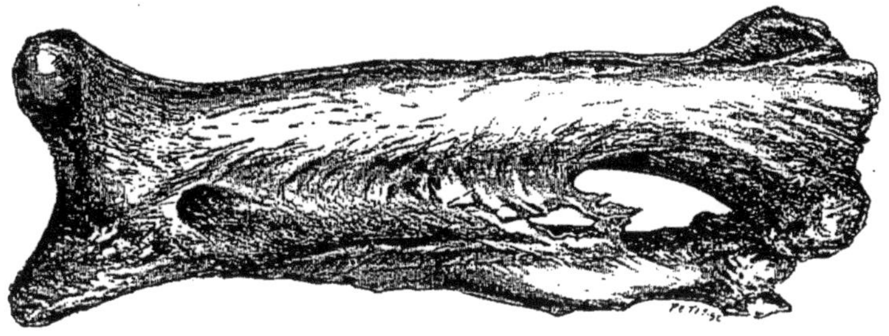


Fig. 255. — Ostéomyélite gommeuse diffuse du tibia avec ossification du ligament interosseux (M. Gangolphe).

*vermoulu*, et l'on croirait que quelque termite a creusé dans son épaisseur et à sa surface des *galeries hélicoïdales*.

« On voit partir d'un petit orifice central qui traverse la table externe une galerie en spirale qui s'agrandit de plus en plus, représentant grossièrement la rampe d'un limaçon ou un ressort de montre. » (Poulet.) Cette disposition en hélice des bourgeons gommeux est caractéristique de la syphilis.

Si l'on étudie maintenant l'*infiltration gommeuse diffuse des os longs*, on rencontre des altérations fort semblables. L'os atteint de syphilome diffus diaphysaire est doublé, triplé de volume, ou recouvert d'ostéophytes. Dépouillé de son périoste, il présente une surface trouée d'orifices, de nombre et de calibre variables; les plus grands constituent des sortes de vestibules au fond desquels on aperçoit de plus petites perforations; il est parcouru par des tunnels spiroïdes (Gangolphe), analogues à ceux que Poulet décrit au crâne et qui conduisent sur une infiltration gommeuse médullaire, centrale, concomitante de la néoplasie sous-périostique. *Hyperostosé, en somme, sur certains points, raréfié et tunnellisé sur d'autres, l'os présente une diminution notable de sa résistance, quoique hypertrophié dans son ensemble.*

La *nécrose* est rare en tant que nécrose sous forme de séquestre, dans l'os syphilitique, ainsi que l'établit Gangolphe. Mais cependant il ne faut pas être trop absolu et croire, de par quelques faits peu nombreux, que les séquestres ne se voient pas dans les lésions syphilitiques osseuses et que la nécrose est toujours parcellaire. On observe de temps à autre, au contraire, de véritables nécroses étendues du système osseux, surtout sur les os du crâne, les os de la face; et le séquestre, portant le caractère original de la syphilis, revêt parfois une forme circinée. La pathogénie de ces séquestres est du reste diverse suivant les cas. Tantôt (Cornil et Ranvier) c'est l'éburnation extrême du tissu osseux voisin de la gomme, qui aboutit à l'étouffement du réseau capillaire intra-osseux et à la nécrose, tantôt c'est l'infiltration gommeuse elle-même qui, en découpant le tissu osseux, arrive à isoler des portions plus ou moins étendues de ce tissu, à les séparer de leurs centres vasculaires et par conséquent à les transformer en séquestres. La *suppuration* et les *fistules* intarissables sont alors la conséquence de l'apparition de ces derniers.

Nous en aurons fini avec les lésions qui accompagnent l'évolution de l'infiltration gommeuse, quand nous aurons dit encore que l'ostéite productive, condensante, dont nous venons de voir le rôle pathogénique dans la production de la nécrose et qui est déterminée par la réaction du tissu osseux au voisinage du foyer inflammatoire spécifique, peut arriver à produire certaines tumeurs dures, saillantes à l'extérieur et constituées par un *dépôt osseux dans l'épaisseur même de l'os*. Ce sont les *exostoses parenchymateuses*, en réalité de véritables hypérostoses, qu'il faut distinguer soigneusement des *exostoses* dites *épiphysaires*. Ces dernières, constituées par des néoformations osseuses surajoutées à la surface de l'os, indépendantes de lui et souvent mobiles sur lui, comme de véritables épiphyses, sont des productions *périostiques*, de véritables *ostéophytes*, et ne doivent pas être considérées comme *hyperostoses*, mais bien comme une variété de *périostoses*.

**Symptomatologie.** — Les *manifestations cliniques* de la syphilis tertiaire osseuse varient beaucoup, on le conçoit, suivant les régions, suivant les os frappés; le pronostic de ces lésions varie dans la même mesure, et la gravité d'une exostose intra-crânienne ou intra-rachidienne est toute différente de celle d'une exostose cubitale ou tibiale par exemple.

La cloison, les os propres du nez, la voûte palatine, le tibia, les clavicules, le crâne, les vertèbres, sont, par ordre de fréquence, les os le plus fréquemment atteints par le syphilome.

Les *périostoses* et *exostoses* donnent lieu à des phénomènes de *compression* sur les organes ou viscères voisins. Les *gommes*, si elles sont superficielles, se présentent sous forme de tumeurs saillantes, en forme de calotte plus ou moins sphérique, à la surface des os; leur pourtour est dur, de consistance osseuse, et contraste avec la consistance molle, semi-fluctuente, de leur partie centrale. Si le syphilome ne se résorbe pas, cette partie centrale finit par s'enflammer, s'abcéder, et donne issue au contenu de la gomme ramollie. Des fistules s'établissent alors, surtout dans l'infiltration gommeuse diffuse, et sont entretenues par les séquestres, par la nécrose qui accompagne l'évolution de la lésion. On a alors le tableau clinique décrit par les anciens sous le nom de *carie syphilitique :* les désordres s'étendent en nappe et en profondeur à mesure que la lésion spécifique se diffuse. Sur les *os longs*, nous avons déjà signalé la diminution de résistance des diaphyses, hyperostosées en certains points, raréfiées et vermoulues en d'autres, ce qui explique la possibilité de *fractures spontanées*, mises pendant bien longtemps sur le compte d'une altération générale du squelette, alors qu'elle est simplement l'expression d'une infiltration gommeuse locale non révélée à l'extérieur. Enfin nous nous expliquons ainsi certaines *arthrites*, bien connues depuis les travaux de Méricamp, de Defon-

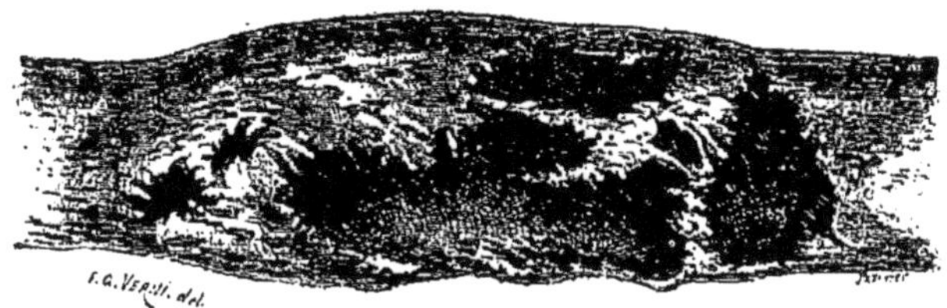

FIG. 256. — Ostéo-myélite gommeuse du tibia gauche. Énorme perforation déterminée par le syphilome médullaire (M. Gangolphe).

taine, de Gangolphe, et qui sont dues soit à l'irruption intra-articulaire d'une gomme, soit à l'inflammation de voisinage déterminée par le syphilome voisin d'une jointure.

Sur les *os du crâne*, les lésions tertiaires déterminent soit des phénomènes de *compression* nerveuse par les exostoses intra-crâniennes, soit des *nécroses* plus ou moins étendues de la boîte crânienne avec décollements sous le cuir chevelu, ou abcès intra-crâniens, par le fait de l'infiltration gommeuse. Le *frontal* et les *pariétaux* sont le siège habituel de ces lésions.

Sur les *os du nez*, sur les *palatins*, les *affaissements*, les *déformations* variées de l'appendice nasal, les *perforations* de la voûte palatine, traduisent l'évolution du syphilome dans ces organes et aboutissent à une série d'états pathologiques secondaires : ozène, nasonnement, épiphora, fistule lacrymale, troubles de la parole et de la déglutition, etc., dont il est facile de saisir le mécanisme et la pathogénie. Nous ne pouvons les étudier en détail dans cette histoire générale des lésions osseuses de la vérole.

Nous devons insister, en terminant cette étude symptomatique des lésions osseuses tertiaires, sur les *douleurs ostéocopes* qu'elles déterminent. Celles-ci diffèrent nettement de celles que nous avons signalées plus haut, à propos des altérations osseuses précoces de la syphilis. Siégeant principalement sur les os superficiels : crâne, tibia, clavicule, etc., elles sont beaucoup plus intenses que celles des premières poussées de la maladie. Les malades les comparent à l'action d'un étau qui serrerait violemment le squelette, ou à celle d'une vrille, d'un poinçon qui fouillerait la profondeur de l'os; survenant la nuit de préférence, elles empêchent tout sommeil et affaiblissent les malades, qu'elles contribuent à rendre hypochondriaques. Elles sont dues vraisemblablement à des ostéo-myélites, à des gommes intra-osseuses, ou encore à des scléroses intra-médullaires comprimant les nerfs intimes du tissu osseux.

Le *traitement spécifique*, le mercure et surtout l'iodure de potassium, qui agit si bien sur la gomme, a la plus grande prise sur les lésions osseuses de la vérole tertiaire. Mais il ne faut pas oublier qu'à côté de la gomme, lésion vraiment spécifique et justiciable de la thérapeutique appropriée, il y a toute une série de lésions concomitantes, banales en quelque sorte, vulgaires, nullement spécifiques, telles que nécrose, suppuration par les séquestres, sclérose et hyperostose, qui n'offrent pas de prise à l'action des agents antisyphilitiques et qui persistent malgré eux. Alors doit intervenir la chirurgie proprement dite, qui, par les *débridements*, les *séquestrotomies*, la *prothèse*, les *trépanations*, peut seule guérir ou pallier les troubles fonctionnels observés.

Le diagnostic des lésions syphilitiques du squelette n'est pas sans présenter parfois des difficultés. Souvent le siège de l'affection occupant la voûte palatine, la clavicule, les os propres du nez, le tibia, etc., doit faire songer à la vérole, et, en dehors de certains signes cliniques sur lesquels nous n'avons pas à revenir, on doit tenir grand compte d'autres éléments d'appréciation, tels que l'âge du malade, sa situation sociale, l'existence antérieure ou concomitante d'autres accidents antérieurs de même nature, etc. Ordinairement, en effet, en dehors des commémoratifs, on notera les stigmates indélébiles sur la peau, sur les muqueuses, quelquefois sur d'autres points du squelette, de l'infection syphilitique.

C'est avec l'ostéo-myélite simplement inflammatoire que l'ostéo-myélite gommeuse peut être surtout confondue; il appartient au traitement spécifique de fixer un diagnostic douteux. Quant à la confusion avec un ostéo-sarcome, elle sera le plus souvent facile à éviter; il est des cas cependant où un traitement antisyphilitique peut seul trancher la question. Et. Rollet a publié (¹) l'observation d'un de nos malades, chez lequel une ostéo-périostite sarcomateuse diffuse occupant le fémur gauche dans toute son étendue pouvait être confondue avec une ostéo-myélite gommeuse. Cette forme de panostéite cancéreuse, occupant primitivement, chez un adulte, un os long dans toute sa longueur, est des plus rares. L'ostéo-sarcome donne, en effet, habituellement lieu chez les sujets d'un certain âge, après la fin de la croissance, à une tumeur plus ou moins circonscrite, sans tuméfaction osseuse lointaine.

Nous nous abstenons de parler ici de la théorie antimercurialiste qui veut que le mercure, ainsi que Fallope l'avait le premier avancé, soit la cause des lésions osseuses de la vérole. Le mercure n'est plus employé maintenant d'une façon aussi massive et aussi abusive qu'il l'était dans les premières périodes de son application thérapeutique, et comme le fait si justement remarquer Rollet :

(¹) *Gazet. médic. de Paris*, 1889.

« On comprendrait à la rigueur qu'on accusât le mercure de produire des affections osseuses communes, telles que la carie ou la nécrose ; mais les gommes, il n'était pas digne d'un grand anatomiste comme Fallope de les rattacher à une pareille cause. La gomme, en effet, est une lésion spécifique, et le mercure ne peut pas plus la produire qu'il ne produirait le chancre ou la plaque muqueuse. »

## III

## LÉSIONS DE LA SYPHILIS HÉRÉDITAIRE

L'histoire de ces lésions est de date récente, et c'est évidemment Parrot qui, en 1872-1873, a contribué, pour une large part, à attirer l'attention sur ce sujet. Mais, bien avant lui (Rosen, Underwood, Mahon, Valleix, Charrier, etc.), d'autres auteurs avaient signalé des exostoses ou des gommes des os chez les nouveau-nés syphilitiques. Rosen, le premier (1778), disait que pour reconnaître l'existence de la syphilis infantile il fallait examiner l'état de la mâchoire inférieure, du crâne, des os du bras et de la jambe, et y chercher des tumeurs ou des exostoses. En 1865, Ranvier signalait chez un enfant syphilitique, mort vingt-huit jours après sa naissance, un *détachement de toutes les épiphyses* et un *retard de l'ossification*. La même année, Fürst, et plus tard Guéniot (1869), trouvaient des lésions analogues à celles décrites par Ranvier. Enfin, en 1870, avait paru le mémoire de Wegner sur les *Lésions osseuses de la syphilis héréditaire chez les jeunes gens*. En 1874, je présentais à la Société anatomique [1] 12 observations d'enfants qui étaient nés de parents syphilitiques et dont la plupart présentaient des lésions spécifiques. Ces observations, avec autopsie à l'appui, avaient été recueillies à l'hospice de la Charité. Il s'agissait de très jeunes sujets, dont quatre fœtus de six à sept mois, et j'insistai alors sur l'apparition très précoce des lésions osseuses chez les nouveau-nés syphilitiques. Les lésions étaient caractérisées par des décollements épiphysaires et une série d'altérations rappelant le rachitisme. En 1876, Parrot, réunissant ses observations jusque-là isolées, fit paraître un mémoire important sur les lésions osseuses de la syphilis héréditaire et le rachitisme. En 1879, Augagneur étudia (thèse de Lyon) les lésions de la syphilis héréditaire tardive. La thèse de Berne (1883) [2] contient un bon résumé de la question ; on y trouve, en outre, l'histoire des altérations relevant non plus de la syphilis héréditaire précoce, mais de la syphilis héréditaire tardive, dont les manifestations osseuses avaient été bien étudiées, dès 1881, par Lannelongue [3].

**Anatomie pathologique.** — Les *lésions osseuses de la syphilis congénitale*, tout en présentant certains caractères généraux et communs, doivent être étudiées isolément avec les différents os qu'elles frappent, car chaque

[1] *Bull. de la Soc. anat.*, p. 118, 1874.
[2] *Manifestations osseuses de la syphilis héréditaire*. Thèse de Paris, 1883.
[3] Soc. de chir., 1881.

variété d'os donne une physionomie propre à l'altération syphilitique qui l'envahit.

Les *os longs*, et par ordre de fréquence le tibia, l'humérus, le fémur et le cubitus, présentent les lésions les plus intéressantes, celles qui ont été, depuis les travaux de Parrot, l'objet de discussions nombreuses, non encore terminées aujourd'hui. Ces lésions sont presque constamment symétriques. Elles sont d'ordres les plus divers, et frappent isolément ou simultanément toutes les parties constitutives en longueur et en épaisseur de l'os long (périoste, tissu compact, moelle, régions juxta-épiphysaires, etc.). Pour les étudier, on pourrait prendre une à une ces parties constitutives et examiner successivement les altérations syphilitiques qui frappent tel ou tel plan, telle ou telle région de l'os; mais, comme nous l'avons déjà dit, cette méthode a un inconvénient : elle dissocie en quelque sorte des phénomènes morbides, qui, dans la réalité, sont simultanés, et en outre, comme les lésions varient suivant l'âge du syphilitique héréditaire, elles ne rendent aucun compte du tableau pathologique que présente l'os à tel ou tel âge de l'évolution syphilitique. Il vaut donc mieux étudier la maladie dans ses diverses périodes, et suivre l'*ordre chronologique*, que Parrot a du reste admis.

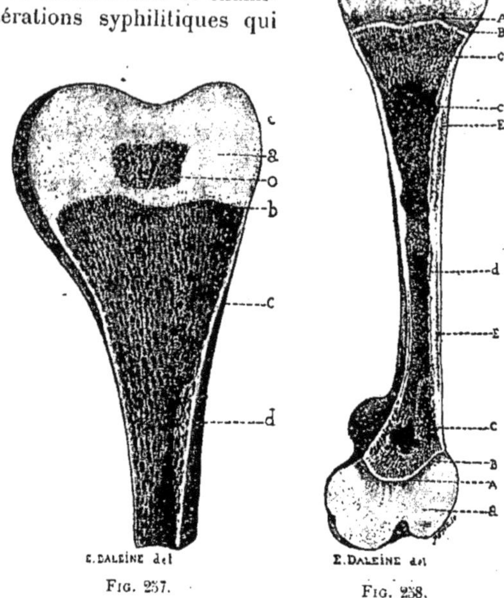


Fig. 257. Fig. 258.

Fig. 257. — Fémur de nouveau-né, sain (extrémité inférieure). (*Archives de physiologie normale et pathologique*, pl. XX, 1872, Mém. Parrot.)

a, cartilage. — b, couche chondro-calcaire. — c, couche compacte de la diaphyse. — o, point d'ossification.

Fig. 258. — Fémur syphilitique. (Mémoire Parrot, 1872.)

a, cartilage. — b, couche chondro-calcaire. — c, tissu spongieux. — d, tissu compact de la diaphyse. — o, point d'ossification. — A, cartilage (couche chondroïde). — B, couche chondro-calcaire malade, notablement plus haute qu'à l'état normal. — C, tissu spongieux altéré. — E, exostose, et couche de nouvelle formation sous-périostique. — G, couche gélatiniforme. — M, mamelon éburné du tissu spongieux. — O, point d'ossification malade. — P, dégénérescence puriforme du tissu spongieux.

Le *premier degré* de lésion osseuse héréditaire s'observe chez les *enfants nouveau-nés ou ne dépassant pas la première semaine*. Deux altérations le résument : *périostogénèse avec ostéophytes à l'extérieur;* à l'intérieur de l'os, *épaississement de la couche chondro-calcaire* (couche intermédiaire au cartilage conjugal et à la région juxta-épiphysaire, et qui est formée de cartilage déjà fortement incrusté de grains calcaires). A la surface de l'ancien os, en effet, et sous le périoste épaissi, se dépose une couche ostéoïde de nouvelle formation, plus friable que l'os vrai, et très différente de lui par la direction perpendiculaire de ses fibres par rapport au grand axe de l'os. Cette couche peut se développer irrégulièrement sous forme d'ostéophytes ou au contraire entourer l'os uniformément, comme un mamelon circulaire. Les cellules osseuses et les ostéoplastes qui la constituent sont extrêmement développés et infiltrés de granulations graisseuses, ce qui explique la porosité, la friabilité, et la coloration jaune de cette néo-formation. En même temps que cette périostogénèse, on constate à l'intérieur de l'os un épaississement considérable de la couche chondro-calcaire, qui, épaisse normalement de 1/4 à 1/2 millimètre, arrive à mesurer en hauteur 2 à 3 millimètres.

A une période plus avancée, et *chez les enfants âgés de quelques semaines à trois mois*, les lésions osseuses précédentes persistent en partie, ou se modifient et s'adjoignent de nouvelles altérations. Ce deuxième degré de l'évolution syphilitique dans les os de l'héréditaire est caractérisé par l'*apparition du tissu gélatiniforme* dans le tissu spongieux juxta-épiphysaire, au voisinage de la couche chondro-calcaire. Au-dessous de celle-ci s'amasse dans les aréoles élargies du tissu spongieux une matière molle, jaunâtre, comparable comme couleur aux crachats sucre d'orge des pneumoniques; cette matière peut même devenir puriforme dans certains cas. Cette dégénérescence du tissu spongieux, qui se résout en granulations protéiques et graisseuses, n'atteint pas la couche chondro-calcaire elle-même, car cette couche, formée de grains calcifiés, analogues à des grains de sable, est inorganique en quelque sorte et ne peut dégénérer; elle tend simplement à prendre une teinte noirâtre. On conçoit aisément combien la dégénérescence gélatiniforme observée dans ce deuxième degré modifie la solidité de l'os à son niveau, et l'on s'explique ces *pseudo-paralysies* décrites par Parrot chez les enfants syphilitiques, pseudo-paralysies produites en réalité par des fractures juxta-épiphysaires.

Plus tard, chez les *jeunes syphilitiques de cinq à six mois*, apparaît, plus ou moins mélangé avec les lésions précédentes, un processus morbide nouveau. Ce *troisième degré* est caractérisé par une *médullisation* et une *décalcification* de l'os. Des cellules embryonnaires très actives corrodent le tissu compact intermédiaire à l'os ancien et à l'os ostéophytique produit pendant la première période. Entre les deux se creusent des rigoles longitudinales, traversées seulement çà et là par de minces trabécules, vestiges du tissu compact, et isolant les couches ostéoïdes de la périostogénèse des couches osseuses de la diaphyse primitive. Ce tissu médullaire envahit peu à peu les ostéophytes et le tissu compact sous-jacent, en se substituant insensiblement à eux.

Ce *troisième degré* est donc, par cette médullisation progressive, le prélude de l'*altération spongoïde*, qui va, sur les enfants âgés de plus de six mois, représenter le *quatrième degré* de la syphilis osseuse héréditaire, et rapprocher à cette période, sinon confondre ensemble, les lésions syphilitiques du rachitisme vrai. A ce moment, en effet, et par les progrès toujours croissants de la médullisation, on observe au-dessous des couches encore persistantes d'ostéophytes, à la périphérie de l'ancienne diaphyse, et même au sein de celle-ci, à ses deux extrémités dans les régions juxta-épiphysaires, la production d'un tissu nouveau, le *tissu spongoïde*, caractéristique du rachitisme, qui finit par envahir et remplacer la couche chondro-calcaire elle-même.

Faut-il en conclure, comme le veut Parrot, que la syphilis héréditaire osseuse finit par produire, à une période avancée de son évolution, le rachitisme vrai? Cette question, qui a donné lieu à de nombreuses discussions, nous paraît résolue, après les développements dans lesquels nous sommes entré en traitant du rachitisme.

Les lésions osseuses de la syphilis héréditaire portent aussi bien sur les *os plats* que sur les os longs, dont nous venons d'examiner les altérations. Ces lésions se développent, suivant la grande loi de localisation des lésions osseuses en général, *de préférence au niveau des points où le corps de l'os se continue avec une épiphyse*. L'os des îles, les vertèbres, le scapulum, sont fréquemment atteints, et A. Dron a pu montrer des pièces fort intéressantes où l'omoplate et l'os coxal considérablement déformés reproduisaient les altérations que nous venons de décrire. La surface de ces os était recouverte d'une couche épaisse de nouvelle formation, hérissée d'ostéophytes, et à leur intérieur se voyait nettement une médullisation intense, avec aréoles remplies çà et là de tissu gélatiniforme.

Les *os du crâne* méritent, à cause de l'aspect caractéristique et des déformations typiques qui les envahissent, une description particulière. Là encore nous trouvons la périostogénèse avec ses ostéophytes, compagne habituelle des lésions osseuses de la vérole. Mais la néoformation périostique, les ostéophytes, n'apparaissent que chez les enfants d'un âge relativement avancé, plusieurs mois, plusieurs années même après la naissance. Chez les sujets plus jeunes, les lésions sont plutôt *ulcéreuses*. Elles s'observent le plus souvent à la surface externe des os du crâne et aux points où les os se réunissent entre eux (sutures bregmatique, lambdoïde). Fréquentes sur les pariétaux, le frontal, elles sont rares sur l'occiput, et sont toujours *plus marquées sur le côté opposé au décubitus*, différence essentielle avec les lésions ulcéreuses athrepsiques qui, en outre et encore à l'inverse des précédentes, vont *de l'intérieur à l'extérieur* de la boîte crânienne. Tantôt l'ulcération est *limitée, circonscrite;* elle est remplie d'un tissu mou, gélatiniforme, qui, desséché, devient comparable à un vernis jaunâtre, ambré, rappelant les cartilages desséchés sur les surfaces articulaires. Tantôt la lésion est diffuse, les ulcérations corrodent l'os de toutes parts et lui donnent un aspect vermoulu. L'ulcération peut rester superficielle, mais souvent elle perfore l'os de part en part.

Plus tard apparaissent les *ostéophytes*, qui d'ailleurs peuvent exister à la période précédente. Ces productions osseuses de nouvelle formation se localisent dans des points bien déterminés, le long de la suture sagittale, et donnent au crâne l'aspect particulier que Parrot a bien caractérisé du nom de *crâne natiforme*, car, développées à droite et à gauche de la ligne médiane, elles sont séparées par une gouttière profonde représentée par la ligne de suture sagitto-frontale. Sur cinq crânes Péruviens que possède l'Institut Anthropologique, quatre portent ces traces indélébiles de la syphilis héréditaire; aussi Parrot a-t-il pu conclure à l'existence ancienne de la syphilis, cette dernière étant bien antérieure à l'arrivée des Espagnols dans le Nouveau Monde. Ces masses ostéophytiques naissent sous le périoste, d'après Cornil, et se superposent à mesure qu'il s'en forme de nouvelles. Elles sont formées de tissu spongieux très vasculaire, à larges aréoles remplies de tissu médullaire, qu'elles laissent sourdre à la pression; parfois ce tissu s'infiltre de sels calcaires qui peuvent lui donner une grande dureté. Le développement de ces lésions s'accompagne souvent d'une soudure prématurée des sutures, par extension des ostéophytes à ce niveau, et *cette synostose précoce, en arrêtant l'accroissement de la masse encéphalique, peut déterminer la microcéphalie* et l'*idiotie consécutive*.

Pellizari et Tafani ont bien étudié les lésions qui frappent le *squelette thoracique* dans la syphilis héréditaire. Les *lésions costales* passent facilement inaperçues, parce que le périoste qui les tapisse est à peine soulevé au niveau de l'altération osseuse qu'il masque. Ces lésions aboutissent à des fractures, à une solution de continuité en un point de la longueur de la côte, et, pour les découvrir, il faut, après ouverture de la cage thoracique en avant, écarter en dehors tout un pan latéral de cette cage. On constate alors, environ à l'union du tiers antérieur et des deux tiers postérieurs de la côte vraie (les fausses côtes sont très rarement le siège du mal), une sorte de *pseudarthrose* qui interrompt en ce point la continuité de l'os. Si l'on détache la paroi costale et qu'on la regarde entre l'œil et la lumière, on voit très nettement tous les points malades, car les portions saines des arcs costaux apparaissent opaques, tandis qu'au niveau de la lésion la côte prend un aspect jaune clair, demi-transparent, et c'est à cet endroit que s'est produite la fracture.

Dans quelle proportion la syphilis congénitale frappe-t-elle le squelette? Suivant Parrot, et d'après nos observations, les altérations du tissu osseux seraient communes chez les nouveau-nés, chez les enfants issus de parents syphilitiques, surtout lorsque ces enfants présentent d'autres manifestations constitutionnelles.

En 1872 et en 1873, pendant mon internat à l'Antiquaille et à la Charité, j'ai trouvé chez une vingtaine d'enfants ces altérations dystrophiques du squelette, tout à fait assimilables aux lésions gommeuses du tissu osseux chez l'adulte. Ces pièces anatomiques ont été l'objet de diverses présentations à la Société des sciences médicales de Lyon et plus tard à la Société anatomique. Depuis lors, je n'ai pas eu l'occasion de poursuivre de telles recherches. Il semble, d'après la note qu'a bien voulu me communiquer M. Horand, chirurgien en chef de l'Antiquaille, que la syphilis congénitale frapperait rarement le tissu osseux.

De 1882 à 1888, dans l'espace de six ans, M. Horand a fait l'autopsie de 84 enfants atteints de syphilis congénitale, ainsi répartis relativement à l'âge :

| | |
|---|---|
| Mort-nés, nés à terme | 9 |
| De 1 à 12 mois | 61 |
| De 12 mois à 2 ans | 11 |
| De 2 ans à 3 ans 1/2 | 3 |

Le crâne et les os longs des membres ont été examinés avec soin.

Chez aucun de ces enfants le crâne n'a été trouvé natiforme. Deux fois les os du crâne avaient une dureté anormale, chez un enfant de dix-sept jours et chez un enfant de neuf mois.

Les os longs des membres, sciés suivant leur longueur, ne présentaient aucune lésion vraiment caractéristique.

Le périoste a été noté peu adhérent, non épaissi; le plus souvent, il existait de l'ostéite condensante dans les portions juxta-épiphysaires, s'étendant quelquefois à toute la diaphyse.

Dans un certain nombre de cas, la substance compacte était amincie avec agrandissement de la cavité médullaire.

L'éburnation plus ou moins complète des diverses pièces du squelette serait donc l'altération la plus commune.

Nous en aurons fini avec les lésions osseuses de la syphilis, quand nous aurons signalé celles qui se manifestent, non plus dans la syphilis congénitale, mais dans la syphilis héréditaire apparue longtemps après la naissance, *dans la syphilis héréditaire tardive*. Celles-ci n'ont rien de nouveau pour nous, et nous y retrouvons toutes les altérations qui frappent l'os dans la syphilis acquise, *périostoses*, *ostéophytes*, *gommes superficielles et profondes*.

**Symptomatologie.** — Ici encore, l'*étude anatomo-pathologique des lésions donne une idée très nette du tableau clinique qu'elles présentent*, et en traçant ce dernier on s'expose à des redites. Les périostoses, les exostoses se reconnaissent d'autant plus aisément que le sujet est moins gras, et l'os plus superficiel. Dans le premier degré, d'ailleurs, les altérations passent fréquemment inaperçues, en l'absence presque constante de douleurs spontanées ou provoquées. Tout au plus peut-on, si on le cherche, trouver le gonflement d'os très superficiel, comme l'extrémité inférieure du radius, l'extrémité sternale de la clavicule, le point de réunion des côtes et des cartilages. Plus tard, quand le tissu spongieux juxta-épiphysaire a été remanié, il se produit des fractures à ce niveau et les symptômes de la *pseudo-paralysie*. Dans ces cas, la crépitation manque souvent, soit à cause de l'interposition entre les fragments d'une matière molle, dégénérée, soit à cause de l'épaississement périostique qui s'oppose aux mouvements provoqués, mais le membre est flasque, pend inerte, incapable de mouvements volontaires. Si l'on prend l'enfant et si on le tient suspendu dans l'espace, ses différents segments s'agitent comme ceux d'un polichinelle. L'attitude des parties paralysées est subordonnée à l'action prédominante de tel ou tel groupe musculaire, fléchisseur ou extenseur; généralement, *les pieds sont en varus équin et les mains en pronation et en flexion*. La sensibilité normale de la peau est intacte, et la contractilité musculaire est conservée ; il n'y a donc pas lieu d'attribuer un rôle quelconque à des lésions musculaires ou nerveuses dans la paralysie observée.

On a noté des lésions secondaires du côté des *articulations*, par propagation de l'inflammation aux tissus articulaires. Cette propagation est même fatale dans les cas où la lésion siège sur des régions juxta-épiphysaires faisant partie intégrante de la jointure, comme il arrive à l'olécrâne, à l'épaule, à la hanche, où la ligne diaphyso-épiphysaire est intra-articulaire en totalité ou en partie.

Pour les os du crâne, les lésions sont plus faciles à reconnaître que dans les os longs. Là, en effet, les exostoses, les perforations, les déformations caractéristiques (crânes natiformes) sont aisées à constater et permettent de mieux établir le diagnostic.

Les caractères cliniques de la *syphilis héréditaire tardive* ont été bien exposés par Augagneur, Lannelongue, Fournier, et doivent être étudiés sur les os plats et les os longs. Les *os du crâne* présentent les déformations et l'aspect décrits pour la syphilis héréditaire précoce, et nous n'y reviendrons pas, mais les os de la face sont également atteints, et donnent au sujet une physionomie spéciale. Le nez peut être simplement *camard*, c'est-à-dire effondré en masse; il y a alors un élargissement et un affaissement plus ou moins marqués de la base de l'organe; ou bien on a *le nez en lorgnette* (Fournier), c'est-à-dire que le segment inférieur de l'organe rentre et s'emboîte dans le supérieur, comme un cylindre de lorgnette dans celui qui est destiné à le contenir. *La boîte palatine déformée devient ogivale* et présente une *crête antéro-postérieure saillante.*

Les *os longs* sont surtout atteints de tuméfactions diffuses : *périostoses* ou *hyperostoses* avec augmentation de volume et de longueur du segment malade. Le tibia, le cubitus, le radius, le fémur et l'humérus, tels sont les os longs le plus souvent touchés, et en général plusieurs le sont à la fois. Le tibia, l'*os révélateur par excellence*, semble incurvé sur lui-même; il est épaissi et rugueux; en réalité, il n'est pas incurvé, mais présente une bosselure très étendue de la diaphyse, sans que la direction générale de l'os soit changée; c'est là la *déformation pseudo-rachitique* de Fournier.

Ces lésions d'ostéite condensante peuvent d'ailleurs s'accompagner de *gommes circonscrites ou diffuses, superficielles ou profondes*, et l'on voit que ces altérations héréditaires ne diffèrent pas en réalité des lésions tertiaires que nous avons étudiées. Elles s'accompagnent souvent aussi, comme dans la syphilis acquise, de douleurs ostéocopes et nocturnes. Ce qui permet de les distinguer d'autres affections, la tuberculose par exemple, et d'en faire le diagnostic étiologique, *c'est, outre les commémoratifs, l'absence de retentissement sur les ganglions et l'intégrité viscérale.*

Le *traitement spécifique* est d'une grande efficacité dans la syphilis congénitale, et le mercure est là particulièrement héroïque; « c'est, dit Jullien, le modificateur par excellence de la syphilis héréditaire ». Dans la syphilis héréditaire tardive, l'iodure de potassium doit être surtout employé, mais, comme nous le faisions remarquer pour la syphilis tertiaire, il ne faut pas compter aveuglément sur son action : les agents antisyphilitiques, utiles au début des lésions, restent souvent inefficaces plus tard, contre les diverses variétés d'hyperostoses en particulier. Ce sont, en effet, des *scléroses*, des *lésions conjonctives, ou de réaction condensante, banales*, qui ne sont en rien améliorées par l'iodure et qui peuvent indéfiniment persister. On n'oubliera pas qu'il faut souvent associer l'action du mercure à celle de l'iodure de potassium; en un mot, recourir au traitement mixte. La médication spécifique sera d'autant plus puissante qu'on l'emploiera à une période plus rapprochée de l'affection.

L'iodure de potassium doit être donné rapidement à dose massive : 6, 8, 10 grammes par jour, et même au delà, après avoir tâté la susceptibilité du malade à la médication iodique, pendant les premiers jours.

# CHAPITRE V

## OSTÉITE RHUMATISMALE

Le rhumatisme, dont les manifestations et les localisations sont si variées, peut atteindre le tissu osseux et donner ainsi naissance à une forme particulière d'ostéite sur laquelle l'attention n'est réellement appelée que depuis les recherches de Gosselin, qui ont été confirmées par les observations d'Ollier, de Cadiat, Ferréol, Duplay, etc. Déjà Adams avait signalé des lésions osseuses au voisinage des lésions articulaires d'origine rhumatismale, mais il avait à peine mentionné les ostéites diaphysaires occupant de préférence les os longs, en dehors de toute inflammation des articulations voisines.

Aujourd'hui, nous savons que l'ostéite rhumatismale constitue une entité pathologique au même titre que l'arthrite de ce nom, qu'elle peut siéger primitivement sur un point quelconque du squelette avec ou sans arthrite concomitante, et se montrer aussi bien sur les diaphyses que sur les épiphyses, sur les os plats et courts que sur les os longs.

L'histoire de cette affection osseuse est de date récente, ainsi qu'on peut en juger par la mention des travaux qui ont particulièrement servi à rédiger cet article :

ADAMS (R.), Traité du rhumatisme goutteux, 1857; 2e édit. 1873. — GOSSELIN, *Nouveau Dictionnaire de médecine et de chirurgie pratiques*, t. XXV, p. 333. — CADIAT, Sur l'ostéite rhumatismale. In *France médicale*, 7 avril 1877. — *Revue de médecine*, 1882. — FERRÉOL, Sur le rhumatisme ostéo-hypertrophique des diaphyses et des os plats. In *France médicale*, 9 juin 1877. — OLLIER, *Encyclopédie internationale de chirurgie*, t. IV, p. 280.

**Anatomie et physiologie pathologiques.** — Les lésions du squelette que l'on a eu assez rarement l'occasion de constater sur le vivant et sur le cadavre varient naturellement avec la date et la marche de l'affection, avec le siège principal des accidents inflammatoires, etc. Si l'ostéite rhumatismale est une, en effet, dans sa cause essentielle, — le rhumatisme, — elle se présente avec des caractères différents suivant la marche aiguë ou chronique de l'affection, et suivant sa localisation plus ou moins nette sur telle ou telle partie du tissu osseux. Sous le nom d'ostéite rhumatismale, il faut distinguer des ostéomyélites ou plutôt des médullites, des ostéopériostites, des parostites simples qui nous paraissent les lésions les plus fréquentes, et des périostites que l'on rencontre de temps à autre avec des arthrites. La clinique justifie ces divisions en diverses formes que nous considérons comme existant anatomiquement, mais sans pouvoir, avec de nombreuses autopsies, en demander confirmation à l'anatomie pathologique. Il s'agit dans tous les cas d'un processus inflammatoire sans tendance à la suppuration, à la nécrose, faisant du rhumatisme osseux une véritable ostéite plastique.

Un gonflement plus ou moins étendu des couches parostales est la règle dans les arthrites rhumatismales aiguës, tout au moins doit-on le supposer, de par l'hypertrophie des extrémités osseuses, que nous avons souvent rencontrée à une certaine distance au-dessus et au-dessous des articulations malades. Cette augmentation de volume du squelette est-elle due à une infiltration séreuse plus ou moins abondante, des mailles du tissu cellulaire parostal, ou reconnaît-elle pour cause un simple épaississement inflammatoire de ce tissu conjonctif, le fait en lui-même n'a qu'un intérêt secondaire, il s'agit à n'en pas douter, d'une propagation aux tissus fibro-séreux voisins, de l'inflammation articulaire. Cette périostite externe secondaire ou parfois concomitante des arthrites aiguës peut se montrer primitivement et donner naissance, sur le trajet d'un os long par exemple, à une collection séreuse plus ou moins étendue dont les caractères rappellent ceux d'un épanchement intra-articulaire. La poche, de dimensions variables, est constituée par un feutrage plus ou moins épais des couches cellulaires ambiantes; le plus souvent, elle ne serait pas isolable par la dissection. Ses rapports avec le squelette constituent son caractère essentiel. Séparée de lui par le périoste, qui est probablement dans sa couche profonde, le siège d'un certain degré d'hyperémie, de tuméfaction inflammatoire par voisinage, elle ne communique en aucun point avec le tissu osseux, ce qui revient à dire que l'on ne trouve nulle part d'ulcération, de perforation du périoste conduisant sur un os dénudé.

La lésion est donc parostale, elle occupe le tissu cellulaire lâche, lamelleux, qui est assimilable à une gaine séreuse cloisonnée.

A côté de cette périostite externe rhumatismale (Duplay) se place la périostite ou mieux l'ostéopériostite de même nature; c'est alors une inflammation superficielle de l'os, caractérisée par les signes d'une ostéite plastique, sèche ou exsudative.

Dans la première forme, les lésions ne doivent pas se différencier, par leurs signes physiques, de l'ostéite traumatique, de l'ostéite syphilitique. Elles ne justifient pas une description spéciale, elles appartiennent à la catégorie des ostéites productives ou hypertrophiantes. L'hyperostose est alors plus ou moins prononcée, parfois elle occupe toute l'épaisseur, la totalité de l'os, comme dans les faits qui ont été publiés d'ostéite rhumatismale du maxillaire inférieur; le plus souvent, si toute trace de la lésion n'a pas disparu, on constate des ossifications sous-périostiques, des saillies ostéophytiques persistantes. Dans la périostite exsudative, un épanchement séreux se produit entre le périoste et l'os. Sous le nom de périostite albumineuse d'Ollier, nous avons, en 1874, décrit cette variété d'ostéo-périostite rhumatismale, reconnaissant principalement pour cause l'action du froid et pouvant se terminer par résolution. Nous nous sommes, à propos des périostites, suffisamment étendu sur l'anatomie pathologique, pour n'y pas revenir ici. — L'ostéo-périostite rhumatismale est-elle toujours hypertrophiante, nous ne le pensons pas, sans pouvoir en fournir la preuve anatomique. — Nous croyons à l'ostéite rhumatismale raréfiante dans un assez grand nombre de cas, chez des adultes; tout au moins admettons-nous, sous l'influence de rhumatisme, un certain degré de raréfaction osseuse qui prédispose aux fractures. C'est ainsi que nous avons été mainte fois frappé de la facilité avec laquelle se produisent certaines fractures du fémur, du tibia, de la rotule, chez des sujets manifestement rhumatisants, alors qu'ils avaient éprouvé depuis un temps plus ou moins long, dans l'os fracturé, des douleurs que, par exclusion, on devait considérer comme rhumatismales.

L'ostéo-myélite ou médullite dont l'existence nous semble démontrée par des douleurs centrales d'une grande acuité, sans gonflement de l'os, est très probablement caractérisée par des phénomènes congestifs du côté de la moelle, pouvant aboutir, en dernier ressort, à un état scléreux du tissu médullaire, à des ossifications intra-osseuses. Nous n'avons aucune autopsie, à l'appui de cette manière de voir, mais chez quelques malades, l'intensité des douleurs, leur persistance, leur retour, témoignent de poussées congestives susceptibles de laisser des traces plus ou moins durables.

Quant au rhumatisme chronique, qui se montre le plus ordinairement, sur les épiphyses, au niveau des extrémités articulaires, il comporte tout un ensemble d'altérations du tissu osseux dont l'étude rentre dans celle des arthrites sèches et des manifestations du rhumatisme goutteux. Pour Cadiat, l'arthrite sèche n'est qu'une variété d'ostéite rhumatismale, dont le début a lieu, en général, par une seule extrémité osseuse. Nous ne nous étendrons pas sur la pathogénie de l'ostéite rhumatismale, c'est là une question de pathologie générale qui ne saurait être résolue, et que nous ne soulèverons pas à propos du rhumatisme osseux. S'agit-il d'une maladie infectieuse avec une monade spécifique ou d'un état particulier créé par un ralentissement de la nutrition (Bouchard), les recherches les plus récentes ne permettent pas de se prononcer, et l'examen des diverses théories proposées ne touche que de loin aux manifestations osseuses de ce que l'on peut encore appeler la diathèse rhumatismale.

**Étiologie.** — Les manifestations variées du rhumatisme sur le squelette relèvent d'un ensemble de causes, qui, dans l'espèce, n'offrent aucune particularité. Signalons cependant l'action du froid, du froid humide, si fréquemment mise en relief dans les observations, et qui pour être banale dans l'étiologie du rhumatisme, n'en a pas moins une grande importance. Cette cause, nous la signalons, à propos de la périostite albumineuse qui, chez les jeunes sujets et pendant la période de développement, se montre de préférence au niveau des portions juxta-épiphysaires.

Nous connaissons des exemples d'ostéo-périostite rhumatismale, frappant des os courts, des os plats; mais les os longs, les os superficiels, le tibia, le cubitus, la clavicule et le fémur sont le plus habituellement atteints. Chez l'adulte, cette périostite ossifiante occupe un point quelconque de la diaphyse, il est rare qu'elle se localise sur une épiphyse.

**Symptomatologie.** — Les symptômes qui la caractérisent sont plus ou moins accusés, et hâtons-nous de le dire, ils n'ont par eux-mêmes aucune valeur spécifique. C'est ainsi que sur le tibia on constate une tuméfaction diffuse, peu considérable au début, en même temps qu'un peu de chaleur à la main. Ce gonflement de l'os n'atteint pas, en général, de grandes proportions; il est douloureux spontanément, à la pression, pendant la marche, mais les douleurs n'augmentent généralement pas pendant la nuit, se différenciant ainsi des douleurs nocturnes de la syphilis.

Parfois dans les inflammations parostales ou périostiques à processus exsudatif, les signes physiques seront différents.

L'os est augmenté de volume sur une étendue plus ou moins grande, mais en même temps on constate une certaine rénitence, parfois même de la fluctuation laissant supposer une collection liquide. Le plus souvent, on croit à un abcès; se décide-t-on à intervenir par une incision, on est surpris de voir s'écouler, au lieu du pus que l'on attendait, un liquide séreux, filant, dont les caractères rappellent quelquefois à s'y méprendre la synovie. Dans des cas de ce genre, on a pu craindre, au voisinage d'une articulation, de l'avoir ouverte par mégarde avec la pointe de l'instrument tranchant. L'incision donne issue, le plus habituellement, à une petite quantité de liquide, qui, dans quelques circonstances, s'échappe en assez grande abondance. Parfois une fistule succède à la simple incision de la poche, elle fournit un liquide séreux, dont les caractères sont ceux de toutes les sérosités inflammatoires; ainsi que l'ont établi les analyses qui en ont été faites.

Le début de la maladie est quelquefois annoncé par un petit frisson et par un mouvement fébrile plus ou moins intense, qui peut apparaître de temps à autre dans la forme chronique, sous l'influence de poussées inflammatoires.

Quant à la marche de l'affection, elle est subordonnée aux caractères anatomiques de la lésion. L'ostéo-périostite rhumatismale des os longs, à forme plastique, est chronique, de longue durée, elle donne lieu de temps en temps à des accidents subaigus, caractérisée par une périostose de dimensions et de volume variables, elle se termine sans suppuration et sans nécrose. La résolution peut être complète, mais il n'est pas rare de voir persister un certain degré d'hyperostose. Cette terminaison par résolution s'observe également, dans l'ostéo-périostite et la périostite externe avec épanchement, l'exsudat se résorbe et l'os revient à son volume primitif. La purulence du liquide, la suppuration de la poche seront secondaires, elles ne se produiront qu'après l'incision de la tumeur, si une antisepsie rigoureuse n'a pas mis la plaie à l'abri de l'infection.

**Diagnostic.** — Le diagnostic des manifestations osseuses du rhumatisme repose sur les divers symptômes que nous avons signalés, mais les signes locaux n'ont point par eux-mêmes une valeur suffisante, aussi devra-t-on grandement tenir compte de l'absence de traumatisme, de syphilis, de l'âge du malade, de ses antécédents, du bon état de sa santé, ces dernières causes permettant d'écarter l'idée d'une lésion tuberculeuse. Un élément important d'appréciation est la coïncidence d'attaques rhumatismales actuelles ou antérieures dans d'autres régions.

La médullite se différencie au début, de l'ostéo-périostite, par l'acuité des douleurs, sans gonflement de l'os, et les périostites de l'ostéite par une tuméfaction plus superficielle, s'accompagnant parfois de fluctuation. Ces distinctions, du reste, relativement au siège de l'inflammation, sont un peu artificielles, et la douleur que l'on rencontre dans toutes les ostéites aiguës n'a pas, dans l'espèce, de caractère particulier, nous l'avons vue plus vive pendant la nuit, se produisant à heure à peu près fixe, sans que le malade fût syphilitique. Chez quelques sujets, les souffrances rebelles constituent par leur ténacité le caractère prédominant. L'ostéite, qui peut être de nature rhumatismale, revêt alors une physionomie distincte, elle constitue une affection à part, qui malgré des lésions anatomiques semblables, mérite un nom spécial : *ostéite à forme névralgique*, et une description particulière.

Quant à la confusion qui a été commise entre une ostéite rhumatismale et un ostéo-sarcome, elle nous paraît devoir être facilement évitée dans la plupart des cas d'ostéo-périostite diaphysaire, et l'on ne doit songer à une opération, résection ou amputation, qu'après avoir demandé au temps ou à un traitement approprié le contrôle d'un diagnostic, parfois embarrassant dans les premiers temps de l'ostéite rhumatismale. Sur les os plats et courts, le gonflement est quelquefois considérable; il donne naissance à des exostoses, à des stalactites, mais ce sont là des lésions du rhumatisme chronique dans l'examen desquelles nous n'avons pas à entrer, car elles appartiennent, ainsi que nous l'avons déjà fait remarquer, à l'histoire de ce dernier.

**Pronostic.** — Le pronostic n'est pas grave. Abandonnée à elle-même, l'ostéite rhumatismale se résoudra spontanément après un temps plus ou moins long, ou laissera, à sa suite, une hyperostose variable, qui pourra être le point de départ de poussées congestives douloureuses, mais qui ne sera pas la plupart du temps susceptible de suppurer et de donner lieu à une nécrose. A la face, sur le maxillaire inférieur, on a vu l'hyperostose s'accompagner d'une déformation des plus accusées, elle aura d'autant moins de chances de disparaître que l'affection sera plus ancienne et l'ostéite condensante plus marquée.

**Traitement.** — C'est surtout dans la période hyperémique, c'est-à-dire au début de l'ostéite, qu'il sera permis de compter sur l'efficacité du traitement. La première indication est de condamner au repos la région malade, puis de lutter localement avec les divers moyens thérapeutiques journellement mis en usage contre les manifestations rhumatismales.

L'immobilisation, les sudations locales, la révulsion à l'aide de vésicatoires, de pointes de feu, sont particulièrement à recommander dans la forme plastique.

Si les douleurs sont vives, si elles ne cèdent pas à ces divers moyens thérapeutiques, il ne faut pas hésiter, on aura recours à un large débridement périostique pratiqué en plein foyer inflammatoire. Nous recommandons en pareil cas une incision cruciale dépassant aux quatre points extrêmes les limites du mal. Le périoste est-il notablement épaissi, l'os sous-jacent hyperémié présente-t-il des signes d'ostéite, on ne s'en tiendra pas à ce débridement linéaire; avec le détache-tendon, manœuvrant à partir de chaque angle de la plaie, on décollera méthodiquement le périoste. On obtient ainsi une saignée osseuse plus abondante et une décompression plus complète des tissus enflammés.

Cette intervention chirurgicale, qui doit être précoce et qu'il n'est pas permis aujourd'hui de différer avec la sécurité complète donnée par les méthodes antiseptiques, sera la plupart du temps suffisante. Si l'on supposait une ostéomyélite, il faudrait recourir à la trépanation de l'os, à l'ouverture du canal médullaire avec la gouge et le maillet, soit immédiatement, soit plutôt dans les premiers jours qui suivent l'incision périostique, alors que la persistance de la douleur indique nettement que le débridement n'a pas été suffisant. Nous entrerons du reste dans de plus grands développements sur la trépanation osseuse à propos de l'ostéite à forme névralgique, dont elle constitue le véritable traitement. Dans le cas de collection liquide, si l'épanchement ne paraît par se résorber sous l'influence du repos, des révulsifs, on ne différera pas l'incision de la poche. S'agit-il d'une ostéo-périostite superficielle, d'une périostite externe, un lavage antiseptique et des pansements compressifs amèneront le plus souvent une guérison rapide. En résumé contrairement à l'ancienne pratique, nous sommes partisan d'une intervention sanglante hâtive lorsque l'os est depuis un certain temps gonflé, douloureux à la pression; lorsque l'épanchement ne se résorbe pas. Les débridements périostiques ou intra-osseux s'imposent toutes les fois que la douleur résiste à la révulsion, à l'emploi de la quinine, de l'antipyrine, etc. Nous ne saurions, sur ce sujet, entrer dans plus de détails et, à propos de l'ostéite rhumatismale, passer en revue toute la série des moyens thérapeutiques proposés contre le rhumatisme.

# CHAPITRE VI

## OSTEITE A FORME NÉVRALGIQUE OU OSTÉO-NÉVRALGIE

L'ostéite rhumatismale s'accompagne de douleurs variables qui sont surtout augmentées par la pression et les mouvements. Exceptionnellement la souffrance revêt les caractères d'acuité, de durée, auxquels nous avons fait allusion en parlant du traitement par les larges incisions du périoste et la trépanation de l'os malade. Il est cependant une variété d'ostéite, parfois d'origine rhumatismale que nous étudierons séparément, en lui conservant le nom que lui avait donné Gosselin, d'*ostéite à forme névralgique;* affection essentiellement caractérisée par des douleurs rebelles, extrêmement vives, avec des exacerbations tantôt diurnes, tantôt nocturnes, rarement intermittentes d'une façon régulière. Les travaux d'Ollier et de ses élèves, de Duplay, etc., ont consacré cette variété d'inflammation osseuse dont l'histoire date de ces vingt dernières années.

GOSSELIN, De l'ostéite à forme névralgique ou ostéo-névralgie. *Nouveau Dictionnaire de méd. et de chir. prat.*, t. XXV, p. 537. — A. PONCET, Des larges débridements périostiques dans les ostéo-périostites douloureuses non suppurées (ostéo-périostite à forme névralgique). *Gaz. des hôpit.*, 1874, p. 909. — OLLIER, Sur la trépanation des os dans les diverses formes d'ostéomyélite. *Acad. des sc.*, 1876. — S. PERRET, De la trépanation dans les abcès des os et dans l'ostéite à forme névralgique. Thèse de Paris, 1876. — GOLAY, Des abcès douloureux des os. Thèse de Paris, 1879. — HEYDENREICH, art. OSTÉITE. *Diction. encyclop. des sc. méd.*, t. XVIII, p. 455. — OLLIER, *Encycl. internat. de chir.*, t. IV, p. 280. — GOUREAUD. Sur une forme d'ostéite chronique ou ostéite cavitaire. Thèse de Paris, 1880. — CH. AUDRY. Sur une forme d'arthrite douloureuse prolongée. Arthralgie à forme névralgique. *Revue de chir.*, 1888.

L'ostéite à forme névralgique est une variété d'ostéite chronique douloureuse, non suppurante, ne s'accompagnant pas de fièvre et de phénomènes infectieux. Cette définition vise des lésions inflammatoires qui n'ont pas de caractères anatomiques tranchés et qui appartiennent à toute ostéite plastique; cependant l'absence de suppuration et surtout l'intensité, la durée des douleurs, ne nous permettent pas de réunir dans une même description l'ostéomyélite ancienne qui, à un moment donné, prend la forme névralgique, les abcès et l'ostéite à forme névralgique. Que les douleurs osseuses soient quelquefois les mêmes dans les deux cas et qu'il soit souvent impossible de distinguer cliniquement les deux affections, nous le reconnaissons volontiers et nous admettons sans peine que des lésions diverses du squelette : ostéomyélite prolongée avec poussées inflammatoires nouvelles, abcès des os, donnent lieu à des symptômes identiques, simulant à s'y méprendre l'ostéite névralgiforme, L'existence d'une inflammation non suppurative, avec la douleur comme caractère prédominant, n'en reste pas moins une forme spéciale, qui mérite dans la nosologie chirurgicale une place à part, ne fût-elle parfois, comme nous le pensons, qu'un degré moins avancé de l'ostéite avec cavité purulente. C'est pour être plus clair que nous établissons ces distinctions.

Quoique un peu artificielles, elles répondent cependant à des modalités inflammatoires diverses que la clinique, tout au moins, doit différencier.

**Anatomie et physiologie pathologiques.** — Nous avons déjà donné à entendre que cette maladie n'a pas de lésions anatomiques spéciales, qui la séparent, dans la plupart des cas, d'autres variétés d'ostéites plastiques. C'est ainsi qu'on a noté maintes fois, dans des trépanations où l'on croyait arriver sans un abcès intra-osseux (Benj. Brodie, Barrier, Nélaton, Gosselin, Ollier, etc.), de l'hyperémie avec épaississement du périoste, de l'ostéite condensante dont les couches osseuses nouvelles donnaient à la substance compacte une épaisseur de 2 à 5 centimètres. La couronne osseuse enlevée est alors blanche, dense comme de l'ivoire. Quant au tissu médullaire, il est le siège des mêmes phénomènes plastiques : la moelle est rouge, vasculaire, parfois d'une coloration grisâtre. Sa consistance est plus grande qu'à l'état normal : chez un de nos opérés, le bouchon médullaire enlevé donnait aux doigts, par sa résistance, la sensation d'un fragment de caoutchouc. Il s'agit dans ces cas d'une véritable ostéomyélite sclérotique dont nous avons vu plusieurs exemples et qu'on observe de préférence sur les os longs. Le tibia, le fémur, l'humérus, etc., soit au niveau des portions juxta-épiphysaires, soit dans la continuité de la diaphyse, sont particulièrement atteints. L'affection a pour lieu d'élection le tissu spongieux des extrémités de la diaphyse qui ne mesurent pas moins de 8 à 9 centimètres pour l'extrémité supérieure du tibia et 7 centimètres pour son extrémité inférieure; exceptionnellement, l'épiphyse, dans son sens anatomique, doit en être le siège. Les os plats, les os courts, ne sont pas à l'abri des douleurs névralgiques. Pingaud, Ollier en ont rapporté des observations et nous avons donné des soins à une malade se plaignant, depuis deux ans, de douleurs intolérables dans le premier métatarsien du pied droit sans qu'un examen attentif révélât aucune particularité pathologique.

L'hyperostose n'est pas, en effet, constante, et à côté de l'ostéite névralgiforme caractérisée par une condensation du tissu osseux se trouve, au contraire une forme d'ostéo-névralgie, dans laquelle la substance compacte est raréfiée, diminuée de volume, avec un contenu gras, huileux. Chez une malade qui sollicitait la désarticulation de la cuisse pour des douleurs intolérables occupant le fémur, douleurs qui avaient persisté malgré plusieurs trépanations, nous avons trouvé un os raréfié, une moelle grasse, diffluente, d'une teinte rouge foncé en certains points, mais nulle part de pus ou de séquestre.

Dans ce dernier cas, il s'agit souvent d'une vieille lésion osseuse, remontant à plusieurs années et dont la guérison paraissait complète; puis un jour des douleurs sont survenues, prenant le caractère névralgique, et cela sans manifestation inflammatoire nouvelle, sans gonflement de l'os, sans que des fistules anciennes se soient ouvertes. Dans certains cas, l'ostéite peut en quelques points devenir raréfiante à un degré suffisant pour donner lieu à des vacuoles remplies de tissu médullaire en prolifération et formant ainsi des cavités à contenu fongueux (abcès fongueux, faux abcès des os).

Ces deux formes d'ostéo-névralgie ont un lien commun : la douleur, mais comme on vient de le voir, le processus anatomique est différent. L'explication des accidents douloureux ne saurait donc être la même dans les deux cas.

Dans l'ostéite sclérotique avec éburnation de l'os, il faut invoquer la compression, l'étranglément de la moelle hyperémiée avec multiplication rapide de ses éléments cellulaires. Cette explication s'impose en présence de l'amélioration du soulagement et souvent aussi de la guérison complète qu'apporte la trépanation. Quant au mécanisme de la douleur, il est probablement double. Contenue dans un canal dur et inextensible, la moelle hyperémiée ne peut se dilater, d'où la compression des filets nerveux dans le canal qu'ils parcourent et que l'ostéite condensante a rétréci; probablement aussi l'inflammation s'étend aux éléments nerveux qui se distribuent à l'os et l'étranglement ne fait qu'accroître des douleurs qui ont déjà de la névrite pour point de départ. Les recherches de Kobelt, Gros et Kölliker, ont, en effet, établi l'existence de filets nerveux dans le tissu propre des os. La douleur sera parfois simplement due à la distension du périoste par l'os augmenté de volume (Erichsen); il suffira alors de diviser les parties molles et cette membrane épaissie, pour amener une diminution immédiate des douleurs. Quoi qu'il en soit du mécanisme de la douleur, qui est du reste applicable à toutes les inflammations dans lesquelles le gonflement des tissus est entouré par des bourses plus ou moins inextensibles, un fait est certain, c'est que la douleur cède et disparaît d'autant mieux qu'une plus longue brèche a été pratiquée dans l'os. Malgré de longues et nombreuses trépanations, les souffrances persistent parfois ainsi que nous le faisions remarquer à propos d'une malade chez laquelle nous avons dû pratiquer la désarticulation de la cuisse. Le tissu osseux est alors raréfié, la moelle, grasse, huileuse, et les accidents douloureux ne sauraient être imputés à l'étranglement du tissu médullaire, à la compression des filets nerveux. Ici la cause anatomique manque, mais on devra grandement tenir compte de l'état général du malade, de son nervosisme, de l'hystérie possible. L'ostéo-névralgie est, en effet, beaucoup plus fréquente chez la femme que chez l'homme, et nos deux malades atteints d'ostéite névralgiforme de la dernière variété étaient des femmes névropathes, âgées de trente-cinq à quarante ans. Lorsque la trépanation de l'os raréfié révèle des fongosités médullaires, on constatera parfois une hyperesthésie extrême de ce bourgeon. Deux fois dans des ostéites cavitaires de l'extrémité inférieure du tibia et du radius, nous avons noté une très grande sensibilité de la membrane granuleuse qui les tapissait, le moindre attouchement avec l'extrémité d'un stylet provoquait des douleurs intolérables. A quoi est due cette hyperesthésie? très probablement à des fibres nerveuses de nouvelle formation. Chez un malade d'Ollier atteint d'une névralgie rebelle dans un foyer ouvert d'ostéite juxta-épiphysaire du radius, J. Renaut trouva sur la membrane granuleuse une néo-formation extraordinaire de fibres de Remak.

Chez quelques malades trépanés, Gosselin, Ollier, et d'autres chirurgiens ont noté, outre l'ostéite hypertrophiante, des cavités vides ou contenant toute autre chose que du pus, au milieu d'un parenchyme osseux malade. Ces altérations du squelette ne nous arrêtent pas; il s'agit, en effet, la plupart du temps, d'ostéomyélites prolongées prenant à un moment donné la forme névralgique. Elles ne doivent pas être confondues avec l'ostéo-périostite, souvent d'emblée névralgiforme, qui a pour caractères prédominants, anatomiquement, l'absence de suppuration, et cliniquement, des douleurs remarquables par leur intensité et leur durée.

**Étiologie.** — L'ostéite névralgique est relativement rare. Parmi les causes prédisposantes, signalons l'âge du sujet. C'est le plus souvent à la période moyenne de la vie, de vingt à cinquante ans, parfois avant ou après, qu'apparaît l'ostéo-névralgie, contrairement aux abcès intra-osseux que l'on rencontre surtout dans le jeune âge et l'adolescence. Tandis que les suppurations circonscrites du squelette sont plus communes chez les garçons, l'ostéite névralgique est plus fréquente chez la femme; dans quelle proportion, il est difficile de le dire, vu le petit nombre d'observations publiées : dans huit observations de Gosselin, une seule avait été prise sur un homme. Si l'examen ne révèle, au niveau de l'os douloureux, aucune lésion inflammatoire, s'il n'existe pas de gonflement appréciable, on se préoccupe de l'existence d'autres manifestations névropathiques; on songera à l'hystérie dont le diagnostic sera établi par les signes habituels de cette névrose.

La profession du malade ne paraît exercer aucune influence sur le développement de la maladie; il semble cependant, à en juger par les sujets qui entrent à l'hôpital, que l'ostéite névralgiforme s'observe plus volontiers dans la classe pauvre où les fatigues corporelles, les traumatismes prédisposent à l'inflammation du tissu osseux. Cette dernière cause, le traumatisme, a été souvent mise en avant : un coup, une chute ont certainement été, chez quelques malades, le stimulant, l'épine nécessaire au développement de la phlegmasie osseuse. N'a-t-on pas vu, du reste, l'ostéo-névralgie être consécutive à une fracture, à une fracture simple du tibia, par exemple?

Les causes générales telles que la scrofule, la syphilis, paraissent devoir être écartées, et cependant on soupçonnera toujours la syphilis au début de l'affection. Dans le doute, on aura recours au traitement spécifique comme pierre de touche.

Chez quelques malades, on a noté des antécédents rhumatismaux, la maladie s'est développée à la suite d'un refroidissement local ou général; il semble donc que l'arthritisme prédispose à cette forme d'ostéite, mais le plus souvent l'affection se développe sans cause appréciable. Lorsque nous nous sommes occupé de l'ostéomyélite prolongée, reliquat d'une ancienne ostéite juxta-épiphysaire survenue pendant l'enfance ou l'adolescence, nous avons signalé les poussées inflammatoires qui surviennent parfois à une époque très éloignée du début de l'affection, nous avons parlé des abcès des os qui peuvent alors exister et qui constituent la principale forme d'ostéo-névralgie.

**Symptomatologie**. — Les symptômes de cette ostéite sont à peu près identiques à ceux des abcès des os, avec lesquels la confusion a été si souvent commise. Le plus ordinairement, l'affection est chronique d'emblée, le malade se plaint d'une douleur plus ou moins vive en un point du squelette, il accuse une sensation de lourdeur, de pesanteur dans le membre atteint, en même temps qu'il constate un certain degré de gonflement au niveau de la région douloureuse. Cet état présente pendant un temps variable, et durant toute une première période de durée indéterminée, les signes de la maladie ne différant pas de ceux d'une ostéite ordinaire à marche subaiguë; puis, à cette indolence relative, succèdent des douleurs remarquables par leur intensité, alors que les autres symptômes restent les mêmes.

Ce dernier signe, avec la chronicité du mal et le gonflement de l'os qui n'est cependant pas constant, domine toute la série; il constitue un symptôme de premier ordre qui, par ses caractères particuliers, impose à la maladie la dénomination d'ostéite à forme névralgique. Tantôt, suivant la remarque de Gosselin, les douleurs sont presque continuelles, sous forme de battements, de

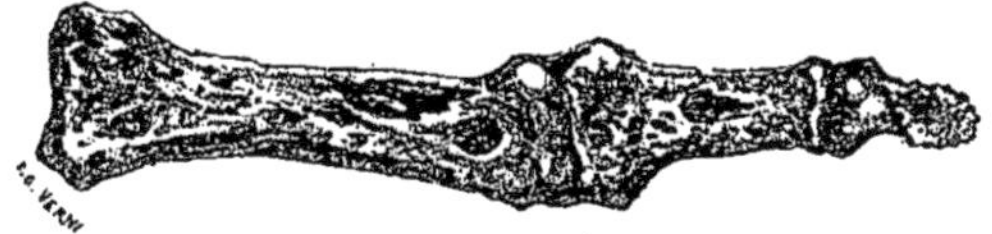

Fig. 259. — Lésions du squelette phalangien dans un anévrysme cirsoïde du médius, s'accompagnant des douleurs de l'ostéo-névralgie.

tintements, de brûlure, d'écrasement; tantôt elles se produisent sous forme d'accès, et sont plus tourmentantes la nuit que le jour. Elles se calment par moment, pour reparaître au moindre mouvement, à la plus légère pression. On observe parfois des périodes d'accalmie plus ou moins longues, chez des jeunes filles, chez des femmes névropathes; on doit alors supposer une douleur d'origine nerveuse, et l'absence de toute lésion locale donne à ce diagnostic de très grandes probabilités. Pour des os superficiels, comme le tibia, la clavicule, l'ostéo-névralgie hystérique, lors des crises douloureuses, s'accompagne parfois d'un léger gonflement périostique, d'une certaine rénitence pouvant induire en erreur et laisser supposer des lésions inflammatoires qui n'existent pas. Chez une jeune femme atteinte d'ostéite à forme névralgique des deux clavicules, avec maximum de douleurs au niveau de l'extrémité interne de ces os, les phénomèmes congestifs étaient tels à certains moments, les douleurs étaient si vives à la plus légère pression, que la malade nous avait été envoyée avec le diagnostic de : tuberculose claviculaire double. Aucune amélioration durable n'ayant été obtenue par une médication générale et par un traitement local avec révulsion sous diverses formes, j'incisai des deux côtés, avec le bistouri, sur les régions douloureuses. Une exploration attentive ne révéla aucune particularité pathologique; il s'agissait bien d'une forme névropathique. Après cette intervention, soit action locale, soit suggestion, les douleurs disparurent complètement et depuis huit mois la guérison s'est maintenue complète.

Par le fait des souffrances vives qu'ils éprouvent, des insomnies répétées qui en sont la conséquence, etc., les malades condamnés au repos maigrissent, perdent leurs forces, leur état général devient assez mauvais pour que le diagnostic de la nature de l'affection, en dehors d'un examen complet, puisse de prime abord présenter des difficultés.

**Diagnostic.** — Le diagnostic de l'ostéo-périostite à forme névralgique découle des caractères mêmes des douleurs accusées par les malades. Rien n'est donc plus simple, suivant les renseignements donnés, que de conclure à une ostéo-névralgie, mais il importe d'en préciser la nature, de déterminer la cause des douleurs internes et rebelles. On peut hésiter entre les diverses modalités cliniques à forme névralgique que nous avons envisagées.

L'absence de gonflement de l'os douloureux, l'ancienneté de la lésion, sans menace de suppuration, sans aucune manifestation inflammatoire du côté de la peau, feront supposer une névrite, une névralgie osseuse, en un mot. On songera à l'ostéo-névralgie que nous pourrions appeler essentielle, caractérisée par l'absence de lésions inflammatoires cliniquement appréciables et parfois difficiles à apprécier lors de la trépanation osseuse qui permet une exploration directe des tissus douloureux.

On diagnostiquera une ostéite parenchymateuse, une ostéomyélite avec suppuration profonde, avec abcès intra-osseux, en tenant compte de quelques signes locaux qui ont, dans l'espèce, une grande valeur : hyperostose de l'os douloureux, empâtement péri-osseux, rougeur de la peau, etc. La marche de la lésion, les commémoratifs ont ici une grande importance, d'autant mieux qu'il s'agit le plus souvent d'un réveil d'une vieille lésion inflammatoire, d'une ancienne ostéo-périostite qu'on pouvait souvent considérer comme guérie depuis de nombreuses années. A propos de l'ostéomyélite prolongée, nous avons parlé du réveil de ces foyers pathologiques donnant naissance à des abcès intra-osseux, révélés par les douleurs horribles de l'ostéo-névralgie.

La dernière variété d'ostéo-périostite à forme névralgique se rencontre chez des femmes nerveuses, chez des hystériques. Un point du squelette devient douloureux à la façon d'un tubercule cutanée, d'une tumeur du sein, etc. ; en pareil cas, les stigmates de l'hystérie peuvent faire défaut; et, si ce n'était la guérison parfois spontanée de l'affection, on pourrait supposer une lésion inflammatoire à évolution lente. On devra songer à une manifestation de l'hystérie lorsque des hémi-anesthésies, des troubles sensoriels, etc., révèleront l'existence de cette névrose.

Toute lésion de squelette peut s'accompagner des accidents douloureux de l'ostéo-névralgie; dans un cas d'anévrysme cirsoïde du médius, la désarticulation était nécessitée non-seulement par la maladie elle-même, mais par les douleurs à forme névralgique auxquelles elle donnait lieu.

**Pronostic.** — En raison de ses diverses modalités cliniques, l'ostéo-périostite comporte un pronostic qui doit être parfois réservé. On a vu, en effet, la douleur résister aux traitements les plus variés et, avant l'emploi des méthodes antiseptiques, la trépanation qui est, dans l'espèce, particulièrement indiquée, était employée comme dernière ressource, en raison des complications septiques auxquelles elle exposait le blessé. Aujourd'hui, avec les moyens dont nous disposons et qui donnent aux plaies osseuses créées par le chirurgien, une innocuité complète, le pronostic de l'ostéo-névralgie s'est notablement modifié. Dans l'arthrologie à forme névralgique, nous avons dû amputer des malades chez lesquelles les douleurs avaient résisté à toute espèce de traitement.

**Traitement.** — Cette affection réclame, en effet, comme traitement, lorsque les douleurs sont rebelles, tenaces, lorsqu'elles ont résisté aux moyens généralement employés, la trépanation conseillée par Gosselin dès 1875, la tunnélisation osseuse (Ollier).

La thérapeutique est naturellement subordonnée à la nature de l'ostéo-périostite.

S'agit-il d'une localisation douloureuse sur un point du squelette, chez une hystérique, la révulsion locale sous forme de vésicatoire, de pointes de feu, etc., un traitement général de la névrose, la suggestion tout particulièrement doivent être employées. Le simulacre d'une opération, l'incision de la peau, du périoste au niveau de la région douloureuse, peuvent être le meilleur mode de suggestion, ainsi que nous l'avons constaté chez une jeune hystérique atteinte depuis plusieurs mois de douleurs vives au niveau du condyle interne du tibia. Il n'existait à ce niveau aucun signe de lésion inflammatoire et la guérison complète qui suivit l'opération témoigne encore en faveur de ce diagnostic.

S'agit-il d'une lésion inflammatoire : ostéo-périostite plastique, abcès intra-osseux, on ne se contentera plus de larges incisions périostiques, il faut remplir autrement l'indication causale des douleurs et intervenir par la trépanation (Ollier). Cette opération doit être hâtive ; elle est nécessairement indiquée, dès qu'après quelques jours, quelques semaines au plus, d'un traitement local et général, les douleurs ont persisté avec leur caractère d'acuité qui donne à la maladie une physionomie spéciale.

On multipliera, s'il y a lieu, les couronnes de trépan, on perforera l'os de part en part, persuadé qu'il s'agit de phénomènes d'étranglement, de compressions nerveuses, que de larges débridements peuvent seuls faire complètement disparaître.

Duplay (*Archiv. méd.*, 1888) a signalé une forme spéciale de mastoïdite, qu'il appelle mastoïdite condensante ou sclérotique, douloureuse ou névralgique, dans laquelle la trépanation de l'apophyse mastoïde intacte, mais condensée, met fin aux douleurs violentes dont souffrent les malades. Deux fois nous avons observé semblable forme de mastoïdite ; dans un cas les douleurs persistèrent, malgré la trépanation, pendant vingt-quatre heures, pour disparaître complètement à la suite de l'élimination spontanée d'un bouchon muco-purulent.

# CHAPITRE VII

## NÉCROSE PHOSPHORÉE

La nécrose phosphorée est une ostéopathie particulière, professionnelle, ayant son point de départ dans l'un ou l'autre des maxillaires, et à peu près exclusivement développée chez les ouvriers qui fabriquent des allumettes avec du phosphore blanc.

Elle fut décrite pour la première fois en 1845 par Lorinser à Vienne et par Strohl à Strasbourg; or, peu d'années auparavant, l'industrie des allumettes s'était établie en Allemagne.

Vue par Wilks, par Stanley, elle fut étudiée en Angleterre par Bristowe. En 1847, Bibra et Geist en firent l'objet d'un travail important. Le premier travail français classique est la thèse de Trélat (1857). En 1866, la thèse d'Haltenhoff (de Zurich) inspirée par Billroth, puis celle de Jagu (1874), ont rassemblé la plupart des documents postérieurs de quelque intérêt. Un rapport de Magitot à l'Académie de médecine (1888) nous a fourni de précieux renseignements hygiéniques.

**Étiologie et pathogénie.** — Les premiers observateurs furent frappés de ce fait que la maladie se rencontrait chez les seuls ouvriers occupés à la fabrication des allumettes phosphorées, et non pas chez ceux qui font le phosphore lui-même. Dupasquier attribuait alors les accidents aux impuretés du phosphore, à l'arsenic, par exemple. On doit admettre simplement que cette immunité des fabricants de la matière première est due a une hygiène mieux entendue.

Lorinser avait pensé que les lésions profondes de la face devaient être considérées comme l'expression d'une intoxication générale de l'organisme saturé en bloc; il expliquait de la sorte le cas d'apparence paradoxal où il avait vu la maladie débuter par l'os malaire. Adams adopta cette opinion; et, en 1862, Degner la reprit à son tour, après avoir amputé la cuisse d'un ouvrier en allumettes, chez lequel il avait été frappé de l'hyperostose périostique du fémur qu'il avait eu à scier. Des expériences qu'il entreprit alors, Degner conclut que le phosphore pris à l'intérieur agit en exagérant les propriétés plastiques du périoste; on peut dès maintenant accepter dans une certaine mesure la réalité de l'influence exercée par le phosphore sur l'ossification. Les travaux cliniques de Kassovitz sur le rachitisme, après les expériences de Wegner, ne laissent guère de doute sur cette action, quelle que soit du reste la façon dont on puisse l'interpréter. Malgré ces recherches, de nombreux points relatifs à l'étiologie et à la localisation de la nécrose phosphorée sont encore à élucider.

Dès le début, Strohl s'était arrêtée à la conception d'une lésion primitive de la gencive étendue secondairement aux maxillaires, mais comme la muqueuse gingivale seule est atteinte, il restait à expliquer cette dernière élection.

Th. Roussel fit intervenir l'influence exercée par les caries dentaires préexistantes. Les érosions dentaires ouvraient aux vapeurs phosphorées des voies d'accès directes conduisant sur la pulpe de l'organe, d'où la lésion pouvait s'étendre et gagner l'alvéole. Les expériences de Bibra et Geist semblèrent donner à cette manière de voir une base solide, jusqu'au jour où Trélat, puis Haltenhoff, montrèrent que la maladie pouvait frapper des sujets dont la dentition était irréprochable. Ces auteurs admettaient cependant la réalité et l'importance de cette cause, mais seulement à titre de prédisposition.

Cette localisation gingivale trouve peut-être son explication dans ce fait que la muqueuse à ce niveau est moins robuste que sa voisine, qui seule est pourvue de glandes et peut facilement réparer sa desquamation. Les recherches plus récentes de Wegner achèvent, du reste, de mettre hors de doute l'action directe et locale des vapeurs phosphorées; leur action est d'autant plus prompte et plus intense si l'on blesse artificiellement les gencives des animaux mis en expérience.

L'opinion de Magitot est bien conciliable avec les faits précédents. Cet auteur revient à la théorie de Th. Roussel, mais il ajoute que la carie dentaire n'acquiert une importance considérable que lorsqu'elle est devenue pénétrante et profonde.

En tous cas, il semble qu'à l'heure actuelle on soit bien autorisé à voir dans l'action locale, plus ou moins indirecte, des vapeurs phosphorées, l'origine de la maladie qui nous occupe.

Comment agissent les vapeurs phosphorées? Salter croyait que l'acide phosphorique dissout dans la salive vient former à la surface des os un hyperphosphate, Bibra faisait jouer un rôle à l'ozone. Haltenoff remarque que la salive a perdu son alcalinité. En réalité, il ne semble pas qu'on soit encore bien fixé sur la nature exacte du processus irritatif engendré par les vapeurs phosphorées.

Au point de vue clinique, la maladie peut être considérée comme absolument et exclusivement professionnelle. Dans leur article classique sur les affections des maxillaires (*Dictionnaire de Dechambre*), MM. Monod et Guyon restent sceptiques à l'endroit des quelques faits de nécrose phosphorée observés en dehors du cadre étiologique ordinaire. Il y a lieu d'imiter leur réserve et l'on peut encore admettre que la nécrose phosphorée se rencontre exclusivement chez des ouvriers qui fabriquent des allumettes.

La « trempe » et le « séchage » des allumettes sont les temps les plus dangereux de la fabrication; la maladie frappe avec une prédilection marquée les ouvriers qui y sont occupés. Il faut surtout accorder à l'hygiène du travailleur et de l'usine un rôle très important. Le rapport de Magitot démontre, jusqu'à l'évidence, la gravité de cette notion. Les ateliers mal installés, ceux dans lesquels on n'apporte pas une surveillance particulière à la propreté manuelle, ceux surtout dans lesquels on n'exerce pas un contrôle rigoureux de la bouche des ouvriers, présentent une proportion d'accidents bien plus élevée que les autres, et la prophylaxie a toujours donné sinon des résultats parfaits, du moins une amélioration notable.

Notons du reste ce fait capital que le *phosphore blanc* seul semble devoir être redoutable; le *phosphore rouge* n'est pas dangereux.

Il n'y a pas lieu de faire jouer à l'hérédité, au sexe, aux antécédents personnels un rôle bien sérieux.

La maladie est d'ailleurs en réalité fréquente, bien entendu dans les endroits où l'on fabrique des allumettes. Magitot a pu facilement baser son rapport sur l'analyse de quelques centaines d'observations.

La nécrose phosphorée peut survenir à des époques très variées. On l'a vue atteindre des ouvriers entrés à l'atelier depuis cinq mois; d'autres ont été frappés après dix-huit ans de séjour. Dans quelques cas, exceptionnels d'ailleurs, la maladie s'est manifestée chez des sujets qui avaient abandonné leur profession depuis un certain temps, depuis plusieurs mois([1]).

**Anatomie pathologique.** — Les lésions peuvent siéger sur l'un et l'autre maxillaire; cependant le maxillaire inférieur est atteint le plus fréquemment, du moins au début de l'affection. Lorinser aurait vu débuter les accidents par l'os malaire.

Quant à l'extension du processus, elle est parfois considérable. On sait depuis longtemps que le mal peut se propager aux os de la base du crâne, les détruire et amener des lésions de méningo-encéphalite mortelle; les observations de cet ordre ne sont même pas très rares.

Les altérations du tissu osseux appartiennent à trois processus associés, isolés, ou consécutifs : 1° la périostite; 2° la réaction ostéogénique consécutive; 3° la nécrose.

L'inflammation du périoste commence au niveau de la région alvéolaire; elle évolue lentement et décolle petit à petit le périoste du maxillaire, dont il est bientôt séparé par une nappe de pus.

En même temps apparaissent aux dépens du périoste des productions ostéophytiques de deux ordres : les premières disposées en lamelles fines, irrégulières, spongieuses, recouvrent la surface de l'os auquel elles adhèrent; les autres au contraire se stratifient en couches appliquées contre le périoste épaissi qu'elles tapissent et doublent. Ces dernières productions sont alors envahies par l'infection et toute la masse : os nouveau, os ancien, devient le siège d'un travail de raréfaction caractéristique, d'autant plus accusée qu'on se rapproche du centre atteint de nécrose totale.

En effet, la partie du corps du maxillaire dont le périoste est décollé, se trouve privée de ses vaisseaux; et ne tarde pas à mourir en partie ou en tota-

([1]) Parmi les affections osseuses d'origine professionnelle et à ce titre méritant de prendre place à côté de la nécrose phosphorée, nous citerons les lésions des os chez les tourneurs de nacre. Ces altérations du squelette, signalées il y a vingt ans par Englisch et Gussenbauer, ont été observées dans ces dernières années à Berlin par Lewy. Gussenbauer explique ces lésions du maxillaire inférieur, des phalanges, des os longs, etc., par des embolies de petits vaisseaux, provoquées par les poussières dégagées en grande quantité pendant le travail de la nacre.

lité. L'altération, dans sa marche lente et constamment extensive, peut ainsi détruire de proche en proche la totalité du maxillaire transformé en un vaste séquestre, encastré dans des productions périostiques nouvelles, malades elles-mêmes et d'élimination difficile. La lésion franchit les sutures, les articulations, elle entame à leur tour l'ethmoïde, le palatin, le temporal, l'occipital et s'étend parfois jusqu'à l'apophyse basilaire.

L'os détruit peut se régénérer grâce à son périoste. Au maxillaire supérieur, cette réédification est exceptionnelle; cependant les faits d'Ollier, de Billroth, de Guérin, etc., sont bien démonstratifs. Elle est moins rare au maxillaire inférieur. Souvent les couches osseuses réactionnelles et réparantes sont attaquées aussitôt que construites. Salter a été témoin de la résorption d'un fragment néoformé.

Quant aux autopsies des viscères, elles n'ont pas donné de résultats particuliers. Bucquoy avait pensé que le phosphore amenait une stéatose généralisée; son opinion n'a pas été confirmée.

**Symptomatologie.** — Les accidents relèvent des lésions des dents et des maxillaires.

Les altérations dentaires sont très généralement les premières. Elles se manifestent par des douleurs intenses siégeant le plus souvent au niveau d'une dent cariée. Ces accès sont tantôt continus, tantôt paroxystiques.

Bientôt les gencives sont prises; elles se tuméfient, deviennent rouges. La salive se teint de sang. Les dents se déchaussent, s'ébranlent, sont noyées dans le pus.

Les accidents du côté des maxillaires suivent de près. Les alvéoles sont atteints, et il se produit une inflammation phlegmoneuse plus ou moins intense qui évolue suivant les segments osseux; ces derniers peuvent être envahis par places, ou en bloc. La difformité extérieure atteint son maximum quand le maxillaire supérieure est malade; devenue énorme, elle distend les joues, déforme le nez, gonfle le front, puis une fois la suppuration installée, les phénomènes cliniques liés aux grandes nécroses apparaissent. Le pus très abondant, riche en acide phosphorique, fétide comme tous les pus de la bouche, se fait jour et vient s'écouler soit au niveau des gencives dévastées, soit à travers la peau qui se décolle et s'ulcère.

A cette période, les douleurs, jusqu'alors très intenses, ont cessé. Chaque fistule conduit sur des séquestres infects, solidement fixes; petit à petit, ils se mobilisent, perdent leurs connexions, et finissent par s'éliminer lentement en totalité ou en partie, au milieu de flots de pus.

Tous ces phénomènes se succèdent pendant un laps de temps très étendu; car la longue durée, les poussées successives, la ténacité sont autant de traits caractéristiques de la maladie.

En même temps, dans nombre de cas, l'état général devient mauvais sous l'influence de cette suppuration intra-buccale; la salivation épuise le malade, quelquefois il s'y joint des troubles d'intoxication générale par le phosphore; et surtout par les produits septiques qui remplissent la cavité buccale et qui sont en partie déglutis. Dans cet empoisonnement continu se trouve l'explication des complications pulmonaires, sur lesquelles Gendrin et Roussel ont appelé l'attention. D'autres sujets, ainsi que Lallier l'a fait remarquer, restent presque indemnes de tous phénomènes généraux ; la maladie reste locale, relativement légère, facilement tolérable, mais ces formes bénignes sont moins fréquentes.

Autrefois, quand le malade n'était pas soustrait à l'influence toxique de son milieu professionnel, la nécrose phosphorée se terminait souvent par la mort, surtout si l'ouvrier ne pouvait ou ne voulait pas se résigner à des soins rigoureux.

Exceptionnellement, la terminaison fatale est le fait d'une méningite aiguë consécutive à l'envahissement des os de la base du crâne. Habituellement les malades succombent à l'albuminurie, à la cachexie, à des accidents pulmonaires, etc., dont la pathogénie infectieuse ne saurait être mise en doute.

L'érysipèle constitue une complication banale ne présentant pas une grande gravité. Les hémorrhagies abondantes sont bien rares, et le malade n'est guère emporté par des accidents d'ordre purement local. On connaît bien aujourd'hui, comme nous le faisions observer, les dangers de toutes les suppurations, de toutes les septicémies qui versent leurs produits dans la cavité buccale. Suivant la remarque de König, la pneumonie par aspiration a dû plus d'une fois faire croire à l'existence d'une tuberculose pulmonaire dont la réalité ne nous paraît pas démontrée.

Lorsque les malades guérissent, ils gardent des cicatrices difformes, des fistules indéfiniment persistantes qui font communiquer la cavité buccale avec l'extérieur. La déglutition peut rester à jamais entravée si le malade a éliminé de vastes séquestres alors qu'aucune régénération osseuse ou ostéo-fibreuse n'est venue remédier d'une façon plus ou moins satisfaisante à de telles pertes de substance.

La maladie évolue très lentement ; elle n'affecte pas de tendances à la guérison spontanée, aussi longtemps du moins que l'élimination des séquestres n'est pas achevée, et l'on sait combien elle est longue et difficile.

Solidement fixées, les parties nécrosées ne se mobilisent qu'après de longs mois de suppuration. Parfois de petits foyers d'infection nécrotique restent torpides dans l'os qui paraît guéri et se réveillent brusquement après un temps plus ou moins long ; de rechutes en rechutes, l'affection dure pendant des années.

Assez rarement, la maladie semble avorter et reste limitée à des accidents inflammatoires simples et modérés.

Le pronostic doit être considéré comme grave. Trélat, en 1857, comptait 1 mort sur 2 malades quand les 2 maxillaire sont pris ; 1 sur 3 si le maxillaire supérieur seul est malade ; 1 sur 4 s'il s'agit du maxillaire inférieur.

Les observations de Billroth relatées par Haltenhoff donnent une mortalité de 4 sur 24.

Des notions plus complètes sur la nécrose phosphorée, et surtout les progrès de l'antisepsie, semblent en avoir considérablement amélioré le pronostic.

**Traitement.** — Avant tout, il faut songer à établir des mesures prophylactiques sérieuses. Un fait paraît bien acquis : c'est que le phosphore rouge ne provoque pas d'accidents. Les hygiénistes en ont très naturellement conclu (Brouardel, etc.) à la suppression du phosphore blanc dans les ateliers de fabrication des allumettes, mesure qui d'ailleurs avait déjà été appliquée depuis longtemps dans des usines lyonnaises.

Il est évident que c'est là le moyen le plus sûr d'éviter des accidents et il n'est pas douteux, quoi qu'en dise M. Magitot, que cette mesure ne soit parfaitement exécutable, sans pour cela compromettre l'existence de cette industrie, puisque ailleurs elle a pu être appliquée avec un plein succès. La gravité de la maladie est d'autre part assez grande pour que l'on ne tienne pas compte de considérations secondaires.

En effet, si l'hygiène des ateliers, la surveillance exercée sur les ouvriers, la propreté des mains dans les repas, le soin des altérations dentaires, la visite obligatoire et rigoureuse de la bouche peuvent et doivent diminuer la proportion et la gravité jadis considérable des accidents, toutes ces précautions cependant ne suffisent pas à supprimer la maladie, et il y a lieu de souhaiter que les pouvoirs publics assurent la mise en pratique des mesures élémentaires indiquées par les hygiénistes.

Quant au traitement des accidents une fois établis, il varie évidemment suivant la période de la maladie.

Le premier soin devrait être toujours de soustraire le malade à son milieu toxique, et de relever son état général si ce dernier est menacé.

Dans la mesure du possible, on pratiquera l'antisepsie toujours difficile de la bouche, en nettoyant les chicots dentaires, en surveillant l'état des gencives, en lavant la cavité avec des solutions boriquées ou salicylées.

Quant à l'intervention, du moins dans les cas typiques, elle a été l'objet de longues discussions.

Lorinser, Trélat, etc., pensaient qu'il ne fallait opérer et enlever le séquestre que lorsqu'il était devenu mobile; Lailler, la plupart des chirurgiens anglais sont généralement du même avis, mais les faits invoqués par Billroth, Pitha, Schuh, ont montré qu'il était souvent préférable d'intervenir beaucoup plus tôt et de ne pas laisser persister indéfiniment un état de choses qui par lui-même compromettait la vie du malade.

A l'époque où paraissaient les recherches d'Ollier sur le périoste, Billroth montra l'utilité qu'il y avait à conserver en pareil cas la gaine ostéogénique. Il s'efforçait d'exécuter des opérations partielles, irrégulières, de véritable séquestrotomies précoces, aussi économiques que possible. Sa manière de faire est acceptée en Allemagne.

En France, après les faits antérieurs de Maisonneuve (1849), puis de Verneuil, après les recommandations précises de Richet, les chirurgiens ont généralement adopté la même façon d'agir. Il est également conforme à la logique et à l'étude des faits de s'y rallier.

# CHAPITRE VIII

## RACHITISME

On désigne sous ce nom une maladie de la période de croissance, liée à des troubles généraux de la nutrition, et caractérisée par des altérations du tissu osseux et des déformations du squelette.

Nous croyons utile de faire rentrer dans la définition du rachitisme la notion des troubles généraux de la nutrition ; ce serait une erreur de considérer cette affection comme une simple altération du tissu osseux. L'importance de l'état général ne se manifeste pas seulement dans la symptomatologie, elle se montre encore et surtout dans l'étude des conditions étiologiques de cette maladie.

Il nous importe peu de savoir si le mot rachitisme vient de *rachis*, exprimant ainsi la fréquence des déviations vertébrales, ou s'il dérive de *rickets*, appellation populaire de cette maladie en Angleterre.

**Historique.** — En 1650, Glisson publia le premier ouvrage important sur le rachitisme. Il a laissé une excellente description symptomatique de cette affection et s'est efforcé d'en déterminer les conditions étiologiques ; il considère cette maladie comme nouvelle et prétend qu'elle n'apparut en Angleterre que trente ans avant le moment où il écrivit son livre. Les phrases qu'on a recueillies dans les auteurs plus anciens et dans lesquelles on a prétendu voir la constatation de l'existence plus antérieure du rachitisme manquent absolument de précision.

Le rachitisme a-t-il débuté au commencement du XVII^e^ siècle ou existait-il dans les temps anciens? — C'est là une question pleine d'intérêt, mais il nous semble qu'on manque d'arguments démonstratifs pour la résoudre dans l'un ou dans l'autre sens.

C'est au commencement du XIX^e^ siècle seulement que parurent de bonnes descriptions anatomo-pathologiques du rachitisme. Rufz, en 1834, J. Guérin, en 1839, décrivirent le tissu chondroïde et le tissu spongoïde. Broca, en 1852, fit une étude à la fois macroscopique et microscopique des lésions rachitiques ; il fut le premier à établir une comparaison entre les processus d'ossification dans les os normaux et les os rachitiques. Kœlliker, Virchow, Müller, poursuivirent ces recherches en Allemagne.

Au point de vue clinique, les descriptions de Trousseau et de Lasègue (1848-1850) méritent de rester classiques.

Dans ces dernières années ce sont les questions d'étiologie qui ont surtout attiré l'attention. Citons les expériences de L. Tripier consignées dans son article RACHITISME du *Dictionnaire encyclopédique des sciences médicales*, les tentatives de Heitzmann faites avec l'acide lactique, celles de Wegner et de Kassowitz avec le phosphore.

Les travaux de Parrot (1880) ayant pour but d'établir une relation de causalité entre la syphilis et le rachitisme ont été vivement discutés et ont provoqué des travaux intéressants. Les éléments de la discussion sont bien groupés dans la thèse d'Assada (Lyon, 1886), dans l'article de Cazin et Iscovesco (*Archives générales de médecine*, 1888) et dans celui de Comby (*Revue mensuelle des maladies de l'enfance*). La thèse d'Assada contient en outre une excellente description histologique des lésions rachitiques d'après les recherches de J. Renaut (de Lyon).

**Étiologie.** — Les causes du rachitisme ne sont pas connues. Nous devrons donc étudier dans ce chapitre les conditions dans lesquelles on voit se développer cette affection, les théories pathogéniques invoquées et les tentatives expérimentales faites dans le but de produire cette maladie.

*Age.* — Le rachitisme se montre pendant la période de croissance. On peut à ce point de vue distinguer un rachitisme développé pendant la vie fœtale, un autre développé pendant la première enfance et un troisième qui apparaîtrait vers l'époque de la puberté. Le rachitisme fœtal ou congénital et le rachitisme de la puberté nécessitent une discussion que nous renvoyons à la fin de ce chapitre. Nous nous occuperons tout d'abord et surtout du rachitisme de la première enfance; il peut se montrer dans le cours des cinq premières années, mais avec une fréquence qui varie beaucoup suivant les époques considérées; c'est ainsi que les cas observés dans le cours des deux premières années constituent à peu près les 80/100 de la totalité des observations recueillies par Guérin. Cette énorme proportion nous paraît peut-être encore inférieure à la vérité et l'on pourrait presque formuler l'opinion suivante : « Le rachitisme se développe vers la fin de la période de lactation, c'est-à-dire vers la fin de la première année et le commencement de la seconde. » Beaucoup de cas rapportés à la troisième et à la quatrième année avaient débuté antérieurement ou bien encore n'étaient que des poussées nouvelles d'un rachitisme antérieur.

*Sexe.* — L'influence du sexe n'a jamais été bien démontrée. Les statistiques établissent en général, un peu plus de filles que de garçons, mais ces derniers sont néanmoins encore très nombreux et la différence des chiffres n'est pas grande.

*Hérédité.* — Cette influence a été très diversement interprétée. Pour quelques auteurs, le rachitisme des parents pourrait faire développer la même affection chez leurs descendants. Pour d'autres observateurs, toutes les causes débilitantes qui ont pu affaiblir les parents sont capables de produire ou de favoriser le rachitisme des enfants. On trouve souvent des enfants rachitiques dont les parents ne présentent aucune tare constitutionnelle; inversement il n'est pas rare de rencontrer des enfants sains issus de parents rachitiques ou débilités. De ces faits on doit conclure, il nous semble, que la débilitation transmise par les parents peut bien constituer une certaine prédisposition au développement du rachitisme, mais que l'influence héréditaire ne saurait être par elle-même une cause bien positive et bien efficace.

*Influence de diverses maladies.* — Les rapports du rachitisme avec la scrofule et la tuberculose ont donné lieu aux opinions les plus contradictoires ; les uns, avec Beylard et Trousseau, admettent un certain antagonisme entre ces affections; les autres, avec Broca, considèrent le rachitisme comme la suite fréquente et presque comme la conséquence de la scrofulo-tuberculose. Pour nous, les deux maladies ne sont nullement incompatibles, mais on rencontre des rachitiques qui n'ont jamais eu de manifestations scrofuleuses, et en assez grand nombre pour que nous rejetions absolument la scrofule comme cause directe du rachitisme.

L'influence des maladies aiguës (broncho-pneumonies, rougeole, scarlatine) nous paraît également contestable; les affections pulmonaires peuvent être la conséquence du rachitisme, mais elles n'en sont pas la cause; quant aux fièvres éruptives, leur rapport avec l'affection qui nous occupe n'est qu'une coïncidence possible.

*Syphilis.* — La question des rapports de la syphilis et du rachitisme mérite de nous arrêter davantage. Depuis longtemps déjà (Boërhaave, Astruc, Portal) on avait essayé d'établir un lien de causalité entre les deux affections, mais la discussion prit une allure plus précise et plus scientifique à la suite des travaux de Parrot. C'est au Congrès de Londres, en 1881, que cet auteur affirma son opinion, à laquelle ses travaux antérieurs sur la syphilis osseuse donnait un grand poids. Pour lui, le rachitisme reconnaît comme cause unique la syphilis tertiaire et constitue l'altération la plus avancée parmi celles qui frappent le système osseux. Cette opinion absolue, exclusive, formulée comme un dogme, plaçait la description du rachitisme dans la série des chapitres consacrés à la description de la vérole. La conclusion de Parrot était basée surtout sur des raisons anatomo-pathologiques ; pour cet auteur, la syphilis se manifesterait sur les os par la production d'ostéophytes, par l'altération gélatiniforme de la moelle, quelquefois par le décollement des épiphyses et par l'apparition du tissu spongoïde; ces manifestations seraient les étapes successives du processus syphilitique, et le dernier terme, la production du tissu spongoïde, ne serait autre chose que le rachitisme. A côté des lésions osseuses, Parrot décrit des lésions satellites accompagnant le rachitisme dans la majorité des cas, lésions qu'il considère comme incontestablement syphilitiques et qui constituent pour lui des preuves nouvelles de l'essence spécifique du rachitisme. Ces lésions satellites sont la glossite desquamative, les érosions dentaires et les stigmates de la peau. La valeur de Parrot et la précision scientifique de ses arguments expliquent le nombre des travaux publiés depuis quelques années et tendant à faire le jour sur cette question. Nous ne partageons nullement l'opinion de cet auteur et nous allons essayer de présenter en faisceau les arguments qu'on peut lui opposer.

Nous ne croyons pas tout d'abord que les lésions de la syphilis osseuse conduisent par des transitions insensibles aux lésions du rachitisme ; il n'existe, en effet, comme nous l'avons montré, en décrivant les altérations syphilitiques du squelette chez les nouveau-nés, aucune similitude entre ces lésions et celles du rachitisme.

Les lésions satellites sont loin d'avoir la valeur que leur attribuait Parrot comme signes de syphilis. La glossite desquamative n'est nullement caractéristique. C'est une affection parasitaire due probablement au développement d'un cryptogame (Vanlair); ses relations avec la vérole ne sont pas démontrées. Les érosions dentaires sont également contestables quant à leur nature syphilitique. Ces déformations consistent en des dépressions en sillons ou en cupules qui se montrent sur le bord ou sur la face antérieure des dents. Ces lésions sont fréquentes dans le rachitisme. Hutchinson affirma en 1859 que ces altérations étaient un signe important de syphilis héréditaire. Parrot alla plus loin en disant que la syphilis est la cause essentielle, unique, des érosions dentaires. Panas, Dolbeau, Magitot s'élevèrent contre cette théorie. Assada la combat également dans sa thèse. Les raisons qu'il apporte, ainsi que Blanc et Horand, nous paraissent absolument démonstratives; il cite en effet plusieurs observations d'érosions dentaires constatées chez des malades adultes, qui contractaient la syphilis, ou dont les parents devenaient syphilitiques. Si la vérole avait été la cause des altérations dentaires, ces sujets auraient dus être vaccinés contre une nouvelle infection syphilitique. On peut ajouter que des animaux (vaches, chevaux, etc.), chez lesquels la syphilis n'existe pas, ont pu présenter des érosions dentaires manifestes.

On se saurait accorder une valeur pathognomonique plus grande aux stigmates de la peau. Ces cicatrices légères, observées sur la face postérieure des cuisses, sur les fesses, sur la région sacrée, peuvent en effet être dues à des éruptions quelconques développées sous l'influence de causes irritatives variées qui n'ont rien de commun avec la syphilis.

Les relations de la syphilis et du rachitisme peuvent être combattues par des arguments plus directs.

On remarquera tout d'abord que le rachitisme est incomparablement plus fréquent dans la classe pauvre que dans la classe riche, tandis que la syphilis est plus répandue dans la classe aisée.

La distribution géographique nous fournit des données plus précises. Le rachitisme est, en effet, à peu près complètement inconnu dans certains pays où la vérole sévit avec une grande fréquence et une extrême gravité. Cette observation est vraie surtout pour un certain nombre de pays chauds. Dans le nord de l'Afrique, en Algérie, en Tunisie, au Sénégal, on n'observe presque pas de rachitiques, et l'on voit beaucoup de véroles graves. On peut en dire autant de l'Amérique centrale, des Antilles, du Mexique, du Pérou, de Taïti, de la Martinique, de Ceylan, du Japon, de la Chine, de Java, des Indes, de la Syrie, de l'Arabie, de la Grèce. Le rachitisme est au contraire plus fréquent dans les climats humides et à température plus basse, en Angleterre, en Hollande, en France, dans le nord de l'Allemagne, aux États-Unis, au Canada. Les observations de tous les médecins qui ont écrit sur la géographie médicale des pays qu'ils ont parcourus montrent que la répartition des deux maladies est très différente.

Étudions maintenant deux arguments qui nous paraissent plus convaincants encore.

Si le rachitisme était une manifestation de la syphilis héréditaire, les parents syphilitiques devraient être considérés comme vaccinés contre une nouvelle atteinte de la vérole; d'autre part, l'enfant rachitique lui-même devrait aussi être incapable de contracter la syphilis. Or, nous possédons à l'heure actuelle des observations qui renversent absolument cette hypothèse. Nous en trouvons un certain nombre rassemblés soit dans la thèse d'Assada, soit dans le mémoire de Cazin et Iscovesco. Il existe, en effet, des cas, où des parents ont contracté l'un et l'autre des chancres syphilitiques suivis d'accidents constitutionnels, après avoir donné le jour à des enfants rachitiques. Un second groupe d'observations comprend de nombreux malades qui présentaient des traces évidentes de déformations rachitiques du squelette, et qui contractaient à l'âge adulte un chancre suivi d'accidents secondaires. Enfin, nous devons à Colrat l'observation d'un enfant de treize mois atteint de rachitisme, chez lequel on vit apparaître un chancre syphilitique de la lèvre accompagné de la pléiade ganglionnaire sous-maxillaire et suivi d'accidents cutanés spécifiques. Tout ce faisceau d'observations nous semble constituer une raison indiscutable pour rejeter l'idée de la nature syphilitique du rachitisme. On peut rattacher à la même idée le défaut d'action, sur les lésions rachitiques, du traitement spécifique de la syphilis.

Un autre argument de grande valeur consiste dans le fait que la syphilis est une maladie spéciale à l'espèce humaine, tandis que le rachitisme s'observe chez un assez grand nombre d'animaux. Les tentatives faites pour inoculer la syphilis à différentes espèces animales sont, pour la plupart, restées négatives, et celles qui ont eu la prétention d'être positives sont, en tous cas, très contestables. On peut affirmer que jamais la syphilis n'a été observée spontanément chez aucun animal. Il en est tout autrement pour le rachitisme. Il suffit de consulter les livres de médecine vétérinaire pour voir que cette affection se développe chez certaines espèces (porcs, chiens, moutons, lapins); c'est chez le porc surtout qu'on l'observe, et nous avons pu en voir un exemple indiscutable au Musée de l'École vétérinaire de Lyon. Sutton a publié, en 1884, dans le *Journal of Anatomy*, une intéressante monographie sur le rachitisme des animaux sauvages. Presque tous les animaux sauvages élevés en captivité au jardin zoologique de Londres deviennent en effet rachitiques; ils présentent des déformations osseuses caractéristiques et succombent en grand nombre à leur affection. Ce sont les lions et les singes qui sont plus particulièrement frappés. Le mémoire de Sutton est accompagné de planches qui ne laissent aucun doute sur la nature des lésions qu'il a observées.

*Conditions extérieures. — Alimentation.* — On doit attribuer aux conditions extérieures le rôle principal dans l'étiologie du rachitisme. Le séjour dans un milieu froid et humide, la mauvaise aération, l'absence du soleil ont sans doute une influence sur le développement de cette maladie, mais le facteur le plus important est incontestablement une alimentation vicieuse. Les anciens auteurs avaient déjà reconnu l'importance de cette cause que les recherches ultérieures et les observations cliniques n'ont fait que confirmer. Rien d'étonnant d'ailleurs que l'attention ait été attirée de ce côté. Ne sait-on pas que les troubles digestifs et surtout le catarrhe intestinal occupent le premier rang dans les symptômes du début, à cette période où le rachitisme est pour ainsi dire en préparation.

J.-L. Petit est le premier qui (en 1741) ait dit nettement qu'il ne fallait pas sevrer les enfants avant qu'ils aient toutes leurs dents, ou autrement ils devenaient rachitiques. Quelques auteurs, il est vrai, ont incriminé le sevrage retardé, pensant qu'à une certaine période l'alimentation par le lait constituait une nourriture insuffisante; mais la majorité des médecins ont pu constater que la condition dans laquelle le rachitisme s'observait le plus souvent était au contraire le sevrage prématuré. Aucun des aliments que l'on substitue à la lactation pendant la première année ne convient d'une manière aussi parfaite aux organes digestifs de l'enfant. La farine lactée ne remplace que très imparfaitement le lait, et quant à ces bouillies composés de farine ou de fécule que l'on emploie souvent quand l'allaitement est impossible, c'est avec raison que Levret disait qu'elles avaient fait périr plus d'enfants en bas âge que toutes les autres maladies qui pouvaient les atteindre.

Une nourriture végétale grossière au moment du sevrage contribue aussi souvent à faire naître le rachitisme. Comby, dans son article de la *Revue des maladies de l'enfance* (1888), montre nettement l'influence de l'allaitement supprimé. Il fournit les observations de familles composées de plusieurs enfants. Les uns ont été allaités par leur mère ou par des nourrices, les autres ont été nourris de farine lactée ou de bouillies variées; ceux de la première catégorie sont toujours bien constitués et forts; ceux de la seconde deviennent tous rapidement rachitiques. Nos observations confirment cette manière de voir et nous avons rencontré plusieurs cas de rachitisme chez des enfants nourris avec la farine lactée. Lorsqu'on interroge les parents au point de vue de l'alimentation de leurs enfants pendant la première année, on doit prévoir une cause d'erreur : une mère dont l'enfant est devenu rachitique nous dira qu'elle a nourri son enfant au sein pendant un an; mais lorsqu'on cherche avec plus de soin, on apprendra que cette mère avait un lait insuffisant et qu'elle a dû avoir recours dès les premiers mois ou dès les premières semaines à une alimentation adjuvante (lait de vache, farine lactée, soupes variées) sans cesser pourtant de donner le sein. Un enfant ainsi élevé ne doit nullement être considéré comme ayant été nourri par le lait de sa mère. Cette alimentation combinée, dans laquelle le lait de femme pris au sein n'entre que pour une faible part, est surtout mise en usage pour les enfants confiés à une nourrice loin de leur famille; nous savons quelle est la mortalité des enfants ainsi nourris, mais si nous voyons des rachitiques parmi ceux qui restent vivants, n'avons-nous pas le droit de dire que l'allaitement leur a manqué ?

*Expérimentation.* — On a cherché depuis longtemps à résoudre expérimentalement le problème de l'étiologie du rachitisme. Il pouvait sembler que cette recherche serait chose facile, puisqu'une telle maladie s'observe spontanément chez un certain nombre d'animaux. Les premières expériences ont porté sur une alimentation modifiée. Les résultats obtenus sont absolument contradictoires. J. Guérin, ayant sevré des jeunes chiens, les nourrissait avec une pâtée de pain et de viande; au bout de trois mois ils prenaient de la diarrhée et ultérieurement des déformations rachitiques. Ces expériences paraissaient concluantes. Les animaux présentaient en effet de la tuméfaction générale des épiphyses, des incurvations des membres et une difficulté extrême pour marcher. Nous ferons remarquer que nous n'avons pu nous procurer aucun renseignement sur les autopsies de ces chiens. Quelle que soit la valeur des phénomènes observés sur les animaux vivants, la confirmation anatomo-pathologique manque à ces expériences. Les tentatives faites par Trousseau auraient aussi donné des résultats positifs, mais les détails des expériences font également défaut.

A côté de ces faits positifs nous devons citer les expériences de L. Tripier, dont on trouvera les détails à l'article RACHITISME du *Dictionnaire encyclopédique*. Cet auteur a expérimenté sur des chiens, des chats, des poulets. Il a varié de plusieurs manières l'alimentation de ces animaux, tantôt les soumettant au régime du lait, tantôt à celui de la viande crue, tantôt leur donnant des aliments privés de sels calcaires. Il a combiné ces modifications de nourriture avec l'exposition au froid et à l'humidité. Or, parmi ces animaux, les uns ont prospéré, les autres ont eu de l'amaigrissement et des troubles digestifs, mais on n'a observé sur le squelette d'aucun d'eux des manifestations rachitiques.

En présence des résultats absolument négatifs de L. Tripier, on peut se demander si les animaux sur lesquels avaient expérimenté J. Guérin et Trousseau n'étaient pas devenus spontanément rachitiques. En tous cas on doit penser que, si l'alimentation vicieuse est la cause la plus probable du rachitisme, on ignore par quels côtés cette alimentation est défectueuse. On ne sait pas d'une manière précise ce qu'il faudrait ajouter ou retrancher à la nourriture des animaux pour en faire sûrement des rachitiques.

Heitzmann (de Vienne) a cru pouvoir produire artificiellement le rachitisme par l'administration continue de petites doses d'acide lactique. Il fut conduit à ces recherches en observant l'acidité très manifeste du catarrhe intestinal des jeunes malades. Ses expériences, entreprises en 1872, 1873, ont porté sur des chiens, des chats, des lapins. L'acide lactique était administré d'une manière continue et à petites doses par la bouche et en injections sous-cutanées. Les chiens et les chats présentèrent vers la deuxième semaine un gonflement des épiphyses qui s'accentua jusqu'à la cinquième semaine, plus tard se montrèrent du catarrhe des bronches et de l'intestin et une incurvation des os des membres. Au bout de cinq à six mois les diaphyses étaient devenues flexibles. Les animaux, sacrifiés au bout de quatre à onze mois, ont présenté dans leur squelette des lésions analogues à celles de l'ostéomalacie. Chez les lapins on n'a observé aucune lésion sous l'influence du même régime. Ces expériences peuvent paraître concluantes, au premier abord, mais, lorsqu'on les examine de près, on voit qu'on a obtenu un ramollissement des os, mais qu'on n'a donné naissance ni au tissu spongoïde, ni au tissu chondroïde, lésions caractéristiques du rachitisme. L. Tripier ayant repris à Lyon les expériences de Heitzmann, n'est également arrivé qu'à des résultats négatifs.

Wegner et Kassowitz ont également cru produire du rachitisme par l'administration de petites doses de phosphore concurremment avec la suppression des principes calcaires dans les aliments. Ces expériences auraient besoin d'être contrôlées.

Dans les résultats expérimentaux, il importe au plus haut degré d'éviter deux causes d'erreur. La première est la tendance que l'on a, de confondre le ramollissement et la raréfaction osseuse avec les lésions caractéristiques du rachitisme; la seconde consiste dans le fait que certains animaux peuvent devenir spontanément rachitiques, alors que les moyens employés dans les expériences ne sont pas la cause de la maladie.

**Symptomatologie**. — Le rachitisme est caractérisé par des symptômes généraux et par des déformations du squelette. Les troubles généraux précèdent l'apparition des déformations; ils sont quelquefois très prononcés; d'autres fois ils sont très peu marqués ou presque nuls et peuvent même passer inaperçus. On peut distinguer au rachitisme une forme grave dans laquelle ces symptômes généraux sont très accentués et une forme bénigne où ils sont très atténués.

Trousseau et Lasègue ont donné une excellente description de la forme grave. Les troubles généraux qui se montrent les premiers constituent pour ainsi dire une période prodromique. Le premier symptôme est le changement du caractère de l'enfant. Il cesse de rire et de s'amuser, devient triste et semble demander le repos et la solitude; toutes les parties du corps paraissent douloureuses, aussi le petit malade ne veut-il plus sortir de son lit et pousse-t-il des cris dès qu'on essaye de le soulever. L'ensemble de ces symptômes rappelle le début de la méningite tuberculeuse.

Bientôt apparaissent des troubles digestifs; l'appétit est diminué et devient capricieux; la diarrhée s'établit et persiste assez longtemps. Ce catarrhe intestinal nous paraît lié à des conditions d'alimentation défectueuse.

Les urines sont pâles, laissent déposer parfois par le refroidissement un précipité épais; on constate qu'elles contiennent souvent un excès de phosphate de chaux.

Les forces s'affaiblissent, l'amaigrissement survient. Un signe très important se montre souvent et acquiert une grande valeur s'il est très prononcé. Nous voulons parler de sueurs profuses qui se montrent sur toute la surface du corps; ces sueurs sont quelquefois localisées à la face et à la tête, où elles sont extrêmement abondantes; c'est lorsqu'elles sont ainsi localisées qu'elles peuvent surtout attirer l'attention et fixer le diagnostic.

Parmi les formes les plus intenses et les plus rapides du rachitisme, on constate parfois dans cette période prodromique un certain degré de fièvre. Ce fait important avait déjà été signalé par Trousseau, il a été confirmé par les constatations thermométriques. Henoch (de Berlin) met en doute l'existence de formes fébriles du rachitisme ou du moins il pense que les élévations de température sont dues le plus souvent à l'apparition de complications, principalement développées sur les poumons ou les bronches. Colrat, médecin à l'hôpital de la Charité de Lyon, nous a dit avoir observé quelques cas où une élévation de la température oscillant entre 38 et 39 degrés s'était montrée indépendamment de toute espèce de complications. L'observation d'Henoch nous paraît néanmoins importante, car on risquerait de multiplier les formes fébriles si l'on n'avait pas soin de prêter son attention aux complications broncho-pulmonaires qui sont si fréquentes. Les formes fébriles correspondent à des cas très aigus où l'évolution pathologique se fait avec une grande rapidité; on croirait parfois se trouver en présence d'un rhumatisme articulaire aigu ou subaigu, tant les extrémités osseuses sont rapidement gonflées ou douloureuses; la suite de la maladie montre bien pourtant qu'il s'agissait de rachitisme. On voit quelquefois dans ces formes graves les enfants emportés par leur rachitisme à une période où les déformations osseuses sont absolument bornées au gonflement des zones épiphysaires.

Les formes fébriles et les formes graves auxquelles nous venons de faire allusion ne sont évidemment pas les plus fréquentes. Nous croyons toutefois que les symptômes généraux existent d'une manière à peu près constante, avec une intensité variable. Ils peuvent, il est vrai, passer facilement inaperçus, ou être mal interprétés et attribués à une autre affection. Dans les services d'enfants âgés de moins de deux ans, on constate presque toujours des troubles généraux plus ou moins marqués. Dans les services d'enfants plus âgés, les parents amènent leurs enfants qui commencent à se déformer. Ces petits malades, dont la santé générale n'est pas altérée, ont déjà atteint la seconde période de leur maladie; ils ont franchi cette période prodromique où se montrent les symptômes généraux et pendant laquelle ils n'ont été soumis à l'observation d'aucun médecin.

On pourrait, il est vrai, distinguer, au point de vue clinique, deux formes de rachitisme, l'une où les troubles digestifs et la diarrhée sont très marqués et qui fait maigrir les enfants, l'autre où les troubles digestifs sont moins prononcés, où la diarrhée n'est que transitoire, et qui laisse aux malades leur embonpoint. Nous pourrions, à ce point de vue, distinguer un rachitisme des enfants maigres et un rachitisme des enfants gras.

La période prodromique dure en général quelques semaines. Mais les symptômes généraux peuvent persister après le moment où les déformations ont déjà commencé à se montrer, et durer ainsi deux ou trois mois.

Il n'est point rare encore de voir les symptômes généraux reparaître à plusieurs reprises après avoir disparu quelque temps; on a pour ainsi dire des poussées successives dans l'évolution de la maladie rachitique.

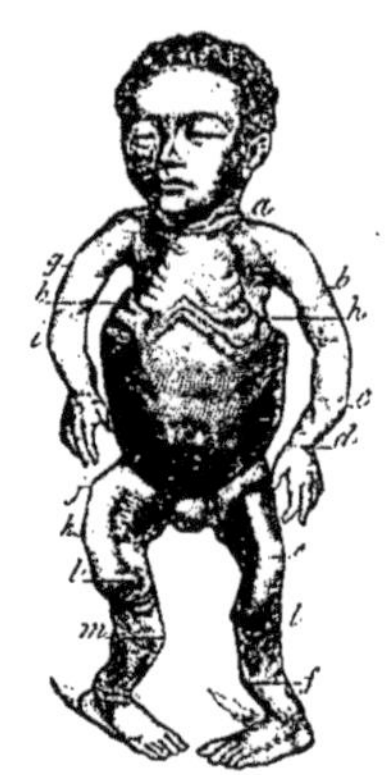


Fig. 260. — Principales déformations rachitiques, *gonflements*, *courbures*, *fractures des os* (Thèse de Beylard).

Les déformations produites par le rachitisme comprennent d'une part la tuméfaction des extrémités juxta-épiphysaires des os longs, d'autre part les déformations proprement dites ou les modifications de forme et de courbure des différentes pièces du squelette. Les tuméfactions épiphysaires siégeant dans le voisinage des articulations donnent aux jointures un aspect particulier auquel les Anglais ont donné le nom de *doppel-joint* et qu'on connaît vulgairement sous le nom de nouures. Elles sont la manifestation extérieure des lésions qui siègent près du cartilage de conjugaison. Elles ne font jamais défaut sur des rachitiques confirmés. Les déformations au contraire sont le résultat de diverses actions mécaniques (contractions musculaires, pressions, poids du corps) agissant sur des os de consistance amoindrie; aussi peuvent-elles varier considérablement suivant que l'enfant a marché ou non et suivant l'attitude habituelle du malade; ces déformations, dans certains cas, manquent complètement. On peut en effet rencontrer à l'autopsie des sujets présentant des nouures et des altérations caractéristiques des os sans qu'on puisse observer aucune des déformations classiques; mais il est probable que ces enfants manifestement rachitiques se fussent déformés plus ou moins si leur maladie avait eu le temps d'évoluer.

Le crâne présente habituellement des modifications importantes. Son volume est le plus souvent augmenté et cette augmentation contraste vivement avec le faible développement de la face. La forme est en général allongée dans le sens vertical et raccourcie dans le sens antéro-postérieur. Quelquefois au contraire on constate un allongement dans le sens antéro-postérieur coïncidant avec un aplatissement transversal. Les bosses frontales et pariétales font une saillie exagérée. Il n'est pas rare d'observer une asymétrie assez marquée. Souvent le développement du crâne est accompagné d'un certain degré d'hydrocéphalie. Les sutures ne se soudent que tardivement; l'oblitération des fontanelles est également retardée; on peut voir celles-ci persister jusqu'à l'âge de quatre et même de six ans. On observe assez fréquemment sur la voûte crânienne des espaces mous, dépressibles, donnant au doigt une sensation parcheminée; ces espaces siègent surtout sur l'occipital et sur les pariétaux, dans le voisinage des sutures; cette déformation, due à un amincissement des os à ce niveau, a été décrite par Elsässer sous le nom de *crâniotabes.* A côté de ces points amincis, on observe des régions où les os du crâne sont augmentés d'épaisseur et hypertrophiés.

La dentition subit un retard considérable. L'apparition de chaque série de dents peut être retardée de six mois ou d'un an. Souvent les dents apparaissent une à une au lieu de sortir par couples. En outre, on constate une implantation vicieuse et une altération consistant en stries verticales, transversales, ou en dépressions cupuliformes à la surface des dents.

Le maxillaire supérieur est déformé; il présente un rétrécissement correspondant à l'insertion des arcades zygomatiques; le bord alvéolaire se trouve ainsi déjeté en dehors. Le maxillaire inférieur présente une déviation inverse, le bord alvéolaire étant déjeté en dedans, tandis que son bord inférieur est évasé en dehors. En même temps l'axe de courbure est transformé en une ligne polygonale et les dimensions antéro-postérieures sont amoindries. La voûte palatine est plus fortement excavée qu'à l'état normal. Les déformations du maxillaire inférieur sont dues en grande partie à l'action des mylo-hyoïdiens et des masséters.

Sur le thorax on remarque des nouures très prononcées. Ces tuméfactions siègent à la jonction de chaque côte avec le cartilage costal correspondant. Elles sont disposées latéralement en séries et c'est à cette disposition qu'elles doivent le nom de chapelet rachitique. Outre ces nouures, le thorax présente des déformations remarquables. Il est étranglé à sa partie moyenne tandis que sa partie inférieure est renversée en dehors et largement évasée. On constate de plus une dépression verticale siégeant de chaque côté du sternum. Ce dernier os est centré en avant et bombe parfois suffisamment pour faire ressembler la poitrine des rachitiques au thorax en carène des oiseaux.

La colonne vertébrale peut présenter des déviations variées. Le plus souvent il s'agit de déformations dans le sens antéro-postérieur, d'une simple exagération des courbures rachidiennes normales. C'est à la station debout que ces déviations doivent être imputées. D'autres fois, on observe des déviations latérales, une scoliose véritable; cette difformité se montre surtout chez les enfants qui ont été longtemps portés sur les bras.

Sur les clavicules on constate des augmentations de leurs courbures normales pouvant aller parfois jusqu'à de véritables coudures angulaires.

Le bassin est le siège de déformations qui, persistant dans l'âge adulte, ont parfois une grande importance au point de vue de l'obstétrique. Tantôt il s'agit d'un simple aplatissement; les diamètres antéro-postérieurs sont alors diminués et les diamètres transversaux augmentés: Tantôt le bassin prend une forme analogue à celle qu'on observe dans l'ostéomalacie; les parties correspondant aux cavités cotyloïdes sont déjetées en dedans; le détroit supérieur prend la forme d'un cœur de carte à jouer. Ces déformations s'observent surtout dans le cas où l'enfant a marché pendant que son squelette était d'une consistance malléable. Outre ces altérations de forme, l'arrêt général de l'accroissement laisse souvent à tout le bassin des dimensions amoindries.

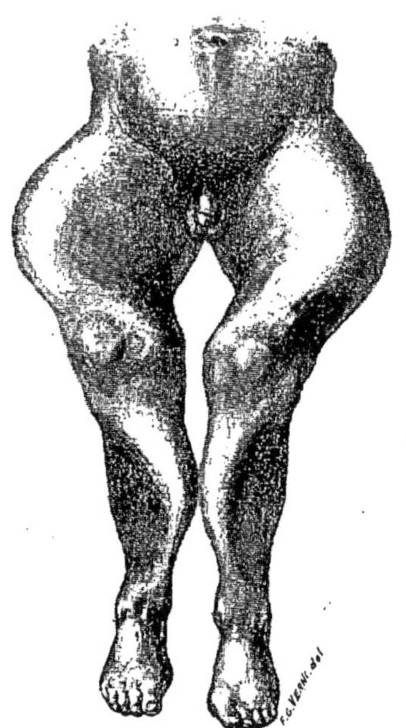

Fig. 261. — Membres inférieurs d'un rachitique.

Les membres présentent avec le thorax les nouures le plus facilement appréciables. Ces tuméfactions sont surtout apparentes aux poignets, aux genoux et aux cous-de-pied. Les déformations du membre supérieur consistent dans une augmentation des courbures normales (exagération de la torsion humérale, flexion en arc de l'avant-bras avec concavité antérieure). Les enfants que l'on a laissés se traîner sur les mains à une période où ils ne marchaient que difficilement sont plus particulièrement déformés des bras et des avant-bras. Les déformations des membres inférieurs sont plus fréquentes, plus marquées et plus variées. On comprend l'influence de la station debout sur ces diverses altérations de forme. Les fémurs sont le plus ordinairement arqués avec une convexité saillante à la face antéro-externe des cuisses. Ils sont en outre aplatis latéralement de façon à offrir plus ou moins l'aspect d'une lame de sabre. Les jambes présentent habituellement une courbure exagérée dont la convexité regarde en avant et en dehors; les tibias sont aplatis latéralement de la même manière que les fémurs. Les membres inférieurs sont déviés dans leur ensemble; on peut observer un *genu valgum* double ou un double *genu varum*. Parfois il existe un *genu varum* d'un côté et un *genu valgum* de l'autre. Les deux membres inférieurs représentent ainsi la forme d'une double parenthèse ( ), d'un X ou d'un K. Les pieds sont souvent déviés consécutivement aux déviations de la jambe.

Ces diverses déformations donnent quelquefois naissance à une série de symptômes secondaires ou de complications. Le rachitisme du crâne avec un accroissement facile et rapide du cerveau s'accompagne dans quelques cas d'un développement intellectuel précoce, mais on voit aussi survenir des hyperémies, des épanchements séreux, de l'hydrocéphalie. Les convulsions ne sont pas rares. Aucune cause, dit Henoch (de Berlin), ne porte à un aussi haut

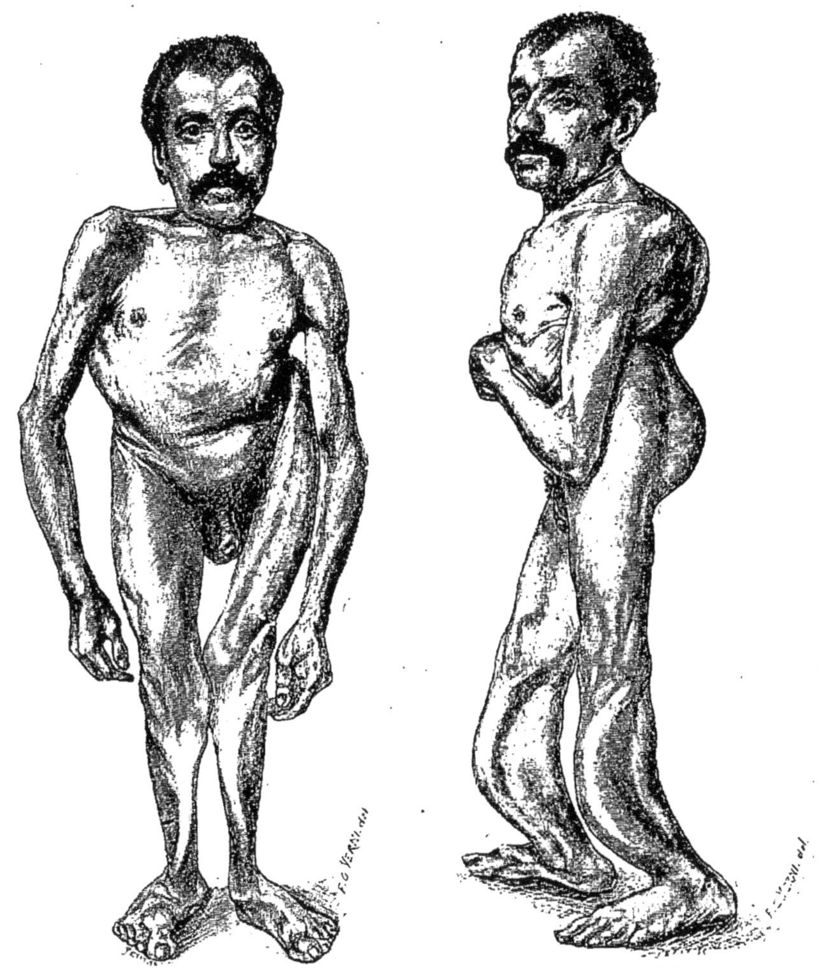

Fig. 262. — Louis Guillot, âgé de cinquante-six ans, commissionnaire à Lyon.

point la tendance aux convulsions que le rachitisme. Il existe presque toujours en même temps des accès de spasme de la glotte qui ouvrent la série des convulsions ou alternent avec elles; il est rare que le spasme de la glotte fasse défaut et que l'éclampsie existe seule. Les deux tiers au moins des enfants atteints de spasme glottique, dit encore Henoch, sont rachitiques. Ces accidents convulsifs ou spasmodiques peuvent être rattachés à la nutrition troublée du cerveau ou aux pressions de l'encéphale mal protégé par des os ramollis (crâniotabes).

Le rachitisme du thorax rend imparfaite la respiration. Les côtes affaiblies se dépriment à chaque inspiration. Il en résulte une tendance à l'atélectasie pulmonaire, aux catarrhes bronchiques, aux broncho-pneumonies. Les rachitiques qui meurent succombent presque tous à des complications de cette espèce. Les troubles respiratoires retentissent sur la circulation et l'on peut observer de la dilatation du cœur et de la cyanose.

La tuméfaction du foie et de la rate, la paralysie intestinale expliquent la distension si habituelle de l'abdomen que l'on peut comparer à un ventre de grenouille. C'est cette même distension abdominale qui produit le déjettement en dehors de la partie inférieure du thorax.

Les déformations des membres sont la cause d'une démarche toute particulière que l'on a comparée à celle du canard.

Nous devons encore citer parmi les complications du rachitisme, les fractures des membres ou des côtes, si fréquemment observées. On conçoit leur production facile quand on songe à la raréfaction des diaphyses. Ces fractures se consolident aisément. Les fragments sont unis tout d'abord par du tissu ostéoïde, qui est remplacé ensuite par du tissu osseux véritable et condensé. A côté des fractures, il faut signaler les décollements épiphysaires; ils consistent dans une séparation de l'épiphyse et de la diaphyse, dont le siège précis est entre la couche chondroïde et le cartilage normal. Ces décollements se produisent sous l'influence d'un effort insignifiant; ils sont souvent méconnus, et comme la douleur oblige les petits malades à immobiliser leurs membres, on les a souvent crus atteints de paralysies (pseudo-paralysies rachitiques).

**Marche et terminaison.** — Les formes aiguës du rachitisme sont rares. C'est la forme chronique qu'on voit d'habitude. La maladie peut durer des mois ou des années; les déformations sont susceptibles de se corriger plus ou moins, mais elles peuvent persister indéfiniment. On observe assez souvent dans l'évolution du rachitisme des poussées alternant avec des périodes d'amélioration.

Les morts sont presque toujours imputables à des complications. La guérison est la règle. L'état général s'améliore, les épiphyses diminuent de volume, les fontanelles s'oblitèrent, les muscles deviennent plus forts, la marche est dès lors possible.

Par le simple fait de la croissance, les déviations des membres se redressent; si elles n'étaient pas très prononcées, elles peuvent disparaître spontanément. Mais les rachitiques restent en général d'une taille petite; leur croissance un moment troublée est toujours incomplète.

Ces arrêts de développement du squelette ont une importance plus grande chez les femmes; elles sont sujettes à conserver des rétrécissements du bassin qui deviennent des causes de dystocie.

*Rachitisme congénital.* — On cite quelques cas de rachitisme développés au moment de la naissance; le plus souvent même, l'éburnation des os a permis d'affirmer qu'il s'agissait de lésions guéries, consécutives à un rachitisme dont l'évolution tout entière se serait effectuée dans le sein de la mère. Le plus souvent il s'agit d'os longs, épaissis, incurvés, avec induration de leur substance; d'autres fois, les os sont constitués par de petites masses osseuses reliées entre elles par du tissu fibreux. Dans quelques cas on a pu constater la disparition des épiphyses ou leur soudure prématurée à la diaphyse. Dans d'autres cas, on observe une tuméfaction des extrémités osseuses, et on constate dans la ligne d'ossification des irrégularités et des calcifications incomplètes. Ces lésions, très différentes les unes des autres suivant les cas, n'ont avec les altérations du rachitisme qu'une ressemblance imparfaite. Sans vouloir absolument trancher la question, nous pensons qu'il n'est pas certain que ces lésions, malgré leur analogie apparente avec celles du rachitisme, soient histologiquement identiques.

*Rachitisme des adolescents.* — On a décrit sous ce nom l'apparition relativement rapide, au moment de la puberté, soit du *genu valgum*, soit des déviations vertébrales. Nous pensons que ces déformations relèvent véritablement du rachitisme dans certains cas; mais qu'il serait imprudent d'avancer qu'elles en dépendent constamment. Miculicks a décrit des lésions du cartilage de conjugaison dans les cas de *genu valgum*. Auguste Pollosson en a trouvé d'analogues dans les colonnes déviées [1]. Les altérations qu'ils ont observées paraissent en effet se rattacher au rachitisme.

**Anatomie pathologique.** — Nous avons vu, dans la description symptomatologique du rachitisme, quelles étaient les déformations imprimées au squelette. Ces déformations consistaient d'une part, en une tuméfaction des épiphyses (nouures) et en des courbures anormales variées; ces altérations de forme, perceptibles sur le vivant, seraient également à leur place dans le chapitre de l'anatomie pathologique. Étudions maintenant les lésions osseuses qui ne peuvent être constatées que sur le cadavre. Ces lésions seront envisagées macroscopiquement et histologiquement. Elles doivent être étudiées sur les os longs, sur les os plats et sur les os courts. Dans les os longs, il y a lieu de considérer les altérations épiphysaires (ou plutôt juxta-épiphysaires) et les altérations diaphysaires. Enfin il est nécessaire de suivre les lésions dans leur évolution et de les décrire à la période qui précède les déformations, à la période de déformation, et à la période de réparation. Nous serions donc ainsi conduit à apporter, dans la description anatomo-pathologique, des divisions et des subdivisions nombreuses. Il nous paraît plus simple et plus facile d'étudier d'abord *sur un os long* les lésions de la *période moyenne*, nous pourrons ensuite montrer plus facilement la succession des altérations anatomo-pathologiques. Prenons donc, par exemple, le tibia d'un enfant mort à un an et demi, deux mois après le début du rachitisme. Cet os est manifestement gonflé à ses extrémités. Si l'on essaye de le fendre longitudinalement avec un couteau, on est surpris de la facilité avec laquelle l'os se laisse couper. Il est incomparablement moins dur qu'un os sain d'un enfant du même âge, ce qui est dû à une raréfaction générale portant aussi bien sur le tissu compact que sur le tissu spongieux. Étudions une des extrémités sectionnées. Le noyau

(1) *Lyon médical*, 1885.

épiphysaire, encore inclus dans le cartilage, est d'aspect à peu près normal; il paraît seulement un peu raréfié et un peu plus rouge que sur un os sain. Quelquefois on aperçoit, au sein de ce noyau osseux, quelques nodules cartilagineux du volume d'une petite tête d'épingle, qui sont comme égarés dans l'os épiphysaire. Ces nodules, signalés par Broca, ne sont pas constants et sont assez difficiles à distinguer. Au lieu d'un seul point d'ossification, on peut quelquefois en rencontrer plusieurs isolés les uns des autres. Le cartilage de l'épiphyse est gonflé dans son ensemble et contribue par son hypertrophie à constituer les nouures. En allant de l'épiphyse vers la diaphyse, on rencontre tout d'abord une couche pathologique qui porte le nom de *tissu chondroïde*. Elle est constituée par du cartilage translucide, bleuâtre, quelquefois violacé; elle se distingue assez nettement du cartilage épiphysaire sain qui a la couleur de la porcelaine: le tissu chondroïde est plus friable que le cartilage normal; ses limites du côté de l'épiphyse sont en général assez nettes, la ligne de séparation est plus ou moins ondulée; du côté de la diaphyse, les limites sont irrégulières. On voit assez souvent des vaisseaux pénétrer verticalement à travers cette couche chondroïde, la divisant en blocs plus ou moins volumineux; ces vaisseaux peuvent arriver jusqu'à la substance normale du cartilage de l'épiphyse. Au delà de la couche chondroïde, et en se rapprochant de la diaphyse, on rencontre une nouvelle couche pathologique à laquelle on a donné le nom de *tissu spongoïde*. Ce tissu a été bien décrit par Rufz, et surtout par J. Guérin. Tandis que la couche chondroïde se rapproche par son aspect du tissu cartilagineux, la couche spongoïde ressemble davantage à du tissu osseux. Elle est constituée par un tissu à grain très fin, ressemblant à du tissu spongieux, dont les mailles seraient très serrées; elle rappelle encore l'aspect d'une très fine éponge. Ce tissu n'est pas d'une consistance très dure, il se laisse facilement couper au couteau. On constate, en le grattant avec une pointe métallique, qu'il est incrusté de sels calcaires. Sa couleur est rosée ou jaune-orangé; la plupart des auteurs le décrivent comme rougeâtre; nous l'avons toujours vu plus pâle et moins vascularisé que le tissu spongieux adjacent. L'épaisseur de la couche spongoïde est très variable : parfois elle ne dépasse pas quelques millimètres; d'autres fois, elle atteint 2 ou 3 centimètres; l'épaisseur moyenne est de 5 millimètres à 1 centimètre. La séparation des tissus spongoïde et chondroïde peut varier beaucoup. Quelquefois elle est assez régulière et assez nette, on distingue aisément les deux couches; d'autres fois, la ligne de séparation est très ondulée, et l'on voit des prolongements du tissu spongoïde pénétrer de plusieurs millimètres dans le tissu chondroïde, et inversement, des boyaux du tissu chondroïde s'avancer plus ou moins loin au sein du tissu spongoïde. D'autres fois encore, entre les deux couches de tissus pathologiques, existe une couche intermédiaire où les deux tissus sont si intimement confondus et mélangés qu'il devient impossible de tracer la limite précise de la séparation; on peut, dans ce cas, décrire une couche de tissu chondro-spongoïde intermédiaire. Du côté de la diaphyse, le tissu spongoïde se continue avec le tissu spongieux qui le sépare de la moelle centrale. Ces deux tissus (spongoïde et spongieux) se distinguent assez nettement l'un de l'autre.

Dans la diaphyse elle-même, nous avons à considérer le tissu compact, la moelle et une production pathologique nouvelle sous-périostique. Le canal médullaire est, en général, rétréci à sa partie moyenne et évasé à ses deux extrémités. Le rétrécissement peut aller quelquefois jusqu'à l'oblitération complète du canal en son milieu. Vers les extrémités, le tissu aréolaire normal fait quelquefois complètement défaut et la moelle vient au contact du tissu spongoïde. Si l'os est incurvé, le canal cesse d'occuper la partie centrale du cylindre et se rapproche de la convexité. La moelle est rouge violacée au centre; à la périphérie, elle prend un aspect muqueux et quelquefois fibreux.

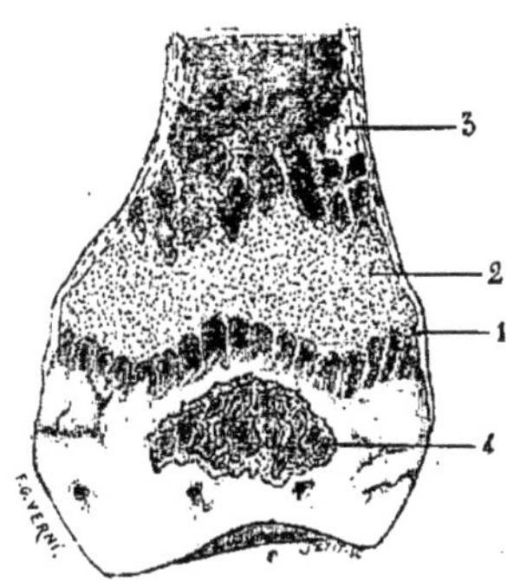


Fig. 265. — Extrémité inférieure du fémur.

1, couche chondroïde.—2, couche spongoïde. — 3, lamelles de tissu spongieux. — 4, noyau épiphysaire.

Le tissu compact de la diaphyse présente une disposition feuilletée et se trouve décomposé en lamelles concentriques séparées par des couches de moelle; les vaisseaux de ces lamelles sont eux-mêmes dilatés, de telle sorte que le tissu osseux se trouve raréfié dans son ensemble; il n'est pas rare qu'on puisse le couper au couteau. Les os deviennent flexibles et s'incurvent sous des influences mécaniques variées; ils sont quelquefois raréfiés au point de devenir extrêmement fragiles et de se fracturer au moindre effort. Sous le périoste se trouve déposé un tissu pathologique qui vient s'interposer entre la membrane périostique et la surface de la diaphyse; ce tissu rougeâtre, quelquefois de teinte plus pâle, présente à peu près à l'œil nu l'aspect et la consistance du tissu spongoïde. Il a été bien décrit par Virchow, qui lui a donné le nom de *tissu ostéoïde*. Ce tissu est irrégulièrement réparti à la surface de la diaphyse. Lorsque celle-ci est incurvée, le tissu ostéoïde s'accumule en couche épaisse au niveau de la concavité et ne s'étale qu'en couche mince du côté de la convexité.

Les altérations des os plats sont à peu près identiques à celles de la diaphyse des os longs; on constate en effet la même disposition feuilletée, la même raréfaction, le même élargissement des vaisseaux et, sous le périoste, on observe des plaques étalées, à contours arrondis, de tissu ostéoïde.

Sur les os courts, les altérations sont moins marquées et plus difficiles à observer. Elles peuvent consister en la présence de points d'ossification plus nombreux qu'à l'état normal. Dans ces points ossifiés, on constate parfois l'inclusion de petites perles de cartilage semblables à celles que nous avons trouvées dans les noyaux épiphysaires. A la périphérie des noyaux d'ossification, on peut trouver une couche de tissu spongoïde irrégulièrement disposée. Le cartilage qui entoure ces noyaux a un aspect bleuâtre. L'ensemble de la masse cartilagineuse est traversé par des vaisseaux plus nombreux qu'à l'état normal. Enfin, dans les os qui présentent normalement une disposition régulière et définie des fibres osseuses, comme par exemple, sur les corps vertébraux, on voit que les fibres ne sont plus disposées en un quadrillé aussi régulier de fibres verticales et horizontales, mais qu'elles sont irrégulièrement tassées. Le noyau osseux est parfois aussi déformé dans sa forme et présente en certains points un affaissement et un écrasement très marqués.

Voyons maintenant quelles sont les stades anatomo-pathologiques qui se succèdent dans un os rachitique, depuis le début des lésions jusqu'à leur guérison.

Du côté du cartilage de conjugaison, la première lésion que l'on puisse voir est l'apparition de la couche chondroïde. Chez certains sujets qui avaient succombé à une période précoce du rachitisme, nous avons pu constater l'existence du tissu chondroïde pathologique, alors que le tissu spongoïde n'avait pas encore fait son apparition. Plus tard, le tissu spongoïde apparaît, et les lésions présentent la disposition que nous avons prise comme type dans notre description. Quand la guérison va s'effectuer, on constate tout d'abord la disparition du tissu chondroïde; le cartilage redevenu normal et régulier recommence à produire, par sa face diaphysaire, du tissu spongieux normal qui s'interpose entre le cartilage et le tissu spongoïde. Ce tissu spongoïde est ainsi refoulé du côté de la diaphyse, il sera ultérieurement résorbé et détruit. A ce stade, il devient plus crétifié, moins vasculaire, plus blanchâtre; il prend l'aspect d'une bandelette blanche, dure, analogue à du tissu osseux condensé. Cette bandelette, séparée du cartilage par du tissu spongieux normal, se montre d'une manière très nette dans les os rachitiques qui sont presque guéris, dans les os qui présentent encore leurs déformations caractéristiques, mais qui n'ont plus les altérations de texture du rachitisme. Cette description de l'évolution terminale des lésions juxta-épiphysaires et des formes de guérison nous a été fournie par notre élève et ami Auguste Pollosson, qui nous a communiqué ses observations inédites.

Du côté de la diaphyse, on constate une condensation du tissu osseux, qui succède à la raréfaction primitive. Les os acquièrent une dureté supérieure à la normale, et leur densité est augmentée, comme l'ont montré, par des observations précises, Charpy et son élève Giraud. En même temps, le tissu ostéoïde est remplacé par du tissu osseux qui se substitue à lui, conservant par conséquent une épaisseur plus grande du côté de la concavité des courbures. Le canal médullaire se régularise plus ou moins, mais il reste en général rétréci à sa partie moyenne. La moelle reprend son aspect normal.

Auguste Pollosson nous a montré, sur des os rachitiques guéris, qui ne présentaient plus ni tissu spongoïde, ni tissu chondroïde, la persistance, au sein du tissu osseux de l'épiphyse, des petites perles cartilagineuses décrites par Broca. La conservation prolongée de ces grains cartilagineux peut avoir son importance pour interpréter la nature de certaines lésions qui ont été observées dans le *genu valgum* ou dans les déviations vertébrales de la puberté.

On a prétendu que les lésions rachitiques pourraient se localiser à certaines parties du squelette, et l'on a cherché à déterminer quelles étaient les extrémités le plus souvent atteintes. Nous croyons que cette assertion est une erreur, et que le rachitisme frappe toujours tous les os en croissance. L'opinion, d'après laquelle le rachitisme pourrait se localiser sur un os, était fournie par les observations cliniques; on voit en effet souvent un seul os ou un seul membre dévié: mais l'anatomie pathologique vient combattre cette assertion; nous avons en effet toujours trouvé à l'autopsie des lésions rachitiques absolument généralisées, alors qu'il n'y avait que des déformations localisées et même lorsqu'elles faisaient complètement défaut. Le rachitisme frappe à la fois tous les os, mais dans des proportions inégales. Cette répartition est soumise à la loi suivante : *les épiphyses dont la croissance est la plus active sont celles qui présentent le plus de lésions.* C'est pour cette raison que les extrémités inférieures du fémur, les deux extrémités du tibia et l'extrémité inférieure du radius présentent le maximum des altérations. Les nouures ou tuméfactions épiphysaires des os longs sont le résultat direct des lésions rachitiques, mais les incurvations pathologiques et les déviations générales sont le résultat de causes mécaniques agissant sur des os dont la consistance est affaiblie. Ces causes mécaniques sont représentées, pour une faible part, par les contractions musculaires; mais elles consistent surtout dans l'action du poids du corps. Suivant que l'enfant a marché, qu'il s'est traîné sur les mains, ou qu'il a été porté sur les bras, on verra des déformations prédominer aux membres inférieurs, aux membres supérieurs ou à la colonne vertébrale. On conçoit alors comment il peut arriver que l'on trouve à l'amphithéâtre des lésions généralisées et très prononcées chez des sujets non déformés ou à peine déviés.

L'étude microscopique des lésions rachitiques (tissu chondroïde, tissu spongoïde, tissu ostéoïde) ne saurait être bien exposée, si l'on n'a pas présente à l'esprit la marche de l'ossification normale [1].

*Ossification normale.* — Certains os, comme ceux du crâne, se forment aux dépens du tissu connectif modelé. D'autres os se développent en partie aux dépens de ce même tissu connectif représenté par le périchondre (qui devient périoste), en partie aux dépens d'une pièce cartilagineuse préexistante.

*Os fibreux.* — Quand les vaisseaux de l'ossification abordent la lame fibreuse qui va s'ossifier, les faisceaux de tissu connectif sont le siège de transformations remarquables : ces faisceaux deviennent rigides et subissent l'imprégnation par l'osséine ; on reconnaît cette transformation à ce qu'ils fixent vivement le carmin, tandis que le tissu fibreux ne se colore que faiblement. Ces faisceaux chargés d'osséine sont les fibres de Sharpey. Ils subissent bientôt une autre imprégnation, celle des sels calcaires. Les cellules fixes du tissu fibreux englobées dans les faisceaux osséinisés se transforment alors en corpuscules étoilés dont les prolongements restent isolés ou ne se rejoignent que très irrégulièrement : ce sont les corpuscules osseux du type fœtal. Ces diverses transformations constituent la *préossification fibreuse.* Les travées ainsi constituées ont reçu le nom de *travées directrices osseuses.* Chaque travée est bordée d'un rang d'ostéoblastes; les vaisseaux demeurent à distance des travées, occupant l'axe des espaces intertrabéculaires. L'espace compris entre le vaisseau et la rangée d'ostéoblastes qui borde les faisceaux osséinisés est rempli par de la moelle muqueuse.

Ce n'est que plus tard que se formeront des systèmes de Havers. Ils seront constitués par un système de couches concentriques qui se déposeront d'abord autour des travées pour arriver au contact du vaisseau. Au moment où l'os définitif ou Haverien est ainsi formé, les travées directrices, qui précédemment constituaient l'os tout entier, ne représentent plus qu'un système (fibres de Sharpey) intermédiaire aux systèmes concentriques de Havers.

[1] Dans la rédaction de ce chapitre nous avons puisé largement dans la thèse d'Assada (Lyon, 1886) qui contient les recherches importantes de MM. Renaut et Colrat.

*Os cartilagineux.* — Le cartilage, entouré de périchondre, représente le modèle primitif de l'os qui va se former. Les vaisseaux ossificateurs abordent la pièce cartilagineuse vers le milieu de la diaphyse. A partir de ce moment, le périchondre devenu le périoste développe un os fibreux entourant la pièce cartilagineuse comme un étui et se construisant exactement à la façon des os purement fibreux. Quant au cartilage, il est pénétré par des vaisseaux qui le morcèlent et le résorbent; il se forme ainsi une cavité centrale (*canal médullaire primitif*) qui est remplie de vaisseaux et de moelle. A chaque extrémité de ce canal médullaire pousse une ligne d'anses vasculaires dont les extrémités se trouvent toutes au même niveau. C'est la *ligne d'érosion.* Au contact de ces anses vasculaires le tissu cartilagineux prolifère et ses capsules, empilées les unes sur les autres, se disposent en séries. Le vaisseau aborde ces capsules et les ouvre successivement. Le tissu cartilagineux intermédiaire entre les boyaux de capsule persiste sous forme de travées directrices. La substance fondamentale subit d'ailleurs l'imprégnation calcaire au niveau du cartilage sérié.

Les systèmes de Havers s'édifieront ultérieurement par la formation de couches concentriques osseuses qui se formeront entre les travées directrices calcifiées provenant du cartilage et le vaisseau central.

Le rachitisme modifie profondément l'os périostique et l'os cartilagineux.

*Lésions de l'os cartilagineux.* — Dans l'os rachitique, à la place de la ligne d'érosion surmontée du cartilage sérié, on voit une ligne épaisse de cartilage crétifié, dans lequel les capsules cartilagineuses, au lieu d'être disposées en séries régulières, sont groupées irrégulièrement et disposées en paquets. Les capsules n'étant plus disposées en séries, la substance fondamentale, au lieu de donner lieu à des travées directrices régulières, se dispose en un réseau anastomotique irrégulier englobant les capsules.

Entre les paquets de cartilage montent de grands vaisseaux ascendants qui arrivent jusque sur la limite du cartilage en repos; à ce niveau ces vaisseaux s'incurvent transversalement, comme s'ils tendaient à communiquer les uns avec les autres, ou à couper en travers le cartilage de la tête osseuse.

Les vaisseaux ossificateurs vrais, ceux qui dans l'ossification normale pénètrent les capsules du cartilage sérié, interceptant ainsi les travées directrices, font absolument défaut. Le dispositif normal de la ligne d'érosion n'existe donc plus. Les grands vaisseaux que nous avons vu pénétrer entre les paquets de cartilage n'ont aucun rôle ostéoformateur.

La bande de cartilage irrégulier parcouru par des vaisseaux, que nous venons de décrire, répond à la zone *chondroïde.*

Au-dessous de cette zone, vient la couche de *tissu spongoïde.* Cette couche est formée par les paquets de cartilage que séparaient les vaisseaux. Ceux-ci communiquent entre eux par des anastomoses transversales nombreuses. Les blocs cartilagineux complètement calcifiés ne sont pas morcelés par les vaisseaux qui les entourent. D'autre part, ces vaisseaux ne sont nullement ossificateurs; au lieu d'être entourés de moelle rouge, active, ils sont simplement bordés d'une bande de tissu connectif embryonnaire, ou encore d'une moelle muqueuse ou fibreuse. On voit qu'en somme le tissu spongoïde diffère moins du tissu chondroïde au microscope qu'à l'œil nu. La différence consiste surtout dans l'existence de communications vasculaires transversales plus nombreuses dans le tissu spongoïde et dans une calcification plus marquée des blocs de cartilage.

Toutefois dans les parties du tissu spongoïde les plus rapprochées de la diaphyse, il se fait un certain mouvement d'ossification. Le tissu connectif périvasculaire se transforme à la périphérie des blocs cartilagineux en fibres de Sharpey, c'est-à-dire en un tissu fibreux chargé d'osséine et calcifié, et dont les cellules prennent la forme des corpuscules osseux du type fœtal que nous avons étudiés à propos de l'ossification de l'os fibreux. Il s'agit donc là d'une ébauche d'ossification fibreuse dans l'intervalle des blocs cartilagineux, mais il n'existe en ce point aucun système de Havers.

*Lésions de l'os périostique.* — Nous avons vu que sous le périoste se montrait une couche épaisse décrite par Virchow sous le nom de tissu ostéoïde. Ce tissu est composé de fibres de Sharpey, provenant du périoste, fibres chargées d'osséine et de sels calcaires, et circonscrivant des mailles dont elles constituent les travées. Dans ces travées, on voit des corpuscules osseux du type fœtal. Les mailles sont remplies de moelle muqueuse et contiennent à leur centre un vaisseau qui se trouve ainsi à une certaine distance des travées. Celles-ci sont bordées, mais dans certains points seulement, par une couche irrégulière et discontinue d'ostéoblastes. Le tissu ostéoïde représente donc le stade de la préossification fibreuse; on n'y observe aucun système concentrique de Havers. Le tissu ostéoïde, étant formé de fibres de Sharpey émanées du périoste et plongeant vers le centre de l'os, présente, dans son ensemble, sur une coupe transversale, une disposition radiée.

**Traitement.** — Le traitement du rachitisme doit consister avant tout dans une bonne hygiène alimentaire. On pourra ainsi guérir la maladie constituée, mais on devra surtout avoir pour but d'en prévenir l'apparition.

Les soins hygiéniques donnés à la mère pendant la grossesse peuvent avoir leur importance, ils favorisent en effet le développement du produit de la conception, et l'enfant se trouve plus vigoureux à sa naissance.

Dans la première année, il importe avant tout de donner à l'enfant une bonne nourrice; le meilleur moyen de constater que le but est rempli est de peser l'enfant à des intervalles réguliers et de constater l'augmentation de son poids. Les troubles intestinaux, la diarrhée devront souvent donner l'éveil et indiqueront un changement de nourrice. Si l'allaitement est impossible, il sera préférable dans les premiers mois de se servir de lait de vache plutôt que d'avoir recours à la farine lactée et à des soupes.

Quand il devient nécessaire d'ajouter à l'allaitement au sein d'autres aliments, on donnera à l'enfant du lait, des œufs, de la viande, de la bière, du vin. Cette nourriture exposera moins au rachitisme que l'alimentation végétale.

Parmi les médicaments proposés, le meilleur paraît être jusqu'à présent l'huile de foie de morue. On devra en conseiller l'usage continu, à la condition qu'elle ne provoque pas de diarrhée.

On a l'habitude de prescrire également l'usage du phosphate de chaux.

Le fer peut être employé comme tonique. Les amers sont parfois utiles pour réveiller l'appétit.

Quant aux préparations phosphorées auxquelles on a accordé un grand crédit en Allemagne dans ces dernières années, elles ne nous ont jamais donné de résultats positifs.

Le séjour des enfants dans des stations maritimes offre de grands avantages et devra être conseillé toutes les fois qu'on pourra le réaliser. A défaut de bains de mer, il sera bon de faire prendre à l'enfant des bains salés ou de lui faire sur tout le corps des frictions avec de l'eau salée. On obtient ainsi une action tonique et un réveil de l'appétit.

Les complications devront naturellement être traitées par les moyens qui leur conviennent et sur lesquels nous n'insisterons pas ici.

Les déviations des membres peuvent nécessiter des traitements chirurgicaux. Pour prévenir ces déformations, le meilleur moyen est le repos au lit. Il faut se garder de faire marcher les enfants de bonne heure et de les laisser longtemps debout; on ne devra les porter sur les bras que le moins possible. Ils devront être couchés sur un matelas bien plat et un peu dur, et quand le temps le permettra on les transportera en dehors pour qu'ils puissent profiter de l'action tonique du soleil et de la lumière.

Si les déviations sont constituées, il ne faut pas se hâter de leur opposer un traitement chirurgical. Si les déformations ne sont pas très prononcées et si le rachitisme n'a cessé que depuis peu, on doit espérer beaucoup de la croissance, le redressement se fait peu à peu et de lui-même. On est souvent étonné de voir à peu près droits des membres incurvés auxquels on aurait été tenté quelques années auparavant d'imposer un appareil orthopédique. Si les déviations sont très marquées, on aura recours à des appareils de soutien; des tuteurs métalliques sont souvent utiles pour corriger des déviations prononcées des membres inférieurs; quant aux défauts de courbure de la colonne, ils peuvent nécessiter le port d'un corset en plâtre ou en feutre.

Dans le cas où les déviations sont plus accusées, on peut avoir recours à des opérations chirurgicales. Celles-ci ne devront en tous cas être entreprises que sur des os arrivés déjà à la période d'éburnation ou de consolidation complète. Deux méthodes sont en présence : l'ostéotomie et l'ostéoclasie. Depuis l'introduction de la méthode antiseptique en chirurgie, l'ostéotomie était devenue la méthode de choix; mais elle a dû céder le pas, la plupart du temps, à l'ostéoclasie, depuis l'invention de l'appareil de V. Robin (de Lyon). On peut, en effet, fracturer les os exactement au point déterminé, et produire des fractures sous-périostées dont la consolidation est rapide. L'ostéoclasie a l'avantage d'une innocuité complète, mais l'une et l'autre méthode ont leurs indications et leurs contre-indications.

Faisons remarquer que pour arriver aux meilleurs résultats, il est préférable de procéder suivant les préceptes posés par Daniel Mollière et V. Robin, c'est-à-dire de ne pas faire le redressement immédiat. Le membre fracturé est placé tout d'abord dans un appareil plâtré avec sa position vicieuse, et ce n'est qu'au bout de trois ou quatre jours qu'on procède au redressement et qu'on applique un nouvel appareil contentif en bonne position. Les indications thérapeutiques qui ne sauraient être formulées plus longuement seront, du reste, exposées dans les chapitres où seront traitées les difformités des membres et de la colonne vertébrale.

# CHAPITRE IX

## OSTEOMALACIE

L'ostéomalacie (de ὀστέον, os, et μαλακός, mou) est une affection générale du tissu osseux se traduisant par un ramollissement plus ou moins complet des différentes pièces du squelette et pouvant dès lors s'accompagner de déformations bizarres. La généralisation de l'affection à tout le tissu osseux nous paraît devoir être signalée comme la caractéristique de l'ostéomalacie vraie, pour la distinguer d'affections osseuses diverses, dans lesquelles un

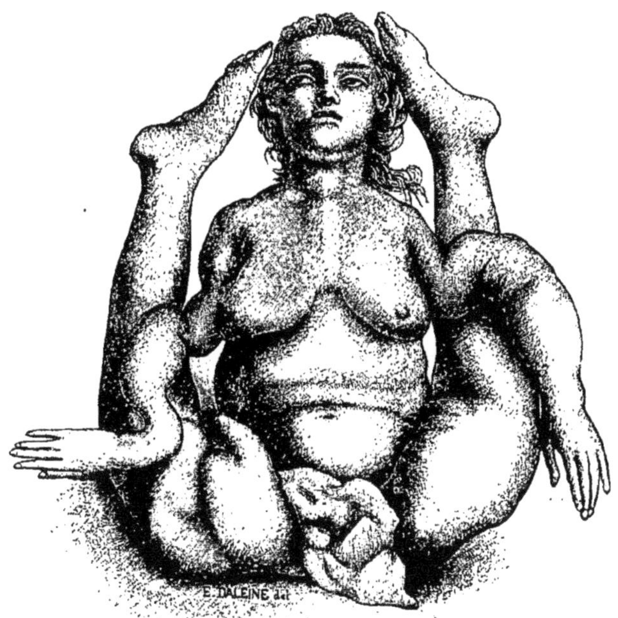


FIG. 264. — Femme Supiot, fac-similé du dessin de Morand dans *Mémoire de l'Académie des sciences*, 1753, t. XXII.

certain nombre de pièces du squelette peuvent subir des phénomènes de ramollissement. Cette affection a été longtemps confondue soit avec le rachitisme, soit avec d'autres maladies du tissu osseux amenant tantôt du gonflement, tantôt des déformations. Il faut arriver au XVIIIe siècle pour voir l'ostéomalacie se dégager à peu près nettement comme entité morbide. Duncan le premier emploie l'expression « ostéomalacie » pour séparer cette affection du rachitisme.

**Historique.** — L'historique de cette singulière maladie comprend une première période pleine d'obscurité à laquelle il faut rattacher l'observation de l'augure Lalith vivant vers 560, publiée par Kreiske d'après Gschusius, médecin Arabe et une autre observation de Portal sur un cas analogue observé en 886 à Paris.

Dans la seconde période, on note un grand nombre de faits déjà bien étudiés. Citons, pour mémoire, les observations classiques d'Abraham Bauda (1650), de Lambert (1700, observation de Bernarde d'Armagnac dans le *Mercure galant*), de Morand fils (1761, femme Supiot), de Scoutetten (*Journal de méd.*, 1782), d'Eckmann (Upsal, 1788).

Déjà vers cette époque, la liste des auteurs s'occupant de l'ostéomalacie est longue. De nombreuses publications paraissent sur cette question. Stein (1787) montre les rapports de l'ostéomalacie et de la puerpéralité; Conradi cherche à élucider les rapports de cette affection avec la grossesse. En 1833, Weidmann expose d'une façon complète les caractères de l'ostéomalacie puerpérale. A la même époque, Lobstein s'efforce d'en déterminer les caractères anatomo-pathologiques, puis, nous trouvons de nombreuses thèses ayant pour objet l'étude de cette affection, celles de Stansky (1839), de Beylard (1852), de Collineau (1859), de Drouineau (1861), de Bouley (1874). Les articles de Hénocque dans le *Dictionnaire encyclopédique* (1882), de Vincent (1885) dans l'*Encyclopédie chirurgicale internationale*, nous donnent l'état actuel de la question. Nous aurons dans le cours de cette étude à citer de nombreux auteurs qui récemment se sont occupés de cette affection. Est-ce à dire que cette curieuse maladie caractérisée par l'effondrement de la charpente osseuse ramollie soit connue dans sa nature intime? Il n'en est rien et toutes les opinions émises sur la cause directe, pathogène, sur le processus pathologique de l'affection ne sont encore que des hypothèses ou des vues théoriques.

**Étiologie.** — L'ostéomalacie est une affection de l'âge adulte; cependant, un assez grand nombre de cas ont été observés soit chez des enfants, soit chez des vieillards, mais en proportion relativement très inférieure à celle notée chez des malades âgés de vingt-cinq à quarante ans. La statistique de Beylard portant sur 39 observations donne 17 cas entre trente et quarante ans.

Cette maladie est plus fréquente dans certaines régions, en Bavière, dans certaines parties de l'Italie du Nord et des Flandres. C'est ainsi que nous voyons Cosati à Milan collationner 62 observations personnelles, Durham, réunir 145 cas. Kehrer (*Deutsche med. Wochenschrift*, 1889) signale sa fréquence près du Rhin et de ses affluents. Dans ces diverses régions les conditions telluriques sont variables, peut-être s'agit-il d'une maladie microbienne, générale, comme la lèpre, la malaria, la fièvre jaune? Serex (de Bruxelles) a relaté l'histoire d'une petite épidémie d'ostéomalacie du bassin, survenue chez de pauvres et misérables femmes.

Si l'on tient compte de la définition de l'ostéomalacie : *une maladie géné-*

*rale du système osseux liée à des troubles généraux de la nutrition*, on doit accepter comme causes étiologiques toutes celles qui placent l'organisme dans des conditions fâcheuses de développement ou de résistance aux influences pathologiques. Toutes les conditions étiologiques prédisposant à une nutrition générale imparfaite peuvent donc être invoquées. Il est plus difficile de préciser quelles sont exactement ces différentes conditions pour les étudier séparément. Peut-on invoquer l'absence d'hygiène, la défectuosité de l'alimentation, la misère physiologique en un mot? A ces diverses causes, on objectera la rareté de l'affection comparativement au nombre des malheureux dont l'hygiène et l'alimentation sont des plus mauvaises. Le sexe féminin paraît particulièrement prédisposé. En réunissant les statistiques de Marjolin, 20 femmes : 14 hommes, de Gaspari, 13 : 3, de Stanski, 23 : 8, de Beylard, 37 : 11, de Collineau, 43 : 6, on obtient un total de 135 cas observés chez la femme et de 29 observés chez l'homme, c'est-à-dire une proportion de 5 pour 1, en faveur du sexe féminin.

Si la femme dans les conditions habituelles est prédisposée à l'ostéomalacie, la femme gravide l'est encore davantage, aussi a-t-on pu créer une division au point de vue étiologique surtout dans les faits observés, et étudier l'ostéomalacie puerpérale. Les phénomènes de la grossesse et de l'accouchement auraient une influence directe sur sa production; c'est là une opinion qui paraît établie par les statistiques sans qu'il soit toutefois possible, dans un grand nombre de cas, de constater la présence de pareilles conditions étiologiques. Durham note 33 femmes gravides sur 143 malades observés. Drouineau sur 35 femmes a noté 15 malades ayant eu plusieurs enfants. Enfin de la lecture des 49 observations citées par Collineau, il résulte que fréquemment l'ostéomalacie débute immédiatement après l'accouchement. Sur 45 femmes ostéomalaciques, 24 avaient eu des grossesses, 14 notamment étaient mères de 4 à 6 enfants.

De l'examen de ces différentes statistiques, il y a lieu de croire que les modifications générales de la nutrition apportées par la grossesse et l'accouchement dans l'organisme ont une influence sur l'apparition du processus ostéomalacique. — En dehors de cette dernière cause, le ramollissement des os serait, en effet, aussi fréquent dans un sexe que dans l'autre. C'est parfois, à une dernière grossesse, alors qu'aucun signe d'ostéomalacie n'avait été observé dans les accouchements précédents, que l'on voit cette affection survenir. Dans tous les cas, ainsi que le fait avait été noté chez la femme Supiot, les accidents s'aggravent après chaque conception.

L'ostéomalacie appartient-elle exclusivement à l'âge adulte? Un assez grand nombre d'observateurs prétendent l'avoir rencontrée chez des enfants et chez des vieillards. Rehn (1882) rapporte plusieurs observations de ramollissement des os chez des enfants et déclare se trouver en présence de cas d'ostéomalacie infantile. Vincent (1885) croit pouvoir attribuer à cette maladie un ramollissement osseux, surtout accentué au niveau de la diaphyse des fémurs et des humérus chez une petite fille de vingt-un mois. Le même auteur examinant les faits publiés par Rehn et Recklinghausen accepte, mais avec de grandes réserves, la possibilité de rencontrer l'ostéomalacie infantile.

Les lésions observées chez les enfants paraissent se rapprocher beaucoup plus du rachitisme que de l'ostéomalacie. Cependant il n'est pas possible, dans l'état actuel de la question, de conclure et de rejeter *a priori* l'ostéomalacie infantile. A propos de la présence ou de l'absence de cette affection chez les enfants, il est intéressant d'étudier la question de l'hérédité en pareille matière. Étant donnée la fréquence de cette altération de squelette chez les femmes gravides, il est logique de rechercher si le produit fœtal né dans de pareilles conditions diathésiques n'est pas sinon voué, du moins prédisposé à l'ostéomalacie. Les observations publiées à ce sujet sont peu nombreuses. Stansky a cité un cas d'ostéomalacie héréditaire chez un enfant né de femme ostéomalacique.

Ormerod cite deux observations d'enfants ostéomalaciques nés du même père atteint lui-même de cette affection. Eckmann a publié la relation d'un cas curieux d'ostéomalacie héréditaire se reproduisant pendant trois générations dans une même famille. Dans tous ces faits les enfants malades étaient des filles. Pourquoi cette prédilection de l'ostéomalacie pour les enfants du sexe féminin? Nous l'ignorons. Si l'existence de cette maladie est à peine mentionnée dans la pathologie infantile, elle n'est pas moins rarement observée chez les vieillards. Volkmann en Allemagne, Cornil et Ranvier en France ont étudié l'ostéomalacie sénile comme une affection différente de l'ostéomalacie vraie des adultes. Cependant les observations de Dechambre (Salpêtrière), de Charcot et Vulpian, publiées par Bouley, de Weber, de Litzmann, de Moers et Muck, de Ribbert (1880), de Demange, de Marchand (1888), paraissent démontrer que la vieillesse ne donne pas au squelette l'immunité contre l'atteinte du ramollissement osseux.

**Pathogénie. — Anatomie et physiologie pathologiques.** — L'étude des causes prochaines, directes de l'ostéomalacie, a donné lieu à un grand nombre d'opinions divergentes que nous allons brièvement passer en revue. Le caractère essentiel de la lésion étant la raréfaction du tissu osseux solide par disparition des éléments calcaires de ce tissu, on a cherché à expliquer cette dissolution des sels de chaux par la présence d'un acide en excès qui serait l'agent dissolvant. Cette opinion émise par Navier (1755) fut reprise par Renard (1804), qui attribua ce rôle destructif à l'acide phosphorique se trouvant en surabondance au sein du tissu osseux. Stansky, Gaspari, se basant sur ce fait que le ramollissement ostéomalacique s'accompagne de douleur, de gonflement, considéraient l'affection comme étant de nature inflammatoire.

Eckmann attribuant au fonctionnement régulier de l'appareil digestif le rôle capital dans l'apport des matériaux destinés à la nutrition des os, envisage l'ostéomalacie comme une dénutrition du système osseux due à des troubles digestifs.

Morand fils émet l'opinion que la dénutrition osseuse est due à une élimination trop rapide des sels de chaux par les urines. Ces sels n'ont pas le temps de parvenir au tissu osseux et le squelette est ainsi privé des éléments qui seuls peuvent assurer sa résistance et sa solidité.

Pravaz, frappé du rôle important joué par le système lymphatique dans la nutrition de l'os, attribue à une activité exagérée de ce système d'élimination, la disparition des sels de chaux. Les lymphatiques de l'os reprennent des éléments calcaires en trop grande abondance et ruinent ainsi la charpente osseuse par élimination des éléments solides. Drouineau revient à l'idée d'une affection de nature inflammatoire. L'ostéomalacie est une ostéite qui présente cependant un caractère particulier et bien singulier, c'est sa généralisation. Pour Rindfleisch, le processus destructif se fait par l'intermédiaire du système veineux hypérémié de l'os. Il émet l'hypothèse de la production en excès d'acide carbonique qui joue le rôle de dissolvant des sels calcaires. Le tissu osseux ostéomalacique présente une décalcification absolument analogue à celle obtenue par l'action de l'acide chlorhydrique. La dissolution se ferait de dedans en dehors au sein du système de Havers et produirait ainsi des angles rentrants ou lacunes de Howship.

Marchand, Schmidt, Weber attribuent à une production anormale pathologique de l'acide lactique la décalcification osseuse. C'est la base étiologique du processus. Mais sous quelle influence se fait cette apparition de l'acide en surabondance dans l'os? il est plus difficile de l'expliquer.

Heitzmann a cherché à produire expérimentalement les lésions ostéomalaciques. Pour obtenir ce résultat, il a fait ingérer pendant un certain temps de l'acide lactique à des animaux herbivores et carnivores. Les résultats obtenus ont été les suivants : Chez les carnivores, les lésions osseuses apparues les premières ressemblaient à celles du rachitisme, mais bientôt le ramollissement ostéomalacique s'est montré. Chez les herbivores au contraire, les lésions ostéomalaciques ont été observées d'emblée. Cet auteur interprète les résultats obtenus de la façon suivante : au contact de l'os adulte ou des régions ostéogéniques, l'acide lactique, qui possède une grande affinité pour les sels calcaires, s'en empare. Alors, ou bien il empêche la production du tissu osseux et produit le rachitisme, ou bien il amène la dissolution du tissu osseux déjà complètement formé et produit l'ostéomalacie.

En groupant sous des chefs principaux les différentes opinions émises sur la cause ou le mécanisme du processus ostéomalacique, on arrive à établir quatre ordres de cause :

1° L'affection résulte d'une insuffisance d'apport des matériaux nécessaires pour l'édification et la nutrition du squelette (alimentation insuffisante);

2° Elle est la conséquence d'une déperdition exagérée des éléments indispensables pour maintenir la structure normale du tissu osseux (grossesse, allaitement, diarrhée chronique);

3° L'affection peut encore être due à la présence en excès d'un agent dissolvant les sels calcaires dont la présence est de toute utilité pour assurer la solidité de la charpente osseuse (acide lactique);

4° On peut aussi invoquer l'existence de troubles trophiques du côté du squelette, et dès lors on arrive à la théorie nerveuse de l'ostéomalacie.

Cette opinion aurait paru étrange il y a quelques années. Actuellement, on doit reconnaître l'importance du rôle de l'innervation périphérique et centrale dans tout ce qui touche aux échanges physiologiques et chimiques se passant au sein des tissus. Les phénomènes vaso-moteurs, sous l'influence des nerfs soit vaso-dilatateurs, soit vaso-constricteurs, peuvent entrer en ligne de compte dans le maintien de la structure normale de tout un système organique. Il est donc permis de chercher la lésion initiale, cause du processus ostéomalacique, dans une altération de l'axe encéphalo-médullaire. Mais on est loin encore d'être édifié sur le rôle du système nerveux et de l'appareil vaso-moteur dans les diverses phases physiologiques et chimiques de la nutrition de la charpente osseuse de l'organisme.

Les os malades présentent des altérations visibles à l'œil nu et variables suivant le degré d'évolution du processus ostéomalacique. Ces modifications pathologiques portent sur l'aspect général, sur la consistance et sur la forme du squelette. Au début de l'affection, l'os paraît augmenter légèrement de volume; cette augmentation, signalée par Stansky, serait due à l'infiltration des tissus mous, moelle et tissu osseux en voie de décalcification.

Après avoir séparé l'os des parties molles, on constate que sa surface est en quelque sorte poreuse, perforée à la façon d'un écumoir par une infinité de pertuis, d'où la pression fait sourdre un liquide huileux, mélangé à du sang. Ces caractères s'observent pendant la période de début et la période moyenne de l'évolution de la maladie avant que la substance calcaire ait été complètement résorbée et remplacée dans sa totalité par des tissus mous. Le tissu osseux perd sa solidité, il devient d'une mollesse extrême. Les rapports changent entre les régions périphériques et centrales de l'os. La couche corticale subit un amincissement progressif en même temps que le canal médullaire s'agrandit. Le tissu compact normal prend les caractères du tissu spongieux. Au dernier terme de l'ostéomalacie, les os décalcifiés ne sont plus représentés que par des masses molles qui, à la coupe, rappellent le tissu splénique. Une mince coque osseuse leur sert encore d'enveloppe fragile et représente les dernières traces de la substance compacte presque totalement disparue. On observe fréquemment des fractures, des tassements osseux et, dans les cas avancés, alors que l'os contient encore une certaine quantité d'éléments calcaires, le plus souvent la consolidation ne s'effectue pas. Le cal peut être représenté par une mince virole osseuse, par un tissu fibreux, réunissant complètement les fragments fracturés. Dans tous les cas, lorsque le ramollissement du squelette est arrivé à un certain degré, la consolidation n'est jamais suffisante pour le rétablissement de la fonction.

Les os malades ont un poids beaucoup moindre qu'à l'état normal. Dans une observation de Saillant, même à l'état frais, ils n'allaient pas au fond de l'eau. Pendant la vie du malade, il fallait l'assistance de deux personnes pour le maintenir plongé dans un bain. Les os sont incurvés, tordus, ils sont le siège de déformations les plus variées. Le périoste se présente sous des aspects divers; le plus souvent il est très vasculaire, épaissi et forme avec la coque osseuse décalcifiée une sorte de cylindre fibreux, se laissant ployer sans se rompre, comme un tube de caoutchouc. Le tissu osseux compact ainsi ramolli, médullisé, peut subir comme dernier terme du processus de ramollissement, une véritable liquéfaction, et l'on voit alors apparaître des kystes au sein du tissu ostéomalacique, principalement au niveau de ce qui était autrefois la cavité médullaire. Le contenu de ces kystes est variable; tantôt c'est une matière colloïde, tantôt un liquide plus ou moins coloré par du pigment sanguin. La poche kystique est munie ordinairement d'une paroi formée par une membrane enkystante, isolant la cavité kystique du tissu ostéomalacique voisin. Ces kystes se forment lentement et s'accroissent de même. Leur volume peut varier de la grosseur d'un pois à celle d'une grosse noix.

Dans certains cas d'ostéomalacie généralisée, ainsi que nous en avons observé un exemple (les pièces ont été présentées par Albertin à la Société des sciences médicales de Lyon), il existe des tumeurs volumineuses en certains points du squelette. A la coupe, ces tumeurs présentent sur la périphérie une mince coque osseuse et de nombreux kystes séparés par d'épaisses travées de tissu mou, infiltré. Nous avons fait reproduire le fémur de notre malade qui était, en outre, porteur de tumeurs analogues au niveau des os iliaques des deux côtés et de la partie supérieure de l'humérus droit. Le squelette était ramolli dans sa totalité. Tous les os pouvaient être tranchés sans effort par le scalpel; la calotte osseuse crânienne fut enlevée par une incision circulaire faite avec cet instrument[1]. En présence de ces pièces anatomo-pathologiques, on peut hésiter entre le diagnostic de cancer des os, mais le ramollissement *total* du squelette nous porte à croire que nous avions bien affaire à une forme d'ostéomalacie avec tumeurs multiples dues à la prolifération des tissus mous ayant pris la place de l'os normal. On a, du reste, rapporté quelques exemples d'ostéomalacie kystique, qui ne diffèrent réellement de notre observation que par le volume beaucoup moindre et le petit nombre des kystes.

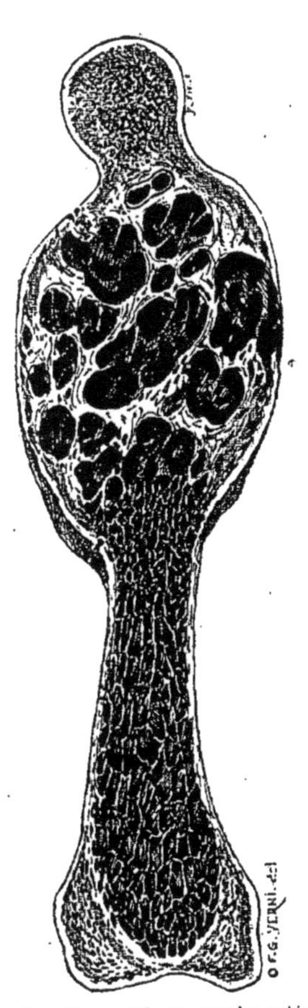
Fig. 265. — Fémur gauche ostéomalacique avec de nombreux kystes dans sa moitié supérieure.

Le squelette ramolli subit des changements de forme dans la plupart des régions. Les os des membres s'incurvent, se tordent sur leur axe, ils peuvent se couder à angle droit. La colonne vertébrale présente toutes les variétés de scoliose, de cyphose. Le sternum, les clavicules se dépriment et se courbent en avant; la voussure des côtes s'exagère, leurs extrémités se rapprochent, elles subissent des torsions irrégulières suivant leur axe transversal.

Les modifications dans la forme du bassin ont une importance considérable en obstétrique. On trouvera, dans les travaux de Collineau, de Charpentier, de Volkmann, une étude complète du bassin ostéomalacique au point de vue tocologique. Nous ne ferons que résumer les caractères principaux. La forme la plus habituelle du bassin envahi par le processus ostéomalacique est la forme en cœur de carte à jouer ou encore de tricorne. Les ailes iliaques se replient sur

(1) Albertin, *Province médicale*, 1890.

elles-mêmes, à la façon d'un cornet d'oubli. Les cavités cotyloïdes, repoussées par les fémurs, se rapprochent l'une de l'autre et en même temps du promontoire. Les branches horizontales du pubis deviennent parallèles; les tubérosités des ischions sont rejetées en dedans. La déformation peut s'étendre à la totalité des deux os iliaques; le bassin prend alors, comme le dit Depaul, l'aspect *chiffonné*.

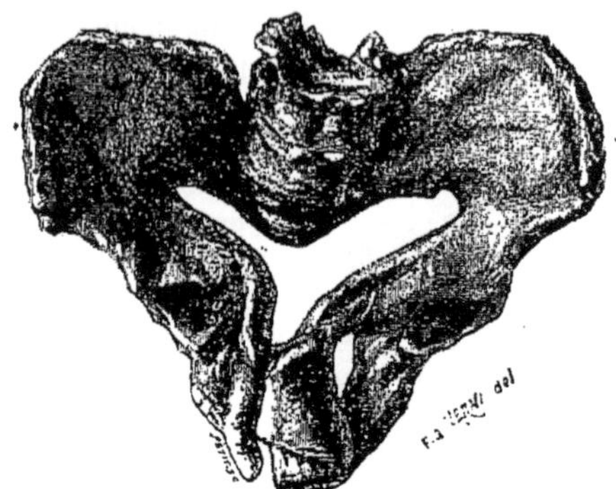

FIG. 266. — Bassin ostéomalacique. (Collection de M. Ollier.)

Les caractères histologiques des lésions ostéomalaciques doivent être étudiés soit dans la moelle, soit dans les trabécules osseuses. Au début, la moelle présente les signes d'une congestion intense; ce caractère hypérémique avait déjà frappé Rindfleisch qui, se basant sur ce fait, émit l'opinion que l'acide carbonique produit en excès par la stase veineuse était l'agent dissolvant des éléments calcaires de l'os. Sous l'influence de cet état congestif, il peut se produire des hémorrhagies interstitielles plus ou moins diffuses dans le tissu médullaire. La moelle tend à perdre les principaux éléments qui la constituent à l'état normal, la graisse et les cellules embryonnaires. Elle se transforme en une substance gélatineuse, présentant une coloration plus ou moins hématique. Le canal médullaire est ainsi rempli d'une matière en bouillie et couleur lie de vin. Cette teinte rouge, rouge brun, *osteomalacia rubra* de Solly, qui avait attiré l'attention de Stansky et de Nélaton, est due à la présence dans les tissus d'une grande quantité d'hématoïdine. Il est facile de constater la présence de cette substance cristallisable par l'éther sulfurique.

Parallèlement à cette altération de la moelle, on voit évoluer les lésions du côté des trabécules osseuses. On observe deux zones, l'une centrale, l'autre périphérique, présentant des caractères différents, que nous trouvons clairement exposés dans le *Précis d'anatomie pathologique* de L. Bard. La zone centrale est constituée par du tissu osseux ayant les caractères de l'os normal non décalcifié et dans lequel on trouve les corpuscules étoilés caractéristiques.

C'est sur la zone externe périphérique que portent les altérations. Le tissu modifié qui entoure les trabécules a subi la décalcification; il se prête à l'imprégnation par le carmin et se différencie nettement par sa coloration rosée de la zone centrale qui est incolore. Au niveau de cette zone externe la substance fondamentale présente de fines stries, et les cellules osseuses, dépouillées de leurs prolongements anastomotiques, apparaissent comme de petites taches sombres, linéaires dans les zones de tissu très altéré, plus ou moins arrondies au voisinage de ces zones.

Les corpuscules osseux semblent envahis par la graisse. Litzmann considérait ces lésions comme primitives. Bouley a montré que ces altérations étaient consécutives aux modifications de la substance fondamentale.

Ces deux zones, centrale et périphérique, sont assez nettement délimitées par une ligne sinueuse marquée par des angles rentrants et des saillies qui rappellent l'aspect des lacunes de Howship de l'ostéite raréfiante. Cette irrégularité de la ligne de séparation des deux zones montre que le processus de décalcification envahit inégalement le tissu osseux suivant son degré de perméabilité.

Au dernier terme de l'évolution ostéomalacique, les trabécules osseuses totalement décalcifiées disparaissent et sont remplacées par une substance muqueuse mal définie.

Les altérations des autres organes ont une importance secondaire dans l'ostéomalacie. Les muscles sont fréquemment dégénérés, graisseux. On note rarement l'examen du système nerveux, ou tout au moins l'examen histologique. Il est nécessaire, pour arriver à élucider la physiologie pathologique de l'ostéomalacie, de rechercher avec soin s'il n'existe pas de lésions cérébrales ou médullaires qui, jusqu'à ce jour, n'ont pas été constatées.

En présence du ramollissement osseux paraissant dû à la disparition des éléments solides de l'os, il était intéressant de procéder à l'analyse chimique d'un squelette ostéomalacique. De nombreuses analyses ont été faites pour établir la constitution chimique soit de l'os normal, soit de l'os ramolli. Bibra, Berzélius, Meckel, Rees Drevon, Otto Weber ont établi les résultats suivants, que nous résumons d'après Henocque. Tandis qu'on trouve à l'état normal de 51 à 85 pour 100 de phosphate de chaux, dans l'os ostéomalacique il existe constamment une diminution de cette substance. Cette diminution peut varier suivant le degré d'évolution de la maladie, et la proportion peut être ramenée soit à 40, soit à 20, soit même à 2 pour 100. Le carbonate de chaux existe en proportion moindre également. Au lieu de 11 pour 100 à l'état normal, il n'existe plus que dans le rapport de 1, 2, 3, 4, 5 pour 100 dans le tissu osseux ramolli. Le résumé de ces analyses montre une diminution considérable des sels calcaires qui existent en quantité 4 à 5 fois moindre dans l'os ostéomalacique que dans l'os normal.

Bouley a signalé la diminution du fluorure de calcium. Marchand, Schmidt, Weber ont signalé la présence de l'acide lactique dans les os ostéomalaciques et surtout dans les cavités kystiques. Une analyse de Weber donne 1gr,312 d'acide lactique pour 100, et 0gr,207 pour 100 de lactate de chaux dans des os non desséchés provenant d'une femme ostéomalacique. C'est sur la présence de cet acide en excès qu'est basée la théorie expliquant la disparition des éléments calcaires par l'action dissolvante de l'acide lactique sur les sels de chaux.

Volkmann et Virchow n'admettent pas cette opinion et ne sont pas loin de nier la production de l'acide lactique pendant la vie chez les ostéomalaciques.

**Symptomatologie**. — L'ostéomalacie débute le plus souvent d'une façon très insidieuse. Les malades n'éprouvent tout d'abord que des phénomènes douloureux, ordinairement les douleurs sont localisées en divers points du squelette, mais dans certains cas le malade souffre en même temps dans ses masses musculaires, situées à la périphérie des os atteints. Ce sont des douleurs sourdes, erratiques, sujettes à des exacerbations irrégulières, s'irradiant le long des os, s'exagérant au moindre mouvement. Les réflexes sont fréquemment exagérés par le fait d'une hyperesthésie cutanée remarquable. L'appareil musculaire, au début, conserve toute sa tonicité. Le moindre attouchement sur le tégument hyperesthésié produit des contractions brusques, énergiques. Les douleurs sont aussi bien diurnes que nocturnes, elles varient d'intensité, rappellent les douleurs rhumatoïdes éprouvées dans les tissus fibro-séreux périarticulaires ou dans les muscles. Parfois elles sont vives, se localisent dans les os et prennent le caractère des douleurs ostéocopes.

Bientôt la pression sur le squelette devient douloureuse et on constate rapidement qu'en certains points le tissu osseux perd sa solidité et que certains os sont devenus plus ou moins flexibles.

Parallèlement à ces lésions apparaissent des troubles généraux. Le malade tombe dans la prostration, il accuse une lassitude profonde, une faiblesse extrême. Fréquemment son état mental est modifié et cette coïncidence a spécialement attiré l'attention des aliénistes, qui ont plusieurs fois vu l'ostéomalacie survenir chez des sujets atteints d'aliénation mentale.

Il y a là peut-être plus qu'une simple coïncidence et l'on doit rechercher s'il n'existe pas quelques liens de cause à effet entre les troubles cérébraux et les lésions de nutrition observées dans le système osseux. Les fonctions végétatives s'exécutent bien; la respiration, la circulation ne sont pas troublées, l'appareil digestif fonctionne à peu près normalement.

La menstruation peut persister d'une façon régulière, mais le plus souvent le début de l'ostéomalacie coïncide avec une grossesse plus ou moins avancée. L'affection s'aggrave peu à peu, progressivement le squelette est atteint plus profondément et sur des points plus nombreux. Le ramollissement s'accuse, les os deviennent flexibles, les membres se déforment. Outre ces déformations dont les variétés échappent à toutes descriptions, il se produit des fractures au niveau des régions diaphysaires ou juxta-épiphysaires les plus ramollies. Ces fractures sans tendance à la consolidation s'accompagnent de vives douleurs. Peu à peu le malade se tasse sur lui-même, la taille diminue, les membres inférieurs se replient sur le bassin déformé, le sternum fait saillie ou s'excave, la colonne vertébrale s'incurve soit dans le sens antéro-postérieur, soit dans le sens latéral; on assiste à un véritable effondrement de la charpente osseuse qui sert de stratum solide à l'organisme. Cette diminution de la taille est un symptôme constant et fréquemment même un symptôme du début de l'affection, sur lequel Collineau, J.-F. Franck, Broca, Prœsch ont depuis longtemps attiré l'attention.

Dans l'ostéomalacie puerpérale l'affection débute le plus souvent par le bassin pour se généraliser ensuite. Dans les cas non puerpéraux, suivant Volkmann, elle débuterait presque toujours par la colonne vertébrale et le thorax.

Si l'on rattache à l'ostéomalacie vraie cette affection singulière où l'on constate, outre le ramollissement du squelette dans sa totalité, la présence de tumeurs plus ou moins volumineuses creusées de kystes, il faut s'attendre à noter la présence de tumeurs osseuses multiples dans certains cas d'ostéomalacie. Sous l'influence des déformations de la colonne vertébrale et du squelette du thorax, surviennent des troubles respiratoires et circulatoires dus soit à la compression mécanique des viscères, soit à l'impotence fonctionnelle de la cage thoracique, au point de vue des mouvements nécessaires à l'acte de la respiration.

« Les dents sont rarement ramollies, mais elles peuvent être vacillantes par le ramollissement de l'os maxillaire inférieur; la mastication ne peut plus alors s'exécuter. La marquise Bernarde d'Armagnac (*Mercure galant*, 1700) en était arrivée au point de ne pouvoir plus prendre que des aliments liquides. Dugès a vu un écureuil atteint d'ostéomalacie succomber par l'impossibilité de broyer ses aliments à l'aide de ses mâchoires ramollies (¹). »

Dans cette période d'évolution de la maladie apparaissent alors des accidents viscéraux. Les malades sont sujets à des congestions pulmonaires, à des troubles circulatoires; l'appareil digestif devient intolérant, la prostration augmente, le marasme, la cachexie marquent les derniers termes de l'affection.

L'analyse des urines des malades ostéomalaciques présente le plus grand intérêt. Elle a été faite avec beaucoup de soin, un grand nombre d'auteurs pensant y trouver la solution du problème de la décalcification ostéomalacique.

Les caractères extérieurs sont les suivants : les urines sont troubles, blanchâtres, donnent par le repos un sédiment abondant rappelant l'aspect du lait caillé. Leur quantité est relativement abondante.

D'après les analyses de Barruel, de Solly, de Kilian, d'Arnoult, on trouve une proportion de phosphates calcaires 3 à 4 fois plus grande qu'à l'état normal. A une certaine période de l'affection, l'élimination des phosphates est considérable, c'est un fait acquis, mais dans d'autres analyses faites probablement à des périodes différentes de la maladie, certains auteurs, Moers et Muck, Langendorff et Mömmsen, Salkosky et Leube, ont signalé la présence des phosphates soit en proportion normale, soit même en légère diminution. L'élimination des phosphates paraît se produire surtout au début de l'affection, et l'on doit faire remarquer que ce déchet phosphatique peut aussi se faire par les voies digestives, comme dans le cas cité par Lépine, où une diarrhée chronique rebelle paraissait être le moyen d'élimination des phosphates. Au point de vue de la densité, les analyses donnent des chiffres variant entre 1015 et 1025. L'excrétion d'urée n'est pas très abondante, les chiffres varient entre 16 et 24 grammes par litre et par jour.

Macdentyre et Bence-Jones ont signalé la présence, dans l'urine des ostéomalaciques d'une substance dont on pensait faire la caractéristique de la lésion. Cette substance, *hémi-albumose* ou *propeptone*, serait, d'après Byasson, un composé azoté analogue mais non identique à l'albumine. L'urine des ostéomalaciques étant trouble, l'acide nitrique augmente ce trouble qui disparaissait par la chaleur. Par le refroidissement, le trouble réapparaît et l'urine se prend en *gelée*; sous l'action de la chaleur elle redevient claire. Ce sont les réactions qui décèlent la présence de l'hémi-albumose. Quelquefois l'hémi-albumose accompagne l'albuminurie; il faut alors se débarrasser de l'albumine pour rechercher ensuite l'albumose. A l'état normal, il existe, suivant Fleischer, de l'hémi-albumose dans la moelle des os, et il est probable que ce caractère de l'urine des ostéomalaciques tient à une augmentation du tissu

(¹) E. FOLLIN, *Traité élémentaire de pathologie externe*, t. II, p. 725.

médullaire. Il s'agirait donc d'une hémi-albumosurie ou d'une propeptonurie différente de celle signalée dans les troubles digestifs et constatée souvent dans les maladies aiguës, pleurésie, pneumonie, néphrite. Dans ces maladies la propeptonurie est très légère. Si dans l'ostéomalacie ce symptôme, qui appartient surtout à l'ostéomalacie généralisée, était précoce et très marqué, on aurait là un excellent signe de diagnostic, mais de nouvelles observations sont nécessaires pour en établir la valeur.

On est tout aussi incertain à propos de la présence de l'acide lactique dans les urines des ostéomalaciques. Signalée par Lehmann, par Langendorff et Mömmsen, par Moers et Muck, la présence de cet acide ne paraît pas douteuse. Des analyses quantitatives sont également indispensables qui manquent, surtout en présence de l'objection qu'à l'état normal l'urine contient de l'acide lactique.

Au point de vue clinique et anatomo-pathologique, il existe deux variétés d'ostéomalacie : l'une, de beaucoup la plus commune, uniquement caractérisée par la décalcification plus ou moins rapide des diverses pièces du squelette avec parfois de petites vacuoles hystiques occupant la moelle ramollie, diffluente ; l'autre, dans laquelle, outre le ramollissement des os, on constate des tumeurs plus ou moins volumineuses développées en divers points du tissu osseux. Ces tumeurs qui, sur le malade, donnent lieu à des tuméfactions parfois très apparentes, sont constituées par un agglomérat de kystes, présentant des dimensions variables (fig. 241). Leur paroi est lisse, peu vasculaire, de teinte gris blanchâtre ; nulle part de masse bourgeonnante, de noyau solide, peuvent laisser supposer une dégénérescence néoplasique. Cette dernière variété d'ostéomalacie avec kystes volumineux nous paraît particulièrement rare ; en dehors de notre observation, nous ne pouvons citer qu'un seul fait comparable (1). Dans les deux formes, les lésions sont exclusivement squelettiques.

**Diagnostic.** — Le diagnostic de l'ostéomalacie confirmée est facile. Le fait de la généralisation du ramollissement à tout le squelette est la caractéristique de l'affection. Mais, lorsqu'on assiste au début de cette maladie, on a le plus souvent de grandes difficultés à la différencier de toute une série d'affections que nous allons énumérer. C'est surtout au moment de la première période dite de douleurs qu'on peut croire à du rhumatisme chronique. Ce sont en effet des douleurs analogues, erratiques, intermittentes, mais dans l'ostéomalacie, elles paraissent siéger plus profondément du côté des os, elles sont moins superficielles que dans le rhumatisme chronique. Les douleurs ostéocopes de la syphilis ressemblent beaucoup aux souffrances qui marquent le début de l'affection. Les commémoratifs, la simultanéité d'autres lésions syphilitiques éclaireront rapidement le diagnostic. Les affections médullaires, les ostéopathies nerveuses ne peuvent faire hésiter longtemps, leurs symptômes étant suffisamment caractérisés. Les affections tuberculeuses des os, le mal de Pott, ne doivent être citées que pour mémoire. Le cancer des os s'accompagne parfois d'une ostéo-porose généralisée, d'une raréfaction plus ou

(1) Dégénération kystique des os consécutive à des fractures spontanées chez une ostéomalacique. BRAMANN, *Berl. klin. Woch.*, 1888.

moins prononcée de tout le squelette, mais le diagnostic sera le plus souvent facile, après un examen complet du malade. L'existence de tumeurs pourrait donner le change; toutefois, dans l'ostéomalacie seule, les os sont mous, flexibles; dans le cancer, au contraire, le squelette peut être très friable, mais la décalcification ne va pas jusqu'à la flexibilité.

Les os atteints d'ostéomalacie peuvent-ils devenir cancéreux? Le fait est assurément possible, mais nous n'en connaissons pas d'exemple. Dans notre cas, il s'agissait trop nettement de kystes à des degrés divers d'évolution, offrant dans toutes les régions où on les rencontrait (os iliaques, fémur, humérus) les mêmes caractères, pour que nous n'ayons pas admis le diagnostic d'*ostéomalacie kystique*.

L'ostéomalacie a été longtemps confondue avec le rachitisme. Les modifications portant sur la forme, le degré de résistance sont cependant très différentes. La présence du gonflement épiphysaire, de nodosités costales, l'*âge des sujets*, la marche de la maladie permettent de distinguer les deux affections. Quant à l'ostéite déformante de Paget que Vincent propose d'appeler *ostéomalacie hypertrophique bénigne*, elle se sépare de l'ostéomalacie vraie par des caractères distinctifs, nettement formulés par Paget. Dans l'ostéomalacie les parois des os deviennent excessivement minces, usées, comme dans une atrophie aiguë, et, quand ils se plient, ce n'est pas avec une courbure régulière, mais avec une coudure ou une fracture anguleuse. Dans l'ostéite déformante, les deux caractères principaux sont : hypertrophie avec mollesse des os et incurvation régulière, surtout des os longs. L'ostéo-porose sénile, les ramollissements partiels du tissu osseux, doivent être séparés de l'ostéomalacie vraie; le processus est en effet différent, et sans tendance à la généralisation.

**Pronostic**. — En étudiant la marche de cette affection, il est facile de se rendre compte de la gravité du pronostic. A part quelques rares observations, une de Winckel notamment, où la maladie paraît avoir rétrocédé jusqu'à la guérison apparente, tous les auteurs s'accordent à faire de l'ostéomalacie une affection à marche fatale, entraînant après un temps plus ou moins long la mort du malade. Quelquefois une amélioration temporaire permet de croire à une guérison apparente, mais bientôt on voit les lésions progresser jusqu'au dernier terme de leur évolution.

D'après Litzmann, la durée moyenne serait de deux ans, mais l'affection peut avoir une plus longe durée et n'entraîner la mort qu'après six, huit et dix ans.

L'ostéomalacie se termine le plus souvent par le marasme et la cachexie. Fréquemment le malade meurt par asphyxie progressive, la cage thoracique devenant inapte au fonctionnement respiratoire. Dans un grand nombre de cas, les ostéomalaciques sont emportés par une affection aiguë des voies respiratoires dont l'apparition est favorisée et la gravité augmentée par les déformations du squelette thoracique.

**Traitement**. — Le traitement se résume dans l'emploi de moyens palliatifs. On placera les malades dans les meilleures conditions hygiéniques, on s'efforce de lutter par un traitement général contre un affaiblissement à marche progressive. Les phosphates, l'acide phosphorique, le phosphore ont été employés. Lépine recommande l'emploi du phosphure de zinc à la dose de 1 à 3 milligrammes. Mais on ne saurait vraiment compter sur l'emploi de telle ou telle substance thérapeutique. La médication sera surtout symptomatique; on évitera en outre au malade toutes les causes pouvant produire des fractures dans les différents points de leur squelette privé de résistance. Mentionnons, en terminant, la recommandation que Volkmann adresse aux ostéomalaciques d'origine puerpérale, de ne pas s'exposer à de nouvelles grossesses.

Dans ces dernières années Fehling [1], en Allemagne, a pensé améliorer la marche de l'ostéomalacie puerpérale par la stérilisation de la femme. Il préconise l'opération de Porro et cite à l'appui de cette manière de voir sa statistique personnelle. Sur quatre opérations de Porro faites par lui, trois fois il s'agissait de femmes ostéomalaciques. Dans ces trois cas une amélioration notable est survenue.

L'opinion de Fehling n'est pas admise généralement; elle repose encore sur trop peu de faits. Soppel [2] rapporte, du reste, un cas où l'opération de Porro paraît avoir accéléré la marche du processus ostéomalacique. D'autres auteurs proposent d'enlever les ovaires en pratiquant l'opération césarienne.

Cette opération, moins grave que celle de Porro, concourt au même but : enrayer la marche de l'ostéomalacie pelvienne en supprimant les phénomènes congestifs qui marquent la vie génitale de la femme, et en rendant une nouvelle grossesse impossible. Zweifel [3], considérant la castration comme une opération grave, lui préfère la ligature double des trompes au catgut.

Trois cas peuvent, en résumé, se présenter. Dans le premier, il n'y a pas de grossesse, l'ostéomalacie est au début, différents os sont atteints, le bassin, entre autres, qui, suivant Kilian, serait le premier frappé et souvent le plus gravement. Quelle conduite tenir? Dans le doute sur la pathogénie du ramollissement osseux, il semblerait que l'on doive recourir à un traitement général, mais on ne saurait, comme nous l'avons dit, compter sur les divers moyens proposés; aussi nous déclarons-nous partisan de l'ablation des deux ovaires, en raison de l'innocuité de cette opération et des résultats publiés sur l'action favorable de la stérilisation dans l'ostéomalacie.

La femme est-elle grosse depuis peu de temps, la déformation existante du bassin qui s'accentuera indique l'avortement. Enfin, la grossesse est-elle à terme, avec une angustie pelvienne considérable, l'opération de Porro doit être pratiquée.

## OSTÉOMALACIE SÉNILE

« Il se produit assez fréquemment chez les vieillards une raréfaction du tissu osseux qui porte plus particulièrement sur les côtes, la colonne vertébrale et les os du bassin. On trouve presque toujours à l'autopsie de ces sujets de nom-

(1) *Sammlung klinischer Vorträge*, n°s 54-76, juin 1884.
(2) *Arch. f. Gyn.*, 1887, t. XXIX.
(3) *Centralbl. f. Gynäcol.*, 1890, n° 2.

breuses fractures de côtes, les unes récentes, les autres anciennes, consolidées avec ou sans déplacement. Cet état morbide se traduit habituellement pendant la vie par un ensemble de symptômes qui permet d'en établir le diagnostic. Les malades éprouvent des douleurs souvent très vives sous l'influence des moindres mouvements, et bientôt, dans les cas intenses, ils se condamnent à un repos absolu. Confinés au lit, ils redoutent tout déplacement, tout contact et emploient toute leur attention à éviter ces causes d'aggravation de leurs souffrances. Une pression, même légère, exercée sur les côtes, les os du bassin, les extrémités épiphysaires des os longs, provoque des douleurs. A ces symptômes se joignent quelquefois des contractures permanentes siégeant dans divers muscles du tronc ou des membres. »

Cette note de Charcot et Vulpian résume admirablement l'histoire de l'ostéomalacie sénile, qui constitue une véritable maladie dont la première observation paraît avoir été oubliée par Dechambre : c'est l'ostéo-porose sénile de Cornil et Ranvier, bien distincte de ce qu'ils appelaient l'ostéo-porose adipeuse.

L'ostéomalacie sénile se rencontre, comme son nom l'indique, chez des personnes d'un âge avancé; elle se manifeste au début par des phénomènes douloureux plus ou moins prononcés qui siègent dans les côtes, au niveau de la colonne vertébrale, plus rarement dans les membres. Les côtes se dévient. Des contractures douloureuses des muscles du cou fléchissent la tête et amènent le menton contre le sternum ; l'immobilité volontaire ou forcée est presque absolue.

Il est assez difficile de préciser la date et les phénomènes du début. La marche est variable : le plus souvent chronique, elle peut devenir aiguë, comme l'a vu Demange sur un homme de quatre-vingts ans qui était guéri d'une attaque antérieurement survenue à l'âge de quarante ans.

La maladie est très généralement suivie de mort : les sujets succombent à la diarrhée, au marasme, à des complications cardio-vasculaires. En général, elle frappe les sujets misérables, dont l'organisme est en voie de dénutrition. D'après Litzmann, qui en a vu et publié 5 cas à lui seul, elle ne serait pas rare; il faut se souvenir que Litzmann observe à Kiel, dans un pays pauvre, où la dystocie obstétricale est rendue bien fréquente par les dystrophies osseuses qui frappent le bassin.

L'examen microscopique a montré à côté des lésions de l'ostéo-porose sénile ordinaire, de l'ostéo-porose adipeuse, les lésions vraies de l'ostéomalacie (Weber, Ribbert, Moers et Muck, Demange). Il existe un véritable processus de décalcification. La moelle est rouge, fœtale, hémorrhagique, scléreuse. Dès 1855 Dechambre avait insisté sur l'atrophie, la dégénérescence graisseuse des masses musculaires.

Le diagnostic de l'ostéomalacie sénile est quelquefois difficile. On peut la confondre avec une généralisation néoplasique, avec la maladie de Paget, etc. La localisation des lésions à la cage thoracique, l'attitude, l'immobilité du malade, son mauvais état général, sont autant de signes précieux. Quant au diagnostic différentiel de l'ostéomalacie sénile et de l'ostéomalacie vraie, il ne pourra être établi la plupart du temps qu'en tenant compte de l'âge du sujet. L'ostéomalacie n'est peut-être que l'ostéomalacie ordinaire survenant chez un vieillard ?

# CHAPITRE X

## ATROPHIE DES OS

Les atrophies osseuses se produisent avant ou après l'achèvement physiologique du squelette; elles peuvent être des arrêts de développement ou des atrophies réelles.

1° **Atrophies par arrêt de développement.** — De beaucoup les plus importantes à connaître, elles frappent tantôt la totalité du squelette, comme une maladie générale, tantôt un ou plusieurs segments osseux sous l'influence d'une cause localisée. Les premières sont presque toujours congénitales; les secondes sont congénitales ou acquises. Cependant il semble qu'on soit autorisé à étudier séparément :

*Les atrophies fœtales ;*

*Les atrophies de l'enfance et de l'adolescence.*

A. *Atrophies fœtales.* — Elles sont générales ou locales.

I. On trouvera dans un récent travail de Porak [1] une longue étude des faits qu'il rapporte à l'*achondroplasie* de Parrot. L'achondroplasie est une maladie intra-utérine du fœtus distincte du rachitisme fœtal, et caractérisée par un arrêt de développement des os en hauteur, que leur volume est au contraire augmenté. Elle frappe les os du crâne et des membres et n'entraîne pas la mort de l'enfant. C'est à elle qu'il faut rapporter l'origine des membres courts de certains faux nains. Mais est-ce bien là un processus d'atrophie?

II. Chez le fœtus même, on trouve encore des arrêts de développement limités à un os, ou à ceux d'un seul segment de membre. Braun étudiant les fractures intra-utérines du fœtus et frappé de la fréquence avec laquelle on les observe au tibia, fait remarquer que la fracture congénitale du tibia coïncide souvent soit avec un arrêt de développement, soit avec une absence totale du péroné [2]. Quant à l'origine de cette lésion, nous ne la soupçonnons pas plus exactement que celle de la plupart des pieds-bots congénitaux. Faut-il incriminer des mouvements désordonnés du fœtus (Brodhurst), des actions musculaires anormales d'origine nerveuse (Little); la fracture du tibia est-elle secondaire à l'absence du péroné, ou la violence qui a amené la première a-t-elle provoqué l'arrêt de développement de ce dernier os (Ithen)? Autant de questions auxquelles il n'est pas possible de répondre.

B. *Atrophies survenues pendant l'enfance et l'adolescence.* — Elles sont dues à une action exercée :

[1] *Nouvelles Archives d'obstétriques*, 1889-1890.

[2] V. VILCOQ, *Fractures intra-utérines.* Th. de Paris, 1888.

1° Sur une portion d'un seul os;

2° Sur la totalité d'un membre.

I. Nous savons depuis les expériences de Duhamel et de Flourens que l'accroissement interstitiel des os n'existe pas, et que l'allongement s'opère constamment au niveau du cartilage de conjugaison dans la région juxta-épiphysaire de la diaphyse. Il est évident que toute cause qui détruira, en partie ou en totalité, le foyer d'ostéogénie, entravera la croissance d'autant plus qu'elle se sera fait sentir à une époque plus précoce, plus éloignée du terme du développement. Au chapitre : *Ostéomyélite prolongée*, nous avons mis en relief, par plusieurs figures, ces troubles de développement qu'Ollier a expliqués et fait connaître. Signalons encore, à propos de ces atrophies survenues pendant l'enfance et l'adolescence, des inégalités de longueur dans le squelette symétrique des membres. Ces inégalités, parfois de plusieurs centimètres, entre les deux fémurs, entre les deux tibias par exemple, ne sont pas très rares (Cox, Wright, Garson, 1874). Avec Ollier, Terrillon, nous en avons rapporté des exemples.

D'autre part, les lois d'Ollier nous ont appris que les cartilages de conjugaison d'un os contribuent inégalement à sa croissance ; il en résulte que l'atrophie sera en rapport avec l'extrémité atteinte. On n'a pas oublié les étranges résultats auxquels aboutirent plus d'une résection du genou pratiquée trop largement sur des sujets trop jeunes.

Cette atrophie ne se manifeste pas seulement par le défaut d'allongement. Ollier a montré qu'on pouvait observer un allongement réel, mais accompagné de diminution marquée de poids et de volume sur les membres réséqués. De récentes expériences du même auteur, et un fait clinique de Petersen (allongement compensateur du col fémoral chez un ancien réséqué du genou) portent à croire que cet allongement se produit aux dépens de l'épiphyse qui subsiste à l'autre extrémité de l'os.

Sur les os du bassin, les troubles de l'ossification peuvent produire des viciations étranges bien connues des accoucheurs, dont le type est fourni par l'oblique ovalaire de Nægelé. Le bassin déformé est alors caractérisé par l'atrophie d'une moitié du sacrum et de la partie correspondante de l'os iliaque avec ankylose sacro-iliaque du même côté. L'atrophie totale du sacrum se retrouve dans le bassin transversalement rétréci de Litzmann, etc.

L'ankylose précoce des corps vertébraux consécutive à une ostéite de la colonne peut arrêter sur une certaine étendue le développement en hauteur du rachis raccourci. En thèse générale, toute ankylose constituée pendant le jeune âge doit être considérée comme redoutable pour le développement ultérieur des os qu'elle unit. Son influence est doublement funeste, d'abord, parce que, par ses désordres mêmes, elle peut entraver anatomiquement et physiologiquement le développement de l'os, puis parce qu'elle le condamne en outre à une inactivité relative dont nous allons envisager les fâcheuses conséquences.

II. L'immobilisation prolongée suffit à amener une certaine diminution dans le volume, la résistance, le poids des os d'un membre condamné à une inactivité plus ou moins absolue.

Cette atrophie, qui ne reste pas limitée à l'os et s'étend à la totalité des éléments constitutifs du membre immobilisé, s'observe surtout dans les arthrites graves. Elle est alors due, non pas tant à l'immobilisation qu'à la dystrophie réflexe qui frappe tous les tissus du membre atteint.

En général, l'atrophie osseuse n'est pas très apparente, parce que le raccourcissement n'est pas très prononcé. On l'apprécie bien quand on a dans les mains ou sur la balance tous les os, courts ou longs, blancs, friables, anémiés, légers, diminués régulièrement dans toutes leurs dimensions.

Il s'agit de troubles trophiques auxquels on a réservé le nom d'*aplasie* par inaction. Il ne semble pas qu'à l'inaction seule, avons-nous dit, incombe la responsabilité de ces atrophies en bloc, qui ne comportent pas un pronostic bien grave, mais qui survivent à l'arthrite causale, et doivent être regardées comme impossibles non pas à pallier, mais à guérir.

On le voit, ces prétendues aplasies par inaction sont bien moins éloignées qu'on a pu le croire des *aplasies osseuses d'origine nerveuse.*

Elles atteignent leur maximum sur les membres frappés de paralysie infantile, l'arrêt de développement est alors beaucoup plus considérable et beaucoup plus grave. Naturellement, il est d'autant plus marqué que la maladie est survenue chez un sujet plus jeune.

La plupart des troubles que nous venons de signaler ne sont pas justiciables d'un traitement bien défini. On s'efforcera de les prévenir en traitant la cause, en massant et en électrisant le membre paralysé. On se souviendra de la nécessité de surveiller les attitudes et de combattre les déformations. Quant au traitement des atrophies une fois installées, il relève de l'orthopédie opératoire. Les fractures (Rizzoli), les résections compensatrices (Martel, Ollier), les excisions de cartilage de conjugaison sont autant de moyens qui permettront de diminuer la longueur du membre sain; les excitations de tout ordre : irritation des cartilages (Ollier), l'application de la bande d'Esmarch (Helfereich), etc., etc., pourront peut-être réveiller parfois le pouvoir ostéogénique de l'os atrophié.

2° **Atrophies régressives.** — Elles sont rares, si l'on entend par atrophie : diminution de volume et de longueur. Les classiques citent généralement comme lésions atrophiques la diminution de la cavité orbitaire vidée du globe de l'œil, l'oblitération plus ou moins régulière et complète des cavités articulaires de la cavité cotyloïde par exemple, délaissée depuis longtemps par la tête fémorale.

Volkmann distinguait une *forme concentrique* et une *forme excentrique.* La première forme comprend les diminutions de volume d'un os dont la longueur reste la même, à la condition, bien entendu, que sa croissance physiologique soit achevée.

La forme excentrique comprend les atrophies vraies, qui ne se traduisent pas par un amoindrissement, mais par une diminution de la substance osseuse, par de la raréfaction interne; il s'agit d'une *atrophie trabéculaire.* Elle répond à l'ostéo-porose adipeuse de Cornil et Ranvier, à l'ostéo-porose sénile vraie, qui, suivant Demange, serait de l'ostéomalacie sénile. Tandis que dans cette dernière maladie, la moelle offre les apparences d'une moelle fœtale, rouge, l'ostéoporose sénile vraie est constituée par l'agrandissement des cavités et des espaces médullaires. Le tissu compact s'amincit, le canal médullaire s'élargit, les couches, les lamelles osseuses deviennent fines et fragiles, les os poreux renferment plus de graisse, le tissu osseux tout entier s'est raréfié autour des canaux de Havers.

L'ostéo-porose occupe alors surtout les extrémités spongieuses de quelques os longs, le col et la tête du fémur entre autres. Köhler a le premier montré l'existence, souvent étudiée depuis, d'un énorme amincissement des pariétaux, qui peut aller jusqu'à la perforation, en dehors de tout travail inflammatoire ou néoplasique.

Tandis que l'ostéomalacie sénile, maladie caractérisée, frappe les côtes, les vertèbres et se manifeste par des douleurs, des déformations, l'ostéo-porose sénile, adipeuse n'a pas de symptômes. Arrivée à un certain degré de développement, elle peut engendrer tous les accidents qui relèvent de la fragilité des os.

## I

## FRAGILITÉ DES OS

On sait que Lobstein avait créé le mot d'*ostéo-psathyrosis*, pour désigner un état des os caractérisé par une fragilité telle qu'ils se fracturent sous l'action de causes déterminantes nulles ou inappréciables.

Tout processus de raréfaction étendu et prononcé de la substance osseuse tend évidemment à amoindrir considérablement sa résistance. La fragilité osseuse est en somme le symptôme de l'atrophie régressive arrivée au plus haut degré, mais cette lésion est secondaire à une foule de causes extrêmement variées et à peu près toujours saisissables.

Cependant il existe une affection singulière du système osseux qui paraît jusqu'à présent exister par elle-même et se trouve précisément constituée par cette fragilité de la totalité du squelette. Il s'agit d'une forme de fragilité idiopathique des os et c'est à elle que nous réserverons le nom d'*ostéo-psathyrosis*. Nous étudierons ensuite rapidement la série des influences nombreuses capables de produire *des fractures spontanées symptomatiques* d'une maladie quelconque.

Ostéo-psathyrosis. — Gurlt a soigneusement étudié une série d'observations qui s'y rapportent.

La maladie paraît être caractérisée par ce fait qu'elle est héréditaire, familiale, comme l'hémophilie à laquelle on l'a comparée. Les premières fractures se produisent dès la première enfance et peuvent atteindre un nombre considérable. Les sujets guérissent quelquefois en avançant en âge ; mais il arrive que cette extrême fragilité persiste pendant toute la durée de la vie. Cependant, nous ne croyons pas qu'on puisse y rapporter les cas où les fractures apparaîtraient à une période de la vie ayant dépassé notablement l'enfance.

Linck a publié une observation d'un fœtus de sept mois, venu au monde vivant, couvert de ces fractures, sans que rien permît de soupçonner la syphilis ou une lésion quelconque de l'ossification.

En général, les fractures produites ainsi sous l'influence des causes les plus légères se consolident assez rapidement. Cependant, chez la petite malade de

Blanchard, qui, à douze ans s'était déjà fait 41 fractures, elles se réparaient mal et très lentement.

Les examens histologiques de Linck n'ont révélé aucune lésion intéressante. D'autre part, Gurlt fait remarquer que l'intégrité des parties molles permet d'exclure la notion d'une simple atrophie. En l'état actuel des choses, il ne paraît pas possible d'indiquer une pathogénie un peu plausible; on ne peut que se borner à constater l'existence de ces faits d'ailleurs exceptionnels.

Fractures spontanées symptomatiques (¹). — Nous négligerons les fractures qui peuvent survenir sous l'influence de lésions locales déterminées telles qu'un néoplasme, une gomme, le décollement infectieux d'une épiphyse; il n'y a rien là qui puisse être rapporté à un processus de friabilité atrophique. Rappelons que les os atteints depuis longtemps de maladie inflammatoire et immobilisés sont, par leur raréfaction graisseuse trabéculaire, exposés à des fractures presque spontanées qui rendent quelquefois dangereux des redressements d'ankylose, des tentatives de réduction pour luxations anciennes, etc.

On a prétendu que la grossesse prédisposait aux fractures; le fait n'a rien de prouvé et il paraît préférable de rapporter à l'ostéomalacie les observations de fractures spontanées qu'on a d'ailleurs assez rarement rencontrés chez les femmes enceintes.

Plusieurs maladies générales : le scorbut, le diabète, etc., ont été accusées d'altérer également les conditions de résistance du système osseux. On comprend facilement que le squelette participe à la dystrophie totale qui frappe alors l'organisme.

Nous nous occuperons un peu plus longuement de la fragilité osseuse qui paraît liée à des affections ou à des blessures du système nerveux, central ou périphérique.

La fragilité des os d'origine nerveuse périphérique ne nous arrêtera pas; on se souvient que dans les mains de Schiff, d'Ollier, les sections nerveuses expérimentales ont notablement altéré la résistance des os du membre opéré. Les faits cliniques de Ogle (blessure du médian), de Lobstein (blessure du sciatique), les nécroses observées dans le panaris de Morvan, etc., concordent bien avec les résultats expérimentaux.

Rappelons que Debove a signalé la fréquence des fractures chez les hémiplégiques, sans qu'on sache bien exactement si la fragilité incontestable des os des membres paralysés relève de l'immobilisation (Gurlt, Broca), ou de troubles trophiques sur la nature intime desquels nous sommes mal édifiés.

Depuis Esquirol, Davey a vivement insisté sur la fréquence des fractures chez les aliénés. Manamara, Deguise contestent cette opinion. Il est bien certain que l'aliénation seule suffit souvent à multiplier les causes ordinaires de fractures sans qu'il soit nécessaire de faire intervenir une fragilité réelle du tissu osseux chez les fous; cependant dans la paralysie générale, cette diminution de résistance paraît réelle. Gudden compte des fractures sur 16 pour 100 des aliénés, Ball admet cette prédisposition, mais la véritable fragilité osseuse d'origine nerveuse a son type dans les fractures spontanées des ataxiques.

(¹) V. Simon, Th. d'agrég., 1886.

Charcot a le premier reconnu et précisé nettement les rapports qui unissent quelques fractures spontanées au tabès. Ces fractures coïncident souvent avec les arthropathies de même origine; Leroy compte 5 fois cet accident sur 11 malades arthropathiques.

Elles peuvent siéger sur tous les os. Chauffard a vu une fracture transversale de l'astragale sur un pied tabétique. En général, elles se produisent brusquement sous l'influence d'un choc léger, d'un effort modéré; rien ne les a fait prévoir, aucun phénomène douloureux n'a permis de soupçonner l'existence d'un futur foyer de fracture.

Elles apparaissent d'ordinaire à une époque de la maladie plus avancée que les arthropathies; rarement, elles se montrent comme un accident précoce, elles appartiennent aux formes graves de l'ataxie. Il est très remarquable qu'elles se consolident assez régulièrement.

Raphaël Blanchard, dans les examens microscopiques de ces os fracturés, a constaté les signes d'une ostéite raréfiante bien caractérisée. Relève-t-elle comme le pense Charcot, directement des troubles du système nerveux? Malgré les contestations antérieures de Volkmann, de Ball, on paraît accepter actuellement l'opinion enseignée par le maître de la Salpêtrière, sans que d'ailleurs on s'entende bien encore sur la façon, dont il faut exactement comprendre cette action dystrophique du système nerveux.

Quant au traitement, il ne comporte pas d'autres règles que celles qui président à la thérapeutique des fractures ordinaires.

## II

## L'ACTINOMYCOSE

Le nom d'actinomycètes a été donné par le botaniste Harz à des organismes inférieurs qui lui avaient été fournis par le vétérinaire Bollinger. Le nom d'actinomycose désigne le processus morbide spécial attaché au développement de ces végétaux chez l'homme. (Les actinomycètes de l'homme et des animaux sont les mêmes.)

Ils paraissent avoir été aperçus pour la première fois par Rivolta en 1868, retrouvés plus tard par lui-même, puis par Perroncito en 1875, les actinomycètes ont été parfaitement étudiés chez le bœuf par Bollinger (de Munich) en 1876. Selon toutes probabilités, l'actinomycose avait été vue et distinguée avant cette époque, par Lebert sur un malade de Louis, par Davaine, par Robin, par Langenbeck (1845).

Voy. Albert Mathieu, *Revue de Hayem*, 1886. — Longuet, *Union méd.*, 1884. — Jaudin, Thèse de Genève, 1886. — Duprat, *Bulletin méd.*, 1888, etc., etc.

En 1878, parut l'excellent travail peu remarqué au début d'Israel (de Berlin), qui le premier reconnut l'actinomycose chez l'homme, puis vint le mémoire classique de Ponfick (de Breslau). Depuis lors, les observations se sont multipliées de tous côtés, en Allemagne et en Italie surtout,

L'actinomycose a été retrouvée aux États-Unis (Murphy, etc.) au Brésil (Buhlacs et Magalahes), en Danemarck (Jensen) où elle ne paraît pas rare. En France elle semble au contraire exceptionnelle; [bien que l'attention soit vivement éveillée à cet endroit, on n'a pas publié d'autres cas que ceux de Nocard et de Mauri, l'un et l'autre observés sur des animaux.

L'actinomycose a donc été découverte et décrite à l'origine par des vétérinaires allemands et italiens. C'est en effet une maladie assez répandue dans les troupeaux de bœufs de ces deux pays; elle y était connue depuis fort longtemps, mais auparavant on la confondait le plus ordinairement avec les lésions sarcomateuses ou tuberculeuses.

Chez le bœuf, elle se caractérise habituellement par l'apparition d'une tumeur qui occupe l'angle du maxillaire inférieur. Cette tumeur dure au début, s'accroît en champignon, entame les muscles; elle attaque le périoste, qui devient le siège, comme l'a vu Kundrat, de stalactites osseuses, elle envahit le canal médullaire, gagne les alvéoles, et infiltre aussi la totalité de l'os infecté. Puis elle s'étend dans tous les tissus qui constituent le plancher de la bouche où elle creuse de vastes clapiers purulents, elle arrive ainsi à produire dans la région cervicale des désordres très étendus.

Si l'affection est abandonnée à elle-même, la suppuration s'établit; elle est fétide, extrêmement abondante. Le pus, d'apparence crémeuse contient de petits corpuscules absolument caractéristiques de la maladie. Ce sont des grains d'un jaune soufre, plus rarement gris, ou transparents, de la dimension d'une graine de chanvre, ils sont constitués par des amas d'actinomycètes.

Souvent la langue est atteinte, et l'expression de « langue de bois » que lui donnent les Allemands rend bien compte de sa dureté ligneuse.

Du reste, les lésions peuvent s'étendre fort loin : Perroncito a vu les côtes envahies; Rivolta, les sinus frontaux; Schmidt et Pflug, Hinck, etc., des localisations pulmonaires.

Les ravages exercés par l'actinomycose dans les troupeaux de bœufs sont parfois considérables. Elle ne se rencontre pas seulement chez ces animaux, Guttmann a pu l'inoculer au cheval, à la chèvre; Israel, au lapin; Johne et Ponfick l'ont signalé sur le porc: Rivolta, sur le cheval. Il est vrai qu'au dire de Canali, la maladie prendrait chez ce dernier animal un aspect assez particulier.

Chez l'homme, l'actinomycose a été révélée par les importants travaux d'Israel et de Ponfick, et l'on peut, avec Pétrov, accepter la classification que donne, des accidents entraînés par elle, le premier de ces deux auteurs.

Ainsi qu'on le verra, l'actinomycose n'est nullement une affection particulière au tissu osseux. Ce dernier est envahi au même titre que les autres tissus; il semble seulement, qu'étant particulièrement exposé au contage, il est l'un des plus souvent atteints.

On peut diviser en trois ordres les phénomènes observés :

1° Les premiers se rapportent à des lésions de la bouche et de ses annexes;

2° Les seconds à l'invasion des organes respiratoires;

3° Les derniers, à l'invasion de l'abdomen et de ses viscères.

I. La première classe comprend les cas types, réguliers.

En règle générale, le processus clinique de l'actinomycose est suppuratif. Israel pensait que le pus est inévitable.

Il est bien établi cependant que, chez l'homme comme chez le bœuf, la suppuration est précédée de la production d'une tumeur dure, sans pus.

Le plus souvent, la tuméfaction qui annonce la maladie occupe l'angle du maxillaire inférieur; nous verrons qu'elle peut affecter avec les dents cariées des rapports étroits. Elle suit une progression rapidement envahissante, bientôt elle donne lieu à une suppuration très abondante; mais, sauf la présence des grains pathognomoniques, elle ne paraît pas affecter une allure spéciale.

Habituellement, la marche est chronique, parfois aussi elle est susceptible de revêtir une forme franchement infectieuse et de donner lieu à de véritables métastases.

Elle peut se localiser au maxillaire inférieur seul (Israel); au maxillaire supérieur (Israel). On l'a vu chez quelques malades s'étendre au maxillaire, à la région sus et sous-mentonnière (Israel, Patsch, Rosenbach, Esmarch, Magnussen), à la gorge (Israel), à la joue (Israel, Ponfick, Patsch, Magnussen, Kraske).

Dans tous les cas, les désordres sont ceux des grands phlegmons à marche chronique, disséquante. Volontiers sphacélants, très extensifs, ils atteignent quelquefois des proportions considérables.

Aucun tissu n'est respecté; souvent l'actinomycose envahit secondairement les os, le maxillaire inférieur surtout, où elle donne naissance à des lésions d'ostéite raréfiante, ou mieux d'ostéomyélite chronique et prolongée.

II. Dans un certain nombre de cas, les lésions actinomyciques se sont développées sur la paroi thoracique dans les poumons.

Là encore, bien que Canali l'ait vue limitée à la muqueuse bronchique, elle conserve son caractère de lésion diffuse, généralisée. Buzzi et Conti, Israel, Soltmann ont rapporté des cas où la maladie ayant débuté dans le parenchyme pulmonaire ou dans le médiastin, avait créé d'immenses foyers purulents, vermoulu les côtes, perforé le thorax. Dans un cas où Fischer avait réséqué une portion de la paroi thoracique atteinte de sarcome, il vit l'actinomycose débuter dans la cicatrice opératoire (Patsch).

Enfin dans les observations de Moosdorf, de Birsch-Hirschfeld, de Florckiewickz les corps vertébraux étaient érodés et perforés.

III. L'actinomycose abdominale a été également observée. Chiari l'a rencontrée sur la muqueuse intestinale.

Blaschko, Zemann, Middeldorf ont signalé l'actinomycose péritonéale, et Landau insiste sur la difficulté que l'on peut éprouver à la différencier de la pelvi-péritonite suppurée.

Magnussen a trouvé l'os iliaque détruit. Aufrecht rencontra un foyer de suppuration colossal étendu entre les reins et la colonne vertébrale qui tous deux avaient été respectés, enfin, Heller a constaté l'existence de l'actinomycose développée dans le foie.

Mais, à côté des faits ainsi partagés en trois classes, il en est un bon nombre qu'on ne peut guère classer. Chez un malade vu par Ponfick, les actinomycètes pénétrèrent par l'intermédiaire d'une plaie de la main et vinrent ravager les régions axillaires et cervicales.

Meyer a rapporté l'observation d'un malade opéré par Bœckel et porteur d'un immense phlegmon du flanc droit. Johne a trouvé des nodules dans la langue. Partsch, Hochenegg, Kaposi ont décrit l'actinomycose de la peau. Bollinger a signalé un cas d'actinomycose primitive du cerveau ; chez le sujet de Bulhocs et Magalahes, la maladie était généralisée (1) avec de nombreux foyers secondaires.

Les actinomycètes s'étendent, en général, de proche en proche. Les faits précédents prouvent qu'ils peuvent donner lieu à de véritables métastases ; ils se comportent donc tout à fait comme les agents parasitaires de cet ordre ; le muguet, l'*Aspergillus niger*, etc. Ils sont en effet proches parents de ces derniers, ainsi qu'on en pourra juger d'après une courte description.

On appelle actinomycètes les végétaux inférieurs qui constituent la cause efficiente de la maladie. Les grains jaunes spécifiques dont nous avons signalé la présence dans le pus sont formés par leurs amas.

Si l'on écrase un de ces grains et si on l'examine, on voit qu'il est constitué par une masse centrale formée elle-même par un feutrage de filaments très fins. Sur cette masse centrale viennent s'insérer, comme des rayons, des chaînettes de corpuscules un peu allongés dont l'extrémité périphérique se termine en massue ; pour Harz, ces bâtonnets seraient des gonidies. Les naturalistes y ont décrit des cloisonnements qu'Israel a retrouvés sur les actinomycètes de l'homme. Ils se colorent par la méthode de Gram, par celle de Babes (safranine), par la cochenille, etc.

Nous n'insisterons pas sur la nature de ces parasites végétaux, et nous renverrons aux discussions de Bostroüm, de Harz, de Afanasiew, de Flugge, etc., le lecteur désireux de renseignements à ce sujet ; rappelons seulement que la culture paraît en être relativement difficile, cependant Bostroum, Israel, Johne ont réussi.

**Étiologie.** — Comme dans toute infection où l'origine parasitaire est hors de doute, il y a ici lieu de considérer le terrain et la porte d'entrée. Cette dernière a pu être découverte plus d'une fois, moins souvent cependant qu'on ne pourrait le croire.

Johne a retrouvé des actynomicètes à la surface de grains d'orge. Jensen les a signalés sur des graines d'avoines, et cela dans une région où sévissait une épidémie intense. Il en existait dans les cryptes amygdaliennes des animaux malades.

Murphy, Israel ont été témoins d'infections dont l'origine dentaire semblait hors de toute contestation. Soltmann a cité le cas de cet enfant qui avala un épi de blé, lequel perfora l'œsophage et pénétra dans le médiastin bientôt dévasté par un immense abcès actinomycique. Patsch a incriminé les sutures dans le cas déjà cité de Fischer ; Ponfick rapporte un cas où l'on voit l'inoculation s'opérer par une coupure d'un doigt.

D'autre part, lorsqu'on s'est trouvé en présence des localisations du côté de

(1) Burger (de Londres), *a trépané avec succès un abcès actynomycétique du cerveau. Bull. méd.*, 1890.

la bouche et de ses annexes, on a pu avec toutes les apparences de la vraisemblance se rallier à l'hypothèse d'une inoculation *in situ*. Il n'en reste pas moins un assez grand nombre d'observations où de telles suppositions sont restées inadmissibles, et l'on peut considérer l'actinomycose comme une maladie infectieuse schématique, pouvant, comme ses sœurs, s'introduire dans l'organisme à la faveur d'effractions multiples, variées, inaperçues, pour y établir toute la série des processus locaux ou généralisés.

Du reste, comme son origine, sa marche ne comporte aucune règle. Majocchi l'a vue durer six jours, d'autres observateurs ont signalé une durée de plusieurs années.

Le seul caractère clinique à peu près constant qu'on lui puisse attribuer est a chronicité. En principe, l'actinomycose est une affection apyrétique, indolente qui emporte le malade avec des accidents de cachexie et de marasme.

Il ne semble pas qu'il y ait lieu, comme on l'a fait, de distinguer des formes bénignes et malignes ; bénignité et gravité sont en rapport avec la localisation primitive de la maladie, avec la résistance du sujet, avec l'énergie et la précocité du traitement.

Mais ce dernier est souvent institué trop tard; car le diagnostic de l'actinomycose, d'après les caractères cliniques seuls, est des plus difficiles. Israel l'a vu simulant la morve; Landau, une pelvi-péritonite supurée; Roser n'hésite pas à rapporter à l'actinomycose l'angine de Ludwig. Seule, la présence des actinomycètes est un caractère d'absolue certitude; Buzzi et Conti ont trouvé des actinomycètes dans des crachats.

**Traitement.** — Le traitement n'est autre que celui des grandes suppurations.

Il faut ouvrir les abcès et s'efforcer de détruire le champignon. Si la lésion est jeune, limitée, l'incision, un raclage énergique pourront suffire; des évidements, des résections seront parfois nécessaires; dans un cas Partsch dut recourir à cette dernière opération. On devra observer une antisepsie scrupuleuse, afin de ne pas greffer une infection secondaire sur la maladie primitive.

Dans bien des cas, il faudra se contenter d'inciser, de drainer, de désinfecter le mieux possible, suivant les procédés connus; souvent aussi on ne pourra guère qu'assister à la déchéance progressive et fatale du malade atteint d'une lésion irrémédiable par son siège, par sa diffusion.

On essaiera de soutenir l'actinomycique par l'arsenic, les toniques, etc.; et de l'armer ainsi pour sa propre défense, mais l'on se souviendra que, presque toujours, le pronostic est subordonné à la précocité et à l'énergie d'un traitement chirurgical dans lequel on se propose de détruire la lésion parasitaire.

# CHAPITRE XI

## DE LA MALADIE OSSEUSE DE PAGET

En 1876, sir James Paget, décrivit le premier, une maladie du système osseux dont les caractères, la marche, constituaient une nouvelle entité pathologique. Sa description fut aussitôt acceptée, surtout par les chirurgiens anglais et l'on s'accorda à donner à la nouvelle entité le nom de l'illustre clinicien. On sait d'autre part, qu'il existe une autre « maladie de Paget », constituée par une tumeur maligne du sein débutant par une altération spéciale du mamelon et à laquelle les découvertes récentes relatives aux psorospermoses ont donné un grand intérêt.

Il eut donc semblé préférable de désigner autrement l'une quelconque de ces deux affections. Cependant comme parmi les synonymes déjà nombreux, apportés à la première, aucun ne paraît suffisamment explicite ou exact, nous continuerons à appeler la maladie que nous allons rapidement décrire du nom de « maladie osseuse de Paget ».

En France, quelques observations ont été publiées après 1876 (Bourceret, Huchard et Binet, etc.), où il a été possible de découvrir les traits bien accusés des malades vus par Paget. Cependant, la première description didactique paraît être le chapitre que M. Vincent (de Lyon) lui a consacré dans l'*Encyclopédie internationale de chirurgie*. En 1885, un travail intéressant de Pozzi (*Gazette méd.*), dans lequel il rapportait trois observations nouvelles, dont deux dues à Ollier, nous fit mieux connaître cette singulière maladie.

La série de beaux travaux consacrés par Marie à l'étude de la curieuse dystrophie qu'il a baptisé *acromégalie*, a permis de limiter plus exactement le cadre de la maladie osseuse de Paget. Une bonne thèse inspirée à Richard par Lancereaux, un article récent de M. Thibierge (*Archives générales de médecine*, 1890), ont rassemblé à peu près tous les documents connus sur cette question.

On remarquera d'ailleurs que la vraie maladie osseuse de Paget, n'a guère été observée qu'en Angleterre et en France; elle paraît jusqu'à présent inconnue en Allemagne et bien rare en Amérique.

**Symptomatologie.** — Dans l'immense majorité des cas, la maladie osseuse de Paget se manifeste chez des individus d'âge mûr; l'âge moyen des sujets atteints est de quarante-cinq ans, elle ne débute guère après soixante ans; dans un cas, elle apparut à vingt-huit ans. On ne saurait donc la considérer rigoureusement comme une maladie de vieillards.

Elle peut s'installer suivant deux modes différents : tantôt elle est tout à fait indolente, insidieuse et le malade ne s'aperçoit de son état que, lorsque les déformations singulières qui vont la caractériser sont déjà nettement appréciables.

D'autres fois, au contraire, elle s'accompagne, dès le début, de violentes douleurs.

Dans tous les cas, il est rare que la progression éminemment chronique de l'affection, ne soit pas marquée de temps en temps par des accidents « névralgiques » au dire des malades, très intenses, très pénibles. La douleur existe alors au niveau des os malades; elle n'est pas augmentée pendant la nuit; elle est assez souvent bien localisée et comme on l'indique dans les observations d'Ollier, etc., elle s'accompagne d'une élévation marquée de la température locale.

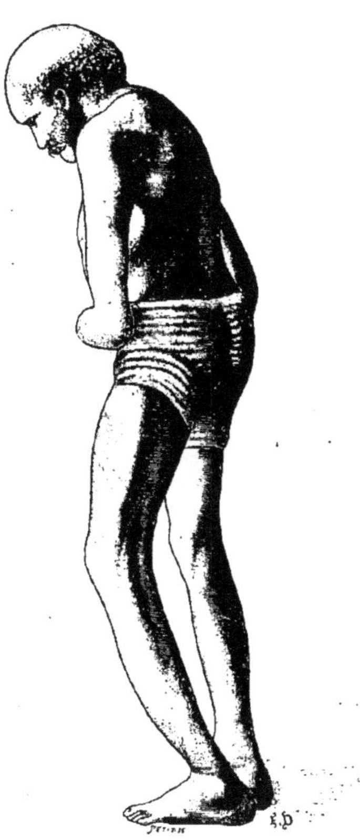

Fig. 267. — Sujet atteint d'ostéite déformante. Musée du Collège des chirurgiens de Londres (Paget.)

Les déformations débutent par le tibia; celui-ci est très augmenté de volume, convexe en avant et en dehors, la crête tibiale est arrondie, semée de nodosités peu saillantes, les tubérosités sont énormes.

Les muscles du mollet, le tissu cellulaire sous-cutané de la jambe sont très diminués, cependant la jambe paraît conserver son volume, par le fait de l'hypertrophie du tibia.

Un seul tibia est atteint d'abord; il en peut être ainsi pendant assez longtemps, nous en avons vu dans le service de M. Lépine, un bel exemple, puis l'autre se prend à son tour et la maladie s'étend lentement à la presque totalité du système osseux.

Le fémur est à son tour hyperostosé et fléchi. Les membres inférieurs se déforment en arceaux, et les malléoles seules peuvent se mettre en contact, tandis que les genoux sont plus ou moins éloignés. La rotule grossit, le trochanter devient saillant.

Les membres inférieurs s'affaissent et perdent de leur longueur, d'où la diminution quelquefois considérable de la taille des malades. Quant aux difficultés apportées à la marche, elles sont variables; cependant elles sont souvent telles que le malade est immobilisé, soit par les phénomènes douloureux, soit par l'excès des déformations, soit par la faiblesse extrême qui frappe les muscles. Chez une de nos malades la marche n'était possible qu'avec de forts tuteurs, prenant un solide point d'appui sur l'ischion.

Fait intéressant, le bassin un peu élargi, probablement par l'hyperostose de ses crêtes ne subit pas dans ses diamètres obstétricaux des altérations bien appréciables.

Le thorax au contraire est fortement atteint.

La colonne vertébrale qui reste droite, devient rigide et s'infléchit en avant, tandis que l'hyperostose vient encore accroître la saillie des apophyses épineuses. Les côtes immobilisées en arrière se rapprochent entre elles et vont à la rencontre des os iliaques; l'abdomen se trouve ainsi notablement restreint et la respiration, qui n'est plus guère alors que diaphragmatique, est plus ou moins gênée.

Le thorax est globuleux, aplati latéralement, mais on n'a pas constaté de lésions des côtes. Peut-être faut-il attribuer cette forme de la cage thoracique à l'emphysème pulmonaire dont ces malades sont souvent atteints.

Rarement on a noté l'hyperostose de la crête de l'omoplate.

Les déformations qui frappent l'humérus, le radius, le cubitus sont très

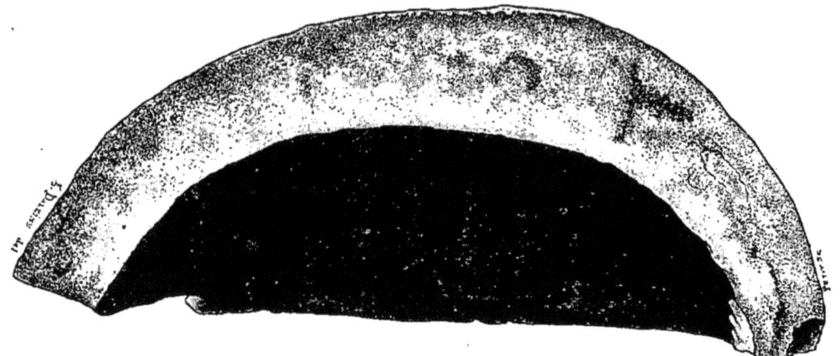

Fig. 268. — Crâne du même sujet atteint d'ostéite déformante.

comparables à celles des os des membres inférieurs; les deux os de l'avant-bras se courbent en S, l'humérus excave ses courbures.

Les déformations observées à la tête sont des plus remarquables. Peu prononcées sur les os de la face, elles accroissent très irrégulièrement en tout ou en partie, soit le malaire, soit le maxillaire inférieur, mais elles sont rares.

La lésion caractéristique consiste dans un étrange développement des os du front qui devient énorme. Les fosses temporales se comblent par cet accroissement excentrique, régulier, sur une surface lisse, uniforme. Du reste cet accroissement s'opère généralement d'une façon un peu asymétrique.

Les os de la base sont presque toujours respectés et jamais l'on n'a observé d'accidents pouvant être attribués à des compressions cérébrales.

Paget avait déjà remarqué que parmi les individus atteints de la sorte, bon nombre mouraient cancéreux. Les autres succombaient très généralement à des accidents cardiaques ou pulmonaires relevant très probablement de leurs déformations aussi bien que des altérations de l'organisme.

**Anatomie pathologique.** — Un certain nombre d'autopsies ont été faites par Paget, Butlin, Goodhart, Silcok, etc

Elles ont montré des parois crâniennes régulièrement hypertrophiées, leur épaisseur pouvant mesurer 2 à 3 centimètres. La cavité n'était nullement rétrécie, les trous de la base étaient intacts. Dans un cas, Guinon a trouvé les sinus frontaux comblés par des masses osseuses.

Les os longs sont énormes, bossués, recourbés en fourreau de sabre.

A la coupe, ils sont durs, rien ne permet d'y supposer un processus significatif de décalcification. Le tissu compact est raréfié, le tissu spongieux est au contraire, condensé, de telle sorte que la totalité de l'os prend un aspect uniforme. La moelle n'a pas présenté d'altération bien appréciable, le canal médullaire est plutôt agrandi. Quelquefois, on trouve des productions osseuses nouvelles à la face profonde du périoste, mais il n'existe aucune trace d'un processus inflammatoire réel.

Au microscope, on constate un certain degré de dilatation des systèmes de Havers, il ne paraît pas y avoir de décalcification, et les signes d'une ostéite vraie font défaut.

**Pathogénie.** — On le voit, l'anatomie pathologique ne nous fournit pas grands renseignements relatifs à la nature de cette singulière affection.

L'observation clinique est un peu plus féconde. Paget, Lunn, les chirurgiens anglais ont pu noter dès le début, chez la plupart de leurs malades les stigmates caractéristiques des dyscrasies que l'on classe encore sous le nom d'arthritisme : migraine, névralgies, gravelle urique, goutte surtout.

Richard s'est efforcé de montrer la parenté qui existerait entre la maladie osseuse de Paget et le rhumatisme chronique. A la vérité, rien ne justifie cette manière de voir. La rareté des altérations des petites jointures, des lésions articulaires en général même ne vont guère à l'appui de cette opinion.

Le processus anatomique de l'ostéomalacie, n'a rien de commun avec celui de la maladie qui nous occupe; et d'autre part, ce n'est que par un abus de mots que l'on peut ici parler de rachitisme.

La maladie de Paget pourrait être, à la rigueur, comparée avec les ostéoporoses séniles, mais nous ne trouvons pas dans cette comparaison l'explication d'un syndrome aussi nettement individualisé.

Les expériences de Schiff et d'autres physiologistes ont montré que des dystrophies osseuses comparables apparaissaient chez des animaux, sous l'influence de sections nerveuses, dont on pouvait étudier les effets pendant un laps de temps suffisamment prolongé.

Lancereaux qui voit dans l'herpétisme un ensemble de manifestations très variées placées sous la dépendance d'une série de troubles nerveux, n'hésite pas à considérer comme une de ses manifestations la maladie osseuse de Paget. En réalité, ce ne sont là que des hypothèses.

De l'ensemble des observations, il semble résulter que les gens les plus volontiers atteints sont des *dyscrasiques acides*, et que la maladie en question a peut-être avec le cancer une parenté plus ou moins éloignée [1].

[1] On ne s'explique pas comment Hutchinson aurait été amené à voir une maladie infectieuse dans l'affection qui nous occupe.

**Diagnostic.** — On devra différencier la maladie osseuse de Paget, de l'ostéomalacie. En dehors de la marche très dissemblable, on constatera dans cette dernière, des déformations du bassin, une mollesse des os, une intégrité relative du crâne qui fixeront le diagnostic.

Les recherches récentes, qui ont permis à Marie d'édifier nettement deux types de l'acromégalie, ne laissent pas de doute sur les différences profondes qui existent entre les deux maladies.

L'intégrité des pieds et des mains, la rareté et le degré rudimentaire des déformations du maxillaire, sont les caractères fondamentaux qui donnent à l'acromégalie une physionomie à part.

Le léontiasis osseux de Virchow est une affection bien rare, la face est, du reste, seule atteinte avec le crâne. Nous ne savons que fort peu de choses sur ces périostoses généralisées des os de la face et du crâne, leur pathogénie nous échappe complètement.

On se souviendra que la marche de la maladie osseuse de Paget a souvent une évolution insidieuse. Plus d'une fois, le malade s'est aperçu incidemment de son affection, parce qu'il ne pouvait plus mettre son chapeau par exemple, et ce n'est qu'en recherchant un ou un plusieurs des caractères décrits, qu'on pourra affirmer l'authenticité du diagnostic.

**Traitement.** — Jusqu'ici la thérapeutique à dû se borner à un traitement palliatif des accidents.

Il est clair qu'il sera toujours indiqué de combattre autant que possible les déformations. Dans tous les cas, le traitement général des arthritiques, des goutteux, etc., semble parfaitement indiqué : le lait, les alcalins, l'hygiène en feront tous les frais.

# CHAPITRE XII

## DES PÉRIOSTITES

Ce n'est pas sans quelque embarras que nous abordons l'étude des périostites : à la vérité, nous sommes en droit de nous demander si elles peuvent revendiquer une existence réelle et si nous sommes encore obligé d'accepter la vieille systématisation proposée en 1759 par Kalschmidt.

La conception actuelle que nous possédons de l'anatomie de l'os nous permet mal de comprendre l'édification et l'évolution d'une lésion primitivement et exactement limitée au périoste : « l'os est un tout dont la substance osseuse n'est que la partie la moins importante au point de vue des processus pathologiques! » [1] Comment le système vasculaire irrigateur du périoste pourra-t-il

[1] OLLIER, *Traité des résections*, t, I, p. 416.

seul subir les modifications inflammatoires sans que les canaux de Havers avec lesquels il a des connexions si essentielles y participent?

L'étude des questions d'étiologie ne nous fournit pas plus de renseignements exacts. Il n'y a pas de maladie propre du périoste.

Le temps est passé où l'ostéomyélite était considérée comme un « phlegmon sous-périostée » une « périostite phlegmoneuse », etc.

Souvent on ne voit pas nettement quelle distinction on peut établir entre un processus irritatif simple et un véritable processus inflammatoire? La périostose professionnelle que nous avons décrite sur le crâne des scieurs de long est bien anatomiquement une périostite plastique mais au point de vue clinique, il s'agit d'une irritation lente, prolongée et non d'une véritable inflammation.

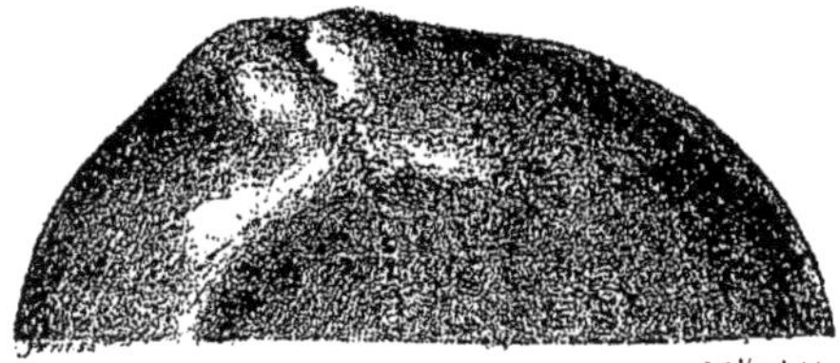

Fig. 269. — Périostite d'origine professionnelle. — Crâne de scieur de long.

Cependant, il paraît bien établi que des affections frappant le système osseux peuvent débuter dans le périoste : peut-on assurer qu'elles s'y limiteront ? Évidemment non. C'est à peine si nous pouvons affirmer l'intégrité du tissu osseux sous-jacent.

En décrivant des périostites, nous souscrivons à la description classique des diverses variétés de lésions inflammatoires du tissu osseux, mais nous tenons à affirmer encore qu'il s'agit le plus souvent d'*ostéo-périostites* dont l'étude se confond dès lors, avec d'autres altérations du squelette, dont nous nous sommes déjà occupé.

**Périostites simples.** — Cette dénomination manque de signification précise.

Tout porte à croire que les faits ainsi dénommés par les anciens étaient relatifs pour la plupart aux poussées osseuses qui accompagnent la fièvre de croissance, et que nous avons décrites ailleurs.

Nous ne pensons pas qu'il soit nécessaire de conserver cette dénomination pour désigner les tuméfactions périostales plus ou moins éphémères qu'on voit apparaître sur une crête osseuse atteinte par un traumatisme léger.

En l'état actuel des choses, on comprend difficilement une maladie en dehors de la notion de sa nature; sinon, nous n'avons plus affaire qu'à des symptômes. Cependant, si l'on se souvient qu'on oppose encore parfois volontiers, l'épithète de « simple » à celle de « spécifique » on peut encore admettre ici les manifestations morbides qui apparaissent et se développent primitivement, dans le périoste d'un os quelconque, sous l'influence d'une cause irritative indéterminée, venue du dehors à travers les téguments.

La périostite simple garde ainsi la signification d'un vulgaire mode de réaction du périoste.

Le type des affections de ce genre nous est fourni par les périostoses qui se développent parfois sur le tibia, le péroné des malades porteurs de vieux ulcères des jambes.

Ces altérations furent bien décrites par notre ami Reclus (*Progrès médical*,

1872), qui a repris depuis lors cette étude avec des pièces osseuses de Lherminier (de la Guadeloupe). Dans cette colonie, on a, paraît-il, de fréquentes occasions d'amputer des nègres atteints d'ulcères anciens et rebelles.

En raison de son siège superficiel, le tibia est le plus souvent malade ; il est d'ailleurs fréquent de trouver au niveau des ulcères un peu anciens, une hyperostose de cet os, mais des désordres très avancés sont cependant rares.

La lésion occupe surtout le périoste qui s'épaissit en plaques ou, plus souvent, végète en stalactites plus ou moins irrégulières et nombreuses, du reste rarement élevées. Ce n'est que dans les cas très avancés que le canal médullaire

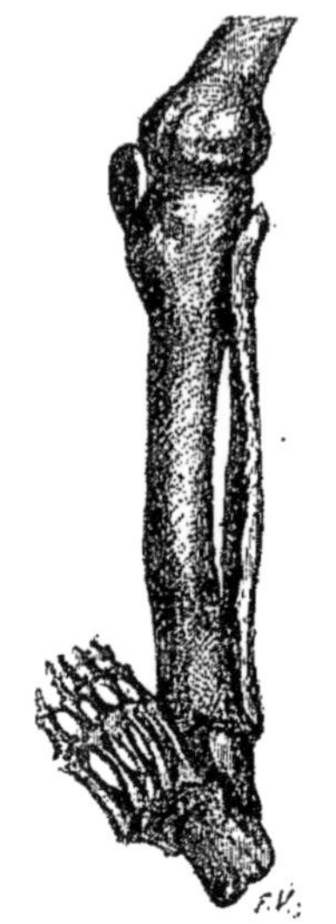

Fig. 270. — Squelette vu par sa face externe.

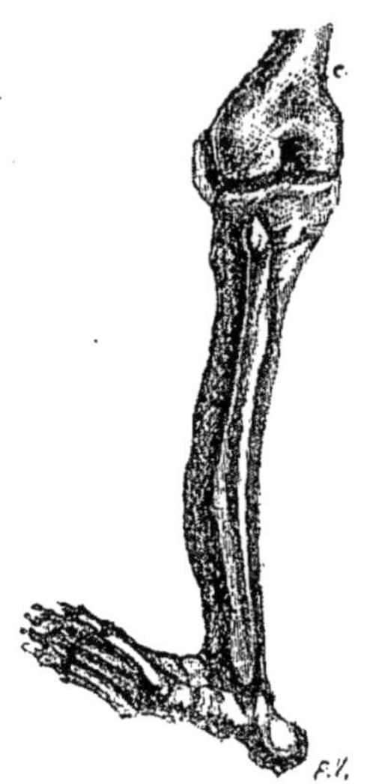

Fig. 271. — Squelette vu par sa face postérieure. — Incurvation due à des troubles de développement produits par des rétractions cicatricielles sur des os en voie de développement.

Fig. 270 et Fig. 271. — Ostéo-périostite hypertrophique des deux os de la jambe, consécutive à un vieil ulcère, suite d'une ancienne brûlure des parties molles de la jambe et du pied gauche. — Amputation de la cuisse chez un jeune homme de vingt-deux ans, brûlé à l'âge de cinq ans.

et les couches profondes du tissu osseux sont frappés. Le plus habituellement, l'altération garde un caractère bien particulier, elle n'est jamais ou presque jamais une ostéite condensante. Si l'on ajoute que les ossifications aberrantes peuvent se produire autour de ce foyer suivant les lames du tissu fibreux, suivant les aponévroses, et surtout suivant le ligament interosseux, on devra se demander avec Gilson, si la périostite est secondaire à l'ulcération de la peau, et si elle ne reconnaît pas, en grande partie, pour cause les troubles trophiques d'origine nerveuse qui ont entraîné la formation de l'ulcère.

**Périostites spécifiques.** — Par périostites spécifiques, nous entendons toutes celles qui sont sous la dépendance d'une maladie définie de nature quelconque. Elles sont constituées par des localisations, des métastases osseuses indéterminées, indépendantes parfois en réalité de la maladie primitive, a laquelle l'observation clinique les rattache. Elles se présentent rarement sous cette dernière forme : l'unique exemple nous en est fourni par les périostites fugaces que Besnier, Fournier, etc., ont vues chez des blennorrhagiens. A l'heure actuelle, on est à peu près d'accord pour attribuer les métastases qui accompagnent la blennorrhagie à des infections surajoutées.

Cependant, en général, on peut admettre que les périostites sont de même nature que la maladie causale.

Parmi ces inflammations du périostite, il en est un certain nombre dont l'étude a été précédemment faite; nous voulons parler des périostites rhumatismales, des périostites syphilitiques, et nous ne pensons pas que les fluxions périostiques des blennorrhagiens méritent une description à part.

Il existe certainement des abcès développés dans le périoste, qui restent limités et guérissent facilement. Ces abcès ont peut être pour origine les agents infectieux auxquels incombe la responsabilité des grands accidents de l'ostéomyélite aiguë, mais nous n'avons pas de documents assez précis pour nous permettre d'en donner l'histoire.

Nous décrirons donc ici seulement deux variétés qu'il est utile de connaître : 1° la *périostite tuberculeuse;* 2° la *périostite infectieuse*, dont le type est la périostite typhique, mais que l'on rencontre également dans le cours ou pendant la convalescence de maladies graves : fièvres éruptives, pneumonie, etc.

Enfin nous résumerons rapidement l'étude d'un mode intéressant de réaction du tissu périostique : nous voulons parler de la périostite albumineuse.

**1° Périostite tuberculeuse.** — Il existe un certain nombre de cas où la tuberculose se développe primitivement dans le périoste pour y demeurer cantonnée pendant quelque temps, et de là, s'étendre dans le tissu conjonctif ambiant avant de pénétrer dans le corps de l'os.

Leplat avait indiqué l'existence de ces lésions sur les côtes; Billroth en les décrivant complètement, les a définies par ce fait primordial que l'os reste indemne sous les fongosités du périoste. Les travaux de Duplay sur la *périostite externe*, de Gaujot et de ses élèves sur la *périostite tuberculeuse*, ont, tout particulièrement appelé l'attention, dans ces dernières années sur ces variétés d'inflammation du tissu osseux.

Enfin Kiener et Poulet ont montré la nature tuberculeuse de la maladie.

C'est là une forme relativement rare de tuberculose osseuse.

Il est d'ailleurs probable que les faits de ce genre deviendront de moins en moins fréquents. Les débridements, les larges incision des foyers permettent de trouver bien souvent un fin pertuis conduisant sur un os dénudé, s'enfonçant dans le tissu osseux malade, alors qu'une ou plusieurs explorations préalables avec le stylet n'avaient pas donné de résultat positif.

Au reste, étant donnée l'activité circulatoire et nutritive incessante des couches profondes du périoste, il est aisé de comprendre la facilité relative de la production à ce niveau de l'embolus bacillaire et l'évolution des lésions qu'il entraîne à sa suite.

**Anatomie pathologique.** — La maladie est constituée par un foyer de fongosités tuberculeuses apparues, non pas dans les couches externes du périoste, comme le pensait Gaujot, mais dans la zone parostale, il s'agit de parostite tuberculeuse. Autour du tubercule primitif rarement caséeux d'emblée, la végétation spécifique gagne et s'étend. Suivant sa marche accoutumée, elle dégénère au centre pendant qu'elle grandit à la périphérie. Tandis qu'elle respecte le tissu osseux même, elle marche vers l'extérieur en perforant les couches externes du périoste et vient en dehors de ce dernier édifier un abcès froid suivant le processus classique décrit par Brissaud et Josias dans la gomme, par Lannelongue dans l'abcès froid ossifluent.

Si on examine à ce moment la lésion, on la trouve constituée par une masse fongueuse qui peut décoller ou mieux, dissocier le périoste, généralement sur une étendue restreinte. Il n'y a pas de rapports entre les dimensions du point primitif, et celles de l'abcès froid secondaire. Nous avons vu de tout petits tubercules périostiques du cubitus, du trochanter, par exemple, donner lieu à de gros abcès, à des nappes de fongosités s'étendant au loin.

L'os ne se dénude pas, ou du moins, ne donne pas de séquestre, s'il s'accomplit un travail de nécrose, cette dernière s'opère en lamelles fines dont l'élimination n'a pas lieu ou reste imperceptible.

Au microscope, on trouve les signes des tuberculoses ordinaires du tissu conjonctif. Les follicules tuberculeux, les cellules géantes sont en grand nombre; sur une coupe de Kiener et Poulet, les follicules tuberculeuses forment une couche profonde, feutrée, presque continue.

La maladie peut atteindre presque tous les os longs; elle s'observe surtout au fémur, au tibia, à l'humérus, elle n'est pas rare sur les petits os de la main. Les côtes, dans toutes leurs parties sont une des régions d'élection. Le périoste est atteint parfois sur leurs deux faces; peut être faut-il y rapporter bon nombre des péripleurites de Wunderlich. Quelquefois, ainsi que l'a vu Duplay, une série de manifestations semblables se manifestent en même temps sur divers points du système osseux des jeunes sujets. En résumé, la périostite tuberculeuse nous paraît être, le plus ordinairement, une ostéo-périostite limitée, superficielle; d'un point osseux malade partent des lésions : pus-fongosités qui marquent le point de départ de la maladie.

**Symptomatologie**, etc. — Les symptômes sont ceux de toute lésion inflammatoire chronique.

Au début, il existe de la douleur généralement insidieuse, irrégulière, variable, bien limitée en un point du squelette. Au bout de quelque temps, on voit apparaître à ce niveau une tuméfaction plus ou moins nette, plus ou moins superficielle, suivant la profondeur de l'os malade. Cette tuméfaction s'accroît et marche à la périphérie. Elle devient fluctuante, le tissu cellulaire sous-cutané est envahi, la peau s'ulcère, et l'abcès se vide à l'extérieur.

La suppuration établie persiste longtemps, cependant, elle est bien moins tenace que lorsqu'elle provient d'un foyer osseux profond; au reste, il ne faut guère compter, chez l'adulte du moins, sur la guérison spontanée.

**Pronostic et traitement.** — Une fois la nature tuberculeuse de la lésion reconnue aux caractères ordinaires : aspect des fongosités, marche de la maladie, absence de lésions osseuses profondes et de séquestres, il faut intervenir.

En général, l'incision et le curage vigoureux accompagnés au besoin de la cautérisation avec le fer rouge suffisent à guérir le foyer, à la condition que ce dernier n'ait pas encore poussé dans l'os sous-jacent des prolongements profonds. Ce sont là cependant des lésions qui guérissent avec une facilité relative par le traitement économique, lorsque l'état général du sujet peut faire les frais de la cicatrisation. L'intervention hâtive est particulièrement indiquée. La lésion s'étend-elle à quelque profondeur dans l'os sous-jacent il faut avec la gouge et le maillet, avec le couteau gouge, évider les tissus malades, les abraser largement. Quant au pronostic vital, il reste grave comme dans toutes les atteintes profondes de la tuberculose; nous n'avons pas ici à nous occuper de l'avenir assez sombre que la tuberculose pulmonaire, péritonéale ou méningée réserve aux malades de ce genre.

2° **Périostite typhique.** — Nous appelons ainsi les périostites survenues dans le cours, et le plus souvent dans la convalescence de la fièvre typoïde. Elles n'ont avec cette dernière maladie que des relations cliniques. Sont-elles dues à des infections mixtes, sont-elles, ainsi que Vinay et Roux (de Lyon) ont pu le montrer par un abcès de la rate, ne contenant que des bacilles d'Eberth, attribuables à l'action directement pyogène de ces micro-organismes? Les recherches microbiologiques d'Ebermaier (*Deutsch. Arch. für klin. Medicin*, t. XLIV, fasc. 2 et 3, p. 140, 1889) ont nettement établi l'existence seule du bacille d'Eberth, dans des abcès sous-périostiques. Ce bacille deviendrait donc, dans certaines conditions, un agent pyogène.

Signalées par Chassaignac, les périostites typhiques ont été bien étudiés par Keen, Griesinger, Mercier, Freund, et plus récemment par Ebermaier, et par Furbringer.

Il semble qu'on puisse leur distinguer trois formes.

Mercier a bien décrit les tuméfactions périostiques légères qu'ont voit survenir à la fin de la fièvre typhoïde. Elles sont peu graves, et disparaissent spontanément; elles sont à rapprocher des douleurs osseuses, de l'hyperaccroissement observé après les maladies aiguës de l'enfance et de l'adolescence.

Griesinger a signalé des périostites suppurées, circonscrites, sans gravité, guérissant facilement par la seule incision.

Keen a appelé l'attention sur des cas beaucoup plus graves. Les abcès sous-périostiques peuvent être, en effet, étendus, accompagnés de symptômes bruyants et suivis d'élimination de séquestres plus ou moins considérables.

Toutes ces complications ont quelques caractères communs, elles surviennent plus volontiers pendant la convalescence de la maladie, elles siègent au sternum, sur les côtes, mais le plus souvent, sur les tibias. Mercier attribuait au traumatisme un rôle assez important dans leur production; mais Hutinel insiste avec raison sur ce fait bien plus significatif et très évident que presque tous les malades sont des sujets jeunes dont le système osseux est en pleine activité. Dernièrement Furbringer (9e *Cong. de méd. int. Vienne*, 1890) a montré que les lésions inflammatoires du squelette, se rencontraient fréquemment pendant le cours et au début de l'infection typhique. Ces lésions surtout diaphysaires (ostéo-périostite, ostéo-myélite) frapperaient tous les points du squelette et se termineraient souvent par suppuration.

Nous avons souvent observé ces ostéo-périostites dans d'autres maladies générales, après des rougeoles, des scarlatines, des varioles, etc.; ces infections locales sont bien rares. Les abcès sous-périostiques après une pneumonie sont moins fréquents, deux fois nous avons eu à intervenir par l'incision précoce pour des abcès de cette nature, qui se sont accompagnés d'une nécrose superficielle. D'après les recherches de Metter, de Leyden, on trouverait parfois, exclusivement, dans le pus de tels abcès, le pneumocoque qui serait pyogène, comme le staphylocoque *aureus*. Netter, Verneuil, dans le pus d'otite moyenne, d'abcès sous-périostique mastoïdien, ont également signalé la présence exclusive des pneumocoques.

La lésion réclame une intervention hâtive : large ouverture de l'abcès, grattage, et, suivant l'ancienneté de la lésion, l'étendue de la dénudation, le décapage, l'ablation de la couche osseuse dénudée.

3° **Périostite albumineuse.** — En 1874, nous avons décrit, pour la première fois, un syndrome spécial dont l'existence nous avait été révélée par M. Ollier (¹).

Chez les enfants, chez des sujets assez jeunes pour que la soudure de leurs épiphyses ne soit pas complète, on constate parfois l'existence d'épanchements sous-périostiques non purulents. Ces faux abcès siègent d'ordinaire au voisinage et en dehors de l'articulation la plus rapprochée.

Si l'on incise, si l'on ponctionne cette collection plus ou moins fluctuante, on obtient un liquide filant, visqueux, plus ou moins clair, de teinte citrine, jaunâtre, parfois d'une coloration rosée, sanguinolente. Ce liquide, très albumineux, contient une proportion variable de globules blancs ou rouges qui peuvent lui donner ces colorations diverses et quelquefois des globules huileux.

Le plus souvent, l'exploration directe conduit le stylet sur un point osseux dénudé.

Ces épanchements ont une marche chronique ou subaiguë; quelquefois ils apparaissent rapidement, simulant une ostéo-périostite aiguë. Leur siège est variable, on les observe plus souvent au niveau des extrémités juxta-épiphysaires des os longs : fémur, humérus, cubitus, etc.

**Étiologie.** — Les faits de périostite albumineuse peuvent être rangés en deux classes : 1° cas spontanés, pathologiques; 2° cas traumatiques.

Au début, nous avons pu croire, d'après les observations qui nous avaient été communiquées par M. Ollier, qu'il s'agissait d'une lésion spéciale de nature probablement rhumatismale. Cette opinion reposait sur ce fait que la maladie était susceptible d'apparaître assez brusquement chez de jeunes sujets exposés au froid, la guérison ayant, dans quelques cas, été obtenue par quelques applications révulsives.

Duplay, plus affirmatif encore, l'appela *périostite externe rhumatismale.*

Depuis lors, les observations de périostite albumineuse se sont multipliées, et force a bien été d'étendre le cadre de la maladie. Il faut tout d'abord recon-

(¹) *Gaz. hebdom. de méd. et de chir.*, 1874.

naître que, par le fait même de sa variabilité, le liquide de la collection, du *ganglion périosté*, comme l'appela Riedinger (en 1887), doit être rapporté à des causes également différentes : « Entre le liquide périostique d'apparence albumineuse et le pus opaque crémeux, on peut rencontrer toutes les formes intermédiaires » (Ollier).

La seule présence de l'albumine dans ce liquide n'offrait rien de bien réellement pathognomonique. Nicaise put, en 1879, rapprocher cet épanchement de celui qu'il avait décrit dans les « abcès séreux ».

La longue durée de la maladie dans le cas de Terrier, l'hyperostose qui persista après la guérison du sujet de Gosselin, la gravité même de la maladie dans quelques-uns des cas de M. Ollier, sont autant de raisons qui nous portent à croire que le rhumatisme seul ne suffit pas à expliquer la production et la marche des accidents relatés dans toutes les observations. D'autre part, Heydenreich, Lannelongue rapprochèrent cet exsudat des épanchements séreux que peut créer la tuberculose dans les abcès froids au début. Pour Gosselin, il s'agissait d'une affection franchement inflammatoire, ayant avec la croissance des rapports étroits.

Roser regarde la périostite albumineuse comme une manifestation inflammatoire de nature indéterminée. Elle pourrait être considérée soit comme une véritable infection pseudo-rhumatismale, soit comme une forme d'ostéomyélite. Chez un malade atteint d'ostéomyélite suppurée d'un fémur, il aurait observé en même temps sur l'autre fémur une périostite albumineuse. Dans une observation de Schlange il existait un séquestre.

En l'état actuel des choses, nous admettons l'existence :

1° *De périostites albumineuses vraies;*

2° *De périostites albumineuses d'origines infectieuses multiples : tuberculeuses, ostéomyélitiques*, etc.

A côté desquelles nous rangerons encore :

3° *Des périostites albumineuses traumatiques.* Ces dernières sont de deux ordres :

Dans le premier cas, on se trouve en présence d'un exsudat sous-périostique, survenant après un traumatisme, non accompagné de fracture, d'intensité d'ailleurs variable : coup de pied de cheval, balle de pistolet (Vincent), etc. On peut le comparer aux épanchements analogues qu'on obtient en irritant expérimentalement le périoste.

Dans d'autres circonstances, mais plus rarement, ainsi que nous en avons publié une observation en 1888, on voit une vaste collection albumineuse baigner les extrémités d'un os fracturé dans une sorte de cal liquide. Chez notre malade, il n'y avait pas moins de 300 ou 400 grammes d'un liquide clair visqueux, il s'agissait d'une fracture survenue sur un fémur guéri depuis dix-sept ans d'une ostéomyélite de l'enfance.

L'analyse de la sérosité albumineuse d'origine périostique a été rarement faite. Nous avons, en 1874, relaté en bloc les analyses de Kastres, qui avait trouvé dans les exsudats de la périostite albumineuse une forte proportion de phosphates de chaux. Dans un de nos cas, où il s'agissait d'une vaste collection liquide de la cuisse droite, survenue après un coup de froid (le malade, qui exerçait la profession de cocher, était resté pendant plusieurs heures sur son siège, exposé à la pluie), l'analyse chimique pratiquée par M. Barral, chef des travaux chimiques à l'Hôtel-Dieu, a donné les résultats suivants (1) :

Liquide filant comme de la synovie, formé de deux couches : l'une, supérieure, jaune rougeâtre ; l'autre, inférieure, rouge, formée par du sang et occupant le fond du verre après quelques heures de repos. Liquide très alcalin, se troublant légèrement par l'eau :

| | | |
|---|---|---|
| Densité | 1024 | |
| Albumine | 55 | gr. par litre. |
| Urée | 0,98 | — |
| Cendres | 8,25 | — |
| Chlorure de sodium | 5,30 | — |
| Acide phosphorique | 0,26 | — |

Pas de dépôt de fibrine, pas de sucre.

Quoi qu'il en soit de la nature présumée de la maladie, et sauf le cas où la coïncidence de fluxions articulaires accuserait indubitablement une atteinte rhumatismale, le traitement devra consister dans l'incision du foyer collecté. L'exsudat tend, en effet, dans certaines formes de périostite albumineuse, à devenir purulent; il est dès lors préférable d'intervenir le plus tôt possible. Sauf indication spéciale, telle que la découverte d'un séquestre, l'incision suffit; plus tard, si l'os reste dénudé, on emploiera la gouge et le maillet pour le décaper, l'abraser et trouver ainsi une couche vivante dont le bourgeonnement assure une réparation rapide.

Il est bien entendu, d'ailleurs, que l'on restera fidèle aux principes de la plus scrupuleuse antisepsie, sans laquelle la suppuration envahit inévitablement le foyer ouvert de l'ostéo-périostite albumineuse.

(1) *Lyon médical*, 1889.

FIN DU TOME II

# TABLE DES MATIÈRES

## du tome II.

## DEUXIÈME PARTIE

### MALADIES DES TISSUS (*SUITE*)

### NERFS

**(M. Lejars.)**



### ARTÈRES

**(M. P. Michaux.)**

## MALADIES DES VEINES

**(M. Quénu.)**



## LÉSIONS TRAUMATIQUES DES OS

**(M. Ricard.)**

## AFFECTIONS NON TRAUMATIQUES DES OS

**(M. Antonin Poncet.)**



20259. — Imprimerie A. LAHURE, 9, rue de Fleurus, à Paris

www.ingramcontent.com/pod-product-compliance
Ingram Content Group UK Ltd.
Pitfield, Milton Keynes, MK11 3LW, UK
UKHW021836190726
13855UKWH00001B/17

9 782013 386845